DIE STIMME BABAJI'S
Eine Trilogie über Kriya Yoga

von
V.T. Neelakantan
S.A.A. Ramaiah
Babaji Nagaraj

Babaji's Kriya Yoga Order of Acharyas, Inc.

Die Stimme Babaji's. Eine Trilogie über Kriya Yoga.

Erstmals veröffentlicht im Jahre 1952 unter drei separaten Titeln als „The Voice of Babaji and Mysticism Unlocked", „Babaji's Masterkey to all Ills (Kriya)," und „Babaji's Death of Death (Kriya)".

Die zweite überarbeitete Auflage dieser drei Bücher wurde im Jahre 2003 veröffentlicht unter dem Titel „The Voice of Babaji: A Trilogy on Kriya Yoga" von

Babaji's Kriya Yoga Order of Acharyas, Inc.
196 Mountain Road - P.O. Box 90, Eastman, Quebec - Canada J0E 1P0
www.babajiskriyayoga.net – info@babajiskriyayoga.net

Die Erlaubnis für die Veröffentlichung der oben genannten Bücher wurde 2009 von *VTN Foundation*, einer gemeinnützigen Stiftung der Erben V.T. Neelakantans, und von den Rechtsinhabern von *S.A.A. Ramaiah, Arizona Babaji Yoga Sangam/Canadian Babaji Yoga Society* erteilt.

Deutsche Übersetzung: Adelheid Wittachy, Rüdiger Wirtz
Buchdesign: Vinod Kumar R.C.

Copyright © 2003, 2006, 2010 Babaji's Kriya Yoga Order of Acharyas, Inc. (Kanada)

Alle Rechte vorbehalten.
Nachdruck, auch auszugsweise, nur mit ausdrücklicher Genehmigung des Herausgebers gestattet.

National Library of Canada Cataloguing in Publication Data

Neelakantan, V.T., 1901–1983
The voice of Babaji: a trilogy on kriya yoga / V.T. Neelakantan, S.A.A. Ramaiah, 1923–2006
Babaji Nagaraj. – 2. englische Ausgabe

Inhalt: Die Stimme Babaji's. Entschlüsselte Mystik. - Babaji's Meisterschlüssel zu allen Leiden (Kriya). - Babaji's Tod des Todes (Kriya).

ISBN 978-1-895383-37-9

1.Yoga, Kriya. 2. Babaji I. Babaji II. Ramaiah, S.A.A., 1923–2006, III. Title.

BL1238.56.K74N44 2003   294'436   C203-901887-3

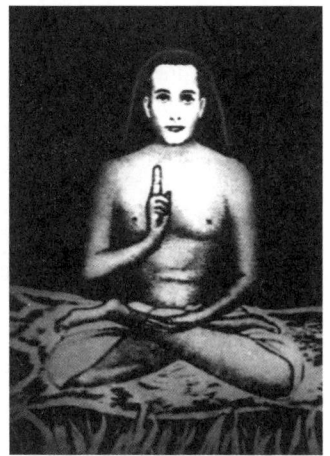

Satguru Kriya Babaji Nagaraj

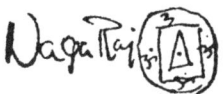

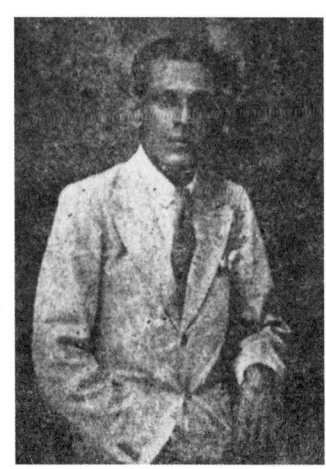

V.T. Neelakantan   &   *S.A.A. Ramaiah*

Allen Schülern von Babaji's Kriya Yoga

der Vergangenheit, der Gegenwart und der Zukunft

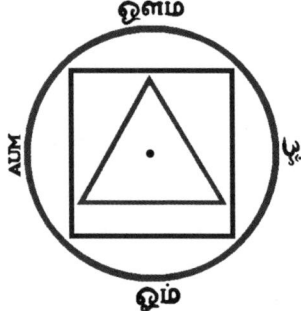

YANTRA

von Satguru Kriya Babaji Nagaraj

Inhalt

Vorwort des Herausgebers zur zweiten Auflage	1
BUCH I	
Dialog: Die Stimme Babaji's	9
Entschlüsselte Mystik	59
BUCH II	
Dialog: Im Einklang mit dem Allwissenden	145
Babaji's Meisterschlüssel zu allen Leiden (Kriya)	174
BUCH III	
Dialog: Die Flamme des Kriya	341
Babaji's Tod des Todes (Kriya)	389
Gauri Shankar Pitam: Ein Besuch in Babaji's Ashram	595
Glossar der Begriffe in Sanskrit, Tamil und Urdu	605

Illustrationen

Satguru Kriya Babaji Nagaraj	iii
V.T. Neelakantan & S.A.A. Ramaiah	iii
Das Yantra von Satguru Kriya Babaji Nagaraj	v
Babaji Nagaraj lehrt bei seinen nächtlichen Besuchen	5
Babaji Nagaraj im Garten der Kriya Yoga Sangah in San Thome	141
Babaji Nagaraj als Nataraj in Thandavam-Haltung	337
Babaji Nagaraj mit seinen Jüngern	593
Babaji Nagaraj mit Mataji bei der Pada-Puja-Zeremonie	603

Vorwort des Herausgebers zur zweiten Auflage

„Die Stimme Babaji's und Entschlüsselte Mystik", „Babaji's Meisterschlüssel zu allen Leiden (Kriya)" sowie „Babaji's Tod des Todes (Kriya)", die hier in neuer Auflage vorliegen, sind tiefgründige und bedeutende Aussagen von einem der größten heute lebenden spirituellen Meister. Satguru Kriya Babaji Nagaraj, unter dessen Anleitung diese Bücher entstanden sind, weissagte, dass sie eines Tages zu einer mächtigen Quelle der Inspiration und Unterstützung für die Mission des Kriya Yoga werden würden: Einheit in Vielfalt, Weltfriede und Erkenntnis Gottes.

In den Jahren 1952 und 1953 erschien Babaji Nacht für Nacht seinem „geliebten Kind" Sri V.T. Neelakantan, einem Mystiker und angesehenen Journalisten, in dessen Haus in Egmore, Madras, Indien. Babaji wandte sich mit einer Bitte an seine Schüler Neelakantan und dessen „andere Hälfte", Sri S.A.A. Ramaiah (Babaji's „geliebter Sohn"). Er wünschte, dass seine Lehren aufgezeichnet würden, damit eine neue Phase in der Kriya-Yoga-Bewegung beginnen könne. Er sagte, dass sein Kriya Yoga mit Veröffentlichung dieses Buches bis in die letzten Winkel dieser Erde vordringen werde. Babaji diktierte diese drei Bücher V.T. Neelakantan, der sie Wort für Wort niederschrieb. Die einleitenden Kapitel der drei Bücher wurden von S.A.A. Ramaiah unter Anleitung von Babaji verfasst. Babaji versprach, dass drei weitere Bücher folgen würden. Trotz unserer Nachforschungen ist es uns bisher nicht gelungen, diese versprochenen zusätzlichen Bände ausfindig zu machen.

Die Originalausgaben dieser drei Bücher wurden nur einmal und in geringer Auflage gedruckt. Sie sind während der vergangenen 50 Jahre vergriffen gewesen. Angesichts der Schwierigkeiten, die mit der Veröffentlichung der ersten Ausgabe verbunden waren, fragte Babaji Neelakantan einmal: „Soll ich jemandem auf die Schulter klopfen, der das nächste Buch voll und ganz gegen Honorar übernimmt?" Neelakantan entgegnete: „Ja, Meister, ja, wir haben genug von der Plackerei." Babaji deutete auch an, dass er jemanden in Amerika „anschubsen" würde, um schließlich die Bücher zu veröffentlichen.

Babaji hat den Herausgebern dieses Buches, „Babaji's Kriya Yoga Order of Acharyas", während der letzten Jahre auf die Schulter geklopft', damit sie seine Bücher neu auflegen. Es ist nicht so, dass wir den Ruf erst jetzt vernommen hätten, sondern aus Respekt für die Herausgeber der Originalausgabe haben wir abgewartet, bis das Urheberrecht der Erstausgabe erloschen war und somit eine Veröffentlichung der Bücher offenkundig erforderlich wurde. Wir sind vom letztlichen Verfasser der Bücher, Kriya Babaji Nagaraj, persönlich autorisiert worden, diese Bücher neu aufzulegen.

Diese Bücher sind überarbeitet worden, um grammatikalische Fehler sowie Zeichensetzungs- und Tippfehler zu beseitigen. Darüberhinaus sind antiquierte Wörter, Schreibweisen und Satzmuster dem heutigen amerikanischen Englisch angepasst worden. V.T. Neelakantan selbst wies darauf hin, dass Vieles in letzter Minute eingefügt oder entfernt wurde, sogar noch, als das Manuskript schon unter der Druckerpresse lag. Er sagte auch, dass es aufgrund seiner geschwächten körperlichen Verfassung und des fehlenden Geldes, um die Bücher zu überarbeiten und zu drucken und infolge des Zeitdrucks bei der Drucklegung der Bücher zu einer Reihe von Wiederholungsfehlern kommen würde. Wir haben uns große Mühe gegeben, um die Nuancen und die kraftvolle Schönheit und den Witz der Originalausgabe zu erhalten. Die Herausgeberin hat sich mit Hingabe und Bescheidenheit der Aufgabe gewidmet, diese mit *shakti* gefüllten Schätze dem heutigen Leser nicht nur zugänglich, sondern auch verständlich zu machen. Unser aufrichtiger Dank gilt Markus Doll, der mit akribischer Sorgfalt das Kunststück vollbrachte, die drei Bücher in eines zu formatieren.

Wir hoffen, dass diese Bücher den Leser dazu inspirieren werden, sich diese zeitlosen Wahrheiten auf praktische Weise zu Eigen zu machen und Babaji's Kriya Yoga, eine wissenschaftliche Kunst vollkommener Einheit mit der göttlichen Wahrheit, zu erlernen. Alle Erlöse aus dem Verkauf dieser Bücher werden vom Herausgeber, dem Babaji's Kriya Yoga Order of Acharyas (einer in Kanada registrierten nicht gewinnorientierten Bildungseinrichtung), dazu verwendet werden, Menschen in der ganzen Welt kostenlose, öffentliche Seminare in Babaji's Kriya Yoga anzubieten und finanziell zu unterstützen. Wir möchten unsere Liebe, Dankbarkeit und aufrichtige Wertschätzung für die Verfasser, Sri V.T. Neelakantan und Sri S.A.A. Ramaiah zum Ausdruck bringen, dafür, dass sie diese wertvollen Lehren aufgezeichnet und aufbewahrt haben und uns damit einen Einblick in ihre persönliche Beziehung zu Satguru Kriya Babaji gewährt haben.

Durga Ahlund

Herausgeberin

14. April 2003, am Tamilischen Neujahr

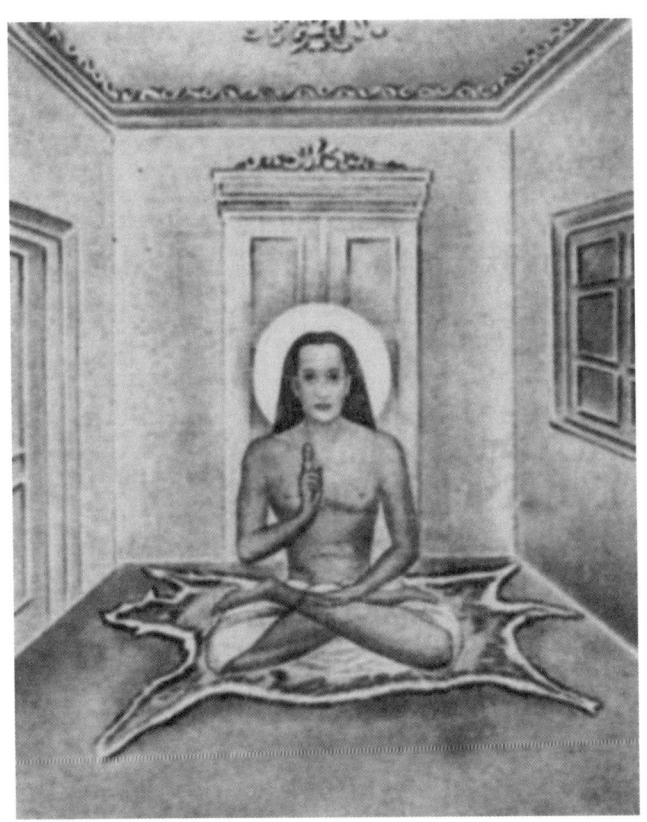
Babaji Nagaraj lehrt in seinen nächtlichen Besuchen

BUCH I

DIE STIMME BABAJI'S

&

ENTSCHLÜSSELTE MYSTIK

AUM Babaji Namaha!
Ich bin Dein, oh Herr & Meister Babaji,
Dein, um Dir bis zum Ende zu folgen,
Du bist mein, oh Babaji, mein Retter,
Führer & Helfer, Geliebter, Freund!
AUM TAT SAT AUM

V.T.N.

Dialog:
Die Stimme Babaji's

Kriya Yoga

Du wirst nicht sterben, sollst nicht sterben und kannst auch nicht sterben.

Diese Wahrheit wird, wenn sie einmal angenommen ist, der wilden Jagd der Materialisten nach Macht und körperlichen Freuden ein Ende bereiten, und alle werden nach Babaji streben, der ewigen mystischen Glückseligkeit. „Du" bezieht sich auf den Herbst, den ewigen Geist.

„Der Weise trauert weder um die Toten noch um die Lebenden. Ich, Du und die hier versammelten Könige haben immer gelebt und werden zu allen Zeiten leben. *Jivatman*, der Bewohner dieses Körpers, gleitet durch Kindheit, Jugend und Alter, und dann mit der gleichen Leichtigkeit in einen anderen Körper durch die Pforte des Todes, deshalb lassen sich die Weisen durch die Erscheinung des Todes nicht täuschen."

„Arjuna! Ertrage Hitze und Kälte und Freude und Schmerz, denn sie sind vergänglich, da sie von den Sinnen abhängen. Diese gelassene Existenz wird zur Unsterblichkeit führen."

„Die Weisen wissen: wenn die Wahrheit nicht existiert, so kann sie nicht erschaffen werden, und wenn sie existiert, so kann sie nie aufhören zu sein. Sie ist unveränderlich und durchdringt das Universum."

„Körper sterben, doch die Wahrheit, die den Körper besitzt, ist ewig und unzerstörbar. Das ist der *Atman*. Er ist ohne Anfang und ohne Ende und bleibt unverändert für alle Zeit. Wie kann er töten oder getötet werden? Träume nicht, dass Du den *Atman* tötest. Er streift bloß Körper ab, wie man verschlissene Kleidung abstreift, um neue Körper anzulegen. Er wird nicht verwundet von Waffen, nicht von Feuer verbrannt, nicht ausgetrocknet vom Wind und nicht durchnässt vom Wasser. Anderntseits ist er das Wesen des Seins, unverändert und ewig, denn er ist jenseits der Sinne und des Geistes und keiner Veränderung unterworfen."

„Alles was geboren ist, muss sterben. Den Toten ist die Wiedergeburt gewiss. Deshalb gräme dich nicht."

„Einige haben diesen *Atman* in all seinen Wundern erkannt, einige sprechen davon, und wieder andere haben davon gehört. Einige wenige dagegen verstehen kein Wort davon, obwohl man ihnen davon erzählt hat." (Bhagavad Gita, II. 12–37).

Mit diesen Worten predigte Krishna seinem Schüler Arjuna das Evangelium des ewigen *Atman* auf dem Schlachtfeld von Kurukshetra. Wird dieser *Atman*, der Funke des Göttlichen im Menschen, erkannt und zur Grundlage der menschlichen Existenz gemacht, werden alle Kümmernisse verschwinden, und nichts als Friede *(shanti)* wird zurückbleiben. Wenn dieser *Jivatman*, der menschliche Geist, in Berührung mit dem *Paramatman*, dem Universellen Geist, kommt, wird Er zum Heiligen Geist. Wenn man diesen erhabenen Zustand erreicht, braucht man den Tod nicht mehr zu fürchten, denn der Heilige Geist kann sich an jedem Ort nach Belieben materialisieren. All dies ist keine Fiktion. Jesus Christus zum Beispiel, der Sohn, kam vom Vater, dem *Brahman* und stieg nach der Kreuzigung zum Himmel auf als Heiliger Geist, der nicht nur seinen Jüngern erschien, sondern auch anderen Heiligen, wie der bekannten deutschen katholischen Stigmatikerin Therese Neumann und Mahatma Ram Das aus Indien. Eine weitere bedeutende Inkarnation, die diesen Zustand erreicht hat, ist Babaji, der *KRIYA*, welches ein anderer Name für Raja Yoga ist, wiederbelebt hat.

Yoga ist eine uralte Wissenschaft von der Erkenntnis Gottes, die zur Vereinigung von *Jivatman* und *Paramatman* führt. Yoga ist offenbar schon von den dravidischen Völkern, den vor-arischen Bewohnern Indiens, praktiziert worden. Es gibt Hinweise darauf, dass die Draviden den *lingam*, das Symbol für Shiva, dem dritten Mitglied der hinduistischen Dreieinigkeit, dem König der Yogis, verehrten. Dann kam die große arische Invasion. Sie kamen, um zu erobern, wurden aber selbst erobert und allmählich assimiliert. Offensichtlich haben die Arier die Wissenschaft des Yoga von den Draviden erlernt und ihren eigenen Beitrag dazu geleistet. Einen deutlichen Verweis darauf gibt es in den hinduistischen Schriften (Bhagavad Gita,

IV.1–2): Vivasvat, ein Erleuchteter, der im Yoga unterwiesen wurde, gab es weiter an Manu, der „hinduistische Moses". Dieser unterwies Ikshvaku, den Begründer der Sonnendynastie, und so wurde es von einem königlichen Weisen zum nächsten weitergegeben.

Sri* Aurobindo hat deutlich gesagt, dass keine Nation die Welt auf alle Zeit beherrscht oder beherrschen kann. Viele Römerreiche haben schon Aufstieg und Niedergang erlebt, und in jedem Zeitalter hat einmal die eine, einmal die andere Nation im Rampenlicht gestanden. Auch Indien hatte schon diesen Platz inne. Während einem solchen Zeitalter, das auch als das *satya yuga* oder das Goldene Zeitalter dieser Nation bezeichnet werden kann, wird das Geschehen von den typischen Wesenszügen dieser Nation bestimmt. Yoga muss zur Zeit der Herrschaft frommer Könige wie Rajarishi Janaka weit verbreitet gewesen sein, auch wenn es nicht offen praktiziert wurde. Aber auf jeden Tag muss die Nacht folgen, und schon bald wurde Indien von einem dunklen materialistischen Zeitalter überwältigt. Um während dieser Zeit den möglichen Missbrauch der mächtigen Wissenschaft des Yoga so gering wie möglich zu halten, wurde sie zu Recht von den großen Repräsentanten des Yoga unzugänglich gemacht. Eine zeitlang war sie sogar verlorengegangen und musste von einem großen Meister wieder zum Leben erweckt werden.

Im Zeitalter des *dvapara yuga* unterwies Krishna definitiv Arjuna in der Geheimwissenschaft des Yoga (Bhagavad Gita, IV.27–29). Dann kam der Weise Patañjali, der die Wissenschaft des Yoga systematisierte, indem er Aphorismen verfasste, die eines von sechs wichtigen Systemen der hinduistischen Philosophie darstellen. Propheten wie Elijah, Jesus und Kabir haben eine Technik benutzt, die dem Raja Yoga des Patañjali ähnlich ist, wobei Patañjali die Bezeichnung Kriya Yoga verwendet. Als Indien unabhängig wurde, setzte allmählich eine Renaissance ein, und große Mystiker wie Babuji Ramakrishna Paramahansa, Sri Aurobindo, Mahatma Gandhi und Babaji traten hervor. Der Beitrag Babaji's zu diesem nationalen Erwachen besteht in der Wiederentdeckung und Verdeutlichung der verlorengegangenen Technik des *Yoga*, die er einfach umbenannte in *KRIYA*. Dies ist ein kostbarer Edelstein in der Krone des indischen Kulturerbes.

---

*Anmerkung des Hg.: ‚Sri' wird ‚Schri' ausgesprochen in allen Namen und Mantra. Die Schreibweise ist in ihrer ursprünglichen, üblicherweise verwendeten Form übernommen worden.

Das Leben von Kriya Babaji
Eines schönen Tages im neunzehnten Jahrhundert sah man in einer heiligen Region des Himalaya, die bis auf den heutigen Tag durch die *tapas* und die Anwesenheit großer Heiliger geweiht ist, wie ein einsamer Pilger wie besessen eine steile Klippe erklomm, die zu einem fast unzugänglichen Felsvorsprung führte. Die tapfere Seele hatte monatelang mit unvermindertem Enthusiasmus nach ihrem *paranmukta*, welcher Zeit und Tod überwunden hatte, gesucht. Offenbar angetrieben von einer unsichtbaren Kraft, gelang es ihm, einen hoch oben gelegenen, flachen Felsvorsprung zu erreichen, auf dem er das fand, wonach er gesucht hatte: einen unsterblichen Jugendlichen von fünfundzwanzig Jahren.

Er war hellhäutig, mit einem schönen, starken, leuchtenden Körper mittlerer Größe und Gestalt. Er hatte langes, kupferfarbenes, schimmerndes Haar, die dunklen, ruhigen, sprühenden Augen eines Yogi sowie die charakteristische breite Nase, und hielt einen *danda* (Bambusstab) in der Hand. Kurz gesagt, er war ein jugendliches Abbild seines liebsten und ersten Schülers Lahiri Mahasaya.

Der seltsame Eindringling trat in den Kreis der Anhänger, dem auch Swami Kebalananda und einige amerikanische Heilige angehörten. Er ahnte, mit wem er es zu tun hatte und sprach mit ehrerbietiger Gebärde: „Mein Herr, Ihr müsst der große Babaji sein" und bat darum, als Schüler aufgenommen zu werden. Der große Meister blieb so stumm und steif wie der Felsen, auf dem er saß. Er stellte den Bewerber auf die Probe, doch– *AUM!* – es erwies sich als zu hart für ihn. Die Geduld des Pilgers war zu Ende, und er drohte, sich das Leben zu nehmen, falls Babaji ihm nicht seine Führung zur Erreichung des göttlichen Ziels zuteil werden ließe. „Dann tue es doch", war Babaji's ruhige, ungerührte Antwort. Der ehrenwerte Aspirant zeigte sich der Aufgabe gewachsen und stürzte sich in die Felsenschlucht und somit dem sicheren Tod entgegen. Die Gruppe der Schüler waren von dieser unglücklichen Wendung der Dinge erschüttert und standen wie betäubt da, denn ihnen war nicht bewusst, dass ihr Satguru lediglich die uralte strikte Vorschrift des Yoga befolgte, die verlangt, dass der Aspirant bereit ist, sein Leben zu opfern, um es der Verwirklichung Gottes durch yogische Meditation zu widmen.

„Holt den Leichnam." Die Anweisung Babaji's brach das eisige Schweigen der Heiligengruppe. Einige befolgten seine Anweisung und eilten hinab, und kurz darauf lag die zerschmetterte Masse aus Fleisch und Knochen zu seinen Füßen.

„Jetzt ist er bereit, aufgenommen zu werden", sprach der *Satguru* mit ruhiger Stimme und berührte die Überreste mit seinen heiligen Händen. Oh Wunder der Wunder! Erstaunen über Erstaunen! Der Aspirant kehrte schlagartig ins Leben zurück und warf sich der Länge nach vor den Lotos-Füßen von Satguru Deva zu Boden. „Der Tod soll dich nicht wieder berühren." Er erstrahlte vor Liebe für sein neues Kind, das dank seiner Göttlichen Gnade innerhalb weniger Stunden unsterblich geworden war. Gewöhnliche Sterbliche benötigen Generationen von *sadhana*, um diese hohe Stufe zu erreichen. Babaji war nur scheinbar grausam, um letztlich gütig zu sein.

„Wir heben das Lager auf und ziehen weiter *(dera danda uthao)*!", so erklang die melodische Stimme des Meisters, um den vertrauten Befehl auszugeben. Der ganze Kreis, einschließlich des auferweckten *chela*, löste sich in Luft auf und verschwand von dem Felsvorsprung. Diese astrale Methode wurde von Babaji verwendet, um in der heiligen Gegend von Badrinath von Felsspitze zu Felsspitze zu wandern. Hier lebt er seit Jahrhunderten, als aktiver Zeuge der langsamen, aber stetigen Weiterentwicklung der Menschheit zur Erreichung der Vollkommenheit durch den mystischen Pfad des *Kriya*.

Über das Leben des unvollkommenen physischen Körpers von Kriya Babaji war nur wenig bekannt. Niemand hatte es je zuvor gewagt, ihn diese unbedeutenden, aber dennoch interessanten Einzelheiten zu fragen. Alles was wir wissen durften, war, dass er zutiefst und unerschütterlich an die Befreiung der Menschheit durch *Kriya* glaubte. Die Lebensgeschichte von Babaji ist in Wirklichkeit die Geschichte seiner globalen Mission, die keine Zerstörung von religiösen Bekenntnissen, Sekten oder Nationalitäten kennt. Im neunten Jahrhundert vollendete Acharya Shankara, der berühmte Monist, sein *gurukulavasa* unter Govinda Bhagavarpada und ging nach Benares im Herzen Hindustans. Dort materialisierte sich Babaji, um ihn in die Geheimnisse des Kriya Yoga einzuweihen. (Dieses Ereignis hat der Meister selbst Lahiri Mahasaya und Swami Kebalananda beschrieben.)

Im Mittelalter kam es zu religiösem Aufruhr in Indien, der in der Herrschaft des hinduistisch-moslemischen Kaisers Akbar des Großen gipfelte.

Während dieses Zeitalters zierten viele herausragende Heilige die verschiedenen Teile Indiens. Einer von diesen war Kabir Das, der Meisteryogi von Benares. Es war dem Verfasser stets ein Rätsel gewesen, wie dieser Heilige einer der größten Yogis werden konnte, wo doch sein *mantra guru* nur ein *bhakta* war. Die Erklärung lautet, dass er im fünfzehnten Jahrhundert von Babaji eingeweiht wurde. All dies zeigt unzweifelhaft, dass das Alter des Meisters viele Jahrhunderte übersteigt.

Das neunzehnte Jahrhundert war eine denkwürdige Epoche in der Geschichte Indiens. Es war der Beginn der modernen Wiedergeburt, die mit dem ersten indischen Unabhängigkeitskrieg eröffnet wurde. Die Zeit war reif zur Verbreitung des erhabenen Evangeliums des *Kriya* in alle Himmelsrichtungen. Die würdige Seele, die dazu auserwählt wurde, war sein Lieblingsschüler Lahiri, wie er selbst ihn nannte.

Babaji's Liebe zu Lahiri Mahasaya war unsterblich und tief. In einer Inkarnation verbrachte Lahiri viele Jahre mit seinem Meister – hauptsächlich in der Höhle der Berge von Drongiri – wurde jedoch durch seine Handlungen in der Vergangenheit gezwungen, seine sterbliche Hülle abzustreifen und seinen Satguru aus den Augen zu verlieren. Da Babaji ein vollkommenes Wesen ist, war es ihm möglich, ihm zu folgen, selbst im Leben nach dem Tod. Nachdem er ihn in allen Situationen beschützt hatte wie eine Katze ihre Jungen, wurde ihm die Freude zuteil, zu sehen, wie sein Schüler das gewundene Dasein im Mutterleib vollendete und zur Welt kam, als Kind von Multakashi und Gaur Mohan Lahiri, im Nadia-Distrikt, Bengalen, am 30. September 1828. Sie nannten ihn Shyama-Charan Lahiri. Als er sich im Alter von vier Jahren im Gewand eines Yogis im Sand von Nadia eingrub, wurde er von seinem *guru* im Leben, im Tod und danach beobachtet. So führte ihn Babaji mehr als drei Jahrzehnte lang und wartete geduldig auf die Rückkehr seines geliebten Schülers in seinen Schoss. Selbst seine Höhle, *asana*-Decke und Schale wurden von seinem unübertroffenen *Satguru* rein gehalten.

Nach dreiunddreißig Jahren weltlichen Familienlebens kam der große Augenblick. Damals arbeitete Lahiri Mahasaya als Buchhalter in der Militärtechnischen Abteilung der Regierung in Danapur. Babaji bediente sich Lahriris Vorgesetzten, so dass von der Zentrale ein Telegramm geschickt wurde, welches Lahiri Mahasayas Versetzung nach Ranikhet, einem neuen Armeeposten im Himalaya, anordnete. Nur von einem Diener begleitet, brauchte er dreißig Tage, um die beschwerliche Reise von fünfhundert Meilen in einem *tonga* zurückzulegen. Glücklicherweise nahmen ihn seine beruflichen Pflichten nur wenig in Anspruch, so dass ihm genügend Zeit verblieb, um auf der Suche nach großen Heiligen durch die heiligen Urwälder zu streifen. Eines Nachmittags, als er wieder einmal durch die Wälder streifte, vernahm er zu seinem unbeschreiblichen Erstaunen eine Stimme, die aus der Ferne seinen Namen rief. Er beschleunigte seinen Schritt, erstieg die Berge von Drongiri und kam zu einer ebenen Lichtung, wo er von einem Fremden, der ihm glich wie sein Spiegelbild, herzlich begrüßt wurde. Er rastete in einer der reinlichen Höhlen, doch er war nicht imstande, seinen heiligen Gastgeber zu erkennen. Viele Jahre der Trennung und Schichten aus neuen Erfahrungen hatten eine dicke Kruste um seine Erinnerungen an die Vergangenheit gebildet. Hinweise auf sein bevorzugtes wollenes Meditationskissen sowie die Tatsache, dass ihm die Höhle sehr vertraut vorkam, halfen ihm nicht weiter. Schließlich erhielt er einen leichten Schlag auf die Stirn, und mit einem Mal kamen die wunderbaren Eindrücke seines früheren Lebens ans Licht. Voller Freude erkannte Lahiri Mahasaya Babaji, der ihm erzählte, wie er ihm all diese Jahre gefolgt war.

Auf Geheiß seines Gurus trank er eine Schale Öl und zog sich für die Nacht an das felsige Ufer des Flusses Gogash zurück; die beißende Kälte des Himalaya, die Wellen des Flusses und heulende Wildtiere konnten ihm nichts anhaben. Um Mitternacht führte ihn ein Begleiter mit warmen Kleidern zu einem großen Palast, der nur zu dem Zweck Gestalt angenommen hatte, um seine unterbewussten irdischen Wünsche zu lindern und zu stillen. Dort wurde er, umringt von anderen Schülern, vom großen Babaji ins Kriya Yoga eingeweiht. Das Opferfeuer zur Einweihung brannte in Babaji's bloßer Hand. Als der Morgen heran brach, sagte Lahiri Mahasaya, dass er Hunger habe, und ihm wurde gesagt, er solle die Augen schließen. Als er die Augen wieder öffnete, war der fantastische Palast verschwunden, und die Gruppe saß bei den gleichen alten Höhlen. Babaji befahl ihm, in eine magische Schüssel zu fassen, damit er die benötigte Nahrung erhalte. Als er nach Wasser zum Trinken Ausschau hielt, wurde auch dieses von der Schüssel bereitgestellt.

Am gleichen Tag, als er auf einer Decke Platz genommen hatte, segnete ihn Babaji. Durch Berühren seines Kopfes erreichte Lahiri den Glückszustand des *nirvikalpa samadhi*, der sieben Tage lang anhielt. Am letzten Tag, warf er sich seinem Meister zu Füßen und flehte um die Erlaubnis, für immer bei ihm bleiben zu dürfen. Babaji jedoch überredete ihn dazu, nach

Hause zurückzukehren und das Leben eines vollkommenen Yogi mit Familie zu führen und innere Entsagung zu praktizieren. Babaji unterrichtete ihn ausführlich über seine Pflichten als ein *Guru* des Kriya Yoga. Er betonte dabei ausdrücklich, dass nur wer die Bedingung vollständiger innerer Entsagung erfülle, in das *Kriya* eingeweiht werden könne. An dieser Stelle bat Lahiri Mahasaya, der ein weiches Herz hatte, darum, dass diese Sicherheitsmaßnahme gelockert werde. Babaji war so gütig und erlaubte ihm, alle demütig Suchenden ungehindert einzuweihen. Am nächsten Morgen verabschiedete sich der Schüler glücklich, wenn auch zögernd, um seine Mission zu erfüllen. Der Meiser tröstete ihn damit, dass er versprach, jederzeit zu ihm zu kommen, wann immer er gerufen werde.

Nach zehntägiger Abwesenheit wurde Lahiri im Büro willkommen geheißen, und schon bald traf ein Brief von der Zentrale ein, in dem mitgeteilt wurde, dass seine erste Versetzung irrtümlich stattgefunden habe, und seine Rückversetzung nach Danapur angeordnet war. Nur der *kriyaban (Kriya yogi)* wusste um die treibende Kraft hinter diesen Ereignissen. Auf dem Weg nach Danapur verbrachte er einige Tage bei bengalischen Freunden in Moradabad. Der Gastgeber beklagte den Mangel an wirklichen Heiligen in Indien, worauf Lahiri etwas übereifrig von seinem jüngsten Erlebnis im Himalaya erzählte. Sein Bericht wurde als Tagtraum abgetan, und so entschloss er sich, ihnen seinen Meister zu zeigen und sie dadurch zu überzeugen. In einem abgeschiedenen dunklen Raum mit zwei Decken als Sitzpolstern betete er zu Babaji, der auch erschien – mit zornigem Gesichtsausdruck, weil er wegen einer Nichtigkeit gerufen worden war. Lahiri Mahasaya entschuldigte sich und bat ihn inständig zu bleiben, um so in diesen Menschen den Glauben zu entfachen. Der gütige Meister willigte ein, erklärte jedoch, dass er in Zukunft nur noch erscheinen werde, wenn er gebraucht würde und nicht, wann immer er gerufen werde. Ein Mitglied der Gruppe bezeichnete die Lichtgestalt als Massenhypnose, aber seine Zweifel verschwanden, als Babaji ihnen erlaubte, seinen heiligen Körper zu berühren, und er aß *halva*, ehe er sich verabschiedete. Es braucht wohl nicht extra erwähnt zu werden, dass dieses Ereignis die Sichtweise der Anwesenden von Grund auf veränderte.

Lahiri Mahasaya lebte viele Jahre in Benares, ohne großes Aufsehen zu erregen, und erfüllte die ihm auferlegte Pflicht. Allmählich strömten Schüler und Verehrer in sein Haus, um zu seinen Füßen zu sitzen. So kamen auch Maitra, Abhoya, A. Gafoor Khan, Brinda Bhagat, Swami Bhaskarananda Sarasvati, Balananda Brahmachari, der Maharaja von Benares und sein Sohn,

Maharaja Jotinra Mohan, Abnash Babu, Sri und Simati Bhagavati Charan Ghosh, Kashi Moni, Swami Keshabananda, Panchanon Bhattacharya, Swami Pranabananda, Rama, Ramu, Swami Yukteswar, und viele andere, die hier nicht alle aufgezählt werden können. Einen glühenden Verehrer weihte er in einer Vision ein, da dieser nicht imstande war, nach Benares zu kommen. Auf diese Weise geschah es, dass im neuen Zeitalter der Wiedergeburt Indiens der wunderbare Ganges des *Kriya* von Babaji aus dem Himalaya hinabfloss in den Lebensraum der Menschen aus Elend und Schmerz.

Während dieser Zeit traf Lahiri Mahasaya Babaji mehrere Male. Dies ist ein seltenes Vorrecht, in dessen Genuss bislang nur zwei Menschen gekommen sind. Während der *Prayag Kumbha Mela* streifte er unter den *sadhus* umher, welche die „geistige Heuchelei" eines Bettelmönchs kritisierten. Kurz darauf sah er zu seiner Überraschung, wie der große Babaji die Füße eines Einsiedlers wusch und sich erbot, danach auch noch seine Essgefäße zu reinigen. Auf diese Weise wurde ihm die große Lektion der Demut zuteil. Eines Nachts saß Kriya Babaji mit Lahiri Mahasaya, Swami Kebalananda und anderen *chelas* um ein loderndes vedisches Feuer. Plötzlich gab er einem in seiner Nähe sitzenden Schüler einen leichten Schlag mit einem brennenden Holzscheit auf die nackte Schulter.

„Wie grausam!", rief Lahiri Mahasaya.

Babaji entgegnete: „Hätte ich das nicht getan, hätte er gemäß seinem *prarabdha* den Tod durch Verbrennen erlitten." Der allmächtige Meister legte seine heilende Hand auf die verbrannte Schulter und rettete so den Schüler vor einem schmerzhaften Tod. Aller Ruhm sei der Gnade Babaji's!

Brahmacharini Shankari Mai-Jew, ein Schüler des großen *siddha* Trailanga Swami, war zu Besuch bei Lahiri Mahasaya in Barackpur, unweit von Kalkutta. Ruhig betrat Babaji den Raum und unterhielt sich mit ihnen. Um Mitternacht hieß Lahiri Mahasaya plötzlich Ram Gopal Mazumdar, den Einsiedler, alleine und unverzüglich zum Dasasamedh Ghat in Benares zu gehen. Die Anweisung wurde prompt befolgt. Ram Gopal setzte sich an dem abgeschiedenen Ort nieder, und nach einer Weile fand er zu seinem Erstaunen eine riesige Felsplatte, die zurückgeschoben war und die Öffnung einer versteckten Höhle freigab, aus welcher Mataji, die verzückte Schwester Babaji's, durch den yogischen Prozess der Levitation (freies Schweben) heraustrat. Kurz darauf nahmen Lahiri Mahasaya und der Kriya *Paramguru* Gestalt an. Alle drei warfen sich vor Babaji's Füßen nieder.

Babaji sprach: „Ich denke, ich werde meine Gestalt abwerfen und ins Unendliche eintauchen."

Mataji entgegnete: „Meister, [flehend] ich glaube, ich weiß, was Dein Plan ist. Warum willst Du Deinen Körper verlassen?"

Babaji antwortete: „Weil es keinen Unterschied macht, ob man sichtbar oder unsichtbar ist."

Darauf entgegnete Mataji: „Guru Deva, wenn es keinen Unterschied macht, dann wirf Deine Gestalt bitte nicht ab."

AUM! Da willigte der geliebte Meister ein, seinen physischen Körper beizubehalten, der jedoch nur für einige wenige Auserwählte sichtbar bleiben sollte. So wurde eine schwere Krise in der Geschichte der Kriya-Bewegung durch das Eingreifen der heiligen Schwester abgewendet. *Jai Mataji!*

Nach dieser Unterhaltung beruhigte der Meister den verängstigten Ram Gopal. Dann erhoben sich die drei Großmeister in die Lüfte und gingen ihrer Wege. Bei seiner Rückkehr zur Gurudesvar-Mohulla-Hütte erfuhr Ram Gopal zu seiner Verwunderung, dass sein *Guru*, der sich des nächtlichen Zwischenspiels völlig bewusst war, gleichzeitig physisch zu Hause gewesen war, um vor anderen Schülern über die Unsterblichkeit zu sprechen. Da wurde ihm bewusst, dass Lahiri Mahasaya die hohe Stufe erreicht hatte, die es ermöglicht, mit zwei Körpern gleichzeitig an verschiedenen Orten zu sein.

Einer der wichtigen Schüler dieses Kriya Guru war Swami Pranabananda, der dank der Fürsprache seines Meisters fähig war, sich mit *Brahman* zu vereinigen. Später erlangte er die universelle Sicht und entwickelte die yogische Fähigkeit, in mehr als einem Körper an verschiedenen Orten anwesend zu sein. Schließlich streifte er seine sterbliche Hülle durch ein zweites *Kriya* zur ihm bestimmten Stunde ab und erlebte, wie bereits angekündigt, eine kurze Phase der Glückseligkeit, ehe er wiedergeboren wurde. Einige Jahre nach seiner erneuten Geburt schloss er sich der unsterblichen Gruppe um Kriya Babaji an.

Das Christus-gleiche Leben des Lahiri Mahasaya ging seinem Ende entgegen. Kriya Mulaguru wählte Sri Yukteswar, einen seiner bedeutendsten Schüler, aus, um die Mission weiterzuführen und erste Vorbereitungen zu treffen, um das Kriya Evangelium des Glücks in den Westen zu tragen. Ermuntert von Lahiri Mahasaya, besuchte Yukteswar die *Prayag Kum-*

bha Mela im Januar 1894 und empfand Abscheu für den Lärm und die Ansammlung niederer *sadhus*, die seiner Meinung nach, im Gegensatz zu westlichen Wissenschaftlern, ihr Leben vergeudeten. Genau in diesem Augenblick rief ihn ein seltsamer Heiliger mit den strahlenden Augen des Yogi und einem Kreis beeindruckender Schüler, und umarmte ihn am Ufer des Niedrigwasser führenden Ganges. Dieser Heilige war Babaji persönlich, der aber seine Identität nicht preisgab, damit sich der Besucher wie zu Hause fühlen solle. Er deutete an, dass Sri Yukteswar eines Tages ein *samnyasin* würde. (Jahre später sollte sich dies erfüllen). Dann lehrte er ihn, es dem Schwan in der Mythologie gleichzutun (der Milch trinkt und das darin enthaltene Wasser abscheidet), anstatt die ganze Versammlung der *mela sadhus* für die Fehler der Vielen zu tadeln.

Dann schweifte die Unterhaltung zu dem uralten Problem der Mystik ab. Diese Aktivität ist besser bekannt als der Ost-West-Konflikt. Babaji, der eine internationale Mission verfolgt, sprach mit Ergriffenheit von der Notwendigkeit einer harmonischen Entwicklung von Orient und Okzident durch Kriya Yoga. Er versprach, einen Schüler zu schicken, der der erste Missionar der Neuzeit sein werde, der die Botschaft des Kriya Yoga in den Westen tragen werde. Ferner bat er Yukteswar, ein kleines Buch zu verfassen über die grundlegende Einheit der hinduistischen und christlichen Schriften. Mit einer Abschiedsbotschaft an Lahiri Mahasaya endet die denkwürdige Begegnung.

Es war ein großer Tag in der Geschichte der Kriya-Bewegung, denn an diesem Tag wurde das Grundkonzept für die Verbreitung von Babaji's Evangelium des Glücks in verschiedene Erdteile entworfen. Aller Ruhm sei dem Kriya Satguru und seiner Mission. Gleich am nächsten Tag eilte Sri Yukteswar nach Benares, um seinem *Guru* die wunderbare Begegnung zu berichten, bei der ihm die Botschaft übergeben worden war: „Sage Lahiri, dass sein Vorrat an Lebensenergie jetzt zur Neige geht; er ist beinahe aufgebraucht." Der *nishkarmya karma yogi* brach daraufhin alle Verbindungen zur Welt ab und verwandelte sich in eine bleiche Statue. Drei lange, angstserfüllte Stunden lang herrschte Totenstille, ehe Lahiri Mahasaya wieder seinen üblichen fröhlichen Gesichtsausdruck annahm. Die Stunde des Abschieds war noch nicht gekommen, seine Lebensenergie war nur beinahe erschöpft.

Unterdessen erlebte Sri Yukteswar die größte Überraschung seines Lebens, als er von seinem Guru erfuhr, dass der *sadhu*, der ihm auf der *kumbha mela* begegnet war, kein anderer als der Retter, Babaji, war. Er begab sich eilig zu seinem Wohnsitz in Serampore, um das göttliche Buch „Die Heilige Wissenschaft" zu schreiben, dessen erster melodischer Vers in Sanskrit das Wesen der Veden und der Bibel vergleicht. Nachdem er diese angenehme Aufgabe erfüllt hatte, nahm er ein Bad im Ganges. Schweigen war das Gebot der Stunde. Auf dem Nachhauseweg konnte er sogar das Geräusch seiner nassen Kleider hören. Irgendetwas trieb ihn an. Er drehte sich um und sah den unsterblichen Babaji und seine Gefährten unter einem *banyan* Baum (Affenbrotbaum) nahe dem Flussufer sitzen. Der Retter hieß ihn willkommen, als er sich ganz aufgeregt vor seinen Füßen zu Boden warf, lehnte jedoch höflich seine Einladung ab, die Einsiedelei in Serampore zu besuchen. Sri Yukteswar eilte nach Hause, um etwas Zuckerwerk für die hohen Gäste zu holen, doch als er zurückkehrte, waren sie nirgends zu sehen. Die Gruppe schien sich in Luft aufgelöst zu haben. Einige Monate später konnte er, in der Nähe von Lahiri Mahasayas Zimmer in Benares, den großen Babaji nicht erkennen, der sich hinter dem Sonnenlicht versteckte. Schließlich gab ihm der Guru einen leichten Klaps auf die Stirn, wodurch er seinen Blick für eine Weile makellos machte, so das Yukteswar den ewig jugendlichen *Paramguru* erblickte. Zuerst verneigte er sich nicht zu seinen Füssen, weil er noch daran dachte, wie Babaji zu seinem Kummer einfach verschwunden war. Doch die ungeschminkte Erklärung, die Babaji ihm gab, befriedigte Yukteswar, und er kniete nieder, um ihm seine Ehrerbietung zu erweisen. Der liebevolle Satguru tätschelte ihm die Schulter. Kurze Zeit nach diesem Zwischenfall, zu einer genau bezeichneten Stunde im Jahre 1895, warf Lahiri Mahasaya seine sterbliche Hülle ab.

Nun ruhte die schwere Verantwortung der Kriya Yoga Mission auf den Schultern von Swami Yukteswar. Nachdem er jahrelang geduldig gewartet hatte, war er überglücklich, seinen wichtigsten, vorherbestimmten Schüler begrüßen und ausbilden zu können: Paramahansa Yogananda Giri, der von einer unwiderstehlichen Anziehungskraft zu seinem Hort des Friedens geführt wurde. Der strenge Yukteswar sorgte dafür, dass er durch Wunderkräfte zu einem Universitätsabschluss kam, womit er für die zukünftige Missionsarbeit im Westen gut gerüstet war. Nach jahrelanger *gurukulavasa* und *sadhana* erlangte Yoganandaji das Kosmische Bewusstsein durch die Gnade seines Meisters. Durch diese Gnade gründete er 1918 in Ranchi, Bihar, eine große Yogaschule, um *Yogoda*, sein einzigartiges System aus mystischer, mentaler und physischer Entwicklung zu lehren. Währenddessen errichtete

Swami Yukteswar eine Reihe von *Sadhu Sabha*-Zentren und trug damit wie sein würdiger Schüler dazu bei, die Fackel des Kriya nicht verlöschen zu lassen.

Im Jahre 1920 nahm Yogananda eine Einladung an, am Internationalen Kongress der religiös Liberalen von Amerika in Boston als Vertreter Indiens teilzunehmen. Dieser Einladung war eine mystische Vision vorausgegangen, und so begann er, mit Erlaubnis seines *Gurus* und der finanziellen Unterstützung seines Vaters, mit den Reisevorbereitungen. Am Vorabend seiner Abreise betete er stundenlang mit unerschütterlicher Entschlossenheit um Gottes Segen für diese Reise, damit er der Versuchung des westlichen Materialismus widerstehen möge. Gerade als er buchstäblich am Ende seiner physischen Kräfte angelangt war, klopfte es an der Tür. Es war kein anderer als der Kriya Mulaguru selbst, der seine Gedanken gelesen hatte und ihm versicherte: „Unser himmlischer Vater hat Dein Gebet erhört. Er hat mir den Auftrag gegeben, Dir auszurichten: Folge der Weisung deines *Gurus* und gehe nach Amerika. Hab keine Angst, du wirst beschützt werden." Nachdem er den am Boden ausgestreckten Heiligen wieder aufgerichtet hatte, sprach er über sein Leben und die Zukunft der Kriya Mission. Yogananda, der im Innern zutiefst aufgewühlt war, versuchte mehrmals entgegen Babaji's Rat, diesem zu folgen, doch es gelang ihm nicht. Eine unsichtbare Kraft hielt seine Füße am Boden fest. Babaji versprach, ihn ein andermal mitzunehmen, sprach einen liebevollen Segenswunsch und verschwand.

Fröhlich verließ Paramahansa Yogananda Giri Indien im August, als erster Kriya Missionar der Neuzeit. Nach seiner Ansprache vor dem Kongress über Religionswissenschaft arbeitete er lange Jahre unter bescheidenen Bedingungen daran, das heutige Gebäude des *Kriya* zu errichten. Als Ergebnis seiner gigantischen Anstrengungen gibt es heute neunzig Niederlassungen auf der ganzen Welt – 26 in den USA, 3 in Kanada, eine jeweils auf Kuba und Hawaii, 8 in Südamerika und Afrika, 6 in Mexiko, 2 auf den Philippinen, 22 in Indien, 16 in Kontinentaleuropa und 4 auf den Britischen Inseln. Das Welthauptquartier in Mount Washington Estates, 3880 San Raphael Avenue, Los Angeles 65, Kalifornien, USA, gibt das „Self-Realization Magazine" heraus, und das asiatische Stammhaus *Yogoda Sat Sangah* in Dakshineshwar bei Kalkutta verteilt alle vierzehn Tage Yogoda Lektionen für Schüler. Mehr als dreihunderttausend Personen sind bis heute eingeweiht worden.

Im Jahre 1935 rief Swami Yukteswar Yogananda durch Gedankenübertragung zu sich, und so reiste Yogananda nach Indien, wobei er durch mehrere Länder kam. Er machte auch eine Rundreise durch Indien, wobei er die Kunde von Yogoda in alle Winkel verbreitete und gleichzeitig Material für sein Meisterwerk „Autobiografie eines Yogi" sammelte. Mahatma Gandhi wurde sein Schüler. Yogananda wollte Babaji unbedingt wiedersehen, doch der Retter ließ ihm, während er im Himalaya umherstreifte, durch Swami Keshabananda bestellen, dass er ihn ein andermal treffen werde.

Am 9. März 1936 starb Swami Yukteswar im Alter von 81 Jahren und übergab damit die Führung an Paramahansa Yogananda Giri, der die weltweite Kriya-Bewegung neu organisierte, während sein Meister im *Himalaya loka* die Arbeit fortführte. Gegen Ende des Jahres 1936 kehrte Yogananda nach Amerika zurück und diente der Sache des *Kriya* mehr als ein Jahrzehnt lang mit unverminderter Kraft. Gegen Ende des Jahres 1951 hieß es, er werde ein zweites Mal nach Indien zurückkehren. Doch in der ersten Hälfte des Jahres 1952 erfuhr die Kriya-Bewegung unerwartet einen schweren Schlag, als Yogananda, der seit Monaten ein abgeschiedenes Leben in *sadhana* geführt hatte, sich in der Öffentlichkeit zeigte, um am Empfang für den indischen Botschafter in Amerika teilzunehmen. Plötzlich brach er tot zusammen, und sein physischer Körper, der auch nach zwanzig Tagen keine Anzeichen von Verwesung zeigte, wurde zur größten Sensation aller Zeiten, in Amerika und anderswo! Er gehörte zur strahlenden Galerie der Heiligen, wie Sri Aurobindo und die Heilige Bernadette.

Um diesen großen Verlust tatsächlich wettzumachen, beschloss Babaji, einen vernachlässigten, aber fähigen Journalisten zu einem mahasaya zu entwickeln. Das Wort „unmöglich" existiert nicht in seinem Wörterbuch. Dieses interessante Ereignis, das auf den nächsten Seiten erzählt wird, wird für Okkultisten nichts Neues sein, anderen Lesern aber reichlich Stoff zum Nachdenken bieten.

Die Geburt einer Mission

„Nr. 9, Boag Road" von Sri V.T. Neelakantan ist ein Buch über *Satguru* Rama Devi. Der Autor war gerade dabei, den Geldschein an die Geldüberweisung für die Veröffentlichung zu klammern. Da kam ihm ein Gedanke: „Ist es nicht höchste Zeit, meine mystischen Schätze mit anderen zu teilen?" Und so tat er es. Anstelle von „Sehr geehrter Herr" verwendete er „Verehrter *Atman*", und an die Stelle von „Ihr" trat stets „Ihr Selbst".

Die Schlussformel des Textes beeindruckte V.T.N. (Sri V.T. Neelakantan) so sehr, dass er höchstpersönlich der Adresse 1-1 Arulananda Mudaly Street, San Thome Mylapore, Madras, einen Besuch abstattete. Eine seltsame unsichtbare Kraft brachte uns zusammen. Es folgten häufige Besuche und stundenlange klärende Gespräche zu mystischen Themen. Er entwickelte mit der Zeit eine Achtung für Neelakantan, die an Respekt grenzte.

Eines Tages bat er ihn um Bücher über die Mystik. Er gab ihm „Autobiografie eines Yogi" von Paramahansa Yogananda. Dieses Buch öffnete ihm plötzlich die Augen. Er wurde ein Verehrer von Kriya Babaji und rief oft seinen Namen an.

Ein führender Chirurg, der mit V.T.N. verwandt war (durch eine frühere Inkarnation), legte ihm in seinem Hospital kostenlos einen Verband für die Operationswunde an seinem Bein an, schimpfte jedoch täglich mit dem Patienten, ohne Rücksicht auf seine Armut, weil er nicht auf seine Gesundheit achte. Eines Tages konnte er die lalita shashranamavali des Arztes nicht mehr ertragen, und so verließ V.T.N. verärgert das Hospital und erschien nie mehr zum Verband anlegen.

Trotz eines tiefen Geschwürs, das sich an der Operationswunde gebildet hatte, war er von brennendem mystischem Enthusiasmus erfüllt und legte die ganze Strecke von Egmore bis San Thome zu Fuß zurück, um zu diskutieren, studieren und an einer Gruppenmeditation teilzunehmen, wie er es fast täglich tat. Aber an diesem Tag war er einfach erschöpft, und so setzte er sich auf eine Betonbank an der Uferpromenade und betete: „Babaji! Willst Du mir nicht genügend Kraft geben, um diese Pilgerreise zu Ende zu führen?" Das Gebet wurde erhört. Er fühlte sich wieder frisch und erreichte sein Ziel. *Jai Babaji!*

Als schließlich V.T.N.s Not unerträglich wurde, erschien plötzlich der führende Chirurg, begleitet von einer Krankenschwester, und gab ausführliche Anweisungen für das tägliche Verbinden der Operationswunde! V.T.N., der herausragende Journalist, war sprachlos! Um noch *ghi* ins Feuer zu gießen, gab der Arzt sogar Anweisungen für seine Ernährung, und alles kostenlos. Aller Ruhm sei der Gnade Babaji's!

Seine Begeisterung wuchs von Tag zu Tag, und er sah mit Ungeduld dem Tag entgegen, da er sich um Aufnahme in den Yogoda Sat Sangah bewerben würde. Zur gleichen Zeit erwies sich die weltliche Natur eines Mitgliedes seiner Familie als Hindernis, und er empfand häufig Bedauern darüber, dass es ihm nicht gelang, diese Person auf den Weg der Besserung zu führen. Die Aufmerksamkeit, die er dieser Sache widmete, störte seine *sadhana*. Am 17. Juli 1952 sprach der Autor das Thema kurz an. Ein Pilger ging taumelnd Richtung Badrinath, und man fragte sich, ob er wohl sein Ziel erreichen würde. Der Pilger dachte jedoch darüber nach, ob er wohl einige Pilger auf seinem Rücken mitnehmen könne! Man sollte nicht versuchen, andere zu bessern oder die Last anderer zu tragen, solange man das Ziel nicht erreicht hat. Wenn man erst einmal die Blüte eines strahlenden Heiligen erreicht hat, von dem eine starke Anziehungskraft ausgeht, werden andere irgendwann die mystischen Strahlen spüren und darauf antworten.

In der Nacht auf Freitag, den 18. Juli 1952, gegen 1.30 Uhr, lag V.T.N. flach auf dem Rücken in seinem kleinen puja-Raum in der Surammal Lane 9, Egmore, Madras. Er war in einem meditativen Zustand. Keine Gestalt war zu sehen. Da sprach eine klare, glockenhelle Stimme: „Bist du wach? Bist du wach?"

V.T.N. antwortete: „Ja."

Die Stimme sprach: „Hör zu! Du bist im Ausland gewesen. Auf einer Schiffsreise wird das Gepäck in zwei Teile aufgeteilt, einen mit dem Etikett „erwünscht" und einen mit dem Etikett „unerwünscht." Das unerwünschte Gepäck übergibt man dem Schiffspersonal. Das bedeutet nicht, dass man es nicht zurückbekommt, es ist nur so, dass jemand anders die Aufsicht darüber übernimmt. In gleicher Weise ist deine Familie das unerwünschte Gepäck. Mach dir keine Sorgen um sie. Konzentriere dich auf die Reise. Du bist eine fortgeschrittene Seele und brauchst keinen Aufnahmeantrag zu stellen. Du kannst viel für unsere Sache tun. *HUM.*"

Damit endete die Unterhaltung. Am Nachmittag eilte V.T.N. nach San Thome und erzählte seine bewegende Erfahrung, noch ganz aufgewühlt von Emotionen. Er hatte richtig geraten, dass die unsichtbare Person zum *Kriya*-Kreis gehörte und fragte sich, ob es vielleicht Yogananda gewesen war. Daraufhin entgegnete der Autor: „Es kann auch Babaji sein."

Am folgenden Tag wurde Vedagiri plötzlich ohnmächtig. Der Mystiker und Lieblingskind V.T.N. schwebte in Gefahr. Auf Nachfrage erfuhr der Journalist, dass der Junge Verstopfung hatte und erinnerte sich daran, dass Lahiri Mahasaya einst auf wundersame Weise einen toten Jungen mit

Rizinusöl wiederbelebt hatte. Also goss er sieben Tropfen Öl in den Mund des Jungen und sprach dabei die Worte: „Ramaiah, Dein Vedagiri befindet sich in einem sehr ernsten Zustand." Plötzlich erwachte der Junge wieder zum Leben und lief davon Richtung Schule, so als ob nichts geschehen sei. Dies wurde durch Babaji's Gnade bewirkt.

Unterdessen machte V.T.N.s Meditation rasche Fortschritte. Am 20. Juli 1952 kam es zu einer Lichterscheinung in Form einer Kuppel mit *AUM* im Zentrum. Ein Paar Augen schwenkten zu ihm hin. Dann stellte er fest, dass er schwebte. Es war ein seltsames Gefühl. Er berührte mit der Hand den Boden, um sicher zu gehen, dass er nicht träumte. Nach einer Weile kam er wieder herunter.

Einige Tage später wurde er um 6 Uhr morgens in den entrückten Zustand versetzt. Der leuchtende Lotos mit zarten Blütenblättern erschien in der Mitte des Rumpfes und stieg langsam nach oben. Die Zahl der Blütenblätter erhöhte sich auf sieben, dann teilten sie sich in drei Gruppen auf. Zwei Gruppen zu je drei Blättern stiegen seitlich am Gesicht empor, während das siebte Blatt eine gerade Linie mit der Nase bildete. Alle sieben vereinigten sich wieder am Scheitelpunkt, am *sahasrara*, um einen vollständigen Lotos zu bilden. Die ganze Zeit über war im Ohr ein deutlicher Summton zu hören. Inzwischen war der Chirurg erschienen, um ihn zu untersuchen, aber V.T.N. war völlig hilflos. Es war eine unwillkürliche Erfahrung, die bis um 9.30 Uhr andauerte. Der freundliche Arzt wurde offenbar von einer unsichtbaren göttlichen Quelle dazu bewegt, dies nicht übel zu nehmen und schaute später, auf dem Weg zu seinem Hospital, noch einmal vorbei.

Vedagiris Schulgeld war schon seit langem überfällig. Nachdem er geduldig mehrere Stunden gewartet hatte, verließ der gute Junge das Haus, ohne seinen Vater zu stören, der sich im Zustand der Trance befand. Seltsamerweise wurde es seinetwegen allen Jungen gestattet, ihr Schulgeld später zu bezahlen. Es braucht nicht extra erwähnt zu werden, dass V.T.N. in diesen Werken der Vorsehung zu Recht die unsichtbar wirkende Gnade Babaji's wahrnahm. Am Abend erwähnte der Verfasser beiläufig, dass V.T.N. vielleicht dazu ausersehen werde, das Kriya-Evangelium in Südindien zu verbreiten, wo es noch nicht Fuss gefasst hatte.

Am Mittwoch, den 23. Juli 1952, um Mitternacht, hörte V.T.N. zu seinem Entzücken die gleiche göttliche Stimme wieder. Der Inhalt der Botschaft ließ ihn mit Bestimmtheit darauf schließen, dass es Babaji war.

„Bist du wach? Höre! Gestern hast du erfahren, dass *Kriya* in Südindien noch nicht Fuß gefasst hat. Genaugenommen, hat es noch nirgends so Fuß gefasst, wie es sollte. Ich habe all diese Monate versucht, dich zu erreichen, und seltsamerweise bist du jetzt empfänglich dafür", sprach die Stimme, die vor süßer Liebe bebte. „Ich habe beschlossen, deine Feder zum Instrument für diese Sache zu machen. Du musst zwei Bücher schreiben. Das erste wird heißen ‚Entschlüsselte Mystik', das zweite ‚Kriya, der Meisterschlüssel zu allen Leiden', ein Titel, der dir als Journalisten gefallen wird. Du darfst ihn auch in ‚Der Meisterschlüssel zu allen Leiden (Kriya)' abändern. Andere können nur Eingeweihte zum Werkzeug machen, während ich selbst Uneingeweihte zum Werkzeug machen kann. Ich habe zwei *Kriya sadhakas* für dich eingespannt. Einen davon kennst du gut. Der andere ist eine Dame in Adyar, die sehr viel Geld besitzt und nicht weiß, was sie damit anfangen soll."

V.T.N. unterbrach ihn: „Wie ist ihr Name?"

Streng erhob sich ein Zeigefinger, doch die übrige Gestalt des göttlichen Meisters war noch nicht zu sehen. Er fuhr fort: „Sie spielt noch mit Tantrapraktiken herum. Sie hat die Botschaft nicht richtig empfangen. Zumindest hat sie sie so weit verstanden, dass sie alle deine Bücher kauft, derer sie bei Higginbothams habhaft werden kann. Um deine Veröffentlichungen über Sivananda zu bestellen, hat sie schon eine Postkarte geschrieben, die nur noch aufgegeben werden muss."

Der Journalist legte sich schlafen, um am nächsten Morgen beizeiten aufstehen und meditieren zu können. Im Schlaf hatte er eine traurige Vision: sein Freund, der göttliche Musiker, erschien, bleich im Gesicht und in ein *dhoti* gekleidet, ein *jibba*, der an Nierenbeschwerden litt. Er sprach zu ihm: „Neelakantan, K. Sastri ist am Ende und auch ich bin beinahe am Ende. Ich habe meinen Onkel gebeten, dir meine Bücher zu übergeben." Bei diesen Worten wurde V.T.N. noch trauriger, denn noch am Abend zuvor hatte der Schriftsteller ihn durch mehrfache Hinweise auf diese Entwicklung vorbereitet.

Während er am Nachmittag durch göttliche Gnade über diese Erfahrungen sprach, bemerkte der Schriftsteller beiläufig, dass im Falle einer radikalen Veränderung, etwa vom weltlichen zum mystischen Leben, einer zweiten Geburt sozusagen, die Chance bestehe, dass er die Krise überleben werde.

Zur Mitternachtsstunde des folgenden Tages, griff die Stimme des göttlichen Meisters seltsamerweise dieses Thema kurz auf: „Ich liebe jene, die andere lieben. Deinem Freund wird eine Verlängerung seiner Lebensspanne gewährt werden, wenn ..."

V.T.N.: „Meine Spanne beträgt 7½ inches, bedeutet das ..."

„Nein, ‚Spanne' verweist hier auf das nächste Leben. Im Falle deines Freundes bedeutet es fünf Jahre." Er zeigte die fünf Finger seiner Hand, sonst war nichts von ihm zu sehen. „Wenn du nur zwei Tage bei ihm bleibst, um zu beten und ihn dazu bringst, eine Woche lang Schweigen zu praktizieren und während dieser Zeit nur von Obst und Milch zu leben, wird sein Leben gerettet werden." Danach schlug er freundlicherweise ein einfaches Mittel vor, um ein Problem im Hause des Schriftstellers zu lösen.

V.T.N.: „Darf ich Dein Gesicht sehen, Meister?"

„*HUM*," Es erschien der erhobene Zeigefinger, sonst war nichts zu sehen, und das Gespräch war beendet.

Von 10 Uhr am Vorabend bis um 10 Uhr am Morgen war er wie am Boden festgeklebt, so dass die Krankenschwester zurückgehen musste, ohne die Wunde verbunden zu haben, und der Arzt musste ihm einen zweiten Besuch abstatten. Danach schrieb der nun glückliche Journalist Briefe an einen gemeinsamen Freund und brachte die andere Botschaft nach San Thome. Er wollte wissen, was es zu bedeuten habe, wenn der Meister den Zeigefinger erhob. Es bedeutet einfach „Still! Keine Fragen!"

Samstag, der 26. Juli 1952 ist ein denkwürdiger Tag im Leben von Sri V.T. Neelakantan. Während der Meditation am frühen Morgen sah er das mystische Licht über die Stirn hinaus zum *sahasrara*, dem Scheitelpunkt, aufsteigen, und am Nachmittag nahm er an der Gruppenmeditation teil, wobei V.T.N. wie immer nach Osten blickte und der Verfasser nach Süden. Neben ihnen stand eine Gruppe von Topfpflanzen, und eine Pflanze mit großen roten *puja*-Blüten stand weiter weg. Als der Verfasser seine Meditation beendet hatte, saß V.T.N. mit geöffneten Augen da, die jedoch einen leeren Ausdruck hatten, da er wieder in einen Trancezustand verfallen war. Irgendetwas ließ den Verfasser im Geiste wieder und wieder den lieblichen Namen Babaji's singen.

Sri V.T. Neelakantan erblickte zum ersten Mal die ganze, vollständige Gestalt Babaji's, des erhabenen Meisters, der mit der vertrauten klangvollen Stimme sprach. Neben ihm war die Gestalt des Schriftstellers und die einer Dame, die auf Schulterhöhe hinter ihm stand und teilweise von ihm verdeckt wurde.

„Wenn der Guru den Schüler, der sein Werkzeug sein will, bittet, einen Nachkommen zu haben, der sich seines Namens erinnern wird, was sollte er tun?" Babaji stellte die Frage rundheraus an V.T.N., der auch prompt antwortete. „Warum? Ich habe schon vier Kinder." Babaji erhob wieder seinen Zeigefinger in der für ihn charakteristischen Weise. „Nein, ich rede nicht von Dir." Er zeigte auf den Verfasser. V.T.N. wollte gerade losrufen „Schau, schau", konnte sich aber irgendwie zurückhalten.

Unterdessen machte V.T.N. zufriedenstellende Fortschritte in seiner Meditation. Am Morgen des 27. Juli 1952 hatte er die beeindruckende Vision des leuchtenden mystischen Rückenmarks, welches sich schnurgerade bis hinauf zum Scheitelpunkt erstreckte. Ein *shakti*-Mädchen stieg in spiralenförmiger Bewegung rasch vom unteren Basispunkt zur Spitze auf. Diese Vision wiederholte sich etwa eine Stunde lang. Der Journalist, der das Glück hatte, dies zu erleben, beobachtete lautlos die „Kinovorführung", wie er es nannte.

Am folgenden Tag um 1 Uhr morgens erschien Babaji wieder. Er kam gleich zur Sache: „Sag deiner anderen Hälfte …"

V.T.N.: „Darf ich mir Papier und Bleistift holen?"

Babaji: „Ja."

Zwei Fragen wurden dem Schriftsteller diktiert, die eine davon lautete wörtlich wie folgt: „Warum weigerst du dich, empfänglich zu sein, wenn Babaji mit dir in Kontakt treten will?" Die andere Frage ist zu persönlich.

V.T.N.: „Guru Deva, warum willst Du mich zum Postboten machen? Selbst unter Freunden gibt es ein paar private Dinge, über die man nicht diskutieren kann. Er hat sich danach verzehrt, Dich zu sehen. Warum sagst Du es ihm nicht selbst?" Wieder wurde der Freund zum Schweigen gebracht durch den erhobenen Zeigefinger.

Babaji: „Das erste Buch kann bis zu sechzehn Fassungen haben, das zweite wird etwa 400 Seiten haben.

„Wenn du deinem Freund helfen willst, musst du bis spätestens Dienstagmorgen hingehen, bevor er ins Koma fällt."

Die Episode endete um 3 Uhr morgens. Danach meditierte er. Am Morgen verschwand das *shakti*-Mädchen, und an ihrer Stelle sah V.T.N. seine eigene leuchtende Gestalt oben auf seinem Kopf sitzen.

Am nächsten Tag ließ Babaji den Journalisten wissen, dass er, wenn er bei seinem kranken Freund bleiben würde, nichts von „M" für die Rückreise erwarten solle, denn nach der Lektüre von „Boag Road Nr. 9" sei sie der Meinung, dass er sich nicht nur langsam von ihr entferne, sondern auch von ihren Aktivitäten.

Am Morgen des 31. Juli 1952 verfiel V.T.N. in einen Trancezustand, obwohl er Fieber hatte. Das einzige, dessen er sich bewusst war, war ein gewaltiges Licht, dass in ihn eindrang und durch ihn hindurchfloss. Erst um 12.30 Uhr, als sein Sohn ihn mit weinerlicher Stimme rief, wurde er sich seiner Umgebung bewusst.

Es war am 1. August 1952, etwa um halb zwölf abends, als V.T.N. gerade schlafengehen wollte. „Wach auf, wach auf!", ertönte Babaji's Stimme, drängender als sonst. V.T.N. erzählte Babaji von seinem Kummer und bemerkte: „Babaji, ich habe so oft Kopfschmerzen, aber keinen Kopf mehr ..." Da lachte der große Meister herzlich. Dann sagte er: „Setz dich auf und schreibe." V.T.N. wies noch einmal darauf hin, wie gigantisch die göttliche Aufgabe sei. Babaji entgegnete: „Genug von dieser Geschichte. Setz dich auf und fang an zu schreiben." Der Journalist zündete die Kerosinlampe an und suchte nach einem Stift. Als er zum Tisch zurückging, nutzte er die Gelegenheit, sich vor den Füßen des unsterblichen Kriya-Meisters zu Boden zu werfen. Nach einem kurzen Gebet an den *Satguru*, der die ganze Zeit über anwesend war, begann er das göttliche Werk „Entschlüsselte Mystik" zu schreiben. Ihm war aufgetragen worden, das erste Buch bis zum 29. Oktober 1952 zu veröffentlichen, das andere bis zum 31. Dezember 1952. Ein Mitglied seiner Familie begann nun, ihn zu stören, wagte es jedoch nicht, V.T.N.'s heiligen *puja*-Raum zu betreten. Glücklicherweise gelang es Vedagiri, dem mystischen Sohn des Journalisten, den ungebetenen Eindringling zu beschwichtigen. Lächelnd beobachtete Babaji dieses häusliche Drama. Und so konnte an dem Buch weitergeschrieben werden. Dank seiner Gnade kamen die Ideen in rascher Folge, ohne Hilfe von Notizen, welche der

Meister verboten hatte. Als das Kerosin und die Tinte ausgingen, kam auch das Schreiben zum Erliegen. Babaji verabschiedete sich mit einem Lächeln. Das würdige Werkzeug eines würdigen Meisters zog sich zur Nachtruhe zurück. *Jai! Jai Babaji! Jai!*

Am 2. August 1952 wies Babaji ihn an, sich auszuruhen, und in der darauf folgenden Meditation sah V.T.N. wie seine *avadhuta*-Gestalt durch das Stirnchakra austrat und sich direkt vor ihn auf den Boden setzte. Dann folgte eine seltsame Erscheinung: seine Glieder lösten sich voneinander wie die Teile eines Autos und lagen vom Rumpf losgelöst da. Es war eine ungewollte Erfahrung. Nachdem er in dieser seltsamen Weise einige Stunden ausgeruht hatte, setzten sich die getrennten Teile wieder zusammen und waren wie früher. Am nächsten Tag griff Babaji rechtzeitig ein, damit V.T.N. nicht zu schreiben beginne, und während der Meditation wiederholte sich die Erfahrung vom Vortag.

Montag, 4. August 1952

V.T.N. wurde von heftigem Fieber geschüttelt. Seine Versuche, zu meditieren, zu lesen oder sich auszuruhen, scheiterten. Verzweifelt versuchte er, Frieden zu finden, indem er an „Entschlüsselte Mystik" weiterzuarbeiten versuchte. Er war gerade an der dritten Seite mit dem Untertitel „Fußtritte zum Abschied", die von den dunklen Nächten der Seele und Gefängnisgittern handelt. Die Uhr des Nachbarn schlug Mitternacht. Babaji platzte herein: „Genug von Gefängnisgittern und gefährlichen ..." V.T.N. gab sich Mühe, ausführlich zu erklären, wie er entgegen Babaji´s Anweisungen trotz des Fiebers bewusst mit dem Schreiben des Buches begonnen hatte.

Babaji entgegnete: „Ich zweifle nicht an deiner Aufrichtigkeit. Geh jetzt und ruhe dich aus." Er erhob seine Hand, um ihn zu segnen und verschwand. Unverzüglich zog sich der gehorsame Journalist ins Bett zurück. Eine Minute später durchfuhr der heftigste Fieberschauer seinen Körper, den er je erlebt hatte, und dann wurde er hochgeschleudert, so dass er fast die Decke berührte. Sein Herz hörte auf zu schlagen. Er wollte die Herzgegend befühlen, um sicherzugehen, aber er konnte seine Glieder nicht bewegen. Kurz darauf verlor er das Bewusstsein. Viele Minuten verstrichen. Als sein Körperbewusstsein zurückkehrte, lag er auf dem Boden, und der Prozess der Generalüberholung seines Körpers war wieder in vollem Gange. Wie immer waren die Glieder abgetrennt, aber sein leuchtender kausaler *avadhuta-*

Körper befand sich an seiner Stirn, und dort wo sich der *avadhuta*-Körper normalerweise befindet, unmittelbar vor dem Körper, saß schweigend der große Babaji. Dies setzte sich lange Zeit fort. Die Uhr schlug vier Uhr morgens.

Babaji sagte: „Sieh nur, in welch schlechtem Zustand sich dein Körper befindet." Die Glieder vereinigten sich wieder mit dem Rumpf. Der Prozess war abgeschlossen. V.T.N. schlief fest bis um 10.30 Uhr.

Mittwoch, 6. August 1952

Etwa um Mitternacht zwang das hartnäckige Fieber V.T.N. wieder, zum Schreibtisch zurückzukehren. Babaji trat ins Zimmer und sagte: „Nein, nein, es hat keinen Zweck. Du musst aufhören. Du musst dich ausruhen. Ich habe es dir doch gesagt."

V.T.N.: „Aber die Zeit ist so kurz. Ich konnte nicht meditieren, ich konnte nicht lesen, da dachte ich, ich könnte hier weitermachen."

Babaji entgegnete: „Nein, das darfst du nicht. Deshalb erlaube ich nicht, dass du deine Generalüberholung, wie du es nennst, mit ansiehst. Ich will, dass du mit deinen fünfzig Jahren Erfahrung Glauben in die Köpfe und Herzen von 500 Billionen Menschen entzündest."

V.T.N.: „Millionen?"

Babaji: „Billionen. Du bist wie Narendra. Du hast dich als Waffe dargeboten, damit ich mich ihrer bediene. Damit ich das tun kann, muss ich zuerst deine Familienangelegenheiten klären. Ich werde es bald tun. Es ist schade, dass die Menschen, die ich zu meinem Werkzeug machen will, nicht rasch antworten. Du bist wie der *rishi*, der auf seinen Sohn Sukha Deva vertraute und erst zufrieden war, als ihm *chaya* zuteil wurde. Du bist wie Narendra, der nichts für sich selbst wollte, aber immer an die Sorgen seiner Leute dachte. Du musst aufhören mit Schreiben. Du musst dich ausruhen. Weisst du, mein Kind, du bist einer der ganz wenigen, vielleicht der letzte, zu denen ich gesprochen habe. Viele rufe ich, wenige empfangen meine Botschaft, und noch geringer ist die Zahl derer, zu denen ich spreche. Du bist einer dieser ganz wenigen ... vielleicht ...der letzte. Schlafe, mein Kind."

V.T.N.: „Aber Babaji, warum hast Du zugelassen, dass jener Unterricht scheiterte?"

Babaji: „Deinen wundervollen D. kümmert es nicht, ob seine Tochter besteht oder durchfällt. Was er will, ist eine Stelle bei der Zentralregierung, und er wollte dich dafür benutzen. Deshalb setzte ich dem ein Ende. Aber jetzt musst du schlafen, mein Kind."

V.T.N.: „Aber Babaji, ich muss mich trennen von ..."

Babaji: „Oh ... Warum solltest du das? Ich habe dir gesagt, dass du wie dieser *rishi* und Narendra bist. Es wird alles gut werden. Schlafe, mein Kind." Für diesen Tag verabschiedete Babaji sich. Immer wenn er den Ort besucht, verbreitet sich köstlicher, duftender Glanz im Zimmer. Zwei Familienmitglieder wollten wissen, ob Weihrauchstäbchen angezündet worden waren. „Nein," war die einfache Antwort.

7. August 1952, Mitternacht

Babaji: „Mein Kind, du solltest über folgende Dinge nachdenken. Sie dürften dir reichlich Stoff zum Nachdenken und ausreichend Material für dein nächstes Buch geben. Höre gut zu, verarbeite alles und freue dich. Also, bist du bereit?"

V.T.N.: „Ja, Guru Deva."

Babaji: „Gerate nie wieder in die Falle des Kreislaufes aus Wiedergeburt und Tod. Halte dich stets dicht bei dem ‚Ich', das dem Herzen am nächsten ist und lasse nie nach in deiner Wache über das Abschweifen des Geistes. Tag für Tag, Nacht für Nacht und Stunde um Stunde versuche es herauszustoßen, nimm dir fest vor, das innere ‚Ich' auszulöschen, welches allein dir eine Persönlichkeit und dieser Persönlichkeit einen Sinn gibt. Wenn die Tage des Heranwachsens und Zusammenzählens ihrem Ende nahen, oder wenn etwas das Fortschreiten dieses Prozesses zunichte macht, wirst du heftig erschüttert werden, und du wirst alleine stehen in der Suche nach dem ‚Ich' im ‚Ich'. Die Ängste, dass du eine Gelegenheit verpasst hast, dich verirrt hast und dich von deinem Ziel entfernt hast, werden dann abebben. Begib dich in gute Gesellschaft, wenn du dich einsam fühlst, erbaue deine Individualität aus deiner Persönlichkeit heraus. Lasse das kleine ‚Ich' in dem großen ‚Ich' größer und größer werden und lasse das große ‚Ich' kleiner und kleiner werden, bis es verschwindet, dann wird dein Interesse an den Dingen, die um dich herum sind, erlöschen".

V.T.N.: „Wie soll ich das machen?"

Babaji: „Indem du deine Individualität integrierst und deine Persönlichkeit auflöst. Das, was man gemeinhin ‚Ich' oder ‚Du' nennt, ist nicht einfach ein physischer Körper mit Leben und Geist. Es heißt, ‚Ich' oder ‚Du' bestünden aus fünf Hüllen, aber üblicherweise wachsen wir heran, ohne zwei der fünf Hüllen wahrzunehmen. Wir müssen die anderen beiden zum Vorschein bringen, damit sie genauso hell wie die ersten drei erstrahlen, ganz allmählich, mehr und mehr. Intuition und Instinkt haben mehr mit der Formung von Charakter und Verhalten zu tun als Intelligenz oder Fantasie, Imitation oder Anreiz. Lasse dich vom Herzen, vom Inneren Menschen im Herzen, führen, und nicht von Gefühl und Verstand. Versuche, dem ‚Ich' im ‚Ich' näher zu kommen und dort zu verweilen – sei es zu Hause, in Straßenbahn oder Bus, wenn du alleine bist oder in Gesellschaft, am Meeresufer oder nahe an einer Blume oder Pflanze, bleibe bei und in dem ‚Ich', das in dem ‚Ich' ist. Baue langsam aber sicher deine Individualität auf. Vertrauen auf das Selbst ist nötig. Unabhängigkeit wird nicht genügen. Freiheit alleine ist nicht genug. Wachse nicht zu einer Persönlichkeit heran, die nach Geschlecht, als Mann oder Frau, nach Beruf oder Berufung, als Land- oder Stadtbewohner, als Tag- oder Nachtarbeiter, oder als Teilzeit- oder Vollzeitkraft, sortiert ist. Erinnere dich daran und erkenne, dass du dein eigener Herr und dein eigener Diener bist. Wachse vollständig heran, als Ganzes und nicht in Abschnitten (kreuzweise, vertikal, oder horizontal), und dann schließe dich anderen an, die herangewachsen und von selbst ganz und vollständig geworden sind *(purnosmi)* ... Bist du wach?

V.T.N.: „Ja, Guru Deva."

Babaji: „Höre genau zu. Ich sage das nur einmal ... nein, ich gebe dir nur einen Klaps. Aber du bist anders. Du sollst die Fackel auf ewig am Brennen halten, durch Worte und Taten. Höre ... schreibe dies nieder ... Ihr werdet als Gleichberechtigte miteinander Umgang pflegen, nicht als Vorgesetzter oder Untergebener, Lehrer oder Schüler, Gelehrter oder Anhänger. Kein Streit, keine Personifizierung oder Götzenanbetung. Jeder soll für sich selber sorgen, das heißt, ein jeder soll sich selbst heranbilden."

AUM TAT SAT AUM. AUM Shanti Shanti Shanti.*

---

*Anmerkung des Hg.: stets auszusprechen als „om-schanti-schanti-schantihii"

Sonntag, 9. August 1952

R.M. hatte gerade die Gruppenmeditation beendet. V.T.N. suchte nach Papier, das ihm unverzüglich gereicht wurde. Um 6.15 Uhr nachmittags schrieb er die folgenden Zeilen:

„Oh Meister des Großen Himalaya (Babaji), Herr und Leben aller Religionen, voll Freude heissen wir Deine Manifestation in unserer Welt willkommen, damit Deine Macht und Deine Schönheit über die Erde erstrahlen mögen. Öffne unsere Augen, damit wir Dich erkennen können; reinige unsere Herzen, damit wir Dich lieben können; werde in unserem Innern geboren, damit wir Dich in unserer Außenwelt erkennen können; und stärke uns, damit wir Dein Evangelium des Glücks verbreiten können, dass die müden Nationen in Dein Reich eintreten dürfen und damit sich Rechtschaffenheit und Friede über Deine Welt ergießen kann."

Babaji erschien in einer Vision und bat uns beide, eine Betrachtung über die obige Botschaft durchzuführen (dieses wurde mündlich übertragen), dann verschwand er.

Am 11. August 1952 besuchten wir das ‚Universelle Heiligtum des Friedens' in Tiruvothiyur. Zwar war das vornehme Gehabe nicht nach V.T.N.s Geschmack, er war jedoch wirklich beeindruckt davon, wie gut der luftige Flecken Erde zum Meditieren geeignet war. Während der Gruppenmeditation um 8 Uhr morgens erschien wieder das leuchende *AUM*, das eine Woche lang ausgeblieben war, und er bekam einen Bärenhunger. Als er auf der Autofahrt den Verfasser um eine Erklärung bat, wollte dieser nicht so recht damit herausrücken, weil Babaji ihn unter seine Fittiche genommen hatte und deshalb alles Erforderliche persönlich besorgen wollte. Als er zu Hause ankam, nahm V.T.N. ein erfrischendes Ölbad, stillte seinen quälenden Hunger und dachte über die Ereignisse des Tages in Tiruvothiyur nach, die Liebe und Einladung des Heiligen, seine Erlebnisse und so weiter.

Als die Uhr Mitternacht schlug, erschien Babaji.

V.T.N.: „Warum blieb das *AUM* eine Woche lang aus?"

Babaji: „Weil du es nicht brauchst." „Denkst du über diesen Heiligen und deine ‚andere Hälfte' nach, der nicht danach zumute war, dein Erlebnis zu erklären? Dieser Swami kann mich am besten darstellen, während du mich darstellen musst. Das heisst, sie sind wie Reisende, denen man auf einer Bus- oder Bahnreise begegnet, nur um sich gleich wieder von ihnen zu trennen."

„Am 20. August musst du mit dem Schreiben des Buches beginnen. Bis dahin ruhe dich aus, mein Kind, und in der Zwischenzeit werde ich hin und wieder vorbeischauen.Gehe morgen zum Arzt."

V.T.N.: „Warum sollte ich, Guru Deva?"

Babaji: „Du sollst keine Fragen stellen. Du wirst den Grund rechtzeitig erfahren. Höre jetzt nicht mit dem Rauchen auf. Dein Tempel, der Körper, braucht es."

V.T.N. wurde dadurch an die Worte von R.M. im Universellen Heiligtum des Friedens erinnert. Am Vorabend seiner Abreise erwähnte der Journalist beiläufig: „Guru Deva, du weißt, dass dieser Arzt will, dass ich jeden Tag zwei ordentliche Mahlzeiten zu mir nehme."

Babaji: „Ja. Das Notwendige muss noch getan werden." Nach fünfzehn wundervollen Minuten seiner Anwesenheit verschwand er.

Nach dem ersten Stuhlgang, der 3 oder 4 Unzen Blut enthielt, lernte V.T.N. den prophetischen Ratschlag des allwissenden Babaji schätzen.

Mittwoch, 13. August 1952, um Mitternacht

Babaji kam herein und sprach mit ernster Stimme: „Wegen des Schulgeldes sollst du und deine ‚andere Hälfte' künftig nicht diejenigen bitten, die kein Mitleid mit einer sich mühenden Seele haben. Wenn du das Geld nicht bis zum fünfundzwanzigsten des Monats erhältst (dem letzten Tag, an dem man das Schulgeld mit Verzugszuschlag bezahlen kann), brauchen deine Kinder nicht zu lernen."

„Wenn deine Kinder im Sterben liegen, solltest du nicht andere um Hilfe bitten. Selbst wenn du nur ein Glas Wasser brauchst, sollte es von selbst kommen. Bitte um nichts."

Er wandte sich zum Gehen. Wie immer wollte V.T.N. sich vor seinen Füßen zu Boden werfen. Der Meister prüfte ihn: „Nein. Ich habe beschlossen, dich für meine Mission zu verwenden. Tue einfach, was ich sage." Damit endete die schroffe Episode.

Donnerstag war für beide ein Tag des Schweigens, so dass der Austausch von Gedanken nur durch Notizen erfolgen konnte. Die Zeichen sind verwirrend. Wenn die Personen, die Babaji zu seinem Werkzeug machen will, die Gelegenheit nicht beim Schopf packen, kann es sein, dass schon bald das Ende von Karthikeyans Ausbildung eingeläutet werden wird. Ich werfe mich vor Babaji zu Boden und wünsche Karthikeyan Glück. Dies erschütterte V.T.N.s inneren Frieden zutiefst, und er hätte sogar lieber seinen Geist aufgegeben, als ein solches Unglück geschehen zu lassen.

Am 15. August 1952 um Mitternacht erschien plötzlich Babaji. „Das Erschallen der Totenglocke ist nur ein Ton. Es kann sein, dass sie gar nicht geläutet wird, und selbst wenn sie geläutet wird, kann es ein bloßer Ton sein, der wieder vergeht. Als Journalist bist du mit dem Spiel der Worte vertraut. Du hast Recht, wenn du deinen Kindern dienst und nicht, wie Gott, dir selbst. Das ist das Narendra-Element in dir." Am Tag zuvor hatte V.T.N. über schwere Schmerzen im Bein geklagt, und der Autor fragte an, ob es möglich sei, die Gruppenmeditation bis zum 20. August 1952 zu verschieben. Babaji reagierte auf diesen Vorschlag wie folgt: „ Wenn du die Gruppenmeditation aufgibst, wird das Auswirkungen auf die Arbeit haben, die ihr beide für mich ausführen sollt. Wenn deine „andere Hälfte" über den Schmerz nachdenkt, warum tut er dann nicht das Nötige?"

V.T.N.: „Oh, wie denn das, Babaji?"

Nach einer Pause antwortete der Meister: „Also gut, ich werde ihm auf die Schulter klopfen, nein, ich werde ihn heute nacht kontaktieren." Kriya Babaji fuhr fort: „Heute wirst du 10 Rupien erhalten, zehn *lakhs* (zehn mal Hunderttausende), um deinen Ausdruck zu gebrauchen. Damit bezahle Karthikeyans Schulgeld, und den Rest von 5 Rupien wirf der ‚großen Dame' in den Rachen. Es wurde wieder über sie geredet."

V.T.N.: „Muss ich mit dem Schreiben des Buches am 20. beginnen?"

Babaji: „Ja, wenn die Personen, die ich angestoßen habe, gut darauf ansprechen, kannst du dann anfangen und in einer Woche fertig sein, sofern ein Stenograf dabei ist."

„Die Mission hat sich nicht so gut entwickelt die letzten zehn."

V.T.N.: „Guru Deva, Du meinst: zehn Jahre?"

Babaji: „Nein, zehn Monate. Selbst die Schwester hat das Auf-die-Schulter-Klopfen richtig aufgenommen. Ich muss selbst einmal ein paar Tage lang *tapas* praktizieren."

Ohne weitere Fragen zu gestatten, verabschiedete er sich für diesen Tag.

Sonntag, 17. August 1952

Gegen 2 Uhr nachmittags, als wir uns gerade zur Gruppenmeditation niederlassen wollten, erschien Babaji V.T.N. und trug uns auf, über folgende Worte zu meditieren:

„Erwartend das Wort des Meisters,
Beobachtend das verborgene Licht,
Lauschend, um seine Weisung zu erhaschen,
Inmitten des Kampfgetümmels,
Sehend das kleinste Signal,
Über den Köpfen der Menge,
Vernehmend das leiseste Flüstern
Über dem lautesten Lied der Erde."

18. August 1952, um Mitternacht

Babaji: „Höre, mein Kind. Du solltest und kannst auch nicht anders, als Dir jenes Selbsts bewusst zu sein, das nah bei deinem Herzen wohnt. Entwickle dieses Bewusstsein. Sei stets dir selbst Gesellschaft und genieße es. Es gibt keine Gesellschaft, Klub, Einrichtung, Verband, Gremium oder Regierungsorgan, dem man sich anschließen könnte, das lenkt und regiert. Du bist es, der regiert, innen und außen, unbeschränkt. Du allein bist das Gremium. Das ‚Ich' im ‚Ich' in dir ist das Regierungsorgan, herrschender Lenker und lenkender Herrscher. Schweigen und Meditation *(mounam* und *mananam)* sind die beiden Gehilfen auf dem Weg zu Frieden, Macht und Wohlstand. Der ewige Gesang ist *AUM Shanti! AUM TAT SAT.*

Früher war man ins Familienleben eingebunden, die Familien waren aufs engste miteinander verbunden und blieben von Generation zu Generation am selben Ort. Weise Ratschläge der erfahrenen Alten, wie man das Leben meistern kann, liessen die jungen Männer und Frauen die Stösse und heftigen Erschütterungen, die der Ansturm einer komplizierten Zivilisation ihnen zufügte, unbeschadet überstehen. Stress und Anspannung der modernen Lebensweise, die übermäßige Zersplitterung des Lebensraumes, die Unterteilung der Zeit in winzige Abschnitte, die hektische Lebensweise, der Kampf, zu bestimmten Veranstaltungen zu eilen, um auf die Minute pünktlich zu sein, das Gedränge unter Fremden in Klassenzimmern, Zügen, Bussen, Kinos, Vorlesungen, Restaurants und Hotels, all das hat die Geschwindigkeit eines Lebens unter Hochdruck noch beschleunigt.

Die atemberaubenden Nervenkitzel, herzergreifende Momente der Spannung in Romanen, gefolgt von keuchendem Atem, dem erleichterten Aufatmen und dem Beruhigen der Nerven, führen zu nervösen Empfindungen, die nach Hilfe zur Selbsthilfe suchen, um der Verschlechterung des Zustandes von Herz, Geist und Körper entgegenzuwirken. Es ist nicht so sehr ein Leben in der Masse, als viel mehr ein zusammengedrängtes Leben, das die meisten Menschen heutzutage führen – überladen von Besitz, Büchern, Kleidern und persönlichen Habseligkeiten. Wir wandern von Ort zu Ort und schweifen von Vergnügen zu Vergnügen, weil es so viele Ungewissheiten im Leben gibt. Geldknappheit und Ungewissheit über Berufung oder Beruf lassen uns rasch die Hoffnung verlieren, dass wir einen Anker der Hoffnung finden oder einen Hafen zum Ausruhen erreichen werden. In der Stunde der Not suchen wir nach jemandem, der uns tröstet, einem Herz, das Mitleid hat, einem aufheiternden Gesicht oder einer festen Hoffnung, um uns von der geistigen Strapaze eines Gefühls grenzenloser Mutlosigkeit und düsterer und hoffnungsloser Perspektiven zu befreien.

Es gibt kein Allheilmittel oder ein Patentrezept für diesen Augenblick, für die Krise, die die Menschen manchmal oder ab und zu überkommt. Ein freundlicher Rat, selbstlose Hilfe und die Gewissheit sicherer Führung würden dich durch das Erscheinen eines *Satgurus*, der dir entweder auf die Schulter klopfen oder, wenn ihm danach ist, dein „unerwünschtes Gepäck" zur Verwahrung übernehmen würde über diese Anspannung oder Phase hinwegtragen, wenn Staub und Wirrwarr entwirrt und vermindert werden. Was wir wollen, ist ein großes Netzwerk aus aufrichtigen, ganz und gar ergebenen Arbeitern, die in der Stille, vielleicht sogar unbemerkt, Tag und Nacht auf ein einziges Ziel hinarbeiten: den Dienst am Gott im Menschen. Wäre das Land imstande, eine solch große Zahl von Arbeitern hervorzubringen, so könnte das Ziel der Unabhängigkeit vollständig erreicht werden. Deshalb müssen Menschen aus allen Gemeinden und aus allen Staaten eine große Zahl von Arbeitern hervorbringen, die in der Stille und unbemerkt ihren Dienst verrichten, ohne sich um irgendetwas anderes zu sorgen.

Die Vollendung der Schönheit im Universum ist das richtig gestaltete Leben eines guten Menschen. Ein solches Leben ist kein Zufall. Es ist ohne jeden Zweifel der Gnade und dem Erbarmen eines *Satguru* zu verdanken. Es ist ein äußerst kreatives Kunstwerk. Das Leben eines Menschen muss zuerst und vor allem eine anmutige Schöpfung sein. Die größte Leistung im Leben ist die ständige Erneuerung des eigenen Selbst, so dass man zuletzt weiß, wie man ewiges Leben lebt. Wenn wir einem solch seltenen Wesen begegnen, fällt uns unweigerlich seine moralische Schönheit auf. Es ist eine außergewöhnliche und eindrucksvolle Erscheinung, man vergisst sie niemals. Diese Form der Schönheit ist weit beeindruckender als die Schönheit der Natur. Sie verleiht jenen, die ihre göttlichen Gaben besitzen, eine eigenartige, unerklärliche und unbegreifliche Macht. Sie erhöht die Kraft des Verstandes weit mehr als Wissenschaft, Kunst und religiöse Riten. Moralische Schönheit ist die Grundlage der Zivilisation. Bist du wach, mein Kind? Ist all dies langweilig für dich?"

V.T.N.: „Nein, Guru Deva, mein Vater, mein Gott, mein Alles!"

Babaji: „Höre gut zu! Du musst ganz aufmerksam sein. Ich will, dass du heranwächst als ein ganzheitliches, ruhiges, beständiges und ausgeglichenes Individuum. Schenke dein Selbst dem „inneren Menschen", dann kannst du es mit jedem Menschen aufnehmen, hier und überall. Gehe nicht in dich, um zu grübeln, gehe in dich und herrsche. Wirst du das tun?"

V.T.N.: „Durch Deine Gnade und Dein Erbarmen will ich mich bemühen, Dir zu dienen, wahrhaft und ehrenhaft, und eine vollkommene Waffe für Deine Hand zu sein."

Babaji: „Erinnere dich daran und erkenne, mein Kind, dass es gewaltige Folgen hat, ob man seine Pflicht präzise und auf die Minute genau und mit dem rechten Maß an Zeit erfüllt. Beginne zu fühlen, dass die männlichen Wesen jeder Gattung ein Lotos sind und die weiblichen Wesen eine Perle. Alle Aktivität in der Natur folgt einem Rhythmus. Durch Übung kannst du dein Denkvermögen so weit entwickeln, dass es jeden Tag planmäßig zur gleichen Zeit wach und empfänglich ist. Gedanken sind überschwänglich. Sie sind schwer fassbar. Sie müssen eingefangen und festgehalten werden. Sei ruhig und gesammelt, konzentriere deinen Geist auf einen Punkt und ... warte. Gedanken an das Licht von *sacchidananda* werden dann wie Dampf austreten und von der Quelle entspringen, der Urquelle allen Denkens. Einige

(Menschen) versuchen, die Gedanken durch die ‚Jakobsleiter' zum Aufsteigen zu bringen oder zum Absteigen durch *paramapadam*."

V.T.N.: „Aber Babaji. Was sind Jakobsleiter und *paramapadam*?"

Babaji: „Du musst Geduld haben, mein Kind. Du musst die Geduld mit Geduld ermüden. Vergiss nicht, es gibt für alles eine Zeit und alles zu seiner eigenen Zeit. Und jetzt, passe gut auf ... ich erzähle es nur einmal ... ach, nein, auch öfter, wenn Du mich rufst. Sind Gedanken an das Licht von *sacchidananda* erst einmal gefasst, sind sie so fest wie greifbare Materie und bleiben bestehen. Ein Mensch muss etwas sein. Damit dieses Etwas einen Wert hat, muss es nützlich und angenehm sein – entweder für sich selbst oder einen Kollegen, Schutzbefohlenen oder Verwandten und muss letztlich eine Zierde Gottes sein. Das ist Fülle, dies hier ist Fülle. Diese Fülle hier kommt von jener Fülle, und wenn Du diese Fülle von jener Fülle nimmst, so bleibt nichts als Fülle."

August 1952

Als er gerade dabei war aufzubrechen, schlug Babaji vor, dass eine weitere Person meditieren solle, etwa zur gleichen Zeit, wenn wir beide an der Gruppenmeditation teilnehmen.

V.T.N.: „Soll ich vielleicht ein Postangestellter sein?"

„Nein, Telegraphenangestellter", antwortete Babaji kichernd.

August, um Mitternacht.

Babaji: „Schreibe Folgendes auf: Weisheit erstrahlt aus dem Tempel des reinen Herzens. Weisheit ist die Krone auf dem Gefüge des Lebens. Deshalb, mein Kind, musst du das Unendliche Licht der Göttlichen Weisheit in deinen Büchern und vor allem in deinem täglichen Leben in eindringlicher Weise zum Ausdruck bringen."

V.T.N.: „Babaji, gewähre mir mehr Gnade, damit ich jedes Wort Deiner Anweisungen aufs Wort befolgen kann."

Babaji: „Hör mal, mein Kind, unterbrich mich nicht. Meine Gnade wird unaufhörlich fließen, aber du musst hellwach sein. Du musst ständig wachsam sein, jeden noch so kleinen Hinweis, der gegeben wird, aufnehmen und überdenken. Dein einziges Ziel muss (und sollte) es sein, spirituelles Wissen zu verbreiten, unbefleckt von Sektierertum und engstirnigem Fanatismus. Während die Menschheit einerseits von Nichtreligionen bedroht wird, wird sie andererseits überflutet von falschen Lehren und Dogmen, die sich Religionen nennen oder als solche verkleidet sind. Denke daran, dass wahre Religion nicht trennt, sondern eint, nicht verletzt, sondern heilt, nicht tötet, sondern errettet. Es ist dein privilegiertes Los, mein Kind, dich unablässig für die Verbreitung (bei jeder Gelegenheit) der wahren Grundsätze göttlichen Lebens einzusetzen, welches allein die Menschheit vor Zerstörung bewahren kann. Ich habe gerade dich auserwählt, und ich bereite mich vor für diese gigantische Aufgabe der Selbstrettung, die, mit anderen Worten, in der Rettung der Welt besteht. Würdest du diese Aufgabe für Mich übernehmen?"

V.T.N.: „Guru Deva, ich klammere mich an Deine Lotosfüße, und es ist Dir überlassen, ob Du mir die Kraft gibst, der Aufgabe gewachsen zu sein."

„Babaji: „*HUM* ... Der Geist der Religion ist einer, auch wenn seine Ausdrucksformen vielfältig sind. Jene, die das nicht wissen, streiten miteinander und hassen einander, im Namen der Religion. Doch jene, die es wissen, ehren alle Religionen und leben jene Glaubensform, die sich am besten für sie eignet. So ist zum Beispiel das, was unter dem Namen Hinduismus bekannt ist, in Wirklichkeit nichts anderes als ein Zusammenschluss von Glaubensrichtungen. Wann und unter welchen Umständen er entstanden ist, vermag niemand zu sagen. Wie dem auch sei, es ist allgemein anerkannt, dass der Hinduismus zeitlos ist, *Sanatana*, eine Religion der Weisheit, Liebe und Hoffnung für alle. Die Veden und die Upanischaden bilden den Urquell des Hinduismus. Die Gita gibt den Kern der Lehren wieder."

„Nun höre, wie der Herr der Gita auf dem Schlachtfeld von Kurukshetra zu dem großen Krieger Arjuna über die Grundsätze hinduistischen Denkens und Lebens spricht. ‚Der Geist wurde nie geboren und wird auch nie aufhören zu sein; nie gab es eine Zeit, wo er nicht existierte; Ende und Anfang sind Träume! Frei von Geburt, Tod und Veränderung bleibt der Geist für alle Zeit. Der Tod hat ihn nicht angerührt, auch wenn er tot erscheint. Der Weg zum Höchsten Geist führt durch unablässigen Dienst an der Menschheit, indem man die Arbeit, die einem bestimmt ist, ohne einen selbstsüchtigen Gedanken verrichtet. Darum, mein Kind, das du mir am teuersten von allen bist, verwandle die Arbeit in Gottesverehrung, und du wirst frei sein vom Erlahmen deiner Kräfte. Es gibt keine vorgeschriebene Form der Verehrung.

Ganz gleich, welche Form die Hingabe annimmt, sie wird in der Erkenntnis Gottes gipfeln, vorausgesetzt, dass sie mit Aufrichtigkeit und Vertrauen erfolgt; denn alle Wege führen zu Mir. Um diese Lehre von Zeit zu Zeit der Menschheit zu offenbaren, um die Guten zu beschützen und die Bösen zu bestrafen, nehme Ich Menschengestalt an in jedem Zeitalter. Darum gib dich ganz in Meine Hand, suche Zuflucht in Mir, und ich werde dich von aller Sünde befreien."

Du könntest auch notieren, dass der Buddhismus, der seine Wurzeln in den Lehren Gautama Buddhas aus dem fünften Jahrhundert vor Christus hat, zu einer Weltreligion wurde. Als Prinz geboren, führte Gautama ein wohlbehütetes Leben. Er wurde mit viel Feingefühl erzogen, und es wurde alles getan, damit er mit dem Leben unter dem Gesetz und dem Leben des gemeinen Volkes nicht in Berührung kam und auch keine Kenntnis davon erhielt. Doch eines Tages fuhr der junge Prinz ohne Bewachung aus und traf auf die Realität von Alter, Krankheit und Tod, aber auch auf die Abgeklärtheit, welche das Kennzeichen derer ist, die gelernt haben, über all diesen Erfahrungen zu stehen. Es dauerte nicht lange, und der Ruf nach Entsagung erreichte Gautama, und Prinz Siddhartha folgte dem Ruf. Nach einer langen und beschwerlichen Suche erblickte er die Wahrheit durch unmittelbare Erkenntnis. Der Gesegnete hielt sich in Benares auf. Und dort sprach er eine Gruppe von fünf *bhikkus* an und sagte: „Es gibt zwei Extreme, O *bhikkus*, von denen einer, der das religiöse Leben lebt, sich fern halten muss. Welches sind diese beiden Extreme? Das eine ist ein Leben des Genusses, das den Begierden und dem Vergnügen gewidmet ist; es ist gemein, schmachvoll, ungeistig, unwürdig und unwirklich. Das andere ist ein Leben der Kasteiung. Es ist düster, unwürdig, unwirklich. Der Vollkommene, O *bikkhus*, der diese Extreme meidet, hat den Mittelweg entdeckt, ein Weg, der die Augen öffnet und zur Einsicht führt, die zur Ruhe führt, zu Wissen, Erleuchtung und *nirvana*. Und was, O *bikkhus*, ist dieser Mittelweg, den der Vollkommene entdeckt hat? Wahrlich, es ist der Edle Achtfache Pfad. Rechter Glaube, Rechter Vorsatz, Rechte Rede, Rechtes Betragen, Rechte Tätigkeit, Rechtes Bemühen, Rechte Aufmerksamkeit und Rechte Begeisterung. Dies, O *bikkhus*, ist jener Mittelweg, der die Augen öffnet und Einsicht bringt, die zur Ruhe führt, zu Wissen, Erleuchtung und *nirvana*."

August 1952

Während der Unterredung bot V.T.N. Babaji seinen Liegestuhl an, aber der Meister zog es vor, auf dem Hirschfell beim *almirah* (Schrank) zu sitzen, während der Journalist langsam die kostbaren Worte des bedeutenden Kriya Yogi niederschrieb. Seine angeschlagene Gesundheit zwang ihn dazu, langsam zu schreiben. Er war nach der schmerzhaften Spritze so müde, dass er, wäre nicht Babaji dagewesen, den Stift angewidert in die Ecke geworfen hätte. Der Zeitpunkt des Abschieds war gekommen. Sie führten noch ein wenig leichte Unterhaltung.

Babaji: „Halte alles bereit. Füller, Papier, Tinte, Schreibfedern, etwas zum Essen ..."

V.T.N.: „Warum Schreibfedern?"

Babaji: „Wenn eine zerbricht, kannst du die nächste nehmen. Das Buch muss am 3. September fertig werden, und an demselben Tag könnt ihr beide mit dem Schreiben der Einleitung beginnen ..."

V.T.N.: „Was meinst Du mit ihr beide?"

Babaji: „Du solltest nicht jedes Mal von mir erwarten, dass ich dir sage, dass du und deine ‚andere Hälfte' zwei in einem seid. Dann ruht euch fünfzehn Tage aus, ehe ihr mit dem zweiten Buch anfangt. Unterdessen werde ich gehen und *tapas* praktizieren." Es folgte eine Pause. Dann unterhielten sie sich über den Traum des Arztes und V.T.N.s Privatangelegenheiten. Damit endete die Episode.

August 1952, um Mitternacht

Babaji: „Wach auf, mein Kind, es gibt viel Arbeit zu tun. Ich weiss, dein Bein tut schrecklich weh, aber das darf dich nicht daran hindern, Gott im Menschen zu dienen. Und denke daran, dieses Buch, das du schreiben wirst, muss um jeden Preis am 29. Oktober 1952 in den Buchläden von Kalkutta sein ... auch wenn es ein paar Seiten weniger werden als die ursprünglich geplanten 256. Bist du wach?"

V.T.N.: „Ja, Guru Deva."

Babaji: „Und nun schreibe jedes Wort von dem auf, was ich sage. Der Jainismus, der in Gujarat vorherrscht und seine Blüte in Südindien erlebt hat, ist, anders als der Buddhismus, eine einheimische Religion geblieben. Vardhamana, der letzte Prophet der Jains, der auch den Glauben gefestigt hat, lebte zur selben Zeit wie Buddha, und wie dieser, wurde er im Stande eines Prinzen geboren. Auch er entsagte der Welt und begann ein intensives geistiges Leben. Schon bald erlangte er Erleuchtung und wurde bekannt als der große Held Mahavira. Der Jainismus glaubt zwar nicht an Gott, bejaht jedoch den Glauben an einen Gott und lehrt, dass jede Seele dieses Ziel erreichen kann, welches wie im Buddhismus *Nirvana* genannt wird. Der Weg dorthin führt durch die drei Juwelen, den Glauben an Mahavira, der Jina oder der Sieger genannt wird und durch die Kenntnis seiner Lehre und seinem vollkommenen Lebenswandel.

„Und nun höre König Namis Rede über die Lebensweise der *Jaina*." (Nami war ein Mönch. Indra war als *Brahmani* verkleidet). König Nami übergab seinem Sohn den Thron und zog sich von der Welt zurück. Indra trat zu ihm, als *Brahmani* verkleidet, um seine Eignung für den Pfad der Entsagung zu prüfen.

Indra sprach: „O König, unterwirf alle Prinzen, die dich nicht anerkennen, so wirst du ein wahrer *Kshatriya* sein."

Nami antwortete: „Sollte ein Mann auch abertausende tapferer Gegner besiegen, sein Sieg wird größer sein, wenn er niemanden als sich selbst besiegt. Kämpfe mit dir selbst! Warum gegen äußere Feinde kämpfen? Wer sich selbst durch sich selbst besiegt, wird Glückseligkeit erlangen."

Indra sprach: „Mehre dein Gold und Silber, deine Juwelen und Perlen, den Inhalt deiner Schatztruhe, deine kostbaren Gewänder und Kutschen und deine Schätze; dann wirst du ein wahrer *Kshatriya* sein."

Nami entgegnete: „Und gäbe es unzählige Berge von Gold und Silber, so groß wie der Berg Kailash, sie könnten den Gierigen nicht befriedigen, denn seine Gier ist grenzenlos wie der Weltraum. Und wenn man weiß, dass die Erde mit ihrem Ertrag an Reis und Gerste, mit all ihrem Gold und Vieh, nicht ausreicht, um einen einzigen Menschen zufriedenzustellen, dann soll man Enthaltsamkeit üben."

Da rief Indra: „O Wunder! O König, du gibst die wundervollen Genüsse auf, um Hirngespinsten nachzujagen. Deine Hoffnung wird dich ins Verderben führen."

Nami antwortete: „Wer Genüsse begehrt, wird sie nicht erlangen und wird zuletzt ein schlimmes Ende nehmen. Durch Zorn wird er tiefer sinken. Durch Stolz wird er zu Fall kommen; Trugbilder werden ihm den Weg versperren; seine Gier wird ihn in beiden Welten in Gefahr bringen." Da warf Indra die Verkleidung eines *Brahmani* ab und enthüllte seine wahre Gestalt.

Er begrüßte Nami und pries ihn mit folgenden Worten: „Bravo! Du hast den Zorn besiegt, bravo! Du hast den Stolz besiegt, bravo! Du hast die Selbsttäuschung vertrieben, bravo! Du hast die Gier unterworfen, bravo!"

Babaji: „Nun, mein Kind, werde ich dir eine Kostprobe des Konfuzianismus geben, der alten Religion Chinas, die nun schon seit Jahrtausenden unser Nachbar ist. Die beiden anderen wichtigen Religionen in diesem Land sind der Taoismus und der Buddhismus. Der Taoismus ist nur eine abgewandelte Form des Konfuzianismus. Konfuzius, von dem der Name abgeleitet ist, lebte im fünften Jahrhundert vor Christus. Er war ein Zeitgenosse von Buddha in Indien und Pythagoras in Griechenland. Der Name Konfuzius ist die lateinische Form des chinesischen Namens, der eigentlich Kung-fu-tsu. Das Hauptthema der Lehren des Konfuzius ist Gemeinwohl, Friede und Harmonie für die Menschen. Wie eine Gesellschaft geordnet ist, hängt seiner Meinung nach vor allem von der Qualität ihre Mitglieder ab. Deshalb machte er es sich zur Aufgabe, die Menschen zu besseren Menschen zu machen. Und jetzt, mein Kind, höre dir dieses vertrauliche Gespräch zwischen Konfuzius und zwei chinesischen Herren an."

Taze-Kung fragte: „Gibt es ein Wort, das durch das ganze Leben hindurch als Anleitung für rechten Wandel dienen könnte?"

Der Meister sprach: „Ist nicht Gegenseitigkeit ein solches Wort? Das, von dem du nicht willst, dass man es dir antue, das tue anderen nicht an."

Taze-lu sprach: „Der Herrscher von Woi hat auf Euch gewartet, damit Ihr die Regierungsgeschäfte wahrnehmen möget. Was ist Eurer Meinung nach als erstes zu tun?"

Der Meister antwortete: „Was Not tut, ist, die Bezeichnungen richtigzustellen."

Da rief Taze-lu: „Ach wirklich! Weit gefehlt! Warum sollte eine solche Richtigstellung notwendig sein?"

Der Meister sprach: „Wie unkultiviert du bist! Du, ein Mann von höherer Bildung übt vorsichtige Zurückhaltung in Dingen, deren er nicht kundig ist. Wenn die Bezeichnungen nicht richtig sind, dann ist die Sprache nicht im Einklang mit der wahren Natur der Dinge. Wenn die Sprache mit der wahren Natur der Dinge nicht im Einklang steht, dann können die Angelegenheiten nicht zum Erfolg geführt werden. Können die Angelegenheiten nicht zum Erfolg geführt werden, so werden Anstand und Musik nicht erblühen. Wenn Anstand und Musik nicht erblühen, werden die Strafen nicht angemessen verhängt. Wenn die Strafen nicht angemessen verhängt werden, wissen die Leute nicht, was sie tun und lassen sollen. Darum erachtet ein Mann von höherer Bildung es als notwendig, dass die Bezeichnungen, die er gebraucht, angemessen verwendet werden, und dass jenes, was er sagt, in angemessener Weise ausgeführt wird. Ein Mann von höherer Bildung duldet nichts Falsches in seinen Worten. Drei Dinge gibt es, vor denen der Ehrenmann Ehrfurcht hat: die Anordnungen des Himmels, große Menschen und die Worte der Weisen."

August 1952

Nachdem er das erste Kapitel beendet hatte, fragte V.T.N.: „Guru Deva, wie ist der Titel des zweiten Kapitels?"

„Das genügt für heute", bemerkte Babaji und löste seinen Griff um die Atome des Äthers, welche seinen Körper bildeten und wurde zu einem unscharfen Lichtfleck, der die flackernde Kerosinflamme einhüllte und binnen einer halben Minute verschwand.

August 1952, um Mitternacht

Babaji: „Bist du bereit, und soll ich da weitermachen, wo ich gestern aufgehört habe?"

V.T.N.: „Ja, Guru Deva."

Babaji: „Die Parsen sind Anhänger von Zoroaster oder Zarathushira, der Prophet des alten Iran, auch bekannt unter dem Namen ‚Persien'. Die Parsen wurden aus ihrer Heimat vertrieben und suchten Zuflucht in Indien, wo sie sich niederliessen. Es ist erwähnenswert, dass es viele Ähnlichkeiten zwischen dem Zend Avesta, der Heiligen Schrift der Zoroastrier, und den Veden gibt. Zarathustra entstammte, wie Buddha und Mahavira, einer königlichen Familie. Er läuterte die frühere rituelle Religion des Iran und ersetzte die einfache Verehrung des Feuers, als dem reinsten Symbol Gottes auf Erden, durch die komplizierten persischen Rituale, zu denen auch Tieropfer gehörten. In den *gathas* (Versen) des Zarathustra liegt die Betonung nicht auf den Ritualen, sondern auf dem Lebenswandel und seinen moralischen Beweggründen, wie zum Beispiel *vohumano*, *asha* und *aramaitri*. Ahura Mazda ist die höchste wohlwollende Vorsehung, der gute und große Gott. Zarathustra gab der Menschheit das Ideal, an Gottes Seite gegen das Böse zu kämpfen. Das Ideal der Zoroastrier ist das Ideal des Kämpfers. Durch seine Willenskraft und seine Opferbereitschaft soll der Mensch *haurvatat* erreichen, Wohlergehen in dieser Welt, und *ameratal*, Unsterblichkeit in der anderen Welt."

„Und was die Christenheit angeht, so will ich mich kurz fassen. Jesus Christus, dessen Ankunft den Beginn des westlichen Zeitalters einläutet, wurde zu Bethlehem von der Jungfrau Maria geboren. Schon als Junge fiel er den weisen Männern seiner Zeit auf als einer, der gesandt war, das Evangelium des Gottesreiches zu verkünden. Sein Ruhm verbreitete sich nah und fern, und große Menschenmengen folgten ihm von Galiläa und von Decaplis, von Jerusalem und Judäa und von jenseits des Jordan. Seine Bergpredigt ist einzigartig und von großer Bedeutung."

„Und zuletzt, aber nicht weniger wichtig, solltest du wissen, dass Mohammed, der große Prophet von Arabien, alle Götter des arabischen Pantheons abschaffte, außer Allah Ta' Allah, dem Höchsten Gott. Damit begründete Allah die Einheit des Ursprungs, der das All regiert und mit Leben erfüllt. Islam, der Name unter dem die Religion des Propheten bekannt ist, bedeutet Frieden und Ergebenheit in Gottes Willen. Die Seele des Islam ist die Verkündung der Einheit Gottes. Das Herz des Islam ist das Einschärfen absoluter Ergebenheit in Seinen Willen. Der Koran, das heilige Buch des Islam, enthält die Worte, die Mohammed eingegeben wurden, als er sich im Zustand der Trance befand. Weil der Engel auf dem Berg Hira ihm befahl ‚Lies!' und darauf bestand, dass er lese, obwohl er des Lesens unkundig war, ist das Buch als ‚Al-Koran' bekannt – ‚Die Lesung'; eine Bedeutung, die dem Terminus *shruti* ähnlich ist – ‚Das Gehörte', unter dem die Veden bekannt sind."

„Und für das Buch „Entschlüsselte Mystik", an dem du gerade arbeitest, sollte das genügen, mich zum Schluss ein paar Worte für dich und deine „andere Hälfte" anzufügen, zwei und doch eins, eins und doch zwei, und dann lasse ich dich an diesem Buch weiterarbeiten."

V.T.N.: „Aber Babaji, wie kann ich weiterarbeiten, wenn Du nicht ..."

Babaji: „Kein aber! Höre gut zu, mein Kind. Ich habe dich auserwählt, und es ist meine Pflicht, dich bis zum Ende zu geleiten. Gib dich fürs erste damit zufrieden. Und nun, tue genau was ich sage, sitze schweigend, in einer ungezwungenen und bequemen Haltung. Lasse die Gedanken mit all ihrer ungestümen Wucht aus dem Geist hervorquellen. Kontrolliere sie nicht. Beobachte nur, schweigend und unbeteiligt. Verfolge sie nicht weiter. Folge ihnen nicht auf Schritt und Tritt, du würdest dich nur zugrunde richten. Beobachte sie nur und sei ‚der Zeuge'. Körperliches Unbehagen oder Kränkungen durch andere sollen deine heitere Abgeklärtheit nicht trüben. Dulde keine Spur von Schwermut in deiner Gegenwart. Die Höhen und Tiefen im Leben sind Naturgesetz. Sie läutern deinen Charakter und glätten seine Kanten, so dass er irgendwann seine Vollendung erreicht. Habe ein Herz von kristallklarer Aufrichtigkeit. Das eigentliche Geheimnis des Erfolges in der Religion liegt darin, dass sie die zentralen Probleme des Lebens mit Gelassenheit untersucht. Sie befreit dich von blinder Anhaftung und nüchternem Kalkül und öffnet dadurch einen Kommunikationskanal mit dem Großen Reservoir. Erschließe damit die ewige Quelle der Unsterblichkeit und des Glücks." *AUM TAT SAT AUM. Tattvamasi. AUM Shanti Shanti Shanti.*

„Für das Nachwort des Buches habe ich dir alles gesagt, was ich zu sagen habe. Ab jetzt musst du selbst an dem Buch weiterarbeiten", fügt der Meister hinzu.

V.T.N.: „Aber ohne Dich ..."

„Kein Aber, fang an zu schreiben", unterbrach ihn Babaji. Der Journalist begann und schrieb sechs Seiten. Es war 0.30 Uhr.

Am 22. August 1952 nahm V.T.N. seine Arbeit wieder auf, im Beisein Babaji's. Während er über den Tisch gebeugt dasass und schrieb, war der auf dem Hirschfell sitzende Satguru nicht sichtbar. Als der Journalist über „unser wahres innerstes Selbst" schrieb, erschien eine Lichtkugel zwischen seinen Augenbrauen. Er wandte sich um, und der Satguru schlug das Wort *pratyagatman* vor.

Wieder wurde er von dem Licht unterbrochen, und Babaji schlug *vritti* vor.

Die ganze Zeit über benutzte er diese Methode, um seine Ideen mitzuteilen.

Den nächsten Tag über war V.T.N. mit dem dritten Kapitel beschäftigt. Als sein Federhalter die Worte „besser schaufle früh ein Grab" schrieb, rief Babji laut aus: „Gute Arbeit!"

Sonntag, 24. August 1952

Die Uhr schlug zwölf. Babaji erschien mit einem Lächeln auf dem Gesicht, offensichtlich zufrieden mit den Vorkehrungen, die für die Veröffentlichung von „Entschlüsselte Mystik" getroffen worden waren.

Babaji: „Deine ‚andere Hälfte' war zunächst empfänglich, dann wieder nicht, und nun reagiert er wieder. Ich habe ihm wegen vier Punkten auf die Schulter geklopft, aber er hat nur einen, zu fünfundzwanzig Prozent, erfüllt."

„Das Buch darf 5 Rupien kosten ..."

V.T.N. unterbrach: „Aber ist das nicht zu teuer ...?"

„Dann darfst du eben verlangen, was du für richtig hältst", fuhr Babaji fort. „Es genügt, wenn ein Bild veröffentlicht wird. Bei der nächsten Ausgabe werden jene, die als meine Schüler umherstolzieren, darum bitten, dass ihre Fotos veröffentlicht werden." Die Stimme des Meisters hatte jetzt einen Unterton, der teils Abscheu, teils Triumph verriet. Der Journalist nutzte die gute Stimmung des Satgurus und wagte es, eine Frage zu stellen.

V.T.N.: „Guru Deva, Du weisst, dass ich gestern morgen eine Art Tagtraum hatte, in dem eine Stimme sagte, dass die nächste Publikation vielleicht nach meinem Tod erscheinen könnte."

„Ja." Das Lächeln verschwand von dem strahlenden Gesicht und die Augen wurden blutunterlaufen. „Was sonst bleibt einem übrig? Zuerst wurde dein Körper mir unterstellt, aber jetzt geht es mangels richtiger Pflege immer mehr bergab mit ihm ... Du denkst oft, dass deine Kinder bald leiden werden", ermahnte Babaji.

V.T.N.: „Guru Deva, das ist eine Schwäche, zu deren Überwindung Du mir die nötige Kraft geben solltest. Was ich alles tun könnte!"

„Ich tue, ich tue, ich tue"; das sagen alle und betonen nur das „Ich". Also gut, also gut, schreibe weiter." Das dritte Kapitel war vollendet. „Das vierte Kapitel wird von Swami Rama Thirtha handeln", gab der Satguru einen seltenen Hinweis.

V.T.N.: „Ich weiss nichts über ihn ..."

„*HUM* ..." Babaji erhob seinen Finger, um ihn zum Schweigen zu ermahnen und verschwand.

25. August 1952

Babaji erschien am Montag, Stunden früher als sonst, und diktierte einige Informationen über Swami Rama Thirtha:

R.T. wurde 1873 in Muraliwala (Punjab) in einer armen Brahmanenfamilie geboren. Er hatte typische arische Gesichtszüge und war schüchtern wie ein bescheidenes Mädchen. Die Menge an Wissen und Kenntnissen im literarischen und philosophischen Bereich, über die er als Swami verfügte, war fantastisch. Im Alter von 22 Jahren machte er seinen Magister in Mathematik. Vier Jahre lang tat er Dienst als Professor. Ende 1899 wurde er ein *samnyasin*.

„Mit allem Überfluss an körperlicher und geistiger Energie stellte er der Welt das Meisterstück seines Lebenswerks durch seine eigene Persönlichkeit vor. Er war wahrhaft ein Mann, der Tränen vergießen konnte und der einen überragenden Verstand mit kühner Gedankenfreiheit verband. Er baute die Grundlage seines Denkvermögens auf seiner eigenen Erkenntnis der Lebenswahrheit auf. Er war zuvorkommend und höflich. Sein auffallendstes Merkmal war, dass er sich mitten in einer Rede tief in den Geist seiner Worte versenken konnte und minutenlang schwieg, während Tränen aus seinen geschlossenen Augen rannen."

„Er war eine Fackel des Wissens aus dem Himalaya. Feuer konnte ihn nicht verbrennen, Stahl konnte ihn nicht schneiden. Wohin er auch kam, erwarb er sich Freunde unter den verschiedensten Sekten und Überzeugungen; Freunde, die ihn nie vergessen konnten und die ihn noch heute in liebevoller Erinnerung bewahren."

„Er beschäftigte sich ernsthaft mit Sanskrit. Er lebte in Byas Ashram in der Nähe von Rishikesh. Beim Baden im Ganges nahe Tehri Garwal wurde er von der starken Strömung mitgerissen und ertrank."

„Er hatte ein Buch über die Schönheiten der vedischen Literatur und ein weiteres über das Kräftespiel des Geistes schreiben wollen, aber nun liegen sie in seiner Seele begraben."

„Mit dieser Information solltest du weiterschreiben an „Der Staatsmann und andere", so, wie du es früher getan hast", fügte der Satguru hinzu. V.T.N. schrieb daraufhin fünf Seiten.

„Hör auf zu schreiben. Genug für heute. Dein Bein tut weh." Eine Pause trat ein. Dann empfahl Babaji einem Mitglied des Meditationskreises, den Schweigetag von Montag auf Donnerstag zu verlegen, um den größtmöglichen Nutzen daraus zu ziehen und verschwand daraufhin.

Dienstag, 26. August 1952 um 11 Uhr abends

V.T.N. nahm im Beisein von Babaji, den er auch um Rat fragte wegen der präzisen Angabe des Jahres 1952 im nächsten Buch, seine Arbeit wieder auf. Die Passage, die davon handelt, „das kleine Selbst ganz eins werden zu lassen mit dem großen Selbst der Mutter", wurde von dem großen Meister persönlich diktiert.

Die Uhr schlug zwei. Mehr als elf Seiten waren geschrieben worden. „Das genügt für heute, mein Kind", riet der Satguru. „Wie ich bereits sagte, es macht nichts, wenn es weniger als 256 Seiten werden. Ruh dich aus."

„Mache dir keine Sorgen wegen einer Mieterhöhung. Morgen wird etwas geschehen."

V.T.N. fragte: „Und was wird geschehen, Guru Deva?" Ohne eine Antwort zu geben, verschwand Babaji, nachdem er ihn gesegnet hatte.

Mittwoch, 27. August 1952, eine Stunde vor Mitternacht.

V.T.N. war mit Schreiben beschäftigt. Während er an der dritten Seite schrieb, drehte er sich beiläufig zur Seite und erblickte zu seinem Erstaunen den großen Meister in Tränen aufgelöst.

V.T.N.: „Was? Guru Deva, auch Du weinst? Warum?"

„Ich dachte, alles werde gut werden, aber eine Gruppe von Männern holt mein Kind weg," war die liebevolle Antwort.

Kurze Zeit später gewann er seine Heiterkeit zurück und bat ihn weiterzumachen. Am Ende der sechsten Seite befahl Babaji ihm, mit dem Schreiben aufzuhören, obwohl der Satz noch unvollendet war. „Das genügt ... Gehe morgen zu deinem Arzt, dem Oberst. Ich dachte, du könntest dich nach dem dritten September ausruhen, aber jetzt muss es vielleicht früher sein ... komm!"

V.T.N. gehorchte dem Befehl und kam näher.

„Zieh dein Obergewand aus." Er tat es. Der Satguru gab ihm einen leichten Schlag mit dem Finger in die Mitte der Brust, dann tat er das gleiche auf jeder Seite, jedoch ein klein wenig weiter oben.

Der Journalist meditierte einige Stunden lang und konnte überhaupt nicht schlafen, vor lauter Schmerzen in seinem Bein. Am frühen Morgen sprach die gleiche seltsame Stimme zu ihm, die von der Veröffentlichung nach seinem Tod gesprochen hatte: „Hast du das Recht, ein weiteres Versprechen abzugeben, etwa zur Ernährung deiner Kinder?"

V.T.N.: „Wer bist Du?" Ohne eine Antwort endete die Unterhaltung.

Der Journalist war damit beschäftigt, seinen Schreibtisch in Ordnung zu bringen, kurz nachdem die Uhr 10.30 Uhr geschlagen hatte. Dann blitzte das Licht auf und Babaji war da.

Babaji: „Mein Kind, bestärkst du die Stimme darin, eine Veröffentlichung nach deinem Tod zustandezubringen?"

V.T.N.: „Die einzige Stimme, die mir etwas bedeutet, ist die Stimme Babaji's, und ich mache mir keine Sorgen darum, ob die beiden Bücher, deren Veröffentlichung Du mir aufgetragen hast, nach meinem Tod erscheinen. Aber ich weiß, Babaji, dass Deine Worte niemals Lügen gestraft werden können. Hast Du nicht gesagt, dass wenn wir beide nur drei Jahre zusammenarbeiten würden, Deiner Mission ein guter Dienst erwiesen worden wäre? Wenn das so ist, wie kann es da misslingen?"

Kaum hatte er diese Worte gesprochen, befiel ihn ein Frösteln, und er machte Anstalten, vom Stuhl zu fallen. Doch der leichtfüßige Meister sprang rasch hinzu und fing ihn in seinen Armen auf. Dann küsste er ihn in die Mitte der Stirne und sprach: „Shiva machte Markandaya nicht siebzehn Jahre alt, sondern sechzehn für alle Zeit. So wirst auch Du für alle Zeit 51 Jahre alt sein."

„*HUM* ... Nun schreibe, wenn du musst. Wenn du mit Sivananda fertig bist, mache dich an Aurobindo heran. Dafür brauchst du niemandes Hilfe."

Der Journalist schrieb zwölf Seiten.

Um zwei Uhr morgens schaltete Babaji sich ein: „Das genügt, mein Kind ... Um neun Uhr wird dein Arzt kommen und dich mitnehmen, um dir spezielle Spritzen für dein Herz zu verabreichen. Im Krankenhaus wird er dafür sorgen, dass du noch weitere Spritzen bekommst. Du brauchst keine Angst zu haben. Du wirst für immer einundfünfzig Jahre alt sein."

All das trat so ein, und V.T.N. lag von 9.30 Uhr bis um 15.00 Uhr bewusstlos im Allgemeinen Krankenhaus, nachdem er die Spritze bekommen hatte. Dann legte er den langen Weg nach San Thome zu Fuß zurück, um an der Gruppenmeditation teilzunehmen. Er berührte die Finger des Schriftstellers, um die Schwingungen von Babaji's Umarmung weiterzugeben.

Während er halbbenommen dalag und nicht wusste, ob der Guru Deva vorbeigekommen war, hörte V.T.N. die Uhr 11 Uhr abends schlagen, und ehe er sich versah, erschien der gewohnte Funke in der Mitte seiner Stirn.

Babaji: „Du hast alle Vorkehrungen für dein *Kriya*, dein *Yoga* und deine *sadhana* getroffen, und ich denke, du willst schreiben."

V.T.N.: „Ja, das will ich, Guru Deva."

Babaji: „Aber es wird eine Bürde für dich und dein Bein sein, mein Kind. Du musst aber nur noch ein kleines bisschen durchhalten, ohne eine Unterbrechung in deinem *Kriya* zuzulassen. Andere möchten ihre Ruhe haben beim *Kriya*, aber dir bedeutet es alles."

V.T.N.: „Aber Babaji, ich bereite Dir viel Kummer und vielen anderen auch."

Babaji: „Du bereitest mir keinen Kummer, mein Kind. Du bist mein ganzer Stolz. Du hast dich mir ganz, bedingungslos und uneingeschränkt ergeben. Ich wirke durch die Macht deines Federhalters und deines Verstandes. Weisst du, mein Kind, außer zu Lahiri habe ich zu niemandem so oft gesprochen wie zu dir. Auch zu Yukteswar und Yogananda habe ich sehr selten gesprochen. Du bereitest niemandem Kummer, weder mir noch anderen. Du bist für mein Werk auserwählt, und wer dir dabei hilft, hilft meiner Mission. Wer dir hilft, tut das nicht für dich. Er tut es, weil ich es wünsche."

V.T.N.: „Aber ich bereite Dir und anderen endlosen Kummer."

Babaji: „Nein, du quälst dich täglich für mich, trotz deiner angeschlagenen Gesundheit. Du hast dich vorbehaltlos für mich und meine Mission eingesetzt."

V.T.N.: „Falls ich gekreuzigt werde, wirst Du mich dann auferwecken?"

Babaji: „Nun fang an zu schreiben und denke daran: kein Hatha Yoga oder zu langes Üben, das deinem Bein schaden könnte. Wenn du ein paar Seiten geschrieben hast, hörst du auf."

V.T.N.: „Ich höre dann auf, wenn Du es mir befiehlst."

Um ein Uhr morgens hatte er ganze fünf Seiten geschrieben.

Babaji: „Das reicht jetzt. Ruh dich jetzt aus. Deine Qual wird heute oder morgen endgültig vorbei sein."

V.T.N.: „Das bedeutet also Auferweckung. Heute oder morgen, meinst Du damit den 28. und 29. oder den 29. und 30.?"

Babaji: „Für einen wie dich, der so lange gelitten hat, und all das für mein Werk, spielen ein paar Stunden früher oder später keine Rolle."

V.T.N.: „Egal – wenn ich wiedererweckt werde, kann ich Dein Werk fortführen, ohne zu nörgeln. Ach übrigens, warum soll ich in diesem Buch über diese anderen Leute schreiben?"

Babaji: „Ich habe ein Ziel. Zum einen würden diejenigen, die wütend auf dich sind, sich freuen. Zum andern würden meine *sangah* dich kennenlernen, Leute die nichts über dich wissen, mein Erwählter und darüber, wie viele Opfer du für mich bringst. So, und jetzt keine Fragen mehr. Schlaf gut."

Babaji erschien etwa zur gewohnten Stunde. „Die Erholung im Krankenhaus, die der Arzt empfohlen hat, wird sich nicht jetzt materialisieren, weil sie die bevorstehende Arbeit und die Gruppenmeditation beeinträchtigen würde ... Also, mach weiter."

V.T.N. schrieb viele Seiten über Aurobindo. Am 30. August 1952, um zwei Uhr nachmittags, rief Babaji: „Das genügt ... Diskutiere die Bedingungen mit deiner „anderen Hälfte", dem kaufmännischen Leiter für ‚Entschlüsselte Mystik'."

Der Journalist fuhr dazwischen: „Guru Deva, es tut mir leid, aber das kann ich nicht tun. Das ist keine geeignete Aufgabe für einen Postboten."

„Warum nicht? Überbringt der Postbote nicht verschiedene Arten von Post, wie eingeschriebene Briefe und ähnliches?" fragte der Meister lachend.

„Der Postbote überbringt keine Zahlungsanweisungen, deren Wert mehr als 750 Rupien ausmacht", entgegnete V.T.N.

„Na schön." Babaji verschwand für diesen Tag.

In der folgenden Nacht um ein Uhr morgens, erschien der erhabene Meister. „Du willst dich nicht erbieten, die Bedingungen doch zu diskutieren?" wiederholte er seinen Vorschlag.

Wieder lehnte V.T.N. ab, und so machten sie sich wieder an die Arbeit an dem Buch, wobei Babaji einen Wink gab und unter anderem beiläufig bemerkte: „Auf einen Sturm folgt die Ruhe, und auf die Ruhe folgt der Sturm. Deine G.D. hat dich immer geneckt. Jetzt ist sie still, und ich vermute, sie wird wieder an dir herummeckern."

Nachdem er „Halt!" gerufen hatte, verschwand Babaji um drei Uhr morgens, nachdem er sein Kind ermahnt hatte, nicht wütend zu werden.

Der Sturm brach aus wie angekündigt, und V.T.N. ging zu dieser ungewohnt frühen Stunde nach draußen. V.T.N. war todmüde, und auch wenn er noch nicht schlief, so hatte er doch die Augen geschlossen. Doch schon ehe er die Augen schloss, konnte er den Funken aufleuchten sehen, und er vernahm die Stimme des Satguru Deva.

Babaji: „Hast du genug von mir, mein Kind? Hast du den Mut verloren? Ist die Qual noch immer so groß, und siehst du keine Anzeichen einer Auferweckung? Und selbst deine Erholung im Krankenhaus ist gestrichen worden ... und dennoch ... du ..."

V.T.N.: „Möge auch der Himmel einstürzen, ich werde Deiner niemals überdrüssig werden, Satguru Deva."

Babaji: „Willst du noch immer dieses Buch zu Ende führen und an dem anderen weiterarbeiten? Du weißt, meine Worte haben keine Früchte getragen, und wohin man auch blickt, erstreckt sich steiniger Boden."

V.T.N.: „Guru Deva, all diese weltlichen Enttäuschungen können mich nicht davon abhalten, das Buch zu vollenden, zumindest was die Manuskripte anbelangt. Wenn das gelingt, hätte ich Deine Weisung erfüllt, und wenn ich dann dank Deiner Gnade noch gesund und munter bin, würde ich die Drucklegung der Bücher besorgen. Sollte das nicht der Fall sein, würde wohl jemand anders so nett sein und für eine posthume Veröffentlichung sorgen. Wie dem auch sei, ich übernehme die Verantwortung dafür, die Manuskripte zu Ende zu führen."

Babaji (dem Tränen über beide Wangen liefen) sprach: „*HUM* ..., deine Kinder leiden Hunger, du selbst hungerst, deinen Beinen geht es immer schlechter, und dennoch vollendest du die Manuskripte und jemand anders ist – „so nett", sagtest du – für eine posthume Veröffentlichung zu sorgen! Und du denkst noch immer, dass ich dein Satguru Deva bin?"

V.T.N.: (der Babaji's Füße umfasste und seinen Kopf auf Satguru Devas linken Fuß legte) „Warum nicht, Babaji? Du wirst so lange mein Satguru Deva sein, bis ich meine sterbliche Hülle abgestreift habe, und danach wärest Du da, um mich weiter zu führen."

Babaji: „*HUM* ... Wie du wünschst, so wird es sein; vertreibe die Niedergeschlagenheit und ich werde ein Auge auf dich haben, mein Kind, damit du das Werk vollendest und das Ziel erreichst. Also, Kopf hoch, mein Kind, und denke daran: ‚Der Mensch lebt nicht vom Brot allein, sondern von jedem Wort aus dem Mund Gottes' (ein paar Tropfen fielen auf V.T.N.s Füße), und denke daran, du musst am 3. September fertig sein."

V.T.N.: „Warum weinst Du, Babaji? Musst Du denn weinen?"

Babaji: „Nein, mein Teuerster von allen, ich weine nicht ... Es sind Freudentränen darüber, dass ich dich fest wie einen Felsen inmitten des lodernden Feuers sehe. Und nun beeile dich, mein Kind, du musst einen Ort aufsuchen, an dem du für einige Zeit deine Augen schließen kannst, um dich auszuruhen und dann, am Morgen, muss dich dein ‚Laufbursche/Rikscha-Mann' ins Krankenhaus bringen, für die Spritzen und dann ..."

V.T.N.: „Das wäre schon in Ordnung. Mein ‚Rikscha-Mann' wird schon kommen. Er hat mich noch nie im Stich gelassen."

Babaji: „Das wäre schon in Ordnung ... ist es wirklich in Ordnung? Und du musst zu deiner Gruppenmeditation eilen und dann zu den mildtätigen

Tropfen des ‚Manna vom Himmel', denke ich. Gut. Ja. Schreibe, mein Kind, schreibe, schreibe und lasse deine Worte erklingen."

September 1952, die Uhr schlug eins, und V.T.N. fühlte sich völlig erschöpft.

Babaji: „Das genügt, mein Kind, und jetzt beeile dich. Die Wolken ziehen sich zusammen, Blitze zucken und der Donner rollt, aber ich muss dir eine Geschichte erzählen. Höre!"

V.T.N.: „Ja, Guru Deva, ich bin ganz Ohr."

Babaji: „Eines Tages wurden neue Verwalter für einen Tempel bestimmt. Sie hatten besondere *abishekams* für einen bestimmten Tag vorbereitet. An die oberen Zehntausend der Stadt waren Einladungen ergangen. Und dann fanden sie, dass die Tempelmauern neu getüncht werden sollten. Der Präsident der Treuhandgesellschaft fand, man solle eine vergoldete Tafel anbringen, auf welcher der Name des Tempelgottes in erhabenen Lettern zu lesen sei. Sie dachten, dass andernfalls die *shakti*, oder Kraft des Gottes, bei den Bürgern an Ansehen einbüßen würde. Der Tempel müsse tadellos aussehen. Alles muss todschick sein. Doch angesichts der ihnen zur Verfügung stehenden Finanzmittel wäre eine solche Ausgabe nicht gerechtfertigt gewesen. Sie überlegten und überlegten. Da sprach der Schatzkanzler: ‚Verringert den Anteil für *naivedyam*. Das Götterbild benötigt es nicht. Kauft weniger Blumen, weniger Kampher, und nehmt von allem anderen so wenig wie möglich.' Irgendwie muss die äußere Erscheinung die Menschen verzaubern. So musste sich die arme Gottheit ohne *naivedyam* zufrieden geben, und wie es mit *pujari* und anderen Dingen aussah, kann man sich besser vorstellen, als es Worte zu beschreiben vermögen. Nun eile und jetzt ruhe dich etwas aus. Es wird in Strömen regnen. Ein Sturm wird toben zu Wasser und zu Lande. Aber werde nicht wütend."

Montag, 1. September 1952, um 10 Uhr abends erschien der Meister.

„Im Allgemeinen brauchen die Menschen zwei Versuche und schaffen es im dritten Anlauf. Ist es auch dir gelungen, dich am dritten Tag zu Hause auszuruhen?" Er bezog sich scherzend auf die Situation bei V.T.N. zu Hause.

V.T.N.: „Ich sah einen Silberstreif am Horizont, aber selbst der ist heute verschwunden. Wird das Buch bis zum 29. Oktober erscheinen?"

Babaji: „Es muss bis zum 29. Oktober erscheinen. Es kann sein, dass du dich in der Privatklinik des Arztes ausruhen musst.. Also gut, mach weiter." Es wurden viele Seiten fertiggestellt, und der Autor war so begeistert, dass er weitermachen wollte, zumal nur noch ein Tag Zeit blieb. ‚Nein, das genügt!', fuhr der Meister dazwischen. Nach dem 3. September wirst du wieder ‚generalüberholt' werden, aber diesmal wirst du nichts davon mitbekommen."

V.T.N.: „Für das nächste Buch, Guru Deva, werde ich mir vorher Notizen machen, jeweils ein Kapitel schreiben, und dann die einzelnen Kapitel diskutieren und umändern." Babaji lächelte nur, hob seine Hand zum Segen und verschwand.

Der letzte Tag, der 3. September 1952, kam. Im Beisein des Satguru begann der Journalist zu schreiben, wobei er eine unerklärliche Freude darüber empfand, dass die ihm auferlegte göttliche Aufgabe sich ihrem Abschluss näherte.

Als er auf den letzten Seiten dem Wort Babaji's deutlich Anerkennung zollen wollte, merkte dieser an: „Du machst zuviel Werbung für meinen Namen", und als er die Worte schrieb „es gibt keinen anderen Weg", erklang der Befehl des großen Meisters: „Das genügt." *„AUM HARI AUM!"*, rief er mit klangvoller Stimme.

V.T.N. schrieb *AUM HARI AUM* und fügte hinzu *AUM TAT SAT AUM*.

„Schließe ab mit *AUM Shanti Shanti Shanti*", empfahl Babaji. Nach einer Pause sagte er: „Jetzt kannst du dich ausruhen. Wenn du ausgeruht bist, bereite Notizen vor für ‚Der Meisterschlüssel zu allen Leiden'. Ich werde hin und wieder vorbeischauen."

V.T.N.: „Wann?"

Wieder erhielt er keine Antwort. Mit einem Lächeln erhob Babaji die Hand zum Segen, löste seinen Griff um die physischen Atome und wurde zu einem milchigen Lichtfleck, der alsbald verschwand und den kleinen höhlenähnlichen *puja*-Raum in tiefe Dunkelheit tauchte. Nur das schwache Flackern der Kerosinlampe war zu sehen.

Entschlüsselte Mystik

Dies ist die Geschichte des Buches „Entschlüsselte Mystik". Es ist ein göttliches Werk, welches trotz widriger, geistiger, physischer und finanzieller Umstände geschrieben wurde. Der Autor, V.T. Neelakantan- Mahasaya, ein herausragender Absolvent der Universität von Madras, der das vollkommene Leben eines Heiligen führte, schrieb es dank der Inspiration und in unmittelbarer Gegenwart von Satguru Kriya Babaji.

AUM AUM AUM.

S.A.A. Ramaiah, M.A.

Madras, 3. September 1952

Kapitel I

Alle guten Gaben, die uns umgeben, sind oben vom Himmel gesandt:
Darum dankt Babaji, Oh dankt Babaji für all seine Liebe.

Warum der Mensch Gott braucht

Was für Leute sind das, die Gott hinterherjagen, und warum tun sie das? Viele Menschen antworten darauf: „Nur Verrückte jagen dem Unbekannten hinterher, weil sie nichts besseres zu tun haben." Ein Ertrinkender klammert sich an einen Strohhalm. Wie kann etwas so Kleines ihn aus dieser Gefahr retten? In Wirklichkeit klammert er sich deshalb daran, weil er sich so hilflos fühlt, und weil er nichts anderes findet, an dem er sich festhalten könnte. Unser Glaube an Gott ist so schwach wie ein Strohhalm klein ist. Die meisten von uns glauben an ihn, wenn wir in höchster Not sind. Wenn zügel- und rastlose Menschen schwierige Momente in ihrem Leben durchmachen, blitzt manchmal der Gedanke an Gott in ihnen auf. Ein Sünder begeht so lange weiter Sünden, bis es ihm nichts mehr ausmacht. Aber irgendwann erreicht er ein Stadium, in dem er unter der schweren Last seiner Sünde zusammenbricht. Er schaudert, wenn er daran denkt, was für Sünden er begangen hat und sieht sich selbst als seinen größten Feind an. Der arme Mensch legt eine Pause ein, wenn er an den Scheideweg kommt und ruft voller Angst aus: „Oh Gott, rette mich!" Ein Geizhals häuft sein Geld mit großer Sorgfalt und Mühe an. Selbst seine Frau und Kinder bedeuten ihm nicht so viel. Sein Leben an sich ist nicht so wertvoll wie sein Gold. Vielleicht konnte er nie in seinem Leben die Zeit finden, um an Gott zu denken, und plötzlich ist er seines letzten Hellers beraubt. Er ist mittellos und für immer verloren. Da spricht der unglückliche Geizhals das erste Gebet in seinem Leben: „Oh Gott, ich bin erledigt!" Ein Kaiser erobert ein Territorium nach dem anderen. Seine Gier nach neuen Herrschaftsgebieten wächst wie ein loderndes Feuer. Aber dann widerfährt ihm unerwartet eine vernichtende Niederlage und er ruft: „Oh Gott! Wo ist mein Kaiserreich?"

Ein Liebhaber hat sein ganzes Leben lang dieselbe Geliebte gehabt. Das Schicksal trennt sie voneinander, oder die Geliebte stirbt von einer Minute auf die andere (ganz plötzlich). Der Liebhaber weint bitterlich und fleht: „Oh Gott, gib mir meine Geliebte zurück!"

Von innen

Es ist der Mensch, der nach Gott sucht um seiner selbst willen. Er glaubt ganz von selbst an ihn. Gott kommt niemals drohend zu den Menschen. Was hat ein Mensch mit einem anderen zu tun, bezüglich seines Glaubens an Gott? Ein Pferd, das nicht trinken will, kann man nicht dazu zwingen, und noch viel weniger kann man einen Menschen dazu zwingen, an Gott zu glauben. Ob man glaubt oder nicht, muss jeder für sich selbst entscheiden. Es liegt ganz an ihm. Wenn Gott im Menschen wohnt, so muss ein jeder selbst herausfinden, ob es wirklich so ist (die strenge Wahrhaftigkeit dieser Tatsache). Dinge über Gott können wohl kaum aus zweiter Hand erfahren werden. Jeder Mensch muss selbst essen und trinken; noch viel mehr muss er selbst denken; und umso mehr muss er selbst fühlen, dass Gott existiert. Heilige und *satgurus* wie Babaji, Lahiri Mahasaya, Sri Yukteswarji und Yoganandaji haben selbst in den Herzen von Atheisten Wunder vollbracht. Selbst in solchen Fällen müssen die Menschen auf ihre eigenen Empfindungen hören. Alles Wachstum erfolgt von innen. Wir können den Glauben an Gott nicht ins Herz eines Menschen pflanzen. Es gibt so viele Schriften auf der Welt. Haben sie irgendeinen Wert für einen Menschen, der nichts von ihnen hält? Es gibt Menschen, die außer sich geraten, wenn sie nur den Namen der Schriften hören. Einige sind der Meinung, dass die Schriften der Menschheit schweren Schaden zugefügt haben. Wieder andere meinen, es sei eine Schwäche, an sie zu glauben, weil Vertrauen in sie zu haben bedeute, seinen Glauben an dem eines anderen festzumachen.

Vollständige Entsagung

In jedem Land hat es viele Heilige gegeben. Sie haben durch ihr gelebtes Beispiel die Wahrheiten über Gott und die Religion bewiesen. Gibt es denn Lehren, die einem Menschen, der sich nichts aus ihnen macht, etwas nützen? Kein Mensch kann Gutes von irgendwoher empfangen, wenn er nicht selbst darauf zugeht. Wenn die Zeit und die Umstände reif sind, kann der Mensch die Wahrheit in den Dingen erkennen. Die Erfahrung ist der Lehrer, und der Mensch muss selbst wachsen. Randbedingungen wie Luft und Sonnenlicht unterstützen sein Wachstum. Wir können nicht einmal einen Grashalm erschaffen. Wie könnten wir da einen Menschen religiös machen? Die Schriften und Lehren sind von großem Nutzen für denjenigen, der wirklich etwas daraus macht. Wasser, Luft und Licht sind für eine Pflanze, die schon über eine gewisse Vitalität in ihrem Inneren verfügt, von Nutzen. Von Gott zu reden ist kein Glaube. Ein Mensch glaubt dann an Gott, wenn er wirklich an sich selbst glaubt, denn Gott lebt im Kern unseres Herzens. Wir reden höhnisch über seine Existenz. Wir bekunden unseren Glauben an ihn. Aber ist es in Wirklichkeit nicht sehr schwer, an ihn zu glauben? Philosophie, Gebet und Meditation sind nur einige Schritte, die den Gottessucher zum Turm des Glaubens führen. Reines logisches Denken und vollständige Entsagung allein können den Suchenden zu den heiligen Gefilden der Wahrheit führen.

Die überirdische Freude

Es heißt, Akbar der Große, Kaiser der Mogule habe eines Tages Tansein, den berühmten Hofmusiker, nach der Person gefragt, die ihn die Kunst der Musik gelehrt hatte. Tansein antwortete, dass es da einen gewissen Swami Haridas gebe, welcher ihn diese Kunst gelehrt habe. Als er das hörte, wurde Akbar neugierig und begleitete Tansein inkognito an den Ort, wo der Swami seine Tage mit Meditation und Gebet zu verbringen pflegte. Kaiser und Musiker erwiesen dem Swami die gebührende Ehre. Nach einer Weile sang Tansein ein Lied, wobei er sich auf seinem *Tamburin* begleitete. Dabei hielt er absichtlich an manchen Stellen den Rhythmus nicht ein. Da nahm Haridas dem Schüler das Musikinstrument ab und begann zu singen. Die Melodie, die er sang, eroberte Akbars Herz. Sie gewährte ihm einen Blick auf eine überirdische Freude. Der Kaiser kehrte zu seinem Palast zurück und bat Tansein, das gleiche Lied noch einmal zu singen. Als er geendet hatte, fragte Akbar den Musiker, warum er diesmal bei diesem Lied nicht die gleiche Freude empfinde. Darauf entgegnete Tansein bescheiden: „Der Grund, oh Kaiser, ist, dass der Swami im Einklang mit Gott sang, während ich nur singe, um einen Kaiser von Indien zu erfreuen." Akbar schien die Antwort zu verstehen und schwieg.

Ein unwiderstehlicher Ruf

Gott ist unendlich in seiner Herrlichkeit. Deshalb können die Dinge, die wir im Einklang mit ihm beginnen, nicht einmal verglichen werden mit denen, die wir mit einem bestimmten Ziel im Auge in Angriff nehmen. Es ist natürlich, dass das erstere die letzteren an Größe, Schönheit und Erhabenheit übertreffen. Immer wenn wir an Gott denken, streift uns der Gedanke an die Unendlichkeit. Gott ist Gott, weil er alle Grenzen übersteigt. „Gott wäre nicht anbetungswürdig", sagte der heilige Ambrosius, „wenn er nicht unbegreifbar wäre. Eine Religion, die nicht über das menschliche Fassungsvermögen hinausgeht, ist streng genommen überhaupt keine Religion." Die Upanishaden haben ihren Wortschatz erschöpft in dem Versuch, das unendliche Wesen Gottes zu beschreiben: „Er ist kleiner als das Kleinste und doch größer als das Größte. Obwohl er noch still dasitzt, reist er schon in die Ferne. Obwohl er sich zu Boden legt, besucht er andere Orte. Er hat weder Anfang noch Ende. Er ist jenseits unseres Geistes und Verstandes."

Warum der Mensch, der allem Anschein nach ein endliches Wesen ist, nach dem Unendlichen sucht, ist eine Frage, die unser Begriffsvermögen verwirrt. Er sieht um sich herum das riesige Universum aus Raum und Zeit, das seine Vorstellungskraft überwältigt. Der Geist, mit seinen ausgeklügelten Mechanismen, bringt für jeden Menschen seine eigenen seltsamen Probleme mit sich. Jeder Mensch muss sich einem ständigen inneren und äußeren Kampf stellen. Ein jeder muss die Saat der Handlung säen und deren Früchte ernten. Ein jeder muss inmitten von endlichen und vergänglichen Dingen leben. Da nicht alle Menschen gleich sind, sind nicht alle gleich, und nur manche suchen die Befreiung. Solche Menschen suchen vergeblich nach Glück in dieser Welt. Sie sehen Kummer in Dingen, die andere Menschen genießen. Sie sehen die Dinge, welche anderen am meisten bedeuten, als in höchstem Maße hohl und leer an. Sie strecken bewusst die Fühler nach etwas Unbekanntem aus. Sie beginnen, das Geheimnis des Unendlichen zu entwirren. Von der Tiefe ihrer Seele vernehmen sie seinen unwiderstehlichen Ruf. Wenn auch der menschliche Körper von begrenzter Natur ist, so schlägt doch das Herz mit seinem unbegrenzten Fassungsvermögen. Denn das Unendliche enthüllt sich in den Innersten Winkeln des menschlichen Herzens.

Fußtritte zum Abschied

Diese Menschen, die nach dem Unendlichen suchen, verlassen die engen Bahnen ihres Lebens. Sie zerbrechen alle Schranken auf ihrem Weg. Ihr Herz sehnt sich nach mehr und mehr Freiheit. Es weitet sich mehr und mehr, bis es einen Blick auf das Unbekannte erhaschen kann. Der neue Pfad, den diese Menschen betreten, ist nicht mit Rosen bedeckt. Die Luft, die sie atmen, ist nicht von Sonnenschein durchflutet. Ihre berufliche Laufbahn ist durchwachsener, mit größeren Höhen und Tiefen. Die alte Welt gibt ihnen zum

Abschied ein paar Fußtritte. Der „alte Mensch" lockt sie auf subtilere Weise an. Trotz ihrer ständigen Wachsamkeit geraten sie in gefährliche Fallen. Je heftiger sie sich wehren, desto mehr werden sie in Versuchung geführt. Je größer die Anstrengung, die sie unternehmen, desto stärker wird ihr Gegner. Der Weg ist äußerst rauh und zerklüftet. Bei dieser großen Suche treten die meisten Suchenden rasch den Rückzug an, während andere unterwegs verlorengehen.

Nur die Tapferen und Unerschrockenen unternehmen verzweifelte Anstrengungen. Doch nur wenige Auserwählte erreichen das Endziel. Sie fühlen das Einssein mit dem Unendlichen. Die Illusion, dass es eine Trennung zwischen dem Endlichen und dem Unendlichen gibt, schmilzt dahin unter den sengenden Strahlen des Wissens. Gefängnisgitter sind weniger schrecklich im Vergleich zu den Qualen einer Seele, die ihre finstere Nacht durchquert. Kellerräume sind weniger schrecklich als das Leiden eines Herzens, das von den Grausamkeiten der Welt zerfetzt wird. Wer vermag die Tiefe einer bitteren Reue auszuloten, die an einer zügellosen Seele nagt? Es ist unmöglich, die gewaltige Zahl solcher Seelen zu bestimmen, die ihr Leben vollständig ändern könnten, indem sie ernsthaft an Gott dächten. Der Gedanke an Gott ist das am stärksten reinigende Mittel, das der Mensch je entdeckt hat. Das ist der Grund, weshalb die Eigenschaften der Heiligkeit und Schuldlosigkeit mit unseren Vorstellungen von Gott in Verbindung gebracht werden. Der Gedanke an Gott hat eine wunderbare Wirkung auf die menschliche Seele. Er führt zur vollständigen Verwandlung des menschlichen Wesens. Die meisten Heiligen, die von den Menschen aller Länder verehrt wurden, waren in ihren frühen Jahren keine Menschen von erhabenem Wesen. Dennoch waren sie wirklich das Salz der Erde und haben der umherirrenden Menschheit ein bleibendes Beispiel gegeben. Heilige sind, um die Worte eines modernen Denkers zu gebrauchen, weder Theoretiker noch Erfindungen; sie sind nicht nur Tatsachen, sie sind auch Kräfte.

Ein wertvoller Grundsatz

Wenn sich ein Mensch Gott zuwendet, wird er reiner. Dies wird gut illustriert in den edlen Bekenntnissen des heiligen Augustinus, der als der ruhmvollste Arzt der Kirche Christi gilt. Er sprach: „Ich werde mir jetzt meine frühere Gemeinheit und die fleischliche Verderbtheit meiner Seele in Erinnerung rufen, nicht weil ich sie liebe, sondern damit ich Dich lieben kann, oh mein Gott. Aus Liebe zu Deiner Liebe tue ich es, gehe ich meine ganz und gar bösen Taten noch einmal durch, voll bitterer Erinnerung, damit Du mir süß werden mögest, Du nie versagende Süße, Du glückselige und gewisse Süße. Und ich sammle mich wieder hin zu mir selbst, weg von meiner Genusssucht, von der ich in Stücke gerissen wurde, während ich vor Dir davonlief, dem einen Guten, und mich selbst verlor in tausend Dingen." Dieser große Heilige klagte später im Leben: „Zu spät habe ich Dich geliebt, oh Schönheit der alten Tage, und doch immer neu!"

Die Welt muss noch sehen, aus wie vielen Räubern Valmikis werden, wie viele Seelen zum Paulus werden. Tennysons alte Maxime „Meine Kraft ist wie die Kraft von zehn Männern, weil mein Herz rein ist", ist ein wertvoller Grundsatz für diejenigen, die es umsetzen. Je mehr ein Mensch an Gott denkt, desto stärker wird er. Nur dann kann er in den Krieg gegen die Versuchungen der Welt ziehen. Der veredelnde Gedanke an Gott macht dem Menschen seine Sünden und Schwächen bewusst. Solange ein Mensch nicht ganz göttlich wird, kann er das Verlangen seiner Leidenschaften nicht vollständig auslöschen. Die Leidenschaften sind nicht schlecht an sich, aber sie könnten (und sollten) richtig umgewandelt werden in größere und edlere Leistungen, die den Menschen Schritt für Schritt zu Gott führen würden. Kann es ein höheres Ziel im Leben eines Menschen geben als die intensive Suche nach Gott? Denn Ihn zu lieben und Ihn zu kennen ist die höchste Ehre, die dem Menschen zuteil werden kann.

Die bloße Präsenz

Während der Zeit des Krieges bei Kurukshetra lebten nur wenige Menschen, die imstande waren, Krishna als eine Inkarnation Gottes zu begreifen. Genauso wie es nur wenige Menschen gab, die an Jesus zu glauben vermochten, als er selbst sagte: „Niemand kommt zum Vater, außer durch mich. Wenn ihr mich erkannt hättet, so hättet ihr auch meinen Vater erkannt, und nunmehr kennt ihr ihn und habt Ihn gesehen." Während die Kriegsvorbereitungen liefen, ging sowohl Duryodhana als auch Arjuna zu Sri Krishna und erbat seine Hilfe. Als sie bei ihm zu Hause ankamen, schlief Krishna gerade. Sie gingen zu seinem Schlafzimmer und warteten, bis er erwachte. Duryodhana setzte sich ans Kopfende, während Arjuna, in ehrerbietiger Haltung, am Fußende stand. Nach einer Weile erwachte Krishna, und sein Blick fiel zuerst auf Arjuna. Duryodhana äußerte seinen Wunsch nach Sri Krishnas Unterstützung in dem bevorstehenden Krieg. Da er zuerst angekommen war, mahnte er, dass sein Anliegen wichtiger sei als das Arjunas. Krishna jedoch sagte, dass er Arjuna zuerst erblickt habe, und an sich erschienen die beiden Forderungen gleichwertig. Davon abgesehen war Arjuna der Jüngere der beiden und hatte daher das Recht, zuerst zu wählen. Sri Krishna jedoch stellte jedem von ihnen eine von zwei Möglichkeiten zur Wahl. Entweder könne er eine Armee von zehntausend gut ausgebildeten Soldaten zur Verfügung stellen, oder er könne seine bloße Präsenz versprechen, ohne jedoch aktiv in das kriegerische Geschehen einzugreifen. Bei diesen Worten bat Duryodhana sofort um die große Armee, während Arjuna Sri Krishnas bloße Präsenz vorzog. Diese Illustration stellt zwei Typen von Menschen dar: der eine vertraut auf die Mittel dieser Welt, der andere vertraut auf die Macht Gottes. Der eine wird von persönlichem Willen angetrieben, der andere wird vom Willen Gottes gelenkt. Für Menschen wie Arjuna ist Gott der Allmächtige, und der Mensch kann nichts ohne ihn tun. So wie der Heilige Paulus verkündete: „Wenn Gott für uns ist, wer könnte da gegen uns sein?" So geht das Merkmal der grenzenlosen Macht stets einher mit unserem Begriff von Gott.

Unterredungen mit ihnen

Für viele ist Gott kein Abstraktum. Er ist der Urheber des Universums und das Selbst aller Lebewesen. Er ist der Herr des kosmischen Prozesses. Weil sie ihn mit Liebe *(prem)* verehren, ist Gott für sie nicht bloße Verkörperung von Reinheit und Macht. Er ist vielmehr nichts als Liebe, nichts als Schönheit und nichts als Süße. Doch nicht nur das – er vernimmt auch menschliche Bitten. Er erscheint vor ihrem Angesicht und spricht mit ihnen. Manchmal imitiert er die Menschengestalt um seiner Anhänger willen. Zwar wurde er als Mensch geboren, doch er leidet ungleich mehr als gewöhnliche Sterbliche leiden könnten. Diejenigen, die menschliche Beziehungen zu Gott aufbauen, errichten sie auf der Grundlage höchster Reinheit, Selbstlosigkeit und inniger Liebe. Einige rufen ihm zu: „Oh, Babaji!", andere: „Oh Du Himmlischer Vater!", und wieder andere sagen: „Du bist die Mutter." Der Heilige Franz von Assisi rief aus: „Mein Gott!" und „Mein Alles!" Thomas Kempis betete: „Oh Du innigst geliebter Bräutigam meiner Seele!" Mirabai sagte: „Du bist kein anderer als mein Gatte!" Arjuna redete ihn an als „Mein geliebter Freund, oh Herr!" Andere wiederum sehen ihn als ihren Meister oder ihr Kind an. Auf diese Weise reift die göttliche Liebe in verschiedenen Formen allmählich zur Vollkommenheit heran. Wer Gott liebt muss sein kleines Selbst vollständig vernichten, bis er Gott in allen Wesen erkennt. Zuletzt wird er eins mit ihm und löst so die Rätsel des Lebens.

Was ist die Botschaft?

„Steh auf, erwache, und schlafe nicht, bis das Ziel erreicht ist" – das war der posaunenhafte Weckruf von Swami Vivekananda, dem patriotischen Heiligen des Modernen Indiens. Die Inspiration, welche ihm von seinem Göttlichen Meister in seinem einsamen Refugium am Ufer des Ganges zuteil wurde, veränderte ihn, nein, verlieh ihm vielmehr eine völlig neue Wesensart und ließ ihn die verlockende Aussicht auf eine erfolgreiche weltliche Laufbahn ausschlagen. Er legte das Gewand eines Bettlers an und durchstreifte wie ein echter Landstreicher unerkannt die Länge und Breite Indiens, bis er schließlich müden Fußes und dem Tod nahe durch die Wälder des Himalaya bei Rishikesh trottete. In Rajputana und Kathiawar wurde er dann als geschätzter Gast, Berater und Lehrer der Prinzen empfangen. Sein Ziel war, eine Pilgerreise nach Rameshvaram zu machen, doch das Parlament der Religionen, das 1893 in Chicago abgehalten wurde, bot ihm eine Gelegenheit, die Botschaft zu verkünden, die er seit mehreren Jahren in seinem Herzen trug. Kein Wunder, dass er weltbekannt wurde.

Viele Jahre sind vergangen, seit er seine sterbliche Hülle verlassen hat, und erst jetzt hat seine Botschaft auf den vier Kontinenten Europa, Amerika, Asien und Afrika ein wenig Fuß gefasst. Wie lautet die Botschaft? „Steh auf, erwache, und schlafe nicht, bis das Ziel erreicht ist." Die ganze Welt liegt im Schlaf. Es ist, als sei sie in eine tiefe Ohnmacht gefallen. Das ewige Gefühl von Existenz, Bewusstsein und Glückseligkeit hat sich selbst in seinem eigenen Schleier der Unwissenheit verwickelt. Ein gesegneter Strahl des gleichen ewigen Lichtes ist es, der mit Donnerstimme sein eigenes Bild dazu aufruft, eine Reise in höhere Gefilde zu wagen, auf dem Pfad der Weiterentwicklung voranzuschreiten und sich selbst zu entfalten. Der erste Schritt besteht darin, seine Trägheit zu überwinden, indem man eine gewaltige Aktivität entfaltet, dann folgt seine Kontrolle, gefolgt von Ruhe, und schließlich der Rückkehr zu der Quelle, von der alles seinen Ausgang nahm.

Ein gewaltiger Aberglaube

Der Ruf ergeht an die ganze Welt und insbesondere an Indien. Er ergeht dem Namen nach an das christliche Europa und Amerika mit ihrem derzeitigen wahnwitzigen Streben nach wissenschaftlichem Agnostizismus. Der Westen hat die ursprünglichen Lehren Christi vergessen, der nebenbei bemerkt, ein Orientale unter Orientalen war, und sie haben sich in einem

Dickicht aus Aberglauben verwickelt. Die Orthodoxe Kirche zerbröckelt allmählich unter dem Angriff der modernen materialistischen Wissenschaft! Und doch reden die Menschen hinter vorgehaltener Hand über die Upanishaden. „Denn der Mensch soll im Besitz der Wahrheit sein." Dann ist er geistig im Frieden mit sich selbst. Alles was zu tun bleibt, ist, dies zu erkennen, dann werden schrittweise die Stimmen ersterben und Ruhe wird eintreten. Ein jeder braucht nichts weiter zu tun, als unerschrocken und kerzengerade auf seinem Hirschfell zu sitzen und sich Gott als unsere ewige Mutter vorzustellen, die jederzeit bereit ist, uns den unschätzbaren Segen göttlicher Weisheit zuteil werden zu lassen, wenn wir nur unseren Blick von den schattenhaften Objekten dieser Welt abwenden.

Solche Gedanken verstärken unsere Sehnsucht und lassen uns unsere Bemühungen, Gott zu erkennen, verdoppeln. Dies ist eine ungeheure Aussage für diese moderne Zeit. Der Mensch kann Gott sehen – nicht als ein separates kosmisches Wesen, auch nicht als die Personifizierung des moralischen Gesetzes, sondern als die einzige Grundlage unseres Wesens, als die Präsenz, die in uns allen wohnt, in der alle menschlichen und moralischen Beziehungen ihren Höhepunkt erreichen. Es sei darauf hingewiesen, dass in unserem Zeitalter ein Mann lebte (Sri Ramakrishna Paramahansa), der Gott von Angesicht zu Angesicht gesehen hat. Nachdem er die Quelle der göttlichen Liebe erkannt hatte, strahlte er Liebe für alle aus, ohne nach Nationalität oder Land zu unterscheiden. Jedes Teilchen seines Wesens war erfüllt von göttlichem Bewusstsein. Obwohl er in dieser Welt lebte, schien er ein Mann der anderen Welt zu sein. Der Mensch in ihm war vollständig zu Gott verwandelt worden. Dazu verkünden die Veden: „Wer die Wahrheit erkennt, wird eins mit der Wahrheit. Wer das Göttliche schaut, wird selbst göttlich."

Die erforderliche Ernsthaftigkeit

Das Leben und die Lehren dieses Gott-Menschen haben eine ungeheure Bedeutung für die Menschen der modernen Zeit. Er lebte in der Übergangsperiode des neunzehnten Jahrhunderts, als die Wissenschaft am anmaßendsten war, und er predigte Entbehrungen in Kalkutta, der materialistischsten Stadt Indiens. Dadurch bewies Sri Ramakrishna, dass ein ideales spirituelles Leben jederzeit möglich ist und keineswegs das Monopol eines bestimmten Zeitalters. Die Offenbarung Gottes (das kann ohne jede Einschränkung behauptet werden) findet zu allen Zeiten statt, und der Geist göttlicher Gnade fließt unaufhörlich. Wer könnte atmen, wer könnte leben, wenn nicht Gott den innersten Kern unserer Existenz bilden würde? Disziplinen, wie sie von der Religion vorgeschrieben werden, können selbst heute von praktischem Nutzen sein. Wenn wir die erforderliche Ernsthaftigkeit aufbringen, so kann die Vision der Wahrheit, die in alten Zeiten den Menschen offenbart wurde, uns heute nicht versagt werden, wenn wir sie ersehen. Denn Weise, Seher und wahrhaftige Personifizierungen und Abbilder Gottes selbst, wie Babaji, schweben um die Welt, um vielen Menschen einen Anstoß zu geben. Einigen wenigen Auserwählten erscheinen sie auch in Fleisch und Blut und sprechen zu ihnen. Davon abgesehen, ist das Leben von Sri Ramakrishna (Babuji) aufgrund seiner transzendentalen Erfahrungen eine große Herausforderung für die enge Perspektive unserer Generation. Sein Leben und seine Erkenntnis sind nicht vom Dunst des Mysteriums und der Traditions umwölkt gewesen, sondern sind im Lichte der modernen Ration gründlich gesichtet worden. Das Wesen der wissenschaftlichen Methode besteht aus Versuch, Beobachtung und Verifizierung. Die Wissenschaft der Religion (genannt *Yoga*) beruht auf dieser Methode.

Der liebende Vater

Gott, (so lehrt Babaji) ist nicht das ausschließliche Eigentum einer Religion oder Glaubensrichtung, sondern das gemeinsame Gut aller. Er ist der liebende Vater der Menschheit. Er ist nicht nur ein außerkosmisches Wesen, sondern er durchdringt auch das gesamte Uniersum als Erkenntnis und Bewusstsein. Überall ist er gegenwärtig, vom Gebrüll der rohen Naturen bis zu *Brahman* als dem innersten Wesen aller Dinge. Er ist das Leben und die Grundlage aller Gebilde, vom Atom bis zu den höchsten Propheten. Dieselbe unendliche Wasserfläche bildet die Grundlage für Gischt, Blasen und berghohe Wellen. Der Unterschied zwischen den Menschen und anderen belebten und unbelebten Objekten besteht im Grad der göttlichen Offenbarung. Wenn Er Gott ist, so ist Er das Sandkorn, und wenn Er vollständig entfaltet ist, so ist er Jesus Christus. Durch unser Streben und Ringen gehen wir der zentralen Wahrheit entgegen. Kunst, Wissenschaft und Religion sind nichts weiter als verschiedene Ausdrucksformen der Wahrheit. Doch man kann dies erst verstehen, wenn man die Einheit des Seienden erkannt hat.

Hat Gott eine Gestalt, oder ist er gestaltlos? Gott ist sowohl mit einer Gestalt versehen, als auch gestaltlos, und dennoch geht er über beides hinaus. Er allein vermag zu sagen, was er sonst noch ist. Gott mit Gestalt und Gott ohne Gestalt sind wie Eis und Wasser. Wenn Wasser zu Eis gefriert, hat es eine

Gestalt. Gott mit Gestalt und Gott ohne Gestalt sind nicht zwei verschiedene Wesen. Er, der eine Gestalt hat, hat auch keine Gestalt. Einem Anhänger, einem Verehrer eines Gottes in Gestalt einer Person (einem *Satguru* wie Babaji) offenbart er sich in wirklichem Fleisch und Blut. Man stelle sich einen uferlosen Ozean vor, eine unendliche Wasserfläche, auf der man in keiner Richtung Land zu sehen vermag. Nur vereinzelt sind Eisblöcke zu sehen, die sich in großer Kälte gebildet haben. In ähnlicher Weise reduziert sich das Unendliche unter dem verdichtenden Einfluss der tiefen Hingabe seines Verehrers sozusagen auf das Endliche und erscheint vor ihm als ein Wesen mit Gestalt. Und so wie beim Erscheinen der Sonne das Eis wegschmilzt, so schmilzt die erwachende Erkenntnis Gottes mit Gestalt dahin in die Gestaltlosigkeit. Aus der Ferne betrachtet scheint das Wasser des Ozeans eine tiefblaue Farbe zu haben – wenn man es in die Hand nimmt, wird es jedoch farblos. Ebenso ist Gott aus der Ferne betrachtet mit einer bestimmten Farbe und einem bestimmten Aussehen verbunden, doch er wird zur eigenschaftslosen Wahrheit, wenn der Verehrer mit ihm eins wird.

Unverfälscht

Alles auf dieser Welt, selbst die Worte der Heiligen und die Aussagen der Schriften, sind verunreinigt worden wie ausgespuckte Nahrung. Gott allein ist unverfälscht. Da die menschliche Zunge nie imstande gewesen ist, ihn in seiner Gänze zu beschreiben, kann sein Wesen nur in der stillen Tiefe unseres Herzens erfasst werden. Weder der Geist, noch Worte vermögen die wahre Natur Gottes auszudrücken, wenn der Suchende mit ihm eins geworden ist. Ein Text in den Veden sagt: „Die Worte kehren zurück, und der Geist versucht vergeblich, auszudrücken, was Wahrheit ist." Welche Beziehung hat Gott zum Menschen? Das ist die Streitfrage der Religion. Wenn wir uns selbst als physische Wesen betrachten, dann ist Gott der Herr und der Vater, und wir sind seine Diener, vollkommene Werkzeuge, oder seine Kinder. Wenn wir uns als verkörperte Seelen betrachten, dann ist Gott die Universelle Seele, und wir sind seine Emanationen. Wie Feuer und Funken, so besitzen Gott und die Menschen die gleichen Merkmale und Eigenschaften. Doch wenn wir uns selbst als Geist betrachten, dann sind wir identisch mit Gott, der ein und derselbe Geist, frei von Geburt und Tod, ohne Ursache und unendlich.

Vier Hauptpunkte

In diesem Rennen der Rennen sind wir konfrontiert mit der Einheit des Seienden, der Göttlichkeit des Menschen, der Einheit Gottes und der Harmonie der Religionen. Diese vier Hauptpunkte erweisen sich als *ipso facto, summum bonum*. Das gesamte Universum ist eins, nicht bloß, als ein Abschnitt von Masse oder Vorstellung, sondern auch als unteilbarer Geist. Die Vielfalt an Namen, die unsere Unwissenheit erschaffen hat, verschwindet, sobald das göttliche Wissen zu dämmern beginnt. Der teure Schatz des menschlichen Fortschritts wie Liebe, Verständnis, Selbstlosigkeit und andere ethische Prinzipien kann nur vom Standpunkt dieser Einheit aus erklärt werden. Andernfalls bleibt kein Spielraum für Mitgefühl in einer Welt der Vielfalt, die von toten Naturgesetzen gelenkt wird. Diese Einheit umfasst alle belebten und unbelebten Objekte, sowie Menschen und Engel. Die Aufgabe der Religion besteht darin, die Welt zu bilden, damit der Mensch den Pfad der Toleranz und des Friedens beschreitet. Und jede Religion, die dieses Namens würdig ist, muss ihren Teil zu jenem noch weit entfernten Ereignis beitragen, auf welches die ganze Schöpfung sich zubewegt.

Auf dem heiligen Boden Indiens sind die verschiedenen Religionen einander in Herzlichkeit und Freundschaft begegnet. Immer wieder hat Indien die Verfolgten anderer Länder mit offenen Armen aufgenommen und ihnen eine sichere Bleibe geboten. Nicht nur Indiens Philosophen und Heilige, sondern auch seine Staatsmänner und Kaiser, wie Asoka und Akbar, predigten und praktizierten religiöse Toleranz. In unserem Zeitalter erschien Sri Ramakrishna mit seiner Botschaft der Einheit der Religionen. Das Gleiche taten Babaji, Lahiri Mahasaya, Sri Yukteswarji, Yoganandaji, Gandhiji, Sri Aurobindo, Netaji Subhas, Chandra Bose und viele andere, die zu zahlreich sind, um hier alle genannt werden zu können.

Potenzial und Möglichkeit

Der Mensch ist von göttlichem Wesen. Sei es als nach Gottes Ebenbild geschaffenes Wesen, als sein Funke oder eins mit Ihm – das innerste Wesen des Menschen kann niemals diese Vollkommenheit verlieren. Es gibt keine Sünde, die die Beschaffenheit der Seele ändern könnte. Die bösen Taten eines Menschen mögen sein göttliches Wesen verhüllen, doch sie können es nicht zerstören. Gott existiert in uns als Potenzial und Möglichkeit. Eine Handlung wird als gut oder moralisch bezeichnet, wenn sie uns hilft, diese versteckte Göttlichkeit wiederzuentdecken. Und eine Handlung, die vor uns das Erscheinen der Vielheit heraufbeschwört, wird als unmoralisch oder böse bezeichnet.

Die Erfahrungen, die wir auf physischer, geistiger oder ästhetischer Ebene sammeln, gehören nicht zu unserer wahren Seele. Man kann sie bestenfalls als eine Mischung aus Wahrheit und Unwahrheit bezeichnen. Aufgrund dieser undurchschaubaren Unwissenheit verhalten wir uns so, als seien wir Körperwesen. Wir haben uns selbst so hypnotisiert, dass wir denken, wir seien unvollkommene und begrenzte Wesen, die in Zeit und Raum existieren und dem Gesetz von Ursache und Wirkung unterliegen. Das Ziel der Religion besteht darin, den hypnotischen Zustand aufzuheben und uns unser göttliches Erbe bewusst zu machen.

AUM TAT SAT AUM.

Kapitel II

Reinheit – eine spirituelle und moralische Kraft

Das gesamte Wesen des Christentums und aller anderen Religionen ist in einem Satz zusammengefasst worden: „Selig die da reinen Herzens sind, denn sie werden Gott schauen." Keine andere Tugend außer der Reinheit ist als Vorbedingung für die Erkenntnis Gottes erwähnt worden. Tugenden wie Armut, Leiden, Demut, Streben nach Rechtschaffenheit, Barmherzigkeit usw. können einen in die Lage versetzen, bestimmte Aspekte religiöser Verzückung zu genießen, doch das Glück, Gott zu erfahren, welches den Gipfel all unseres Strebens darstellt, ist allein den Reinen im Geiste vorbehalten. Um diese Tugend der Reinheit praktisch zu veranschaulichen, sprach Christus: „Wenn ihr nicht wie kleine Kinder werdet, werdet ihr ins Himmelreich nicht eintreten." Man kann den Zustand der Reinheit am besten verstehen, wenn man die Kinder ansieht. Alle, die nach religiöser Erkenntnis streben, können nicht ins Himmelreich eintreten, wenn sie nicht so unschuldig, arglos und rein wie Kinder werden. Ebenfalls sagte Jesus, um zu veranschaulichen, wie das Himmelreich beschaffen ist: „Lasst die kleinen Kinder zu mir kommen, denn so wie sie ist das Himmelreich." Auch hier findet man die Aussage, dass die Reinheit des Kindes (welches übrigens eine neutrale Tugend ist) der Schlüssel zum Himmelreich ist.

Wie ein Leuchtturm

Die stärkste Waffe eines Heiligen ist seine Reinheit. Alles zieht er einzig dank dieser Tugend an. Oft vermag man hinter den gelehrten Worten des Philosophen keine wertvolle Wahrheit zu entdecken, doch ein paar Worte aus dem Munde eines Mannes mit reinem Herzen verändert unser ganzes Leben. Wir gehen zu einem gelehrten Dozenten, seine Logik regt unseren Geist an, und seine Redekunst lässt unser ganzes Wesen erschaudern. Wir sind gefangen im Glanz seiner Sprache und Rhetorik. Doch sobald wir uns von ihm entfernen und uns fragen, was wir von ihm gelernt haben, stellen wir betrübt fest, dass nichts von seinem Vortrag in unserem Gedächtnis haften geblieben ist. Oder aber wir gehen zu einem einfachen Mann, der kaum zwei Sätze spricht, und seine Lehren fast immer schweigend erteilt. Und dennoch prägen sich die wenigen Worte, die wir überhaupt von ihm zu hören bekommen, für immer in unser Gedächtnis ein und ragen wie ein Leuchtturm aus unserer Verwirrung und Ungewissheit auf. Der Grund dafür ist, dass der eine reinen Herzens ist, während der andere lediglich ein gelehrter Mann ohne diese Haupttugend ist.

Gott ist eins und unteilbar. Die verschiedenen Götter der Religionen und der Mythologie sind nur verschiedene Aspekte des Absoluten, wie sie vom begrenzten menschlichen Verstand begriffen werden. Der Vater im Himmel, der gerechte und moralische Statthalter, der Ewige Geist, oder das Verlöschen der Wünsche, Licht, Gesetz usw. sind nichts weiter als verschiedene Facetten der einen Gottheit (Babaji). Er ist all diese und unendlich viel mehr als der Geist zu fassen vermag. Der Gott, der als das Ziel der verschiedenen Religionen definiert wird, ist lediglich die höchstmögliche Wiedergabe des Absoluten durch den begrenzten menschlichen Geist, ausgedrückt durch die unvollkommene menschliche Sprache.

Die ewige Religion

Der größte Beitrag von Babaji (dem *Satguru* von Lahiri Mahasaya, Sri Yukteswarji und Sri Yoganandaji) zur heutigen Welt, die von religiösem Streit zerrissen ist, ist die Harmonie der Religionen. Jede der großen alten Religionen besteht aus drei Teilen: nämlich einem rituellen, einem mythologischen und einem philosophischen Teil. Die ersten beiden Teile sind die äussere Erscheinungsform der Religion, die Philosophie ist ihr Fundament. Rituale und Mythologie können niemals einheitlich sein. Sie sind die konkrete Ausgestaltung der abstrakten Ideen der Philosophie, damit diese für gewöhnliche Menschen begreifbar werden. Sobald die Seele durch ihre Reinheit und Disziplin in die Lage versetzt wird, das Wesen der Religion zu begreifen, müssen Rituale und Mythologie aufgegeben werden. Religiöse Streitigkeiten entstehen, wenn wir darauf bestehen, dass die äußere Erscheinungsform der Religion für alle Zeiten beibehalten werden soll. Wie Swami Vivekananda zu sagen pflegte, muss der Mensch in einer Kirche geboren werden, doch er darf nicht in einer Kirche sterben.

Zu keiner Zeit hat es meine Religion oder deine nationale Religion gegeben. Es gibt nur eine ewige Religion, und die verschiedenen Religionen sind nur verschiedene Manifestationen dieser einen Religion, um verschiedenen Temperamenten gerecht zu werden. Es ist nicht so, dass diese oder jene Religion in dieser oder jener Hinsicht wahr wäre, sondern in Wirklichkeit sind alle Religionen wirksam in jeder Hinsicht, soweit sie verschiedenen Zuständen unseres Geistes angemessen sind. Wenn eine Religion wahr ist, dann sind auch andere Religionen wahr. Erweist sich aber eine Religion als falsch, dann fallen alle Religionen in sich zusammen.

Die Menschen streiten über Religionen, weil sie die Betonung auf Persönlichkeiten, Worte und Auslegungen legen, aber nie zur Quelle gehen. Wir streiten uns um leere Körbe, während deren Inhalt in den Graben gefallen ist. Verschiedene Religionen sind nichts als unterschiedliche Kräfte in Gottes Schöpfung. Sie sind notwendig, um die Welt im Gleichgewicht zu halten und die Schöpfung zu bereichern. Sie sind keine Gegner, sondern sie ergänzen sich gegenseitig. So wie verschiedene Fotos eines Gebäudes, die aus verschiedenen Blickwinkeln aufgenommen wurden, vermitteln auch die verschiedenen Religionen uns das Bild der einen Wahrheit von verschiedenen Standpunkten. Die verschiedenen Religionen sind nur Blumen unterschiedlicher Farbe, die wir mit dem Band der Liebe (*prem*) zu einem schönen Strauß zusammenbinden sollten, um sie dann auf dem Altar der Liebe als Opfer darzubringen.

Wenn man das Prinzip der natürlichen Auslese als Kriterium heranzieht, so können die großen alten Weltreligionen ihre Existenz und Nützlichkeit rechtfertigen. Deshalb ist Babaji's Haltung anderen Religionen gegenüber nicht die einer bloßen Duldung; denn das würde bedeuten, dass man auf Überzeugungen, die nicht der eigenen entsprechen, herabsieht (was keinen Deut besser ist als herablassende Toleranz). Sein (Babaji's) Ideal ist das der Annahme. Für ihn sind alle Religionen eine Offenbarung Gottes in seinen verschiedenen Aspekten zur Befriedigung der vielfältigen Bedürfnisse des menschlichen Geistes. Ein Haus kann viele Eingangstüren haben. Es kann Vordertüren, Seitentüren und Hintertüren geben. Daraus folgt nicht zwangsläufig, dass alle ausschließlich durch eine Tür gehen sollen. Deshalb müssen wir zuerst und vor allem erkennen, dass nicht nur Wohnungen im Hause des Vaters für uns bereitet sind, sondern dass es viele Türen gibt, die dorthin führen.

Zwei unterschiedliche Weltanschauungen haben die Menschheit über die Jahrtausende hinweg geformt. Die eine ist der Auffassung, dass die Welt etwas Schlechtes ist, dass das weltliche Leben voller Sünde und Leiden ist, und dass der Mensch sein Ziel, seine Rettung, an einem anderen Ort suchen muss: nämlich außerhalb dieser Welt. Die andere Weltanschauung glaubt nicht daran, dass irgendetwas außerhalb dieser Welt existiert und will deshalb aus dem gegenwärtigen weltlichen Leben das Beste machen. Die erste Weltanschauung bildet die Grundlage der östlichen Zivilisation, deren Ursprung und Zentrum Indien war, die zweite bildet die Grundlage der westlichen Zivilisation. Zu beiden Weltanschauungen gibt es Varianten, und sie haben sich gegenseitig beeinflusst. So ist gemäß der extremsten Ausprägung der ersten Weltanschauung die ganze Welt nichts als eine Illusion, eine Schöpfung der betrügerischen *maya*. Die einzige Wahrheit ist die des furchtlosen, regungslosen, unaktiven *Brahman* oder Geistes, der eins ist ohne ein Zweites, alles Vielfache und Vielfältige, welches die sichtbare Welt bildet, ist nichts weiter als eine Illusion. So wie jemand ein Seil mit einer Schlange verwechselt, so nehmen die Menschen das ungeteilte *Brahman* als diese vielfältige Welt wahr. Dies führte uns ganz selbstverständlich zu der Ansicht, dass das höchste Ziel im Leben eines Menschen darin bestehe, so schnell wie möglich der Welt zu entsagen und unser Selbst mit dem stillen *Brahman* eins werden zu lassen. Dies war die Lehre des großen Shankaracharya, der die Upanishaden oder die buddhistische Lehre des *nirvana* auslegte, und dessen Lehre das Leben und das Denken in Indien zutiefst beeinflusst hat. Die Vaishnavacharyas wie Ramanuja und Madhava betrachteten die Welt nicht als eine Illusion, aber sie betrachteten sie auch als etwas Unvollkommenes, das man meiden soll, und sie lehrten, dass die Menschen Glückseligkeit durch Hingabe und Verehrung des Göttlichen in *vaikunta* oder *goloka* suchen sollen. Alle Religionen dieser Welt können (nach ihrer eigenen Aussage) als Vorstufen des *Vaishnavismus* betrachtet werden und sind nach dem Jenseits hin ausgerichtet.

Die westliche Welt entkam dem lebensverneinenden Einfluss der Religion, indem sie sie meist vom Leben getrennt hielt, als eine Art Hobby, das von der exzentrischen Gruppe der Menschen, die als „religiös" galten, gepflegt wurden. Doch die Religion diente überall dazu, die Moral und die sozialen Grundsätze, die den Menschen zum zivilisierten Wesen gemacht haben, aufrechtzuerhalten. Heute steht die Menschheit vor dem Problem, die negativen Einflüsse der Religion zu vermeiden, ohne ihre moralischen Werte aufzugeben. Auch die Gita lehrte, dass die Welt vergänglich und unglücklich ist, lehnte aber die Tendenzen, der Welt zu entsagen, ab.

Wahre Bedeutungen

Die Gita verlieh dem Begriff *samnyasa* eine neue Bedeutung. Es soll *tyaga* sein, das heißt man soll allen Begierden und aller Anhaftung entsagen, nicht jedoch dem Leben und dem Handeln. So sprach der Herr in der Gita: „Ein jeder, der die Arbeit verrichtet, ohne ihre Früchte zu begehren, ist ein *samnyasin* und ein *yogi*, nicht aber jener, der keine Opferfeuer entzündet und nicht die Werke tut." Die Kernaussage der Gita (im Sprachgebrauch Babaji's, die ihren Geist Sri Lahiri Mahasaya, Sri Yukteswarij und Sri Yoganandaji einflößte, sowie vielleicht auch Gnana Matha und einigen anderen, die ihn von Yoganandaji empfingen) besteht darin, dass das weltliche Leben nur so lange voller Leiden ist, wie wir vom Göttlichen getrennt bleiben. Wir sollen Einheit mit Gott, der unser eigenes höchstes Selbst ist, suchen und in der Vereinigung mit Gott unseren Willen bewusst mit dem Göttlichen Willen identifizieren. Mit der Liebe zu dem einen Göttlichen Wesen, das in allen Lebewesen existiert, sollen wir voller Begeisterung das Leben in der Welt annehmen und alle weltlichen Handlungen erfüllen, *sarvakarmani;* selbst so blutige Handlungen wie Krieg, wenn dies dem göttlichen Plan in der Welt dient. Dies ist der Kern der Lehre der Veden und der Upanishaden und bildet den Kern der indischen Zivilisation und Kultur. Die Inder verloren diese Lehre jedoch unter dem Einfluss des Buddhismus, und die Lehre der Gita konnte nicht richtig verstanden werden, weil die *acharyas* die Gita gemäß ihren eigenen sektiererischen Ansichten auslegten. Es ist Sri Aurobindo, der Seher Ohnegleichen von Pondicherry, der die wahre Bedeutung der Gita in seinen „Essays über die Gita" so ausgelegt hat, dass sie der moderne Mensch versteht.

Wahrheit der beiden

In der westlichen Vorstellung von Gott gibt es viele Varianten. Die eine leugnet die Existenz Gottes überhaupt. Eine andere Variante akzeptiert die Existenz Gottes sowie den Wert von Anbetung und Hingabe, betrachtet aber das weltliche Leben als etwas davon Getrenntes, das von intellektuellem und wissenschaftlichem Wissen gesteuert werden muss. Während wir aus indischer Sicht, gemäß den Ausführungen der Gita, Gott in uns selbst finden und dann das äußere Leben im Lichte dieser Einheit formen sollen, besteht die westliche Vorstellung darin, dass das menschliche Leben vervollkommnet werden kann, indem man die äußere Maschinerie des Lebens vervollkommnet; durch die Demokratie, sagen die einen, durch den Sozialismus, sagen die anderen. Sri Aurobindo hat gezeigt, dass beide Vorstellungen ein Stück Wahrheit enthalten, und dass nun die Zeit für eine große Synthese gekommen ist. Die methaphysische Grundlage für diese Synthese schuf er mit den sieben Bänden der „Arya" (die er ganz alleine sieben Jahre lang führte).

Jede Philosophie befasst sich mit der Beziehung zwischen zwei Dingen: der fundamentalen Wahrheit des Seins und den Erscheinungsformen, in welchen wir das Sein erfahren. Die tiefste Erfahrung zeigt, dass die grundlegende Wahrheit die Wahrheit des Geistes ist. Die andere Wahrheit ist die des Lebens. Es gibt die Wahrheit der Form und der gestaltenden Kraft und ein lebendes Ideal mit entsprechender Handlung. In diesem Punkt sind der Westen und der Osten unterschiedlichen Richtungen gefolgt. Der Westen hat sehr stark die Wahrheit des Lebens betont, und sein ganzes Dasein gründet einzig auf dieser Wahrheit, und zwar in einem solchen Maße, dass er die Existenz des Geistes verneint oder ihn zumindest in den Bereich des Unbekannten und Unerfahrbaren verbannt. Von dieser Übertreibung beginnt der Westen jetzt abzukommen. Der Osten hat sehr stark die Wahrheit des Geistes betont und zumindest in Indien sein ganzes Dasein bis in die jüngste Zeit einzig auf diese Wahrheit gegründet und vernachlässigte dabei die Möglichkeiten, die das Leben bietet, bzw. beschränkte das Leben auf eine Entwicklung in engen Bahnen oder auf einen festgefahrenen Status. Auch der Osten beginnt jetzt, von dieser Übertreibung abzukommen. Der Westen erwacht wieder für die Wahrheit des Geistes und die spirituellen Möglichkeiten des Lebens. Der Osten erwacht wieder für die Wahrheit des Lebens und bewegt sich in Richtung einer neuen Anwendung seines spirituellen Wissens. Der zwischen Ost und West entstandene Widerspruch ist ein unwirklicher.

Der Geist ist die grundlegende Wahrheit des Daseins, deshalb kann das Leben nur seine Manifestation sein. Der Geist ist nicht nur der Ursprung des Lebens, sondern auch seine Grundlage, seine allgegenwärtige Wirklichkeit und sein höchstes und umfassendes Ergebnis. Die Lebensformen sind so wie sie erscheinen gleichzeitig seine Mittel zur Selbstmanifestation. Der Mensch muss an Wissen gewinnen, bis er seine Verkleidung ablegt, und der Mensch muss an spiritueller Kraft und Qualität gewinnen, bis er zum vollkommenen Instrument des Geistes wird. In die Fülle des Göttlichen hineinzuwachsen ist das wahre Gesetz des menschlichen Lebens, und der Sinn seiner Entwicklung besteht darin, diese irdische Existenz zu einem Abbild des Geistes zu machen. Das ist die wichtigste Lehre.

Unvermeidbar und unveränderbar

Eine Vergöttlichung des menschlichen Lebens bedeutet nicht einfach eine innere Einheit mit dem Göttlichen. Es bedeutet bewusste Einheit mit dem Göttlichen, aber es bedeutet auch die Vergöttlichung des physischen Körpers selbst. Das bedeutet, dass der Körper frei von Krankheit, Alter und selbst frei vom Tod sein wird. Der Unvergleichliche Heilige von Pondicherry versicherte, dass für einen göttlichen Körper die Befreiung von all diesen Dingen etwas Natürliches und Dauerhaftes sei. Diese Freiheit sei eine normale und angeborene Wahrheit seines Seins und daher unumgänglich und unabänderlich. Dieses Ideal eines auf der Spiritualität fußenden Lebens und insbesondere die Möglichkeit, den Körper göttlich zu machen, hat in den Herzen der Menschheit neue Hoffnung aufkeimen lassen. Und die überragende Persönlichkeit Sri Aurobindos gab den Menschen die Zuversicht, dass er diesen Sieg für die Menschheit noch zu seinen Lebzeiten erringen werde!

Der Geist des Lichtes

Erst wenn der Mensch sich auf die Ebene des Übergeistigen erhebt, kann der Körper göttlich werden, doch zuvor muss er viele Ebenen durchschreiten. Die erste Ebene, die erklommen werden muss, ist ein Geist frei von Unwissenheit, einen Geist des Lichtes. Dadurch würde eine neue Menschheit entstehen, die teilweise vergöttlicht wäre. Als Sri Aurobindo einmal gefragt wurde, wie er das bewerkstelligen wolle, was Sri Krishna nicht zu erreichen vermochte, nämlich die Vergöttlichung des Körpers, antwortete er: „Nicht ich tue es, die Kraft tut es." Es ist die göttliche Kraft, welche die Menschheit letztlich zu ihrem Sieg führen wird, zum Sein als Übermenschen. Denn letzten Endes ist diese Welt nicht von einer blinden Naturgewalt erschaffen worden. Selbst im Unbewussten wirkt die Präsenz der höchsten Wahrheit. Eine sehende Macht steht hinter ihm, sie handelt sicher und unfehlbar, und auch die Schritte der Unwissenden werden von ihr gelenkt, selbst dann, wenn diese zu straucheln scheinen. Das, was wir Unwissenheit nennen, ist ein verhülltes Wissen, ein arbeitendes Wissen, das in einem Körper wirkt, der nicht ihm gehört, und das sich auf seine eigene höchste Selbstentdeckung zubewegt.

„Im alten Indien begann das Zeitalter der Schöpfung mit dem Übergang von der praktischen Anwendung zur spirituellen Weisheit. Ihr Ruf erreichte die Seele, die aus ihre eigenen Fülle schöpft; und die Menschen erwachten und sagten, dass nur derjenige, der im Schoße der Äußeren Mächte lebt, wirklich lebt. So lautet das Wort, das aus dem Herzen entspringt."

Dieses Wissen ist, in Sri Aurobindos Sprachgebrauch, verborgen, es ist das Fundament der Schöpfung und führt alles zu sich hin. Es ist das Lenkende hinter den vielen Gemütern, Kreaturen und Gegenständen, die alle ihren eigenen Naturgesetzen zu folgen scheinen.

In dieser gewaltigen und scheinbar wirren Masse des Seins gibt es ein Gesetz, eine Wahrheit des Seins, die das Seiende in der Welt lenkt und einen Zweck in ihr erfüllt. Es ist eine Reihung in einer Ordnung des Seins, vom letzten Wort der niederen Hemisphäre des Seins bis zum ersten Worte der höheren Hemisphäre. Wir müssen den Geist des Lichtes ansehen, um seine Natur und die Kräfte zu erkennen, die ihm eigen sind. Dieser Geist des Lichtes steht in Verbindung mit dem „Übergeist" und schafft durch diese Verbindung die Konsequenzen und Möglichkeiten für die Geburt einer neuen Menschheit.

Die vernünftige Intuition

Intuition ist unmittelbares Bewusstsein der Wirklichkeit. Alles wahre Wissen muss diese Beschaffenheit haben. Es mag indirektes Wissen geben, doch es vermag unsere Unwissenheit bezüglich der Wirklichkeit nicht vollständig zu beseitigen. Wir können noch immer Zweifel und Ungewissheit empfinden. Mit unmittelbarem Bewusstsein (welches durch die Gnade, das Wohlwollen und das Erbarmen eines *Satguru* wie Sri Babaji erlangt wird), sollte alle Ungewissheit zum Erliegen kommen. Intuition ist, in diesem Sinne, der einzige Weg zum Wissen. Die einzige Form der Intuition, die wir alle anerkennen, ist die „vernünftige Intuition." Doch diese hat keine der Eigenschaften der wahren Intuition. Der Inhalt der reinen Intuition ist frei von verstandesmäßigen Inhalten, sie bedient sich nicht des Denkens. Die „vernünftige Intuition" kann uns daher auch kein Wissen vermitteln, dass absolut gewiss ist. Zweifel, Zögern und Irrtum sind Teil seiner Natur. Gibt es noch eine andere Form der Intuition, die man als „jenseits der Vernunft" bezeichnen könnte? Es gibt keine, die allgemein anerkannt wäre. Wenn wir an eine solche Intuition denken, dann denken wir an die Intuition der Dichter und Mystiker. Diese Intuition mag für diejenigen, die sie haben, sehr strahlend sein, doch sie ist zu subjektiv. Dieser Fluss der Intuition ist von Gefühlen durchsetzt, und er ist vage und unbestimmt. Diese Intuition lässt sich nicht mit dem Verstand analysieren, und ihr wahrer Wert ist noch fraglich.

Es ist eine weitverbreitete Ansicht, dass es nur eine wahre Intuition gibt, und dass es sich dabei nicht um eine „vernünftige Intuition" handelt. Es ist nicht die Intuition eines spezifischen Gegenstandes. Es ist reine Intuition. Diese Intuition ist bei allem direkten Wissen gegenwärtig, ob wahr oder falsch. Wann immer wir sagen, dass wir etwas unmittelbar wissen, haben wir diese reine Intuition, sie ist jedoch überlagert von sinnlichen und gedanklichen Bestandteilen, denen die intuitive Beschaffenheit fehlt. So kann etwas über die Sinne empfunden werden, aber dieses Etwas kann nicht definiert werden, es sei denn in Form von Gedanken. Kann man in diesem Fall immer noch behaupten, dass „dieses Etwas" intuitiv erfasst wird? Die Wahrheit ist, dass Intuition als solche keine Definition hat. Sie beinhaltet keine Dualität zwischen dem Wissenden und dem Gewussten. Diese Dualität ist ein Produkt des Denkens. Die sogenannte „vernünftige Intuition" ist deshalb überhaupt keine Intuition. Sie ist nichts als Denken, welches die in ihm enthaltene Basis reiner Intuition vollständig umgewandelt und pervertiert hat. Wir erfassen ein Ding intuitiv, aber in Gedanken kennen wir es als ein ganz anderes Ding.

Was ist dann die Natur dieser reinen Intuition, und was gibt sie uns ein? Reine Intuition kann nicht Realität von außen eingeben, sie kann diese nicht als „dieses" oder als das Objekt kennen. Was immer ein Objekt ist, es ist eine Konstruktion des Denkens. Reine Intuition ist nicht exakt das gleiche wie unmittelbares Bewusstsein. Das einzige Ding, das diese wirkliche Unmittelbarkeit besitzt, ist unser wirkliches, innerstes Selbst, das *pratyagatman*. Es kann niemals vom objektiven Standpunkt erfahren werden. Es ist nicht wirklich durch Intuition eingegeben. Es ist die Intuition selbst. Sein eigentliches Wesen ist reine Intuition oder reines Wissen. In diesem Sinne ist, wenn wir überhaupt etwas wissen, einzig das Selbst das, was wir wissen. Es ist der einzige geeignete Gegenstand des Wissens. Alle anderen Objekte, die die Welt in ihrer Mannigfaltigkeit bilden, sind nichts weiter als Vorstellung oder Gedanke, stellen aber niemals wirkliches Wissen dar. Es mag noch andere Arten von Intuition geben, die uns noch nicht bekannt sind. Doch sie alle werden von Gedanken und Gefühlen durchdrungen sein. Sie werden niemals an das Ideal der reinen Intuition heranreichen. Dieses wird nur im Selbst verwirklicht. Das Selbst stellt das einzige absolut gewisse oder intuitive Wissen dar. In ihm sind Wirklichkeit und Intuition nicht zwei voneinander getrennte Dinge. Sie sind eins. Wirklichkeit ist Intuition.

Wir sind es gewohnt, unter Intuition das zu verstehen, was noch kommen muss, oder was im Geist aufsteigt. Das ist eine falsche Auffassung. Die wahre Intuition ist identisch mit der Wirklichkeit, und wenn die Wirklichkeit sich nicht einstellt, so kann auch die Intuition sich nicht einstellen. Aber in einem gewissen Sinne stellt sich die Intuition dennoch ein. Die gesamte Vedanta ist ein Mittel zur Erreichung dieses Ziels. Die Intuition, die im Geist aufsteigt, ist jedoch nur eine Widerspiegelung der wirklichen Intuition. Sie ist Intuition im übertragenen Sinne. Folglich können wir nur dann vom Wissen zur vollkommenen Intuition gelangen, wenn wir den Geist transzendieren und *Brahman* nicht mehr über eine mentale Veränderung von *vritti* erfahren. *Vritti* sind ein Mittel zu einem Zweck, nicht das Ziel selbst. Der Geist ist verloschen, er ist im *Brahman* aufgegangen. Der, der *Brahman* erfährt, wird in der Tat zu *Brahman*.

Kapitel III

Realismus in Shankara

Die *mithyatvavada* (Lehre vom illusionären Charakter) des Universums, die von Shankara stammt, wird üblicherweise als eine Leugnung der Wirklichkeit des Universums aufgefasst. Dies führte dazu, dass die Inder ihre Aufmerksamkeit ausschließlich spirituellen Dingen zuwandten und infolgedessen die weltlichen Dinge vernachlässigten. Aber man muss sorgfältig prüfen, was es ist, das Shankara bezüglich des Universums in Abrede gestellt hat. Um Shankara richtig zu verstehen, muss man die buddhistische Lehre untersuchen, die Shankara eigentlich widerlegen wollte. Die Buddhisten vertraten die Ansicht, dass die positive Welt nicht wirklich ist; für die Buddhisten besteht Wirklichkeit nur in der Leere, *sunya*. Deshalb wird die Natur eines Dings nicht als positiver Faktor ausgedrückt, sondern als negativer Faktor, nämlich als Unterscheidung von anderen Dingen. Dies ist es, was als *apohavada* bezeichnet wird. Und die Buddhisten begründeten ihren Standpunkt mit nüchterner Logik. So ist für die Buddhisten eine Kuh das, was anders ist als die Dinge, die keine Kuh sind *(gavetarabhinna)*. Nicht die positive Existenz der Kuh ist ihre wahre Natur, sondern ihre Unterscheidung von anderen Dingen. Was Shankara beweist, ist das, was die Buddhisten in Abrede stellen, nämlich dass der positive Faktor die einzige Realität ist, und dass das, was sie als die wahre Natur bezeichnen, nämlich die Unterscheidung, keine absolute Realität besitzt.

Wir erfahren ein Ding sowohl als ein Existierendes als auch als Unterscheidung. Shankara spricht dem Aspekt der Unterscheidung in unserer Erfahrung die Wirklichkeit ab. Er spricht der Unterscheidung jedoch nur die absolute Realität ab. Soweit sie Gegenstand unserer Erfahrung ist, besitzt sie eine gewisse Realität. Gemäß der Aussage der Schriften zur Identität des Individuums und des höchsten Selbst, ist es die Vorstellung der Unterscheidung, die sublimiert wird, sobald die Wahrheit erkannt wird. So hat diese

Erfahrung der Unterscheidung etwas Unveränderliches, das nicht völlig unwirklich ist, sofern es erfahren wird. Doch es ist auch nicht völlig wirklich, insofern es zu einem späteren Zeitpunkt sublimiert wird, nämlich im Stadium der Erkenntnis der Wahrheit. Das ist es was Shankara als *mithya* bezeichnet, das, von dem man weder feststellen kann, dass es absolut wirklich ist, noch, dass es absolut unwirklich ist.

Eine psychologische Unmöglichkeit

Man muss Aussagen der Schriften heranziehen, um zu belegen, dass diese „Unterscheidung" etwas ist, das im Stadium der Erkenntnis der Wahrheit sublimiert wird. Wenn diese Position für die Buddhisten akzeptabel sein soll, muss Shankara seinen Standpunkt mit Verstandesargumenten beweisen. Und so zeigt er, dass die Erfahrung der Unterscheidung aus der Sicht der absoluten Realität eine psychologische Unmöglichkeit darstellt. Die Natur von Dingen kann nicht in ihrer Unterscheidung von anderen Dingen bestehen. Das Argument, dass die Dinge nicht die Unterscheidung von anderen Dingen als ihre Natur haben können, würde eine kreisförmige Beweiskette erfordern: Die Unterscheidung, die einem Ding eines beliebigen Paares von Dingen innewohnt, würde, um erkannt werden zu können, vom Erkennen der Unterscheidung abhängen, die dem anderen Ding des Paares innewohnt, und letzteres würde wiederum von ersterem abhängen. Somit ist das, was als Unterscheidung bezeichnet wird, nicht eine Beschränkung, die im Inhalt des Erkannten liegt, sondern eine Beschränkung des Erkennens selbst. Die Buddhisten haben mit logischen Argumenten gezeigt, dass die verschiedenen Dinge unwirklich sind, und dass nur die Unterscheidung wirklich ist. Shankara hat aber kraft logischer Argumente gezeigt, dass die Unterscheidung unwirklich ist. Heißt das etwa, dass sowohl die Unterscheidungen als auch die verschiedenen Dinge unwirklich sind, woraus man die Unwirklichkeit von allem folgern müsste? Die Buddhisten haben lediglich beweisen können, dass ein unterschiedenes Ding unwirklich ist als etwas Unterschiedenes, sie haben jedoch nicht bewiesen, dass ein Ding ohne Unterscheidung unwirklich ist.

Wenn man den Standpunkt der Buddhisten genau analysiert, kommt man zu dem Ergebnis, dass jenes, welches unwirklich ist, nicht das Ding ist. So gibt es also zwei Bestandteile, die Unwirklichkeit der Unterscheidung *(dvaita mitthyatva)* und die Wirklichkeit des Dinges, das frei ist von Unterscheidung *(advaitasatta)*. Indem er auf die Logik der Buddhisten eingeht, zeigt Shankara, dass *dvaita* gleich *mithya* ist. Die Wirklichkeit des Dinges besteht nur in seiner Erkenntnis, und die Schriften sind die einzige Autorität in unserer empirischen Erfahrung für die positive Natur des Dinges ohne Unterscheidung. Ohne die Schriften ist möglicherweise der einzige schlüssige Weg, wie der Verstand zur Unwirklichkeit der Unterscheidung gelangen kann, in einen Zustand der Leere einzutauchen.

Shankaras eigentlicher Beitrag besteht nicht im Abstreiten der Wirklichkeit des Universums der Unterscheidungen, sondern darin, dass er dem Unterscheidungs-Element im Universum der Unterscheidungen die Wirklichkeit nur teilweise abspricht, und gestützt auf die Autorität der Schriften die absolute Wirklichkeit des Universums erklärt. Ein weiterer großer Beitrag Shankaras ist die Lehre von der absoluten Identität des Universums mit dem Geist, wodurch er die Antithese zwischen Materie und Geist beseitigt. Shankara ist der größte Realist, für den es im Universum nur Wirklichkeit in absoluter Form gibt.

Die mystische Musik

Davon abgesehen pulsiert in eurer Seele, liebe Leser, das Leben, das Festmahl himmlischer Freude für einen und für alle? Habt ihr erkannt, dass alle Erben des Himmels und Babaji's sind, und dass ihnen somit die Unsterblichkeit als Erbe zuteil wird? Habt ihr den Bann der verführerischen Stimmen der Welt gebrochen, indem ihr euer Herz mit der süßeren mystischen Musik des göttlichen Lebens erfüllt? Habt ihr jene tiefe Liebe in den Winkeln eures Herzens gespürt, in welche ihr die gesamte Welt eintauchen könnt? Falls nicht, so erwachet, erhebt euch und handelt ohne Motiv für die Handlung. Erweckt den einen Wunsch, um einen anderen zu vernichten und löset schließlich mit dem Licht des Selbst noch die letzten Reste dieses Wunsches auf. Denn das Denken besteht aus latenten Wünschen, das höhere Leben ist ausschließlich ein Werk der Gedanken. Der Autor konnte sich an das Meer von Häuptern erinnern, die hingerissen und aufmerksam H.H. Sri Trivikrama Tirtha lauschten, als er seine Ansprache hielt: „Reinigt den Geist und lasst ihn in dem großen Selbst aufgehen. Der Geist ist nur jene Funktion der inneren Aktivität, die den Handelnden durch das Gefühl des Egoismus mit der Handlung in Beziehung setzt, und die dadurch die Illusion von dies und das erzeugt, welche die Welt bildet."

„So löst den Geist auf, und der Zustand Höchsten Glücks wird für alle Ewigkeit verwirklicht werden", bemerkte Seshadri Swamigal und fügte hinzu: „Das emsige Brummen der Stadt erzeugt manch Zwietracht." Tretet ein ins Schweigen. Zieht euch in die Gegend des Wirklichen zurück. Entspannt euch vollständig, physisch und geistig. Schließt die Welt völlig aus eurem Geist aus. Weigert euch, Wahrnehmungen über eure Sinne zu empfangen. Verharrt im Schweigen, auch wenn es anfangs schwierig erscheinen mag. Das Schweigen wird euch nach eurem Belieben in einen Zustand vollkommener Entspannung eintreten lassen, unabhängig von den zeitlosten Bedingungen.

Und nun höret Babaji zu und bringet den Stein des Kriya Yoga ins Rollen:

„Atmet tief ein und füllt euch so weit ihr könnt mit frischer und reiner Luft, und bekräftigt eure Einheit mit der unendlichen Energie des gesamten Universums. Atmet langsam aus, genauso lange wie ihr eingeatmet habt. Mit der Zeit wird diese Übung so verinnerlicht, dass eure normale Atmung niemals durch physische oder geistige Bedingungen aus der Ruhe gebracht werden wird. Sie wird sich vielmehr in eine mächtige, musikalische und rhythmische Lebensbewegung verwandeln. Sie führt auch zu Gelassenheit in Körper und Geist."

Doch mehr hierzu wird in meinem bald erscheinenden Buch „Der Meisterschlüssel zu allen Leiden (Kriya)" gesagt werden. Bis dahin ermüdet die Geduld durch die Geduld, und wenn euch das nicht gelingt, dann sprecht die Worte BABAJI NAMASTE, in großen Buchstaben geschrieben, morgens, mittags, abends und zur Schlafenszeit, und alles wird gut werden. Babaji wird die Last von eurem Herzen nehmen.

Das gelassene Bewusstsein

Das Universum ist ein Ozean aus Masse. Alle Gegenstände sind wie Strudel darin, einer hier, einer dort, sind sie miteinander verbunden in einem beständigen Zustand des Flusses. Dies beweist die physische Existenz der Einheit. Das kosmische Bewusstsein ist ein Ozean aus Gedanken, und jedes Einzelbewusstsein in der Welt ist wie ein Strudel oder eine Welle darin. Dies beweist die Einheit auf der mentalen Ebene. Im Ozean des Selbst jedoch gibt es nur Einheit, von oben bis unten. Es gibt nur Einheit und nichts anderes. Er ist unendlich und unauslotbar. Dieser unbedeutende Fleck eines ganzen Universums ist nirgendwo darin enthalten, in keiner Weise! Willst Du das Selbst sehen? Dann übergib alles, was Du bist und hast an Babaji und sitze da in der Stille. Lass Aufrichtigkeit aus der inneren Tiefe Deiner Seele strömen. Daraus werden heilige Stunden des Schweigens in Deinem Innern sprießen. Dann wird das gelassene Bewusstsein anbrechen, und Du wirst höher und höher in den Himmel Deines Herzens hinaufsteigen.

Weiche nicht ab vom Pfad. Allmählich würdest du dich im Sessel des Höchsten Selbst wiederfinden. Liebes Selbst, wo ist das Lächeln des Himmels in Deinem Gesicht? Wo sind die Freuden deines freien Herzens, die in all deinen Handlungen zum Ausdruck kommt, und wo ist die gelassene Unschuld in all deinen Worten? Wo ist jenes himmlische Schauen in all deinen Büchern? Wo ist jene jungfräuliche Reinheit in deinem Charakter, und wo ist jener Glanz in deinem Leben, der vor Unsterblichkeit erstrahlt? Möchtest du nicht mit all diesen Zierden eines Weisen geschmückt sein? Wenn nicht, dann ist es besser, dass du dir früh ein Grab schaufelst. Lebe nicht auf den niederen Ebenen. Gleite nicht hinab ins Tal der Sinne. Ertränke dich nicht im Tümpel des äußeren Anscheins, und schwimme nicht auf der vergänglichen Oberfläche der Welt. Zähle nicht die Perlen deiner kleinlichen Gedanken im See deines Geistes; beschränke dich nicht selbst auf das schäbige Verlies deines Körpers. Lasse dich nicht vom Strom der Veränderungen davontragen und vor allem – flattere nicht davon und lösche nicht das Licht.

Die immanente Reinheit

Die spirituelle Kraft von Heiligen und Erlösern besteht einzig und allein in Reinheit. In dieser Hinsicht sind sie uns haushoch überlegen, so dass wir sie als Gott oder als göttliche Wesen verehren. Es ist nicht die Unbefleckte Empfängnis oder die oft berichteten Wunder, die Jesus zu einem der Retter der Menschheit machten. Es ist seine ihm innewohnende Reinheit, seine Freiheit von allen bösen Wünschen, die uns alle ehrfürchtig unser Haupt vor ihm beugen lassen. Er war unbefleckt von Bösem. Nie strebte er nach der Verwirklichung niederer oder natürlicher Wünsche. Seine Wünsche brachten ihn niemals vom Weg ab. Nie wurde er von Versuchungen angelockt. Darin liegt die Göttlichkeit Christi und der aller Propheten und Erlöser. Die größte spirituelle Kraft in der Welt ist die Reinheit. Heutzutage gibt es viele Gründer von Kulten und Religionen, doch diese Kulte erscheinen und verschwinden wieder wie Wolken am Herbsthimmel, während eine Religion, die auf dem Felsen der Reinheit gründet, die sich in Wort, Gedanken und Tat ausdrückt, für alle Zeiten Bestand hat. Selbst wenn die Menschen alles über Christus und das Christentum vergäßen, wenn alle Schriften im Ozean versinken würden und alle Propheten in die Vorhölle der Vergessenheit geschleudert würden, so würde doch die Welt gerettet werden, wenn der eine Satz: „Selig die, die reinen Herzens sind, denn sie werden Gott schauen", bewahrt und nur von einem einzigen Menschen beherzigt würde.

Was ist Reinheit? Es ist schwer, Reinheit zu definieren, aber wie bereits angedeutet, ist es eine neutrale Tugend. Es ist ein Zustand, in dem man nicht von Bösem befleckt wird, sich nicht von Wünschen vom rechten Weg abbringen lässt und sich nicht von Versuchungen verlocken lässt. Wir sind uns ihrer nicht bewusst, wenn wir sie besitzen, doch wenn wir sie verlieren, wissen wir, dass wir eines großen Schatzes beraubt worden sind. Sie ist der Urzustand, ehe wir Schuld auf uns laden. Es ist die Tugend des Kindes, das kein Verdienst daran hat, und dennoch ist es eine moralische Qualität von höchstem Wert. Sie ist wie unsere Leber, deren Existenz uns erst bewusst wird, wenn sie nicht mehr richtig funktioniert. Ein gesunder Mensch ist sich nicht bewusst, dass er überhaupt eine Leber besitzt, doch ein Mensch, der von Gelbsucht befallen ist, ist sich sehr wohl bewusst, dass eines seiner Organe nicht richtig funktioniert. Ein Kind, das im Vollbesitz der Reinheit ist, ist sich dieses unbezahlbaren Schatzes nicht bewusst, doch an der Schwelle zur Jugend zögert und bangt er, wenn er Gefahr läuft, einen falschen Schritt zu tun. Mit einer Art natürlichem Instinkt versucht er sich gegen das drohende Böse zur Wehr zu setzen, obwohl er noch nicht wirklich weiß, was Gut und Böse ist.

Unfruchtbar und fruchtbar

Was ist der praktische Nutzen religiöser Erfahrungen in unserem täglichen Leben? Wäre der Mensch nur ein Tier, mit dem Bedürfnis zu essen, zu trinken und zu schlafen, zufrieden, wenn er seinen Verstand ein wenig unter Beweis stellen und ein paar intellektuelle Aufgaben lösen kann, dann würde die Exkursion ins Reich des Geistes vielleicht keinen Sinn machen. Doch die grenzenlose Natur des menschlichen Geistes kann niemals glücklich sein, wenn sie nur die endlichen Erfahrungen des Lebens macht. Durch die Mühen unserer begrenzten Erfahrung und unseres begrenzten Wissens versuchen wir das Grenzenlose zu erreichen. Das ganze Leben des Menschen ist nichts anderes als das Spiel des Grenzenlosen im Begrenzten. Deshalb ist jegliche Lebenserfahrung, der die Berührung des Göttlichen fehlt, unfruchtbar und flüchtig. Das eintönige Grau des Lebens kann erleuchtet werden durch die Erfahrung des Göttlichen, die wie ein Sonnenaufgang erstrahlt. Sie verleiht dem Leben einen neuen Sinn und eine neue Würde.

Was nützt es dem Menschen, wenn er die ganze Welt gewinnt, aber seine Seele verliert? Nichts anderes ist mehr wichtig, wenn wir die Berührung Gottes in unserem Alltag spüren. Und was sonst ist wichtig, wenn wir diese innere Gegenwart nicht in unserem Alltag spüren? Ein Geist, der nicht die Berührung des Göttlichen spürt, wird ziellos in den Sackgassen der Welt umherstreifen. Deshalb gilt, wie es Sri Ramakrishna Paramahansa auszudrücken pflegte: „Tue was immer Du willst, mit dem Wissen, dass du Gott in der Tasche hast." Kurz gesagt, wenn wir den Geist reinigen durch göttliches Wissen und dann in der Welt wohnen, werden wir vom Weltlichen nicht beschmutzt werden. Wir alle sind Werkzeuge in der Hand Gottes, der uns unsere jeweiligen Aufgaben zugeteilt hat, damit unser Herz lernt, sich zu beherrschen.

Religiöses Leben bedeutet nicht, sich seinen Pflichten zu entziehen oder seiner Verantwortung auszuweichen. Alles ist heilig. Es besteht kein Unterschied zwischen dem Tempel und einem Bauernhof. Das Kloster und das Labor, der Tempel und die Werkstatt, die Zelle und der Marktplatz eignen sich gleich gut zur Verehrung. Das Leben anzunehmen, nachdem man seine Begrenzungen überwunden hat, ist das letzte göttliche Opfer. Das Leben selbst ist Religion; deshalb verehre Gott, indem Du das Menschsein erträgst.

Hin und wieder werden große Propheten wie Sri Ramakrishna geboren, um die ewigen Wahrheiten der Religion zu veranschaulichen. Was er predigte und lehrte mag vielleicht nichts Neues enthalten. Ohne ihn wäre die hinduistische Religion heute genauso gültig, wie sie es während der vergangenen Jahrtausende gewesen ist. Ohne ihn hätten die Texte der heiligen Schriften den Studenten, die sich für sie interessieren, genauso viel bedeutet. Doch in Sri Ramakrishna haben wir einen Offenbarer und modernen Interpreten der spirituellen Wahrheiten, an denen unser Geist vielleicht zweifelt, weil sie uns nicht vorgelebt werden.

Ein sicheres Fundament

So wie der riesige amerikanische Hickorybaum steht Sri Ramakrishna da und erhebt sein Haupt über die Stürme aus Zweifel und Skepsis. Er hat das Schwergewicht auf jene Aspekte der Religion gelegt, die wir heute in unserem täglichen Leben erfassen und befolgen können. Vor allem ist er eine historische Figur, und sein Leben ist nicht durch zweifelhafte Mythen verdunkelt. Er ist im hinduistischen Glauben verankert, doch er lehrt über das Leben des Geistes im Allgemeinen. Seine Erkenntnisse liefern uns den

Generalschlüssel, mit dem wir jede Tür im Hause des Geistes aufschließen können. Seine Lehren wirken wie ein starker Lichtstrahl, mit dessen Hilfe wir die Anmaßungen, Heucheleien und Äußerlichkeiten der Religion durchschauen und ihr innerstes Wesen erkennen können. Dieser Prophet des neunzehnten Jahrhunderts gründete keinen Kult und zeigte auch keinen neuen Weg zur Rettung auf. In einer Zeit, wo unsere liebgewonnenen Ideale der altehrwürdigen Religionen unter den unermüdlichen Hammerschlägen des modernen Denkens zu zerbröckeln begannen, hat Sri Ramakrishna Paramahansa durch sein eigenes Leben die Gültigkeit und Wahrheit der Propheten und Erlöser der Vergangenheit vor Augen geführt und damit das vom Einsturz bedrohte Gebäude der Religion auf ein neues und sichereres Fundament gestellt.

Menschen und Menschen

Die Menschen lassen sich in vier Klassen einteilen: jene, die an das Weltliche gekettet sind, jene, die nach Befreiung streben, die Befreiten und die zeitlos Freien. Zu den zeitlos Freien gehören Weise wie Narada und Babaji. Sie leben in der Welt zum Wohle anderer, um die Menschen in spirituellen Wahrheiten zu unterweisen. Jene, die angekettet sind, sind im Weltlichen versunken und haben Gott vergessen. Nicht einmal versehentlich denken sie an Gott. Jene, die nach Befreiung streben, wollen sich von der Anhaftung an die Welt befreien. Einigen gelingt das, anderen nicht. Die befreiten Seelen, wie die *sadhus* und *Mahatmas*, sind nicht verfangen in der Welt mit ihren Frauen und ihrem Gold. Ihr Geist ist frei von weltlichen Dingen. Stets meditieren sie über die Lotosfüße Gottes.

Stell Dir vor, ein Netz sei in einen Teich geworfen worden, um Fische zu fangen. Einige Fische sind so schlau, dass sie niemals im Netz gefangen werden. Sie sind wie die zeitlos Freien. Aber die meisten Fische verfangen sich im Netz. Einige davon versuchen sich daraus zu befreien, sie sind wie jene, die nach Befreiung streben. Aber nicht allen Fischen, die sich zu befreien versuchen, gelingt es auch. Einige wenige können sich mit einem Satz aus dem Netz befreien und fallen mit lautem Platschen ins Wasser zurück. Dann rufen die Fischer: „Seht, da ist ein Großer!" Doch die meisten der Fische, die im Netz gefangen werden, können nicht entkommen und unternehmen auch keinen Versuch dazu. Im Gegenteil, sie vergraben sich im Schlamm, mit dem Netz im Maul und bleiben ruhig dort liegen. Sie denken: „Wir brauchen keine Angst mehr zu haben. Hier sind wir in Sicherheit." Doch die armen

Fische wissen nicht, dass die Fischer sie zusammen mit dem Netz aus dem Wasser ziehen werden. Sie sind wie jene Menschen, die an die weltlichen Dinge angekettet sind.

Der Ruf der Trompete

Nur eine spirituelle Botschaft kann die heutige Welt retten, und zwei Männer von großer Weisheit, Seine Heiligkeit Swami Rajeswaranandaji und Dr. T.M.P. Mahadevan (Leiter der Philosophischen Fakultät der Universität von Madras), haben, als sie erkannten, dass diese Botschaft jetzt oder nie kommen muss, den Upanishad Vihar gegründet. Sie selbst bildeten die starken Pfeiler und trugen den riesigen Palast, den sie für diese Botschaft gebaut haben. In der waldigen Landschaft von Kailasagiri (Kalahashi, Panagal Post Chitur-District), als Hintergrund zum Suvarnamukhifluss, der vor dieser Kulisse dahinfließt, steht der Upanishad Vihar in einer idealen Umgebung, um alle und jeden einzuladen, um am göttlichen Leben teilzuhaben. Der vihar arbeitet daran, Studium und Ausübung der Religion in ihrem universellen Aspekt zu fördern und eine gemeingültige und kulturelle Grundlage mit der Botschaft von Einheit, Liebe und Frieden zu schaffen.

Im Zusammenhang mit diesem Thema ist es vielleicht nicht unangebracht, eine Anmerkung zu erwähnen, die Seine Heiligkeit, Swami Rajeswarananadaji vor nicht allzu langer Zeit machte: „Jedes Wesen ist ein mobiler Tempel des Herrn, kein Mensch ist in eine Religion hineingeboren, doch jeder Mensch ist für eine Religion bestimmt. Aus jedem Gesicht sehe ich Gott herausleuchten. Das ganze Universum ist mein eigenes Zuhause, und seine Bewohner sind mein eigenes Selbst, meine Religion ist Leben, Licht und Liebe." Dann fuhr er fort: „Upanishad Vihar steht für ein neues Erwachen göttlichen Bewusstseins über den Sinn und das Geheimnis des Lebens. Es ist eine Oase in der Wüste dieser Welt, für die Pilgerreise der Seele auf ihr Ziel, der Verwirklichung des Selbst, zu. Er ist die Freiheit der Spontaneität, der Mut der Wahrheit, die tiefste Seele echter Zivilisation und der krönende Glanz unsterblichen Lebens. Doch das ist nicht alles. Der Trompetenschall des vihar bedeutet auch: Spiritualität und nicht bloße Moral und Intellektualität; Gesundheit statt Rezepte für Medikamente; Einheit und nicht bloß Gesellschaften; Menschheit und nicht bloß Nationen; Offenbarung der Selbstheit (Gottheit) und nicht bloße Doktrinen und Dogmen; göttliches Leben und nicht bloße Gesetze. Das Ziel ist das ewige Leben, unsterbliches Licht und unendliche Liebe."

Ein Platz in diesem Palast

Die bloße Existenz solcher Institutionen wie Upanishad Vihar ist ein Segen für die Welt im Allgemeinen und für Indien im Besonderen. Ein jedes von Gottes Kindern hat einen Platz in diesem Palast. Der vihar gibt dem von Kriegen zerrütteten Westen und dem von Unruhen heimgesuchten Osten Frieden, Trost, Ruhe und Freude. Im Upanishad Vihar spenden die beiden großen bengalischen Feigenbäume der ganzen Welt ihren kühlen Schatten upanishadischer Weisheit. Vom vihar aus verbreitet sich die heilende Botschaft der Upanishaden bis in alle Winkel der Welt. Die Welt braucht diese Botschaft. Nur wenn die Welt diese Botschaft befolgt, wird sie von weiteren Katastrophen verschont bleiben.

Vom Upanishad Vihar geht ein unwiderstehlicher Ruf aus, von Gottes Allmacht gestärkt, ein Ruf an die ganze Welt, sich zu einen, an die ganze Menschheit, den Pfad des Friedens, der Liebe, Freude und Rechtschaffenheit zu beschreiten. Dieser Ruf wird erleuchtet von den beiden großen kosmischen Signalfeuern, Swami Rajeswaranandaji und Dr. Mahadevan. Der Upanishad Vihar hat unter Leitung von Sri Swamiji Maharaj eine wichtige Rolle bei der Neuordnung und Wiederbelebung der großen und tiefen Wahrheiten der Upanishaden gespielt. Der vihar dient dazu, alle Menschen mit den größten und höchsten Idealen, die die Menschheit jemals erreicht hat, zu inspirieren. Die Upanishaden stellen die höchsten Flüge und die äußersten Gefilde Göttlicher Erkenntnis dar. Sie sind der Gipfel vedischer Weisheit, der Höhepunkt der Intuition, die Vedanta, als welche sie auch bekannt sind.

Die geeignetsten Lehrsätze

Furcht, Verzweiflung und Frustration halten die heutige Menschheit im Griff. Die inspirierenden und mutigen Lehren der Upanishaden sind die Lehrsätze, die am besten geeignet sind, den negativen Kräften der heutigen Zeit entgegenzuwirken. Lasst die Philosophie der Upanishaden in eine positive Kraft umgewandelt werden, welche die geplagte Menschheit erhebt und vergöttlicht. Lasst Vedanta ganz und gar praktisch anwendbar sein. Diese praktische Vedanta geht von Kailasagiri aus. So wie die historische Krypta der Zivilisation das versiegelte Metallröhrchen mit einem Querschnitt all unserer heutigen Errungenschaften in Miniaturform enthält, so enthalten die Upanishaden die Quintessenz des gesamten Spektrums göttlichen

Wissens, das in alter Zeit von den Sehern unseres heiligen Landes erkannt und offenbart wurde. Der heutige Mensch hat kaum die Zeit, die Masse der dicken Schriften auch nur oberflächlich zu durchstreifen. Diese kompakten Schätze transzendenter Wahrheit, diese Wunder an Kürze und Weisheit, die Upanishaden, durchtränkt von den tiefsten Wahrheiten, sind am besten geeignet für unsere heutige Zeit. Es ist die Aufgabe des Upanishad Vihar, diese Schätze der Allgemeinheit zugänglich zu machen.

Solche Ashrams und spirituelle Einrichtungen sind eine Lebensnotwendigkeit für die Welt. Sie übernehmen die Rolle *adhyatmischer* Laboratorien, in denen die subtilen, schwer verständlichen Wahrheiten untersucht, durchdacht, aufgenommen und der Menschheit in leicht verständlicher Form vorgestellt werden. Alles was er will, kann der Mensch auf den Marktplätzen der Welt kaufen, aber nirgends findet er Spiritualität, Frieden und innere Erleuchtung. Für diese Dinge muss er sich lediglich zu Ashrams (oder zu Babaji) hinwenden, die sich an heiligen Orten befinden, voll sind von heiligen Gemeinschaften und durchdrungen von einer spirituellen Atmosphäre, die pulsiert von Reinheit und Frieden. Der Upanishad Vihar verwandelt nach und nach das umliegende Land in ein zweites Brahmavartha, mit Swarnamukhi als seinem heiligen Fluss Sarasvati. Wenn solche Ashrams überall auf diesem heiligen Land aus dem Boden sprießen, wird dieses schon bald ein neues Zeitalter der Heiligen, Weisen und Seher einläuten, wie in der ruhmreichen Vergangenheit. Jener Tag wird ohne jeden Zweifel ein Segen für alle Menschen auf Erden sein.

Ein lebenswichtiges Reservoir

Die Upanishaden enthalten die große Botschaft der Einheit, und nur diese kann Liebe, Brüderlichkeit, Toleranz und Verständnis unter den Völkern dieser Erde fördern. Die beiden großen Stützpfeiler, Seine Heiligkeit Sri Swami Rajswaranandaji und Dr. T.M.P. Mahadevan, die in den vergangenen Jahren die Aktivitäten des Vihar so geschickt gelenkt haben, sind beide Männer von wahrer Weisheit. Durch höchste Erkenntnis manifestieren sie in ihrer Person das Licht des Atman. Durch ihr Leben, ihre Weisheit und ihre Erkenntnisse, haben sie den Upanishad Vihar in einen wahren Garten upanishadischer Weisheit verwandelt. Die upanishadischen Wahrheiten finden eine Entfaltung (Manifestation) in ihnen und somit auch im Vihar. Der Upanishad Vihar ist wahrhaft das lebenswichtige Reservoir lebenspendender Wahrheiten der

Vedanta, und hilft dem Menschen dabei, sich mit allem auszurüsten, das er auf seinem Weg zur Vollkommenheit benötigt. Er ist eine göttliche Kornkammer, die allen im Lande spirituelle Nahrung im überfluss spendet. Es ist unbestreitbar und braucht auch nicht verheimlicht zu werden, dass der Vihar großartige spirituelle Arbeit zur Erhebung der Menschheit geleistet hat. Die Verbreitung der Spiritualität durch den Upanishad Vihar ist in der Tat ein Segen für die Menschheit. Er wird mit Sicherheit ein berühmtes, dynamisches, spirituelles Zentrum für die ganze Welt werden. Mögen die erleuchteten Weisen, die Alten, die Brahmagnanis, die Offenbarer der erhabenen Upanishaden, ihren Segen spenden und Upanishad Vihar zu einem Ort machen, an dem all jene, die sich auf dem schroffen Weg zu jenem unsterblichen Land befinden, sich erfrischen und mit neuem Leben erfüllen können. Möge er für alle Zeit als ein Leuchtturm erstrahlen, erhellt mit dem Glanz vedischer Weisheit. Mögen seine Strahlen alle Täuschungen und die Illusion des kleinen „Ich" verbannen und offenbaren, „Dass Du bist".

Der Vihar ist ohne Zweifel der Anbruch eines neuen Tages. Er regt Studium und Umsetzung der Religion in ihrem universellen Aspekt an und schafft eine allgemeine und kulturelle Grundlage mit der charakteristischen Botschaft von Wahrheit, Liebe und Frieden. Er ist ein Zentrum für Studiengruppen, Religionsforschung sowie spirituelle Erleuchtung für jedermann. Der Vihar erhebt die Religion nicht zur Institution. Er steht nicht im Widerspruch zu Wissenschaft und logischem Denken, sondern geht darüber hinaus. Er gründet nicht eine neue Sekte, sondern zeigt das gemeinsame Ziel des Lebens auf. Er ebnet den Weg zur Erkenntnis der Einheit, die den verschiedenen Glaubensrichtungen in der Welt zugrunde liegt und zur Wahrnehmung der vielen bunten Lichter, die in höchstem Glanz miteinander harmonieren. Nicht zuletzt erweckt er jede Seele zu ihrer Heiligen Majestät Unvergleichlicher Selbstheit, welche die Brüderschaft der Menschen und die Vaterschaft Gottes mit einschließt und transzendiert.

Die Rettung der Seele

Das, was die Welt heute am dringendsten benötigt, ist Religion. Das erfolgversprechendste Heilmittel für die vielen Leiden des heutigen Menschen ist die Spiritualität. Nachdem er seine Seele verloren hat, sucht der heutige Mensch nach einem Ersatz, von dem er bereitwillig glaubt, dass er ihm Trost spenden werde. Er weiss nicht, dass nichts anderes ihn retten wird, als die Wiedererlangung dessen, was er verloren hat. Weder eine sorgfältige Pflege seiner phyischen Vorlieben, noch eine eifrige Förderung seiner geistigen Fähigkeiten wird ihm von Nutzen sein, wenn sein Geist, der in ihm wohnt, erstickt und verhungert. „Die Rettung der Seele muss erreicht werden, wenn die Zukunft des Menschen gesichert sein soll." Das ist eine der herausragenden Aussagen von Dr. T.M.P. Mahadevan, und damit hat der Leiter der Philosophischen Fakultät der Universität von Madras ein gewichtiges Wort gesprochen. Die edle Aufgabe, Menschen in den Hafen des Geistes zu geleiten, war in Indien die spezielle Aufgabe der Weisen und Heiligen. In früheren Zeiten schlugen sie ihr Lager abseits der menschlichen Siedlungen auf und dienten den Menschen als Freunde, Philosophen und Führer. Ihre Behausung war eine Oase, die jedermann aufsuchen konnte, um seine Seele zu erfrischen und sich zu verjüngen. Solche Orte wurden als Ashrams oder Vihars bezeichnet, heilige Rückzugsorte für göttliches Leben. Die Luft dieser Einsiedeleien war von Frieden erfüllt. Die äußere Natur war im Einklang mit dem inneren Gleichgewicht der Wahrheitsuchenden, die sich dort hin begaben. Der Mensch und die Welt fanden ihre Ruhe in den Vihars und kamen veredelt aus ihnen zurück. Die Zeit und das Vorrücken der sogenannten Zivilisation hatten diese uralte Institution beinahe zerstört, als am Horizont des Neuen Indiens große spirituelle Persönlichkeiten erschienen, die ein Alarmsignal gaben und die Verheißung der Hoffnung verkündeten. Als Ergebnis ihrer Arbeit ist in Indien eine Wiederbelebung des allgemeinen Interesses an heiligen Institutionen zu beobachten gewesen. Über das ganze Land verstreut findet man heute Ashrams – Sivandashram, Rishikesh, Sri Aurobindos Ashram, Pondicherry, unter der Leitung von Ihrer Heiligkeit Der Mutter, die Stimme Sri Aurobindos Anandashram, Kanchengode, mit den Vorsitzenden Gottheiten Ramdas Swamigal und Mutter Krishna Bai, sowie vielen anderen, die, jeder auf seine eigene Weise, für die spirituellen Bedürfnisse der Suchenden sorgen. Es kann nie genug davon geben. Es muss der leidenschaftliche Wunsch eines jeden Menschen sein, dass ihre Zahl stetig steigt, und dass ihre Qualität auf der höchstmöglichen Stufe verharrt. *AUM HARI AUM.*

Kapitel IV

Swami Rama Tirtha

Vereinzelt ist es in der Vergangenheit vorgekommen, dass aus den Herzen der Menschen eines Landes Gebete aufstiegen, die Frieden für das ganze Universum verströmten. Es geschieht immer dann, wenn die Menschen genug haben von Krieg und Eroberung. So geschah es in Indien, als die Rasse der Krieger nach Hause zurückkehrte und sah, dass sie ihre Seelen für ein Linsengericht, für ein weltliches Reich, verkauft hatten. Als die Arier erkannten, dass die Siege, die sie auf dem Schlachtfeld errungen hatten, in Wirklichkeit Niederlagen waren, gingen sie in sich. Der Geist der Entsagung besiegte vollständig den Geist der Eroberung in ihnen. Friede und Liebe verbreiteten sich über das Land und machten es zum heiligen Land für seine Nachbarn. Von dieser Zeit an ist das Leben der Entsagung aus der indischen Geschichte nicht mehr wegzudenken. In Indien misst man den Erfolg nicht daran, wie viel Gold man anhäufen kann, noch daran, wie viel Wissen jemand sich anzuhäufen bemüht, nicht am Rang und nicht an der Stellung, sondern nur am Grad des Wissens und der Entwicklung des Selbst. Als wichtig wird allein angesehen, dass das Innenleben eines Menschen verehrungswürdig ist. Das schweigende, ereignisreiche Leben des Weisen, wenn auch nach außen in keiner Weise ereignisreich, spiegelt sich in jedem Augenblick wider in einem lächelnden Gesicht, gütigem Blick, großzügigem Herzen und einem gelassenen Geist. Das Leben des Weisen ist, genau genommen, das einzige, welches die sich entwickelnde Menschheit studieren sollte. Die Geschichte eines solchen Lebens bestünde darin, die inneren Erfahrungen des Heiligen in Form seiner Gedanken und Lehren wiederzugeben, und in noch höherem Maße darin, den Heiligen selbst zu beschreiben, mit seinem Lächeln und seinen Blicken, die Geheimnisse erschließen. Swami Rama Tirthas Biografie ist die seines Innenlebens. Es ist die stille Entwicklung des Geistes, der aus der Welt der Materie aufsteigt, durch den allmählichen Prozess der Erkenntnis des Selbst, und in die Gefilde des Geistes eintritt.

Swami Tirtha lebt auf dem Lande, und sein Leben ist ein Anstimmen von Hymnen für universellen Frieden und Liebe. Es sind dieselben Noten, die in den ruhmreichen Upanishaden ihren Ursprung nahmen. Das ist nichts Neues, doch dadurch, dass er sie sang, holte Swami Rama Tirtha sie vom Grunde seiner Seele hervor und ließ sie in edlen Tönen erklingen, rief die Menschen von der Zwietracht zur Harmonie, von der Unstimmigkeit zur Einigung, vom Selbst zum Selbst in allem, von der Vielfalt zur Einheit in Vielfalt. Er rief die Menschen weg vom Hass und hin zur Liebe, hinweg vom Krieg und hin zum Frieden. Jeder empfing von ihm Wohlwollen und Nächstenliebe in Gedanken und Empfinden. Für ihn waren alle Menschen und Dinge göttlich. *Tattvamasi!* Du bist Das. *Ekamevadytiyan*, Eins ohne Zweites. Dies sind die beiden *mantras*, von denen es heißt, sie seien die goldenen Flügel, auf denen der ewige *hamsa* sich jede Stunde seines Lebens in die ewige Bläue erhob und immer weiter aufstieg, bis er sich in der Unendlichkeit verlor.

Weibliche Sanftheit

Er besass ein hübsches Gesicht mit weichen Gesichtszügen und typisch arischem Schnitt. Die Augenbrauen wölbten sich über tiefschwarzen Augen, die das Geheimnis und die Liebe seiner Seele widerspiegelten. Im Gegensatz zu einer wuchtigen, breiten, vorstehenden Stirn, die seine Verstandeskraft erkennen ließ, umspielte weibliche Sanftheit seine Lippen. Wenn er ernst war, presste er Ober- und Unterlippe zusammen, über einem kleinen, runden Kinn, das eine unbezähmbare Willenskraft verriet. Als Schuljunge war ihm nur begrenzt anzumerken, dass er einmal seine bemerkenswerte spätere Laufbahn einschlagen würde, doch wer immer ihn sah, war von seinem engelhaften Wesen beeindruckt, sowie von seinem reinen und unschuldigen Leben, wie man es selten findet.

Er war schüchtern wie ein bescheidenes Mädchen. Da er im Licht der Liebe lebte, durchdrang eine klare Reinheit seinen kleinen, schmächtigen und hellhäutigen Körper. Doch hinter seiner bescheidenen, demütigen Erscheinung verbarg sich ein bemerkenswerter Mensch, der nach Höherem strebte und edle Ziele hatte. Der Brahmanenjunge dachte, mit Tränen in den Augen, dass seine Ziele zu heilig seien, um ausgesprochen zu werden. Mit der Demut eines Schülers im Herzen, mit dem Schweigen einer Jungfer und dem Willen eines Eroberers, schuftete dieser engelsgleiche Schüler Tag und Nacht im Tempel des Wissens. Er war seinen Mitschülern stets voraus. Er beschäftigte sich mit vielen Gebieten. Die Menge an Wissen und Informationen über literarische und philosophische Themen, die er als Swami beherrschte, war fantastisch. Es schien so, als sei er mit dem ganzen Spektrum menschlichen Denkens vertraut.

Aus einem dünnen und schwachen Körper gelang es ihm, als starker Mann mit der Behendigkeit eines Hirsches hervorzugehen. Er war ein schneller und ausdauernder Wanderer. Als Swami konnte er mehr als vierzig Meilen am Tag in den Bergen des Himalaya zurücklegen. Er gewann ein Vierzig-Meilen-Rennen in Amerika, das er zum Spaß mit amerikanischen Soldaten austrug. Er ging zwei Stunden vor ihnen durchs Ziel. Einmal, als er schnellen Schrittes durch die Straßen von San Francisco ging, sprach ihn ein Amerikaner an und sagte, er gehe so, als ob das Land ihm gehöre. „Ja!", antwortete Swami Rama Tirtha mit einem Lächeln und ging davon.

Er erklomm Gipfel in Gangroti, Jamunotri und Badrinath, nur mit einem kurzen Lendentuch und einer Decke bekleidet. Er überquerte Gletscher von Jamunotri nach Gangotri. Er lebte in verschneiten Höhen, und er schlief in Höhlen im dichten, düsteren Urwald, ganz allein. Die Bergbewohner, denen der Autor begegenet ist, und mit denen er sich unterhalten hat, verehrten den Swami als einen *Deva*, der so stark war, dass er während der Regenzeit ihr Vieh sicher über einen schnell fließenden Bergbach und ins Dorf bringen konnte. Um Mitternacht verließ er seine Bleibe, um in den dunklen Urwäldern umherzustreifen und Furcht und Tod zu trotzen. Er war so furchtlos, so kühn, so leidenschaftlich, so stark und so optimistisch. Selbst einige Minuten bevor er starb, wurde er gesehen, wie er schwamm, um sich fit zu halten.

Wer ihn während seiner Schülerzeit in Lahore gesehen hatte, als halbverhungerten Jugendlichen mit einem äusserst schwachen Körper, konnte unmöglich jenes schwanenweiße, ausgemergelte Gesicht in dem wilden Mann der Wälder wiedererkennen. Sein Gesicht wurde voll, mit einer schönen Gesichtsfarbe, und seine Augen waren halbgeschlossen von göttlicher Verzückung. Mit all diesem Übermaß an physischer und spiritueller Energie, präsentierte Swami Rama Tirtha der Welt das Meisterwerk seines Lebens, nämlich seine eigene Persönlichkeit.

In der Einsamkeit der Berge

Die Persönlichkeit des Swamis kann man zu Recht als explosiv beschreiben. Er verharrte oft monatelang im Schweigen, so, als ob er nichts zu sagen hätte. Er blieb versunken in der Freude. Dann plötzlich brach es aus ihm heraus wie aus einem Vulkan, er schleuderte wild seine Gedanken heraus. Wann immer er sprach oder schrieb, war es etwas sehr Erfrischendes und Originelles. Es schien so, als könne er nicht lange in Gesellschaft anderer bleiben, ohne das Gefühl zu haben, dass ihm etwas verloren gehe, und dass er der Gesellschaft überdrüssig werde. All seine Kümmernisse schrieb er stets dem „Geschäftsgerede" von Menschen mit weltlicher Weisheit zu, die sich gelegentlich um ihn versammelten. Er verwahrte sich gegen jeglichen Rat weltlicher Weisheit.

Immer wieder eilte er in die Einsamkeit der Berge zurück, um sich zu erholen. Dort pflegte er im Frieden mit dem dahinfließenden Wasser und dem herrlichen Himmel zu sein, und lag stundenlang mit geschlossenen Augen auf Felsen, während sein Körper in der Sonne badete. Das Wehen der Winde bezauberte ihn. Er entdeckte etwas in der Natur, das über das hinausgeht, was unsere Augen wahrzunehmen vermögen.

Er war ein Poet und Philosoph der Natur, der nicht ohne ihre zahllosen Schönheiten leben konnte.

Den größten Teil seiner Zeit verbrachte er im windigen Schoss der Berge, nicht nur in Indien, sondern auch während seiner Zeit in Amerika. Den Straßenlärm von Autos, Straßenbahnen, Omnibussen etc. konnte er nicht ertragen. Es ist wahr, dass ein Mensch, der die Natur liebt und tief in sie eindringt durch den Geschmack und die Gefühle der Poesie, auf geheimnisvolle Weise nicht anders kann, als ihre Seele in sich selbst widerzuspiegeln. Als Swamiji zum ersten Mal von den Gletschern des Himalaya herabstieg und über Bhim Tal die Ebenen bei Lucknow erreichte, wurde er fotografiert. Diese Fotos erinnern uns an die Reinheit und Durchsichtigkeit von Schnee. Da ist etwas in seinem Gesichtsausdruck und in der weichen Aura seines Körpers, das die Größe der Natur wiederspiegelt. Er war eine unpersönliche Person. Die verstreute Schönheit war in seiner Gestalt so stark konzentriert, dass seine Erscheinung der Gestalt der Berge und Kiefern eine neue Bedeutung verlieh, dem rauschenden Fluß und dem grünen Moos, und allem, was in Gottes Wäldern und Himmeln schön und wohlgestaltet ist. Seine Heiligkeit hatte stets ein frisches Aussehen, das ihm sein ständiger Aufenthalt in der Natur bescherte. Er zog die Einsamkeit der Gesellschaft mit anderen Menschen vor, um seinen Mantel aus Licht nicht zu beschmutzen.

Seine in höchstem Maße entwickelte Gefühlswelt bildete ein weiteres attraktives Merkmal seiner Persönlichkeit. Er war im wahrsten Sinne des Wortes ein Mann der Tränen. So wie eine dahinziehende, schwer beladene Wolke sich in Nieselregen ergießt, sobald ein kalter Wind daherkommt, so ergossen sich die Tränen des Swamis, wann immer es die Gedanken des Tages erforderten. Dann vergoss er sie in großen Strömen. In seinem Geiste gab es eine Abfolge von Jahreszeiten. Davon war die Regenzeit die längste Jahreszeit, dann folgte in der Länge der Frühling und der Herbst, der Sommer folgte zuletzt. Verschiedenste Arten von Tränen rannen von seinen Augen, Tränen des *Brahman* und Tränen der Trauer, Tränen philosophischer Melancholie, des Mitgefühls, Tränen wegen des Niedergangs derer, die einst gut und groß waren, Tränen eines Liebhabers und Tränen eines Geliebten. Tiefe Aufrichtigkeit ging wie ein reicher Regen von seinen Augen hernieder. Seine Anmut war unwiderstehlich. Hindus und Mohammedaner liebten ihn gleichermaßen. Menschen aller Rassen fühlten sich diesem Mann verwandt.

Halb verrückt

Die Amerikaner nannten ihn einen Amerikaner, die Japaner nannten ihn einen Japaner, und die Perser sahen ihn als Perser an. Die wunderbare Erkenntnis der Menschenseele ließ ihn wie denjenigen erscheinen, der ihn gerade ansah. Eng verbunden mit seinem aufrichtigen Empfinden war sein Zustand der Halbverrücktheit. Er war so berauscht von seinen Meditationen über die Göttliche Unendlichkeit, in denen ihm zufolge die Seele der Natur und die Seele des Menschen ein und dasselbe sind, dass er zuweilen verrückt zu sein schien. Seine Augen wurden blutunterlaufen und begannen wie wild zu rollen, und seine ganze Gestalt begann, sich heftig zu schütteln.

Wenn man Seine Heiligkeit nur ansah, war man inspiriert von neuen Gedanken, neuen Kräften, neuen Visionen und neuen Empfindungen. Auch wenn er einmal gar nichts sagte, öffneten doch sein Lächeln und sein Blick ein neues Kapitel im Bewusstsein des Betrachters. Sein Lachen hatte den Klang von Glocken. Es brachte die spontane Heiterkeit eines Naturmenschen zum Ausdruck. Es war wie das Blubbern der Quelle der Freude, die in ihm aufgebrochen war. Er war stets quietschvergnügt. Niemals verfinsterte ein Stirnrunzeln oder ein Schimpfen sein Gesicht. Der Autor weiß aus sicherer Quelle (von keiner geringeren Person als Babaji selbst), dass oft Menschen zu ihm (Swami Rama Tirtha) kamen, und er sie mit nichts anderem begrüßte als Salven lauten Gelächters. Und was geschah dann? Die

Besucher verneigten sich unverzüglich vor ihm, bekannten ihre tiefste Schuld und suchten Schutz vor Sünde und Dunkelheit. Es scheint so, als hätten seine Lachsalven sich auf die Suche begeben und die innersten Geheimnisse in den Herzen der Menschen berührt, so dass sie vor ihm ihre Beichte ablegen mussten, da sie fühlten, dass sein Lachen das Lachen eines Menschen war, der ihre innerste Geschichte kennt und versteht.

Er war fröhlich, doch wie er immer sagte: „Betritt niemals *rajas* durch die Heiterkeit", so entsprang seine Heiterkeit den Tränen. Stets fasste er seine Heiterkeit mit glühenden Stangen aus Weisheit an, damit sein Glück nicht mit *rajas* verunreinigt werde. Mitten in seinem Gelächter konnte er plötzlich verstummen, seine Augen schließen und in den feierlichsten Tönen die heilige Silbe *AUM* zu singen beginnen. Seine Heiterkeit war die Freude von *jñanam*, es war die Freude der Höchsten Glückseligkeit darüber, die Selbst-gleiche göttliche Seele in allem und in sich selbst erblickt zu haben. Er pflegte zu sagen: „Ich bin ein Sturm des Friedens, ich bin ein Gewitter der Freude."

Die philosophische Wehmut, die alle großen Denker, die wirklich ernsthaft und aufrichtig sind, angesichts der unlösbaren Frage des Warum, Wann und Wo des Universums befällt, endete für ihn regelmäßig in Lachsalven über die Strohhalme der Welt. Dieses Lachen gab vielen Menschen, wenn auch nicht in Worten, und vielleicht nicht in Gedanken oder Überzeugung, so doch auf eine andere Art, die einzig angebrachte Antwort, die von Männern seines Bewusstseins zuvor gegeben worden war, und die zugleich die einzige Antwort ist, die der menschliche Geist geben kann. Es will so scheinen, dass einer, der die Wirklichkeit dieser Scheinwelt wirklich verstanden hat, nicht anders kann als in unaufhörliches Gelächter auszubrechen, dass sich nicht mehr unterdrücken lässt:

> *Ich lache und lache über die Vorsehung selbst*
> *Ich denke an die Aura der Schöpfung*
> *Der Ozean meines Staunens bricht donnernd hervor!*
> *Hallelujah! Hallelujah!*

Experimentelle Religion

Ein weiteres Merkmal, das zum Zauber seiner bloßen Anwesenheit beitrug, war seine kühne Unabhängigkeit im Denken und sein überragender Intellekt. Was immer er dachte, war von ihm nicht nur zuvor bedacht worden, sondern er hatte es auch in seinem eigenen Leben am Werk gesehen. Er pflegte zu sagen (wie von Babaji belegt wird), dass er an die experimentelle Religion glaube. Ihm zufolge besteht die Kunst zu leben in leuchtendem Glauben. Theologie hat sehr wenig oder gar nichts mit der inneren Religion des Menschen zu tun. Wenn Du ein lebendiger Mensch bist, so prüfe die Wahrheit, indem Du ihr Dein Leben widmest. Genauso wie in der Wissenschaft, wo die Autorität wenig Gewicht hat, wenn es darum geht, zur Wahrheit zu gelangen, so sollte auch in der Religion die Autorität wenig oder kein Gewicht haben. Religiöse Wahrheit, die sich auf die Natur des menschlichen Innenlebens bezieht, muss sich jedermann selbst und persönlich durch Verwirklichung des Selbst zu eigen machen. Diese Verwirklichung kann durch jede beliebige Methode herbeigeführt werden. Die Methode spielt keine Rolle, weil es keinen Königsweg zur Verwirklichung gibt, und es ist auch nicht möglich, einen zu bauen. Die sogenannte Führung durch Richtlinien entmündigt die Menschheit nur. Veden oder nicht Veden, Koran oder nicht Koran, Bibel oder nicht Bibel – des Menschen eigene inneren Erfahrungen sind das, was letztlich über wahr und unwahr entscheidet.

Wir benötigen nicht das Sonnenlicht, wenn es nachts nicht verfügbar ist; unsere arme Kerze genügt, um den Pfad zu erleuchten. Es sind die inneren Erfahrungen des eigenen Selbst, die zum Verständnis der Gesetze des Lebens führen, und alle Schriften von Heiligen, die im Gegensatz zum Leben selbst stehen, sind wahrhaft zum Scheitern verurteilt. Wahre Bildung erreicht einen Menschen manchmal nicht über Bücher, nicht über Autorität, ganz gleich ob tot oder lebendig, sondern über das rauhe Leben selbst eines Diebes oder Räubers, selbst das einer Dirne und eines Galeerensklaven, durch die Gnade, das Erbarmen und das Wohlwollen eines *Satguru Deva* wie Babaji. Ein jeder muss zu Gott gehen, durch die Misserfolge und Erfolge seines eigenen Lebens.

Das Leben selbst ist die größte Offenbarung. Man sollte vielleicht anmerken, dass der große Fehler des großen Shankara darin bestand, dass er sein Licht unter den Scheffel stellte. Er predigte Dinge, die er selbst unmittelbar erkannt hatte, im Namen der Veden und enthielt dadurch den Hindus ein unmittelbares und tiefes Verständnis der Wahrheit vor. Besser als Shankara machte es in dieser Hinsicht Mohammed, der die Wahrheit verkündete, gestützt auf seine eigenen Erkenntnisse, und dem es gelang, aus den wilden Arabern Männer des Glaubens zu machen. Wir brauchen nicht die Wahrheit zu verkünden, und uns dabei auf Autoritäten zu berufen, denn dann verliert die Verkündigung ihre ganze Kraft. Die einzige Kraft, die man in die Verkündigung der Wahrheit hineinlegen kann, ist die eigene unmittelbare und persönliche Erkenntnis. Bücher sind für den Menschen bestimmt, aber die Diktatoren haben inzwischen die Menschen von Büchern abhängig gemacht. Religiöse Bücher müssen wie Literatur über Botanik und Chemie gelesen werden, doch das Leben muss ein jeder selbst begreifen.

Der kritische Verstand

Swami Rama Tirthaji hatte die Grundlage seines Denkvermögens in so hohem Masse auf seine eigene Erkenntnis der Wahrheit des Lebens gegründet, dass er imstande war, manch ein großes Buch von der Liste der großen Bücher zu streichen, und manch ein kleines zum großen Buch zu erheben. Es war ein außergewöhnliches Vergnügen für alle, die ihn umgaben, wenn er gelegentlich Menschen und Bücher rezensierte. Leider sind diese Gespräche nicht aufgezeichnet worden, doch diejenigen, die seinen Ausführungen lauschten, erinnern sich sowohl an die Tiefe und Fülle seines kritischen Verstandes, als auch an sein Mitgefühl und seinen guten Geschmack. Man sagt, Seine Heiligkeit sei sehr zuvorkommend und höflich gewesen. Sein tadelloses Benehmen konnte man einfach nicht mehr vergessen. Sein Benehmen war nicht das eines Gentleman mit Manieren, sondern waren ein Ergebnis seiner Verehrung (Gottes).

Er hatte stets höchste Ehrerbietung für Männer wie für Frauen. Die Mutter ist immer heilig. Er vergoldete die Stirn des gemeinsten Sünders mit dem Licht der Stirn Shivas. Alles war göttlich. Der gemeinste Sünder war ihm so lieb wie der höchste Heilige, denn er verehrte beide. Er verehrte den Menschen als Inkarnation Gottes, und so verehrte er auch Felsen und Bäume. Diese Form der Menschenverehrung oder Verehrung des fleischgewordenen Brahman betrachtete er als wesentliches Gegenstück zur Verehrung des Nicht-Manifestierten. Seine Vergötterung bestand in der Liebe zum Menschen.*

---

*Die Verehrung Gottes führt nicht immer zur Ausmerzung böser Tendenzen des Geistes. Die Verehrung des Menschen als Gott hingegen führt zwangsläufig zur Lüftung des Schleiers. Doch ich muss mich zurückhalten, meine lieben Leser, denn wir werden diesen Aspekt der Verehrung des Menschen noch ausführlich behandeln in meinem Buch „Der Meisterschlüssel zur Beendigung aller Leiden (Kriya)", das mit Babaji's Gnade und Erbarmen das Licht der Welt erblicken wird, sobald das Jahr 1952 angebrochen ist. Bis dahin ruft Babaji

Nach allen Grundsätzen und Maßstäben zu schließen, war Swami Rama Tirtha alles in allem ein unauffälliger, ruhiger Denker, der immer Träumereien nachhing. Immer wenn er sprechen wollte, war es ihm unmöglich, seine Gedanken zu äussern. In seinen Reden legte er gleichsam einen Wald an, und es gibt vieles darin, das uninteressant ist. Doch hin und wieder treten die majestätischen Szenen turmhoher Kiefern, Farne, Moose, von Schnee und Wasserfällen plötzlich ins Blickfeld des Betrachters, und in diesen Momenten verstehen wir den Mann. Erst in diesen Augenblicken, wenn die majestätischen Ideale spontan in diesen Reden und Schriften erspießen, fühlt man sich reich belohnt dafür, dass man durch so viel rohes und trockenes Gestein gewatet ist, das später eine eigenartige Schönheit annimmt.

Er hatte eine Botschaft für die Menschen, und er hat versucht, sie in den drei dicken Bänden mit Lesungen und Essays zu übermitteln. Mit Ausnahme einiger weniger Essays, die zu seinen Lebzeiten veröffentlicht wurden, sollen die restlichen stenographische Aufzeichnungen seiner Reden sein, die er in Amerika gehalten hat. Durch diese Werke hindurch kann man den Menschen Swami Rama Tirtha sehen. Er war redegewandt. Mitten in seinen Diskursen, so berichten jene, die ihn gut kannten, trat er tief in den Geist des Gesagten ein und verstummte für Minuten, wobei Tränen aus seinen geschlossenen Augen hervorströmten. Dadurch übertrug sich der Geist seiner Gedanken unweigerlich auf die Zuhörer. Er war ein wundervoller Mensch, der sich auf dem Höhepunkt seiner Rede im Göttlichen zur Ruhe legte und auch seine Zuhörer in diesen Schlaf wiegte. Wenn er daraus erwachte, schien es so, als sei von seiner Redegabe nichts als schrille Schreie übriggeblieben. Hatte er zur Wildnis gesprochen? Vielleicht, doch mit Sicherheit goss er seine ganze Seele in diesen Schrei hinein.

Von Tränen benetzt

In Amerika lebte der Swami in einem Kurort an einem See. Seine Gegenwart und sein Singen des *AUM* gaben manch einem müden Patienten, der hier das Sanatorium besuchte, neuen Lebensmut, und viele bekamen durch ihn ihre Gesundheit wieder. Als er in San Francisco sagte „Ich bin Gott", rannen Tränen des Glücks aus seinen geschlossenen Augen, sein Gesicht sprühte Funken, und seine Arme vibrierten vor Leidenschaft, das ganze

---

an; gebt euch ganz ihm hin, vorbehaltlos und rückhaltlos, und sobald das Buch mit seiner Gnade und seinem Segen erscheint, könnt ihr einfach das auffrischen, was euch entgangen ist, als ihr „angestoßen" wurdet.

Universum zu umarmen. Seine Emotionen sind gewiss nicht die eines Philosophen, aber seine Leidenschaft war die eines *Vaishnava bhakta*.

Anfangs sprach er selten in der Öffentlichkeit, ohne Tränen zu vergießen, wenn er den Namen Sri Krishnas nur erwähnte. Er sah ihn auf dem *kadamba* Baum und hörte seine Flöte in seinen Ohren erklingen, während er bei Haridwar im Ganges badete. In seinem Haus in Lahore las er „Sur Sagar" mit der herrlichen Leidenschaft, die ihm die Vision Krishnas brachte, danach wurde er ohnmächtig. Am gleichen Tag, nachdem er aus der Ohnmacht erwacht war, erblickte er eine Schlange mit umgekehrter Haube in seinem Zimmer, und auf der Haube sah er Sri Krishna tanzen. Es wird berichtet, dass er Tage und Nächte lang weinte vor Liebe zu Lord Krishna. Seine Frau sah am Morgen, dass sein Kissen von Tränen durchnässt war!

Bei einer der Zusammenkünfte in Benares merkte eine Gruppe von *pandits* an, dass Swami Rama Tirthaji kein *acharya* der Vedanta sein könne, wenn er nicht auch ein Meister der Sanskritliteratur sei. Anscheinend beschäftigte sich seine Heiligkeit danach ernsthaft mit dem Erlernen des Sanskrits. Er ließ sich im Byas Ashram in der Nähe von Rishikesh nieder und konnte nach wenigen Monaten „Ashtadyai" auswendig. Dann ging er die Ramayana und die Mahabharata durch und begann ernsthaft mit dem Studium der Veden. Die *pandits*, die ihn in Vashisthashram trafen und ihm zuhörten, waren sprachlos angesichts der Einsichten, die Swamiji bei der Auslegung vedischer *mantras* bewies. Er las sie und suchte diejenigen *mantras* heraus, die ihm schön erschienen.

In Vashisthashram waren die Veden das Gesprächsthema. Auf die Frage nach Swami Dayanandas Auslegung der *Veden*, die versucht, alle Wahrheiten der Physik, neben den Gesetzen von Materie und Geist, in ihnen bestätigt zu finden, bemerkte Seine Heiligkeit: „Es steht jedermann frei, die Veden oder jedes andere Buch zu eigenen Zwecken zu interpretieren, sei es zur Erhöhung seines Geistes oder um Kritik daran zu üben. Doch niemand hat ein Recht dazu, seine persönliche Interpretation anderen als die Wahrheit aufzudrängen." Beim Vergleich zwischen Sayanacharya und Swami Dayananda bemerkte er, dass letzterer sich bei der Auslegung der Veden im Nichts bewege, dass er Bedeutungen zutage fördere, die manchmal in den *mantras* überhaupt nicht vorhanden seien. Heutzutage wird vielen Texten Gewalt angetan. Sayanacharyas Kommentar ist der einzige verlässliche Führer zum Studium der Veden. Doch wenn die Veden lebendig werden sollen, benötigen sie eine aktualisierte Interpretation. Die Bibel hat von Zeitalter zu Zeitalter eine ganze Reihe unterschiedlicher Auslegungen erfahren. Die Veden enthalten die höchsten Gebete und Hymnen zur Ehre der Wahrheit und sind als solche eine Schatzkammer für diejenigen, die nach spiritueller Erfahrung suchen. An manchen Stellen wird die Poesie der Veden für alle Zeiten unübertroffen bleiben.

Tod durch Ertrinken

An einem Oktobertag im Jahre 1906 ertrank Swamiji, in der Nähe von Tehri, Garwal, beim Baden im Ganges. Das Letzte, was er am Tage seines Todes schrieb, wenige Minuten vor dem traurigen Ereignis, war, im Englischen wiedergegeben, folgendes:

„Oh Tod, nimm diesen Körper hinweg, wenn Du willst. Ich habe noch viele Körper zum Leben. Ich kann glücklich in den Silberfäden des Mondes und in den goldenen Strahlen der Sonne leben. Frei werde ich umherstreifen, verkleidet als Bergbäche und Flüsse. Glücklich werde ich in den Wellen des Meeres tanzen. Ich bin der anmutige Gang der Brise und der berauschte Wind. Diese meine Formen sind dahinziehende Formen des Wandels. Ich stieg herab von den Höhen, klopfte an Türen, weckte die Schlafenden auf, tröstete den einen, wischte einem anderen die Tränen ab, deckte einige zu, lüftete anderen den Schleier, ich nehme meinen Hut ab, und schon bin ich verschwunden. Ich behalte nichts bei mir. Niemand kann mich finden."

Somit sah er das Ende klar vor Augen. So wurde ein großer Mann vom Ganges hinweggetragen, und das im Alter von nur dreiunddreissig Jahren. Swami Rama Tirthaji war einer, der wahrhaft den Boden Indiens als seinen Körper ansah. Der Comorin waren seine Füße, der Himalaya sein Haupt. Aus seinem Haar ergoss sich der Ganges, aus seinem Kopf flossen der Brahmaputra und der Indus, die Vindyachalas gürteten seine Hüften. Der Coromandel war sein linkes und der Malabar sein rechtes Bein. Er war ganz Indien, sein Osten und sein Westen, seine Arme, die er, was keiner gesonderten Erwähnung bedarf, ausbreitete, um die ganze Menschheit zu umarmen. Er war universell in seiner Liebe. Ach, so war seine Körperhaltung. Er stand da und erblickte den unendlichen Weltraum, doch sein innerer Geist war die Seele aller. Wenn er ging, wenn er sprach, sprach Indien. Wenn er atmete, atmete Indien. Er war Indien, Shankara und Shiva. Er war die höchste Verwirklichung der Vaterlandsliebe und er hatte Vedanta gelebt!

Seine Botschaft

Oh untergehende Sonne! Du wirst in Indien aufgehen. Willst Du darum diese Botschaft von Swami Rama Tirthaji nach Osten, Norden, Süden und Westen tragen und seine Tränen der Liebe zum Morgentau in den Feldern Indiens machen? So wie ein Shaiva Shiva verehrt, ein Vaishnava Vishnu, ein Christ Christus und ein Mohammedaner Mohammed, mit einem Herzen, das zu einem brennenden Dornbusch wird, so sah und verehrte er Indien in der Form der Shaivas, Vaishnavas, Christen, Mohammedaner, Parsen, Sikhs, Samnyasis, Harijaner oder anderer Kinder. Er verehrte Indien in all seinen Erscheinungsformen, Mutter Indien, Mutter Ganges, Kali, Ishta Deva und Saligram. Möge jeder Sohn Indiens für den Dienst am Ganzen stehen und erkennen, dass das gesamte Indien in jedem seiner Söhne verkörpert ist. Das persönliche und lokale *dharma* darf niemals einen höheren Stellenwert einnehmen als das nationale *dharma*. Das Einhalten des rechten Maßes trägt nur zur Sicherung des Glücks bei. Jede Handlung zur Förderung des Wohlergehens der Nation ist Dienst an den kosmischen Mächten, *devas* oder Gott.

In Wahrheit gibt es nur eine Krankheit und nur ein Heilmittel. Nationen können durch das Gesetz des Lebens geheilt und befreit werden. Durch die gleiche Methode können Individuen zu Heiligen oder noch höheren Wesen als die *devas* werden. Um Gott zu erkennen, nimm den Geist des *samnyasa* an, der völlige Aufgabe egoistischer Interessen verlangt, so dass das kleine Selbst völlig eins mit dem großen Selbst der Mutter wird. Um Gott oder die Glückseligkeit zu erkennen, nimm den Geist des *Brahman* an, der darin besteht, deinen Verstand auf Gedanken zu verwenden, wie die ganze Welt voran gebracht werden kann. (Das ist Kriya Yoga in Kurzfassung). Um Glückseligkeit zu erfahren, sei im Besitz des *kshatriya*-Geistes, sei bereit, dein Leben jederzeit aufzugeben zum Wohle der Menschheit. Um Gott zu erkennen, musst du den wahren *vaishya*-Geist haben, so dass du deinen Besitz nur verwaltest, zum Wohle der Menschheit.

Die Vielzahl an Kräften in Indien vermögen keinen Druck auszuüben, da sie gegeneinander gerichtet sind und sich so gegenseitig aufheben. Ist das nicht ein Jammer? Warum ist das so? Weil jede Seite ihre Aufmerksamkeit auf die Fehler der anderen Seite richtete. Es gibt Menschen, für die Vaterlandsliebe gleichbedeutend ist mit ständigem Brüten über dem untergegangenen Ruhm der Vergangenheit. Bankrotte Banken gehen über nutzlose, längst überholte Kreditbücher. Junge Möchtegernreformer bringen die alten Sitten und die alte Spiritualität Indiens in Misskredit, indem sie Zwietracht säen. Ein Land wird nicht gestärkt durch große Männer mit engen Ansichten, sondern durch kleine Menschen mit großen Ansichten. Manchmal sollten die ältesten Häuser niedergerissen werden. Die neueste Innovation, sofern sie denn vernünftig ist, ist nicht besser als die frische Rose, die mit perlendem Tau verziert ist.

Nimm keine Religion an, bloß weil eine große Mehrheit der Menschheit daran glaubt. Die große Mehrheit der Menschheit glaubt faktisch an die Religion Satans, die Religion des Unwissens. Es gab eine Zeit, als die große Mehrheit der Menschheit an die Sklaverei glaubte, doch das ist kein Beweis dafür, dass die Sklaverei eine gute Sache ist. Nimm etwas an und glaube an seinen Wert. Prüfe dich selbst. Gehe alles kritisch durch. Verkaufe nicht deine Freiheit an Buddha, Jesus, Mohammed oder Krishna. Selbst wenn dreihundertdreiunddreißig Milliarden Christusgestalten auf der Welt erschienen, würde es nichts nützen, wenn du nicht die Dunkelheit in deinem Innern beseitigst. Mache dich nicht von anderen abhängig. Alle Religion ist nichts anderes als ein Versuch, uns selbst zu enthüllen und unser Selbst zu erklären. Wahre Religion bedeutet vielmehr Glauben an das Gute, als Glauben an Gott. Ist denn Gott nicht gut, groß und über alles erhaben? Denke daran und erkenne, dass Religion eine Sache des Herzens ist, so wie die Tugend eine Sache des Herzens ist. Auch die Sünde ist eine Sache des Herzens. Sünde und Tugend gehen Hand in Hand mit deiner Stellung und deinem Gemütszustand. Warum solltest Du abhängig sein von Göttern, Christus, Mohammed, Buddha oder Krishna oder irgendeinem Heiligen dieser Welt? Gewiss musst du die Gnade und das gütige Erbarmen eines *Satguru Deva* wie Babaji haben, doch zugleich musst du über alle Formen hinausgehen.

Keine Trennung

Ihr seid frei, jeder einzelne von euch. Diene der Religion, die in den Straßen zu finden ist, die auf den Blättern geschrieben steht, die von den Büchern gemurmelt, von den Winden geflüstert wird, die in deinen Adern pulsiert; eine Religion, die du im täglichen Leben praktizieren und leben musst; an deinem Herd und in deinem Esszimmer. Du musst diese Religion überall leben, erst dann kannst du ein lebendes Beispiel für Kriya Yoga sein, dem großen Schlüssel zur Beendigung aller Leiden.

Es war schon immer so, dass wenn du dich selbst nicht als eins mit deinen Mitmenschen betrachtest, die heiligste Wahrheit geschändet wird. Der rechte Geist der Wahrheit behauptet die Überlegenheit des Individuums gegenüber der Welt und dem ganzen Universum. Wie selten geschieht es, dass wir einem ganzen Menschen begegnen. Ein ganzer Mensch ist ein inspirierter Mensch, ein ganzer Mensch ist die Wahrheit. Mache dich selbst ganz, schüttle die Wünsche und Anhaftungen ab, die Abscheu und die Anziehung. In Wirklichkeit gibt es nur das eine Selbst, welches wir sind, und nichts anderes außer ihm. Du kannst nicht lückenlos behaupten, dass du von allem getrennt bist. Daraus folgt zwingend, dass du das Selbst in seiner Ganzheit bist. In der Wahrheit gibt es keine Trennung. Du bist jetzt die Wahrheit. Menschen und Dinge sind uns wichtig, solange sie unseren Interessen und Zielen dienen. Sobald aber unsere Interessen auf dem Spiel stehen, opfern wir alles.

Nicht um des Kindes willen liegt das Kind uns am Herzen,
Das Kind liegt uns am Herzen um des Selbst willen.
Nicht um der Ehefrau willen liegt uns die Ehefrau am Herzen,
Nicht um des Ehemannes willen liegt uns der Ehemann am Herzen,
Die Ehefrau liegt uns am Herzen um des Selbst willen –
ebenso wie der Ehemann.
Das ist die Wahrheit.

Warum leben die Menschen so, als ob es den Tod nicht gäbe, obwohl ihr Verstand ihnen sagt, dass es ihn gibt? Vedanta erklärt das folgendermaßen: Im Menschen wohnt das wahre Selbst, welches unsterblich ist; das wahre Selbst, das ewig ist, unveränderlich, unverändert gestern, heute und für alle Zeit. Im Menschen gibt es etwas, das keinen Tod und keine Veränderung kennt. Das, was nicht vom Geist, den Augen und den anderen Organen wahrgenommen werden kann, jedoch die Tätigkeit des Geistes, der Augen etc. beschleunigen kann, ist *Brahman*. Warum machst du dir ständig Sorgen, du ruheloser Ungläubiger? Niemand, niemand als dein eigenes Selbst (das göttliche Gesetz) kann allein über das Universum herrschen. Was bist du? Unendlich und unbefleckt, das unsterbliche Selbst aller, ist dein Selbst. Hast du irgendeinen Zweifel bezüglich deines eigenen göttlichen Lebens? Es wäre besser, eine Kugel im Herzen zu haben, als einen Zweifel! Gott ist die Wirklichkeit, die Welt der Erscheinungen ist Illusion. Lebe in deiner Gottheit, und du bist frei, dein eigener Herr, Herrscher über das Universum.

Das ganze Universum dient einem als Körper, wenn man die Universelle Seele als sein wahres Selbst empfindet. Hunger und Durst gehören zum Körper und werden vom Geist wahrgenommen, doch Es selbst, das wahre Selbst, empfindet keinen Schmerz und wird nicht dadurch gestört. Derjenige, der seine eigene Göttlichkeit, die Gott ist, erkennt, empfindet keinen Schmerz und wird nicht gestört durch Müdigkeit, Hunger oder Durst des Körpers. Pflege den Seelenfrieden, fülle deinen Geist mit reinen Gedanken, und niemand kann dir Böses wollen. Entsagung allein führt zur Unsterblichkeit.

In der vedischen Entsagung musst du stets auf dem Felsen der Entsagung stehen, die Füße sicher gesetzt auf diesem günstigen Ausgangspunkt, und dich ganz jeglicher Arbeit widmen, die auf dich zukommt. Du wirst nicht ermüden; du wirst jeder Aufgabe gewachsen sein. Entsagung sollte bei jenen Dingen beginnen, die uns am nächsten und am wichtigsten sind. Es ist jenes falsche Ego, das man aufgeben muss; das heißt, die Vorstellung „Ich tue das", „Ich bin der Handelnde", und „Ich genieße das"; die Vorstellung, die diese falsche Persönlichkeit in uns erzeugt. Sich in den Wäldern zurückzuziehen ist nur ein Mittel zum Zweck; es ist, wie wenn man die Universität besucht. Entsagung verlangt nicht, dass man sich in die tiefsten Wälder des Himalaya begibt, Entsagung verlangt nicht, dass man alle seine Kleider ablegt. Entsagung verlangt auch nicht, dass man barfuß und barhäuptig umherläuft. Entsagung sollte nicht gleichgesetzt werden mit passiver Hilflosigkeit und resignierender Schwäche, aber auch nicht mit arrogantem Asketentum. Es ist keine Entsagung, wenn man den Tempel Gottes, nämlich seinen Körper, ohne Widerstand reißenden Wölfen zum Fraß überlässt. Sich als etwas von der Wahrheit Unterschiedenes und Getrenntes zu betrachten, und dann im Namen der Religion Entsagung zu üben, bedeutet, sich etwas anzumaßen, das einem nicht gehört. Es gibt keine wahre Freude, außer in der Entsagung. Es gibt keine wahre Inspiration, kein Gebet, außer in der Entsagung.

Verleugne dich selbst

Erkenntnis befreit dich von äußeren Einflüssen. Sie führt dazu, dass du dir selbst treu bist. Der einzige Weg, allen Sünden zu entgehen und über allen Versuchungen zu stehen, ist die Erkenntnis des wahren Selbst. Stehe auf deinen eigenen Füßen, ob du groß oder klein bist, ob du eine hohe Stellung innehast oder nicht. Erkenne deine Göttlichkeit, dein Gottsein. Wenn du diese Stufe göttlicher Liebe erreichst, wirst du in deinem Vater, in deiner

Mutter und in allen Menschen nichts anderes als Gott sehen. Wenn du in deiner Ehefrau nicht deine Ehefrau siehst, sondern den Geliebten, Gott, dann befindest du dich in der Gegenwart Gottes, und dann wirst du tatsächlich Gott. Erhebe dich über den Körper. Verbrenne deine Persönlichkeit, erst dann werden deine Wünsche erfüllt werden. Mit anderen Worten, verleugne dich selbst. Erkenne deine Göttliche Natur, und alles ist getan. Versuche dem einen Herrn zu gefallen, dem Selbst, dem Einen ohne Zweites. Lasse alle Furcht und Hoffnung vom Wind hinwegtragen, mache keine Unterscheidungen mehr. Mache keinen Unterschied zwischen Kopf und Füßen. Alle Wünsche werden zu Liebe werden, und Liebe ist Gott, und du bist Gott. Erkenne deine Einheit mit diesem, und du wirst über allen Dingen stehen. Kriya Yoga ist die Abwendung der Sinne vom Universum der Gegenstände und die Konzentrierung des Geistes im Innern. Es ist ewiges Leben in der Seele oder dem Geist. Es wandelt den Menschen zur Gottheit um. Es bringt eine Botschaft der Hoffnung für die Hoffnungslosen, Freude für die Niedergeschlagenen, Stärke für die Schwachen und Wissen für die Unwissenden. Es ist der geheime große Schlüssel zur Öffnung der Gefilde ewiger Glückseligkeit und tiefen, dauerhaften Friedens. Das spirituelle Wachstum im Kriya Yoga wird gemessen daran, wie weit man äußere Umstände und Situationen besiegt, Sorgen und Schwierigkeiten, widrige Bedingungen und widerstreitende Einflüsse.

Seine Heiligkeit Mandaleshvar Sri Sri Sivanandaji Maharaj vom Sivanandashram, Ananda Kutir, in Rishikesh, schrieb vor kurzem an den Autor (V.T.N.), dass ein Yogi oder Weiser in allen Lebenslagen und in jedem Augenblick Gelassenheit bewahrt. Er ist unerschütterlich, weil er auf einem festen Felsen steht, der ewigen, unveränderlichen, unsterblichen Seele und deshalb wird er als *dhira* oder Standhafter bezeichnet. Lord Krishna sagt zu Arjuna: „Jener Mensch, den diese nicht quälen, o Herrscher über die Menschen, der gelassen und standhaft ist in Schmerz und in Freude, ein solcher Mensch ist gerüstet für die Unsterblichkeit." (Bhagavad Gita, II.15).

AUM TAT SAT AUM.

Kapitel V

Die Lust an der Macht

Macht ist ein Rauschmittel. Unter ihrem Einfluss ist der Mensch imstande, sich selbst die Kehle durchzuschneiden und sich ins Verderben zu stürzen. Oh Mensch! Hast du diese offenkundige Wahrheit nicht erkannt? Hast du nicht genug bekommen von den giftigen Früchten der Machtpolitik, der irren Jagd nach der Macht auf internationaler und nationaler Ebene und selbst zu Hause? Hast du noch nicht erkannt, dass sie nur zu Zwietracht, Kriegen, Aufständen und Elend führt?

Macht berauscht. Selbst übermenschliche *tapas*, selbst der *darshan* Lord Shivas, für den Suchende sich in lebenslange *sadhana* begeben, waren nicht imstande, den Untergang von Ravana zu verhindern, nachdem er seinen Machtgelüsten nachgegeben hatte. Nichts kann dich retten, außer *dharma*. „Nichts, nichts kann Harmonie, universellen Frieden und Wohlstand herbeiführen, außer *dharma*. Friede wird da unbekannt bleiben, wo *dharma* unbekannt bleibt. Das Glück wird jenes Haus, Dorf oder jene Nation verlassen, die nicht *dharma* in ihrem Herzen bewahren", so spricht der Weise von Ananda Kutir. Wenn *dharma* zum höchsten Herrschaftsprinzip wird, bekommt alles einen Sinn. Auf der Grundlage von *dharma* wird *tapas* mit göttlicher Kraft erfüllt. Auf der Grundlage von dharma gelingt die Politik und die Bildung einer Nation. Verankert im dharma, wird das Familienleben glücklich sein, blühend, glückselig, veredelnd und göttlich.

Du wirst das, wonach du strebst, nur erlangen, wenn du dort danach suchst, wo es sich befindet. Wenn du nach Glück strebst, suche danach im Selbst, in Gott, dem Urquell der höchsten Glückseligkeit, nicht in Objekten der Sinne. Wenn du nach Macht strebst, erreiche Allmacht in der Erkenntnis des Selbst. Du wirst eins werden mit der Höchsten Macht, die das Universum regiert, nicht durch politische Ämter in Kaiserreichen und Kolonien oder durch Reichtum oder Maschinengewehre. Wenn du nach Erfolg strebst, erwirb ihn in Rechtschaffenheit, nicht in Bungalows oder Autos. Wenn du Glück, Erfolg, Macht und Ruhm in den Dingen dieser Erde siehst, wirst du das Schicksal des Ertrinkenden erleiden, der sich auf den Rücken eines Krokodils rettete, weil er es für einen Baumstamm hielt, der ihn ans Ufer bringen würde. Denke an diese Geschichte! Lasse dich nicht täuschen! Erwache, erwache jetzt in diesem Augenblick!

Eigenartige Schönheit

Wir wissen, dass Reichtum kein Ziel an sich ist, und dass es die oberflächliche Natur des Menschen ist, die danach strebt. Es gibt einen unterbewussten Zustand in uns, der immer nach etwas Höherem strebt, der aber von dieser oberflächlichen Natur zurückgehalten wird. In unserem Innern findet ein ständiger Kampf statt, der an sich ungesund ist. An dieser Stelle brauchen wir die Lehren eines *Satgurus* (wie Babaji), damit uns geholfen wird. Die Religion braucht nicht vom Leben getrennt zu sein. Wenn man ins *Kriya sadhana* eingeweiht ist, oder die wohlwollende Gnade und das gütige Erbarmen Babaji's, Sri Lahiri Mahasayas, Sri Yukteshwarjis und Yoganandajis oder Gnana Mathas empfängt, oder von irgendeiner anderen Person dieser Stufe, dann kann das Leben göttlicher gemacht werden. Jedes Menschenleben sollte an diesem Maßstab gemessen werden. Wenn man in einen solchen Zustand göttlichen Lebens übergeht, dann verschwinden viele der unmenschlichen Maßstäbe, die uns umgeben und die viel Unglück mit sich bringen. Viele Heilige haben in ihrer Zeit gezeigt, dass man göttliche Gnade selbst dann empfangen kann, wenn man das Leben eines gewöhnlichen Haushaltsvorstandes führt. Doch die Welt weigert sich, an Dinge zu glauben, die sie nicht mit eigenen Augen gesehen hat. Und das wiederum bedeutet, dass wir solche Heiligen brauchen, die wieder und wieder herabsteigen, um uns zu führen und uns zu helfen.

Der Geist hat normalerweise die Neigung, ziellos umherzuschweifen, doch mit Hilfe von Kriya Yoga kann er auch steil nach oben steigen. Bei jedem Menschen gibt es in einer Schicht weit unterhalb des bewussten Wollens, Gedanken und Impulse, die ihn wirklich beherrschen. Auf diese Kräfte kommt es an; sie sind es, die sein Leben wirklich formen. Die schwachen kleinen Hoffnungen, die an der Oberfläche umherflattern, sind von geringem Wert. Aber das Formen des Geistes ist ein schwieriger Prozess, und wir brauchen Meister dazu.

Es ist sehr schwierig, einen wahren Meister zu erkennen und seinen Wert zu würdigen. Den Klang eines Musikinstruments zu beurteilen und zu würdigen, zum Beispiel den einer Flöte, ist vergleichsweise einfach, wohingegen es ziemlich schwierig ist, ein Musikstück zu bewerten und zu würdigen, das auf der Flöte gespielt wird. Der Klang des Instruments ist ein einziges separates Merkmal, und es ist so einfach, dass der Flötenspieler in die Flöte blasen kann und sagt: „Hören Sie mal, das ist ein guter Ton." Die Melodie hingegen, die aus der Flöte erklingt, besteht aus einer solchen Vielzahl variierter Töne, dass ein kritischer Geschmack und ein geübtes Ohr notwendig sind, um dem unbedarften Zuhörer ihre Schönheiten zu erklären und zu veranschaulichen. Ebenso ist es leichter, eine Persönlichkeit zu erkennen und einzuschätzen, die eine einzige spezielle Fähigkeit besitzt, als zum Beispiel übermenschliche physische Kräfte, wundervolle musikalische Begabung, unvergleichliche künstlerische Fähigkeiten oder wundervolle mathematische Begabung etc. als eine vielfältige Persönlichkeit zu erkennen und einzuschätzen, die harmonisch abgerundete, voll ausgebildete und vielseitige Fähigkeiten besitzt.

Seine Heiligkeit Mandaleshvar Sri Sri Sivanandaji Maharaj ist nicht nur ein heiliger Mann, ein Heiliger, der sich heiter und gelassen seiner täglichen Andacht und seinen nach innen gerichteten Gedanken widmete. Seine Persönlichkeit, seine Aktivitäten und das, was er erreicht hat im Leben, sind so facettenreich und vielfältig, dass man ihn gesehen haben muss, um es zu glauben. Man fragt sich unweigerlich, was er ist, der Shiva vom Ufer des Ganges? Welchen Platz nahm er in der menschlichen Gesellschaft ein, und welche Rolle spielte er? Was erstrebte er, und wofür stand er in all den arbeitsreichen Jahren fruchtbaren, selbstlosen Dienstes. Was genau war er für verschiedene Menschen in ihren so unterschiedlichen Schichten und Situationen.

Es sei ohne Umschweife und ohne die geringste Furcht vor Widerspruch erwähnt, dass Swami Sivanandaji, der Yogi aus Uttara, fast zu einer Institution wurde und ein Meilenstein in der spirituellen Geschichte seines Landes wurde. Wenn man sich ihm näherte, wurde einem froh ums Herz. Denn von der Blume (Babaji) zur Biene (dem Suchenden) fließt ein beständiger Strom kostbarer Essenz. Jene, die ihren Wert nicht erkennen, lassen diese Blume achtlos liegen, ohne zu ahnen, welcher Schatz ihnen da entgeht! So verhält es sich auch mit Swami Sivanandaji Maharaj. Zwölf lange Jahre verbrachte er damit, auf dem Pfad zur Wahrheit voranzuschreiten. Auf diesem Weg lauerten zahllose, schwer überwindbare Hürden, doch durch strenge Selbstdisziplin erreichte er sein Ziel, den Höchsten Thron des *sacchidananda*. Er fand den Schatz der Schätze und erreichte die Gefilde, in denen absolute, reine Glückseligkeit regiert. Wenn man diese Gefilde betritt, lässt man alles Elend der Welt hinter sich.

Still und unauffällig setzte er seinen Alltag in seinem bescheidenen *kutir* in Svarg Ashram und später am anderen Ufer des Ganges fort. Langsam aber sicher strömten zahllose Männer und Frauen herbei, die ihrer weltlichen Last überdrüssig waren, und die nach einem Lied suchten, dass ihre Nerven beruhigen könnte. Seltsamerweise empfand dieser Einsiedler, der vor der Gesellschaft weltlicher Menschen geradezu geflohen war, die gleichen Menschen als die geeignetsten Objekte seiner Verehrung. Er hatte die Einheit erkannt. Er hatte seine eigene Identität mit *Brahman* erkannt, und dessen Identität mit allem was es im Universum gibt. Und so dehnte er seine *atma bhava* selbst auf die kleinste Kreatur aus, die es auf der Erde gibt.

Man ist sprachlos, wenn man Zeuge der herrlichen Persönlichkeit des Weisen von Ananda Kutir wird. Die Wege des Herrn sind in der Tat geheimnisvoll. Er entsendet seine Boten zu verschiedenen Erdteilen, damit sie die Menschen erheben, ganz, wie es gerade nötig ist. Die Boten sind zwar an einem bestimmten Ort geboren, doch sie wirken in einem anderen, weit entfernten Gebiet. Der heilige Xaver wurde in Spanien geboren, wirkte aber in Indien, Swami Rama Tirtha wurde im Punjab geboren, predigte aber zum größten Teil in Amerika. Sri Aurobindo war ein Sohn des Staates von Bengalen, im Osten Indiens. Seine Ausbildung genoss er in England. Er arbeitete als Professor in Baroda, aber er praktizierte *Yoga* und predigte ohne Worte von Pondicherry, Südindien, aus. Sri Krishna Pram ist Engländer. Er war Professor in Lucknow, Uttar Pradesh, begrenzte jedoch seine spirituellen Aktivitäten auf Uttara Brindavan, in der Provinz Almora. Sri Yoganandaji (der Lieblingsschüler von Sri Yukteswarji) war ebenfalls ein Sohn des Staates Bengal, doch er predigte in Los Angeles, in Amerika. Swami Sivananda wurde in Südindien geboren, arbeitete als Arzt in Malaysia und verrichtete sein religiöses Werk im Himalaya, in Nordindien. Er ist ein Uttara Yogi! Welch großes Geheimnis!

Das Leben des Swamiji war ein überzeugendes Beispiel für die selbstlose Natur des Ideals wahrer Entsagung. Durch seine spirituelle Disziplin strebte er nach Harmonie in seinem Innern (Verwirklichung des Selbst) und Gelassenheit gegenüber der Welt von Freude und Leid, so wie sie ist (Erkenntnis Gottes). Nachdem er diese Harmonie erreicht hatte, benutzte er seine spirituelle Kraft zur Erhebung der Menschheit in Übereinstimmung mit dem göttlichen Entwicklungsplan, indem er anderen half, dieses Ziel ebenfalls zu erreichen. Der Swami sagte zu Recht: „Ich lebe, um euch allen zu dienen. Ich lebe, um euch alle glücklich zu machen. Ich lebe, um euch allen bei der Vernichtung der Unwissenheit zu helfen, damit ihr das Ziel des Lebens erreicht."

Seine *satsanga* und seine tröstenden Worte sind für viele Menschen eine Quelle der Freude gewesen. Er vermittelte Weisheit auf gelehrte und praktische Art zugleich. Seine Güte und sein Mitgefühl waren einfach unermüdlich. Sein Rezept für den spirituellen Fortschritt des Menschen, Auslöschung schlechter Eigenschaften, Kultivierung sattviger Tugenden und moralische Erhöhung, ist in der Tat wundervoll und wirksam. Die Briefe, die er an Suchende schrieb, spendeten diesen immensen Trost und spirituelle Kraft und spornte sie an, mit Entschlossenheit ein spirituelles Leben zu praktizieren. Jedes Wort in seinen Briefen schenkte ihnen grenzenlosen Mut und Freude.

Beispielhafte Diener

Indiens Beitrag zum religiösen Leben ist in der Vergangenheit beträchtlich gewesen. Man sehe sich das Leben der großen *acharyas* an, deren Tradition von Sri Swami Sivanandaji wiederbelebt wurde. Im Jahre 1934 ließ er sich bei Ananda Kutir in einer kleinen Hütte am Ufer des Ganges in der Nähe von Rishikesh nieder.

Dort gründete er im Jahre 1936 die „Divine Life Society" (Gesellschaft vom Göttlichen Leben) zur intensiven Untersuchung der Wissenschaft vom Selbst. Dadurch hat er eine große Zahl von Menschen in Stadt und Land dazu inspiriert, ein reines Leben zu führen und hat sie in Menschen mit gediegenem Charakter und in beispielhafte Diener der Menschheit verwandelt. Die Gesellschaft unterhält heute zahlreiche Niederlassungen in Indien und im Ausland, die den Plan des Swamis zur Verbreitung des spirituellen Wissens durch Flugblätter, Mitteilungsblätter, wöchentliche Versammlungen, Studium der Schriften, spirituelle Übungen und öffentliche Vorlesungen durch Gelehrte und Heilige in die Tat umsetzen.

Sri Swamiji Maharaj führte den Vorsitz über viele Konferenzen in Nordindien und hielt machtvolle Reden. Kaum mit einer Spur von Selbst befleckt, stellte er sich vor seine Zuhörer hin und begann seinen *kirtan* über den Namen des Herrn. Sein Gesang sagte alles, seine Gesten waren packend, und sein unschuldiger Blick und das Wehen seines Gewandes ließen die Gedanken der Zuhörer nicht mehr los. Er war ein gewaltiger Redner, der seine Zuhörer erbeben lassen und sie elektrifizieren konnte. Er ist nicht nur ein Weiser, ein Yogi, Philosoph, Autor und Redner, sondern auch ein Dichter, Künstler, Humorist, Sänger und Musiker.

Die göttliche Atmosphäre und die spirituellen Vibrationen lassen alle Suchenden in Ananda Kutir erbeben und Freude empfinden. Die heilige Umgebung von Ananda Kutir, wo jede noch so kleine Welle des Ganges, jedes Rauschen des Windes in den Wäldern und sogar der Boden des Himalaya durchdrungen sind von altem und neuem tapasya, ist unbeschreiblich. Die besondere Aufmerksamkeit des Swami und die freundliche Begrüßung sowie die natürliche Zuvorkommenheit, die er allen Besuchern ohne Unterscheidung entgegenbringt, verwandeln den Menschen, das wilde Tier, in das Selbst, in das Göttliche. Besucher denken mit Freude und Dankbarkeit an die Ekstase der Gott-Berauschtheit, die sie durch die inspirierenden und frommen Lieder und *kirtan* Seiner Heiligkeit erlangten.

Viele Menschen besuchten seine Klause in Ananda Kutir und konnten am eigenen Leibe seine Gastfreundschaft, Zuvorkommenheit und erhebende Gesellschaft erfahren. An diesem Ort erlebten Besucher aller Kasten und Glaubensrichtungen, von Kap Comorin bis zum Himalaya und über die sieben Weltmeere hinweg *sadhana* unter seiner persönlichen Anleitung. Ihre Zweifel verschwanden augenblicklich in der göttlichen Atmosphäre und der wunderschönen Umgebung des heiligen Himalaya. Es war ihm eine Freude, zur spirituellen Erhöhung jedes Einzelnen beizutragen. Manch eine ringende Seele liess er die Höchste Wirklichkeit von Angesicht zu Angesicht schauen. Die Herzen derer, die nach spiritueller Erkenntnis streben, erfüllte er mit der Freude und dem Frieden des Ewigen.

Hunderte von Niederlassungen der „Divine Life Society" und der Yoga Vedanta Forest University belegen überdeutlich die großartige Arbeit des großen Swami. In der Ausübung seiner erhabenen Mission war er unermüdlich. Die „Divine Life Society" ist ein erstklassiger Schlüssel zur östlichen Philosophie und zum Yoga. Ihr Gründer und Präsident war in der Tat ein

Massenidol. Mögen die Lehren dieses großen *samnyasin*, dieses Reservoir göttlichen Wissens, des Fackelträgers der Wahrheit, des Leuchtturms der wogenden Massen, des Ecksteins des spirituellen Gebäudes, auch weiterhin alle Menschen dazu inspirieren, nach dem wahren Ziel des Lebens zu streben und es zu erreichen!

Kapitel VI

Der unvergleichliche Heilige von Pondicherry

„Niemand kann über mein Leben schreiben, denn es spielt sich nicht an der Oberfläche ab, so dass die Menschen es sehen könnten." So sprach Sri Aurobindo, als jemand den Vorschlag machte, dass man seine Biografie schreiben solle. Zweifellos spielte sich sein Leben, vielleicht mit Ausnahme seiner brillianten Karriere in England und den Anfängen seiner feurigen politischen Zeit in Indien, zutiefst im Inneren ab, als dass sein letzter Sinn, Antrieb und seine Leistung durch eine Erzählung äußerer Ereignisse, denen ein psychologischer Kommentar beigegeben worden wäre, hätten entwirrt werden können. Um sich eine Vorstellung davon zu machen, müsste man nicht nur eine ungefähre Ahnung von den gewaltigen Geheimnissen traditioneller, spiritueller Erkenntnis erlangen, sondern auch von der blendenden Unendlichkeit des neuen, die Erde umwandelnden Lichts, das er als „das Supramentale" bezeichnete. über vierzig Jahre bemühte er sich, dieses Licht *in toto* (in Gänze) für die leidende Menschheit herabzuholen.

Sri Aurobindo existiert nicht mehr in Fleisch und Blut. Seine sterbliche Hülle hat er abgestreift! Es war ein so trauriges Ereignis, das so plötzlich kam – fast wie die Eilmeldung vom Tode Gandhis. Indien trauerte, und mit ihm trauerten Millionen und Abermillionen in der Ferne, die von dem unvergleichlichen Seher von Pondicherry gehört oder seine Werke gelesen hatten. Gestern noch hatte er seinen *darshan* vor Tausenden von Schülern und Verehrern aus dem ganzen Lande praktiziert, und nun ist er nicht mehr! Ein großer Stern ist untergegangen, ein herrliches Licht ist verloschen. Einer der Sanftmütigsten und einer der tiefsten Denker unter den Menschen ist von uns gegangen, und nicht nur Indien, sondern die ganze Welt ist durch seinen Tod ärmer geworden. Er besaß die Fähigkeit, das Beste in seinem Land und diesem Zeitalter, widerzuspiegeln. Es gibt keine überlebenden Zeitzeugen mehr, die sich noch an den schlanken, dunkeläugigen jungen Mann am „Baroda College" erinnern können, der vor einem Jahrhundert seine Schüler durch seine Stimme erbeben ließ und sie mit seinem Wissen inspirierte.

Wer könnte über einen Menschen schreiben, dessen Leben mehr eine Gemeinschaft mit Gott als eine Gemeinschaft mit den Menschen gewesen ist? Und dennoch muss man die kleinen Stückchen an Information sammeln, die es über ihn gibt, und darin den Pulsschlag des großen Geistes erspüren. Sri Aurobindo war ein hervorragender Cambridge-Schüler. Er verschmähte den Glanz des „himmlischen" indischen Staatsdienstes und entschied sich stattdessen dafür, Lehrer am College zu werden, wo er jungen Männern Vorlesungen über Shakespeare, Bacon, Milton und Burke hielt. Während der vierzehn Jahre seines Aufenthaltes in England hatte er praktisch keinen Kontakt mit der Kultur Indiens. Es sei nebenbei bemerkt, dass Sri Aurobindo im Jahre 1894 das I.C.S. Examen ablegte und dabei Bestnoten in Griechisch und Latein erzielte. Während seiner Zeit in Cambridge machte er sich auch mit einigen anderen kontinentalen Sprachen vertraut. Doch er fragte sich: „Soll wirklich der Dienst der ganze Zweck meines Lebens sein? Es half, dass er, weil er nicht reiten konnte, für untauglich befunden wurde. Später beschloss er, nach einer geeigneteren Tätigkeit zu suchen, und so stellte James Cotton ihn Seiner Hoheit dem Gaekwar von Baroda vor (einem tiefgründigen Gelehrten), der ihn unverzüglich in den Staatsdienst von Baroda berief. Ohne Bedauern verließ er England. Er sagte Europa, seiner Kultur und seiner Denkweise lebewohl und bestieg ein Schiff, zurück nach Indien.

Rückzug aus dem Leben

Bei seiner Ankunft in Indien erfuhr Aurobindo, dass sein Vater, Krishnadan, eine Herzattacke erlitten und verstorben war, als er die falsche Nachricht erhielt, dass der Dampfer, auf dem Aurobindo nach Hause zurückkehrte, Schiffbruch erlitten habe. Aurobindo setzte seine Reise nach Baroda fort, wo er zunächst der Abteilung Steuereinnahmen und Steuermarken zugeteilt wurde. Später wurde er Vizedirektor des „Baroda College". Gelegentlich bat der Gaekwar ihn, wichtige Briefe oder seine Reden für ihn zu schreiben. Wenn der Gaekwar unterwegs war, übernahm Sri Aurobindo die Rolle seines Privatsekretärs, auch wenn er wohl kaum der ideale Diener für einen indischen Prinzen war. In den Anfangsjahren seines Aufenthaltes in Baroda fühlte er sich zur Metaphysik hingezogen. Die Streitgespräche dialektischer Logik waren ihm zu wirklichkeitsfremd, verworren und nicht beweiskräftig.

Er interessierte sich nur für solche philosophischen Ideen, die Dynamik in das Erreichen von Lebenszielen brachten. In die Spiritualität eingeweiht wurde er durch die Aussprüche und Schriften von Sri Ramakrishna Paramahansa und Swami Vivekananda. Doch das Licht kam zu ihm, als er wegen seiner politischen Aktivitäten ins Gefängnis geworfen wurde. Er sagte: „Weltliche Existenz ist der ekstatische Tanz Shivas, der den Körper des Gottes für den Betrachter in unzählbarer Vielheit erscheinen lässt." Er prangerte „das immerwährende Nein an und postulierte dagegen das immerwährende Ja." Er hatte aufgehört, ein Reisender zwischen Leben und Tod zu sein. Er war stattdessen zu einem „Pilger der Ewigkeit" geworden.

Neues Erwachen

Die repressive Politik der Regierung ging unvermindert weiter. Und Sri Aurobindo dachte darüber nach und kam zu folgendem Schluss: „Unterdrückung ist nichts anderes als der Hammer Gottes, der uns in die richtige Form hämmert, damit wir zu vollkommenen Werkzeugen für sein Wirken in der Welt werden!" Er erlebte ein neues Erwachen. Schon bald ging er nach Chandernagore, und später zog er nach Pondicherry. Wo immer er sich niederließ, entstand ein Tempel, und schon bald sah er, wie sich ein *ashram* um ihn herum bildete. Der Ashram gründete „Die Arya", ein Wochenblatt in englischer Sprache, unter der Leitung Ihrer Heiligkeit Der Mutter, zur Untersuchung der Probleme des Lebens und zur Schaffung einer umfassenden Synthese des Wissens. Sri Aurobindo war in der Tat weit vorangekommen, doch stets entlang derselben Straße und immer auf das gleiche Ziel hin. Der Drang zur Verwirklichung des Selbst und zur Selbsterfüllung hatten ihn allmählich von der Literatur zu Nationalismus, *dharma* und spiritueller Selbstentwicklung geführt.

Das Jahr 1926 war ein herausragender Meilenstein in Sri Aurobindos spiritueller Laufbahn. Es wird als das Jahr der Versicherung des Sieges bezeichnet und war gekennzeichnet durch die Gründung des ashrams, dessen Vorsitz Ihre Heiligkeit Die Mutter in glänzender Weise führte. Der Kern von Sri Aurobindos Philosophie und Yoga ist das dynamische Wahrheitsbewusstsein, welches das Supramentale ist. In einem Brief aus dem Jahre 1934 schrieb er an Dilip Kumar Roy, einen ergebenen Schüler: „Nur göttliche Liebe kann das ertragen, was ich zu ertragen habe, und was all jene zu ertragen haben, die alles andere hingegeben haben für das eine Ziel, die Erde aus ihrer Dunkelheit ins Göttliche hineinzuerheben."

Die stille Kraft

Wenn man Sri Aurobindo nur anschaute, konnte man erkennen – wie Rabindranath Tagore es ausdrückte –, dass er nach der Seele gesucht und sie gefunden hatte, und dass dieser lange Erkenntnisprozess in seinem Inneren zur Ansammlung einer Stillen Kraft der Inspiration geführt hatte. Sein Gesicht erstrahlte von einem inneren Licht, und seine gelassene Präsenz ließ keinen Zweifel daran, dass seine Seele nicht durch eine tyrannische Doktrin verkrüppelt und verkrampft war, die Gefallen daran findet, dem Leben Wunden zuzufügen. Es ist immer schwer, die Größe eines Zeitgenossen abzuschätzen, doch an der Größe Sri Aurobindos kann es kaum Zweifel geben, und man wird ihn immer als einen der tiefgründigsten Denker seiner Zeit in Erinnerung behalten. Sein Hauptbeitrag zum philosophischen Denken besteht in seiner Neuinterpretation des Yoga und seinem Versuch, es so umzusetzen, wie es in der Bhagavad Gita erklärt ist. In einem Land mit so vielen verschiedenen Versionen von Yoga und Yogis ist es kein geringer Erfolg, klare und schlüssige Auffassungen formuliert und seinen Weg fortgesetzt zu haben, um das Ziel zu erreichen. Die Bhagavad Gita ist beschrieben worden als großes *shastra* oder als heiliges Yoga-Buch. Yoga ist, genau genommen, eine Interpretation des Lebens, bei der Leben und Handeln miteinander harmonieren, und die Gita sagt uns, dass sie aus Gelassenheit und Ausgewogenheit des Lebens besteht, und dass auch geschicktes Handeln dazu gehört. Die Betonung liegt daher auch nicht in der Ausmerzung der Wünsche, sondern in ihrer Veredelung, nicht im Verzicht auf Handlung, sondern in der Erneuerung des Handelns – und dazu ist ein bedingungsloser Glaube an den lebendigen Gott erforderlich.

Die Mystiker in Ost und West sind auch Dichter gewesen, und Sri Aurobindo ist da keine Ausnahme. Das gleiche gilt für die großen *Bhaktas* des Hinduismus, die Sufis des Islam und die Seher und Heiligen des Christentums, den Schöpfern von Liedern, Gedichten und Hymnen, und Verfassern wohlklingender metaphysischer Verse. Der Name Sri Aurobindos wird immer einen Ehrenplatz unter ihnen finden. Er schrieb auf Englisch und erzielte einen bemerkenswerten Erfolg, und wenn auch seine Sprache nicht immer mit seinen Gedanken Schritt halten konnte, so ist sie doch stets voller Rhythmus und Würde, Eleganz und Anmut.

Einzigartig frei

Einer der größten Beiträge Sri Aurobindos ist der eigentliche Ashram in Pondicherry (mit Ihrer Heiligkeit Der Mutter), der eine zentrale Stellung in seinem Leben einnimmt. Im Ashram herrschte eine Atmosphäre ruhiger Zufriedenheit. Die Bewohner des Ashrams waren glücklich und hofften auf große Dinge in der Zukunft. Sie führten ein einfaches Leben aus Studium oder Arbeit in der Stille. Die Kleinstadt Pondicherry, die zwischen grünen Feldern und dem Meer liegt, ist wie ein Hafen des Friedens in einer lärmenden Welt. An diesem Ort war Sri Aurobindo für über vierzig Jahre zuhause, und noch heute ist sein Geist präsent. Am 4. April 1910, nach einer kurzen aber hektischen Periode des Aufbegehrens gegen den britischen Raj, erreichte Sri Aurobindo Pondicherry, um sich ausschließlich spirituellen Übungen hinzugeben als Antwort auf eine innere Berufung. Vierzig Jahre lang verließ er nie seine Einsiedelei. Sein ashram wurde zu einem Zentrum spirituellem Denkens und Handelns. Er zog sich aus der Politik zurück und stürzte sich ins Yoga, und seine Meditationen fanden einen beredten und poetischen Ausdruck in einer Reihe von Büchern über die Dinge des Geistes, unberührt von den Belangen des öffentlichen Lebens. Deshalb kennt ihn die letzte Generation nur als Seher. Seine spätere Entwicklung hat seine Laufbahn als Prophet des indischen Nationalismus so sehr überschattet, dass wir leicht vergessen, dass er einer der Pioniere jener Bewegung war, die ihre Erfüllung in Gandhis Freiheitsepos fand.

Man kann vier verschiedene Abschnitte in Sri Aurobindos Leben unterscheiden. Der erste beginnt, als er mit sieben Jahren nach England geschickt wurde. Er blieb vierzehn Jahre lang in England. Während dieser Zeit ging er in „St. Paul's College" in London und im King's College in Cambridge zur Schule und wurde vollkommen im englischen Stil erzogen, wobei er kaum mit Indischen Dingen in Berührung kam. Die folgenden achtzehn Jahre verbrachte er im Dienst des Gaekwar. Diese Zeit intensiven Studiums der Upanishaden, der Gita und der Sanskrit-Klassiker anstelle von Latein und Griechisch, veränderte seine Sicht des Lebens und der Lebensziele grundlegend. Von 1906 bis 1910 ging er in die Politik und führte die Revolutionsbewegung in Indien. Dann folgten zehn Jahre der Meditation und *sadhana* als Eremit in Pondicherry, wo er sich als Yogi in seinem achtzigsten Lebensjahr zur Ruhe setzen sollte.

Der Gedanke an Indiens Unterwerfung war empörend, und Aurobindo forderte seine Schüler auf, mutig zu handeln. Ihr unerschütterliches Ziel müsse es sein, Indien von äußerer Unterdrückung zu befreien. Sie müssten dafür arbeiten, dass Indien erblühen könne und leiden, damit Indien sich freuen könne. Ihr Ziel solle sein, Indien wieder zu Größe zu verhelfen, damit es erhobenen Hauptes seinen Platz unter den Nationen der Erde einnehmen könne – so wie in alten Zeiten, als die Welt ihren Blick auf das Licht Indiens richtete. Es war die Vorsehung. Die Nation, ein Werk und ein Ziel – alles andere musste geopfert werden, ganz gleich wie hoch oder edel es auch sei. Die Zeit war gekommen, in der nichts wichtiger war als der Dienst am Heimatland, und alles sollte auf dieses Ziel hinarbeiten. Es war eine Ermahnung, die die Jugend der Nation mit Feuer erfüllte und für den kommenden Kampf vorbereitete. Aurobindo verwendete Worte ähnlich denen, die Gandhi später benutzen sollte. Auch Sri Aurobindo sprach von einem Kampf ohne Hass, Verbitterung, Neid, Eifersucht oder Arglist. Der Kampf sollte auf der höchsten Ebene der Wahrheit und Gewaltlosigkeit ausgetragen werden. Sri Aurobindo war für Gandhi das, was der Heilige Paulus für das Christentum war. Er war der Vorläufer, der den Weg bereitete für die große Leistung, die Gandhi für die Nation erzielte. Als Dichter, Revolutionär und Intellektueller kämpfte Sri Aurobindo und führte das Land im Kampf auf der höchsten Ebene der Wahrheit und Menschlichkeit. Nur ein Dichter mit Visionen und göttlichen Fähigkeiten wäre imstande gewesen, die wahre Gestalt eines Zeitgenossen zu erkennen, der wegen Verschwörung im Bombenanschlag von Alipore verhaftet worden war.

Die meisten Wege des Yoga sind Wege ins Jenseits, die hin zum Geist und letztlich weg vom Leben führen. Sri Aurobindo stieg zum Geist auf, um mit seinen Früchten wieder herabzusteigen. Er brachte das Licht, die Kraft und die Glückseligkeit des Geistes ins Leben, um es umzuwandeln. Die derzeitige Existenz des Menschen in der materiellen Welt ist in dieser Sicht oder Vision der Dinge ein Leben des Unwissens, der Ungewissheit zugrunde liegt. Doch selbst in der Dunkelheit und Unwissenheit dieses Lebens sind die Präsenz und die Möglichkeiten des Göttlichen eingeschlossen. Die erschaffene Welt ist nicht ein Fehler oder eine Einbildung und Illusion, welche die Seele beiseite schieben sollte, um zum Himmel oder ins Nirvana zurückzukehren, sondern sie ist der Schauplatz der spirituellen Entwicklung. Aus dieser materiellen Unbewusstheit heraus soll sich stufenweise göttliches Bewusstsein in allen Dingen manifestieren. Der Geist ist das Höchste, das bis jetzt in der Evolution erreicht worden ist, aber es ist nicht das Höchste, zu dem die Evolution fähig ist. über ihm steht das Überbewusstsein (das Supramentale), ein Wahrheitsbewusstsein, das seiner Natur nach das Selbst-bewusste Selbst-bestimmende Licht und die Selbst-bewusste Selbst-bestimmende Kraft eines göttlichen Wissens ist. Der Geist ist ein unwissendes Suchen nach der Wahrheit, diese aber ist selbst-existentes Wissen, welches in harmonischer Weise sein Formen- und Kräftespiel manifestiert. Nur durch das Herabsteigen des Überbewusstseins (des Supramentalen) kann die Vollkommenheit, die höchste Stufe des Menschseins, von der alle träumen, zu uns kommen. Dies ist nur möglich, indem wir uns für ein größeres göttliches Bewusstsein öffnen. Man muss zu dieser Kraft aus Licht und Glückseligkeit aufsteigen und sein wahres Selbst entdecken, und danach in ständiger Einheit mit dem Göttlichen verharren, um die Kraft des Überbewusstseins (des Supramentalen) herabzuholen, damit sie Geist, Körper und das Leben umwandelt. Die Verwirklichung dieser Möglichkeit war das dynamische Ziel des Yoga von Sri Aurobindo.

Die Göttliche Mutter

Die Menge der von Sri Aurobindo geschriebenen Bücher ist groß. Der Bücher und Artikel, die von kompetenter Hand verfasst wurden, gibt es viele. Aus diesen würden die herausragenden Merkmale des Gedankengebäudes, soweit es sich auf Yoga bezieht, klar ersichtlich sein, sofern es sich beim Leser um einen aufmerksamen Schüler handelt, der ein praktisches Interesse an den Lehren zeigt, oder um einen Suchenden, der sich bereits auf den Pfad begeben hat. Grob gesagt besteht das Ziel in der spirituellen Entwicklung, der Umwandlung des menschlichen Wesens durch das Überbewusstsein (das Supramentale), im Hinblick auf das Göttliche. Der Weg dahin ist bekannt: die suchende menschliche Seele steigt auf, um der göttlichen Gnade zu begegnen, sie nimmt diese an und lässt zu, dass sie herabsteigt. Dadurch wird die Seele in der irdischen Existenz etabliert, mit allem, was diese mit sich bringt. Derjenige, welcher das Yoga spendete, bekannt als das überbewusste Göttliche, der *Satguru*, der die *sadhana* lenkte, manifestiert seine Wohnung auf der irdischen Ebene im menschlichen Geist.

Doch noch immer ergeben sich Fragen: welche Stellung nimmt shakti, die Göttliche Mutter, ein, in Bezug auf den Herrn, *Ishvara*, der über der sich entwickelnden Existenz seiner Schöpfung waltet? Welche Position nimmt sie in der *sadhana* ein, die im gleichen Maße voranschreitet, wie die Hingabe in der *sadhaka*? Wem soll man sich hingeben? *Ishvara* oder *Ishvari*? Welche Position nimmt die Persönlichkeit des menschlichen Wesens ein, welches sich hingibt, und was ist seine Bestimmung? Wir wollen versuchen, uns darüber klar zu werden, was wir mit *shakti* oder der Göttlichen Mutter im Lichte von Sri Aurobindos Lehren meinen.

Die höchste Wahrheit, *paramsatyam*, ist das Eine, das Absolute, Selbst-Seiende, Selbst-Bewusste, Selbst-Entzückte. Es ist nicht bloß Es in unmanifestierter Form. Es ist Er, der *purusha*, der Herr, *Ishvara* und doch nicht Er alleine, denn es ist auch Sie, die *shakti*, *Ishvari*. Sowohl der Herr als auch die *shakti* sind dieselbe Höchste Wahrheit, doch sie bilden eine zeitliche Erscheinung des Göttlichen Wesens in seinem Drang zur Selbst-Manifestation. In Seiner Allmacht, den Blick der Schöpfung zugewandt, sieht und findet Er Seine Manifestation in Ihr. Alles, was manifest ist, ist Selbstausdruck in Ihr; deshalb ist für Ihn das Ganze gleichbedeutend mit Ihr, der *Ishvari* an seiner Seite, die in Ihrer Unermesslichkeit den Schöpfergeist enthält, den Herrn in seiner ausdrucksstarken Haltung und Ihre allbewusste Macht. Sie ist erfüllt von seinem Wesen, deshalb ist er das Ganze. Auf diese Weise stehen sie, die ihre absolute Identität im Höchsten erkennen, in Wechselbeziehung zueinander. In der Schöpfung hingegen ist das Eine die Ergänzung des Anderen. Sie besitzt und manifestiert einen Teil von Ihm.

Mit der Betonung auf Seinem Aspekt des Sichausdrückens, wird sein Blick in Ihr und Allen aufgenommen und für Ihn wurde Seine eigene Manifestation von Ihr verwirklicht.

Sie manifestiert. Er wird manifestiert. Ohne Sie gibt es keine Manifestation, ohne Ihn existiert Sie nicht. Für Ihn ist Sie Alles, für Sie ist Er Alles, und für die erwachte menschliche Seele ist Er Sie und Sie ist Er. In unmittelbarer Beziehung zum Herrn in der Höhe stehend, ist Sie unmittelbar verantwortlich für alle Schöpfung, für alle Manifestationen hier auf der Erde. Deshalb ist sie auch verantwortlich für die *sadhana*, in welcher die Yoga-Kraft des Höchsten mit ihrer verwandelnden Kraft und ihrem verwandelnden Licht herabsteigt, um die Neue Geburt zu vollbringen: die Geburt des Göttlichen im Menschen. Mit dem Einverständnis des Höchsten Herrn steigt sie herab, um in diese dreifache Welt aus Materie, Leben und Geist einzutauchen und dort zu erhöhen und zu verwandeln und die spirituelle Entwicklung des Menschen voranzubringen. Sie ist es, die an der Spitze der Bewegung steht, und der Herr folgt Ihr, durch die verschiedenen Stufen und Schritte. Sie kann sich dafür entscheiden, zum Zwecke der Errichtung eines aktiven göttlichen Prinzips das anzunehmen, was Wissende im Allgemeinen als das Supramentale Leben in irdischer Existenz bezeichnen.

Eine unbeschreibliche Stille

Es ist eine falsche Auffassung, zu glauben, dass der Herr passiv und statisch ist, und nur die *shakti* aktiv ist. Es gibt nämlich auch einen Aspekt der absoluten Ruhe, der unaussprechlichen Stille, doch dieser bildet den Hintergrund der Schöpfung; genauergenommen liegt er über ihr, und das ist der Höchste Ort, *param dhama*, die angestammte Heimat der shakti, und nicht nur der Ihres Herrn. Denn dort befindet sich das höchste Bewusstseinsreservoir allen Wissens und aller Weisheit, Stärke und Kraft. Von dort aus wirken sowohl *shakti* als auch *shakta* und bewegen sich auf ihre Manifestation zu. Aus dem Chaos verursachen und erschaffen sie den Kosmos, die kosmische Aufgabe ausarbeitend, teilen sie sich Anstrengung und Früchte ihrer Arbeit. Die Mutter führt, und Er folgt.

Für beide ist Hingabe wesentlich. Das bedeutet rückhaltloses Verschenken des ganzen *adhar*, des Gefässes des menschlichen Wesens, an Sie. Sie mag es, unbehindert von menschlichen Vorbehalten, vorbereiten, reinigen, entleeren und mit der Göttlichen Substanz füllen, so dass das Supramentale zum beherrschenden Prinzip unseres Lebens auf Erden werden kann. Das ist die Position der Mutter in Beziehung zum Herrn einerseits und zu seiner Schöpfung, von der wir ein Teil sind, andererseits. Sie ist die *Parashakti* mit all ihren Aspekten, über denen sie gleichzeitig steht, wie sie von den Sehern der frühesten Vedanta erblickt und bestätigt worden sind. Die wesentlichen Bestandteile, die positiven Seiten der Vedanta, ebenso wie das Tantra, finden den ihnen zustehenden Platz in Sri Aurobindos System, welches eine intellektuelle Präsentation letzter Wahrheiten und Tatsachen spiritueller Vision und Erfahrung darstellt, die miteinander verbunden sind.

Es muss klar gesagt werden, dass die Position der Göttlichen *shakti* die Hand der Mutter ist, die auf jeder Stufe der *sadhana* des Supramentalen Yoga am Werke ist. Wir müssen uns nun der Frage der menschlichen Persönlichkeit zuwenden und uns fragen, was aus ihr werden soll, wenn die *sadhana* der Mutter in der *sadhaka* fortschreitet. Die Persönlichkeit ist der Ausdruck der Seelenkraft, das Produkt einer Seele in der Natur. Die Seele ist ein Funke des Göttlichen in dieser sich entwickelnden Existenz. Von Geburt zu Geburt entwickelt sie sich zu einer neuen Persönlichkeit, gewinnt an Erfahrung, weitet ihre Grenzen und vergrößert ihre Fähigkeit zum Empfangen und Verschenken, so dass sie dem strahlenden Geist immer ähnlicher wird, von dem sie mit einem bestimmten Auftrag zur Erde herabgekommen ist. Wenn sie am Ende jeder Geburt ihr Gewand abwirft, wird die äußere Schale der

Persönlichkeit in ihren Elementen im Kosmos aufgelöst, und die Seele bewahrt in ihrem subtileren Wesen die Essenz jener Persönlichkeit, die während des Lebens entwickelt wurde. Auf diese Weise schreitet die Seele von Geburt zu Geburt voran, und entwickelt dabei in steigendem Maße ihre Fähigkeit, in richtiger Weise auf das Universum zu reagieren, sich der Umwelt in richtiger Weise anzupassen und die richtige Beziehung zum Ganzen und zum Göttlichen einzugehen. Im Verlaufe ihrer Entwicklung durch die Wiedergeburten soll sie die Ausdruckskraft ihrer Persönlichkeit so weit entwickeln, dass sie leben und handeln kann als wahre Reflektion, als engerer Stellvertreter, als wirklicher Teil und mehr noch ein lebendes Zentrum der Herrlichkeit, die das Göttliche ist. Damit eine solche Vollendung stattfinden kann, müssen die vier kosmischen Kräfte in größerer Fülle in die Seele eindringen und sich deutlich manifestieren: Weisheit, Stärke, Harmonie, Arbeit – diese sind die Grundlage der vier Persönlichkeitstypen des menschlichen Geistes. Die Weisheit des alten Indiens sah diese vier Kräfte der schöpferischen göttlichen Kraft manifestiert in vier Typen von Menschen und nannte sie Brahmana, Kshatrip, Vaisya und Sudra. Diese vier, die Wissen und Weisheit, Stärke und Willenskraft typisieren, verhelfen Wahrheit, Kreativität und Anpassungsvermögen, Austausch und gegenseitiger Hilfe zu ihrem Recht und packen mit Geschick die Aufgaben des Lebens an.

Knie nieder

Knie nieder. Auf diese Weise wird die menschliche Persönlichkeit vervollkommnet und verwandelt für das letzte Ziel. Auf diese Weise wird sich die Hingabe an das Supramentale Göttliche und die Hingabe an die Göttliche Mutter als unverzichtbar und wirkungsvoll erweisen. Dies ist auch die Weise, auf welche die Mutter die *sadhana* führt, indem sie ein paar Lichtstrahlen ihrer vielfältigen Persönlichkeit herabscheinen lässt zur Ausführung des Großen Werkes in all seinen verschiedenen Aspekten. Knie nieder vor Ihr, deren Sitz der Weiße Lotos ist, vor Ihr, deren Pracht in das Weiße Licht gekleidet ist, welches dem Herbstmond ähnlich ist, vor Ihr, deren unendliche Geduld mit uns und deren unablässiges Bemühen uns im Herannahen der Morgendämmerung und neuer Horizonte der Hoffnung gewährt wird. In Anbetung Ihrer, die von den Vieren die jüngste ist, der Erde am nächsten und deshalb, sozusagen, uns am nächsten, knien wir nieder vor Maha Sarasvati.

AUM Shanti Shanti Shanti.

Kapitel VII

Der überbewusste Geist

Die Welt durchlebt eine sehr kritische Zeit. Die Probleme des menschlichen Daseins haben gigantische Ausmaße angenommen und drohen schlichtweg unlösbar zu werden. Die latenten Widersprüche des Lebens sind nun deutlich in Erscheinung getreten. Überall sind Zusammenstöße und Konflikte in heftigster Form ausgebrochen. Zusammenstöße von Interessen und Ideologien bilden einen Teufelskreis und haben zu einer wahnwitzigen Zerstörung geführt, zu einem Zertrampeln der schönsten Blüten der Zivilisation. Der Imperialismus liegt im Krieg gegen den Faschismus. Diktaturen versuchen, die Demokratie zu zerschlagen, der Sozialismus fordert den Kapitalismus heraus, militanter Nationalismus macht sich über den Internationalismus lustig, und all das zusammengenommen scheint sich in raschem Tempo auf eine allgemeine Vernichtung zuzubewegen. Das größte aller heutigen Probleme besteht darin, die Zivilisation vor ihrem drohenden Untergang zu retten. Die bestehende Ordnung der Dinge scheint an der Wurzel verdorben zu sein und bedarf einer gründlichen Überholung, einer umfassenden Transformation der heute bestehenden Struktur. Wir sind mit diesem Problem unmittelbar konfrontiert und sind von furchtbaren Kräften der Zerstörung umgeben. Wer wird uns den Weg aus dieser allgegenwärtigen Finsternis hin zum Licht weisen, von der Zerstörung zu einem Leben, das lebenswert ist?

Babaji, der Schöpfer des Kriya Yoga, welches nur eine andere Bezeichnung für Raja Yoga ist, hat eine einzigartige Botschaft für die heutige Menschheit. Die inhärenten Widersprüche des menschlichen Daseins können nur aufgelöst werden, wenn die höchste Kraft des Bewusstseins, die zugleich das Höchste Wissen und der Höchste Wille ist, herabgeholt wird, um ununterbrochen in uns zu wirken.

Die alten Yogatraditionen versuchten den Gordischen Knoten der weltlichen Existenz dadurch zu durchtrennen, dass sie sie in ihrer Gesamtheit ablehnten und sie bestenfalls als ein Übungsterrain betrachteten, das jedoch vollständig transzendiert werden muss, indem man sich die höchste Stufe dauerhaften Friedens und Segens zueigen macht. Das Ziel bestand darin, den höchsten Gipfel spiritueller Erfahrung zu erklimmen. An diesem Punkt angelangt, sollte der sadhaka erkennen, dass er nicht verschieden bzw. wesensgleich ist mit dem transzendenten Göttlichen oder dem reinen *sacchidananda*. Hatte er diesen höchsten Zustand der Erkenntnis des Selbst einmal erreicht, empfand er nicht länger das Bedürfnis, wieder ins irdische Bewusstsein hinabzusteigen, es sei denn zur Verkündigung der Botschaft der Entsagung von Leben und Handlung. Das Ideal des Yoga bestand also darin, das *nirvana* zu erreichen, das heißt, einen Abgrund unaussprechlichen Nicht-Seins oder des Aufgehens in einem alles transzendierenden *Brahman* oder der ewigen Teilhabe an Leben und Wesen des Höchsten Herrn in einem weit entrückten Himmel höchsten Glücks.

Das volle Licht

Wir alle leben in der Welt, so als ob wir von dieser Welt wären. Babaji's zeitlose und strahlende Botschaft ist dazu bestimmt, für alle Zeiten in der Welt zu sein, doch nicht von dieser Welt. Kenne deine Seele, und du kennst alles. Der Ursprung der Welt liegt in deiner Seele. Das Licht der Seele ist es, das das Universum erleuchtet. Lasse deine Wahrheitsliebe und deine Wahrheitstreue, die Absolutes Sein-Bewusstsein-Glückseligkeit ist, zuerst in deinem Innern, in den Tiefen deines Herzens, sich entzünden. Gott oder *Atman* oder *Brahman* ist die einzige Wahrheit. Er ist das einzige Wissen und die einzige Liebe!

Durch feste, unerschütterliche Treue zu dieser Wahrheit, die alles Verständnis übersteigt, mache dich unverwundbar durch Tod und Geburt, durch die Welt und durch alle Versuchungen von Materie und Geist. Schüttle das getrübte Bewusstsein ab, und erkenne das Wahrheitsbewusstsein. Wende dich dem vollen Licht zu, das jenseits dieser zerbrochenen Lampe des Geistes erstrahlt. Lebe nicht länger tief in deinem Körper, sondern tauche wieder ein in das berückende, gelassene Licht der Erkenntnis des Selbst, durch ein Leben jenseits des Körpers. Schaue Gott, die einzige Wahrheit, zerreisse den Schleier der Erscheinungen und blicke hindurch. Suche nicht länger irgendwo nach Gott, sondern erblicke Ihn überall. Stehe strahlend frei in Gottheit.

Lasse aus deinen Augen jene sonderbare Morgendämmerung eines neuen Bewusstseins hervorbrechen, und bringe durch dein Leben und deine Ideale die spirituelle Schönheit zum Ausdruck und verbinde dich somit mit der Höchsten Quelle. Dürste nach Frieden und trinke den reinen Nektar wahrer Freiheit in einem Leben der Wahrheit. Gott ist das eine Wesentliche, dessen Macht ohne Grenzen ist. Er wohnt überall und in allem. Er ist der Hintergrund unseres individuellen Geistes und besitzt ewiges Wissen. Er ist die Seele unserer Seelen.

Wir sollten über Ihn meditieren und Ihn verehren; dann werden wir die Beziehung zwischen Geist und Materie verstehen. Er ist das eine ewige Wesen unter allen nicht-ewigen Formen und Namen. Er ist die eine Quelle der Intelligenz inmitten empfindungsloser Materie. Er lässt jene eine Substanz als Vielfalt erscheinen und erfüllt alle Wünsche, die in den Herzen aller Wesen wohnen. Wer Ihn in seiner Seele erkannt hat, erreicht ewige Glückseligkeit schon in diesem Leben. Die grenzenlose und ewige Wahrheit *Brahman* durchdringt das ganze Universum, das Sichtbare und das Unsichtbare. Wenn man das Sichtbare wegnimmt (das heißt, wenn die wahrnehmbaren Phänomene vernichtet werden), ist das, was übrigbleibt, das Unendliche. Mögen wir das Unendliche in diesem Leben erkennen; mögen wir zu dieser Wahrheit gelangen und ewigen Frieden geniessen. Friede, Friede, Friede allen lebenden Wesen.

Im Lichte von *sacchidananda* können wir Gott nah bei unserer Seele sehen. Vollkommenes Glück stellt sich ein, und alle Furcht wird besiegt, wenn wir Wissen über das Selbst erlangen. Das Licht der Selbst-Erkenntnis vertreibt die Dunkelheit des Unwissens und befreit uns von Furcht, Kummer, Elend, Geburt und Tod, sowie von Gefangenschaft, Unvollkommenheit und Täuschung, die aus Unwissenheit entstehen. Du bist ein Teil des Göttlichen. Fühle es, erkenne es und alle Bande werden von dir abfallen, und du wirst frei sein. Die Erlangung dieser Freiheit durch Selbst-Erkenntnis wird dir die Erkenntnis bringen, dass du eins bist mit dem Göttlichen. Für diejenigen, die noch nicht das *samadhi* erreicht haben, ist es schwer, diese Wahrheit zu erfassen. Verstandesmäßiges Wissen wird nicht das Selbst enthüllen. Wir müssen die Methode erlernen, wie man über den Verstand hinausgeht und sich über das Reich der Gedanken erhebt, um das absolute Selbst oder den *Atman* zu erkennen. Verstandesmäßige Erkenntnis ist relativ und unvollkommen und kann deshalb nicht die Grenzen der Erscheinungen überwinden und die Sphäre des Absoluten erreichen. Deshalb heißt es auch: „Wer glaubt, das Selbst zu kennen, kennt es nicht."*

Der Dualismus

Wie dem auch sei, wer nach Kenntnis des Selbst strebt, muss sich mit Reinheit rüsten und nicht mit Moral. Ein moralischer Mensch verfügt über vielfältige Lebenserfahrung. Ein solcher Mensch ist sich der Bedeutung von Gut und Böse bewusst und durchlebt Konflikte. Seine Reife ergibt sich aus der Reichhaltigkeit seiner Erfahrungen, jedoch unter Verlust seiner Unschuld. Je mehr er versucht, dem Labyrinth durch logisches Denken und den Verstand zu entkommen, desto mehr beschwört er neue Situationen herauf, die noch schwieriger sind als die ursprünglichen. Zuguterletzt ist er des ganzen Lebenstheaters müde. In seiner Verzweiflung durchtrennt er den Gordischen Knoten mit einem Schlag. Er schüttelt die Komplexität des Lebens ab. Dieses Abschütteln bezeichnet man als Entsagung, doch das ist erst der Anfang des spirituellen Lebens.

Ursprüngliche Reinheit

Damit hat die Rückreise zu seiner wahren Heimat begonnen, aus der er verbannt war. Er wird seine Seelenruhe erst wiedererlangen, wenn er die ursprüngliche Reinheit erlangt. Der Sündenfall des Menschen ist im Wesentlichen die Philosophie, die allen Religionen zugrunde liegt. Gemäß der Theorie des Hinduismus gibt es keinen wirklichen Sündenfall. Wir haben lediglich vorübergehend unsere wahre Natur vergessen. Sie ist aber immer da. Wir brauchen sie nur wieder zu entdecken. Wir sind hypnotisiert von den moralischen Werten der Welt der Illusionen. Das Ziel der Religion besteht darin, uns selbst aus der Hypnose zu erwecken.

Je näher ein Mensch seinem Ziel kommt, desto mehr erlangt er seine verlorengegangene Reinheit zurück. Er hat immer weniger zu verbergen.

---

*Aber mehr dazu in meinem nächsten Buch „Der Meisterschlüssel zu allen Leiden (Kriya)", falls ich nicht zuvor gezwungen bin, meine sterbliche Hülle abzulegen auf Geheiß von Babaji, meinem Satguru Deva. Soweit der Autor betroffen ist, wird jede Mühe aufgenommen, um zumindest das Manuskript so zu beenden, dass jemand anderes das stolze Privileg haben könnte, eine posthume Publikation herauszubringen.

Heimlichtuerei wird ihm fremd. Eine reine Seele öffnet sich bereitwillig für andere. Er wird nicht beeinträchtigt durch die Scham derer, die sich schuldig fühlen. Seine Unverhülltheit ist keine Nacktheit. Ein Mensch mit reiner Seele ist für weltliche Geister oft ein Rätsel. Die Leute sind sprachlos über seine Direktheit. Die weisen Männer wussten damals nicht, was sie mit Jesus anfangen sollten. Doch die Reinen erkennen einander sofort – ohne jede Schwierigkeit. So wie ein unreiner Geist einen schlechten Einfluss ausübt und andere mit dem Bösen ansteckt, so hat ein reiner Geist einen guten Einfluss und verwandelt andere in ihrem innersten Wesen. Dies geschieht schon durch die bloße Anwesenheit eines Menschen mit reinem Geist, der unbeirrt dem rechten Weg folgt, so wie er ihn in seiner Einfachheit versteht. Gerade durch sein völliges Vergessen des Bösen, dadurch, dass er es nicht versteht und es nicht erwidert, wird er zum Sinnbild, das die Gestrauchelten und moralisch Darniederliegenden anzieht. Darin besteht der Zauber des Zusammenseins mit Kindern. Die Kindheit hat eine lindernde und befreiende Wirkung auf den erfahrenen und lebensklugen Menschen, der Erwachsene lernt etwas durch das Kind. Das ist das Geheimnis der Reinheit, ihr wahres Mysterium.

Unschuld leistet dem Bösen keinen Widerstand, einfach deshalb, weil sie es nicht wahrnimmt. Wenn sie damit konfrontiert wird, kann sie es weder verstehen noch glauben. Nach außen erscheint sie wehrlos, doch in Wahrheit ist sie gepanzert und geschützt wie keine andere Gesinnung. Dass sie sich nicht verteidigt, beruht nicht auf Schwäche. Der schuldige Mensch ist es, der machtlos gegen sie ist. Nie fühlt er brennender seine Schwäche, als wenn er dem Blick eines Menschen mit reinem Geist, der nicht das Böse in ihm sieht, begegnet oder der, wenn er es sieht, es nicht glauben kann. In dieser Hinsicht behandelt ihn der Mensch mit reinem Geist so, als ob er rein wäre. Der schuldige Mensch sieht sich in seinem innersten Wesen verneint, sieht sich selbst verurteilt, ausgestoßen in einer Weise, wie kein bewusstes Urteil tadeln oder verurteilen könnte.

Eine absolut reine Seele besitzt eine große, erlösende, spirituelle und moralische Kraft. Nehmen wir als Beispiel die Bekehrung Maria Magdalenas. Es ist die Reinheit Christi, die sie vor dem bodenlosen Sündenpfuhl rettete. Keine weltliche Weisheit oder verstandesmäßige Anweisung hätte das bewirken können. Es gibt ein schönes Ereignis im Leben von Sri Ramakrishna. Einmal prüfte Mathur Babu, sein Schüler und Verwalter, unabsichtlich die Reinheit seines Wesens. Mathur arrangierte das Treffen mit jungen Prostituierten. Sri

Ramakrishna wurde in einen Raum geführt, wo die Mädchen ihn mit ihren betörenden Reizen verführen wollten. Kaum hatte er sie erblickt, redete Sri Ramakrishna sie mit der Schlichtheit eines Kindes an, indem er sie Mutter nannte und fiel dann in einen Zustand der Trance.

Das Wunder

Er sah nicht ihre moralische Verderbtheit oder ihr hässliches Vorhaben. In seinem arglosen Geist war jede Frau die Manifestation der Göttlichen Mutter. In keinem Ding konnte er Böses sehen. Die kindliche Reinheit seiner Seele vollbrachte das Wunder. Die unterdrückte Mutterschaft in den Mädchen kam zum Vorschein. Sie bereuten ihre Sünden und versprachen, ein neues Leben zu führen.

Es gibt eine ebenfalls sehr schöne Geschichte in der hinduistischen Mythologie. Rishyasringa, ein junger Heiliger, hatte sich in den Wald zurückgezogen, um die Askese zu üben. Er war völlig unberührt von jeglicher Vorstellung vom Bösen. Der König des Landes erzitterte vor seiner spirituellen Macht. Er und seine Minister verschworen sich mit einigen Höflingen, die den Auftrag erhielten, den Geist des jungen Heiligen vom Pfad der Rechtschaffenheit abzubringen. Eines frühen Morgens begab sich der Heilige zum See, um seine tägliche Waschung durchzuführen. Die Oberfläche des Sees war bedeckt mit purpurfarbenen und weißen Lotosblüten, und die Sonne in ihrem morgendlichen Glanz spähte von Osten über den Horizont. Der Heilige stand im Wasser und dachte über die Reinheit der Schöpfung nach. Plötzlich vernahm er ein Platschen um ihn herum, und als er sich umsah, erblickte er einige junge Mädchen von ausgesuchter Schönheit, die ihm ihr charmantestes Lächeln zuwandten. Die reine Seele des Heiligen sah in ihnen die Schönheit des Schöpfers. Er redete sie als Die Mutter an. All ihre bösen Absichten wurden augenblicklich zunichte gemacht.

Ihre Anführerin kam zurück zum Minister und sprach: „Wir sind vom reinen Blick des Heiligen gestraft worden. Er nannte uns ‚Mutter' und die Reinheit der Ewigen Mutter in uns verschaffte sich Geltung. Du hast uns immer als Objekte deines Vergnügens betrachtet. Wir waren das Feuer, in dem du unablässig die Opfergabe von Lust und Leidenschaft darbrachtest. Du wolltest den Teufel in uns günstig stimmen, und in deiner Gegenwart haben wir Gott vergessen, der doch unser Erbe ist. Wenn du jemals jene Gottheit verehrt hättest, hättest du als Lohn den himmlischen Nektar der Unsterblichkeit erhalten. Du wolltest den Lehm unseres körperlichen

Reizes, und so waren wir bloße Spielzeuge in deinen Händen. Doch die Seele dieses Heiligen mit ihrer angeborenen Reinheit hat unsere Göttlichkeit zurückgebracht."

Die reine Seele erlöst diejenigen, die Böses im Sinne haben, und zwar nicht, indem sie sie auf ihr böses Wesen hinweist, sondern indem sie direkt mit dem essenziellen göttlichen Funken, der niemals ganz erlischt, in ihnen in Verbindung tritt. Unaufrichtigkeit ist einer solchen Seele fremd. Sie kann niemandem Hintergedanken unterstellen. Sie kann die Schäbigkeit des alltäglichen Lebens nicht begreifen. In diesem Vertrauen liegt ihre große Macht, durch die sie alles Zwielichtige und Heuchlerische entwaffnet. Ein jeder, der den Zauberkreis der reinen Seele betritt, spürt sofort ihren erhebenden Einfluss. Diese Erfahrung ist überzeugender als das Studium heiliger Bücher. Deshalb empfehlen alle Religionen den Umgang mit Heiligen als bestes Mittel zur Reinigung im Leben.

Ein reiner Mensch ist die Macht des Guten in Menschengestalt. Dies wird am Beispiel Jesu verdeutlicht. Seine Gegenwart oder ein bloßes Wort von ihm genügte, um berechnende Schläue zum Schweigen zu bringen. Den Pharisäern gelang es nie, ihn mit ihrer durchtriebenen Logik in die Ecke zu drängen. Eine reine Seele dringt direkt zum Herz der Dinge vor. Weder Himmel noch Hölle können vor ihr ihre Geheimnisse bewahren. Ihre durchdringende Einsicht entwirrt jedes Geheimnis. Selbst jahrtausende alte Dunkelheit wird durch den Funken ihres Lichtes augenblicklich beseitigt.

Eine pervertierte Vorstellungskraft

Die über die Jahrtausende hinweg angehäuften Sünden verschwinden, wenn wir von einem reinen Menschen heimgesucht werden. Die Macht der Reinheit ist positiv existent, während das Böse eine nicht existente Entität ist, die nur in unserer pervertierten Vorstellungskraft existiert. Die Anwesenheit einer reinen Seele ist der größte Korrekturfaktor in einer Gesellschaft. Reinheit manifestiert sich in umfassender und rückhaltloser Hingabe. Ein reiner Mensch nimmt seine Aufgaben niemals nachlässig oder sorglos in Angriff. Man kann ihm in jeder Hinsicht vertrauen.

In ethischer Hinsicht kann verlorengegangene Reinheit nicht zurückgewonnen werden. Reinheit ist ein Zustand ursprünglicher Unschuld und ein Mangel an vielfältiger Lebenserfahrung. Sie ist etwas, das uns angeboren ist. Sie kann nicht erstrebt oder im Leben verwirklicht werden. Wir hüten sie sorgsam, solange wir sie besitzen. Wenn wir sie einmal verloren haben, können wir sie nicht zurückerlangen, selbst wenn wir es wollten. Künstliche Zähne sind kein wirklicher Ersatz für natürliche. Wir können das, was wir verloren haben, nicht zurückholen, aber wir können das, was noch in uns ist, bewahren. Je tiefer wir sinken, desto stärker verlieren wir diese rettende Tugend, desto stärker wird unser Wunsch werden, sie wieder in ihrem ursprünglichen Glanz erstehen zu lassen. Da Reinheit und vielfältige Lebenserfahrung ihrem Wesen nach Antonyme (gegensätzliche Begriffe) sind, kann die Ethik den Gefallenen und Sündern keinen Ausweg anbieten.

Ein Akt der Gnade

Es ist Aufgabe der Religion, diesen Widerspruch der Werte aufzulösen. Nur die Religion zeigt uns, wie wir uns von dieser Komplexität vielfältiger Lebenserfahrung und dem Konflikt des Lebens befreien können. Im Altertum schrieb die Religion eine Reinigungszeremonie zur Tilgung der Schuld vor. Das Christentum ersetzte die Formel der Vergebung und Errettung durch das Leiden der Gottheit, die für den Menschen einschreitet. Die Reinheit kehrte als ein Akt des Glaubens zurück. Nur die Religion vermochte den Weg zu weisen, wie eine Maria Magdalena zur Heiligen werden konnte.

Doch diese Religion ist weder ein mechanischer Glaubensakt, noch ein mechanisches Einhalten eines Rituals oder einer Zeremonie. Eine solche Reinigung entsteht aus einem unerschütterlichen Vertrauen in Gott als die Quelle von Güte und Reinheit. Ein lebendiger Kontakt mit einem solchen Gott wäscht allen Schmutz und alle Verunreinigungen ab. Ein lebendiger Glaube ist unbedingt notwendig. Einer, der einen solchen Glauben besitzt, sagt zu sich selbst: „Ich werde jetzt meine Heimreise antreten." Es ist die Rückkehr des verlorenen Sohnes zum Hause seines Vaters, der nichts als Liebe für ihn empfindet.

Gemäß der Philosophie des Vedanta ist die Seele des Menschen niemals verunreinigt. Sie mag zwar wie hypnotisiert sein und die vielfältige Lebenserfahrung als die Wahrheit ansehen, aber der Funke des göttlichen Wesens in ihr wird niemals erlöschen. Auch wenn die Sonne vorübergehend von dicken Wolken verdeckt ist, ganz gleich wie breit oder dick diese sind, so werden sie niemals den Glanz der Sonne verringern. Gold kann für Jahrtausende unter der Erdoberfläche begraben liegen, aber das kann seinem natürlichen Glanz nichts anhaben. Es muss nur ausgegraben werden, damit der goldene Glanz sichtbar wird. Feuerstein kann jahrelang unter Wasser liegen, doch in dem Moment, in dem man ihn heraus nimmt und an einem Stein reibt, springen Funken.

Die Vorstellung von der Unreinheit entsteht, wenn wir unsere göttliche Natur vergessen. Wenn der Schüler mit aller Aufrichtigkeit, zu der er fähig ist, sagt: „Ich bin göttlich", würde er ganz selbstverständlich seine Göttlichkeit zurückerlangen. Doch es muss mit der Eindringlichkeit seines Wesens geschehen. Nichts auf der Welt kann dieses göttliche Element zerstören. Die sogenannte Sünde mag es verbergen oder verdecken, doch sie vermag es niemals zu zerstören. Mögen die verschiedenen Religionen der Welt auch über Dogmen und Glaubensbekenntnisse streiten, sie alle sind sich einig darüber, dass Reinheit eine Voraussetzung für spirituelle Erleuchtung ist. Die spirituelle Disziplin, die von verschiedenen Religionen vorgeschrieben wird, dient nur einem Ziel, nämlich, den Schüler zu einem reinen Leben zu befähigen. Alle Vorschriften bezüglich Selbstbeschränkung und Selbstbeherrschung dienen allein diesem Ideal. Weder Anhaftung noch Makel gehen mit der Wahrheit einher. Deshalb müssen jene, welche nach der Wahrheit streben, frei von Gedanken an Sex, Begierde oder Anhaftung sein. Der Gott dualistischer Religionen, oder das Absolute des Vedanta, ist die Verkörperung der Reinheit.

Die Religion spricht zu dem Menschen, der von der Vertracktheit des Lebens genug hat: „Kommt zu mir, die ihr mühselig und beladen seid, ich will euch erquicken." Die gleiche Botschaft wird in der Gita verkündet: „Lasse alle Gedanken an moralische Pflichten fallen. Nimm Zuflucht in mir allein. Ich werde Dir helfen, das andere Ufer des Lebens zu erreichen."

Wiederum lesen wir in den Upanishaden: „Wer die reine Wahrheit mit unbeirrbarer Hingabe sucht, Ihm allein offenbart sich der Herr der Wahrheit." Die Worte mögen anders sein, doch die Botschaft ist die gleiche. Wir müssen diesen Schleier der Unwissenheit herunterreißen, der vor unserem Auge die Falle des Vielfältigen heraufbeschwört und unsere absolute Natur verbirgt, welche mit dem gesamten Universum in Verbindung steht. Nicht Gott ist es, der uns Böses tun lässt oder uns davon abhält, Gutes zu tun. Wir täuschen uns, wenn wir zwischen Gut und Böse unterscheiden sollen und geraten ins Netz des Vielfältigen, einfach aufgrund unserer Unwissenheit. Erst wenn diese Unwissenheit beseitigt ist, erkennen wir unsere angeborene Göttlichkeit, die rein ist für alle Zeit und für alle Zukunft.

Die triumphierende Stimme

Die alten Weisen predigten und verkündeten in Form der Upanishaden die Ewige Wahrheit, die uns noch immer in den Ohren klingt. Wir mögen den Klang dieser Worte. Sie verliehen der Einen Wahrheit kühnen Ausdruck, erfüllt mit praktischem Wissen und Leben, wenn sie sagten: „Oh, ihr Kinder des unsterblichen Glücks, Erben der Unsterblichkeit, es gibt einen Weg, alle Finsternis dieser Welt zu vertreiben. Das Universum ist unwirklich, und ihr seid die einzige Wahrheit oder das Selbst. Kenne dich selbst und schneide dein Gespinst aus kleinlichen Wünschen entzwei und erstrahle als die leuchtende Sonne, als die Wahrheit in alle Ewigkeit." Die Freiheit in Einheit ist unser Ziel und das „Eine Ohnegleichen" ist unsere Erkenntnis.

Das göttliche Feuer brennt bereits in uns, und der Kontakt mit einem *Satguru* wie Babaji, auch wenn es nur ein paar Worte von seinen Lippen sind, genügt, um dem in uns schlummernden Geist einen elektrischen Impuls zu versetzen und ihn zur Höhe seiner angeborenen Größe zu erwecken. Ein einziges Wort von einem *Satguru Deva* wie Babaji genügt, um die Mystik und all ihre Türen zu erschließen. Sein Kriya ist der große Schlüssel zur Beendigung allen Leidens.

All dies vermögen die unsterblichen Worte Babaji's. So erwache denn und schlafe nicht, bis das Ziel erreicht ist. Kenntnis des Selbst ist das Ziel des Lebens; durch sie allein können wir das Universum verstehen. Nur wenn es sich aufgelöst hat, werden wir erfahren, wie es entstanden ist, warum es existiert und wohin es geht. Indem wir unser wahres Selbst erkennen, erfahren wir, was aus allen Erscheinungen und allgemeiner Verwirrung wird. Wenn wir unsterblich werden wollen, müssen wir dieses Selbst, den *Atman*, kennen.

Es gibt keinen anderen Weg zur Unsterblichkeit.

AUM HARI AUM. AUM TAT SAT AUM.
AUM Shanti Shanti Shanti!

V.T. Neelakantan

Ich kenne diesen großen Atman,
Strahlend wie die selbst-strahlende Sonne
Und über die Finsternis der Unwissenheit hinaus.
Allein durch das Wissen um ihn, kann man den Ozean des Todes überqueren.
Es gibt keinen anderen Weg. Es gibt keinen anderen Weg.
Heute wird ein Glücklicher Tag sein,
Wenn du zuerst alleine gehst, getrennt von weltlichen Dingen,
Und in deinem Herzen den Vorsatz fasst zu beten,
Und dann Babaji alles andere überlässt.
Denn Babaji wird auf sich nehmen Hass und Furcht
Von gestern und vom letzten Jahr,
Und lässt an ihrer Stelle dich spüren
Das Licht und die Liebe, die Er offenbart.
Ja, dies wird ein Glücklicher Tag sein,
Wenn du, mein Freund, jetzt gleich beginnst und betest.

V.T.N.

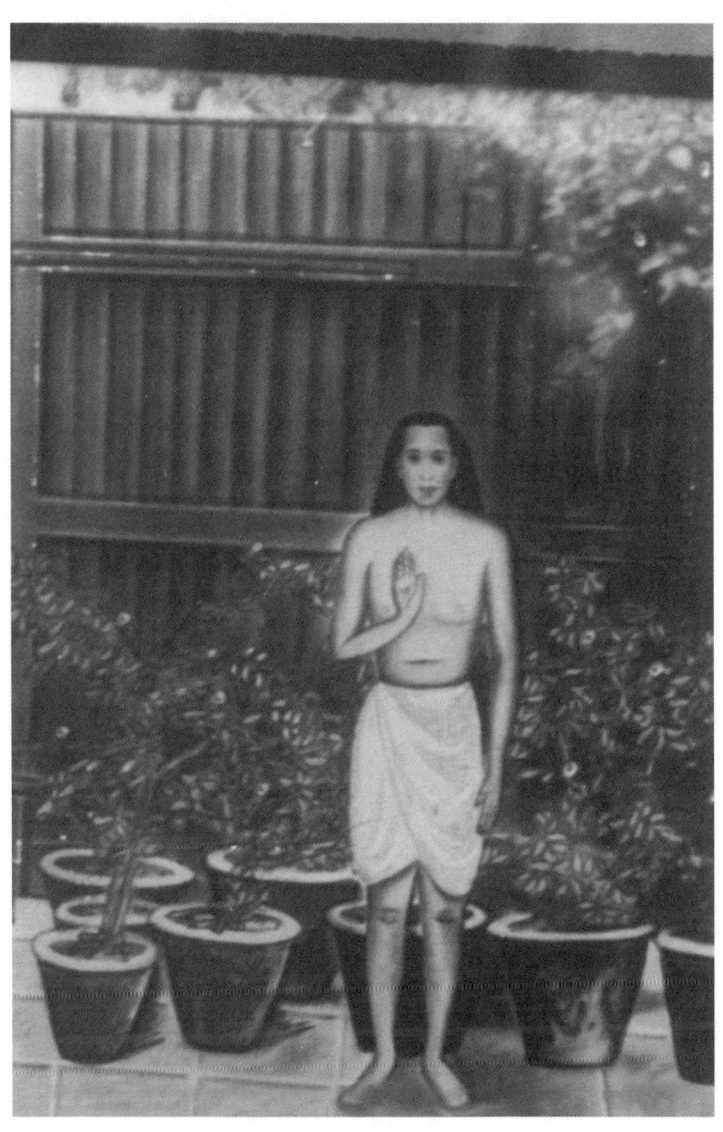
Babaji Nagaraj im Garten der Kriya Yoga Sangah in San Thome

BUCH II

Babaji's Meisterschlüssel zu allen Leiden

(Kriya)

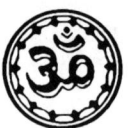

Dialog:
Im Einklang mit dem Allwissenden

Der Tod

Der Tod ist ein interessantes, natürliches Phänomen; das unvermeidliche Ende des unvollkommenen Lebens. Für den Unwissenden ist er ein Schrecken, denn das Aufhören der Atmung im physischen Körper bedeutet für ihn den Verlust von allem, was schön ist und woran sein Herz hängt. Doch für den Schüler der Mystik, der sich vollständig Gott (den wir als Kriya Babaji verehren) ergeben hat, ist der Tod nicht das Ende, denn er weiß, zumindest verstandesmäßig, dass er der ewige *Atman* (Seele) ist, ohne Anfang und ohne Ende. Beim Eintreten des Todes legt er lediglich ein abgetragenes Kleidungsstück, den physischen Körper, ab und wandert in seiner Unterwäsche, dem subtilen Körper (auch als Geist bekannt) umher. Nach einer gewissen Zeit wird die individuelle Seele von der Fessel der Liebe zu ihren Verwandten und ihr nahe stehenden Personen befreit und wandert, dank der aufrichtigen Durchführung der alten Riten zum Gedächtnis der Toten, hin zu anderen Welten, wie dem *Hiranaya loka*. Dort erntet man die Früchte seiner Handlungen während des irdischen Lebens, die in der Erwartung von Belohnung oder Bestrafung durchgeführt wurden. Sobald diese treibende Kraft erschöpft ist, wird die widerstrebende Seele mit Gewalt auf die irdische Ebene herabgezogen, wo sie ein weiteres Drama aufführen muss. Somit nimmt die Kette von Ursache (Begierde) und Wirkung (Wiedergeburten) kein Ende, bis eines Tages die erhabene Seele genug hat von diesen herzzerreißenden Zyklen aus Wiedergeburt und Tod.

Die Seele sehnt sich nach mystischem, gelassenem Frieden. Dieser ist unveränderlich, ohne Anfang und ohne Ende. Dies ist zweifellos ein besonderer Tag in der Geschichte der individuellen Seele. Nun sucht sie etwas, das über den veränderlichen Geist (den subtilen Körper) hinausgeht. Durch göttliche Gnade und *sadhana* wird der kausale Körper (*karana*) erkannt. Er ist die Hülle, die den strahlenden *jivatman* bedeckt und ihn vom *paramatman*, der Universellen Seele, trennt, der Glückseligkeit des *sacchidananda* (Sein-Bewusstsein-Glückseligsein). Die Fortsetzung der *sadhana* führt letztlich zur Vereinigung des *jivatman* (dem göttlichen Funken im Menschen) mit dem *paramatman* (dem Ozean des Göttlichen und der Glückseligkeit). Dies ist *Yoga*.

Wenn dieser erhabene Zustand willentlich und permanent wird, wird er auch als *sahaja samadhi* bezeichnet, wie er von Ramana Maharshi aus Tiruvannamalai betont wird. Die ersten konkreten Anzeichen dafür, dass jemand die Gefilde der Mystik betreten hat, sind Ekstase und Glückseligkeit, die tausendfach köstlicher sind als irdische Freuden. Auf diese Weise spürt der *sadhaka* Kriya Babaji (Gott). Dies ist jedoch nicht genug, und der *sadhaka* muss Fortschritte machen, um Kriya Babaji (das Glücksgefühl des *sat chit ananda*) zu sehen, hören, riechen und zu manifestieren. Und während dieser langen *sadhana* zur umfassenden Erkenntnis von Kriya Babaji ist es so, dass der *sadhaka* seine schwerste Prüfung bestehen muss – die Möglichkeit, in die Fallgrube der *siddhis* zu tappen. Um dies zu verhindern, sollte man als erstes ein Vedanta sein, denn Advaita Vedanta ist der rechte Königsweg zum *nirvikalpa samadhi*.

Doch die Erkenntnis des *sat* (allgegenwärtige Existenz der Wahrheit) genügt jenen, die auf der Suche nach göttlicher Vollkommenheit sind, im Allgemeinen nicht. Jetzt ist der Kandidat reif, die Allwissenheit und Allmacht der Wahrheit, die er erkannt hat, zu manifestieren. Er sollte ein *Siddhantin* werden. Zuerst Vedanta, dann Siddhanta, das ist die richtige Reihenfolge. Siddhanti können nicht nur Lebensenergie aus dem begrenzten Reservoir der subtilen und der physischen Hülle beziehen, sondern auch aus der kosmischen Quelle. Typische Beispiele von Heiligen, die dies praktiziert haben, sind Vadalur Ramalinga Swamigal, der tibetische Yogi Milarepa, Sri Aurobindo und Paramahansa Yogananda Giri. Sie haben die Wirksamkeit des Yoga nicht nur im Leben, sondern auch im Tod bewiesen. Ihre sterbliche Hülle blieb über lange Zeiträume unverändert, während die Körper unentwickelter Seelen schon nach Stunden zu verwesen beginnen.

Der größte von allen ist Kriya Babaji, der der Tod des Todes ist. Er hat offenbar vollkommene Gewalt über alle Seinsebenen und lacht nur über die Begrenzungen von Zeit und Raum. Seit dem 26. September 1952 hat dieser

Riese sich dazu herabgelassen, vor den Augen von Sri V. T. Neelakantan, einem frommen Journalisten aus Madras, Gestalt anzunehmen, um sein erhabenes Kriya-Evangelium des Glücks mit Hilfe zahlreicher würdiger menschlicher Werkzeuge in allen Winkeln der Erde zu verbreiten. Dies ist ein bemerkenswertes Ereignis, das es verdient, von Studenten der Psychomantie (Nekromantie), der Kunst, zukünftige Ereignisse zu enthüllen, indem man die Geister der Toten anruft und befragt, eingehend studiert zu werden. Der erste Teil dieser Geschichte befindet sich in „Die Stimme Babaji's" (bereits veröffentlicht), der zweite Teil ist auf den folgenden Seiten wiedergegeben.

Ein Buch im Entstehen

Freitag, 5. September 1952

V.T.N. meditierte etwa vier Stunden lang ununterbrochen und öffnete die Augen wenige Minuten vor Mitternacht. Plötzlich sah er einige ungewöhnlich helle Funken in der Stirnregion, welche die Ankunft Babaji's ankündigten, nachdem er einen Tag lang weg gewesen war.

Babaji: „Mein Kind, glaubst Du noch immer an mich?"

V.T.N.: „Wie bitte? Guru Deva, natürlich glaube ich an Dich!"

Babaji: „Trotz aller Enttäuschungen, allen Leidens und Elend, die du erlebt hast, glaubst du an mich?"

V.T.N.: „Ohne Dich wäre es schlimmer gewesen."

Der Meister lachte, segnete ihn und verschwand.

In der Privatklinik des Arztes trank V.T.N. Kaffee, nachdem er seine tägliche Spritze bekommen hatte. Um 5 vor 6 Uhr nachmittags rief er plötzlich „Babaji!" und fiel in den Trancezustand des Hellhörens und Hellsehens. Er erlebte eine fortlaufende Show mystischer Visionen, die im buchstäblichen Sinne wahr war: Der Künstler betrat die Wohnung in Nr. 1-1, Arulananda Mudaly Street, San Thome, Mylapore, und wartete auf den Bewohner, der drinnen ein Gespräch mit einem Mitglied der Familie führte. Ein Diener lief nach drinnen, um die Ankunft des Besuchers zu melden. Es folgte eine Unterredung, und das Rasterdruckgemälde von Babaji wurde enthüllt. Man konnte sehen, wie der Schriftsteller einen Scheck über 15 Rupien ausstellte und den Künstler bat, zwei weitere dreifarbige Zeichnungen anzufertigen, für die er pro Bild 25 Rupien erhalten sollte. Erst jetzt wurde V.T.N. sich des besorgten Arztes, der seine Hand schüttelte und von seinen Assistenten umringt war, bewusst. Die mystische Kinovorführung, wie er es nannte, endete damit.

Der Arzt: „Was ist los?"

V.T.N.: „Oh, nichts!" Pause. Dem klugen Doktor dämmerte, was wirklich geschehen war.

Der Arzt: „Ich verstehe, es kommt alles von Ihrem Spiritualismus. Gibt es dafür keine feste Zeit?"

V.T.N.: „Gibt es eine feste Zeit für Ihre Notoperationen?" Alle lachten. Ende gut, alles gut.

Die individuelle Seele ist endlich, und die Universelle Seele ist unendlich und allgegenwärtig. Die Hände, Augen, Füße, Kopf, Gesicht und Ohren von *Brahman* (der Universellen Seele) existieren überall und schließen alle Dinge in diesem Universum ein (Bhagavad Gita, XIII.14). Wenn der *jivatman* (die Individuelle Seele) im Einklang mit dem *paramatman* (der Universellen Seele) ist, dann kann Entfernung (Raum) besiegt werden. Dieser erhabene Zustand kann durch *sadhana* erreicht werden (in diesem Falle ist er willentlich), oder durch die Gnade eines herausragenden Yogis. Während der ergreifenden, unfreiwilligen, mystischen Trance in der Privatklinik wurde Sri V.T. Neelakantan durch die allmächtige Gnade Kriya Babaji's dazu verholfen, im Einklang mit dem Allgegenwärtigen zu sein und so ein Zeuge des göttlichen Dramas zu werden, das sich sieben Meilen entfernt in San Thome abspielte.

6. September 1952, Mitternacht

Wie gewöhnlich hatte V.T.N. seine Meditation beendet und sang Babaji's geheiligten Namen eine gute Stunde lang. Mehr als zwei Monate lang hatte er, infolge einer Operation und einer hartnäckigen Zellulitis, gehörige Probleme mit seinem Bein gehabt. Die Zellulitis richtete weiter Schaden an, trotz der bestmöglichen Behandlung, die der Chirurg ihm angedeihen ließ, ganz zu schweigen von den Helfern des Obersten, die zu seinem Werk der Barmherzigkeit beitrugen. Der Journalist war gerade damit beschäftigt, sein Bein zu massieren, als sich der Funke bemerkbar machte, und ehe er sich's versah, erschien der Satguru und bemerkte: „Mein Kind, es ist wirklich erstaunlich, dass du mich weiterhin anrufst, obwohl ich dir keinerlei Trost habe zuteil werden lassen und dich auch nicht vor den hungrigen Wölfen, die vor deiner Tür heulen, gerettet habe."

V.T.N.: „Guru Deva, warum sollte ich mir über diese weltlichen Dinge Sorgen machen? Was hat das damit zu tun, dass ich Dich anrufe? Ich weiß, dass Du Dein Bestes für mich gibst, nein, dass Du Himmel und Erde in Bewegung setzt, um mein *karma* zu vernichten, doch wenn mein *prarabdha* mich noch immer heimsucht, so muss ich es mit unerschütterlichem Glauben an Dich ertragen. Das ist die einzige Möglichkeit. Das Wiederholen Deines Namens gleich nach dem Erwachen und vor dem Zubettgehen spendet mir weit mehr Trost als die Wiederholung der *bija akshara* und sogar mehr als die Meditation. Irgendwie, Guru Deva, spricht mich das an, wie das *mani mantra aushadam.*"

Babaji: „*HUM* ... Nun höre, mein Kind."

V.T.N.: „Sehr wohl, Satguru Deva, mein Gott, mein Vater, mein Alles und der Behüter meiner vier Kinder, die ich als festen Bestandteil meines eigenen Selbst verehre, und ihre Mutter als die *Graha* Lakshmi."

Babaji: „Mein Kind, denke daran und erkenne, dass ganz gleich welche *japa* oder Meditation du praktizierst, dass sie systematisch und regelmäßig praktiziert werden muss. Wenn du beharrlich weiter meditierst, mich anrufst, an mich denkst, über mich und meine Mission schreibst, durch meine Hände isst, mit meinem Mund isst, durch meine Augen siehst, deinen Mitmenschen dienst, in jedem von ihnen mich siehst und deinen Dienst an ihnen als Dienst an mir ansiehst, dann wirst du Erfolg haben und das *nirvikalpa samadhi* erreichen. Das Licht des *sacchidananda* wird für immer durch dich hindurch scheinen. Das wird deine *sadhana*, dein *Kriya* sein. Sei niemals mutlos. Lass zu, dass sich das *kala chakra* entwickelt, und ich werde immer und ewig an deiner Seite stehen und an der Seite derer stehen, die dir lieb und teuer sind. Glaube – absoluter Glaube – an deinen *Guru* ist der einzige Weg, um das Ziel des Lebens zu erreichen und ins Jenseits zu gelangen. So wird dein Geist unerschütterlich werden und unablässig auf das Licht des *sacchidananda* gerichtet sein.

„Und dann, mein Kind, sei so gut und gib acht auf deine Gesundheit. Dein Körper ist dein Tempel. Er ist das Pferd, auf dem du dahin reitest, und das muss kerngesund sein. Dies ist von größter Wichtigkeit. Wenn du bei guter Gesundheit bist, kannst du meine Mission erfüllen – und das will ich auch. Ich werde dafür sorgen, dass Du sie erfüllst. Ich kann eigentlich sagen, dass meine Mission, nachdem Yogananda seinen Geist verlassen hatte, praktisch zum Stillstand gekommen ist. *HUM* … Ich habe all diese Jahre nach dir gesucht, und nun wo ich dich gefunden habe, musst du dich rüsten für mich und meine Mission. Frage mich nicht, wie du das anstellen sollst, wenn du überall nur auf Granit stößt, statt auf Wasser. Ertrage alles geduldig, mir zuliebe. Wirst du das tun?

V.T.N.: „Guru Deva, schenke mir mehr Gnade, um alles zu ertragen."

Babaji: „Das werde ich tun. Und nun nimm reichlich Gemüse, Milch und Früchte zu dir. Wenn möglich, iss' mindestens zwei Bananen, grüne sind am besten für dich und jeden Abend und gleich nach dem Aufstehen ein Glas Milch. Wenn du der Milch oder den Bananen etwas Butter und Zucker, oder frischen Honig hinzufügen kannst, wird dir das sehr gut tun. Das ist *ushapan*. Diese Nahrung wird dir mehr Kraft geben, meine Mission zu erfüllen. Und du musst mit deiner Gruppenmeditation weitermachen. Ich will, dass du, deine ‚andere Hälfte' – nicht deine bessere Hälfte – , und noch jemand anderes, mein Evangelium, mein Kriya, in die entlegensten Winkel der Erde tragen."

„Bevor du etwas isst oder trinkst, sprich:

AUM HRIM KRAM SVAHA CHITRAYA CHITRAGUPTAYA YAMARUPIDHARAYA."

V.T.N.: „Warum soll ich wieder zum *mantra shastra* zurückkehren? Bist Du nicht das *mani mantra oushadam*? Genügt es nicht, wenn ich Dich und nur Dich allein anrufe? Ach übrigens, Babaji, wer ist der andere, der Dritte?"

Babaji: „Du sollst keine unnötigen Fragen stellen. Tue was ich sage. Wirst du das tun?"

V.T.N.: „Ja, Satguru Deva. Gib mir die Gnade, Dir aufrecht zu dienen, edel und unermüdlich, und vor allen Dingen, Deine Anweisungen genauestens auszuführen."

Babaji: „*HUM* … (der Guru Deva ergriff seine Hände, küsste ihn mitten auf die Stirn und gab ihm je einen leichten Schlag auf die linke und rechte Brusthälfte). Und vergiss nicht, dass Gott der Innere Herrscher ist, der deinen Geist, Körper und die *indriyas* lenkt. Spüre, dass du nur ein Werkzeug bist und Gott der Lenker. Das Alter ist kein Hindernis auf dem Weg zum Göttlichen Leben. Ein jeder kann in den Ozean der Glückseligkeit eintauchen. Selbst schwarze Hunde können weiß wie Milch werden. Sei aufrichtig, und trinke voll Vertrauen den Nektar der Unsterblichkeit."

„So viele Perspektiven werden sich dir eröffnen, und du wirst imstande sein, dein Ziel zu erreichen und meine Mission zu erfüllen. Schreite voran! Möge die göttliche Flamme heller in dir brennen! Mögen Freude, Glückseligkeit und Friede für alle Zeit bei dir wohnen und bei allen, die dir lieb und wert sind. Nur noch eines: deine Meditationen können Ideen, Ideale oder jeden beliebigen guten Gedanken zum Gegenstand haben, oder auch *nama japam* deines *ishta devata* oder *guru*. Es wird nicht lange dauern, und *mauna* der Rede wird zu *mauna* des Geistes. Und nun musst du dich ausruhen, mein Kind. Ich wünsche mir so sehr, dass dir ein paar Tage Ruhe vergönnt sein mögen. *HUM* ..."

Es trat eine Pause von etwa fünf Tagen ein, während denen V.T.N. keinen bewussten Kontakt mit dem Propheten des Kriya hatte. Am Mittwoch, dem 10. September 1952, setzte sich der kränkliche Journalist um 11 Uhr abends zur Meditation nieder. Die Zeit verging, und die Uhr schlug zwölf.

„Es wäre vielleicht eine gute Idee, ja vielleicht sogar eine fantastische, wenn ihr gemeinsam Bücher schreiben würdet. Er würde das Vorwort zu deinen Büchern schreiben, und du zu seinen", platzte der allwissende Meister herein.

V.T.N.: „Babaji, ist das Dein Wunsch?"

Ohne zu antworten lächelte Babaji und erhob seinen Zeigefinger. Die Zeit war zu kostbar, um vergeudet zu werden. V.T.N. spürte einen leichten Schlag in seinem linken Fußknöchel und musste sich abstützen. Um 1 Uhr morgens spürte er, wie ein schwanenähnliches weißes Gebilde aus der Mitte seines Kopfes austrat. Er verlor sein physisches Bewusstsein, und die Meditation ging in den Schlafzustand über. Er schlief wie ein Murmeltier bis 2 Uhr nachmittags. Er erwachte ausgeruht und zufrieden, und musste feststellen, dass drei Mitglieder seiner Familie ihn umringten und mit besorgtem Blick anschauten. Eine Person weinte sogar. Wird der „schwarze Hund" weiß wie Milch? Offenbar waren alle Versuche, V.T.N. während der Kriya-Behandlung seines maroden Körpers aufzuwecken, gescheitert. Am nächsten Tag nahm Babaji sein würdiges Kind wieder in Anspruch, um um Mitternacht seine literarischen Aktivitäten wieder aufzunehmen. Vier Seiten des „Meisterschlüssel zu allen Leiden" waren geschrieben, als der Befehl zum Aufhören erklang. „Ich werde ab und zu vorbeischauen", waren die Worte, mit denen der Meister verschwand.

Samstag, 13. September 1952

Babaji erschien wie gewohnt, doch der bewusste Teil der Unterhaltung war nur kurz. „Ich werde morgen kommen. Halte deine Schreibgeräte bereit", waren seine letzten Worte. Als V.T.N. am frühen Morgen das Bewusstsein wiedererlangte, hatte er die verschwommene Vorstellung, dass eines seiner Beine sich wieder zusammenfügte, nachdem es zerlegt worden war. Offenbar war der Kriya-Inspektionsprozess auf vollen Touren gelaufen, und V.T.N. war die meiste Zeit davon bewusstlos gewesen. Was ist es doch für ein Privileg, das Versuchskaninchen für Babaji's *Kriya*-Behandlung zu sein! Hoffentlich werden dadurch ‚ungläubige Thomase' davon überzeugt werden, dass *Kriya* der Meisterschlüssel zu allen Leiden – mystischer, mentaler und physischer Art –, ist. Der rührige Journalist war in Eile, denn er wollte zur Bank gehen. „Du brauchst dich nicht zu beeilen. Du wirst in der Bank warten müssen bis um 10.30 Uhr", ließ ihn die unbekannte Stimme wissen. Es sollte so kommen. Er musste sich ausweisen, und so wurde er bis um 10.30 Uhr in der Bank aufgehalten. Gegen 9 Uhr abends erschien der Meister. „Gemäß deiner Diskussion heute Abend", sprach er mit der für ihn charakteristischen Allwissenheit, „muss ich täglich für ein Manadala (14 Tage) lang erscheinen, damit das Buch fertig wird." Die Worte sprudelten nur so aus seinem Mund hervor, während der Journalist sich beeilte, seine Rolle zu erfüllen. Zu oft verwendete er Anführungszeichen, um anzuzeigen, welche Lehren Babaji wortwörtlich von sich gegeben hatte, doch Babaji unterbrach ihn: „Nein, nein, wenn das in diesem Tempo weitergeht, wird die Welt nichts aus deiner Feder erhalten." So wurden mehr als sieben Seiten geschrieben. „Wir werden später mehr schreiben müssen, um unser Ziel zu erreichen," waren die Worte, mit denen sich der Meister verabschiedete.

Am 14. September 1952, am frühen Morgen, sprach die schelmische Stimme, wie V.T.N. sie nannte: „Du hast zwei weitere Schecks mit römischen Zahlen in Umlauf gebracht und."

„Und was? Sie werden warten müssen, das ist alles." „Wer bist Du?", fuhr der empörte Journalist dazwischen. Das Gespräch endete abrupt. Einige Minuten vor 10 Uhr abends erschien der Satguru, um seine Vorlesungen wieder aufzunehmen. Mehr als elf Seiten wurden dem Manuskript von „Der Meisterschlüssel zu allen Leiden" hinzugefügt. Die Uhr schlug eins.

Babaji sagte: „Morgen darfst du das nächste Kapitel über mich selbst schreiben. Nachdem du gelesen hast, was deine ‚andere Hälfte' bereits im ersten Buch über mich geschrieben hat, und nachdem du mich so oft gesehen hast, wirst du dazu in der Lage sein."

V.T.N.: „Wie denn, Guru Deva? Wie meine ‚andere' Hälfte zu sagen pflegt, bin ich nur ein Essayschreiber."

Babaji: „Du darfst in deinem spritzigen Stil schreiben, und die Menschen im Westen werden es mögen."

Am 15. September 1952 vollendete der Journalist das zweite Kapitel im Beisein des Meisters, der sogleich mit seiner Vorlesung für das dritte Kapitel begann. Sein würdiges Kind hatte kaum eineinviertel Seiten geschrieben, als er rief: „Halt, genug für heute!" Der leidenschaftliche Journalist sass von 10 Uhr abends bis um 2.30 Uhr in der Frühe an seiner reizvollen Aufgabe.

Der Meister sprach zum Abschied: „Du wirst öfter schweigen müssen."

V.T.N.: „Immer, Guru Deva?"

Babaji: „Nein. Wenn jemand nach dir schlägt, schlage nicht zurück, sondern schweige."

V.T.N.: „Ich verstehe nicht, was Du sagst. G.D. kann jetzt nicht mehr an mir herummeckern."

Babaji: „G.D. tat das, weil sie etwas von dir erwartete. Ebenso könnte jemand anders nach dir schlagen, weil er etwas erwartet. In dem Fall, schlage nicht zurück. Schweige."

Er liess sein Kind, das sich fragte, was er da wohl vorhergesagt hatte, zurück.

Die Vorlesungen wurden etwa zur gleichen Stunde wieder aufgenommen, und der Journalist hatte Mühe, mit dem Tempo, in dem der kluge Meister seine göttlichen Reden hielt, Schritt zu halten. Häufig musste er ihn unterbrechen, um Dinge abzuklären, und wünschte, er beherrschte Stenographie, um der Sache besser dienen zu können. Mit Ausnahme des zweiten Kapitels „Hundert Grüsse an Babaji", welches V.T.N.s persönliche Ehrung des Satgurus ist, ist der Rest eine fast wörtliche Wiedergabe der Gespräche Kriya Babaji's.

Am 18. September 1952, nachdem er fast zwölf Seiten Manuskript diktiert hatte, sprach Babaji um 2.30 Uhr: „Du und deine ‚andere Hälfte', ihr könnt diese kleinen Ankündigungen nächste Woche an Mitglieder senden, die ihre Mitgliedschaft stolz zur Schau tragen, und sehen, ob sie zumindest so treu sind, dass sie ein Buch über mich kaufen. Es tut mir sehr leid, aber ich kann dir nicht erlauben, dich auszuruhen. Du und deine ‚andere Hälfte' müsst arbeiten wie der Blitz. Sobald dieses Buch vollendet ist, musst du mit ‚Der Tod des Todes' beginnen. Du wirst es zum Preis von 11 Rupien anbieten. Es muss Anfang April 1952 erscheinen."

In der Zwischenzeit hatte der Schriftsteller vorgehabt, in der Einleitung von ‚Babaji's Meisterschlüssel zu Allen Leiden (Kriya)' über Tod und Psychomantie zu schreiben, wenn noch Platz dafür wäre. Man kann mit Leichtigkeit die Quelle der Inspiration erraten. Allen Ruhm dem Satguru!

In der folgenden Nacht erschien Babaji.

V.T.N.: „Du musst in diesem Liegestuhl Platz nehmen."

Babaji: „Ich muss, wirklich?"

V.T.N.: „Bitte nimm Platz." Er zog den Stuhl zu sich heran. Der liebevolle Meister nahm schließlich darin Platz, zur großen Freude seines Kindes.

Babaji: „Gut, machen wir weiter."

V.T.N.: „Guru Deva, wie kann ich ohne Notizen schreiben, und ohne dass Du irgendetwas diktierst? Wie soll meine ‚andere Hälfte' ihre Einleitung schreiben, ohne jegliche Hinweise?"

„Irgendwie wird er es tun; du schreibst einfach!", der Satguru winkte mit den ausgestreckten fünf Fingern seiner Hand. Der Journalist begann zu schreiben. Zu seiner großen Überraschung schrieb er wie in Trance auch über Themen, die völlig neu für ihn waren. Dies ist eine interessante mystische Entwicklung. Bis dahin hatte V.T.N. die Rolle eines Reporters gespielt, aber jetzt wurde seine mechanische Inspiration durch eine telepathische

Gedankenübertragung des Meisters gespeist. Die Manifestation von Kriya Babaji's Macht war bemerkenswert! Als nächstes würde der Journalist vielleicht erneuert und mystisch weiterentwickelt werden, so dass sich sein Geist in zwei klar unterschiedene Teile spalten würde: einen Äußeren, der als Sprachrohr für Babaji's Gedankenwellen dient, und einen Inneren, der als schweigender, distanzierter, glücklicher und bewusster Zeuge das mystische Drama beobachtet. Das ist das nächste Entwicklungsstadium ohne Schlafwandeln. Der übliche Schnitt von elf Seiten Manuskript wurde erfüllt, und der Meister bat ihn, die nächste bevorstehende Publikation „Der Tod des Todes", die bis zu 800 Seiten umfassen könne, zu erwähnen.

V.T.N.: „Was für ein Buch ist das?"

Es blieb keine Zeit für eine Antwort. Der Journalist dachte, dass das dritte Buch der Babaji-Serie vielleicht in Amerika veröffentlicht würde.

In der Nacht des Freitags, 19. September 1952, nahm der Kriya Mulaguru Gestalt an, um die drei Termine zu ändern, die auf dem Flugblatt erwähnt waren, und sandte eine Botschaft über V.T.N.

„Ich werde deiner ‚anderen Hälfte' sagen, dass es ihm mehr bringt, wenn er in diesem Stadium nicht mit herabgelassenen Händen meditiert, sondern in der Haltung einer aufgeblasenen Kobra. Er demonstrierte die Haltung, indem er die Hände auf der Brust kreuzte und das *chin mudra* einnahm.

Dann wurde die Arbeit an dem Buch im Beisein des Meisters, der alles genau beobachtete und den Journalisten sogar aufforderte, bestimmte Passagen zu unterstreichen und den „Tod des Todes" zu erwähnen, fortgesetzt. Sri V.T. Neelakantan, der sich während all dieser Tage daran gewöhnt hatte, mit einem Federhalter zu schreiben, tauchte dreimal geistesabwesend den neuen Füllfederhalter in das neben ihm stehende Tintenfass! „Was, obwohl du einen neuen Füllfederhalter bekommen hast, tauchst du ihn immer wieder ins Tintenfass ein!", bemerkte Babaji scherzhaft. Siebzehn Seiten wurden verfasst, und das widerstandsfähige Werkzeug kannte keine Müdigkeit. V.T.N. war zu sehr in seine göttliche Aufgabe versunken, als dass er die Uhr bemerkt hätte. „Mein Kind, es ist schon halb vier morgens", unterbrach ihn der liebevolle Satguru.

Als der Journalist die Worte schrieb: „Bevor ich dieses Kapitel beende …", sagte Babaji: „Alles was jetzt kommt, ist dein Vortrag. Beende ihn, wie du magst." Er verabschiedete sich für diesen Tag. Die Uhr schlug 10 Uhr abends.

Babaji, der Göttliche Schauspieler, mahnte mit seinem linken Zeigefinger die für ihn charakteristische ermahnende Geste, um seine Worte zu betonen: „Du und deine ‚andere Hälfte' solltet euch nicht von Dingen in Anspruch nehmen lassen, die erst in einem Monat an der Reihe sind, sondern euch auf die jetzige Arbeit konzentrieren ... Nun fahre fort." Er machte eine Bewegung mit der linken Hand, und der Journalist begann wieder zu schreiben. Mehr als vierzehn Seiten wurden vollendet. Ehe er ging, gab er ihm noch einen Rat: „Anstatt zu sagen *Babaji Namaste*, kannst du auch einfach sagen *Babaji, Babaji*, so wie man *Rama, Rama* oder *Krishna, Krishna* singt."

V.T.N.: „Soll ich meiner ‚anderen Hälfte' davon erzählen?"

Babaji: „Alles, was ich dir hier erzähle, darfst du ihm erzählen ... Doch sein Anteil ist völlig anders."

Am 21. September 1952 erschien der Satguru nach Einbruch der Dunkelheit. „Mein Kind, du hast leichtes Fieber", begann er. Das stimmte tatsächlich. „Warum legst du heute nicht eine Schreibpause ein?"

V.T.N.: „Guru Deva, aber wie kann dann das Buch zum vorgesehenen Termin fertig werden?"

So begann er, wieder zu schreiben. Der Journalist hatte leichte Schmerzen im Knie. Der liebevolle Meister unterbrach ihn: „Dein Bein tut weh, kannst du weitermachen?" „Ja, ja," antwortete der Journalist mit einem Lächeln.

Babaji: „Andere Personen, denen ich auf die Schulter geklopft habe, haben kaum darauf angesprochen. Du und deine ‚andere Hälfte' tut alles, was in eurer Macht steht, um das Buch rechtzeitig heraus zu bringen. Mach dir keine Sorgen darüber, dass du nicht auf der Höhe bist. Das Buch muss lediglich bis zum 29. Oktober in der Buchhandlung in Kalkutta sein. Die zweite Auflage wird besser sein und wird von jemand anderem finanziert werden."

V.T.N.: „Darf ich wissen, wer diese Person ist?" Der Satguru hob seinen Zeigefinger und wies ihn an, mit seiner Arbeit fortzufahren. Das Pensum für den Tag wurde erfüllt.

In der folgenden Nacht bekam V.T.N. hohes Fieber. „Jetzt kannst du weder schreiben noch schlafen. Ruhe dich einfach aus. Heute schreiben wir nichts." Babaji ging wieder. Plötzlich war da der bekannte Blitz auf der Höhe der Augenbrauen des Journalisten. Der Satguru war zurückgekehrt! Er sprach über das dritte Mitglied der *Kriya*-Gruppe.

Dienstagnacht, 23. September 1952

Babaji nahm Gestalt an wie immer. „Heute brauchst du nichts zu schreiben." Der liebevolle Meister dachte an V.T.N.s Fieber.

V.T.N.: „Nein, ich muss."

Babaji (nach einer Pause): „Also gut, tue was du tun musst." Nachdem er einige Seiten geschrieben hatte, sorgte der Satguru dafür, dass er sich keine weiteren Anstrengungen auferlegte.

Am 24. September 1952, um 11 Uhr abends, eröffnete Babaji die Sitzung mit einem Kompliment an V.T.N., weil er bereit war zum Schreiben, trotz seines hohen Fiebers. Während der Journalist mit seiner Arbeit beschäftigt war, machte Babaji eine beiläufige Bemerkung: „*HUM* ... Tempel *tamasha* und *utsavam*. Meine Arbeit ... übt keine Anziehungskraft aus."

V.T.N.: „Was ist das, Babaji?"

Babaji: „*HUM* ... Schreib weiter."

Um 2.30 Uhr bemerkte er: „Wenn nur ihr beide so für mich weiter arbeiten würdet. Oh! Der Sangah wird die Krone aller Ashrams sein."

Donnerstag, 25. September 1952

Pünktlich erschien Babaji zu seinem Routinebesuch um 10 Uhr abends. „Dann habt ihr also beide beschlossen, die Arbeit drei Tage lang ruhen zu lassen?"

Da V.T.N. einen Schweigetag eingelegt hatte, schrieb er die Antworten nieder. „Guru Deva, was können wir anderes tun? Wir haben die äußersten Grenzen unserer Mittel erreicht. Wenn beim nächsten Buch nicht genug Geld bereit steht, werde ich davon abraten, mit der Drucklegung zu beginnen."

Der Satguru lachte. „Brich morgen früh um 5.30 Uhr von zu Hause auf und gehe direkt zum Bungalow von K.S., der sich genau zu diesem Zeitpunkt anschicken wird, sein Bad zu nehmen. Sprich kein Wort zur Antwort, sondern nimm einfach entgegen, was er dir geben wird. Dieser Betrag wird nicht ganz reichen, um das Buch drucken zu lassen. Besonders wegen der drei Feiertage. Gehe deshalb direkt zur Druckerei. Mach dir keine Sorgen um die Bedürfnisse deiner Familie, dafür wird gesorgt werden."

Das Pensum des Tages wurde erfüllt und der Meister ging gegen 2 Uhr morgens.

Der Journalist ging, wie ihm befohlen worden war, zum Haus von K.S., der zu seiner Überraschung gerade das Badezimmer betrat. „Komm, V.T.N., setz' dich", hieß ihn K.S. herzlich willkommen.

„Feierst du *Sarasvati puja* zu Hause?", fragte K.S. und ging ins Haus, um mit fünf Zehnern zurück zu kommen! Damit fehlten nur 4 Rupien zu den 54, die nötig waren, um die Druckerpresse während der drei Feiertage in Gang zu halten – inklusive Überstundenvergütung. Diplomatisch, und ohne ein Wort zu sprechen, wie es ihm der Satguru nahegelegt hatte, nahm V.T.N. den Betrag entgegen und verabschiedete sich mit einem *namaskar*. Dieses aufregende Erlebnis vermehrte seinen Glauben um das Hundertfache, und er dachte daran, eilends nach San Thome zu gehen. Dank sei Babaji! Er verwarf die Idee, nach San Thome zu gehen, und eilte zur Kartikeyan Press Druckerei. Er erreichte sie gerade noch rechtzeitig, denn sofern keine bezahlten Sonderaufträge vorlägen, würde sie um 20 Uhr schließen. V.T.N. war versucht, 5 Rupien zu behalten, doch er erinnerte sich an die Worte des Meisters und widerstand dieser Versuchung. Allen Ruhm dem allmächtigen Babaji!

Freitagnacht, 26. September 1952

Die Arbeit am Buch wurde wieder aufgenommen, und gegen Ende hielt Kriya Babaji eine brillante Rede, in der er sich selbst als das Sein, Bewusstsein, Glückseligkeit, den Sieger über den Tod (Tod des Todes), definierte. Sie ist im elften Kapitel unter dem Untertitel „Habe Anteil an meinem Schatz", zu finden.

Babaji: „Wenn er [der Schriftsteller] den Einkommenssteuerbeamten freundlich behandelt, wird es in Anbetracht der derzeitigen Vereinbarungen dennoch ein Haar in der Suppe geben." Dann lehrte der große Meister durch eigenhändige Demonstration die Methode des Zubettgehens, nachdem man seine Gebete verrichtet hat.

V.T.N.: „Gilt das nur für mich?"

Babaji: „Nein. Erzähle ihm auch davon."

So lernten wir die *Kriya*-Methode des Zubettgehens. Zum Abschied gab er ihm noch diese Botschaft: „Wegen der Finanzierung des zweiten Buches tritt vor dem 22. Oktober an niemanden heran. An diesem Tag wirst du einige Überweisungen von den *Kriya*-Leuten erhalten." Erst am vorangegangenen Abend hatte der Schriftsteller 160 Handzettel angeschlagen, auf denen die Veröffentlichung von Kriya Babaji's ersten drei Büchern angekündigt wurde.

Samstag, 27. September 1952

Nachdem er meditiert hatte, öffnete V.T.N. um 5 vor 10 Uhr abends die Augen.

„Ja, mein Kind, du brauchst dringend Erholung", platzte Kriya Babaji herein. „Heute ist *Sarasvati puja*. Wenn du dich an die Tradition hältst, brauchst du heute gar nichts zu schreiben." Der Journalist murmelte etwas, dass er damit nicht übereinstimme.

„Nein, schreibe nichts. Schlaf gut. Ich werde mich um deinen Körper kümmern. Komm her zu mir." V.T.N. gehorchte. Der liebevolle Meister rieb ihm dreimal die Stirn, von der Stelle zwischen den Augenbrauen aufwärts, während er die Worte wiederholte: „Ja, ja, Du brauchst dringend Erholung."

Sonntag, 28. September 1952

„Ich kann keinen Kontakt zu deiner ‚anderen Hälfte' aufnehmen." Kriya Babaji stürmte kurz vor zehn Uhr herein. Diese Aussage wiederholte er noch einmal um Mitternacht.

V.T.N.: „Guru Deva, Du kannst doch alles bewirken. Warum erscheinst Du ihm nicht und sprichst mit ihm, so wie Du es hier tust? Dann sind alle Probleme gelöst."

Nach einer Pause sagte Babaji: „*HUM* ... schreib weiter." Sie schrieben weiter bis um drei Uhr morgens.

Babaji: „Ich kann immer noch keinen Kontakt zu deiner ‚anderen Hälfte' herstellen. Was werdet ihr beide bloß tun? Der 30. und der 2. sind Feiertage, und der 4. ist ein halber Feiertag wegen des Besuchs des Premierministers."

V.T.N.: „Guru Deva, wir haben alles Dir überlassen. Bitte triff Deine Vorkehrungen."

Kriya Babaji dachte einen Moment nach und sagte dann: „Wenn es in diesem Tempo weitergeht, wird das Buch am 12. Oktober veröffentlicht werden. Ich glaube, dein Arzt wäre nicht begeistert.[4] Du blutest schon wieder. Du sagst, dass ich dein *Guru*, Vater, Gott und alles bin. Ist es richtig, wenn ich dich in diesem Zustand arbeiten lasse?"

V.T.N.: „Ich lebe nur für Dich, Guru Deva." Babaji antwortete mit einem bezaubernden Lächeln, segnete ihn und ging.

Montag, 29. September 1952

„Obwohl wir Überstunden bezahlen müssen, wirst du morgen deine Erholung bekommen.", sagte Babaji, als er herein kam.

V.T.N.: „Was für eine Erholung, Guru Deva?"

Babaji: „Deine ‚Lieblings-Erholung', das Wort in Anführungszeichen."

Als sie mit dem Schreiben fertig waren, ergriff Kriya Babaji wieder das Wort: „Wenn dieses Buch fertig gestellt ist, darfst du dich vielleicht fünfzehn Tage lang ausruhen. Wenn die Bücher bis dahin vollendet sind, brauche ich mich der Mission weitere 25 Jahre lang nicht zu nähern."

V.T.N.: „Meinst Du diese beiden Bücher?"

Babaji: „Nein, es gibt noch zwei weitere: „Der Tod des Todes", und noch ein anderes."

V.T.N.: „Darf ich den Titel des anderen Buches wissen?"

Babaji: „Den wirst du erfahren, wenn du mit dem ‚Tod des Todes' zur Hälfte fertig bist."

Dienstagnacht, 30. September 1952

„Heute schreiben wir nichts", begann Babaji.

V.T.N.: „Wie soll ich das Buch vollenden, wenn es in diesem Tempo weitergeht, Guru Deva?"

Babaji: „Nein, es wird schon werden ... Am 22. werden die Zahlungsanweisungen der angeblichen Kriya-Mitglieder eintreffen, und am 24. um 6 Uhr nachmittags, werden die Ansichten deiner ‚anderen Hälfte' bekannt gegeben werden."

V.T.N.: „Was für eigene Ansichten kann er denn haben, außer denen, die Du ihm eingibst?"

Babaji: „Wenn es dann nicht zu schaffen ist, darfst du dich an deinen Industriemagnaten wenden, der aus persönlichen Gründen beschlossen hat, 2000 Rupien für dich auszugeben. Die nachfolgenden Konditionen werden möglicherweise genannt werden: Fünfzig Prozent vom Ladenpreis des Buches, 2000 Rupien Tantiemen und 200 Emplare. Er wird es schließlich für 50% des Ladenpreises, 1500 Rupien in bar und 100 Exemplare des Buches fertigstellen. Es ist jedoch in jedem Fall besser, dass ihr beide es selbst veröffentlicht."

Mittwoch, 1. Oktober 1952

Satguru Kriya Babaji nahm erneut Kontakt zu seinem Lieblingskind auf, um ihm drei Tage Erholung zu verordnen. Als er schon am Gehen war, fügte er hinzu: „Ich glaube, du würdest gerne Frau M. in Adyar treffen, aber sie ist noch nicht reif für ein solches Treffen. Natürlich hat sie, wie ich bereits erwähnt habe, eine Menge Geld. Sie ist ein B.T., und sie kommt hin und wieder nach Adyar. Sie wohnt in Poona."

V.T.N.: „Aber wo?"

„*HUM* ... nicht so schnell." Und schon war er verschwunden.

Donnerstag, 2. Oktober 1952

Es war Gandhi *jayanti*. V.T.N. wurde Zeuge einer wunderbaren Verwandlung in seinem Haus. Das ewig nörgelnde Familienmitglied kam, um ihm Essen zu reichen. Er lehnte jedoch ab und bediente sich selbst. Selbsthilfe ist immer die beste Hilfe. Es folgte eine Frage: „Ist es gut, während der Meditation sein Gesicht in deinem Gesicht zu sehen?"

V.T.N.: „Die Frage ist unklar. Auf wen bezieht sich dieses ‚sein'?"

„Ich meine, Kriya Babaji's Gesicht. Ich sah sein Gesicht in deinem, deshalb habe ich dich gefragt."

Wie anmutig der Satguru das edle Ideal des Dienstes an Gott im Menschen lehrte! Ja, der ‚schwarze Hund' wird weiß wie Milch. Allen Ruhm der Allmacht Babaji's! Während des nächtlichen Intermezzos kam es zu weiteren Erläuterungen. V.T.N. hatte das Buch ‚Ein glückseliger Heiliger' zur Hälfte gelesen, um danach die Einleitung dazu zu schreiben. Da platzte der Kriya Mulaguru dazwischen: Ist es wirklich notwendig, dass ihr beide gegenseitig eure Bücher lest, um die Einleitung dazu zu schreiben?"

V.T.N.: „Guru Deva, er wollte, dass ich die Bedeutung des Heiligen in dem Buch unterstreiche."

Babaji: „Tue es so, wie wenn du Bücher Korrektur liest." Diese Zeitsparmaßnahme wurde dann auch so ausgeführt. Gegen Ende hörte der Journalist, der schwer am Arbeiten war, wie der göttliche Meister kicherte: „Du bist wie Lahiri. Er ließ mich kommen, um mich anderen zu zeigen, während du mich zu kommen nötigst, weil ich immer da sein muss, wenn du schreibst."

V.T.N.: „Satguru Deva, ich möchte Dich nicht zwingen. Aber ich und auch meine ‚andere Hälfte' wären glücklich, wenn Du immer bei uns bist."

Babaji: „Wenn ihr beide so weiterarbeitet bis Ende 1954, muss ich mir über die Mission keinerlei Sorgen machen. Ich kann eins werden mit dem Universum und andere zufriedenstellen, indem ich mich durch euch beide manifestiere."

Mitfühlender Kriya Satguru! Bitte behalte Deine Gestalt bei bis ans Ende der Zeit.

Sonntag, 5. Oktober 1952

Es war ein sonniger, regnerischer Morgen. Gegen 10.30 Uhr klopfte es leise an die Tür. Der Schriftsteller, der sich denken konnte, wer draußen stand, eilte dem Besucher entgegen.

V.T.N.: „Babaji wird dich im Jahre 1955 rufen, und zwar nicht nach Badrinath, sondern für eine andere Aufgabe." Dies war das Vorwort zu einer interessanten Erzählung.

R.M.: „Stell dir vor, Babaji würde jetzt plötzlich Gestalt annehmen und sagen: ‚Genug davon. Ihr geht beide mit mir nach Badrinath'. Was würdest du tun?"

V.T.N.: „All diese Arbeit wird liegen bleiben."

R.M.: „Ich würde es nicht einmal jemandem sagen, sondern würde einfach ungerührt mit ihm davonziehen. Wir haben uns ihm gewidmet und leben nur für ihn und seine Mission."

Der Journalist lachte und stimmte ihm zu.

In dieser Nacht, gegen 9.30 Uhr, wollte er gerade zur Druckerei aufbrechen, als er den Funken in der Mitte seiner Stirn sah, den Vorboten Babaji's. Er eilte zu seinem höhlenähnlichen *puja*-Raum, um den Meister zu treffen, und blieb dort eine Weile mit ihm hinter verschlossenen Türen.

„Es ist schön, dass ihr beide beschlossen habt, das nächste Buch selbst zu veröffentlichen", sagte Babaji mit einem Lächeln.

V.T.N.: „Guru Deva, wie soll ich meinen Anteil von 1000 Rupien aufbringen?"

Babaji: „Mach dir keine Sorgen. Jener Tag ist noch weit weg. Für gewisse Dinge darfst du dich an den Industriemagnaten wenden, aber K.S. wird dir mehr nützen."

„Wir sollten unsere Mitmenschen lieben und sie gut behandeln. Doch wenn jemand versucht, uns zu benutzen, dann sollten wir ihn benutzen. Streite jetzt nicht mit ihnen. Sie werden in dieser Phase von Nutzen sein. Für das vierte Buch kannst du die Konditionen diktieren."

„Du und deine ‚andere Hälfte' werdet noch eine Weile lang Entbehrungen auf euch nehmen müssen, um das dritte Buch herauszubringen. Für das vierte Buch kann es sein, dass du etwas Geld aus einer bestimmten Quelle erhältst. Der ‚Tod des Todes' kann am 20. Dezember in Druck gegeben werden. Bleibe in der Druckerei und sorge dafür, dass das Deckblatt von ‚Der große Schlüssel zur Beendigung aller Leiden' definitiv am Dienstag, dem 7. Oktober gedruckt ist. Die sieben ist eine gute Zahl, vom okkulten Standpunkt aus gesehen."

„Wenn du ins Ausland gehst, so wird es sein, um Vorträge zu halten. Dann kann es sein, dass vielleicht eine weitere Auflage dieser Bücher im Ausland erscheinen wird, doch die erste Auflage aller vier Bücher wird nur in unserem Mutterland erscheinen."

„Deine ‚andere Hälfte' hat das Buch ‚Ein glückseliger Heiliger' meinen Lotosfüßen gewidmet. Dem besagten Swamiji wird das nicht gefallen."

V.T.N.: „Aber Guru Deva, er sieht doch nur Dich in anderen."

Babaji: „Dieser Swami rechnet nicht damit, dass er ein solches Buch schreibt." „Sag deiner ‚anderen Hälfte', dass ich ihn am 17. Februar 1955 rufen werde; er mag sich das Datum aufschreiben." Der liebevolle Meister sprach die Worte langsam und gleichmäßig. „Sobald du zur Druckerei gehst, hebe den folgenden Satz im Manuskript hervor: ‚Er sendet seine Boten aus in verschiedene Erdteile, um die Menschen aufzurichten, so wie es die Stunde erfordert'. (Seite 184, ‚Die Stimme Babaji's' und ‚Entschlüsselte Mystik' erste Auflage)."

V.T.N.: „Aber bis dahin werden sie die Seite schon gedruckt haben."

„Nein, werden sie nicht. Wenn du dort ankommst, wirst du feststellen, dass die meisten von ihnen nicht da sind", versicherte der allwissende Meister und machte eine Pause. „Das dritte Mitglied ist immer noch hochnäsig, aber nicht mehr so aufsässig wie vorher. Wenn diese Person dienstbar wird, dann können wir zu viert wie eine Person arbeiten, du, deine ‚andere Hälfte', ich und der andere."

„Wenn du schon das Buch veröffentlichst, kannst du auch dem Geschäftleiter sagen, er soll sich ‚Nr. 9 Boag Road' von der Kubera-Druckerei besorgen."

V.T.N.: „Das macht 323 Rupien."

Babaji: „Es macht 323,96 Rupien."

V.T.N.: „Guru Deva, warum sagst Du es ihm nicht selbst?"

Babaji: „Also gut, ich werde ihn antippen."

V.T.N.: „Darf ich jetzt schreiben?"

Babaji: „Nein, gehe zur Druckerei."

Damit endete das Gespräch. Der Journalist eilte zur Druckerei, wo er nur einen Arbeiter vorfand, alle anderen waren abwesend, so wie es der Meister vorhergesagt hatte! Das benötigte Blatt war noch nicht gedruckt! Kann es irgendeinen Zweifel daran geben, dass Kriya Babaji allwissend ist?

In der darauffolgenden Nacht nahm der Satguru Gestalt an. „Du hast dich während der letzten drei Tage etwas ausruhen können. Jetzt kannst du mit dem Schreiben beginnen." Um Mitternacht wollte er etwas mitteilen: „Vor drei Wochen[8] habe ich deine ‚andere Hälfte' angetippt wegen etwas in tamilischer Sprache. Er hat es zu 50 Prozent richtig gemacht. Aber du wirst es sowieso morgen im nächsten Kapitel erwähnen, und er wird es dann übermorgen lesen. Es eilt nicht." Nachdem das zwölfte Kapitel vollendet war, machte Babaji noch eine Bemerkung zum „Meisterschlüssel zu allen Leiden", ehe er ging. „Du musst noch drei weitere Kapitel schreiben, so dass es fünfzehn werden. Zusammen mit dem, was deine ‚andere Hälfte' schreibt, werden es sechzehn Kapitel werden, eine *shodashi* Zahl."

Montag, 6. Oktober 1952

Etwa gegen 8.30 Uhr abends erschien der Kriya Satguru. „Willst du gleich schreiben, oder willst du zuerst erfahren, was ich zu deiner ‚anderen Hälfte' zu sagen habe?"

V.T.N. lachte, denn der Meister hatte richtig geraten. Der Meister fuhr fort: „Du kannst schreiben, dass ich wollte, dass deine ‚andere Hälfte' diese Bücher und viele andere ins Tamilische übersetzt, zum Nutzen all jener, die im Englischen nicht geübt sind."

V.T.N.: „Darf ich es am Anfang deutlich hervorheben?"

Babaji: „Nein, du schreibst weiter, und der Gedanke wird am rechten Ort auftauchen."

V.T.N.: „Datum?"

Babaji: „Es braucht kein Datum erwähnt zu werden." Eine Stunde später begann der kundige Meister zu sprechen: „Du kannst jetzt zur Druckerei gehen. Sie heften gerade das erste Buch. Ziehe auf dem Deckblatt drei rote Linien, entlang dem unteren Rand und entlang dem rechten Rand."

V.T.N.: „Ich bin nicht gut im Zeichnen."

„Nein, es ist ganz einfach. Nur drei Linien von unten bis nach oben." Er machte eine Geste, um es zu demonstrieren.

V.T.N.: „Wenn das so ist, Meister ..."

Der allwissende Satguru unterbrach ihn: „Du denkst darüber nach, wie du es ausgewogen darstellen kannst. Verwende den *AUM*-Block am oberen Ende. Sie sollten in einer schönen Kurkuma-Farbe sein." All diese

Anweisungen wurden zu dieser unpassenden Zeit ausgeführt, und irgendwie wurden alle Hindernisse mühelos beseitigt, so dass das Buch an dem vielversprechenden Tag des 7. Oktobers erscheinen konnte. Kriya Satguru Deva! All das ist Deiner allmächtigen Gnade zu verdanken.

Dienstag, 8. Oktober 1952

„Deine ‚andere Hälfte' sollte bei seinen *Kriyas* genauer zählen und versuchen, es immer zur selben Zeit zu praktizieren", begann der Satguru.

„Guru Deva, er tut alles peinlich genau", verteidigte ihn der Journalist.

„Sag es ihm einfach als eine spezielle Botschaft", insistierte der göttliche Besucher.

Nach einer Pause fing er wieder an zu sprechen: „Dein Körper ist erhitzt! Deshalb blutest du. Du kannst nicht zum Arzt gehen! Es muss etwas getan werden. Schreibe nicht. Ruh' dich für heute aus. Wenn deine ‚andere Hälfte' die Korrekturfahnen liest, kannst du dich erholen."

Er lächelte. „Sag deiner ‚anderen Hälfte', dass es besser ist, statt Kleinanzeigen gelegentlich Anzeigen auf der Titelseite von ‚Der Hindu', ‚The Mail' und ‚The Express' zu schalten.", schlug der Meister vor.

V.T.N.: „Aber uns steht das Wasser schon bis zum Halse ..."

Babaji: „Wer wissend ins tiefe Wasser geht, kann weitergehen, ohne Angst vorm Ertrinken haben zu müssen."

9. Oktober 1952, Mitternacht.

Babaji: „Was hast du bezüglich der Anzeigen veranlasst?"

V.T.N.: „Du weißt, dass ich die zuständige Person informiert habe."

Babaji: „Ja, aber das genügt nicht. Es geht weniger darum, leicht an Geld zu kommen, als darum, Werbung zu machen. Sie werden vielmehr den Weg für deine Vorträge in Amerika, Australien und Europa ebnen. *HUM* ... Ich dachte, deine ‚andere Hälfte' würde rasch handeln. *HUM* ... Macht nichts."

„Was wirst du wegen der Rockefeller-Tabletten und der Glucose-Spritzen machen, von denen dir dein Arzt erzählt hat?"

V.T.N.: „Nichts."

Babaji: „Dann unterstützt du die Stimme?"

V.T.N.: „Wenn Babaji da ist und erst einmal einundfünfzig gesagt hat, und beide arbeiten zusammen bis Ende 1954, wozu braucht es da noch eine Stimme?"

Babaji: „Aber diese Tabletten werden helfen."

V.T.N.: „Ich kann sie mir nicht leisten. Du hast selbst gesagt, dass es Rockefeller-Tabletten sind, und ich bin kein Rockefeller."

Babaji (lächelnd): „Was schlägst du also jetzt vor?"

V.T.N.: „Das ich dank der Gnade meines Guru Deva schreibe."

Babji: „Du hast hohes Fieber."

V.T.N.: „Das spielt keine Rolle."

Babaji: „Ich bewundere deine Zähigkeit, mein Kind. Dann schreibe also weiter."

Fünf weitere Seiten Manuskript wurden geschrieben. Donnerstagnacht lieferte der Satguru einen klaren Beweis seiner bemerkenswerten Fähigkeit, Gedanken zu lesen. Da der Journalist einen Schweigetag hielt, machte er eine Handbewegung, um anzudeuten, dass er seine Fragen aufschreiben wolle. „Nein, nein", unterbrach ihn Babaji, „auch wenn du nicht schreibst, werden deine Fragen beantwortet werden." Sobald eine Frage im Geist des Journalisten Gestalt annahm, wurde sie prompt beantwortet.

„Der Zweck der Zeitungsanzeige besteht nicht darin, rasch zu Geld zu kommen, sondern den Weg für deine Vorträge zu ebnen. Die Menschen in Australien, Amerika und Europa warten darauf, dich sprechen zu hören. In England, und in gewissem Umfang auch in Amerika, kennt man dich als Schriftsteller. All das wird dir weiterhelfen. Da heute ein Schweigetag ist, konntet ihr beide nicht miteinander diskutieren."

Das dreizehnte Kapitel zu „Der Meisterschlüssel zu allen Leiden" wurde vollendet.

„Am 7. April wirst du Indien verlassen müssen", verkündete Kriya Babaji das bevorstehende Programm.

V.T.N.: (in Gedanken) „Was wird aus der Drucklegung des letzten Buches?"

Babaji: „Überlasse das deiner ‚anderen Hälfte', die es bis zum 15. Juni zum Verkauf bereithalten sollte."

V.T.N.: (in Gedanken) „Wie soll er das können. Es geht ihm nicht gut."

Babaji: „Bis dahin wird er wieder gesund sein."

V.T.N.: (in Gedanken) „Wenn ich mich am 7. April auf den Weg mache, wie lange werde ich dann weg sein?"

Babaji: „Du wirst im Oktober zurück sein, rechtzeitig zur *Durga Puja*."

V.T.N.: (in Gedanken) „Ich hoffe, es werden keine weiteren Bücher angekündigt."

Babaji: „Bis zu deiner Rückkehr im Oktober brauchst du keine Bücher zu schreiben."

Samstag, 11. Oktober 1952

Etwa um Mitternacht nahm der allmächtige Meister Gestalt an. „Eine Stunde Schlaf vor Mitternacht ist soviel wert wie zwei danach, deshalb ziehe ich es vor, künftig um Mitternacht zu erscheinen, und nicht früher."

„Du solltest besser Reis, Gemüse und Quark oder Buttermilch zu dir nehmen. Wie steht es mit den Anzeigen?"

V.T.N.: „Guru Deva, Du musst uns in dieser Angelegenheit führen."

„Gib deiner ‚anderen Hälfte' den Brief, den er benötigt, um die Bücher zu übersetzen." Der detailversessene Satguru diktierte den genauen Wortlaut und begann von neuem. „Erledige es morgen, am 11. Oktober. Es ist ein günstiger Tag, der Tag des Meisters, also mein Tag. 1952 ergibt (eine Quersumme von) 17, 11 (das Datum) plus 10 (der Monat) ergibt 21, welches 3 ergibt, eine gute Zahl. 11, 17 und 3, alle sind Zahlen des Meisters. Außerdem befindet sich ab morgen dein Stern im Löwen im Aszendenten."

Wegen des hohen Fiebers musste das Schreiben früh beendet werden. Babaji deutete an, dass „Der Meisterschlüssel zu allen Leiden" am 19. Oktober in Druck gehen könnte.

Sonntag, 12. Oktober 1952

Der Autor unterhielt sich mit einem Prediger von Vadalur Ramalinga Swamigal, der gekommen war, um materielle Unterstützung für seine Mission zu erbitten. V.T.N. trat ein, mit Manuskripten und Probeabzügen. Eilig führte der Autor das Gespräch mit dem ersten Besucher zu Ende, indem er höflich darauf hinwies, dass es ihm nicht möglich sei, materielle Unterstützung zu gewähren, denn die Pflichten der Kriya Babaji Mission mussten noch erfüllt werden.

Hals über Kopf stürzte er sich in die anstehende Arbeit für die Mission. Der Journalist berichtete nochmals über seine Kontakte mit Babaji in der vorangehenden Nacht.

Babaji: „Und die Anzeigen?"

V.T.N.: „Ja, Guru Deva, Du musst uns den Ausweg zeigen."

Babaji: „Es wird nicht nur für deine Vorträge von Nutzen sein, sondern auch sein Name wird einen gewissen Bekanntheitsgrad erlangen. Später wird er es nützlich finden. Er ist für eine andere Art von Arbeit bestimmt. *HUM* ... Das Buch wird handeln von, nein, wird Feuer legen", sagte der liebenswerte Meister schleppend.

Das vierzehnte Kapitel wurde vollendet, und Kriya Babaji begann mehr Gewicht auf die zukünftigen Veröffentlichungen zu legen.

Als dieser unzusammenhängende Bericht zu Ende war, konzentrierte sich der Autor auf die bevorstehende Arbeit. Unterdessen drückte V.T.N. seine Schläfen.

RM: „Pochende Kopfschmerzen?"

V.T.N.: „Nein, ich habe etwas Wichtiges vergessen. Ich versuche, mich daran zu erinnern. Ah, jetzt weiß ich's wieder. Der Meister sagte auch: „In Zukunft könnte es sein, dass häufig Menschen kommen, um Hilfe zu suchen." Ich fragte: „Wo?" Babaji sagte: „Jemand, der in Verbindung steht mit Vadalur Ramalinga Swamigal wird auf deine ,andere Hälfte' zukommen. Er sollte nicht vergessen, dass alle Missionen meine Missionen sind. Außerdem mag ich diesen Heiligen von Vadalur."

RM: „Wie schade! Der Besucher, der hier war, als du hereingekommen bist, war genau aus diesem Grunde hier. Er predigt die Botschaft von Vadalur Ramalinga. Wie schön wäre es gewesen, wenn du das früher erwähnt hättest. Jetzt ist es zu spät, wir haben die Gelegenheit verpasst."

„Ich wusste ja nicht, wer die Person war", rief der Journalist erstaunt aus.

Montag, 13. Oktober 1952

„Dann werde ich also wieder Ramalinga Swamigal nachjagen müssen", sagte der hellhörige Babaji lächelnd um Mitternacht.

„Nein, Guru Deva", erklärte V.T.N., „es ist eine Komödie der Verwechslungen sozusagen. Ich habe ihre Unterhaltung nicht mitverfolgt. Ehe ich mich versah, war er gegangen."

Babaji: „Deine ‚andere Hälfte' hat das Gefühl, dass unsere mageren Ressourcen durch die Kosten für die Anzeigen dahinschwinden."

„Wieso? Er hat doch schon den Scheck übergeben, ohne mit der Wimper zu zucken", erwiderte der Journalist.

Babaji: „Er kann die Idee des dreifarbigen Bildes für dieses Buch fallenlassen."

Während sie am letzten Kapitel dieses Buches schrieben, deutete der Meister an, dass es in einigen Tagen vorbei sein werde.

Am Vorabend seines Abschieds kam der liebevolle Apostel des Kriya Yoga zum ersten Thema zurück: „Ja, ich muss versuchen, den Schüler von Ramalinga zu erreichen."

V.T.N. griff ein: „Jetzt, wo wir ihn weggeschickt haben, können wir nicht mehr viel daran ändern."

Babaji: „Ich will, dass deine ‚andere Hälfte' das als *vaidhyarybaparihara* tut. Dieser Schüler von Ramalinga versucht, die Botschaft Ramalingas zu verbreiten, so wie ihr beide es mit meiner Botschaft versucht. Er glaubt an Menschen wie uns und besucht sie. Außerdem hat er wie du eine Familie – eine große Familie, die er versorgen muss."

„Wenn die Theosophen diese Bücher lesen, werden sie denken, dass du mit Blavatskys ‚Geheimlehre' zu konkurrieren versuchst."

Am Nachmittag erhielt der Schriftsteller eine Postkarte von Yogoda Sat Sangah, mit der Frage: Wie sind Sie an das Material für das Buch gekommen, nämlich „Kriya", so wie es in Ihren drei Büchern erwähnt wird. Unverzüglich wurde die Antwort in die Post gegeben, dass das in den Büchern enthaltene

Material (Kriya) ausschließlich aus dem Mund Kriya Babaji's stamme, der meiner ‚anderen Hälfte', Sri V.T. Neelakantan, seit dem 26. September 1952 erschienen ist.

In der folgenden Nacht um Mitternacht, am 14. Oktober 1952, sprach Babaji: „Deine ‚andere Hälfte' braucht sich nicht über den Ton der Karte aufzuregen, den sie heute enthalten hat. Die ganze Zeit über habe ich euch beide auf diese Entwicklung vorbereitet. Er kann noch einmal schreiben: Zusätzlich zu meiner gestrigen Postkarte, in der ich auf Ihre Karte vom 9. Oktober 1952 geantwortet habe, muss ich sagen, dass ich die darin enthaltenen Unterstellungen nicht billige. Das ist nicht gerecht gegenüber einem, der die Gelübde gewissenhaft in Ehren gehalten hat. Dieser Brief war nicht nur ärgerlich, sondern zog auch meine Aufrichtigkeit und Ehrlichkeit in Zweifel. Deshalb bin ich der Auffassung, dass ich nicht länger Mitglied in einer Vereinigung sein kann, in der es an Vertrauen und gutem Willen mangelt. Ich muss jedoch bei allem was mir heilig ist, darauf hinweisen, dass ich meine Gelübde in keiner Weise gebrochen habe."

Babaji: „Mein Kind, wirst du mich verlassen?"

Der Journalist antwortete nicht. Der große Meister begann von neuem: „Er [der Schriftsteller] ist mein Petrus. Er wird mich nie im Stich lassen. Petrus verleugnete Christus drei Mal, aber selbst das wird nicht genügen. Du bist mein Paulus, der über mich schreiben und lehren wird."

„Warum hast du keine Gratisexemplare an ‚The Modern Review' und ‚The Indian Review' geschickt?"

V.T.N.: „Ich habe es vergessen, Satguru Deva."

Babaji: „Chatterjee von ‚The Modern Review' ist ein Anhänger von mir."

Einige Seiten wurden dem Manuskript hinzugefügt.

Babaji: „Morgen wird das Buch fertig sein. Wirst du mich dann verlassen?"

V.T.N.: „Guru Deva, ich habe ein Stadium erreicht, wo ich sagen kann, dass wenn so etwas geschieht, es Deine Schuld ist."

Babaji: „Morgen wird eine Person mit Geschenken erscheinen, doch sie wird schlechte Laune haben. Sei darauf vorbereitet."

Diese Weissagung erfüllte sich buchstäblich, und zur Mittagszeit erschien Sri Vadivelu Pillai, der Schüler von Ramalinga. Noch ehe der Schriftsteller den Willkommensgruß bestätigen konnte, erwähnte der Besucher, dass er die Botschaft des Ramalinga gepredigt habe, trotz der Last, eine große Familie mit fünf Kindern ernähren zu müssen!"

Um 11 Uhr abends war der Satguru da, um letzte Korrekturen am zweiten Buch der Serie „Der Meisterschlüssel zu allen Leiden" vorzunehmen.

Babaji: „Um das erste Buch durch V.P.P. zu verschicken, darfst du 6 Rupien berechnen."

V.T.N.: „Es belief sich letztlich auf 5,10 Rupien oder so, deshalb haben wir beschlossen, 5,12 Rupien dafür zu verlangen."

Babaji: „Stimmt, du sagtest 2 *Annas* für Rangan. Kannst du 4 *Anna* für deinen ‚Laufburschen' für den Weg nach San Thome verwenden?"

„Das wird nur für die halbe Strecke reichen", scherzte der Journalist.

Der liebevolle Meister lachte und begann von neuem: „Morgen nach 5 Uhr nachmittags wird deine ‚andere Hälfte' unangenehme Neuigkeiten erfahren. Im Büro von ‚The Mail' haben sie gesagt, dass nur Kupferplatten für den Kupferstich des Bildes von Ramalinga Swami in Frage kommt, wofür sie 1,4 Rupien pro Quadratzoll berechnen. Zusammen mit der Lizenz werden sich die Kosten auf 104,0 Rupien belaufen, wohingegen deine Schätzung bei 87,8 Rupien liegt. Was willst du tun?"

V.T.N.: „Guru Deva, Du musst uns führen."

Babaji: „All diese [Personen] sind mein Werk. In meinem Herzen ist ein Platz für alle, einschließlich ungehorsamer Mitglieder von Yogoda Sat Sangah. Ich bediene mich ihrer gerne, doch sie verweigern mir den Gehorsam. Egal, da du ja die Arbeit begonnen hast, führe sie zu Ende und triff Vorkehrungen für den ‚Laufburschen' und andere ähnliche Utensilien."

„Mein Kind, die Rockefeller-Tabletten haben dir schon gut getan", sagte der liebenswürdige Satguru lächelnd. Wie vorhergesagt entdeckte der Journalist am nächsten Morgen, dass die Blutungen, die von der Ruhr herrührten, aufgehört hatten!

Babaji: „Jetzt fang an, über Yogoda Sat Sangah zu schreiben, so wie du es mit Dr. Annie Besant getan hast."

Jahre zuvor pflegte Dr. A. Besant, eine der Gründerinnen der Theosophischen Gesellschaft, zu fragen: „Es riecht irgendwie nach Rauch. Ist Neelakantan vom Mittagessen zurückgekehrt?"

Wenn der Journalist erschien[11], gab sie ihm einen Packen Bücher und Briefe und sagte: „Streiche sie zusammen!" In ähnlicher Weise führte die rasante, machtvolle Feder von V.T.N. die Befehle Kriya Babaji's aus, so dass die letzten Seiten von „Der Meisterschlüssel zu allen Leiden" geschrieben wurden.

„Jetzt darfst du dich zwei oder drei Tage lang ausruhen." Mit diesen Worten verabschiedete sich der große Satguru. Die göttliche Willenskraft, welche die Atome zusammenhält, löste ihren Griff, und das Licht verblasste. Zurück blieb ein lächelnder Journalist, allein in seinem höhlenähnlichen *puja* Raum.

AUM! Shanti! AUM!

Madras, 15. September 1952
S.A.A. Ramaiah.

Babaji's Meisterschlüssel zu allen Leiden (Kriya)

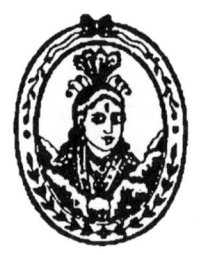

Kapitel I

Friede, Freude und Erleuchtung

Der Kern der Unterweisungen, die Satguru Kriya Babaji dem Autor angedeihen ließ, sollten in erheblichem Maße dazu beitragen, die Finsternis der Unwissenheit, der Düsterkeit und Verzweiflung zu zerstreuen. Auch werden sie sich für den Suchenden als Geschenk des Himmels erweisen, denn dieser wird darin das finden, „worauf die Welt gewartet hat." Sie werden das Heranbrechen von Friede, Freude und Erleuchtung einleiten. Sie werden den Geist der nach Gott Suchenden, sowie derer, die nach Vollkommenheit streben, erhellen und ein praktischer Führer durch den Alltag für alle *sadhaka* sein, die ständige Übung anhand konkreter Anleitungen brauchen. Dank solch praktischer Anleitungen mögen sie imstande sein, die schwindelerregenden Höhen geistiger Errungenschaften zu erklimmen, indem sie Schleier zerreißen, Illusionen überwinden, *maya* überqueren und das Selbst erringen. Lernende wie fortgeschrittene Übende werden viel Verständnis erwerben, mit dessen Hilfe sie die Dunkelheit zerstreuen können, die auf ihrem Weg liegt. Das besondere an diesem und dem folgenden Kapitel, die sich über ein weites Wissensgebiet erstrecken, besteht darin, dass sie eine üppige Geistesnahrung darstellen. „In den innersten Gemächern deines Herzens scheint das Göttliche Licht. Es ist der strahlende, aus sich selbst heraus leuchtende *Atman*. Richte deinen Blick nach innen. Wende dich von der Welt ab. Jenes Höchste Licht wird deinen Weg erleuchten, deine Last leicht machen und dich vergöttlichen."

Die ewige Botschaft

Babaji ist ein Künstler, rein und einfach, und vor allen Dingen ist er ein Dichter des Heiligen, der die Menschen zu Gott und zur Göttlichkeit des Menschen hin führt. Doch dabei lässt er es nicht bewenden. Hier fängt er erst an, und zum Schluss kommt er zur Erkenntnis spiritueller Schönheit. Er weiß Dinge, die erhöhen, und er spricht über sie in höchst bewegter und vielsagender Weise. Er wohnt hoch droben im Himmel der Spiritualität und gibt beständig Anstöße für Gott und seine Manifestationen auf der ganzen Welt. Eine Sache liegt ihm am meisten am Herzen, und das ist Gott. Er sieht ihn überall, wohin auch immer er seinen Blick richtet. In Dingen dieser Welt empfängt er die Ewige Botschaft der Gegenwart des Göttlichen. Er weiß, dass die Welt unwirklich ist, doch er steht Antlitz zu Antlitz mit der großen Wirklichkeit, der Gegenwart und Persönlichkeit Gottes. Wieder und wieder erhebt er seine Stimme, um zu verkünden: „*Brahman*, unsterblich ist all dies, das da ist, nichts ist Vielheit, auch wenn es als Vielheit erscheinen mag." An dieser Vorstellung ist nichts Neues, doch denke auch an das, was auf ihre Darlegung folgt. „All dies, das existiert, ist Bewusstsein, Glückseligkeit, rein und ewig, Höchstes Gewahrsein."

Ihr, meine lieben, geneigten Leser, sollt euch der großen Erkenntnis nähern, dem Bewusstsein von Gott in der Welt, sowie dem Bewusstsein darüber hinaus. Begreift dies. Gott ist hier in allen Dingen. Ihr müsst bloss euer Denken ändern, um ihn zu erblicken. Alles hängt vom Geist ab. Da gibt es überschwängliche Freude, rein und heilig. Da ist das Glück des Bewusstseins. Da ist die Freude, wenn man das Ziel der Reise erreicht hat. Da ist grenzenlose Freude in der Gegenwart Gottes. Letztlich läuft es darauf hinaus, dass sich grenzenlose Freude einstellt, wenn man Gott erkennt. Zwei wesentliche Punkte werden herausgestellt: das Ziel des Lebens besteht darin, Gott zu erkennen, und danach oder in dieser Erkenntnis gibt es eine gewaltige Freude. Das ist es, was Babaji sagt, und was er so positiv ausdrückt: „Gesegnet und still ist dieser absolute Friede, wo Sonne und Mond nur Lampen ohne Öl sind; wer dorthin geht, wird nicht zurückkehren. *Brahman*, Ich und Dieses, und all Dieses ist Dieses!"

Wie unnachahmbar hat Babaji das Ende der Reise des Lebens beschrieben? Es gibt beständige Bemühungen, dieses Ziel zu erreichen. Diese Bemühungen dauern an, solange das Ende in weiter Ferne ist, doch in dem Moment, in dem das Ziel erreicht ist, findet alle Mühe ein Ende. Absoluter Friede und absolute Ruhe stellen sich ein. Vielleicht wirst du poetisch werden, wenn du die Schönheit der Sonne und des Mondes betrachtest, doch wenn du erst einmal Gott in deinem Bewusstsein hast, hörst du auf, an Sonne und Mond zu denken. Es gibt keine Anstrengung, keine Gedanken mehr. Es gibt nur eine Gesellschaft, und das ist jene Gottes, des Friedens und des Glücks. Alles ist eins: Gott, Friede und Glück. Das ist wirklich ein sehr schöner Satz! Und was geschieht dann? Alles wird vergessen werden. Es gibt kein Bewusstsein für die Welt mehr. Es bleibt nur noch ein Bewusstsein, sofern überhaupt eines verbleibt, und das ist das Bewusstsein unserer Einheit mit Gott.

Denke an das wahre Wissen. Unablässig wird nach der Wahrheit gesucht, nach der letzen Wirklichkeit. Und was ist diese letzte Wirklichkeit? *Brahman*. Das ist die einzige Wahrheit und die letzte Wirklichkeit. Erreiche sie, damit du deine eigene Erkenntnis erlangst, und mit Hilfe von Babaji's Kriya Yoga erlange die Erkenntnis Gottes, oder besser gesagt die Erkenntnisstufen des Selbst. Dieses Selbst geht von Gott aus. Wenn du versuchst, dein eigenes Selbst zu erkennen, versuchst du in Wirklichkeit, Ihn zu erkennen. Doch wie soll man erkennen? Nicht durch bloße Meditation, denn die Meditation wird Gefilde der Weisheit und Durchdringung eröffnen, doch die Wirklichkeit wird nicht anbrechen. Du musst in der Erkenntnis Seiner in deinem Alltag leben, in deinen Träumen, Gedanken und Werken. Das ist wahre Erkenntnis, das ist Kriya Yoga, der Meisterschlüssel zu allen Leiden, und das bedeutet, sich Gott konkret und wahrhaft zu nähern. Gott will nicht, dass ihr bloße Spekulanten oder Denker seid. Er hat euch erschaffen, damit ihr handelt, handelt in der lebendigen Gegenwart. Doch handelt gemäß Seinem Willen, nach Regeln der Tugend. Du musst also die lebendigen Erfahrungen des *Brahman* haben. Und wer ist dieser *Brahman*? Er ist der dir Innewohnende, der innere Herrscher, das innerste Höchste Selbst. Was brauchst du sonst noch, um glücklich und zufrieden zu sein? Der Mensch muss beharrlich vorgehen. Er soll sich nicht durch vergängliche Freude oder Kummer irreführen oder beeinflussen lassen. Er soll über diesen Dingen stehen, Ihm nahe sein, und alle vorübergehenden Empfindungen und alles falsche Bewusstsein vergessen. Das bedeutet Erleuchtung zu erreichen, und das bedeutet auch Freiheit von Kummer und Furcht.

Das geliehene Leben

Yogoda Sat Sangah ist eine einzigartige und praktische Institution zur Erkenntnis des Selbst, wie es keine zweite in der Welt gibt. Es ist ein Heiligtum, das für den Menschen das wahre Ziel bewahrt, zu dessen Erreichung ihm sein Leben geliehen wurde. Von Anbeginn der Zeit an haben alle heiligen Schriften den Tag des Jüngsten Gerichts verkündet und seine Vorboten beschrieben. Viele dieser Zeichen sind nun, wie prophezeit, in der himmlischen und der irdischen Welt erschienen. In dieser Welt, die von dem großen Ozean umgeben ist, hat die Urgottheit Babaji in Übereinstimmung mit dem ursprünglichen Plan, diesen ‚Hort wahrer *Brahmischer* Weisheit' aufgesucht, in der südlichen Region, und hat sich gütigerweise in Menschengestalt gezeigt, in seinem göttlich erstrahlenden und erhabenen Körper. An seine auserwählten Brüder gewandt, spricht er: „Oh ihr, mein Volk, ich bin erfüllt von einem Göttlichen Sehnen. Ihr habt euren Weg gefunden und die Pforte zu diesem gesegneten Hort der Wahrheit durchschritten, von dem die unvergängliche Götterspeise der widerhallenden Harmonie süßer, göttlicher Musik ausfließt. Hört mir zu. Ihr seid in diese Welt gekommen mit dieser eurer sterblichen Hülle, doch bevor der Tod euch ereilt und diesem unsicheren Leib ein Ende bereitet, werde ich euch mit meinen Segnungen überschütten, um sicherzustellen, dass ihr einen dauerhaften spirituellen Körper erhaltet, *sukshma karana, maha karana,* der in göttlichem Glanz erstrahlt, und werde euch helfen, die Höhen des ewigen Lebens zu erklimmen."

Darum überfließt die ursprüngliche Gottheit der Gnade und des unendlichen Glanzes von tiefem Erbarmen, um der Menschheit kundzutun, dass die Zeit gekommen ist, wo das Zeitalter des *kali yuga* zu Ende geht. Unendliche Intelligenz lässt einen Regen der Gnade herniedergehen und erfüllt somit die Erzählungen der heiligen Schriften und schenkt all jenen, die nach dem rechten Weg suchen, göttliche Führung, und lässt sie zugleich erkennen, dass dies der günstigste Augenblick für spirituelle Weiterentwicklung ist. Diese ursprüngliche Gottheit, die *Shakti* selbst ist, hat zur Durchführung des jüngsten Gerichts den rechten und wahren Weg bestimmt. Sie schreibt bestimmte innere mystische *tapas* vor. Sie pflanzt die Saat der Rechtschaffenheit, die ihre Tugenden in der Yogoda Sat Sangah erblühen lässt. Die Schönheit und Bedeutsamkeit der zahllosen, in höchstem Maße spirituellen, genau definierten und sicheren Methoden, die hier angewandt werden, sind nirgendwo sonst auf der ganzen Welt zu finden. Es ist höchste Zeit, dass die Welt von einigen der unverwechselbaren, einzigartigen und rechtschaffenen Taten und Praktiken erfährt, die hier zur Anwendung kommen.

Yogoda Sat Sangah wurde vor vielen Jahren gegründet, mit dem Ziel, die Menschheit zu lehren, wie man ein Leben der Wahrheit, der Gerechtigkeit und der Weisheit führt. Auf der Grundlage eines starken Willens und fester Entschlossenheit wird, dank des Glanzes der spirituellen Praktiken, ein hohes Mass an Reinheit erreicht. Die Mitglieder der Yogoda Sat Sangah sind in die Geheimnisse von *jiva* oder *Atman* eingeweiht worden, in einen erhöhten Zustand erhoben worden und sitzen auf dem Thron des Geistes. Dies ist wahrscheinlich nur deshalb so, weil Babaji seine Gnade großzügig auf die Suchenden herabregnen lässt. Bei der Erschaffung des Menschen wurde entschieden, dass die Saat der göttlichen, mystischen und hingebungsvollen Verehrung in sein Herz gelegt werde, um ihn zu einem himmlischen Wesen zu machen, nein, ihn in ein solches zu verwandeln und ihn die Früchte der Verehrung ernten zu lassen. Dieser großartige Prozess zeigt sich in der Yogoda Sat Sangah in seiner ganzen Fülle.

Kontaktmedium

Jeder Mensch ist eine Verkörperung von Macht, Frieden und Fülle. Er ist ein Wesen voller Intelligenz und Liebe, und er ist Herr seiner Gedanken. Er selbst ist es, der den Schlüssel zu jeder Situation in Händen hält. Er ist sowohl sein eigener Freund als auch sein eigener Feind. Nichts anderes existiert außerhalb seiner Selbst. Dies ist eine unumstößliche Wahrheit. Er ist jederzeit der Herr und kann seine Gedanken auf fruchtbare Themen richten. Er entdeckt in sich selbst die Gesetze des Denkens durch nachhaltiges Bemühen, Selbstanalyse und Erfahrung. Lasse ihn tief in seine Seele hinein graben, bis er auf eine Mine aus Gold und Diamanten stößt, auf Edelsteine und Juwelen des Lebens. Das Thema, das dein ständiges und vollständiges Interesse haben sollte, solltest immer du sein. Darum entschließe dich dazu, den Dingen ins Auge zu sehen. Entscheide über dein eigenes Schicksal, und forme deine eigene Zukunft. Sorge dafür, dass die Menschheit für das, was sie dir gibt, etwas zurückerhält.

Besitze die grundlegende Fähigkeit zur ununterbrochenen Konzentration. Durchbrich den Misserfolg, und erziele den Erfolg. Lasse den Erfolg von gestern deinen Ansporn sein, heute mehr zu erreichen. Stärke deine Persönlichkeit, die dein direktes Kontaktmedium mit dem Höchsten ist und erstrahle hell mit dieser grundlegenden Fähigkeit. Konzentration ist das Geheimnis des Erfolges, in jedem Bereich des Lebens. Sie ist der eine Schlüssel, mit dem sich verborgene Schätze aufschließen lassen, und das eine Ding, das man erreichen muss. Darum sammle all deine Energien, konzentriere sie auf das Höchste und tritt ein in Zustände tiefen *samadhis*, indem du die Geheimnisse der Natur enthüllst. Entwickle deine latenten Potenziale durch klare und kontinuierliche Konzentration. Mache aus dir selbst ein strahlendes Reservoir des sich erneuernden Magnetismus und ein Vorratshaus der Kraft. Gelange zu jenem Rhythmus im Leben, und erfreue dich an der

Musik und der Harmonie des gesamten Universums, das nach Vollkommenheit und Schönheit des Selbst strebt. Befreie dich von beflecktem Bewusstsein und erkenne das Wahrheitsbewusstsein. Das kannst du tun, indem du jedes irdische Objekt, das jetzt ein Stolperstein auf deinem Weg ist, in ein Sprungbrett zum Unendlichen verwandelst. Denn die Unendlichkeit allein ist die einzige Wahrheit, zu der es keine Fälschung gibt.

Wende dich dem vollen Licht zu, das über die zerbrochene Lampe des menschlichen Verstandes hinaus erstrahlt und höre auf, deinen Körper als das Zentrum deines Lebens zu betrachten. Erobere das entzückende gelassene Licht der Erkenntnis des Selbst zurück, indem du über den Körper hinaus lebst. Sieh Gott, die einzige Wahrheit. Durchbrich den Schleier der Erscheinungen. Durchschaue sie. Fühle dich eins mit der Wahrheit und singe Lieder der Freude im Göttlichen. Suche nicht mehr irgendwo nach Gott, sondern sieh Ihn überall. Das ist das Leben der Wahrheit. Brich mit einem Schlag alle Fesseln und Pflichten entzwei und stehe frei und strahlend da im Göttlichen. Lösche alle kleinlichen Gedanken kleinlicher Interessen aus. Lasse aus deinen Augen die seltsame Morgenröte eines neuen Bewusstseins hervorbrechen, und lass in deinem Leben und in deinen Idealen spirituelle Schönheit ihren Ausdruck finden. Nimm Verbindung auf mit der Höchsten Quelle. Es ist diese innere Sicht, die du brauchst, um dich von der Aufgewühltheit der Welt zu befreien. Finde zur Fülle deines wahren Lebens. Mit anderen Worten: genieße in ganzer Fülle alle Segnungen des Lebens, indem du der Welt und allem, was darin ist, den Rücken zuwendest. Dürste nach Frieden und trinke den reinen Nektar wahrer Freiheit in einem Leben der Wahrheit. Lege deine körperfixierten Ideen und materialistischen Begriffe beiseite, damit du Zugang zum inneren Heiligtum findest, welches jetzt noch vollständig verborgen ist unter dem sichtbaren, materialistischen Glanz des falschen, weltlichen Lebens. Unberührt vom Irdischen, tritt ein in dein erhabenes Leben.

Das unveränderliche Gesetz

Nebenbei sei angemerkt, dass das Gesetz des *karma* nicht nur im Hinduismus eine der grundlegenden Lehren darstellt, sondern auch im Buddhismus und im Jainismus. Was der Mensch sät, wird er ernten. Das ist das Gesetz des *karma*. Man kann diese Tatsache weder leugnen oder verheimlichen, noch kann man vor ihr davonlaufen. Denn wenn du Böses tust, so musst du dafür leiden und umgekehrt, wenn du Gutes tust, so musst du dafür die Frucht des Glücks ernten. Keine Macht auf dieser Erde kann verhindern, dass die Taten ihre Früchte tragen. Jeder Gedanke, jedes Wort und jede Tat wird auf der Waage ewiger göttlicher Gerechtigkeit gewogen. Dem Gesetz des *karma* kann man nicht entkommen. Die Dinge geschehen in diesem Universum nicht zufällig oder versehentlich oder in ungeordneter Weise. Sie geschehen in geordneter Abfolge. Es besteht ein eindeutiger Zusammenhang zwischen dem, was du heute tust und dem, was dir in der Zukunft widerfahren wird. Du bist der Herr deines eigenen Schicksals; du bist der Baumeister deines eigenen Geschicks. Du trägst die Verantwortung für deine heutige Lage. Wenn du dich unglücklich und elend fühlst, hast du es dir selbst zuzuschreiben.

Jede Handlung trägt früher oder später Früchte. Eine gute Tat erzeugt Freude. Eine böse Tat erzeugt Schmerz. Wenn du die Saat einer bösen Tat säst, wirst du Leid und Schmerz ernten. Wenn du die Saat einer guten Tat säst, wirst du Freude ernten. Wenn du andere glücklich machst, indem du ihnen dienst durch Nächstenliebe und Zeichen der Güte, so säst du Glück aus wie eine Saat, und du wirst die Frucht des Glücks ernten. Machst du hingegen andere unglücklich durch grobe Worte, Beleidigungen, schlechte Behandlung, Grausamkeit, Unterdrückung etc., so säst du Unglück aus wie eine Saat, und du wirst die Frucht des Schmerzes, des Leids, des Elends und des Unglücks ernten. Das ist das unabänderliche Gesetz des *karma*: Deine Taten der Vergangenheit haben deine heutige Lage herbeigeführt. Deine heutige Lage wird deine Zukunft formen und prägen. Es gibt nichts Chaotisches oder Launenhaftes in dieser Welt. Ausgedrückt mit den Worten seiner Heiligkeit Mandaleshvar Sri Sri Sivanandaji Maharaj von Rishikesh: du wirst gut durch deine guten Taten und schlecht durch deine schlechten Taten. Wenn du böse Gedanken hegst, musst du die Folgen tragen. Du wirst mit Schwierigkeiten zu kämpfen haben und wirst von widrigen Umständen umgeben sein. Du wirst die Umgebung und die Umstände für deine Lage verantwortlich machen. Begreife das Gesetz und lebe weise. Hege edle Gedanken. Du wirst immer glücklich sein.

Rechtschaffenheit ist die *kalpa vriksha*, auf der die Früchte des Friedens, des Glücks und des Wohlstandes im Übermaß gedeihen. Die Rechtschaffenen sind hier glücklich. Sie genießen das gute Gefühl, ein Leben im Einklang mit dem göttlichen Gesetz des *dharma* geführt zu haben. Rechtschaffenheit ist das Feuer, welches den Scheiterhaufen der *samsara* in einem

Augenblick zu Asche herabbrennen lässt. Der Rechtschaffene wird hier und jetzt befreit, durch Babaji's Gnade. Darum sei rechtschaffen, damit du sowohl *bhukti* (Wohlstand, Glück), als auch *mukti* (Befreiung) erlangst. Rechtschaffenheit bringt dich näher zu Gott. Wenn du ein Leben strenger Rechtschaffenheit lebst, so lebst du in ständiger Gemeinschaft mit Gott, denn Gott ist Rechtschaffenheit.

Wer nicht rechtschaffen ist, kennt weder Frieden noch Glück. *Satyameva jayate na amritam*. Wer nicht rechtschaffen ist, ist zum Scheitern und zu tiefstem Elend verurteilt. Sein Schicksal ist fürwahr bedauerlich. Sein Leben ist voller Sorgen, Furcht, Gewissensbisse und Bedauern. Er kann niemals hier auf Erden das Glück finden, denn sein Glück hängt an Objekten des Scheins. Glück ist die „andere Hälfte" der Rechtschaffenheit. Wo Rechtschaffenheit ist, da ist auch Glück. Steige auf der Leiter empor und erreiche den Gipfel der Absoluten Wahrheit. Entzünde die Kerze der Liebe *(prem)* und schaue den Höchsten Herrn der Liebe, der in allen Herzen wohnt. Trage das Kleid der Reinheit und betritt das Königreich des immer reinen *Atman*. Atme die Luft der Einheit und werde eins mit dem Höchsten, dem alles durchdringenden *Brahman*.

Der Überbau

Das ist der Sinn deines Lebens auf Erden. Das ist die Bestimmung, für welche du als Mensch zur Welt gekommen bist – nicht um zu essen, zu trinken und ausgelassen zu sein. Jeder Augenblick ist kostbar, jeder Augenblick gleitet lautlos vorüber und fällt in den Ozean der Ewigkeit. Du kannst ihn nicht zurückholen. Lebe gut, liebe alles. Universelle Liebe ist das Fundament, Leidenschaftslosigkeit, Scharfblick, Kultivierung der Tugenden, sowie eine starke Sehnsucht nach Befreiung sind die Pfeiler. Der Überbau sind ewiges Glück, Friede, Wohlstand und Unsterblichkeit. In diesem Tempel ist die Wohnstätte des Allerhöchsten. Verehre ihn dort, und du wirst ihn bald erlangen. Nur wenn du überzeugt davon bist, dass wahres Glück nur in Gott gefunden werden kann, und nicht in weltlichen Dingen, kannst du wirklich rechtschaffen sein. Das ist kein Pessimismus. Das ist strahlender Optimismus. Manchmal erlangst du deine ersehnten Objekte des Genusses, und später verlierst du sie wieder, doch oftmals erlangst du sie überhaupt nicht. Mit Gott verhält es sich nicht so. Er ist der Kern deines Selbst. Er ist dir näher als deine Halsader. Er ist dir näher als dein Lebensatem. Du kannst niemals ohne Ihn sein. Wenn du erkennst, dass Glück nur in Ihm möglich ist, und wenn du seine ständige

Gegenwart suchst, wirst du stets in Glückseligkeit eingetaucht sein. Ist das nicht Optimismus höchsten Ranges?

Was musst du tun, um dieses Glück zu erlangen? Du musst den Dingen dieser Welt gleichmütig gegenüberstehen. Das ist kein Verlust für dich. Ist es ein Verlust, wenn man eine Wanze aus dem Bett wirft? Ist es ein Verlust, wenn man einen Dorn herauszieht, der sich in deinen Fuß gebohrt hat? Auf die Begierde nach Sinnesgenüssen zu verzichten, ist an sich eine große Freude. Aus solchem Verzicht entspringt Rechtschaffenheit.

Ein rechtschaffener Händler wird nicht gierig sein, auch nicht Reichtümer horten, noch unredlich sein. Er wird Gott in seinen Kunden erblicken und wird alle Geschäfte im Geiste der Verehrung seines Gottes führen. Ein rechtschaffener Arbeitgeber wird seine Angestellten als seine Mitpilger auf dem Weg zu Gott ansehen. Er wird sie mit Liebe und Freundlichkeit behandeln. Er wird sich in gleicher Weise um sie kümmern, wie er sich um eigene Belange kümmert. Er wird Gott in allen Menschen sehen. Ein rechtschaffener Angestellter wird seinen Arbeitgeber als einen *amsa* von Gott selbst ansehen. Er wird seinem Arbeitgeber treu und mit Hingabe dienen.

Jeder rechtschaffene Mensch wird Tag und Nacht danach streben, das Ziel seines Lebens zu erreichen, nämlich Gott zu erkennen und somit zu Frieden und Wohlergehen in der ganzen Welt beizutragen. Er wird Frieden ausstrahlen. Er wird für das Wohlergehen der Menschheit arbeiten. Einem solchen Menschen huldigen selbst die *deva*. Er ist wahrhaft ein Gott auf Erden. Er verdient es, von allen verehrt zu werden. Möget ihr alle (meine lieben geneigten Leser) rechtschaffen, edel und weise werden! Möget ihr alle leuchten als *jivanmukta* und Yogis, noch in dieser Inkarnation! Möge Satguru Babaji euch alle segnen mit Gesundheit, langem Leben, Frieden, Wohlstand und *kaivalya moksha*.

Vedantisches Sadhana

„Stch auf, erwache und halte nicht inne, bis das Ziel erreicht ist." Erkenne, dass das Vedanta das Ende der Veden ist. Es ist die kühne Philosophie, welche lehrt, dass die individuelle Seele identisch ist mit der Seele des Höchsten. Sie verkündet die Einheit des Bewusstseins, Einheit des Seins, und erklärt: „Es gibt nur eine Wirklichkeit und Wahrheit. Diese ist *Atman* oder *Brahman*. Er ist einer ohnegleichen." Name und Gestalt sind nur Erscheinungsformen. Die Grundlage all dieser Namen und Gestalten ist die eine lebendige Wirklichkeit, *satyam*. Das Thema der Vedanta ist das Erblicken des einen unsterblichen, unendlichen und ewigen *Atman* in allen Namen und Gestalten. Unwissenheit ist der Grund für Kummer und Schmerz. Zerstöre diese Unwissenheit durch Kenntnis des Selbst. Alles Elend wird ein Ende haben. Das ist die Lehre der Vedanta. Vorstellungen von Vielfalt und Getrenntheit, Beschaffenheit, Vielheit und Mehrheit entspringen der Unwissenheit. Vernichte die Unwissenheit und diese falschen Vorstellungen. Du wirst den nichtdualen Zustand ewiger Glückseligkeit erlangen. Das ist der Kern der vedantischen Lehre. Denke unablässig an den unsterblichen, alles durchdringenden *Atman*. Verneine die illusorischen drei Körper, die fünf Hüllen und die drei Zustände. Identifiziere dich mit dem *Atman*, und du wirst die Erkenntnis des Selbst erlangen: das ist die Essenz der vedantischen *sadhana*.

Atman ist absolutes Sein, absolutes Bewusstsein und absolute Glückseligkeit. Schmerz, Kummer, Gefühllosigkeit, Unwissenheit, Sterblichkeit sind allesamt verursacht durch das Spiel der *maya* oder *avidya*. Maya ist der vedantische Name für Trugbild. Erschlage diese *maya* und werde eins mit dem *Atman*. Das ist die klare Anweisung der Vedanta. Lüfte den Schleier, beseitige das Hindernis auf dem Weg zum Wissen. Wisse, dass du der allzeit freie, reine *Atman* bist. Das ist Erkenntnis des Selbst. Du bist schon frei, du bist allzeit frei. *Moksha* ist nicht etwas, das man erst erreichen muss. Das ist die eine wichtige Lehre der Vedanta.

Rüste dich aus mit den vier Mitteln: Übung, Zuhören, Nachdenken und Meditation. Du wirst *atma sakshatkara* erreichen. Das ist die eine Stimme der Vedanta. „Du bist nicht dieser vergängliche Leib, Du bist die allgegenwärtige, unsterbliche Seele." „Du bist das. *Tattvamasi*." Das ist die Botschaft der Vedanta. „Ich bin der all-glückselige *Atman* – *AUM AUM AUM*. Ich bin die unteilbare Seele – *AUM AUM AUM*. Ich bin reines Bewusstsein – *AUM AUM AUM*. Ich bin *sacchidananda svarupa* – *AUM AUM AUM*." Das sind die vedantischen Meditationsformeln. *AUM* ist das Symbol für *Brahman*. Am Anfang und am Ende all unserer Schriften finden wir das Wort *AUM*. Es bedeutet die Selbstbestätigung der Wahrheit, es ist der Atem der Ewigkeit (Aurobindo). Meditiere über *AUM* mit *bhava* und dem, was es bedeutet. Du wirst die Selbstverwirklichung erlangen.

So flüstert die Vedanta in die Ohren der Suchenden: „Ich bin nicht dieser Körper. Ich bin nicht dieser Geist. Ich bin etwas anderes als der Körper, der Geist, die Hüllen und die drei Zustände. Ich bin das Unsterbliche, Unendliche Selbst." Das sind die Aussagen der Vedanta: beobachte den Atem, er wiederholt immer wieder *SOHAM*. *SO* beim Einatmen und *HAM* beim Ausatmen. Er erinnert dich daran: „Ich bin Er." Das ist die vedantische Lehre des Atmens. Erhöhe die *brahmaka vritti* durch ständiges *brahma cintan* und vernichte Geburt und Tod. Das ist die hochwirksame vedantische Penicillinspritze zur Vernichtung von Geburt und Tod. Diese Welt und dieser Körper sind nur auf den *Atman* oder *Brahman* projeziert, so wie das Bild der Schlange auf das Seil. Erkenne das Seil, und die Schlange löst sich in Luft auf. Erkenne *Atman*, und diese Welt löst sich in Luft auf. Das ist die vedantische *dindima* oder die Trommel der vedantischen Verkündung.

Drei unterschiedliche Formen

Eine der geheimen Lehren der Vedanta besteht darin, dass die Göttliche Gnade in drei Phasen unterteilt ist. Die erste ist Gott, so wie der Theist ihn sich vorstellt, die zweite ist der *Guru*, die dritte und letzte ist das Wahre Selbst im Innern, dessen sich der Suchende bewusst wird, wenn er das Ziel des Lebens erreicht. Die gleiche Lehre ist in einem Vers enthalten, der im „Manasollasa" vorkommt, einem Kommentar zu Sri Shankaras Hymne zum Lob von Dakshinamurti. „Ehrerbietung vor Dakshinamurti, dessen Gestalt allgegenwärtig ist wie der Himmel, und der drei verschiedene Gestalten besitzt, nämlich als Gott, als *Guru* und als das Wahre Selbst." Diese Lehre enthält die Wahrheit der letztlichen Einheit des wahren Selbst mit dem Wesen, das wir Gott nennen. Solange das falsche Selbst, welches nichts anderes als das Ego ist, für das wahre Selbst gehalten wird, bleibt das wahre Selbst verhüllt von Trugbildern. Diese Einheit wird praktisch erkannt, wenn das wahre Selbst an die Stelle des falschen tritt, bei der Erreichung des natürlichen Zustandes, der als *sahaja samadhi* bekannt ist. *Sahaja samadhi* ist der wahre Zustand der Befreiung von Unfreiheit und Unwissenheit. Dies ist der höchste Zustand, jenseits dessen es nichts höheres gibt, das man erreichen könnte. Darum ist er allein das Ziel des religiösen Bemühens.

Das wahre Selbst stellt man sich gewöhnlich als Gott vor, den Höchsten Herrscher des Universums, worin die sich reinkarnierenden Seelen mit eingeschlossen sind. Es ist wichtig, zu verstehen, dass niemand dadurch, dass er befreit wird, Gott wird, sondern dass er zu jeder Zeit Gott ist, weil Er es selbst ist, der als das wahre Selbst im Herzen der Menschen wohnt. Diese Identität des wahren Selbst mit dem Höchsten Wesen ist es, die im Zustand der Befreiung als wahr erkannt wird. Darum kann nur Derjenige von einem ernsthaft nach Befreiung Suchenden als *Satguru Deva* angenommen werden, der selbst diesen Zustand erreicht hat und infolgedessen als wahr erkannt hat, dass das Selbst und das Höchste Wesen das gleiche sind. Wer die vedantische Lehre annimmt, nach der der Zustand der Befreiung das gleiche ist wie die Kenntnis, dass das Selbst das Höchste Wesen ist, muss nicht nur jemanden zu seinem *Satguru Deva* auserwählen, der dieses Bewusstsein erlangt hat, sondern muss auch diesen *Satguru Deva* als identisch mit jenem Wesen ansehen, dass er zuvor als Gott verehrt hatte. Es ist wichtig, zu verstehen, dass der wahre *Satguru* nicht bloss ein menschliches Wesen mit einem höheren Status unter den Seelen ist, sondern Gott selbst, der sich in Menschengestalt zeigt. Ein Schüler, der nicht imstande oder nicht willens ist, zu akzeptieren, dass sein *Satguru Deva* das Höchste Wesen ist, das sich in Menschengestalt zeigt, türmt eine unüberwindliche Barriere zwischen sich und dem Zustand der Befreiung auf. Der *Guru* ist die zweite Phase der göttlichen Gnade. Sie folgt auf die erste Phase, die besagt, dass der Schüler die selbstlose Hingabe an Gott geübt haben muss, ehe er seinem *Guru* begegnen kann.

Nebenbei muss erwähnt werden, dass Gott die Gnade selbst ist, und nicht bloss gnädig ist. Gnade ist das Wesen Gottes, darum kann Er niemals ungnädig sein. Das heißt, Gott und Seine Gnade sind nicht voneinander zu trennen und sind dasselbe. Der Unterschied ist nur sprachlicher Natur. Es ist daher klar, dass der Schüler seinem *Satguru Deva* durch die Gnade Gottes begegnet, die er durch seine Hingabe zu Gott in früheren Inkarnationen erworben hat. Ist er seinem *Satguru Deva* begegnet, muss er weitere Fortschritte auf seinem Weg machen, indem er die Hingabe an seinen *Satguru Deva* als Gott in Menschengestalt übt. Diese Lehre ist im folgenden Vers aus den Upanishaden enthalten: „Derjenige, der sich höchste Hingabe an Gott zu eigen macht, und dann die gleiche Hingabe an den *Satguru Deva*, wird all diese Wahrheiten selbst erfahren." Aufgrund dieser unglaublichen Wahrheit des *Satguru Deva*, die von der vedantischen Lehre enthüllt wird, folgt logischerweise, dass der *Satguru* derjenige ist, der in den Herzen der Menschen sowohl als Gott als auch als das wahre Selbst wohnt. Und daraus folgt auch, dass durch die Meditation über den *Satguru* als das wahre Selbst die schlummernden Kräfte des wahren Selbst erweckt werden, die zur Befreiung führen.

Es ist richtig, dass der *Guru*, der sowohl im Äußeren wie im Innern gegenwärtig ist, eine zweifache Wirkung auf das spirituelle Leben des Schülers oder Jüngers hat. Von außen lenkt er die Aufmerksamkeit des Schülers weg von der Außenwelt auf das wahre Selbst, das nur im Innern erkannt werden kann. Von innen zieht er den Geist des Schülers nach innen, bis dieser das Herz erreicht und lernt, für immer dort zu bleiben, so dass er völlig in diesem Selbst aufgeht. Aus dem Gesagten können wir lernen, dass der *Satguru Deva* (Babaji) nicht bloß ein Lehrer metaphysischer Wahrheiten ist, sondern auch die dynamische spirituelle Kraft, die als göttliche Gnade bekannt ist. Darum wird das Werk der Befreiung mit wenig oder gar keiner aktiven Anstrengung des Schülers. Alles was der Schüler tun muss, ist in der Haltung selbstloser Hingabe an den *Satguru Deva* als Gott und als Wahres Selbst zu verharren. Doch es muss klar gesagt werden, dass nicht einmal die Hingabe des Schülers dessen Willenskraft unterliegt. Es ist die unmittelbare Wirkung der höheren Kraft der Gnade in ihrer zweiten Phase als *Satguru Deva*.

Gültigkeit und Autorität

Der wahre *Satguru Deva* ist selbst die Quelle, aus der die Enthüllungen der Vergangenheit und die Lehren des *Satguru Deva* entsprungen sind. Diese Lehren, die der Schüler entweder direkt durch mündliche Unterweisung oder durch die geheimnisvolle Inspiration aus dem Innern empfängt, sind von gleicher Gültigkeit und Autorität wie diejenigen, die in den heiligen Überlieferungen der Vergangenheit enthalten sind. Zu glauben, dass die überlieferten Lehren eine höhere Autorität besitzen, und dass die Lehren, die jetzt vom *Satguru Deva* empfangen werden, nur insoweit Autorität besitzen, wie sie mit denen der alten Überlieferungen übereinstimmen, ist ein schwerer Fehler. Vielmehr ist es klug und richtig, die heutigen Lehren des *Satguru Deva* als die wichtigste Offenbarung zu betrachten, und die überlieferten Lehren nur insoweit als wahr zu betrachten, wie sie mit den Lehren des *Satguru Deva* vereinbar sind. Aus diesem Grund kann es geschehen, dass der *Guru Deva* uns Dinge lehrt, die nicht in den heiligen Schriften überliefert sind, und die zutage tretenden Unvereinbarkeiten erklärt. Darum stellen Schüler, die süchtig sind nach dem Studium der Schriften, und die auf Widersprüche zwischen verschiedenen Texten dieser Schriften stossen, den *guru* Fragen, damit sie eine klare und widerspruchsfreie Sicht der Dinge erlangen.

Das Folgende ist ein Beispiel für die Fähigkeit des Satguru Deva, zu erhellen was dunkel ist und zu Ende zu führen, was unvollendet ist, wenn es um Fragen geht, die den höchsten Zustand, *jivanmukta*, betreffen. In den alten Schriften stößt man auf Stellen, die nahelegen, dass der *jivanmukta*, der Befreite mit einem menschlichen Körper, über zwei sich abwechselnde Zustände verfügt: einen, der *samadhi* genannt wird, und in dem er sich der Außenwelt nicht bewusst ist, und einen Zustand, der *vyutthane* genannt wird, oder extravertierter Zustand, in dem er sich der Außenwelt bewusst ist und an weltlichen Aktivitäten teilhaben kann. In diesem Zustand kann er seine Aufgaben als *guru* für seine Schüler, die er sorgfältig ausgewählt hat, wahrnehmen. Der Zustand des *jivanmukta* oder Weisen wird als *nirvikalpa samadhi* bezeichnet, und man geht davon aus, dass es nur einen solchen Zustand gibt. In diesem Zustand ist der Weise völlig ohne den Geist. In diesem Zustand ist er sich der Welt nicht bewusst und daher nicht imstande, seine Aufgaben als *guru* wahrzunehmen. Darum nahm man an, dass er diesen Zustand von Zeit zu Zeit verlassen muss, um sich der Welt und seiner Schüler bewusst zu werden. In der Bhagavad Gita gibt es einen Vers, der andeutet, dass der *guru*, solange er sich im *samadhi* befindet, nicht imstande ist, die Welt wahrzunehmen und als *guru* seiner Schüler aufzutreten. Dieser Vers, im Englischen wiedergegeben, lautet so: „Jenes, welches für alle Kreaturen finster wie die Nacht ist, ist für den Weisen taghell. Jenes, welches für die Kreaturen taghell ist, ist finster wie die Nacht für den Weisen, dessen spirituelles Auge immer geöffnet ist."

Aus dem zuvor Gesagten ergibt sich die Frage, wie der Weise seine Aufgabe als *guru* seiner Schüler wahrnehmen kann. Wenn die oben geäußerte Ansicht richtig ist, dann kann er seine Aufgaben als *guru* nur dann wahrnehmen, wenn er sich in einen anderen Zustand versetzt und zeitweilig das Bewusstsein des wahren Selbst loslässt, um so der Welt bewusst zu werden. Solange er sich im *samadhi* befindet, ist er für die Welt schlafend und kann nicht in ihr wirken. Wenn er das *samadhi* verlässt, ist er nicht mehr beim wahren Selbst und damit kein kompetenter Zeuge der Wahrheit dieses Selbst. Damit ist er nutzlos für seinen Schüler. Dieses Dilemma wurde von Babaji gelöst, als man ihm die folgende Frage stellte:

„Es wird gesagt, dass wenn ein Weiser sich im Zustand des *nirvikalpa samadhi* befindet, er nicht imstande ist, an der Welt teilzuhaben. Es scheint jedoch so zu sein, dass Babaji an der Welt teilhaben kann, ohne vom Zustand des *samadhi* herabzusteigen. Was ist nun richtig, Guru Deva?"

Babaji antwortete: „Beide Ansichten sind richtig, weil es zwei *nirvikalpa samadhis* gibt: das yogische samadhi, das als *kevala nirvikalpa* bezeichnet wird, und das *samadhi* des Weisen *(jñani),* welches als *sahaja nirvikalpa* bezeichnet wird. In ersterem ist der Geist des Yogi vorübergehend eingetaucht in die *chaitanya* (Bewusstsein) vom Selbst und kann zur Welt zurückgeholt werden, so wie ein Eimer, der an einem Seil in einen Brunnen herabgelassen wird, an dem Seil wieder aus dem Brunnen herausgezogen werden kann. Im zweiten Zustand ist der Geist des Weisen ein für allemal im wahren Selbst aufgegangen, so wie ein Fluß, der eins geworden ist mit dem Ozean, darum kann er nicht wieder lebendig werden und zur Welt zurückkehren. Doch dieser *sahaja* (natürliche) Zustand hindert den Weisen nicht daran, seine Ketten in der Welt automatisch abzuwerfen. Noch hindert die Übernahme seiner Aufgaben ihn daran, in seinem Zustand des Bewusstseins vom wahren Selbst zu verharren. Es sieht so aus, als ob, obwohl der Geist des Weisen im wahren Selbst aufgegangen ist, ein abgeschwächter Rest des Geistes erhalten geblieben ist, der solche Aufgaben übernehmen kann, wenn er von Gott durch dessen bloße Gegenwart aktiviert wird. Diese Aktivitäten sind nicht egoistischer Natur, denn der Weise hat kein Bewusstsein, dass er der Handelnde ist, weshalb diese Aktivitäten nicht ihm zugeschrieben werden können. Somit wird seine Tätigkeit als *guru* von selbst fortgesetzt, ohne dass er jemals aus seinem natürlichen Zustand eines Weisen herausgerissen worden wäre. Darum besitzen seine Lehren volle Autorität."

Babaji sagte auch (mit einem Lächeln), dass wenn man *sahaja samadhi* nicht anerkennt, daraus folgen würde, dass die alten überlieferten Schriften, wie die Gita, keine Autorität besitzen, weil sie nicht von einem zu Papier gebracht werden konnte, der bereits in vollem Bewusstsein der Wahrheit war, wie sie gelehrt worden war. An all dem können wir in gewissem Masse die wahre Größe von Satguru Deva Babaji erkennen.

Aus all dem müssen wir folgern, dass Babaji nicht im geringsten von Gott zu unterscheiden ist. Jesu Aussagen „Ich und mein Vater sind eins", und „Wer mich gesehen hat, hat auch den Vater gesehen", bestärken seine Sicht, dass der Guru von göttlichem Wesen ist. Wenn wir uns also mit dem Leben Babaji's befassen, wie es sich in der Welt und für die Welt entfaltet, befassen wir uns mit göttlichem Wirken. Durch unser Streben nach dieser spirituellen *sadhana*, Kriya Yoga, dem Meisterschlüssel zu allen Leiden, wird die Hingabe an unseren Satguru Deva Babaji sich vertiefen, so dass wir durch seine Gnade, sein Wohlwollen und Erbarmen, und nicht zu vergessen seine *prem* (Liebe), früher oder später das Ziel unseres Lebens erreichen werden.

AUM TAT SAT AUM. AUM Shanti Shanti Shanti.

Kapitel II

In der „Katha" Upanishad spricht der Erhabene Yama zu Nachiketas, nachdem er ihn verschiedenen Prüfungen unterzogen hat, um festzustellen, ob er würdig ist, die höchste Wahrheit zu empfangen: „Das Ziel, das alle Veden kundtun, und welches alle Formen der Buße zu erkennen geben, und zu dessen Erreichen sie ein Leben als *brahmacharya* leben – ich erkläre es Dir in wenigen Worten – es ist *AUM*." Es heißt, dass das Wesen aller Lebewesen in der Erde zu finden ist, das Wesen der Erde im Wasser, das Wesen des Wassers in den Pflanzen, das Wesen der Pflanzen im Menschen, das Wesen des Menschen in der Sprache, das Wesen der Sprache in den Veden und das Wesen der Veden im *pranava*, *AUM*, welches das akustische Symbol für *Ishvara* ist. AUM ist das Wort und die Weisheit, die gemeinhin verwendet wird, um darüber zu meditieren, weil es das Symbol allen Sprechens und allen Lebens ist. Es ist das Lebensprinzip, das *prana* in jedem Menschen. Es ist das feinstoffliche Wesen und der Ursprung aller Veden. Das ganze Universum existiert in manifestiertem Zustand, wobei es den Bedingungen Name und Form unterworfen ist. Die Form ist die äussere Rinde, während der Name das innere Wesen oder den Kern ausmacht. Sie sind beide ein und dasselbe und so untrennbar miteinander verbunden wie die Vorder- und Rückseite einer Münze. Das eine ist feinstofflich, das andere ist grobstofflich. Der Körper ist die Form, der Geist (*antakarna*) ist der Name. Alle Lebewesen besitzen die Gabe der Rede. Die Gedankenwellen in jedem von uns manifestieren sich zuerst als Worte und dann als konkrete Formen.

All dieses zum Ausdruck gebrachte Universum unserer Sinne ist nichts weiter als Form, die Vibration der primären Energie, *prakriti*, und besitzt das ewige, unaussprechliche akustische Symbol *AUM*. Es ist das einzig mögliche Symbol, und zugleich das Universellste. Da Gedanke und Wort nicht voneinander zu trennen sind, kann kein Gegenstand ohne die Hilfe seines akustischen Symbols das Reich unserer Gedanken betreten. Das heißt, *AUM* ist das zum Ausdruck gebrachte Lautsymbol, von dem es heißt, dass aus ihm einst das Universum entstanden sei, in welchem das Universum existiert, und in welches es letzten Endes zurückkehren wird. Aus *AUM* entspringt es, und in *AUM* wird es wieder zurückgeholt. *AUM* ist die Mutter aller Namen und Formen. In AUM lebt das ganze Universum, vom kleinsten Atom bis hin zum vollendeten Menschen, bewegt sich, und dies ist sein Wesen. Es ist das zentrale Geheimnis und das verborgene Wesen aller Dinge, es ist die Einheit im Hintergrund, die hinter der vergänglichen Vielfalt der Formen liegt. Es ist der Kern, auf dem das Vergehen und das Entstehen der Welt gründet, da es seinem Wesen nach allgegenwärtig ist. In ihm vereinen sich *Shiva*, die eingeschlossene *Shakti*, und *Shakti*, der entfaltete *Shiva*. Es ist ewige Wahrheit, göttliches Wissen und unvergängliches Wesen. Es ist das Selbst aller Dinge.

Die Silbe *AUM* besteht aus vier Teilen, von denen drei durch Schriftzeichen oder Symbole wiedergegeben werden, die man *matras* nennt. Die matras sind AUM. Der vierte Teil wird nicht durch ein Symbol oder *matra* wiedergegeben und heisst deshalb *amatra*. Es gibt kein Wort, dass ohne Vokale auskommt, und bei näherer Untersuchung zeigt sich, dass die Vokale aus *AUM* hervorgegangen sind. *AUM* ist die Quelle aller Wörter und die Grundlage aller Laute. *A* ist der erste der Gutturallaute, indem man die Luft über die ganze Zunge streichen lässt, entsteht *U*, und *M* ist der letzte der Labiallaute. *A* steht für den Anfang des Reiches der Laute, *U* für die Mitte und *M* für das Ende. *OM* richtig ausgeschrieben heisst *AUM*. Es ist der heilige Name *Brahmans*, und es ist ein Name, für den es kein Synonym gibt. Es ist der alles mit einschliessende, allumfassende Laut und zugleich ein wahrhaft königlicher Name für das Universum. Mit Hilfe dieses Lautes *AUM* vermag ein Suchender mit Leichtigkeit das Göttliche zu erkennen. Er stellt das beste Mittel zur Erkenntnis des *Atman* dar, aus dem das Universum in einer objektiven Form hervorgegangen ist, und das selbst hinter dem Subjekt liegt.

Der Unzerstörbare

Die vier Teile (Aspekte) von *Brahman* – *AUM* – die sich in vier Bewusstseinszuständen manifestieren, sind die folgenden: 1. der Wachzustand; 2. der Traumzustand; 3. der Zustand traumlosen Tiefschlafs; und 4. der überbewusste Zustand. Laut der „Brahma" Upanishad hat *purusha* vier Siegel: den Nabel, das Herz, den Hals und den Kopf. In diesen leuchtet *Brahman* in vier Aspekten: dem Wachzustand, dem Traumzustand, dem Zustand des traumlosen Schlafes und dem vierten, oder transzendenten Zustand. Im Wachzustand ist Er

Brahma. Im Traumzustand ist Er Vishnu. Im traumlosen Schlaf ist Er Rudra. Im vierten Zustand ist er der Höchste Unzerstörbare.

A steht für *jagat*, physischer Körper, *virat*, *U* für *svapna*, spiritueller Körper, *hiranyagarbha*, und *M* für *sushupti*, kausaler Körper, *avyakrita*. *AUM* stellt jeweils *vishva*, *tejasa* und *prajña* dar. *A* stellt die grobstoffliche nach außen manifestierte Welt dar, die über die Sinne wahrgenommen wird. *U* stellt die gespeicherten mentalen Eindrücke der objektiven Welt dar, welche im Wachzustand erzeugt und nur vom Geist ersonnen wurden, und *M* stellt den bewussten Zustand dar, in dem alle Aktivitäten des Geistes vollständig zum Erliegen kommen. Der vierte Zustand ist der Unzerstörbare oder *aksharam*, wie weiter oben erwähnt, und liegt jenseits aller Bewusstseinszustände.

Die „Mandukya" Upanishaden beschreiben den vierten Zustand folgendermaßen: „Weder nach innen gerichtetes noch nach außen gerichtetes Bewusstsein, noch das Bewusstsein des Zwischenzustandes, noch angesammeltes Bewusstsein, nichts als Bewusstsein, totales Bewusstsein, noch Unbewusstsein: was unsichtbar ist, ohne Bezug, nicht wahrnehmbar, ohne jegliche Assoziation, undenkbar, undefinierbar, seinem Wesen nach nur dem Bewusstsein des Selbst wesensgleich, Negation aller Existenz, friedlich, von höchster Glückseligkeit und einheitlich einhergehend, das wird der vierte Fuß des *Atman* genannt. Das ist der *Atman*. Ihn gilt es zu erkennen." Darüber hinaus erklärt die *shruti*: „Der transzendentale, einheitliche Zustand höchsten Glücks, frei von jeglichen Erscheinungen ist der silbenlose vierte Aspekt, somit ist *AUM* wahrhaftig der *Atman*."

Vedanta ist eine Darlegung von *AUM*, welches alle Gesetze und Gewalten im Universum umfasst. Es ist die Sprache des Gefühls, die überall verstanden wird. Es gehört nicht zu irgendeiner Sprache, weil alle Sprachen zu ihm gehören. Die Mohammedaner beenden ihre Gebete mit *Amin*, die Christen mit *Amen*, und so weiter. Diese beiden Formeln sind nicht weiter als eine degenerierte Form von *AUM*, welches der Ursprung aller geäußerten Laute ist. Es ist der Ursprung aller Sprachen, die es gab, gibt und geben wird. Es ist der Anfang und das Ende aller Gebete. Es ist der Anfang und das Ende aller gesprochenen Sprache. Doch man darf nicht vergessen, dass alle Laute, Ausdrücke oder Sprachen nur in der Mitte unterschiedliche Aspekte von AUM einspielen. Es ist die ureigene Herrlichkeit des *Atman*. Es ist das Wesen der Einheit, das die ganze Welt in sich vereint und ist zugleich das Zentrum von Zusammenziehen und Ausdehnung.

Angenommen wir rufen nach einem Mann auf der Strasse nur mit dem Laut „*O*", der degenerierten Form von *AUM*. Er wird auf unser Rufen reagieren, indem er sich umdreht, obwohl wir ihn nicht bei seinem normalen Namen gerufen haben. Nun wollen wir das gleiche Experiment in einer Gruppe von Männern und Frauen verschiedener Kasten und Glaubensrichtungen durchführen. Zu unserem Erstaunen werden wir feststellen, dass sie alle wie gebannt stehenbleiben und sich zu uns umdrehen werden, als Antwort auf unser Rufen, obwohl wir sie nicht bei ihren Namen gerufen haben. Wir sehen also, dass unser Ruf bewusst oder unbewusst, einzeln oder in der Gruppe beantwortet wird, auch wenn wir nicht die richtigen Namen verwendet haben. Der Laut, den wir verwendet haben, war lediglich ein „Oh", was sie einzeln wie in der Gruppe anzog. „Oh" ist, auch wenn es degeneriert, nein verzerrt ist, ein Bestandteil von *AUM*. Dies zeigt, dass die Natur selbst den Beweis dafür liefert, dass *AUM* der wahre Name jedes Lebewesens ist. *AUM* ist der natürliche oder angeborene Name eines jeden.

Wenn jemand lacht, so ist das nichts anderes als eine Kombination von „Ah", „Ah", „Ah", und die Fortsetzung davon ist nichts anderes als *AUM* in einer degenerierten Form. Wenn jemand weint, so ist auch das nichts anderes als ein fortgesetztes „en" von *AUM*. Wenn jemand singt, so ist das eine Verlängerung des *anusvara* – „en" auf allen erdenklichen Arten und Richtungen. Das ist der Grund, weshalb Musik jedes Lebewesen bezaubert und jedermann ins Zentrum der Einheit zieht. Weil *AUM* unser Ausdruck für Göttliches Glück ist, ist *AUM* der einzige Ausdruck, der bei jedem Menschen hervorbricht, sei es in seiner eigentlichen Form, sei es in seiner korrumpierten und verzerrten, nein, zerstörten Form, wenn wir Freude oder Schmerz erleben. Dies geschieht wissentlich oder unwissentlich, aber all diese Ausdrucksformen sind nichts anderes als *AUM*, wenn auch in einer nicht allzu befriedigenden Form.

Lautlose Musik

AUM hat eine verlockende Wirkung. Es ist die einzige Musik dieser Welt. Ein Komponist und ein Dichter sprechen von ihm in der Sprache der Musik. Es ist der einzige Zauber, der in Form von Musik, von den größten weltbewegenden Sängern ausgehen. Es ist das Wiegenlied, das eine Mutter für ihr weinendes Kind singt. Es wird von Vögeln laut hörbar gezirpt. Es ist die Sprache, welche von Bäumen geflüstert wird. Es ist der entscheidende Bestandteil im musikalischen Getöse der Ozeane. Es erfüllt den gesamten belebten und unbelebten Kosmos mit seiner lautlosen Musik. Es tanzt im erklingenden Atem jedes Lebewesens. Es erfüllt das Leben, die Zeit, den Raum und die Kausalität mit seiner lautlosen Rede. Es ist ganz und gar Liebe und Musik des Göttlichen. *AUM* ist die Musik des Atems. Der Atem ist jener aktive Strahl des *prana*, der eine manifestierte Kraft von *akasha* ist. *Prana* und *akasha* sind nicht unterschiedlicher Natur oder voneinander getrennt. Die *Akasha* ist eine aktive Kraft. Das gleiche gilt für *prana*, und beide gehören zu *maya*. *Prana* ist die Quelle für das Spiel des Atems in jedem Lebewesen. Ohne den Atem hört das Leben auf zu existieren. Dieses *prana* ist Lebensenergie, welche die Sonne zum Scheinen bringt, die Welt sich drehen und jedes Lebewesen atmen lässt, und die, kurz gesagt, das Leben erst ermöglicht. Es ist eine Manifestation von *akasha*, während *akasha* unmanifestiertes *prana* ist.

Mit diesem universellen *prana* im Hintergrund spielt der Atem eine aktive Rolle bei der Existenz des Lebens in der Welt. Der Atem wird ganz selbstverständlich eingesogen, in der Schwebe gehalten und dann ausgeatmet. Wir alle machen das so. Dieser fortwährende Prozess des Einatmens, Anhaltens des Atems und Ausatmens ist der *natana* oder Tanz des *AUM*. Kommt dieser *natana* bei einem Menschen zum Erliegen, so endet sein Leben. Doch wir können das Geheimnis des Tanzes des Atems in uns allen erfahren. Wir sollten den Atem sorgfältig und ganz genau beobachten, wie er ein- und ausströmt. Dies ist eine großartige Musik des Lebens. Wenn wir den Atem begreifen, wird der Atem zu unserem Sklaven. Dies ist das göttliche Lied der Silbe *AUM*, wie es von der Natur selbst gesungen wird, im harmonischen Spiel des Atems in jedem Lebewesen. Das ganze Werk der Schöpfung besteht nur, weil *prana* auf *akasha* einwirkt, und *akasha* auf *prana*. Es ist das Lied der Wahrheit. Es ist *AUM*, welches das Leben durchdringt bzw. welches *prana* oder den Atem durchfließt. So erklingt es überall zusammen mit dem Atem.

Es heißt, das wir 21.600-mal am Tag atmen, und das mit jedem Atemzug die göttliche Formel *SOHAM* gesungen wird. Jedes Mal wenn wir einatmen sagen wir *SO* (Er, das universelle Selbst), und jedes Mal wenn wir ausatmen, sagen wir *AHAM* (ich, das individuelle Ego). Damit drängen wir das individuelle Ego dazu, das höchste Selbst zu erkennen. Das *SO* beim Einatmen und das *AHAM* beim Ausatmen bilden zusammen den heiligen Satz *SOHAM*, was so viel bedeutet wie „Ich bin Er." „Ich bin Ewiges Glück."

Die individuelle Seele, das sollte vielleicht gesagt werden, ist nichts anderes als die Universelle Seele. Somit könnte man, unter Berufung auf die höchste Autorität, sagen, dass wir unbewusst 21.600 mal am Tag *SOHAM* wiederholen. Wenn wir es bloß bewusst wiederholen, treten wir der Wahrheit von Angesicht zu Angesicht gegenüber, und das individuelle Ego bricht zusammen. Deshalb müssen wir, wie Sri Shankaracharya sagt, bewusst und in bewusst erfahrbarer Weise jedes Mal wenn wir einatmen das Göttliche geltend machen, den Gedanken „Ich bin Brahman" festhalten, während der Atem anhält, und jedes Mal wenn wir ausatmen die gewaltige[29] Existenz des Universums verneinen. *AUM* ist der grundlegende Faktor im Akt des Ein- und Ausatmens von *SOHAM*. Wenn man das *S* und das *H* in *SOHAM* weglässt bzw. wenn man die Laute zu *O* verschmelzen lässt, ergibt sich *OM – AUM*, die Essenz des Atems oder die Basis des Lebensprinzips.

Das *shruti* sagt: „Hat man sein Selbst zum unteren *arani*, und die *pranava* zum oberen *arani* gemacht, und reibt man sie durch Meditation aneinander, so erblickt man den Herrn in seiner verborgenen Wirklichkeit." Das Bewusstsein des Selbst ist das untere Holz, und *pranava* oder die Silbe *AUM* ist das obere Holz. Das Feuer des Wissens vom *Atman* ist verborgen, es bleibt unsichtbar im Holz, so wie Öl im Ölsamen unsichtbar ist. Der Prozess des Reibens ist die Meditation, die schließlich den *Atman* zum Vorschein bringt. Dies wird auch als *savikalpa samadhi* bezeichnet. Mit Hilfe des *mantram AUM* steigt der Mensch zum Zustand des *savikalpa samadhi* auf. Ein ununterbrochenes Andauern dieses Zustandes bzw. sein langes Andauern führen schließlich zum Zustand des *nirvikalpa samadhi*, einem Zustand, der jenseits von Geist, Sprache und Körper ist.

Die „Mundaka" Upanishad sagt folgendes: „Das *pranava AUM* ist der Bogen; der Pfeil ist in der Tat der *Atman*, und von *Brahman* heißt es, er sei das Ziel: und der *Atman* muss in ihm aufgehen, so wie der Pfeil das Ziel trifft." *Brahman* soll erkannt werden, indem man den Geist von den äußeren Objekten der Sinneswahrnehmung zurückzieht und sich somit *auf nichts anderes* als auf *Brahman* konzentriert. Der Geist sollte stetig gemacht werden, so dass er nicht mehr in *vrittis* verfällt, damit der Zustand des *ekagrata* oder des Auf-einen-Punkt-gerichtet-seins[30] erreicht wird. Diese Konzentration ist laut Swami Vivekananda der eine Ruf, das eine Anklopfen, welches die Pforten der Natur öffnet und Fluten von Licht hervorquellen lässt. Dies ist der einzige Schlüssel, die eine Macht: Konzentration.

Da *AUM* der einzige Laut ist, der vom *muladhara* ausgeht, ist es das am besten zur Meditation geeignete *mantram*. Das ständige Denken an seine Bedeutung, so wie Öl, das durch den Ausguss eines Gefäßes in ein anderes Gefäß fließt, fortwährend und ohne Unterbrechung, ist *dhyanam*, welches eigentlich die *kula kundalini* erweckt, die aufgerollte Energie. Dies nennt man *Gayatri*. Wenn diese *kundalini shakti* entzündet wird, steigt ihre Kraft bzw. ihr Strom, das erhitzte *prana*, vom *muladhara* durch die *sushumna*, bis sie das Innere des Schädels erreicht. Dort wird sie zu *ojas* oder *teja*. In diesem Zustand erlangt der Geist Überbewusstsein, und die volle Glut der Erleuchtung, die Wahrnehmung des Selbst, ist das Ergebnis.

Richtige Meditation

Doch AUM entzieht sich allen Predigten und Lehren, und wahre Meditation über das eigene Selbst, die zu übersinnlichen oder überbewussten Erfahrungen führt, kann nicht gelehrt werden. Man kann nur Wege dorthin vorschlagen, sein Wesen andeuten, und auf Hindernisse auf dem Weg hinweisen. Das ist alles, denn mit Worten kann man nur Hinweise geben und Andeutungen machen. Ein jeder muss selbst entdecken, wie es genau gemacht wird. Noch einmal: Meditation soll nicht intellektualisiert oder mit dem Verstand erörtert werden, sondern sie soll erfahren, gefühlt und gelebt werden. Das ist richtige Meditation. Wir sollten die Vorstellung von *AUM* wiederholen und sie erkennen. Die Wiederholung von *SOHAM* ist nicht bloßes Lippenbekenntnis oder eine bloße Äußerung. Sie ist die beständige und unaufhörliche gedankliche Wiederholung der Bedeutung, die dadurch an Kraft gewinnt. Wir sollten es wiederholen und dabei an drei Dinge denken: seinen Klang, seine Bedeutung und seine Anwendung in unserem Leben. Die Wiederholung mag am Anfang zwar stetig, doch vom Willen gesteuert sein. Mit zunehmender Übung erfolgt sie jedoch automatisch. Wir werden viele Misserfolge ernten, doch Misserfolge sind die Meilensteine zum Erfolg.

Swami Rama Tirtha, der Dichter und Apostel Indiens, verkündete mit lauter Stimme: „*AUM* bedeutet die zugrundeliegende Wirklichkeit hinter den Kulissen, die ewige Wahrheit, das unzerstörbare Selbst, das du bist." Wenn du also das heilige *AUM mantram* singst, musst du deinen Verstand und deinen Körper in dein wahres Selbst werfen, damit sie sich in dem wahren *Atman* begegnen. Erkenne *AUM* und singe es in der Sprache des

Gefühls, singe es bei deinen Handlungen, singe es durch jede Pore deines Körpers. Lasse es durch deine Adern fließen, lasse es in deiner Brust pulsieren, lasse jedes Haar deines Körpers und jeden Tropfen Blut erklingen von der Wahrheit, dass du das Licht der Lichter bist, die Sonne der Sonnen, der Herrscher des Universums, der Herr der Herren, das wahre Selbst. Sonne, Mond und Sterne sind Deine Schöpfung, Himmel und Erde sind Dein Meisterwerk. Alles verkündet Deine Herrlichkeit, und die ganze Natur huldigt Dir, *AUM*. Praktiziere Kriya Yoga, *vichara* und denke nach. Dann wirst Du die Unsterblichkeit erlangen.

Kapitel III

Gegrüßt sei *AUM*, der Name, den die alten Seher so gerne rezitierten, der Name, aus dem die Veden erklingen, der Name, mit dem Babaji seinen Erwählten anredet, den Gott aller Götter, Bhuvanesha, den Schöpfer, Erhalter und Zerstörer des Universums! Jubelt dem großen Babaji zu! Gegrüßt sei der große Apostel des Friedens, eines Friedens, der keinen Platz für Zwist lässt, eines Friedens, der nicht auf engstirnigen, sektiererischen oder konfessionellen Überlegungen gründet! Sein Friede durchflutet die ganze Welt und hüllt die ganze Menschheit ein, denn der Mensch ist der göttliche Funke, ganz gleich, ob er weiß oder dunkelhäutig ist, ob er die Tropen oder die Arktis bewohnt, ein Anwender der einer Sprache oder von etwas anderem ist. Denn dies sind nur die äußeren Manifestationen der Seele, die sich im Inneren befindet. Lasse die materiellen Überlegungen hinter dir, ebenso wie die enge Welt deiner Herkunft, vernichte den Provinzgeist in dir, und du wirst bald feststellen, dass die Seele im Innern sich nicht von anderen Seelen unterscheidet, und das sie alle nichts anderes als die Manifestation des einen und selben Herrn der Welt sind. Huldige ihm allein, und nicht denen, die dich in seinem Namen auf den Irrweg der Gewalt gegen Seine Eigene Schöpfung zu führen versuchen. Habe vorbehaltloses Vertrauen auf Ihn und folge den Geboten deiner Seele.

Gegrüßt sei der Verbreiter der Universellen Liebe! Gottes Werk kann nicht durch den Frieden allein vollbracht werden. Lerne zu lieben. Liebe einen Menschen. Liebe alle. Liebe deinen Feind genauso sehr, wie du deinen Freund lieben könntest. Liebe die stummen Tiere so, als seien sie Menschen. Keine Familienbande, Zugehörigkeit zu einer Kaste oder Gemeinschaft oder geographische Grenzen sollen den gleich bleibenden Fluß deiner universellen Liebe hindern. Es ist die Liebe Tulsidas. Als eine Gruppe von Räubern ihm seine Habe raubten und sie wegbringen wollten, erbot er sich, die Pakete für sie zu tragen! Es war diese Liebe, die den Herrn Jesus seinen Vater anflehen ließ, mit seinen Verfolgern Erbarmen zu haben! „Kein Herabsehen auf den Sünder, kein Gefühl der Überlegenheit gegenüber jenen, die weniger weit fortgeschritten sind, keinen Hass auf die Bösen. Liebe alle, und sei ihr liebender Führer." So ist die Liebe, die Babaji der Welt vor Augen führt!

Gegrüßt sei dieser Mann, der den Anstoß zur Gründung von Yogoda Sat Sangah gab. Obwohl er selbst über menschliche Schwächen hoch erhaben ist, hat er nicht vergessen, dass Schwächen etwas ganz Menschliches sind. Deshalb hat er in seinem Herzen einen Platz für den Sünder. Wie ein Bad im mächtigen Ganges, welches die Sünden wegwäscht, so reinigt und erhöht eine Berührung von diesem Heiligen der Heiligen, der Kontakt mit ihm oder selbst ein Wort von ihm, die zurückgebliebene Seele. Seine heiligen Lehren reinigen den Sünder von seinen Sünden und vertreiben die Unwissenheit, die ihn umgibt; sie führt ihn, bis er den Gott in seinem Inneren erkannt hat. Halte deinen Körper stark, vergiss nicht, dass ein starker Körper für die Religion unbedingt notwendig ist. Babaji besteht darauf, dass wir Kriya Yoga praktizieren, weil es dazu beiträgt, unsere physische Konstitution zu verbessern und den Geist zu reinigen. Gegrüßt sei der Herr in Babaji. Er hat gesagt: „Komm' heraus aus diesem Käfig aus Fleisch. Du bist die unsterbliche Seele. Du bist das. Fühle, stelle fest, erkenne und begreife das."

Babaji hat nicht nur die Eröffnungszeile der Upanishaden vollständig begriffen, sondern er lebt sie auch. Der Herr ist in jedem Einzelnen, denn Er ist allgegenwärtig. So wie Gott selbst sieht Babaji den Herrn in Ihm, um Ihn herum und unter Ihm. Die weltlichen Unterscheidungen zwischen den Menschen, die durch die Gemeinschaft und die Kultur bedingten Unterschiede, die deutlichen Gegensätze, all diese Dinge ignoriert er absichtlich, um sich eilig der Erkenntnis der großen Wahrheit zuzuwenden, dass Unterschiede und Unterscheidungen der Ebene des physischen Körpers angehören, und dass die Seele im Innern nicht beschmutzbar und deshalb immer rein ist. Babaji hat den Intellektuellen reichliche Beweise für den Sinn und Zweck des Kriya Yoga gegeben. Das *sadhana* und die Philosophie Babaji's ist etwas Außergewöhnliches, das keiner seiner Vorgänger, weder im Norden noch im Süden, Osten oder Westen Indiens bei ihrer Suche nach Gott übernommen haben. Man kann sagen, dass es insofern etwas Besonderes ist, als es für Menschen mit trägem Geist wie für solche mit wachem Geist, für starke und schwache, arme und reiche, gute und böse und für die Aufgeschlossenen gleichermaßen geeignet ist. Je mehr ich über Babaji's Anweisungen zur *sadhana* hinzulerne, umso mehr liebe und verehre ich ihn.

Unter den Heiligen Südindiens war Thirumoolar, ein *Raja Yogi*, der mit den geistig Schwachen nicht gerade höflich umging, wenn sie sich darüber beklagten, dass es ihnen an Zeit und Energie fehle, um gegen das niedrige Selbst anzukämpfen, um so das Höhere Selbst zu erreichen. Der Heilige Manicka Vasagar hätte nicht im Traum daran gedacht, ein Gesicht anzusehen, dass nicht von der heiligen Asche der Shivaanhänger geziert wurde. Der Heilige Gnanasambandam ließ es nicht zu, dass irgendjemand in seiner Nähe jemand anderes als Hara und Shiva lobte. Der Heilige Thirunavukarasu diente niemand anderem als Shiva, und der Heilige Sundramurti berührte nicht einmal in Gedanken Genüsse, die ihm nicht von Shiva geschenkt worden waren. In ähnlicher Weise wollten die Heiligen des Vaishnavismus keine anderen Namen hören als den Göttlichen Namen von Hari, Narayana, Rama und Krishna. Shankara war ein *Kevala* Advaitin und ließ keine Dualität gelten, an keinem Ort und zu keiner Zeit. Der Heilige Ramanuja dachte unentwegt an die Dualität der menschlichen Seele und Gottes. Der Heilige Pattinathar betrachtete sich dann als am reichsten, als er auf all seine Millionen verzichtete, und der Heilige Thayumanavar kämpfte unentwegt gegen seinen Geist an, als dem einzigen Hindernis zwischen ihm und Gott.

Babaji hat eine *sadhana* verordnet, das Kriya Yoga, welche alles umfasst. Ein jeder, ungeachtet seiner Glaubensrichtung oder Religion, kann diese Übungen (Kriya Yoga), die für seine Fähigkeit und Neigung bestens geeignet sind, praktizieren. Dank ihrer Hilfe wird er rasch vorankommen, ohne durch andere Menschen mit unterschiedlichem Temperament in Konflikt zu geraten.

Persönlicher Magnetismus

Babaji sieht nicht verächtlich auf die Schwäche eines Menschen herab, aus dem einfachen Grund, weil er in dem Menschen, der ihm gegenüber steht, sein eigenes Höchstes Selbst sieht. In Bezug auf seine Philosophie ist Babaji der kühnste Advaitin, in dem der Göttliche Wille und die Göttliche Liebe zu gleichen Teilen vorhanden sind. Im praktischen Leben ist er ein Lehrer. Seine *sadhana* umfasst *nishkamya karma*, handlungslose Handlung des Karma Yoga, Bhakti Yoga, Raja Yoga und Jñana Yoga. In all diesen Yogas vermag er detaillierte Anweisungen zu geben, auch dazu, wie man Hindernisse auf dem Weg beiseite räumt. Er verfügt über ein Übermaß an persönlichem Magnetismus, der seinen Worten folgt. Ein aufrichtiger Schüler, der fest an seine Worte glaubt, erhält Unterstützung in seiner *sadhana*, ohne zu wissen, woher diese Hilfe kommt. Seine Persönlichkeit erstrahlt in all ihrer Stärke und Reinheit. Der Autor erinnerte sich mit Stolz an den Klang seiner Worte, wenn er damit jemanden erbaute, und sein Klang erfüllt noch heute den Raum. „Das Leben ist kurz, die Zeit rast vorbei, erwache, steh auf, erkenne das Selbst; selbst das wird vergehen. Bewahre einen ausgeglichenen Geist in Freude und Schmerz." Seine Worte, die voller spiritueller Kraft sind, klingen noch heute in meinen Ohren. Ich hatte eine kurze Unterredung mit dem Heiligen der Heiligen, doch mich verlangte nach mehr. Ich erinnerte mich an die Zeilen des bekannten englischen Dichters Tennyson: „Menschen kommen und gehen, doch ich bleibe für alle Zeit." Und ich möchte hinzufügen: „Heilige kommen und gehen, doch Babaji bleibt für alle Zeit."

Babaji betonte die Notwendigkeit des Kriya Yoga und bemerkte: „Es ist das Yoga des Dienens, der Hingabe und des Wissens und ist ganz wesentlich für die Erkenntnis des Selbst. Es unterstützt und ergänzt alle anderen Yogaformen." In der Bhagavad Gita steht geschrieben, dass jene, die da sagen, dass Yoga und Wissen zwei verschiedene Dinge sind, Kinder sind, das heißt, sie werden nicht als weise angesehen. Nur Kriya Yoga ist für unsere moderne Zeit geeignet. Dienst reinigt und weitet das Herz. Liebe eint. Ohne Dienst und Liebe kann man nicht einmal davon träumen, advaitische Verwirklichung zu erreichen, und sei es in Abermillionen von Leben. Dienst ist Ausdruck der Liebe. Man dient nur dann, wenn man den Menschen liebt. Wissen ist ausgestreute Liebe, und Liebe ist verdichtetes Wissen. Der Kriya Yogi sagt: „Ich diene dem Herrn in allen Wesen. Ich bin nur ein Werkzeug in den Händen Gottes."

Babaji streut sein Licht des Wissens aus und verjüngt und segnet mit seiner dynamischen spirituellen Kraft jene, die nach Wahrheit und Yoga suchen, mit dem gütigen Geist von Sri Krishna, der als sein *antaryami* wirkt. Er hat den höchsten Gipfel erreicht und flößt manch einer ernsten Seele spirituelle Energie und Kraft ein. Eine der am stärksten erneuernden und belebenden Kräfte, die zur Zeit am Werk sind, strahlt aus vom Yogoda Sat Sangah, und Kriya Yoga wird entfaltet und in einer leicht verständlichen und einfachen Sprache all jenen gelehrt, die ernsthaft nach der Wahrheit suchen. Kriya Yoga-Lektionen werden den ernsthaft Suchenden entweder persönlich, oder per Korrespondenzkurs erteilt. Und Babaji, der Urquell, strahlt weiterhin Funken der Liebe, Weisheit und des Lichts an die leidende Menschheit aus.

Eine gelungene Mischung

Der Mystizismus des Orients ist an sich schon faszinierend und es lohnt sich sicher, ihn zu studieren. Die Lehren der Weisen aus alter Zeit besitzen eine eigenartige Schönheit, denn sie sprechen auch den gewöhnlichen Geist an. Der Spiritualismus ist nie vom Materialismus getrennt gewesen. Die richtige Mischung der beiden wirkt belebend auf den Geist, der den Materialismus nicht abstreifen kann, sich aber dennoch nach dem Spiritualismus sehnt. Nur für fortgeschrittene Studenten der Religion ist der Spiritualismus ein Thema, das für sich alleine alle Aufmerksamkeit verdient. Die meisten von uns würden jedes Interesse an der Religion verlieren, wenn sie in blindem Eifer all unsere Aufmerksamkeit verlangen würde. Und wie viele von uns wären bereit, auf Wohlstand und auf alles, was mit dem Wort „Materialismus" verknüpft wird, zu verzichten? Dennoch sucht selbst der Erbärmlichste unter uns in schweren Zeiten Trost in der Religion. Die Religion ist der Nektar, die ihm einen gewissen Trost spendet. Es mag uns gelegen kommen, die allgegenwärtige Macht zu vergessen, wenn wir uns inmitten von Vergnügungen befinden. Doch wie viele von uns können ihre Existenz oder den tröstenden Einfluss der Religion leugnen? Wir kommen zurück und nähern uns Ihm, wie ein verängstigtes Kind in der Stunde der Gefahr sich seiner Mutter nähert. Dennoch liegt in all dem etwas Oberflächliches. Wir wissen, dass Wohlstand kein Ziel an sich ist, und das es die oberflächliche Natur des Menschen ist, die danach strebt. Es gibt den überbewussten Zustand in uns, der für alle Zeiten erhaben ist, der jedoch durch diese oberflächliche Natur unterdrückt wird. Ständig findet in unserem Innern ein Kampf statt, und das ist schon an sich ungesund. Hier brauchen wir die Lehren der Weisen, um uns zu helfen.

Die Religion muss nicht vom normalen Leben getrennt sein. Das Leben kann religiös gemacht werden. Jedes menschliche Handeln sollte an diesem Standard gemessen werden. Wenn dieser Zustand erreicht wird, dann werden viele der unmenschlichen Standards, die wir um uns herum sehen, und die so viel Unglück mit sich bringen, verschwinden. Viele Heilige haben in ihrer Zeit demonstriert, dass man Göttliche Gnade empfangen kann, auch wenn man ein ganz normales Leben lebt. Doch die Welt weigert sich, Dinge zu glauben, die sie nicht sehen kann. Und das bedeutet, dass wir solche Weisen, nein, Göttliche Persönlichkeiten wie Babaji und seine Lehren brauchen, damit sie uns immer wieder leiten, damit wir nicht straucheln.

Während ich das Wort schreibe, lieber Meister, muss ich an den größten Meister aller Zeiten denken, nein, den Meister aller Meister, Babaji, den ursprünglichen Schöpfer des Yogoda Sat Sangah. Ohne hier auf die frühen Jahre des Meisters eingehen zu wollen, wäre es doch für die Leser von Interesse, etwas über sein Leben zu erfahren. Selbst nach seiner Entsagung, so erzählte mir der Meister, sei es nie seine Absicht gewesen, eine religiöse Gesellschaft zu gründen. Sein einziges Ziel war es, Ihn zu erreichen und in Ihm aufzugehen. Jahre über Jahre verbrachte er abgeschieden in einsamer Betrachtung des Ungesehenen, fand jedoch bald heraus, dass seine Funktionen von zweierlei Art waren, und als die Zeit gekommen war, hegte er deswegen keinen Groll. Selbst ohne sein Wissen, sozusagen, dehnten sich seine Aktivitäten langsam aus, und Suchende begannen, sich um seine Schüler zu scharen, um Rat zu suchen. So wurde Babaji zur lenkenden Kraft des Yogoda Sat Sangah.

Babaji strebte nie nach Ruhm oder Popularität in seiner Mission. Er hatte nur ein Ziel: die Verbreitung der Wahrheit. Jahrelang predigte er *Kriya* den Auserwählten. Seine Bemühungen waren von Erfolg gekrönt, und so entstanden in den verschiedenen Landesteilen zahlreiche Zweigniederlassungen der zentralen Institution. Wenige Jahre selbstloser Arbeit durch seine Schüler genügten, um der Bewegung, die er ins Leben gerufen hatte, Schwung zu verleihen. Sein Gesicht übt eine eigenartige Anziehungskraft aus. Es strahlt immer vor Glück, und wenn man in seiner Gesellschaft ist, vergisst man alle Sorgen. Er hat etwas bemerkenswert Göttliches an sich. Er ist fürwahr ein Kind, und dennoch ist sein Wissen umfassend und tief. Sein einziges Ziel besteht darin, dafür zu sorgen, dass die Menschen nicht an der Religion verzweifeln, weil sie so undurchführbar und streng ist. Seine Methode ist praktisch orientiert und für jedermann bestimmt. Selbstlos und bescheiden, ist er stets bereit, den Unwissenden und Hilflosen zu helfen. Er erwartet keine Gegenleistung. Er hilft anderen, glücklich und zufrieden zu werden inmitten der Zerwürfnisse, die sie umgeben. Wir verlieren leicht den Weg aus den Augen, und wir brauchen jemanden, der die spirituelle Lampe in uns entzündet, jemanden, der die weiten Gefilde der Wahrheit erreicht hat, die jenseits des Begriffsvermögens gewöhnlicher Menschen liegen. Darin überragt er uns alle, und er ist immer bereit, uns zu helfen und uns *Kriya* zu zeigen, einen Pfad der Freude! Möge der Segen Babaji's auf uns alle herabkommen für alle Zeit. Was wäre für den Abschluss dieses Kapitels passender als die Worte eines Poeten:

Eine lodernde Flut von Harmonie
bricht hervor aus schmerzlicher Vergangenheit:
verschmilzt in heiliger Symphonie in die Herzen von Ost und West.
Das Tempo des Erbebens treibt der Seele Ruhe an!
Eine göttliche Wandlung hat begonnen, vom Menschen zum Übermenschen.
Sanfter Friede steigt taubengleich auf das Menschenkind herab;
Sein Antlitz spiegelt Babaji's Liebe wieder, kraftvoll, süß und mild!

Ruhm für ein Geschlecht

Die Geschichte dieser Welt ist in Wirklichkeit keine andere als die der Großen, die wieder und wieder unter uns gelebt haben. Die Geschichte führt anschaulich vor Augen, dass es allein diese Großen sind, die einem Geschlecht, einem Land oder einer Epoche Ruhm verliehen. In der Bhagavad Gita ist die Theorie klar dargelegt, dass wenn immer ein besonderes Talent zutage tritt, eine großartige Eigenschaft, Genie oder Macht, dass sich dann das Göttliche manifestiert, in diesem speziellen Aspekt. Das ist *divya vibhuti*. Deshalb sind diese Lichtgestalten aller Melodien und Sphären, der sehbare Stempel der Kennzeichnung, in einem tieferen Sinne, der Höchsten Unsichtbaren Kraft, die das ganze Universum regiert. Die Eigenschaft wahrer Größe und wahren Adels hat deshalb stets etwas Spirituelles in sich, ob es nun offenbar ist oder nicht. Sie entspringt der Seele und hat ihre Grundlage in der Tugend. Diese Größe, diese Eigenschaft einer seltenen Spiritualität erstrahlt in all ihrer Reinheit in Babaji's einfacher Persönlichkeit. In ihm haben wir vor unseren Augen ein Mitglied dieser großartigen Bruderschaft, einen lebenden Zeugen der Wirklichkeit des Göttlichen.

Kapitel IV

Freude in Freude

„Du bist zu höheren Dingen geboren, eine glänzende Zukunft wartet auf dich. Widme dich eifrig dem Kriya Yoga und entfalte alle verborgenen Fähigkeiten", so sprach Satguru Deva Babaji um 2 Uhr morgens am siebzehnten Tag des Monats September des Jahres neunzehnhundertzweiundfünfzig der christlichen Zeitrechnung. Welch ein ruhmreicher Tag! Wie er erhabene Visionen wachruft und was nicht sonst noch alles! Doch was sind die höheren Dinge? Gewiss spirituelle Dinge, doch man beachte eines: es bedeutet, dass es höhere Dinge gibt, und die Dinge der Welt, die wir nicht vernachlässigen sollen. Das einzig Wichtige ist, dass wir unser Augenmerk beständig auf die höheren geistigen Dinge richten, jene Dinge, die uns zu dem machen, was wir sind, zu Wesen, die dazu bestimmt sind, geistig und gottähnlich zu sein. Eine Zukunft, die sich aus heutigem Materialismus ergibt, ist schlecht und düster. Aus höheren Zielen entsteht eine Zukunft voller Licht, welche Glück und Wohlergehen symbolisiert.

Sei also kühn und unermüdlich. Sei kein Schwächling. Schüttle die Verzagtheit ab. Erhebe dich, sei kühn und fröhlich. Freue dich, genieße und sei glücklich. Denke darüber nach. Sei vergnügt, damit du eine strahlende Zukunft voller Fröhlichkeit hast. Denke über diese Idee nach. Es liegt Freude in der Freude; und noch mehr als das: nach fröhlicher Arbeit stellt sich das Gefühl ein, etwas erreicht zu haben.

Das ist es, was Babaji will. Sei kühn, unermüdlich und fröhlich. Das ist die Botschaft. Welch schöne Idee!

Tadel und Lob sind leere Worte, die dem strahlenden Selbst nichts anhaben.
Sie greifen nicht einmal die physische Hülle an – sie sind nichts als bloße Vibrationen im Äther.

*Lasse die Welt dir zürnen und über dich spotten. Lasse Ströme von
Beleidigungen über dich ergehen. Lasse die Menschen dich einen Schurken
und Verbrecher nennen. Fürchte dich nicht!
Du bist nichts anderes als der Höchste Brahman.
Lerne zu unterscheiden. Lerne, Gegenstände sinnlicher Wahrnehmung
zu verschmähen.
Lerne, zu geben was du hast. Lerne, ins Innere zu blicken.
Bändige dein kleines Selbst. Halte das Herz rein.
Erbaue die Brücke der Liebe. Tritt ein ins Königreich des Friedens.*

Es gibt genug Leid in der Welt, die Frustration ist nicht zu übersehen. Das Leben selbst erscheint öde und ein trauriges Modell des Daseins. Was gibt es, das die Menschen dazu ermutigen könnte, ein gutes Leben auf Erden zu führen, in Freude, Frieden, Behaglichkeit und Glück? Nichts, könnte man sagen. Glück mündet ins Göttliche. Es geht aus dem Göttlichen hervor. Doch was ist das Göttliche? Denke an den Ursprung. Wir müssen an Gott herankommen, sonst werden die Reaktionäre des Materialismus, die gewalttätigen Gegner jeglicher Religion, die Menschen in eine entsetzliche Knechtschaft zurückführen. Gegen diesen heidnischen Kult müssen diejenigen, die Gott lieben, die wahrhaft revolutionären Werte der Würde, Freiheit und Brüderlichkeit des Menschen unter der Vaterschaft Gottes verkünden und leben. Diese Werte haben ganze Generationen inspiriert und die Grausamkeiten in der Natur, der Gesellschaft und im einzelnen Menschen, zu Fall gebracht.

Die gesamte Geschichte legt Zeugnis dafür ab, dass die spirituellen Werte die letzte Quelle jedes Rechts, jedes Vorrechts, und in der Tat jedes materiellen Vorteils sind, den wir in der heutigen Welt genießen. Es ziemt sich daher, dass ein jeder über den Ursprung nachdenkt und Gott sucht. Was existierte am Anbeginn der Welt? Da war nur Gott. Doch wie konnte er ganz allein existieren? Er ist ein großartiger Schöpfer, und er erschuf die Dinge nach seinem Bilde. Was sind wir dann? Wir alle sind deshalb Offenbarungen Gottes. Er lebt in uns allen. Wenn wir Ihn nur in unseren Taten, Träumen und Gedanken zum Ausdruck bringen könnten, dann hätten wir den Weg gefunden, der zur Rettung des Menschen führt, zu seiner unaussprechlichen Freude und Behaglichkeit. Welch edle Idee! Dies ist jenseits allen Zweifels, eine Rückkehr zum Ursprung. Dies bedeutet, Ihn zu erreichen, in Göttlichkeit zu leben und ein göttliches Leben zu führen. Warum dies nicht einfach so leben?

Die Liebe ist die wahre Natur deines Wesens, deines Selbst; handle nicht gegen dieses spirituelle Gesetz. Die prächtige Wahrheit über die Wirklichkeit ist, dass sie als Liebe existiert. „Aus Liebe bist du geboren, durch Liebe wirst du am Leben erhalten, und zur Liebe wirst du zurückkehren." Darum lasst uns alle über die Liebe nachdenken, über die Liebe meditieren und die Liebe praktizieren, denn die Liebe ist dein Brot, dein Schutz und deine Stärke. Denke tief darüber nach, dieses spirituelle Gesetz ist auch das Gesetz des Lebens, und es ist das Göttliche Leben. Und noch mehr, Liebe ist Brot. Sie ist Schutz und sie ist Stärke. Und hier auf Erden ist sie die Botschaft der Ewigkeit, für ein beständiges Leben der Heiligkeit, Freude, des Friedens und der Fülle, darum lasst uns lieben und zugleich liebevoll handeln. Das Leben des Lichts wird sich einstellen, das göttliche Leben wird rasch und in Fülle herbeikommen. Lasst uns Kriya Babaji's Yoga folgen.

Der Ruf der Fanfare

Denke an die Welt. Da ist Enttäuschung, Elend und Schmerz. Unehrlichkeit ist überall anzutreffen. Alles Künstliche ist in Mode. Doch was sich als das Schlimmste erweist, ist das Verschwinden des Gefühls für Gott und des Bewusstseins für Gott. Dennoch bezeichnen wir uns als gelehrt und gebildet. Dies ist Unwissen in Reinkultur, und seine üblen Folgen sind so zahlreich, wahrhaft zahllos, und offenbar nicht auszurotten. Befreie dich von dieser Unwissenheit. Heute ist Leiden rund um uns. Das Schicksal des Menschen scheint armselig unglücklich zu sein. Da muss es doch einen Ausweg geben. Es gibt eine Lösung. Das Floss des Wissens vom Selbst wird dich sicher über die stürmischen Wellen dieses großen Ozeans des *samsara* tragen. Selbst die schlimmsten Widrigkeiten und Kümmernisse werden dir nichts anhaben können. Darum, ringe tapfer, um dieses Wissen zu erlangen. Verbreite dieses Wissen der *rishi* und lege im täglichen Leben Zeugnis dafür ab. Kriya Babaji ist stets und für alle Zeit bei dir, um dich zu erhöhen und dich an einen erhabenen Ort zu bringen. Schließlich muss der Mensch zeigen, wovon er erfüllt ist. In seinem Denken und Handeln muss Gott sichtbar werden, der in ihm wohnt. Schenke ihm das Licht der Weisheit. Schenke ihm Frieden, der so erfrischend ist wie ruhiger Schlaf.

Wir brauchen Schlaf, um unser Leben zu erneuern. Ebenso brauchen wir Stille, um unsere Weisheit zu erneuern. Du brauchst dringend Frieden, um deine Weisheit zu erneuern. Dieser Friede ist möglich durch Wissen, und nicht in der Gegenwart von Unwissenheit, die so unmenschlich und verheerend ist. Ja, sie ist ungeheuer verheerend, diese Unwissenheit, die uns heute überwältigt. Sie tötet alle konstruktive Kraft, so dass die Welt in die Irre geht. Wissen über diese Unwissenheit, Wissen über die Ursachen, die dazu führen, gefolgt von Planung und Handeln, werden zum Erfolg führen. Erfolg braucht drei Dinge: Wissen, Planung und Handlung. Handlung ist der letzte Schritt, welcher uns zur Wirklichkeit führt, vom Unwirklichen zum Wirklichen, von der Dunkelheit zum Licht und vom Tod zur Unsterblichkeit. Deshalb brauchen wir Wissen über das Selbst. „Du musst dein eigenes Selbst kennen, damit du das Selbst anderer Menschen kennst. Liebe andere. Wenn du liebst, wirst du Gott lieben, und Gott ist in uns allen. Zeige deine Liebe zu dir selbst in deiner Liebe zu anderen." Das ist die Lehre von Kriya Babaji. Der Erwerb des Wissens über das Selbst und über andere vermittelt eine fast identische Erfahrung. Ganz gleich, ob du dein eigenes Selbst kennen willst, oder ob du andere kennen willst, du musst beginnen, beide zu kennen. Deshalb musst du zuerst und vor allem Wissen über dein Selbst erlangen.

Was ist dieses Wissen über das Selbst? Du sollst nicht egoistisch sein. Du musst das Gute für die gesamte Menschheit im Auge haben. Diese Idee wird Wirklichkeit werden, wenn du dich auf das Wissen über das Selbst konzentrierst. Denke nach! Was war am Anfang? Wir sind nicht urplötzlich und ohne Ursache oder Mittler. Es heißt, und das ist die Wahrheit, dass am Anfang Gott allein war. Doch zu gegebener Zeit drängte es ihn, sich in der Vielfalt zum Ausdruck zu bringen. Die Vielfalt sind wir. Und so lebt Gott in uns. Wir sind Seine Projektionen. Wenn du gründlich über diese Vorstellung nachdenkst, wirst du der Wirklichkeit näherkommen. Diese Kenntnis des Selbst ist mächtig genug, um die Brüderschaft der Menschen in der ganzen Welt herbeizuführen. Und das ist der Weg, der einzige Weg, zu ewigem Frieden. Was wird die Vollendung sein? Infolge der Kenntnis des Selbst wird es keinen Kummer und kein Elend mehr geben. Stelle dir einen ununterbrochen hellen Tag voll Glück und Harmonie vor.

Der Mensch muss selbstlos sein, wenn er den Frieden in der Welt will. Merze Selbstsucht und Egoismus aus. Beruhige die Leidenschaften. Mache das Herz rein. Analysiere deine Gedanken. Hinterfrage deine Beweggründe. Reinige dich von der Schlacke der Unreinheit. Erkenne Gott. All dies wirst du empfangen als unmittelbare Folge der Kenntnis des Selbst. Soviel ist gewiss. Die Leidenschaften des Menschen müssen besänftigt werden, sonst bleibt er ein Tier. Leidenschaften führen zu Wut und Erregung. Wenn die Leidenschaften beruhigt worden sind, kann Kultur entstehen. Was ist Kultur? Ist sie nicht eine Disziplin? Wie kann man sie besitzen, wenn die Leidenschaften ungezügelt sind? Als Nächstes sollst du deine Gedanken analysieren, deine Beweggründe hinterfragen und dich so von der Schlacke der Unreinheit reinigen. Das bedeutet, Gott selbst zu erkennen. Reinheit ist das Ziel. Die Leidenschaften müssen weichen – was wir an ihrer Stelle heute benötigen, ist das Licht des Verstandes. Und so sollen wir denken und schlussfolgern, bis die Weisheit dämmert und der abstrakte Gott zu einer Wirklichkeit für uns alle wird. Dies ist die Weisheit von Satguru Deva Babaji, die Sri Lahiri Mahasaya einweihte. Dieser wiederum gab jenes Wissen an Sri Yukteswarji weiter, der wahrlich all seinen spirituellen Reichtum Sri Yoganandaji schenkte, dessen Körper nach seinem Tod drei Wochen lang keinerlei Anzeichen von Verwesung zeigte, was nicht nur im Westen für Aufsehen sorgte, sondern in der ganzen Welt.

Dieses Licht der Weisheit – Kriya Babaji – muss unser ständiger Begleiter sein. Viele haben von Babaji gehört, dem Weisen, dem Licht, Macht und Weisheit gegeben sind, der Gott gefunden hat und der seine Mission auf Erden kennt. Viele haben in ihm ewiges Licht und Kraft gefunden, zunehmende Erkenntnis der Wahrheit und Erkenntnis des Höchsten. Er ist eine Verkörperung der Heiligkeit und steckt andere mit seiner Frömmigkeit an. Ein Student der Literatur oder der Philosophie, ein Psychologe oder Wissenschaftler, kann eine Fülle von Ideen von ihm bekommen. In ihm liegt eine neue Welt, die stets reich ist an immer neuen Erfahrungen. „Lebe in der Welt, doch sei nicht von der Welt", ist die Botschaft Babaji's. Er bevorzugt eine Reihe von weit gespannten, selbstlosen Aktivitäten, um in die Fülle des Lebens einzutreten. „Du sollst nicht die Quelle vergessen, von der du kommst, und zu der du zurückkehren wirst. Diese Quelle ist das Höchste oder das alles durchdringende Selbst. Strebe danach, es zu erkennen und lebe in Seinem Bewusstsein."

Eine Frage des Blickwinkels

Welch großartige und heilige Idee! Wir sollen zu Gott zurückkehren. Zugegeben, es liegt keine Weisheit darin, wenn man auf eine Familie verzichtet und ein heiliges Leben führt, aus dem es kein Zurück gibt. „Gott ist in deinem Innern. Er ist dein ständiger Begleiter. Erkenne Ihn durch Dienen, Disziplin, Hingabe und Meditation." Könnte es eine größere Botschaft an die Menschheit geben als diese? Gemäß Babaji ist es nicht entscheidend, dass man der Welt entsagt, doch man muss sicherlich seine weltliche Sicht der Dinge aufgeben. Man muss Gott erkennen, indem man das Wissen kultiviert, dass Er in Seiner Schöpfung manifest ist. Dies ist ein Rezept für ein Leben der Vernunft und des Lichts. Man muss in der Tat das Licht in einem selbst und in allen anderen sehen!

Alles, was der *Satguru Deva* vorschreibt, beruht auf fachkundigem Urteil. Er ist ein Lehrer mit Ausdauer und Überzeugungskraft. Das Bewusstsein muss klar sein, damit wir ein gesundes und glückliches Leben führen können. Ein klares Bewusstsein ist die wichtigste Voraussetzung dafür, dass die Göttliche Gnade anbrechen kann, und der Glaube muss vorhanden sein, um dem, was man als Folge der Inspiration empfängt, Gewicht zu verleihen. Der mächtigste aller Menschen ist jener, der seinem Gewissen treu ist, und der im Glauben an den Herrn verwurzelt ist. Schreite voran auf dem spirituellen Pfad. Das Licht ist in dir selbst. Richte deinen Geist auf den Herrn. Töte Egoismus und Stolz ab. Kultiviere Mitgefühl und universelle Brüderschaft. Liebe alle und alles. Du wirst die Fülle des Lebens haben. Dies ist das Gold, zu Worten der Weisheit geschmiedet. Zu Worten des Satguru Deva, nein, nicht Worten allein, denn er ist Göttlich und ein Supermann des Handelns. Aller Ruhm gebührt seinem Handeln. Im Handeln liegt die Weisheit, die einen tiefgreifenden Wandel in unserem Leben bewirkt und dauerhaftes Glück beschert.

Diese Worte verleihen nicht nur Glück, sie sind auch imstande, einen zur Erkenntnis Gottes zu führen. Sie führen einen vom Unwirklichen zum Wirklichen, von der Unwissenheit zum Licht und vom Tod zur Unsterblichkeit. Was mehr kann man für sich selbst erhoffen? Denn hierin liegt die Erfüllung aller Wünsche aller Welten. Babaji ist ein großer Weiser, der unablässig in der Gesellschaft Gottes lebt. Er ist Gott selbst und mehr als das, er ist ein Lehrer, ein Lehrer für die Welt, der danach strebt, die Menschheit zu erheben. Er ist eine Schatzkammer des Trostes für Millionen und Abermillionen von Menschen in der ganzen Welt. Einige mögen denken, dass er weit von der Welt entfernt lebt, doch das ist nicht der Fall. Er kommt Gott näher und näher, damit er die Menschheit aufrichten und trösten möge durch seine Erleuchtung. Dieses Licht verbreitet er jetzt. Doch wie geschieht das? Diese Frage muss noch beantwortet werden.

Schreibe diese seine Worte in Gold. Sie sind für alle Zeit und für alle bestimmt. „Sei nicht leichtgläubig. Leihe dein Ohr nicht allem, was gesagt wird, nicht jeder Andeutung, Neuigkeit und nicht jedem Gerücht. Wäge sehr behutsam ab. Überlege gut, denke nach. Komme dann zu einem endgültigen Schluss. Wenn irgendetwas nicht mit *shruti, yukti, shastra*, dem Verstand oder deiner eigenen Erfahrung übereinstimmt, so verwirf es ohne Rücksicht, und wenn es aus dem Munde von *Brahma* selbst kommen sollte. Wenn es mit den vorgenannten Dingen übereinstimmt, dann akzeptiere es als Evangelium, als die Wahrheit, auch wenn es aus dem Munde eines Kindes kommt. Babaji hält sich nicht mit der Darbietung der Religion auf, er ist tiefergegangen. Er hat die scheinbare Täuschung der Religion durchbrochen und ist von der Religion zur Vernunft vorgedrungen. Die Welt um uns herum ist voll von täuschenden Andeutungen und Redensarten. Warum sollte man sie nicht unter die Lupe nehmen? Es gibt viel Elend in der Welt. Du bist hier, um ihm ein Ende zu machen. Tue dies, indem du unter der Anleitung von Denken und Vernunft handelst, der Anleitung des Kriya Yoga. Wende dich den Seiten der großartigen Bücher der Natur zu und studiere sie aufmerksam. Lasse das Licht der Vernunft, das Licht des *sacchidananda* deinen Führer, Freund und Philosophen sein.

Kapitel V

Unsichtbare Macht und das Wunder des Lebens

Das zerbrechliche Schiffchen des irdischen Lebens schwimmt auf der tosenden See. Ständig muss man befürchten, dass es mit diesem oder jenem kollidiert und in Stücke zerbricht, weil es aus Bruchstücken besteht, die mit vergänglichem Interesse zusammengeleimt wurden. Die Welt stürzt sich nach Herzenslust in geschwätzige Unterhaltungen und lächerliche Erwiderungen, und ist so berauscht von ihrem Geschwätz, dass sie ganz aus der Puste kommt, so wie es typisch ist für eine Debatte zwischen ungestümen Schülern in einem Klassenzimmer. Auf diese Weise werden gebildete Menschen dazu verführt, dem Lärm mehr Glauben zu schenken als der Stille, und so entgeht ihnen der subtilere, feinere und wesentlichere Aspekt des Lebens. Die Stille ist eine unsichtbare Macht und ein Wunder des Lebens, wohingegen der Lärm der Welt sich als ein kleines Spiel der Einbildung zur Schau stellt, welches das Ego verherrlicht. Höre auf, nach immer neuem Wissen zu suchen und fülle deinen Geist mit Gott, der Wahrheit, und schließe alles andere aus, denn du wirst niemals die Stimme der Seele vernehmen können, wenn deine Ohren voll sind vom Lärm der Welt. Baue nicht kleinliche Bilder um dein kleines Selbst herum, um seinen Interessen zu dienen. Singe liebliche Lieder, sei erfüllt von innerer Freude und werde zu einer Glocke, aus der die Stimme Gottes erklingt, in deinem Leben der Wahrheit. Lasse *AUM*, Ich bin die Wahrheit, die einzige Wirklichkeit, durch dein Wesen widerhallen. Lass Kopf und Herz auf der Stelle auseinanderbrechen, wenn auch nur ein einziger anderer Gedanke dort wohnt. Lasse das Blut in deinen Adern erstarren, falls auch nur ein einziger anderer Gedanke in deine Adern eindringen sollte. Lass dein Leben zu einem Fanfarenruf an alle sein, damit sie im Reich des Absoluten leben und die Hülle des kleinen Selbst abwerfen mögen.

Lenke all die Liebe im Inneren des wahren Menschen zum Selbst hin, und berühre den letzten Grund des Lebens. Nähere dich nichts anderem als einer Manifestation Gottes, denn andernfalls wirfst du einen Schleier der Täuschung über das was du siehst, und dann wirst du nur Böses erblicken. Versetze dem Bösen den Todesstoss und sammle Gutes ein mit all deinen Sinnen. Lasse die weltliche, oberflächliche Sicht der Dinge los und kehre zur himmlischen Sicht zurück. Solange noch Körperbewusstsein vorhanden ist, besteht die Welt und ihre Dunkelheit als Schatten fort. Gottesbewusstsein ist die Erleuchtung, die dem wahren Selbst zeigt, dass es in eigenem Glanze in der menschlichen Seele wohnt. Schüttle die Schuppen der verschwommenen materiellen Sicht von deinen Augen und erkenne, dass alles göttlich ist. Es ist ein Strahl deines Ideals, von nichts anderem als vollkommener Schönheit, der zu dir zurückgeworfen wird, in der Manifestation jeder Schönheit und Vollkommenheit auf dem Schauplatz der verschiedenen Stufen der Wesen. Das, was sich in Körper und Geist manifestiert, ist das Ergebnis dessen, was sich in deinem spirituellen Bewusstsein befindet. Deshalb achte darauf, dass deine Ideale, dein Geist und dein Herz, nein, dein ganzes Wesen, in absolutem Einklang mit dem Selbst konzentriert sind. Dann werden höhere Ideale in dir aufsteigen, und die Dinge der niederen Stufen werden dich nicht mehr anrühren.

Gehe den schwierigen Dingen nicht aus dem Weg, damit du nicht (nach einer gewissen Zeit) am Fortkommen gehindert wirst. Bekämpfe unentwegt und bewusst das kleinliche Selbst, mit seiner Brut aus kleinlichen Forderungen und Wünschen. Lasse nicht zu, dass das Leben schwer wird vom Materiellen, noch dass animalische Leidenschaften zu Idealen hochstilisiert werden. Töte alle lauernden Leidenschaften, die nichts anderes als vergoldete Giftpillen sind. Lasse Handlung nur ohne Reaktion geschehen, denn alle Reaktionen (auf etwas) bedeutet Elend und alles Elend bedeutet Reaktionen. Auf diese Weise erlangst du die Befähigung, ein würdiger Empfänger allen Glückes zu sein, darum lebe das Leben der Wahrheit. Im kosmischen Universum gibt es keine Zufälle. Werde kühner in allen Widrigkeiten, und werde wärmer in der Hitze des immerwährenden Lichtes. Du brauchst keinerlei Idealen zu folgen, weil du selbst ein Ideal bist. Erachte jegliche Verurteilung anderer als deine eigene Verurteilung. Wenn du den Mikrokosmos ordnest, wird sich der Makrokosmos für dich ordnen. Du kannst draußen nicht das sehen, was du im Innern nicht bist. Darum lasse Inspiration aus deinen tiefsten Tiefen aufsteigen, und sei nicht wie die gewöhnlichen

Menschen, die sie nur von der Oberfläche beziehen. Wisse genau: ist deine Göttlichkeit tief, so werden deine Leidenschaften ausgehöhlt werden und dir nicht mehr den Weg versperren. Dieses Universum des Materiellen ist nur dein nach außen gestülptes Denken, dessen Glanz die Veden, die Bibel, der Koran und andere Schriften für alle Zeiten besingen. Verliere das kleine Selbst, und dann wird das Wahre Selbst zutagetreten in all seinem enthüllten Geheimnis. Dies ist das Leben der Wahrheit, das jeder von uns leben muss. Unausweichlich, früher oder später.

Der Glaube ist eine dynamische und konstruktive Komponente in unserem Leben. Er steht in nichts hinter der Erkenntnis des Selbst zurück. Der Glaube selbst ist Leben und umgekehrt. So ist zum Beispiel am Anfang der Glaube an etwas vorhanden. Die Überzeugung ist stets oberflächlich und ist am leichtesten zu erschüttern. Sie ist mit Zweifel durchsetzt, der die ganze Welt in Aufruhr versetzt. Der Mensch ist zunächst von etwas überzeugt und beginnt dann zu überlegen und Einwendungen zu machen. Die Vernunft ist immer kalt. Sie ist wie eine Biene, sie lebt nur von dem, was sie einsammelt. Sie ist leichtgewichtig und leicht abzuschütteln. Außerdem kann sich die Vernunft höchstens als so vernünftig erweisen, dass sie aufhört, über Dinge nachzudenken, die über die Vernunft hinausgehen. Die Vernunft kommt nur am Anfang ins Spiel. Mit ihr erreicht man einiges an Wissen über die Sache. Der erste Schritt ist die Überzeugung, von der aus der Mensch die Stufe der Vernunft erklimmt, und dann die des Wissens. Wissen ist zweifelsohne ein immerwährender Frühling des Übermasses, der immer mehr will; doch es ist nicht Weisheit. Es ist sicher verankert in einem Geist, der gut darauf vorbereitet ist. Es hat sowohl seine Nachteile und Unannehmlichkeiten, wie auch seine Belohnungen. Es soll letztlich den Menschen zur Weisheit oder zum Glauben führen. Wenn wir also Überzeugung, Vernunft, Wissen und Glauben betrachten, ergibt sich ein vollständiges Abbild der geistigen Phänomene.

Unser Geist steigt sozusagen von der Überzeugung zur Vernunft auf, durch die Vernunft zum Wissen, und vom Wissen letztlich zum Glauben. Nehmen wir die Medizin als Beispiel. Zunächst sind wir von ihr überzeugt, als Nächstes denken wir über sie nach, dann erlangen wir Wissen über sie, und zuletzt glauben wir an sie. Erst nachdem wir sie ausprobiert haben und mit den Ergebnissen zufrieden waren, setzen wir unseren Glauben auf sie, und nicht vorher. Somit steht der Glaube nicht am Anfang, sondern am

Ende allen Wissens. Er ist nicht einmal das Werk des Verstandes, sondern das eigentliche Leben und die Seele der Religion. Er ist ganze Liebe, und lässt sich nicht zwingen, denn er ist eine innere Vision. Dies ist der Glaube an das Selbst, nachdem es erkannt worden ist. Deshalb hängt alles nur von der Erkenntnis des Selbst ab.

Empirische Urteile

Vinayaka schrieb auf eine Schriftrolle (an den Hängen des Berges Meru) die folgenden Worte des großen Weisen (Vyasa), die dieser an den siegreichen Arunachala gerichtet hatte: „Beseitige die Krankheit (*maya*), welche die Ursache der Wiedergeburten ist, und schütze gnädigerweise den großen Edlen Glauben (die Philosophie und Religion der Upanishaden), der vom Honig des Selbst überquillt." Dies ist ein Gebet an[49] Ganesha, den Beseitiger aller Hindernisse. Es bezieht sich auf die puranische Geschichte, nach der Ganesha Vyasa als Schreiber diente und das ‚Mahabharata' niederschrieb. Seine Gnade wird hier angerufen, damit sie die Philosophie des Vedanta schützen möge. „Uladu Narpadu" ist ein Gedicht von vierzig Versen über das Wesen der Existenz. Das tamilische *ulladu* bedeutet wie das Wort *sat* im Sanskrit: das, was existiert, oder die Existenz und die Wirklichkeit. Existenz und Wirklichkeit sind im Vedanta dasselbe. Wie die Bhagavad Gita es ausdrückt: „Aus dem Unwirklichen entsteht Seiendes, aus dem Wirklichen entsteht kein Nicht-Seiendes." Es ist wahr, dass wir die Existenz der Einzelheiten behaupten, welche die Welt bilden. Wir sagen: der Körper existiert und dieses Pferd existiert etc. Doch vom metaphysischen Standpunkt aus betrachtet, ist das Sein die Wirklichkeit und ist der wahre Gegenstand aller Urteile. Die objektiven Idealisten im Westen würden sagen, dass die Wirklichkeit der Gegenstand in allen Urteilen ist. Ein Urteil wie etwa „der Mensch ist ein rationales Wesen", kann demnach folgendermaßen umformuliert werden: die Wirklichkeit ist so, dass der Mensch ein rationales Wesen ist. Nach Auffassung dieser Idealisten ist das Sein keine Wirklichkeit, sondern eine Erscheinungsform des Wirklichen. Oder bestenfalls ist es eine Spezies des Wirklichen.

Vedanta jedoch vertritt die Ansicht, dass das Sein weder eine Erscheinungsform der Wirklichkeit, noch eine Spezies davon ist, sondern dass es dasselbe wie die Wirklichkeit ist. In unseren empirischen Urteilen tun wir das Sein zu Unrecht als bloße Behauptung ab. Die Wahrheit ist, dass das Sein allein wirklich ist, wobei der Körper, das Haus usw. Erscheinungsformen des Seins sind. In den „Chandogya" Upanishaden beginnt der Abschnitt, welcher die Identitätslehre „Du bist das" enthält, mit dem Text:

„Das Sein allein, oh teurer Freund, war am Anfang, einzig und ungeteilt." Das „Panchadasi", ein metrisches Werk über *advaita*, behauptet in einem Kommentar zu diesem Text, dass der Bezug auf die Vergangenheitsform in den Worten „war am Anfang" nur der Unterweisung dient, ebenso wie die wiederholte Formel „Das Sein allein war da".

Die Passage soll erklären, dass das Sein, welches das eigentliche Wesen der Wirklichkeit ist, weder Beziehungen nach außen noch innere Unterscheidungen besitzt. Es steht zu nichts in Beziehung, denn es gibt nichts anderes, auf das es sich beziehen könnte. Die Wirklichkeit, welche das vollkommenste Wesen ist, kann nicht durch Unterscheidung und Beziehungen eingeschränkt werden. Es einzuschränken würde bedeuten, es endlich zu machen. Es besitzt nichts, das von ähnlicher Art wäre, noch etwas, das von anderer Art wäre, und es besitzt keine innere Vielfalt. Wenn die Vedanta vom Sein als Wirklichkeit spricht, dann meint sie Nicht-Animalische Existenz. Sie meint Erkenntnis und Glückseligkeit, *sacchidananda*. Es ist dieses Sein-Bewusstsein-Glückseligsein, das ist, das Nicht-Duale Absolute, das Einzig Eine Ungeteilte. Alle Unterscheidungen wie „Ich" und „Du" sind nichts weiter als Erscheinungen. Das Selbst allein ist.

Die Nicht-Dualität des Absoluten, die Nicht-Wirklichkeit der Welt und die Nicht-Verschiedenheit der sogenannten individuellen Seele von der absoluten Wirklichkeit bilden die Wahrheit des *advaita*. Sri Ramana Maharshi's „Ulladu Narpadu" ist eine authentische Darstellung der *advaita*-Erfahrung. Wir stimmen nicht mit jener Ansicht überein, welche Sri Ramana Maharshi's Lehre von Shankaras *advaita* zu unterscheiden versucht. Ebenso wenig halten wir es für richtig, zu sagen, dass zwar für Ramana Maharshi alle Ansichten gleich sind, dass seine im „Ulladu Narpadu" enthaltene Lehre jedoch nur für die Schüler des *advaita* bestimmt ist. Wir glauben, dass *advaita* keine heilige Lehre ist. Es ist die Vollendung aller Lehren, die Krone aller Ansichten. Auch wenn andere Ansichten glauben mögen, dass sie im Widerspruch zu *advaita* stehen – *advaita* steht zu keiner im Widerspruch. Wenn wir *advaita* mit Nicht-Dualismus übersetzen, bezieht sich die durch das Präfix ausgedrückte Verneinung jetzt nicht nur auf die Dualität, sondern auch auf „-ismus".

Guadapada, ein *advaita*-Lehrer, der vor Shankara lebte, liegt mit keinem philosophischen System im Streit. Auch wenn die pluralistischen Weltanschauungen miteinander im Widerstreit liegen mögen – *advaita* steht zu keiner von ihnen im Gegensatz. Es erkennt das Mass an Wahrheit, welches in jeder von ihnen enthalten ist, mit der Einschränkung, dass diese Wahrheit nicht die ganze Wahrheit ist. Feindschaft entsteht aus einem eingeschränkten Blickfeld. Wenn die gesamte Wahrheit erkannt wird, kann keine Feindschaft mehr bestehen. Dies ist exakt die Lehre von Sri Ramana Maharshi. Mit Hilfe dieser vierzig Verse vermittelt der Heilige vom Berg Arunachala uns die vollkommene Erfahrung, welche *advaita* ist. Gibt es ein seiendes Bewusstsein außer dem Sein? Weil die Seins-Wirklichkeit im Herzen existiert, frei von Psychosen, wird die Seins-Wirklichkeit „das Herz" genannt. Wie können wir es betrachten? Zu sein, so wie es im Herzen ist, bedeutet, es zu betrachten. Das solltest Du wissen.

Es ist üblich, eine Arbeit mit einem Bittgebet zu beginnen, damit die Arbeit mit Erfolg zu Ende geführt werden kann, und damit man den frommen Gepflogenheiten genüge tut. Dieser und der folgende Vers zählen nicht zu den vierzig Versen über das Sein. Sie sind Bittgebete in Versform. Das Bittgebet muss nicht zwingend die Form eines Gebetes haben, das an einen personifizierten Gott gerichtet ist. Es kann auch die Form einer Erinnerung an das Wesen des unpersonifizierten Absoluten haben. Gemäß der Advaita Vedanta wird in der höchsten Erfahrung selbst die Vorstellung eines Gottes transzendiert. Das bedeutet jedoch nicht, dass in der *advaita* kein Platz für Gott ist. Shankara, der große Vertreter des Nicht-Dualismus des Geistes, der *advaita* ist, hat ergreifende Gedichte der Verehrung der abertausend Erscheinungsformen des personifizierten Gottes hinterlassen; Gedichte, die ein großartiges Zeugnis ablegen von der intensiven Hingabe ihres Verfassers. Die Beziehung zwischen dem Verehrenden und dem Verehrten ist eine wahrhafte Beziehung und eine Sublimierung aller anderen Beziehungen. Doch selbst das, so sagt *advaita*, wird in den letzten Erfahrungen ohne Unterscheidung transzendiert. Das, was mehr ist, kann nicht weniger sein.

Wenn *advaita* mehr ist als Theismus, dann kann es nicht Atheismus oder Antitheismus sein. Die Tatsache, dass Sri Ramana Maharshi im ersten Vers des Bittgebets das Wesen des personifizierten Gottes lehrt, zeigt sofort, welchen Platz der Theismus im *advaita* einnimmt und belegt das Zeugnis, welches der Weise vom Arunachala von der *advaita*-Erfahrung ablegt. Im ersten Vers wird Wirklichkeit identifiziert als Seins-Bewusstsein. Sie wird beschrieben als „das Herz", und wahre Betrachtung dieser Wirklichkeit bedeutet, sich für die Erkenntnis, dass man mit ihr eins ist, zu öffnen. Im zweiten Vers wird auf Maheshvara verwiesen, den großen Herrn, der selbst über den Tod herrscht, und zu dem jene Zuflucht nehmen, die Angst vor dem Tod haben. Der Weg zur Unsterblichkeit wird ebenfalls in diesem Vers aufgezeigt.

Nun wollen wir den ersten Vers des Bittgebetes betrachten. Die erste Aussage ist in die Form einer rhetorischen Frage gegossen, deren Bedeutung ist: außer dem Sein gibt es kein seiendes Bewusstsein. Wie bereits früher erwähnt, behaupten wir bei empirischen Beurteilungen fälschlich die Existenz der Gegenstände der Erfahrung, während in Wirklichkeit diese letzteren lediglich die Erscheinungsform des Seins sind. Indem es die Wirklichkeit definiert als das, was im Veränderlichen unveränderlich und von Dauer ist, entdeckt die Vedanta, dass das Sein die Wirklichkeit ist. *Sat* und *satya*, Sein und Wahrheit, welche Synonyme sind, bezeichnen das, was die drei Teile der Zeit bildet: Vergangenheit, Gegenwart und Zukunft. Während die einzelnen Seinsformen vergänglich sind, ist das Sein als solches unvergänglich und absolut. Wirklichkeit ist nicht bloßes Sein; sie ist auch Erkenntnis und Bewusstsein.

Würde man die Wirklichkeit als das bloße objektive Sein betrachten, so würde das zu Skeptizismus und Agnostizismus führen. Alle Formen des Materialismus und Naturalismus geraten ins Schwimmen und Straucheln, weil selbst für ihre Behauptung eine Erkenntnis erforderlich ist, die nicht auf einen gewissen Grad der Sinneswahrnehmung reduziert werden kann. Es ist ebenfalls nicht richtig, die Wirklichkeit mit einem Gedankenstrom gleichzusetzen, denn das würde zu Subjektivismus und Solipsismus führen. Wirklichkeit ist weder regloses Dasein, noch eine subjektive Abfolge von Vorstellungen. Sie ist *sat chit*, Seins-Bewusstsein, so wie Wirklichkeit nicht Bewusstsein von etwas, sondern Bewusstsein als etwas ist. Mit anderen Worten: das Wirkliche ist reines Sein und reines Bewusstsein.

Der Weise vom Arunachala bezeichnet das Wirkliche als das Herz, denn sein Sitz ist das Herz. Das Herz befindet sich im physischen Körper in der Brust, zwei Finger breit rechts vom Median. Fragt man eine Person, wer sie ist, so zeigt sie instinktiv mit der Hand auf die rechte Seite ihrer Brust. Der Weise, sofern er gerade Körperbewusstsein hat, nimmt die absolute Erfahrung im Herzen wahr. In Wahrheit jedoch befindet sich das Selbst nur aus der Sicht des Körperbewusstseins im Herzen. Das Selbst befindet sich im Herzen in dem Sinne, dass es der Kern des menschlichen Wesens ist, das Zentrum von allem, was ist. Auch wenn gesagt wird, dass es sich im Herzen befinde, so ist nicht das Herz aus dem Stoff der relativen Erfahrung gemeint, sondern das Herz, aus dem alle Erfahrungen getilgt wurden, das Herz, das rein und frei von Störungen des Geistes ist. Wie soll man über das Herzzentrum meditieren? Es ist kein Anderes, das man durch gedankliche Widergabe meditieren könnte. Empirisches Wissen, welches zwischen Subjekt und Objekt unterscheidet, kann auf das Absolute ohne Unterscheidung nicht angewandt werden. Man muss es erfahren, indem man zu ihm wird, oder mit anderen Worten, indem man seines Einsseins mit ihm gewahr wird.

Kapitel VI

Weisheit und spirituelle Einsicht

Viele Heilige, Weise und Philosophen haben ihre eigenen Darstellungen dessen wiedergegeben, was spirituelles Leben ist, und was es sein sollte. Im alten Indien haben die Verfasser der Upanishaden dieses zentrale Thema gründlich ausgeleuchtet. In ähnlicher Weise haben christliche und muslimische Mystiker die gleichen grundlegenden Prinzipien aufgezeigt und betont, mit denen sich die Wirklichkeit des spirituellen Lebens überprüfen lässt. Jeder einzelne von ihnen hat seine eigene Methode der Wahrheitsfindung besessen und die Wege und Mittel verkündet, wie wir das spirituelle Leben in uns selbst wahrhaft begreifen und verwirklichen können. Sri Ramana Maharshi legte Theorie und Praxis der spirituellen Erkenntnis in seiner eigenen einzigartigen Weise dar. Im Gegensatz zu den Weisen früherer Zeiten hinterließ er keine dicken Wälzer, in denen er seine Philosophie des ewigen Lebens darlegte. Vielmehr hat er seine intimsten Gedanken, die aus spiritueller Überzeugung erwachsen sind, in einigen wenigen, einfachen, geradlinigen und prägnanten Broschüren mitgeteilt, die voller Weisheit und spiritueller Einsicht sind. Wer sich die Mühe gemacht hat, diese Büchlein aufmerksam zu lesen, wird restlos davon überzeugt sein, dass Maharshi nichts davon hält, um den heißen Brei herumzureden oder die Dinge durch die Blume zu sagen. Er hat uns ermahnt, direkt auf den Kern des Problems zuzusteuern, nämlich der Frage, was spirituelles Leben wirklich ist und wie es in unserem Alltag verwirklicht werden kann.

Das erste und wichtigste, das er immer wieder herausgestellt und betont hat, ist die Erforschung des Selbst. Erforsche es, um herauszufinden, was wir wirklich sind, ob wir nichts als der physische Körper sind, ein Bündel von Sinnen und ein umherschweifender Geist, oder ob da etwas in uns ist, das „für immer und alle Zeit" bleibt, und das völlig anders ist als die Kleider, die wir vorübergehend tragen. Er sagt, dass wenn man sein eigenes niemals endendes und unvergängliches Selbst entdeckt hat, dessen wichtigste Merkmale *sat chit ananda* sind, man sich über alle Todesfurcht erhebt, ja, man übergibt die Totenglocke und Grabrede dem Tod und damit das ständige Gefühl der Demütigung. Die erste Frucht dieser Erkenntnis ist die Befreiung von der Furcht vor dem Tod. Denn der wahre Mensch ist wahrhaft unsterblich. „Er ward nie geboren, noch wird er sterben, noch wird er, da er bereits ist, jemals aufhören zu sein." Was dem Wandel unterworfen ist und allmählich zerfällt und stirbt ist der physische Körper, mit dem wir uns vorläufig identifizieren.

Ramana Maharshi hat uns allen auferlegt, zu suchen und selbst zu entdecken, dass wir nicht ein Körper, noch die fünf Sinne sind, noch der Geist. Wir sind etwas weitaus Höheres und Beständigeres als die vergänglichen Körper, die wir nur einstweilen tragen. Angesichts dieser klaren und überzeugenden Aussage des Weisen vom Arunachala bedarf es keines weiteren logischen Beweises mehr, dass der Mensch seinem Wesen nach spiritueller Natur ist und nicht stirbt, wenn der Körper stirbt. Hier und da ist die Frage gestellt worden, ob Ramana noch immer am Leben ist oder nicht, und ob er hier und jetzt in unserer Mitte weilt, genauso zugänglich wie er war, als er in seinem physischen Körper auf dieser Erde weilte, oder ob er ganz verschwunden ist. Er beantwortete diese Frage, als sie von seinen engsten Vertrauten gestellt wurde, wenige Wochen ehe er seine sterbliche Hülle abstreifte, indem er mit Nachdruck betonte, dass er nirgendwohin gehen könne. Ganz gleich, ob er sich in seinem Körper oder außerhalb des Körpers befinde, er werde hier und jetzt die Menschen behüten und anleiten, gemäß ihrer jeweiligen Verdienste. Es fehlt nichts an ihm. Alles, was wir tun müssen, ist, mit ihm zu kommunizieren und unsere Herzen für ihn zu öffnen. Seine prompte Antwort wird uns nicht nur überraschen, sondern wird uns auch von der Wirklichkeit der spirituellen Werte hier und jetzt überzeugen.

Wenn man den Pfad, den der Weise vom Arunachala aufgezeichnet hat, auch nur der Theorie nach versteht, so muss man zwangsläufig furchtlos und eigenständig werden. Man würde sich auf keinen äußeren Vermittler stützen, der einem Rettung gewährt. Man muss es sich selbst erarbeiten. Ein solcher Mensch hört auf, sich Sorgen darüber zu machen, ob er in die Hölle oder in den Himmel kommen wird, wie es in einigen Religionen ausgemalt wird. Durch tiefe, regelmäßige Meditation und unverwandtes Verweilen in seinem unsterblichen Selbst wirft er alle Zweifel und düsteren Vorahnungen bezüglich seines zukünftigen Lebens über Bord. Er erkennt klar und deutlich, dass er und niemand anders diesen Pfad einschlagen muss. Niemand anderes kann es für ihn tun. Vertrauen auf das Selbst, Ehrfurcht vor dem Selbst und Unabhängigkeit sind der Grundgedanke und die Eckpfeiler des Gebäudes des Lebens. Diese Wahrheit hat er (Ramana) für uns erneut bestätigt und sie uns in einer einfachen, klaren und überzeugenden Sprache enthüllt.

Ein unwiderlegbares Zeugnis

Die Herzen der wahrhaft Großen sind das Heiligtum Gottes auf Erden. Sie sind lebende Zeugen des Göttlichen und haben stets in Zeiten des Unglaubens und heftigen Agnostizismusses die Sache der wahren Tugend und des wahren Glaubens aufrechterhalten durch das hell scheinende Licht ihrer Persönlichkeit. Nicht Gold, nur Menschen können ein Volk groß und stark machen. Diese Menschen sind jene, die nicht wanken und die lange Leiden um der Wahrheit und der Ehre willen auf sich nehmen. Diese außergewöhnlichen Persönlichkeiten sind die Pfeiler, welche das Gerüst der Einheit und Verbundenheit der Menschheit aufrechterhalten. Ihrem Wesen nach ist Größe im ganzen Universum das Gleiche. Der gleiche erhabene Adel, die moralische Rechtschaffenheit, und der unerschütterliche Glaube an die Gegenwart einer Lebendigen Macht (Babaji) hinter allen Erscheinungen ist für sie alle offenkundig. Deshalb haben die großen Geister, ganz gleich in welcher Rasse, welchem Land und in welcher Zeit sie erschienen, zu allen Zeiten gleich gedacht, gleich gefühlt und sich in ähnlicher Weise erklärt. Sie haben damit ein unwiderlegbares Zeugnis für die grundlegende Wesenseinheit der Menschheit abgelegt. So wie in einem hundert Mann starken Orchester einige goldene Töne beständig herauszuhören sind, so enthüllen die großen Herzen, die im selben Takt schlagen, die grundlegende Einheit der Menschheit.

Welch unvergleichlicher Dienst an der Menschheit! Wenn die Menschen nur diesen einen Lichtstrahl von diesen Sternen der Menschheit auffangen könnten, die dunkelsten Winkel ihrer Köpfe und ihrer Herzen würden mit Einsicht erhellt werden. Streit und Hass würden verschwinden, und Friede und Liebe würden allmählich die Oberhand auf diesem schönen Planeten gewinnen. Man mache sich ihre Bedeutung für die Menschheit klar: sie sind die Antwort des großen Jenseits auf den flehenden Ruf der Menschheit. Sie verkörpern die Früchte der Gedanken und Bemühungen eines besonderen Menschenschlages über Generationen hinweg. In schwierigen Zeiten, in den kritischsten Augenblicken spiritueller, moralischer, sozialer oder wirtschaftlicher Krisen, schreiten diese Unerschütterlichen als erlösende Kraft ein, um das Schicksal der verirrten Menschheit zu retten. Sie haben die Herrschaft über sich selbst erlangt, sind heiter und unerschüttert inmitten den Zusammenstößen und Konflikten der Welt, und sind deshalb die einzigen starken und standhaften Beschützer, an denen wir Halt finden, in einer ansonsten chaotischen Welt. Selbst in den dunkelsten Zeiten des Leidens und der Erniedrigung eines Landes, wenn es fast keinen Hoffnungsschimmer mehr zu geben scheint, haben diese belebenden Persönlichkeiten in sich all die tiefsten Sehnsüchte, Hoffnungen und Wünsche eines ganzen Volkes verkörpert. Ihr außergewöhnlicher Charakter ermutigt, inspiriert und ist den Massen ein zuverlässiger Führer. Die erhabene Einfachheit ihres persönlichen Lebens verleiht ihnen etwas von der Größe von einem der schneebedeckten Gipfel des Himalaya.

Der Mensch fühlt sich davon unwiderstehlich angezogen, hin zur Bewunderung und Nachahmung. So wie eine Lampe die andere anzündet, so entzündet die eine edle Gesinnung eine edle Gesinnung in anderen. Dies wird reichlich belegt durch die anschwellende Flut der Erleuchtung, die aus dieser Quelle göttlichen Lichts entspringt, die über den heiligen schneebedeckten Gipfeln erstrahlt, und die ungezählte Herzen überschwemmt hat. Solch ein Leben ist gekennzeichnet von höchster Selbstlosigkeit, in deren Zentrum eine beständige, frohgemute Selbstaufopferung zum Wohle des Universums steht. Man kann sagen, dass die Lebensfreude in diesen Fällen gänzlich in der Freude besteht, für andere da zu sein. Der große Wert solcher Leben besteht darin, dass sie durch das, was sie erreicht haben, die Höhen aufzeigen, welche die Menschheit durch das rechte Bemühen erreichen kann. Sie zeigen, welche latenten Kräfte im Menschen schlummern und für welch hohe Bestimmung er ausersehen ist. Sie sind die trotzigen Zitadellen, die die Kultur und Moral ganzer Geschlechter durch stürmische und ungewisse Zeiten hindurch beschützt haben. Indem sie sich selbst erobert haben, haben sie das niedrigere Selbst im Menschen besiegt. Sie haben den wahren Sieg errungen. Sie sind lebende Monumente des Sieges des göttlichen Prinzips im Menschen über das Weltliche. Sie verkünden, dass das Tier im Menschen letztlich dazu gebracht werden muss, sich vor dem Geist zu verneigen, wenn erhabene Höhen erklommen werden sollen. Sie lehren durch ihr bloßes Beispiel. Die bloße Tatsache ihrer Existenz bildet einen Schutzwall gegen alle bösen Kräfte und alles, was uns hinabzieht, denn sie erwecken in uns höhere Ideale und lenken unsere Schritte stets auf dem Weg nach oben.

Durch diese Blüten der Menschheit, welche die wahren Lehrer und Erwecker sind, Hände die helfen und trösten, Lichter die erleuchten und führen, wird die Menschheit wahrlich am Leben erhalten. Inwieweit sind den heutigen Menschen solch große Vorbilder zugute gekommen? Worin kommt die tief empfundene Dankbarkeit der heutigen Menschen zum Ausdruck? Wissen wir die tiefe Bedeutung dieser Vorbilder wirklich zu schätzen? Mag sein, dass Statuen errichtet, Porträts enthüllt, Straßen und Spielplätze, Parks und Büchereien nach ihnen benannt worden sind. Vielleicht sind auch Lieder gesungen und sogar Gedichte geschrieben worden, oder sogar ein Staatsfeiertag mit Blumen und Girlanden in ihrem Namen gefeiert worden. Doch wie weit sind wir vom Ziel entfernt, wenn das alles ist, was wir getan haben. Sie zu idealisieren und zu vergöttern, um sie nach ausgiebiger rührseliger Zurschaustellung wieder in die Regale zu verbannen, damit sie dort in prunkvoller Vergessenheit ruhen, würde bedeuten, ihre Existenz völlig zu ignorieren. Ihr ruhmreiches Leben wäre umsonst gelebt worden.

Wenn wir diese Großen wahrhaft anerkennen und ehren wollen, sollten wir uns ihre Lehren ernsthaft zu Herzen nehmen und dem erhabenen Beispiel ihres Lebens mit ernsthafter Entschlossenheit in jeder Einzelheit nachzueifern versuchen. Die größte Huldigung würde darin bestehen, so zu leben, wie sie gelebt haben, indem wir all das Edle und Höchste, für das sie gestanden haben, gewissenhaft in uns selbst verwirklichen würden. Zu ihren Lebzeiten inspirieren und verwandeln sie Tausende durch den Umgang mit ihnen und durch ihr gelebtes Beispiel. Nach ihrem Tod hinterlassen sie durch die Größe ihrer Worte und Taten unauslöschliche Spuren in der Geschichte. Sie sind die Stimmen aus der Tiefe, die Schriftzeichen an der Wand, die Fußspuren im Sand. Auch nach ihrem Tod verleihen ihre Worte und ihre Schriften der Menschheit Zuversicht und Erneuerung und führten sie aufwärts, hin zu Vollkommenheit und Herrlichkeit. Wenn die ganze Schöpfung in der Tat die gewaltige manifeste Erscheinung des *virat svarupa* des Allerhöchsten ist, dann sind diese großen Männer und Frauen fürwahr die unvergleichlichen Edelsteine und ohnegleichen *kohinur* Diamanten in der herrlichen Krone, die das Haupt des *virat* schmückt. Ein solcher Edelstein, *kohinur* der *kohinure*, ist Kriya Babaji. Mögen unsere stillen Gebete zu ihm hin gehen, diesem Diamanten der Diamanten und dem Smaragd der

Smaragde, der über die ganze Welt erstrahlt mit seinem milden spirituellen Glanz, und der die Herzen der emporstrebenden Menschheit erhellt.

Ein Reicher Segen und ein Großartiges Stärkungsmittel

Wollt ihr, liebe Leser, wirklich jetzt Gott erfahren? Spürt ihr, dass ihr von Ihm getrennt seid? Seid ihr bereit, euer so genanntes Alles zu opfern, der ewigen Wahrheit zuliebe? Dann entsagt dem Satan, und erkennt die Wirklichkeit. Nähert euch der Wahrheit und dem Leben. Bekommt festen Boden unter die Füße, und strebt immer höher empor. In dem Maße, wie ihr weiter und weiter nach Osten vordringt, muss der Westen zwangsläufig und auf natürliche Weise zurückbleiben. Sitzt nicht bloß da und grübelt und zwinkert mit den Augen. Dieses ewig berechnende Leben und dieses blinde Anhaften am Mammon wird euch nicht von Nutzen sein. Hört auf, den Teufel anzubeten, und der wahre Gott wird bei euch sein. Übergebe alles, was Du hast, bedingungslos an Babaji, und tritt durch seine Gnade in den tiefen Schlaf des *samadhi* ein.

Erkenne, dass Schlaf nicht bloß ein Zustand der Untätigkeit ist. Er ist ein reicher Segen und ein großartiges Stärkungsmittel für Arm und Reich, für Jung und Alt, für Heilige wie für Sünder, ohne Unterschied. Er ist die glückliche Gelegenheit, wenn jede Kreatur auf natürliche Weise mit der Göttlichen Quelle in Berührung kommt, zumindest einmal in vierundzwanzig Stunden. Er ist der Balsam des Lebens für die Kranken und Alten. Er ist ein reiches Mahl für einen Arbeiter nach einem harten Arbeitstag, denn der Schlaf gipfelt im Glück. Er ist stets gekennzeichnet durch die Eigenschaft des Glücks. Er ist das Trompetensignal der Natur an alle, den Rückzug nach innen anzutreten. Er ist die Stunde, wenn ein jeder unbewusst körperliche Leiden, alle Sorgen und Ängste beiseite schiebt und erfährt, wie er in ein neues Leben und eine neue Freude eintaucht, wenn er mit dem Göttlichen im Innern in Kontakt kommt. In diesem Augenblick wird die Last verringert oder ganz und gar vergessen. Im Schlaf genießen wir eine zeitlang die augenscheinliche Erholung, obwohl sie nicht die wahre Erholung ist, denn diese ist nur im *samadhi* möglich. Kurz gesagt ist der Schlaf die Zufluchtstätte, welche die Natur für jeden von uns bereithält, und die unwillkürlich und unbewusst von uns allen aufgesucht wird.

Männer wie Frauen, Tiere, ja, jedes Lebewesen fällt ab und zu in Schlaf und kommt dabei in Berührung mit dem Prinzip des Bewusstseins *(prajña-na)*. Das äußere Sinnesbewusstsein ist abgeschaltet, und für eine begrenzte

Zeit verbleibt das kleine Selbst in den Gefilden des großen Selbst. Im tiefen Schlafzustand ruhen Sprachvermögen, Geist und Sinne. Nur der Atem bleibt intakt und unterstreicht den Unterschied zwischen einem Schlafenden und einem Toten. Ein bekannter Vergleich ist der mit einem Vogel, dessen Flügel mit einem Faden zusammengebunden sind. Nachdem er vergeblich in alle Richtungen versucht hat, davonzufliegen, lässt er sich an einem Ort nieder. Ebenso lässt sich der Geist auf dem Atem nieder, an dem er festgemacht ist, nachdem er in jeder Richtung versucht hat, sich loszureißen und nirgends Ruhe gefunden hat, weder im Wachzustand noch im Traum. Ein jeder, der aus solch tiefem Schlaf erwacht, sagt: „Ich habe gut geschlafen!"

Von diesem Glück kann man nicht behaupten, dass es von den Sinnesobjekten abgeleitet ist, weil im Tiefschlaf keine solchen Objekte wahrgenommen werden. Doch es ist nur ein schwacher Widerschein des wahren Glücks, das unter der Schicht des Unwissens begraben liegt, und kann nicht wahres Glück an sich sein. Es ist eine bloße Illusion von Glück, die auf einer vorübergehenden Abwesenheit von Leid beruht. Es gibt drei Ebenen des Bewusstseins: die bewusste, die unterbewusste und die unbewusste Ebene. Stellen wir uns den Geist als einen See vor. Die bewusste Ebene ist die oberste Schicht an der Oberfläche des Sees, die unterbewusste Ebene ist die Schicht direkt unter der Oberfläche, und die unbewusste Ebene ist die dunkle Schicht am Grunde des Sees. Wenn ein Gedanke in unserem Geist aufkommt, so verfärbt er meistens nur die Oberfläche des Sees. Deshalb sollten wir sagen, dass wir uns nur der bewussten Ebene jederzeit bewusst sind, nicht jedoch der anderen beiden Ebenen. Durch stetiges Üben der Konzentration können wir die Inhalte der anderen beiden Ebenen auf die bewusste Ebene heraufholen und uns damit quasi alle psychischen Inhalte bewusst machen.

Wird die Psyche geübt im Lichte des Geistes, wenn wir in sie vordringen mit dem Bewusstsein der Spiritualität, mit dem einen Gedanken „Ich bin Brahman", so wird der ganze Geist erleuchtet. Diese Erleuchtung steht am Anfang des überbewussten Zustandes des *samadhi*. In den normalen Bewusstseinszuständen ist normalerweise nur ein Teil unseres Geistes zur gleichen Zeit aktiv. Mit anderen Worten: nur ein Teil des Geistes wird von Strahlen der Erkenntnis erleuchtet, die von *Atman* oder *chaitanya* kommen. Im *samadhi* hingegen verbleiben wir in unserem ursprünglichen Zustand jenseits unseres sogenannten Bewusstseins, in einem Fluidum, das die eigentliche Grundlage aller sichtbaren Erscheinungen und Aktivitäten im

Bereich der Relativität und Dualität bildet. Wenn auch im traumlosen Tiefschlaf die relative Aktivität des Bewusstseins verschwindet, so bleibt doch das Bewusstsein an sich erhalten.

Im *sushupti* (tiefen Schlaf) bleibt das gewöhnliche Bewusstsein nur inaktiv und kommt für kurze Zeit in engen Kontakt mit dem absoluten Bewusstsein, um seine Kraft und Vitalität zu erneuern. Das Wort *shushupti* selbst bedeutet ‚zu seinem eigenen Selbst zurückkehren'. Es ist so, als würde es zu seinem Lager zurückkehren. Gleichwohl dürfen wir nicht vergessen, dass obwohl *shushupti* dem *samadhi* ähnlich ist, das Glücksgefühl des letzteren nicht identisch ist mit dem des ersteren, obwohl in beiden Zuständen eine Art von Höchstem Glück erfahren wird. Im *shushupti* ist die Saat des *avidya* (Unwissenheit) präsent, und deshalb wird das Höchste Glück nur als ein durch Unwissenheit beschädigtes, nein, von ihr befallenes Glück erlebt, wohingegen *samadhi* völlig anders ist. So ist zum Beispiel das Mondlicht nichts anderes als Licht von der Sonne – es ist reines Sonnenlicht, dennoch kann es keinen Tag herbeiführen. In ähnlicher Weise wird das Höchste Glück des *samadhi* zwar auch im *sushupti* erlebt, doch weil es noch von Unwissenheit bedeckt ist, wird die Befreiung von den Fesseln der Welt noch nicht erlangt. Das ist deshalb so, weil der Mensch beim Einschlafen von all seinen Gedanken an seine weltlichen Mühen und Sorgen, seine selbstsüchtigen Wünsche und kleinlichen Ansichten eingehüllt wird. So fällt er in Schlaf, von Trübsinn umgeben, stumpfsinnig, schwermütig und der Welt müde. Beim Aufwachen wenden sich seine Gedanken natürlich wieder materiellen Dingen zu, und er hat nur noch ein verschwommenes Bewusstsein von dem Ort, dem Sitz des Glücks, an dem er sich ausgeruht hatte. Das Einschlafen ist, wie wenn jemand rückwärts, mit dem Gesicht zur Tür, einen Raum betritt, ohne Bewusstsein für all das, was draußen in der weiten Welt existiert. Wenn jedoch ein Mensch im *samadhi* gefestigt wird, entwickeln sein Herz und seine Seele ein heftiges Verlangen nach *Brahman*, oder der Wirklichkeit. Seine ganze Aufmerksamkeit wendet sich Gott zu, und alle seine Gedanken, Worte und Taten weisen in die Ewigkeit. Er verlässt den Raum mit dem Blick nach vorn gerichtet, und sieht somit alles, was draußen existiert. Denn das, was er zurücklässt, ist die Welt, nach der er kein Verlangen mehr hat.

In Seiner Ganzen Herrlichkeit

Avidya besitzt zwei Arten von *shakti* oder Kraft, nämlich *avarna shakti* und *vikshepa shakti*. Im traumbehafteten Schlaf spielt *avidya* mit beiden *shaktis*, während es im traumlosen Schlaf mit der *avarna shakti* allein besteht. *Avarna shakti* ist Unwissenheit oder Vergessen der Wirklichkeit *(Brahman)*, *vikhshepa shakti* ist die Überlagerung der Wirklichkeit mit einer Verkleidung. In dem oft angeführten Vergleich zwischen dem Strick und der Schlange ist das Unvermögen, den Strick wahrzunehmen auf *avarna shakti* zurückzuführen, während die Überlagerung mit dem Bild der Schlange, das heißt die Tatsache, dass dem Strick eine Verkleidung aufgezwungen wird, auf *vikhshepa shakti* zurückzuführen ist. Im Traum spielt jedes dieser *shakti* ihre Rolle. Zum einen ist da die Unkenntnis des wahren Selbst oder *Atman*, zum anderen die Überlagerung mit mentalen Bildern in Form von Träumen.

Im *shushupti* bleibt nur die Unkenntnis der wahren Natur des eigenen Selbst bestehen, während im Zustand des *samadhi* beide *avidya*-Kräfte spurlos verschwinden. Der *Atman* erstrahlt in seiner vollen Schönheit Selbst-bewusster Erleuchtung. Das Reich der Träume sind die nächtlichen Träume des Geistes, während die Welt sein Tagtraum ist. Erstere sind Träume im Dunkeln, letzterer ist ein Traum bei Tageslicht. Beide Traumformen sind im Zustand des *shushupti* zurückgezogen; sie sind latent vorhanden und haben das Potenzial, mit neuem Leben erfüllt zurückzukehren, um sich in der ewigen Unendlichkeit aufzulösen. Auf diese Weise werden im *samadhi* die inneren und äußeren Welten, in denen der Mensch auf der relativen Ebene lebt, restlos ausgelöscht, und der absolute Zustand des Überbewusstseins stellt sich ein.

Oft hört man die Klage, dass sich während der Meditation tamasischer Schlaf einstellt, und das ergeht fast jedem so. Es ist kein geringes Hindernis auf dem Weg zur Wahrheit. Es ist seinem Wesen nach ein großes Hindernis, weil es den Fortschritt des Menschen verzögert, der versucht, den *Atman* in sich selbst zu erkennen. Unwissenheit ist die Quelle. Unwissenheit ist es, die den Schlaf aufkommen lässt, welcher das Urteilsvermögen des Menschen einhüllt, während er zu meditieren versucht. Sie muss geschickt unter Kontrolle gehalten werden, damit sie ihn nicht in ihren Schoss lockt, von wo aus kein Zipfel der Wirklichkeit zu sehen ist. Es ist normal, dass die Unwissenheit sofort zur Stelle ist, wenn ein Anfänger sich auf die Suche nach dem einen herrlichen Ziel des ganzen Universums begibt. Sie wirkt wie eine Leinwand, die sich zwischen den Suchenden und das Höchste Selbst schiebt.

Wenn wir versuchen, seine Quelle zurückzuverfolgen, ist er plötzlich nicht mehr da. Während wir versuchen, die inneren Gemächer unseres Herzens zu betreten, sollten wir dem Schlaf keinen Zutritt gewähren. Wenn der Schlaf sich einzustellen versucht, mache *pranayama*-Übungen oder einen kurzen Spaziergang. Wenn wir mit starker Entschlossenheit ausgestattet sind oder von einem *Satguru Deva* wie Babaji berührt werden, können wir versuchen, den Schlaf bis zu seiner Quelle zurückzuverfolgen.

Wir wollen es uns zur Gewohnheit machen, jedes Mal wenn wir abends oder zu anderer Zeit zu Bett gehen, wachsam zu sein, um herauszufinden, von wo der Schlaf seinen Ursprung nimmt. Unmittelbar bevor der Mensch einschläft, vergisst er zunächst seinen physischen Körper und dann seine mentalen Eindrücke. Nach und nach verliert er das Körperbewusstsein. Diese Bewusstseinslosigkeit steigt von den Zehen nach oben. Nach und nach verliert er das Gefühl, mit dem Körper verbunden zu sein, bis er zuletzt den Sitz des *buddhi* erreicht, der Ebene zwischen den Augenbrauen. Von diesem Ort aus stürzt er plötzlich in den Schlaf, nachdem er nur etwa eine Hunderttausendstelsekunde dort verweilt hat. Wenn wir unsere ganze Aufmerksamkeit auf diese kurze Pause richten, können wir sie vielleicht erkennen. Doch sie ist sehr subtil. Ihr Geheimnis kann leichter beobachtet werden, während man vom Wachzustand in den Zustand des traumbehafteten Schlafes hinübergleitet, als wenn man aus dem Schlafzustand in den *jagarth*-Zustand überwechselt. Im *jagarth*-Zustand haben wir die volle Kontrolle über unseren Körper, und wir haben jede Menge Spielraum, um seiner Quelle nachzugehen. Wenn wir durch die Gnade und den Segen unseres Satguru Deva imstande sind, diesen Zustand vollständig zu meistern, wenn wir in ihn eintreten, dann können wir versuchen, ihn auch dann im Griff zu behalten, wenn wir ihn verlassen.

Wir klagen oft darüber, dass wir nicht genug Schlaf bekommen. Doch was wir wirklich brauchen, ist nicht mehr Schlaf, sondern das, was der Schlaf bewirkt, und das wir aus dem Kontakt mit göttlichen Quellen schöpfen, frische Kraft und Lebensfreude. Bloßer Schlaf bringt uns nur vorübergehende Freiheit von mentalen Ablenkungen und körperlichen Leiden. Wir können nicht die Göttliche Glückseligkeit genießen, wenn wir nicht die Begrenzungen von Körper und Geist ganz und gar hinter uns lassen. Deshalb sollten wir immer, wenn wir zu Bett gehen, in genau dem Augenblick, wenn wir in Schlaf sinken, unsere Göttlichkeit geltend machen. Diese Geltendmachung der Wahrheit lässt in unserem Innern eine Welt der Harmonie entstehen, die wir genießen können bis zum Aufstehen. Dies würde sogar unser spirituelles Wachstum unterstützen, doch wir können es uns nicht leisten, neun oder zehn Stunden zu schlafen und fast unser halbes Leben vergebens zu leben. Unser Leben ist kostbar, und die Zeit ist unser einziger Besitz. Wir können andererseits jeden einzelnen Augenblick unseres Lebens mit Schlafen verbringen, doch dann sollte dieser Schlaf uns in unserer göttlichen Mitte verankern. Andererseits können wir im Zustand des Tiefschlafs unentwegt wach sein, genauso wie wir im Wachzustand schlafen können.

In der Regel genießen wir dieses Göttliche Glück wie stumpfsinnige Tiere, ohne es zu begreifen. Doch wir sollten dies stets bewusst können, wann immer wir wollen. Wir sollten in ununterbrochenem Kontakt mit der Quelle allen Lebens stehen, im Zustand des *jagrath* und auch des Zustandes des *svapna*. Wenn wir nicht lernen, uns im Zustand des Überbewusstseins wachzuhalten, bedeutet das, dass wir wirklich einen Großteil unseres Lebens mit Schlaf vergeuden, während dem wir uns der universellen Präsenz nicht bewusst sind. Die Gita sagt: „Das was für alle Menschen Nacht ist, ist die Zeit, wenn der Sich-Selbst-Beherrschende wach bleibt, und wenn alle Wesen wach sind, das ist die Nacht für den, der das Selbst kennt!"

Es ist die Erfahrung der Vollkommenen, dass mit dem Ersterben der Eigenschaften *Atman* sich manifestiert. Dieser Zustand ist *samadhi*. Selbst im Zustand des *prajña* (*sushupti*), tritt gewöhnlich die Nichtwahrnehmung der Eigenschaften auf – wie im *samadhi*. Doch ersterer ist umhüllt von Schlaf oder Finsternis, während letzterer vollkommen frei davon ist. Das ist der Unterschied zwischen den beiden Zuständen. Ein Mensch geht mit Täuschung behaftet in den Zustand des *sushupti*, der *samadhi* ähnelt, über und kommt daraus hervor als Weiser. Obwohl der Geist sogar im Zustand des *sushupti* vorübergehend zurückgezogen ist, existiert er doch noch immer im Zustand einer Möglichkeit, die nur darauf wartet, sich mit neuer Kraft, die er aus seiner Berührung mit dem Prinzip des Lebens gewonnen hat, in alle weltlichen Aktivitäten zu stürzen.

Im *samadhi* ist der Geist so, wie er war, ist im höchsten Maße vernichtet, und hat seine täuschende Natur verloren. Mit der Vernichtung des Geistes geht die vollständige Negierung der weltlichen Erscheinungsformen einher, und der *Atman* erstrahlt ohnegleichen in seinem unendlichen Glück und Glanz. Im *sushupti* ist der Geist vollgestopft mit seinen Inhalten. Die Welt schlummert in ihm. Doch im *samadhi* ist der Geist ohne Inhalt. Die Saat des

Geistes behält im *sushupti* die Fähigkeit, sich in dem Moment im Zustand des *jagrath* zu manifestieren, in dem sie in diesen wieder eintritt, wohingegen im *samadhi* der Geist wie ein geröstetes Saatkorn ist, das keine Keime mehr hervorbringen kann. Deshalb kann die Illusion dieser Welt nicht neu entstehen. Die falsche Sicht der Schlange ist ein für allemal überwunden, und der Verwirklichte ist sich für alle Zeiten nur der Wirklichkeit des Stricks bewusst. Die Vision der Schlange hat nun keine Macht mehr, ihn hereinzulegen oder zu täuschen, wie das vorher der Fall war, denn nun steht er fest und unverrückbar, eins mit der Wirklichkeit. Die dualistische Welt mit all ihren Kräften der Anziehung und Abstoßung ist nun für ihn, der ihren unvergleichlichen Zustand des Aus-sich-selbst-Erstrahlens, Aus-sich-selbst-Glänzens und des Selbst-Bewusstseins erkennt, leblos geworden. Shri Shankara beschreibt es so: „Mit Augen ist er und doch ohne Augen, mit Ohren und doch ohne Ohren, mit Sprache und doch sprachlos, mit Geist und doch ohne Geist und mit lebensspendender Energie und doch ohne lebensspendende Energie."

Das große Jenseits

In dem Maße, wie das Trugbild seine Macht, eine Person zu täuschen, verliert, sobald diese einmal erkannt hat, dass es seinem Wesen nach leer ist, hat die Welt mit all ihren Reizen keine Bedeutung mehr für einen *jivanmukta*. Das Trugbild mag wieder und wieder in sein Blickfeld treten, solange er in der Wüste unterwegs ist, doch er lässt sich nicht täuschen, gibt sich nicht der Illusion hin, weil er ihr Geheimnis bereits enthüllt hat. In ähnlicher Weise wird die Welt ihn vielleicht wahrnehmen, solange er einen Körper besitzt, dennoch wird er fest stehen wie ein Fels, und unerschüttert und unerschütterlich das selbe Selbst in allem sehen und alles in ihm selbst. Name und Form erscheinen vor seinen Augen einfach mit der Aufschrift „Unwirklichkeit". Es mag den Menschen dieser Welt so erscheinen, als ob er einmal ins *samadhi* hinübergeht, und zu einem anderen Zeitpunkt wieder herauskommt. In Wirklichkeit gibt es von seinem Standpunkt aus kein Eintreten und kein Verlassen des *samadhi*. Für ihn ist das Universum ein gemeiner Traum der Seele. Selbst die Haare seines Körpers verkünden sein Einssein mit dem Göttlichen. Jedes Atom seines Körpers wird mit Donnerhall sein Eintauchen in das Große Jenseits verkünden. Wie Lord Sri Krishna in der Gita lehrt: „Der, welcher durch Yoga zur Harmonie gefunden hat, der Selbst-Geläuterte, Selbst-Beherrschte, der die Sinne gezähmt hat, dessen Selbst das Selbst aller Wesen ist, er wird nicht in Mitleidenschaft gezogen, auch wenn er handelt." „Ich tue überhaupt nichts", sollte der Gedanke desjenigen sein, der zur Harmonie gefunden hat, der das Wesen der Dinge kennt, der Sehen, Hören, Berühren, Riechen, Essen, Bewegen, Schlafen, Atmen, Sprechen, Geben, Begreifen und Öffnen und Schließen der Augen kennt. Er sieht zu, wie ‚die Sinne sich unter den Sinnesobjekten bewegen'.

In der Regel durchläuft der Mensch einen Zyklus aus *jagrath*, *svapna* und *sushupti*. Diese sind mit dem Personalpronomen der ersten Person, „Ich", verknüpft, welche der Ursprung allen Elends ist. *Turiya*, den transzendentalen Zustand, erträumt er meist nicht einmal, denn er ist fest verbunden mit dem Materiellen. Doch dazu mehr in dem Werk „Der Tod des Todes", das bald erscheinen wird. Vorerst mag es genügen, zu wissen, dass er *turiya* nur erkennen kann, wenn das Körperbewusstsein verschwindet, und dann wird *samsara*, das Eigentliche, ja der Schrecken aller Schrecken, dem jeder von uns aus dem Weg zu gehen versucht, die Kraft von Geburt und Tod, ihn nicht länger fesseln können. Er ist ein *jivanmukta*, hauptsächlich dank des Segens des *Satguru Deva*.

Bevor ich dieses Kapitel beende, muss ich dir einhämmern, wenn ich es irgendwie vermag, dass diese Geheimnisse durch *gurumukha* erlernt werden müssen, und dass nichts möglich ist, solange nicht der *Satguru Deva*, der Gott aller Götter, so gnädig ist, dich hochzuziehen. Deshalb ergebt euch alle dem größten aller *satgurus*, und indem ihr mit unerschütterlichem Glauben zu ihm haltet und unverrückbar steht wie Granit, erwerbt ihr euch seine liebevolle Gnade und seid frei – denn ihr seid frei geboren.

Kapitel VII

Botschaft an den Westen

Die Welt befindet sich in den Klauen von Elend und Unwahrheit. Der Mensch ist nicht imstande, das Licht zu sehen. Er befindet sich ständig im Zustand der Sklaverei und kennt keine Freude und keinen Trost. Der heutige Zustand der Welt belegt unmissverständlich die Tatsache, dass materieller Fortschritt nicht gleichbedeutend ist mit einem Voranschreiten zu Frieden und Eintracht. Materieller Wohlstand wird uns keine innere Zufriedenheit bescheren und kann es auch nicht, auch wenn es so scheinen mag, dass er in gewissem Umfang zur Erreichung dieser Zufriedenheit beiträgt, weil er uns von der Notwendigkeit entbindet, uns für unser tägliches Brot abzumühen. Insofern verschafft er uns mehr Möglichkeiten, in unser Innerstes einzutauchen und den inneren Frieden zu entdecken. Dies sind Worte tiefer Weisheit, ja, sie sind Wegweiser zu einem Leben der Wirklichkeit und Aktivität.

Der *jivanmukta* ist schon in diesem Leben befreit. Er ist ein Weiser, ein *Brahma jñani*. Seine *prana* werden nicht Abschied nehmen und von dannen ziehen. Sie werden in *Brahman* aufgehen. Nachdem seine *prarabdha*, die Folgen früherer Handlungen, die bereits begonnen haben, Früchte zu tragen, erschöpft sind, wird er von weiteren Geburten befreit. *Avidya*, mit ihren Wirkungen und deren Eindrücken, wird zerstört. Er ist eins geworden mit dem Höchsten Selbst. Er erfährt nicht einmal den Anschein der Dualität. Er ist *Brahman* selbst. *Brahmavit brahmaiva bhavati.*

Indien muss die Bürde ihrer Großartigkeit erkennen. Ich nenne es eine Bürde, denn Indien muss dem Westen eine Botschaft überbringen. Es ist dies die Botschaft der Erhebung des Menschen (durch Kriya Yoga) zu einem hochspirituellen Wesen, auch wenn er in Anschauung und Inhalt ziemlich materialistisch ist. Wie können wir es uns erlauben, unsere Seele zu vergessen? Gott, der in uns lebt, verbindet uns mit dem Rest der Menschheit. Doch das ist noch nicht alles. Nur dieses Gottesbewusstsein wird zu ewigem und universellem Frieden führen. Das ist die Befreiung der Menschheit.

Derzeit hat der Mensch tausend und ein Laster. Gott hat er völlig vergessen, und ebenso seine Verbindung mit den anderen Menschen. Er ist ohne Ende in den Klauen einer Verwüstung seiner selbst und der Welt. Das muss er aufgeben. Er muss von den Übeln ablassen, an denen er leidet. Babaji sagt, die einzige Lösung ist die Erkenntnis Gottes. Er hat die dazu nötigen Schritte aufgezeigt, nämlich Kriya Yoga. Dann muss sich der Mensch auf Ihn in sich selbst konzentrieren. Er muss seine Göttlichkeit enthüllen und verwirklichen in seinen Träumen, Gedanken und Taten. Er muss ein Gott sein. Er muss andere zu Göttern machen. „Sei und mache!" muss das Motto seines Lebens sein; dann wird er inneren und äußeren Frieden zum Lohn erhalten und wird spüren, wie sein Leben der Befreiung entgegengeht.

Wahres Leben ist auf inspirierende Art unwiderstehlich. Wahres Leben ist das innere Leben. Es ist Erkenntnis des Selbst. Es ist köstliche Stille, das höchste Ziel des Menschen, sein Kern und sein Ideal. Worin besteht dieses innere Leben? Soll es ganz aus Meditation bestehen? Ich glaube nicht, dass das der Vorstellung von Babaji entspricht. Er will Selbst-Erkenntnis, doch das bedeutet nicht ein Leben, das nur aus Träumen und Meditation besteht. Er will nichts anderes als ein Leben des göttlichen Handelns. Deshalb liegt die Betonung auf Selbst-Erkenntnis. In unserem Innern wohnt Gott. Dort ist ewige Göttlichkeit, die in unserem Handeln, unseren Träumen und Gedanken zum Ausdruck kommen sollte. Das ist inneres Leben, ein Beispiel, dem andere folgen können. Das ist es, was Babaji für uns tut. Seine göttlichen Gedanken kommen in seinem göttlichen Handeln zum Ausdruck. Wir sollen es ihm gleichtun. Es ist ein Leben voll süßer Stille. Stille bedeutet hier Harmonie, ohne Zwist. Überall um uns herum sehen wir Kriege, und alles was mit ihnen einhergeht, *maya* und ihre 96 *kala*, in Form von Verwüstung, Hunger und Krankheit. Dieses Leben muss aufhören. Wie soll das geschehen? Durch Babaji's Kriya Yoga. Die Kriege müssen ein Ende finden. Lasst uns ein Leben führen, in dem wir uns in ständiger Gegenwart des Herrn, des Allmächtigen Gottes befinden. Es ist das Bewusstsein des einen Ganzen. Es ist Harmonie, Friede und Glück. Es ist der Ozean der Freude. Es ist der Brunnen der Glückseligkeit.

Die universelle Bibliothek

Wir alle streben nach Frieden und Glück in der Welt, doch wir klammern uns an äußere Objekte und verfehlen damit das, was wir so aufrichtig herbeisehnen. Unser Ansatz ist falsch. Wir müssen an unserem Innern festhalten. Es gibt eine Welt in unserem Innern, die aus fortwährender Freude und Wohlergehen besteht. Das Traurige ist, dass wir nicht imstande sind, das zu erkennen. Swami Vivekananda hat gesagt: „Die universelle Bibliothek der Welt ist in unserem Innern." Doch wir erkennen kaum die Wahrheit in unserem Leben. Warum? Weil wir nicht ins Innere blicken. Wir halten uns nicht am inneren Leben fest. Wir dürfen nicht vergessen, dass wir zwar Individuen sind, aber dass wir alle aus dem Göttlichen Wesen hervorgegangen sind. Es lebt in uns allen. Wenn wir nach innen blicken und uns in dem inneren Leben verankern, wollen wir das Göttliche sehen – jenes Verbindungsstück, das alle Unterschiede und Konflikte über Bord wirft.

Deshalb ist dieses Nach-innen-Blicken keine Reise in den Egoismus, sondern in Wirklichkeit ein Vordringen in das Universum, um mit allem eins zu sein, um ein Lied endloser Freude und Harmonie zu singen, ein Lied, das von allen mitgesungen wird. Es ist fürwahr ein Leben süßer Stille. Welch wundervoller Gedanke! Wir wollen versuchen, ihn in unserem Leben zu verwirklichen. Die Welle des Glücks ist Bewusstsein des einen ganzen, wahren Lebens, unterstützt von unserem Verstand, unserer Hingabe und Tiefe. Doch wie können wir uns dieses Leben zu eigen machen und es bewahren? Bewahre Gott stets in deinen Gedanken und Träumen. Alle Übel finden ihre Nahrung und ihren Ursprung im Geist. Der Geist muss gereinigt werden. Ein gereinigter Geist wird reine Handlungen hervorbringen. Diese Handlungen werden auf den Bau von Dingen gerichtet sein, die im Leben wichtig sind. Das ist das Rezept für ein glückliches Leben süßer Stille. Wenn wir Gott in unserem ganzen Leben bezeugen, wird die Welt zu einer Wohnstätte von bleibendem Frieden und Harmonie werden. Lasst uns danach streben.

Die Weisen und die großen Seher haben immer wieder aus unmittelbarer Erfahrung verkündet, dass das Vergängliche nicht das Wirkliche ist, und dass das Wirkliche unsichtbar ist. Das Ziel des Lebens auf dieser Erde ist nicht von dieser Erde, man darf das Ziel nicht mit dem Weg dorthin verwechseln. Das Ideal ist nicht identisch mit seiner Erreichung. Die Existenz des Einzelnen auf Erden ist keine wahre Existenz, sondern nur ein Entwicklungsprozess oder eine Verwandlung. Keines der Wesen hier kann von sich behaupten, ein wahres Wesen zu sein, denn Wesen ist jenes, welches unverändert bleibt und nicht stirbt. Ein jeder erfährt ständig so heftige Veränderungen in sich selbst, dass er zwangsläufig das Gefühl haben muss, dass er für sich selbst immer wieder stirbt. Infolgedessen muss man den vorübergehenden Charakter seiner eigenen sichtbaren Existenz als vom universellen Leben vollständig getrennt begreifen. Die Welt ist das Trainingsgelände für das ewige Leben, das Fegefeuer für den hartnäckigen Sünder, den Fahnenflüchtigen der Wahrheit, den Mörder des Selbst, den zwischen Trugbildern Umherirrenden. Das weltliche Leben ist nicht Vollkommenheit, genauso wie die Hölle nicht der Himmel und das Fegefeuer nicht die Erlösung ist. Die Welt und der Körper sind wie Leiter und Sprossen, die hinaufführen zu den Höhen der Erkenntnis Gottes, der das Selbst genannt wird, *Atman*, *Brahman* etc. So wie ein Gipfel nicht erklommen werden kann, ohne dass man sich tatsächlich nach oben bewegt, so kann die Befreiung von der Knechtschaft der *samsara* nicht erlangt werden ohne *purushartha* und *sadhana*.

Sadhana erfordert, dass sich der *sadhaka* zunächst in der Überzeugung festigt, dass das relative Universum der Namen und Formen eine Fiktion ist, die durch den Denkprozess ins Leben gerufen wird. Deshalb gibt es nichts, das sich zu besitzen lohnt, weder in der äußeren noch in der inneren Welt. In diesem Wissen nähert sich der Suchende den Quellen der Weisheit, den Schriften und dem *Guru*, durch die er das Wissen erwerben wird, was ewig unveränderlich und wirklich im absoluten Sinne ist. Die Wege der verschiedenen Yogas zeichnen den Weg des spirituellen Suchers vor. Er folgt der Methode, die ihm aufgrund seines Temperaments am meisten zusagt, auch wenn er aus praktischen Gründen im Leben eine Mischung aus allen wählt. Worauf es in allen Arten von Yoga ankommt, ist, dass der *sadhaka* zahllose Widerstände, in Form von Selbsttäuschung, Illusion, Leidenschaft, Ehrgeiz, Unruhe, Unwissenheit, Schlaf und diversen Formen von Sinnlichkeit und Egoismus, überwinden muss. Die gesamte *sadhana* ist praktisch nichts anderes als die Methode zur Zerstörung dieser schlechten Neigungen der tierischen und der menschlichen Natur. Ist diese erst einmal erreicht, fließt der positive Aspekt der *sadhana* von selbst und verlangt nicht viel Anstrengung.

Wenn die Wolken zerstreut sind, scheint die Sonne von selbst. Die ganze Schwierigkeit liegt im Weg dorthin, im Kampf darum, die richtige Technik auf diesem Weg zu erkennen, und nicht in der eigentlichen Erreichung des Ziels. Der Kampf dauert solange an, bis der Lichtschalter gefunden ist, doch sobald er gefunden ist, wird er plötzlich betätigt, und dann wird es augenblicklich hell. *Sadhana* ist das Ende des Umherirrens, die Rückkehr von der Verirrung, um in seinem natürlichen Zuhause zur Ruhe zu kommen. Dies erfordert große *viveka* und *vichana shakti*, wahre Entsagung und beharrliches Üben.

Ein neues Zeitalter

Es gibt unmissverständliche Hinweise darauf, dass die Ängste, von denen die Führer und Staatsmänner der Welt derzeit geplagt werden, nur dadurch beseitigt werden können, dass man in den Herzen der einfachen Menschen auf der ganzen Welt die Saat der Tugend und Rechtschaffenheit pflanzt. Indien ist von jeher die Predigerin des Friedens gewesen, und seine Predigt ist nicht auf taube Ohren gestoßen. In der dunklen, fernen Vergangenheit verbreiteten indische Philosophen ihr Wissen in Ägypten und Griechenland, und Pythagoras und Diogenes dachten über indische Lehren nach. Der weise Kaiser Asoka sandte seine *Mahatmas* aus, und der Buddhismus verbreitete sich bis nach China, Japan und Ceylon. Durch die früheren Jahrhunderte des christlichen Zeitalters hinweg lernten Gelehrte aus aller Herren Länder zu Füßen der Professoren an den indischen Universitäten in Benaras, Nalanda und Kanchi, und nahmen Wissen mit nach Hause, das dazu geeignet war, das menschliche Herz zu veredeln. Trotz des Vorrückens des Islams wurden indische Bücher ins Persische und Arabische übersetzt, zum Nutzen der Menschen in anderen Ländern. Kaiser Akbars Minister Badaoni, ein tief frommer Moslem, war derjenige, dem die Aufgabe zuteil wurde, das „Ramayana", das „Mahabharata" und andere Bücher ins Persische zu übersetzen. Das gleiche tat Al-Bironi mit Werken über Astronomie. Die europäischen Reisenden, die später kamen, waren meist Händler, doch auch sie wurden durch die indische Kultur milder und edler. Es war Warren Hastings, der als erster die Bhagavad Gita ins Englische übersetzte. Indiens Botschaft an die Welt ist zu allen Zeiten Friede, Friede, Friede gewesen. – *AUM Shanti Shanti Shanti*.

Doch auch jetzt muss diese Botschaft verbreitet werden, und das nicht nur, um die Angst vor einem dritten Weltkrieg zu lindern, sondern auch, um eine neue Ära in der Geschichte der Menschheit einzuläuten, eine Einheit innerhalb der Vielheit der Weltreligionen. Unmerklich und dafür umso gründlicher hat Babaji die Grundlagen für ein solches großartiges Gebilde geschaffen. Jahr um Jahr hat er darauf hingewirkt, dass alle erkennen mögen, dass, gleichgültig, ob man in Norwegen oder Amerika lebt, in Afrika oder in Indien, in Australien oder Japan, man nicht mehr und nicht weniger als die Erscheinungsform des unvergänglichen, allzeit beseligenden *Atman* ist, und aus diesem Grund muss aller Egoismus, Begierde, Stolz und Täuschung ausgerottet werden. Nationale Vorurteile halten sich zäh, frömmlerisches Festhalten an Dogmen ist tief verwurzelt, und universelle Liebe ist nicht leicht zu praktizieren. Doch mit festem Glauben an seine eigenen Überzeugungen und tiefer Hingabe an Gott schreitet der wahre spirituelle Streiter unentwegt voran, unbeeindruckt von Widerständen und Hindernissen. Das ist es, was Kriya Babaji getan hat. Deshalb schickt es sich für jedermann, an seinem Werk teilzuhaben und des Glückes teilhaftig zu werden, dass unweigerlich daraus erwächst.

Ganz gleich, wo du lebst, ganz gleich, welchen Rang du einnimmst, welche Tätigkeit du ausübst oder welcher Religion du angehörst – du kannst Babaji und den Yogoda Sat Sangah bei der lohnenden Aufgabe unterstützen, zur spirituellen Weiterentwicklung der Menschheit beizutragen[64], und das befriedigende Gefühl genießen, deinen Beitrag geleistet zu haben, ganz gleich, wie klein er gewesen sein mag. Erwache aus deinem Schlaf! Rüttle deinen Geist auf, indem du laut: *„Jai Babaji!"*, rufst, und bekämpfe den Feind, die Angst. Besiege die Angst und werde für immer frei. Erquicke dich am Nektar des Glücks, nachdem du den Sieg errungen hast. Gelobe die Einhaltung von *ahimsa*, *satyam* und *brahmacharya* (Gewaltlosigkeit, Wahrheit und Ehelosigkeit / Enthaltsamkeit), so gut du es vermagst. Nimm dir fest vor, ein tugendhaftes Leben zu leben, Gutes zu tun, gut zu sein und deinen Nächsten und all jenen, die deinen Weg kreuzen, mit weisem Rat zu dienen, so oft er benötigt wird. Sri Ramakrishna Paramahansa hatte Vivekananda als Schüler, Sri Shankaracharya hatte vier Schüler, Buddha hatte einige, Meher Baba hatte viele ausländische Schüler, Swami Omkaraji hatte Sushila, Ramana Maharshi hatte Paul Brunton, und Sri Aurobindo hatte viele reiche Schüler, doch Babaji braucht keine gebildeten oder reichen Anhänger, die ihn mit den Worten *Avatar* und *Bhagavan* zu einer bekannten Persönlichkeit machen. Mit einigen wenigen auserwählten Schülern hat er die Yogoda Sat Sangah gegründet und eine gewaltige Mission in Angriff genommen. Babaji's Leben ist erfüllt von allen Grenzen sprengender[65] Liebe und Dienst an der Menschheit und ist eine Illustration von Bhagavan Sri Krishnas Aussage in der Gita: „Nichts gibt es in den drei Welten, noch gibt es irgendetwas Unerreichtes, das noch zu erreichen wäre, dennoch greife ich ein und handle."

Babaji's Kriya Yoga ist der Meisterschlüssel zu Allen Leiden. Es ist die Kraft im Innern des Menschen für bleibendes Glück. Die Lektionen und Anweisungen von Yogoda Sat Sangah sind praktisch und helfen bei der Suche nach Wissen und Vollkommenheit. Die Suche nach Gott durch *bhakti*, spiritueller Liebe, ist das Schönste und Beste, um das sich der Mensch bemühen kann. Ein menschliches Herz, dass in Liebe zum Göttlichen schneller klopft, ist die wahre Sublimierung. Babaji's Kriya Yoga ist der wertvollste Beitrag der indischen Zivilisation zum Fundus des Wissens und der Wissenschaft der Menschheit in ihrer historischen Entwicklung. Keine andere alte oder moderne Kultur hat eine solch eigenartige psychologische Technik zur Entwicklung der Persönlichkeit des Menschen entwickelt, wie die Kriya-Yoga-Tradition in der indischen Philosophie und Praxis.

Der Mensch trägt eine unerschöpfliche Menge psychischer Energie in sich, doch er weiß nicht, wie er diese göttliche Energie anzapfen kann. Die Lehre besagt, dass die *kundalini* in einem *nadi* am unteren Ende der Wirbelsäule aufgerollt schläft. Babaji's Kriya Yoga beschreibt eine präzise Technik aus abgestuften Übungen, durch welche diese übermenschliche Energie erweckt werden und dazu gebracht werden kann, nacheinander durch sechs Nervenknoten aufzusteigen: *muladhara, svadhisthana, manipura, anahata, vishuddhi, ajña*, um am Ende den tausendblättrigen Lotos im Großhirn zu erreichen. Der erste Schritt besteht im Reinigen der *nadi*, den astralen Röhren, durch welche psychische Ströme fließen. Ein *sadhaka* muss, mit der Gnade eines *satguru*, die yogischen *nadis* lokalisieren und mit anatomischen Nervenbahnen in Beziehung setzen, ebenso die *chakras* mit den Ganglien des Nervensystems. Doch man muss sich darüber im Klaren sein, sagt Babaji, dass es sich um Zentren oder neue Pfade spiritueller Energie handelt, die nicht mit anatomischen Kategorien verwechselt werden dürfen. Die Betonung liegt hier zu Recht auf *sadhana* und dem Anzapfen der unerschöpflichen psychischen Kraft, durch die wir wundervolle Dinge erleben, von denen gewöhnliche Sterbliche nicht die leiseste Ahnung haben. Die mystische Sprache vom Erwecken der *kula kundalini* des *shatchakrabida*, vom Trinken des Nektars am tausendblättrigen Lotos auf der Krone des Kopfes, sind nichts weiter als ein Schleier aus Worten, der durch tatsächliche *sadhana* und Erkenntnis des Göttlichen im Menschen durch den Menschen beseitigt werden muss.

Wir hoffen, dass die Leser dieses Buches daraus die intellektuelle Anregung eines spirituellen Abenteurers gewinnen werden. Die erste und wichtigste Vorbereitung eines wirklich Suchenden, der nach dem spirituellen Ziel strebt, ist *vairagya* (Loslassen). *Vairagya* bedeutet, die Brücken hinter sich abzubrechen, das letzte Tau zu kappen, das einen mit der Welt verbindet. Der Mensch kann nicht gleichzeitig die Freuden der Sinne und des Geldes und unvergängliches spirituelles Glück genießen. Er muss sich letztendlich für eines von beiden entscheiden, denn der Mensch kann nicht gleichzeitig Gott und dem Mammon dienen. Wahre *vairagya* ist eine Geisteshaltung, ein Zustand des Selbst, während die Äußerlichkeiten wie das ockerfarbene Gewand und der Rückzug in die Wälder nur unwesentliche Nebensächlichkeiten sind. *Vairagya* ist nicht eine Flucht vor den Dingen, sondern ein Sieg über die Dinge. Sie entsteht aus Willensstärke, und nicht aus Willensschwäche. *Vairagya* ist nicht ein negativer Rückzug aus der Welt, sondern ein positives Herangehen an die Wirklichkeit. Ein gebildeter Mensch mag noch den Freuden verhaftet sein, doch einen weisen Mann kann die Schokolade der Sinnenfreuden nicht zufriedenstellen, so wie ein Erwachsener nicht die Freude nachempfinden kann, die Kinder über Zitronenbonbons empfinden. Wenn ein *sadhaka* in *vairagya* gefestigt ist, empfindet er nicht länger das Fehlen von Sinnenfreuden und hat die Kämpfe mit der Versuchung hinter sich gelassen. Er ruht sicher über allen Kämpfen auf der felsigen Höhe der *vairagya*.

Raja Yoga, welches nichts anderes ist als Babaji's Kriya Yoga, ist Yoga par excellence, doch der *sadhaka* muss besonders darauf achten, die Kontrolle des Körpers nicht zu vernachlässigen, welche besonders wichtig ist für die Vollkommenheit des Menschen. Babaji betont die Wichtigkeit der Ehelosigkeit in Yoga *sadhana*, denn einer, der die yogischen Übungen ohne Verlust von Lebensenergie praktiziert, kann den Nutzen der Erkenntnis spirituellen Glücks in vollem Umfang ernten. Babaji betont ebenfalls die Unverzichtbarkeit ethischer Disziplin, denn, um mit den Worten von Sri Aurobindo zu sprechen, die Gabe, die wir vom Höchsten erbeten haben, ist das Größte, das die Erde vom Höchsten erbitten kann, der Wandel, der am schwersten zu vollziehen ist, und dessen Bedingungen uns am meisten abverlangen.

Die Verwandlung

Die Verwandlung ist nichts Geringeres als das Herabsteigen der höchsten Wahrheit und der höchsten Macht in die Materie. Ist das Supramentale einmal auf der materiellen Ebene und im materiellen Bewusstsein, in der sichtbaren

Welt, etabliert, so bewirkt es eine vollständige Verwandlung bis herab auf das Grundprinzip der Materie. Nur Höchste Gnade kann dieses Wunder bewirken. Die Höchste Macht ist in das materialistischste Bewusstsein hinabgestiegen, doch sie stand schon hinter der Bestimmung des physischen Schleiers. Die Höchste Macht verlangt, dass, ehe sie sich manifestiert, ehe ihre großartigen Wirkungen sich entfalten können, die Bedingungen Höchster Gnade wirklich und wahrhaftig erfüllt sein müssen. Völlige Hingabe, sich ganz und einzig dem Göttlichen Willen öffnen, beharrliche und umfassendes Bekenntnis zur Wahrheit und Ablehnen jeglicher Falschheit, dies sind die einzigen Bedingungen. Doch sie müssen ganz erfüllt werden, ohne Einschränkung, ohne Halbherzigkeit oder Zurschaustellung, einfach und aufrichtig bis herab auf die Ebene des physischsten Bewusstseins und seiner Kräfte.

Samadhi Yoga kann nur das Ziel sein. Die ganze Disziplin des Yoga umfasst acht Glieder oder Teile (*ashtanga*). Von diesen ist *samadhi* der höchste und edelste. Es bedeutet die Wiederherstellung des Gleichgewichts oder der Gelassenheit des Geistes, wenn das Selbst oder die Seele oder *Atman* in seinem angeborenen Glückszustand, der sein Wesen ausmacht, verweilt. Wird das Erreichen eines solchen Zustandes dem Selbst zur zweiten Natur, dann bedeutet das *moksha*, Erlösung, oder endgültige Befreiung von den immer wiederkehrenden Zyklen von Geburt und Tod und den Mühen und Ängsten der Seelenwanderung.

Es ist logisch, dass während sich die yogische Methode auf gewissen Praktiken konzentriert, andere Disziplinen den Geist auf die theoretische Seite konzentrieren müssen. Ohne eine gewisse grundlegende Theorie ist keine Praxis möglich. Eine Theorie kann nicht gut sein, wenn sie nicht allmählich zur Praxis führt. Deshalb besteht Babaji auch auf der Praxis der *Kriya sadhana*. Die bewusste Erfahrung des Menschen muss drei Stadien durchlaufen: den Wachzustand, den Traumzustand und den Schlafzustand. Technisch gesehen besteht selbst im Schlafzustand ein abgeschwächtes oder unterdrücktes Bewusstsein fort. Genauso wie Träume und Traumgebilde unwirklich und eingebildet sind, sollte das Leben im Wachzustand als eingebildet und unwirklich angesehen werden. Dies ist der berühmte Beitrag der Lehre von *maya* und wird allgemein als durch das Sutra 3.23, die von „Mayamantramalu" handelt, belegt und angesehen.

Kapitel VIII

Die augenblickliche Entwicklung Gottes

Swami Vivekananda gab seinen westlichen Zuhörern und seinen indischen Schülern durch seine Vorlesungen und Gruppendiskussionen eine meisterhafte und klare Beschreibung der Lehre von *maya*, die der am schwersten verständliche Aspekt des Systems des *advaita* ist. Er wies sie darauf hin, wie wichtig der Begriff der *maya*, als Einführung ins Verständnis der Wirklichkeit, ist. Wir werden an dieser Stelle die Lehren des Swami von der *maya* kurz erläutern. Nach der *advaita* ist die Wirklichkeit der nicht-duale Geist, der frei ist von allen Unterscheidungen, Begrenzungen und Beziehungen. Doch was wird dann aus dem pluralistischen Universum, von dem wir alle ein Teil zu sein scheinen? Die Antwort darauf lautet, dass das Universum eine andere Erscheinungsform *(vivarta)* des Absoluten ist. Das sagt auch Swami Vivekananda: nach Auffassung der eigentlichen Advaitisten, der Anhänger von Shankaracharya, ist das gesamte Universum die sichtbare Evolution Gottes. Gott ist die materielle Ursache dieses Universums, jedoch nicht in Wirklichkeit, sondern nur dem Anschein nach. Die berühmte Illustration, die dafür verwendet wird, ist die von dem Strick und der Schlange, wobei der Strick wie eine Schlange aussieht, jedoch in Wirklichkeit keine Schlange ist. Der Strick hat sich nicht wirklich in eine Schlange verwandelt. Ebenso ist dieses ganze Universum, so, wie es existiert, jenes Wesen. Es ist unverändert, und alle Veränderungen, die wir an ihm wahrnehmen, sind nur scheinbare Veränderungen. Die Welt ist, kurz gesagt, eine Überlagerung des *Brahman*. Ihre Erscheinung tangiert das Absolute in keiner Weise. Selbst wenn er in Erscheinung tritt, bleibt *Brahman* gleich – unverfälscht und unverändert.

Wie kommt die Überlagerung des *Brahman* durch die Welt zustande? Was ist es, das diese Verwandlung des *Brahman* in die Welt bewirkt? Der Advaitist nennt das, was diesen unglaublichen Trick bewirkt, *maya*. Es ist sinnlos, sich die Frage zu stellen, wie der nicht-duale Geist als die Welt der Vielfalt erscheinen kann. Darin besteht ja gerade *maya*, dass sie das, was dem Wesen nach unmöglich ist, scheinbar möglich macht. Es ist zweifelsohne schwer nachvollziehbar, wie das möglich ist. Deshalb hat Swami Vivekananda auch wiederholt darauf hingewiesen, dass die Philosophie des *advaita* sehr schwer zu verstehen ist. „Um das System des *advaita* zu verstehen", sagt er, „benötigt man Jahre, um es zu erklären, Monate."

Diese Theorie der *maya* ist zu allen Zeiten der am schwersten zu verstehende Begriff gewesen. Es gibt drei Stufen, von denen aus man *maya* betrachten kann. Swami Vivekananda nennt sie „die drei Stufen unseres Wissens über die Dinge." Die erste Stufe ist die des Menschen, der in Unwissenheit verharrt und sich an diese Unwissenheit klammert, weil er sie für Wissen hält. Die zweite Stufe ist die des Philosophen, der sich seiner Unwissenheit bewusst geworden ist, und der deshalb kämpft, um sich aus ihrem Würgegriff zu befreien. Die dritte Stufe ist die der verwirklichten Seele, für die und in der es keine Unwissenheit mehr gibt. Für den der Welt verhafteten Menschen stellt sich die Frage nicht, wie das Eine als die Vielfalt erscheinen kann. Er hält die Welt der Vielfalt für so wirklich, wie sie erscheint. Für ihn ist jedes Ding eine eigene Einheit, die von allen anderen getrennt ist. Für den verwirklichten Menschen besteht kein Problem mehr, denn für ihn ist *Brahman* die einzige Wirklichkeit. *Maya* ist das, was nicht ist. In einer Unterhaltung mit einem seiner Schüler sagte der Swami einmal, dass, solange *Brahman* nicht so plastisch erkannt wird wie eine Frucht, die man in der Hand hält, die Frage der Erscheinung der Welt nicht adäquat beantwortet werden kann. Ist *Brahman* erst einmal erkannt, kommt eine solche Frage niemals auf, noch besteht Bedarf für ihre Lösung.

Vom Standpunkt des *jñanin* aus betrachtet existiert dieses Universum überhaupt nicht. Es ist vollständige Illusion. Die Gesamtheit dieses Universums, diese *deva*, Götter, Engel und alle anderen Wesen, die geboren werden und sterben, all die unzähligen Seelen, die entstehen, sind nichts anderes als die eine Unendlichkeit. Die höchste Lehre des Vedanta ist deshalb, dass dieses Universum, wie wir es kennen und begreifen, nicht existiert, dass das Unveränderliche sich nicht verändert hat, dass dieses gesamte Universum bloßer Anschein ist und nicht Wirklichkeit. Sie besagt, dass diese Vorstellung von Teilen und kleinen Wesen und Unterscheidungen nur der Anschein ist, und nicht dem Wesen des eigentlichen Dinges entspricht. Von diesem Standpunkt aus betrachtet, der wahrlich eine umfassende Sicht gewährt, gibt es keine individuelle Seele, keine Knechtschaft, keine Befreiung und kein Streben nach Befreiung. Nur *Brahman* allein existiert ohne Ende. Es gibt nichts anderes als *Brahman*.

Für den kritischen Verstand jedoch ist *maya* ein Rätsel. Sie ist ein Rätsel, weil sie weder als existent noch als nicht-existent beschrieben werden kann. Solange man in Unwissenheit verharrt, existiert die Welt, doch wenn die Weisheit dämmert, verschwindet sie. Da *maya* durch Wissen beseitigt wird, kann sie nicht als existent beschrieben werden, und da sie die Welt erscheinen lässt, kann sie nicht nicht-existent sein. Wenn man sich in Unwissenheit befindet, sieht man die Erscheinung, und sieht nicht Gott. Wenn man Gott sieht, verschwindet diese Welt gänzlich aus dem Blickfeld.

Unwissenheit oder *maya*, wie sie genannt wird, ist die Ursache für dieses ganze Phänomen, dass das Absolute, das Unveränderliche, für dieses sichtbare Universum gehalten wird. Diese *maya* ist weder absolut null, noch nicht existent. Sie ist definiert als Weder Seiendes noch Nicht-Seiendes. Sie ist kein Seiendes, weil man das nur vom Absoluten, Unveränderlichen, sagen kann, und in diesem Sinne ist *maya* Nicht-Seiendes. Doch wiederum kann man auch nicht sagen, sie sei ein Nicht-Seiendes, denn wenn sie das wäre, könnte sie niemals dieses Phänomen hervorrufen. Sie ist also etwas, das weder dem Seienden noch dem Nicht-Seienden zuzurechnen ist. In der Vedanta nennt man das *anirvachaniya* oder unausdrückbar. Und das, was *anirvachaniya* ist, ist ein Paradox. Babaji benutzt ein Sanskrit-Sprichwort, das es sehr gut zum Ausdruck bringt: „Es ist ein Kopfschmerz ohne Kopf!" Für das logische Denken ist *maya* deshalb keine Theorie, sondern eine Behauptung von Fakten, deren Wesen der Widerspruch ist.

Ganz gleich, welches Phänomen im Leben oder der Welt man betrachtet – wenn man näher hinsieht, wird es sich als Mischung aus dem Widerspruch zwischen Sein und Nicht-Sein erweisen. Wir wollen nur ein Beispiel von den vielen Beispielen zitieren, die Swami Vivekananda für den Widerspruch zwischen relativem Wissen und Unwissenheit anführt. „Es scheint, dass der Mensch alles wissen kann, wenn er es nur wissen will. Doch kaum hat er ein paar Schritte zurückgelegt, stößt er auf eine unüberwindliche Mauer, die er nicht überwinden kann. All seine Bemühungen drehen sich im Kreis. Die Probleme, die ihm am nächsten und wichtigsten sind, treiben ihn an, verlangen Tag und Nacht nach einer Lösung, doch er kann sie nicht lösen, weil er nicht über seinen Verstand hinausgehen kann. Und doch ist dieser Wunsch stark in ihm vorhanden."

Und so gehen wir, von der Natur bedrängt, die ein anderer Name für *maya* ist, von einem Extrem zum anderen, vom Leben zum Tod, vom Vergnügen zum Schmerz usw. Es ist ein scheinbar endloses Hin und Her, wie bei Würmern, die in einem schnellen Strom von einem Strudel zum nächsten getrieben werden. Oder wie es der Verfasser des „Panchadasi" ausdrückte: wir gehen von einer Seinsform zur nächsten. Das ist *maya*. Maya ist also eine Behauptung, dass dieses Universum eine Tatsache ist, einer Behauptung dessen, wie es funktioniert. Sie veranschaulicht das widersprüchliche Wesen der Welt, die eine Mischung von Leben und Tod, Gut und Böse, Wissen und Unwissenheit ist.

Millionen von Wesen

Wenn man die Welt der *maya* analysiert, zerfällt sie in Namen und Formen, *nama rupa*. Sie ist eine Kombination der drei Kategorien *desa*, *kala* und *nimitta*, Raum, Zeit und Ursache, die ihrerseits wiederum auf *nama rupa* zurückgeführt werden können, die das Universum bildet. Ohne den Ozean gibt es keine Welle. Wenn man Namen und Form der Welle wegdenkt, bleibt nur der Ozean. In gleicher Weise erzeugt *maya* den Unterschied zwischen mir und dir, zwischen allen Tieren und dem Menschen, zwischen Göttern und Menschen. Genau genommen ist es diese *maya*, die dafür sorgt, dass der *Atman* in so vielen Millionen von Wesen gewissermaßen festgehalten wird, welche sich nur durch Namen und Form unterscheiden. Wenn man sie ignoriert, wenn man Namen und Form dahinfahren lässt, dann verschwindet all diese Vielfalt für alle Zeiten, und du bist, was du wirklich bist. Das ist *maya*.

Der Advaitin spricht von der Welt als illusorisch und bezeichnet *maya* als das Prinzip der Illusion. Doch der gemeinhin verbreitete Sinn, in dem der Begriff „Illusion" gebraucht wird, passt nicht zu der *advaita*-Sicht von *maya*. Swami Vivekananda warnt davor, *maya* als Illusion in diesem üblichen Sinne zu interpretieren. In einer seiner Vorlesungen in London sagte er: „Die meisten von Ihnen sind inzwischen mit dem Begriff *maya* vertraut und wissen, dass er manchmal fälschlicherweise mit dem Begriff „Illusion" gleichgesetzt wird, mit der Folge, dass die Aussage, das Universum sei *maya*, dann auch mit „Illusion" übersetzt werden muss. Diese Übersetzung des Begriffs ist weder glücklich gewählt, noch korrekt." Es sei jedoch darauf hingewiesen, dass der Swami sich gegen eine bestimmte Bedeutung wendet, in der der Begriff „Illusion" gebraucht wird, und nicht gegen den Begriff an sich. Denn er selbst gebraucht den Begriff an mehreren Stellen; jedoch erst, nachdem er seine legitime Bedeutung klargemacht hat. „Illusion heißt,", sagt er an einer Stelle, „das Wirkliche für das Unwirkliche halten. Sie ist nichts anderes."

Maya ist nicht Illusion wie sie gemeinhin interpretiert wird. Sie ist nicht Nichts. Mit anderen Worten, *maya* bedeutet nicht eine grundlose Illusion oder *sunya*, wie im nihilistischen Buddhismus. Doch in dem Sinne, dass man das Wirkliche für das Unwirkliche hält und umgekehrt, dass man das Wahre und das Unwahre zusammenspannt, ist *maya* Illusion. *Maya* ist wirklich, dennoch ist sie nicht wirklich. Sie ist wirklich insofern, als das Wirkliche hinter ihr steht und ihr den Anschein des Wirklichen verleiht. Das, was an *maya* wirklich ist, ist die Wirklichkeit, die mit *maya* vermengt ist und die durch sie hindurch scheint. Dennoch ist die Wirklichkeit nie zu sehen, und darum ist das, was sichtbar ist, unwirklich und hat keine eigene, wirklich unabhängige Existenz. Es ist auf das Wirkliche angewiesen, um existieren zu können.

Zum ontologischen Status von *maya* wird immer wieder eine Fülle von Fragen gestellt, warum und wie es dazu kommt. Was ist *maya*? Ist sie identisch mit *Brahman*, oder unterscheidet sie sich davon? Wenn sie damit identisch ist, dann ist das Böse und die Unwissenheit der Welt der *maya* auch Teil von *Brahman*. Wenn sie nicht damit identisch ist, dann besteht Dualität. Wo ist *maya* angesiedelt? Nicht im *Brahman*, denn *Brahman* ist selbst-erstrahlend, und Unwissenheit kann nicht in ihm wohnen. Auch die individuelle Seele kann nicht in ihm wohnen, denn sie ist ein Produkt von *maya*. Woraus besteht *maya*? Auch das kann wiederum nicht das Selbst sein, denn das Selbst ist wissende Intelligenz. Hat *maya* einen Anfang? Was war davor? Wie ist sie entstanden und warum? Dies sind einige der Fragen, die immer wieder zu *maya* gestellt werden. Einige davon beruhen auf einem Missverständnis, während die anderen unlogisch sind. Denn *maya* ist eine Tatsache, die wir erfahren, wir nennen das eine positive Entität. Weil ihr kein Anfang zugeschrieben werden kann, weil aller Anfang in ihr enthalten ist, sagen wir, sie sei ohne Anfang. Weil sie sich in keine Kategorie des Verstehens einordnen lässt, wie Seiendes, Nicht-Seiendes, wirklich, unwirklich usw., betrachten wir sie als unbestimmbar. Und so bilden all die Schwierigkeiten, die *maya* in unserem Verstand aufkommen lässt, eine Verzierung und keinen Defekt ihrer selbst.

Wäre *maya* mit unseren Kategorien erklärbar, würde sie aufhören *maya* zu sein. Nur wenn *maya* wirklich wäre, würde die Nicht-Dualität von *Brahman* zerstört werden. Doch *maya* ist nicht wirklich, und deshalb ist *Brahmans* Wesen nicht beeinträchtigt. Es ist derselbe *Brahman*, der als die Welt der *maya* erscheint. Irgendwie treten die Unterscheidungen in Erscheinung. Wir vermögen nicht zu sagen, wie das geschieht. So wie wir angelegt sind, als individuelle Seelen, sind wir uns unserer Unwissenheit bewusst. Diese Erfahrung an sich zeigt schon, dass Unwissenheit nicht endgültig, und deshalb nicht wirklich ist. Wenn Ort und Inhalt bestimmt werden sollen, dann muss es das Selbst und im Selbst sein, denn außer ihm existiert nichts.

Was die Fragen des Wie und Warum angeht, so sind sie unlogisch. Das Wie bezieht sich auf die mechanische Ursache, das Warum auf eine zielstrebige Ursache. Die Ursache gehört zum Reich der *maya*. Deshalb kann es keine Ursache der *maya* geben. Die Frage, was die Ursache von *maya*, Illusion, ist, ist während der letzten dreitausend Jahre immer wieder gestellt worden, und die einzige Antwort darauf lautet: wenn die Welt imstande ist, eine logische Frage zu formulieren, werden wir sie beantworten. Die Frage enthält einen Widerspruch in sich. Sie würde bedeuten „was verursacht das Unverursachte, was bedingte das Unbedingte?" Die Wahrheit ist, dass das Konzept der Ursächlichkeit an sich zum Bereich der Erscheinungen gehört. Es ist nicht auf die Wirklichkeit anwendbar. In ähnlicher Weise ist die Frage nach dem Warum unlogisch. Zu fragen, warum *maya* entstand, ist eine nutzlose Frage, weil die Antwort in *maya* niemals gegeben werden kann, und jenseits von *maya* – wer wird die Frage dort stellen?

Das Böse lässt die Frage nach dem Warum entstehen, nicht die Frage nach dem Warum das Böse. Es ist das Böse, das nach dem Warum fragt. Illusion zerstört die Illusion. Das logische Denken, das auf einem Widerspruch gegründet ist, ist eine Kreisbewegung und muss sich selbst vernichten. Alle Fragen sind in *maya*. Jenseits von *maya* gibt es keine Fragen mehr. Alles was wir wissen können und wissen müssen, ist, dass wir *maya* überwinden können, das heißt, zu wissen, dass es in Wirklichkeit keine *maya* gibt. Nur solange wir uns an *maya* festklammern, als ob sie etwas Wirkliches wäre, kann sie uns binden. Wenn wir sie loslassen und nur ihr Zeuge sind, können wir das Bild des ungestörten Universums bewundern. Die Lehre von *maya* dient nicht dazu, uns einen Wissensvorteil über sie zu verschaffen, sondern soll uns zu dem Wissen befähigen, dass wir das nicht-duale Selbst sind, und nicht die hilflos den Umständen ausgelieferten Wesen, für die wir uns halten. Das scheint der Tenor der Vorträge zu sein, die der Swami über Vedanta gehalten hat. Damit liegt er nicht nur auf einer Linie mit der Auslegung der Lehre durch die klassischen Advaitin, sondern er vermittelt sie auch einfach und klar, wodurch sie die heutigen Menschen anspricht.

Der kurze Weg ins Verderben

Dein Geist ist wie dein Garten, den du entweder klug bestellen kannst, oder den du ziellos brachliegen lassen kannst. Wenn keine Nutzpflanzen in ihm gepflanzt werden, fallen Unkrautsamen darauf und werden dort aufgehen. Du kannst den Garten deines Geistes zu einem Paradies machen, indem du dort Blumen und die Früchte rechtschaffener und reiner Gedanken pflanzest, die einem Leben der Wahrheit zuträglich sind, oder aber zu einer Hölle, indem du falsche und unreine Gedanken mehr und mehr sprießen lässt, ein kurzer Weg zum Verderben. Du selbst bist der oberste Gärtner deiner Seele. Gib dich auch nicht einen Augenblick der Vorstellung hin, dass irgendeiner deiner Gedanken ohne Auswirkungen bleiben könnte. Das ist nicht möglich. Gedanken werden zu Gewohnheiten und erstarren in Form von Lebensumständen. Gute Gedanken tragen gute Früchte, und schlechte Gedanken tragen schlechte Früchte. Du brauchst einfach nur deine Gedanken aussuchen, und du wirst, wenn auch indirekt, so doch mit Sicherheit, deine Lebensumstände gestalten. Krankheit und Gesundheit haben ihre Wurzeln in den Gedanken. Gesetzeswidrige Gedanken lassen den Körper in Krankheit und Verfall versinken. Rechtschaffene und schöne Gedanken kleiden ihn in Jugendlichkeit und Schönheit.

Lebe in Furcht vor Krankheit, und du wirst mit Sicherheit krank werden. Angst demoralisiert den ganzen Körper, und die unreinen Gedanken zerrütten die Nerven und vergiften das Blut. Gedanken sind die Quelle des Handelns, des Lebens und der Manifestation. Darum habt acht auf eure Gedanken, damit euer Körper vollkommen werde. Verschönere deinen Geist, damit dein Körper erneuert werde. Baue dann durch tugendhafte Gedanken den Körper (den Tempel) mit Kraft und Anmut auf. Schleppe nicht nutzlosen geistigen Ballast mit dir herum, der keine Früchte trägt, der deinen Verstand beschwert und dein Hirn ermüdet, sonst gelangst du allmählich an einen Punkt, wo klare und konstruktive Gedanken unmöglich werden. Nutzlose negative Gedanken ermüden deinen Geist, lassen die Welt grau erscheinen und verhindern jeden Fortschritt. Denn alles in dieser Welt muss entweder den Fortschritt unterstützen oder ihn behindern, so will es das Gesetz. Darum besiege Angst, Zweifel und Sorgen, die dir Steine in den Weg zu legen und dich in den Staub und Schmutz geistiger Untätigkeit zu stoßen versuchen, um dir eine Last aufzubürden, unter der du zusammenbrichst.

Angst, Zweifel und Sorgen sind anfangs keine großen Dinge. Sie sind bloß kleine Samen irgendwo in einem Winkel unseres Geistes, so wie das Wegwerfen eines brennenden Streichholzes in einem Wald an sich eine unbedeutende Sache ist. Und doch entsteht daraus ein Feuer, das auf einer Länge von tausend Meilen brennt und einen ganzen Wald vernichtet, ehe die Flammen zum Erliegen kommen. Wenn man den Waldbrand verhindern will, muss man das Streichholz am Anfang auslöschen. In gleicher Weise bekämpft man Angst, Zweifel und Sorgen nicht dadurch, dass man gegen sie ankämpft, sondern dass man sie von Anfang an verhindert. Deswegen heißt es auch, Vorbeugen sei besser als Heilen. Angst, Zweifel und Sorgen sind alle auf künftige Ereignisse ausgerichtet. Sie sind die Krankheiten des Geistes. Ihre ruhelosen Finger greifen nach dem Pinsel, um ihre schrecklichen Bilder auf die Leinwand des menschlichen Geistes zu malen. Fahre dazwischen, noch ehe sie dazu kommen! Ergreife den Pinsel und male ein konstruktives Bild, wo sie ein destruktives malen würden. Gib ihnen kein Werkzeug zum Arbeiten und keine Leinwand, auf der sie malen könnten. Auf diese Weise wirst du anstelle der Sorgen von morgen die Freuden von heute finden. Das Leben wird, statt finster und mutlos, strahlend und glücklich werden.

AUM TAT SAT AUM.

Kapitel IX

Verborgene Kräfte kommen zum Vorschein

Der Mensch von heute ist in totale Abhängigkeit von künstlichen Vorrichtungen und synthetischen Produkten geraten, selbst bei der Ernährung, Gesundheit und allen Kleinigkeiten des täglichen Lebens. Er ist nur eine Stoffpuppe, die von tausend wissenschaftlichen Hilfsmitteln und Vorrichtungen gestützt wird. Wie glücklich der Mensch ist, hängt davon ab, wie weit er seine Umwelt besiegt. Je weniger man von anderen Dingen abhängig ist, umso größer ist das Glück. Wenn unsere Zufriedenheit von äußeren Dingen abhängt, ist Elend die Folge. Will man diesem Zustand entkommen, ist ein Leben gemäß dem Kriya Yoga die wirkungsvollste Methode. Allein Kriya Yoga hat auf wundervolle Weise die Aufgabe erfüllt, den Menschen völlig unabhängig zu machen, so dass er nicht mehr für jeden Schritt auf äußere Hilfsmittel angewiesen ist. Es stärkt seinen Körper, Geist und Seele. Seine verschiedenen Praktiken sorgen für eine vollkommene Gesundheit und machen ihn unanfällig für Zivilisationskrankheiten des zwanzigsten Jahrhunderts. Alle Sinneswahrnehmungen werden scharf und klar, weil Geist und Verstand wundervoll geschärft werden. Die verborgenen Fähigkeiten des Menschen werden entwickelt, und verborgene Kräfte treten zutage. Er wird befähigt, ein guter Familienvorstand zu werden, ein nützliches Glied der Gesellschaft, und ein fähiger und idealer Bürger seines Landes. Er wird zum Führer der Menschen, ihm wird selbst die Macht verliehen, der Menschheit zu helfen und sie zu führen.

Die heutige Einstellung der Menschen ist zu einer Art Mischung aus Dogmatismus und Unglauben degeneriert. Sie ist mehr von Skepsis als von unparteiischer Kritik geprägt. Sie hegt Vorurteile gegen die Tradition, gegen das Alte. Die Menschheit des zwanzigsten Jahrhunderts wird beherrscht von *rajas*. Bewusst unter Hochspannung ausgeführte Aktivität prägt den typischen Alltag der meisten Menschen auf der Welt. Die westliche Zivilisation, welche sich über die ganze Welt verbreitet hat, ist ihrem Wesen nach *vaisya*. Geld und die Frage, wie man es erlangen kann, sind ihre einzige Sorge. Wenn die Prinzipien Babaji's und des Kriya Yoga-Lebensstils den Menschen von diesem Morast erlösen und erheben sollen, müssen alle zuvor erwähnten Fakten berücksichtigt werden. Diese Leidenschaft für extreme Aktivität kann nicht unterdrückt werden. Der moderne Mensch kann nicht untätig sein. Ein Retter, der sich am Ufer eines Teichs befindet, muss sich bücken und in gebückter Haltung einen Ertrinkenden herausziehen, der sich aus dem Schlamm zu befreien versucht. Auch *Yoga* muss den Aspekt annehmen, von jedermann leicht praktiziert werden zu können. Da die Aktivität unvermeidbar ist, muss *Yoga* in und durch Aktivität erreicht werden.

Die Bhagavad Gita und die Yoga Vasishtha sind die größten Schriften für die Welt in diesem Zeitalter. Das Ideal der Gita ist in höchster Weise für das gegenwärtige Zeitalter geeignet. Jede normale Handlung sollte eine Synthese aller Yogas sein. *Sadhana* sollte keine Trennung oder Loslösung vom normalen Leben bedeuten. Letzteres wird selbst zu einer dynamischen *sadhana* werden, wenn sich dein Betrachtungswinkel verändert. Eine richtiggehende *bhava* wird zum Stein der Weisen bei der Verwandlung des Gewöhnlichen ins Yogische. Das ausgesprochen praktische Wesen des Kriya Yoga macht es zur rationalen Brücke zwischen dem Idealismus reiner Philosophie und dem harten Realismus des irdischen Lebens. Sein Angebot an den modernen Menschen besteht darin, dass es eine goldene Mitte findet zwischen den völlig abstrakten Spekulationen der reinen Theorie und der übertriebenen Nüchternheit und prosaischen Hartnäckigkeit des krassen Materialismus. Es beschäftigt sich mit dem transzendentalen Leben, ruft aber dennoch dazu auf, nichts als selbstverständlich anzunehmen. Man soll genau festgelegte Methoden verwenden, verifizierbare Ziele erreichen und diese im eigenen Leben erfahren. Es ist umfassend ausgerichtet. Sein Ziel ist die vollständige Entwicklung aller Fähigkeiten des Menschen. Es ist der Vorläufer und unmittelbare Vorbote jenes Geschlechts von Übermenschen, zu dem sich der heutige Mensch entwickeln muss. Es verfolgt das Ziel der Erschaffung eines neuen Menschen, der zutiefst erleuchtet und von hohen Visionen erfüllt ist, sowie die Schaffung einer neuen Weltordnung, eines *satya yuga*, einer Welt der Wahrheit, als Folge einer solchen Erleuchtung.

Die heutige Welt ist voll von Vorstellungen über Yoga, die vom tief Mystischen und Bewussten bis hin zum Absurden und Aberwitzigen reichen. Widersprüchliche Auffassungen und wilde Fantasien haben sich um die Begriffe Yoga und *sadhana* geschart. Es ist zur Konvention geworden, das Bild einer abgemagerten, halbnackten Gestalt mit ascheverschmiertem Gesicht und verfilzten Locken heraufzubeschwören, die mit gekreuzten Beinen unter einem ausladenden Baum sitzt. Dadurch, dass diese Dinge lange Zeit mit Yoga assoziiert wurden, aber auch durch böswillige Fehldarstellungen, haben sich diese Vorstellungen tief eingenistet. Die über-physischen Phänomene, die bei der Praxis des Yoga auftreten, sowie Erfahrungen auf subtileren Ebenen, werden mit Argwohn betrachtet und als magisch angesehen. Doch dieser Punkt muss klar und deutlich verstanden werden: Kriya Yoga ist weder ein Hirngespinst, noch enthält es irgendetwas Abnormales. Es ist auch nicht für wenige Auserwählte. Es ist kein seltsamer unnatürlicher Prozess, der von einer kleinen Minderheit praktiziert wird, zur Erreichung eines seltsamen oder außergewöhnlichen Ziels. Kriya Yoga ist ein bewährter, rationaler Weg zu einem erfüllteren und gesegneteren Leben, der in der Welt von morgen von allen Menschen auf natürliche Weise beschritten werden wird. Es ist nicht an den Besitz oder die Ausübung ungewöhnlicher Fähigkeiten geknüpft. Es verlangt lediglich die Entwicklung von Fähigkeiten, die bereits im Menschen angelegt sind, die jedoch inaktiv sind. Das wichtigste Mittel, dessen es sich bedient, ist eines, welches allen Menschen gemein ist – nämlich der menschliche Verstand.

Kriya Yoga ist also nicht etwas, was man nur zurückgezogen in den Höhlen des Himalaya studieren oder praktizieren kann. Es ist nicht nur für Menschen gedacht, die sich in Lumpen kleiden, die einen Stein als Kopfkissen haben, die das essen, was man ihnen in ihre hingehaltene Hand legt, die Kälte und Hitze trotzen, denen der Himmel als Baldachin dient. Kriya Yoga ist genauso gedacht für jene, die verschiedene Positionen im Leben innehaben, die in der Welt leben, und die leben, um der Welt zu dienen. Es ist nicht allein der Besitz des *samnyasin*, oder des *yogi*, es ist ebenso ein universeller Besitz. Es ist ein universelles Thema, das des gründlichen Studiums und aufrichtiger Übung bedarf, sowohl durch Bürger, Stadtbewohner, Dorfbewohner als auch Bewohner der Wälder. Es ist die eine wundervolle Wissenschaft, deren Frucht nicht Zwietracht, sondern wahrer Friede ist, geboren aus der Seele, geboren aus Unendlicher Glückseligkeit.

Die Pilgerfahrt des Lebens

Es ist in der Tat ein kostbarer Segen, dass wir unseren geliebten Sri Aurobindo in unserer Mitte hatten, dessen *darshan* mehr sagten als Worte zu sagen vermögen, und dass wir unseren Babaji haben, dessen Name, wenn er genannt wird, mehr sagt als Taten. Es ist ein nutzloser Ruhm zu sagen, dass unsere *rishis* aus alten Zeiten groß waren, und sich dann schlafen zu legen. Es ist reine Torheit. Und wir sagen auch „Wir sind stolz auf unsere *rishis.*" Doch fragen wir uns selbst: „Sind die *rishis* stolz auf uns?"

Es heißt, wenn Gut und Geld verloren geht, ist nichts verloren; wenn die Gesundheit verloren geht, ist etwas verloren, doch wenn der Charakter verloren geht, ist alles verloren. Mit anderen Worten: wenn niedere Instinkte wiederholt werden, werden sie stärker und werden zu einem Impuls. Impulse, die wiederholt werden, werden zu einer Vorstellung. Vorstellungen, die wiederholt werden, werden zu einer Handlung. Handlungen, die wiederholt werden, werden zu einem Charakter, und ein Charakter, der wiederholt wird, formt das Schicksal des Menschen. Kleine Menschen sind Kreaturen der Gewohnheit, wohingegen große Menschen Schöpfer von Gewohnheiten sind. Das erklärt, wieso Helden verehrt werden. Deshalb ist ein Mensch sein eigenes Aushängeschild, im Guten wie im Schlechten, durch seine Gedanken, Worte und Taten. Darum sollten wir uns von unseren spirituellen Instinkten antreiben lassen, unsere spirituellen Impulse unsere Vorstellungen bilden lassen, diese Vorstellungen zu Handlungen werden lassen, diese Handlungen zu Gewohnheiten werden lassen, diese Gewohnheiten unseren Charakter bestimmen lassen, und den Charakter das Schicksal des Menschen zu einer vollkommenen Selbst-Erkenntnis formen, dem Ziel der Pilgerreise des Lebens.

Auf dieser Pilgerreise müssen wir lernen, zu dienen, ohne damit etwas zu bezwecken. Dienst trägt immer Früchte. Immer erschafft er etwas. Jede Handlung unseres Lebens kann so ausgeführt werden, dass sie uns erhöht, oder dass sie uns herabzieht. Es ist nicht das, was wir tun, sondern die Art und Weise wie wir es tun, die über den Verdienst entscheidet, der mit jeder Handlung verbunden ist. Ein würdiger Liebhaber der Menschheit ist wie eine Blume, die ihren Duft spendet, ganz gleich, ob wir unser Haupt damit schmücken oder ob wir sie mit den Füßen zertrampeln. Sein Wesen besteht darin, zu dienen (zu geben), ohne auf seinen persönlichen Gewinn oder Verlust zu schauen.

Wir wollen auch nicht wie Treibholz sein, dass vom Strom des Lebens mitgerissen wird, sondern wir wollen ‚unter Strom stehen' und ein spirituelles Leben voller Energie führen, so wie der Schmetterling, der sich der Freiheit des Himmels stellt, anstatt im Schutz seines Kokons zu verharren. Wir wollen nicht in Verliesen leben, die wir selbst gegraben haben, um uns dann über Dunkelheit und Schwermut zu beklagen. Lasst uns Denker und Deuter im hellen Tageslicht der Welt sein, und nicht bloß Gelehrte in der Schule der Bücher. Wir wollen den Lärm des Ego zum Schweigen bringen, damit wir die Stimme des Göttlichen vernehmen und so die Muskeln unserer Seele stählen und in ewigem Ruhm leben. Wir wollen wie der Sandelholzbaum sein, der seinen Duft und seine Süße der Axt spendet, die auf ihn einschlägt. Wir wollen unser Leben zu einem lebenden Evangelium machen, damit die Welt dessen unsterbliche Wahrheit ohne ihre dunkle Brille in uns liest.

Noch ist die Welt noch nicht genesen von den Wunden, die furchtbar zerstörerische und verheerende Kriege geschlagen haben. All die teuren menschlichen Werte sind bedroht, und materielle und moralische Erschütterungen lauern an jeder Ecke. Krieg kann nicht durch Krieg besiegt werden, ebenso wenig wie Hass durch Hass besiegt werden kann. Der Krieg widerspricht der menschlichen Natur. Bloße politische, soziale, ökonomische und wissenschaftliche Anpassungen werden nicht genügen. Sie vermögen keine bessere Weltordnung von bleibendem Wert zu schaffen in der verwirrenden Vielfalt unserer Zeit. Suche die Grundlage einer besseren Menschheit in der Ausbildung des religiösen Empfindens. Entdecke die Lebenskraft, die im Spirituellen verborgen ist und wende sie auf den Alltag an. Mache den menschlichen Geist empfänglich für das höchste und erhabene Bedürfnis einer spirituellen Perspektive und einer spirituellen Ausdrucksmöglichkeit. Reine Gedanken, Worte und Taten werden den Menschen von der Ebene des Tiers auf jene des wahren Menschseins erheben und werden letztlich das Menschliche umgraben, um das Göttliche zum Vorschein zu bringen. Es ist die höchste Aufgabe in dieser Welt, im Wesentlichen, in höchstem Bewusstsein subjektiv zu sein. Es lenkt den Willen und die Gefühle des Menschen und führt ihn zum höchsten Ziel.

Die Religion ist die eigentliche Seele der Zivilisation und kann sich nicht in den ausgedörrten Sandwüsten des Säkularismus verlieren. Wahre Religion erzeugt Helden des Friedens und schafft eine glückliche Brüderschaft der Völker durch ein spirituelles Klima, das den niederen Kräften des Streits und der Zwietracht den Boden entzieht. Wahre Religion entzündet das Feuer des *sacchidananda*, die Erkenntnis des Göttlichen, das allzeit gegenwärtig ist in den Herzen aller. In dem Maße, wie man an spiritueller Weisheit gewinnt, entfaltet sich die wahre Natur des Menschen; sein Bewusstsein weitet sich, bis das ganze Universum zu seiner Bleibe wird und die gesamte Menschheit zu seiner Familie.

Zu lernen, einander zu verstehen, das ist die große Kunst des Lebens, und „sich darauf zu einigen, dass man verschiedener Meinung ist", ist die beste Lektion in der komparativen Wissenschaft der Religion. Unterschiede sind nur dann eine Bedrohung, wenn sie zu Zwietracht entarten. Unterschiede bereichern das Leben, wenn sie harmonisch nebeneinander bestehen. Lasse eine wahre Begierde nach spiritueller Seelennahrung in Dir wachsen. Die Lösung der Schwierigkeiten des Lebens kann weder durch die neuesten Entdeckungen der Wissenschaft, den fremden Überzeugungen aller Missionare zusammen oder durch die aufsehenerregende neueste Literatur, noch durch die Hirngespinste müßiggängerischer Gehirne oder durch den Lärm und die neuen Errungenschaften der Welt, erreicht werden. Diese Dinge gehen nicht tief genug, weil ihnen nicht der Stempel der Unsterblichkeit aufgedrückt ist. Diese Art von Opiumgenuss heilt nicht das Fieber des Herzens. Das, was Leben für den Körper ist, was Licht ist für das Haupt und Liebe für das Herz, das sollte dein Ein und Alles sein. Das, was das Ganze für den Teil ist, was die Menschheit für den Menschen ist und was das Sein für das Lebewesen ist – das bist du, für alle Zeit.

Vergiss nicht, dass das Ego boshaft, schadenfroh und ordinär ist. Seine Stimme ist der Lärm der Welt. Es ist ein Lärm in der Gegenwart der Stille. Der Lärm der Welt stellt sich selbst als ein kleines Spiel der Imagination dar, die das Ego verherrlicht. Die sogenannten „literarisch Gebildeten" lassen sich irreführen und schenken dem Lärm mehr Glauben als der Stille. Dadurch gehen sie an dem subtileren wesentlichen Aspekt des Lebens vorbei. Beseitige diesen Fleck, der das Ego ist. Wenn es einmal spurlos verschwunden ist, schließt du den Schrein der unendlichen Glückseligkeit auf. Tritt ein in den Schrein der Stille. Die Segnungen der Stille bleiben im Allgemeinen unerkannt.

Das weltliche Schiff des Lebens scheint nur auf Lärm zu schwimmen. Der Klang des Lebens kommt nur an der Oberfläche zum Ausdruck. Doch tief unten im Unterstrom befindet sich der Schrein der Stille, der Sitz des Selbst.

Er ist das Königreich des Himmels im inneren Heiligtum unseres Herzens, jenseits allen Lärms des Lebens. Die Stille ist eine unsichtbare Macht, der magische, nein, der Hauptschlüssel des Lebens, das Kräftespiel der Seele und der Quell der Glückseligkeit. Offenbare dies stets – ganz gleich, wie furchterregend und schrecklich der äußere Lärm auch sein mag. Es ist leicht, still zu sein in der Abgeschiedenheit, und beschäftigt, wenn man inmitten der Hektik ist. Doch es ist schwieriger, mit dem Kopf in der Abgeschiedenheit zu verharren, während die Hände in der Gesellschaft rührig sind. Bringe die Stille der Abgeschiedenheit inmitten der Hektik der Welt zum Ausdruck.

Denke nicht über die wahre Natur des Selbst als dem Ganzen und dem Teil, der Einheit und dem Bruchteil, oder der Ursache und der Wirkung. Der Himmel kann niemals wirklich blau werden, sondern erscheint nur so. Alle Unterschiede, wie das Individuum, das Universum und die Welt existieren so wie das Blau des Himmels. Kann die Vielfalt von Geräuschen, Gerüchen, visuellen Eindrücken, Eindrücken des Tastsinns und des Geschmacks, etwa einen Widerspruch zur Einheit des Äthers darstellen? Mache dich frei von endlichen Vorstellungen über das Selbst und wisse, dass es undifferenziert ist wie der Himmel, ohne Inneres und Äußeres. Wie kann einer, der sein eigenes Selbst nicht kennt, dessen Einheit trotz der Unterschiede kennen? Das Selbst ist allgegenwärtig wie der Himmel und ist ewig. Es ist in allem, unveränderlich, unmittelbar und direkt.

Das Pendel des Lebens

Der Geist wird gemeinhin in Form von Gedanken gebraucht. Gedanken sind lebendige Schwingungen. Jeder Gedanke ist ein Magnet und zieht seine Entsprechung an. Groß ist die Kraft und die Macht der Gedanken. Die Qualität der Gedanken ist wirklich wichtig. Gedanken sind das Pendel des Lebens. Sie entscheiden über Trübsal oder Frohsinn, machen das Leben lebenswert oder vergelten es einem. Achte sorgfältig darauf, was für Gedanken du hegst. Der Geist ist voller Energie. Lerne in der Schule des Lebens die gewaltige Macht der geistigen Kräfte kennen. Entledige dich des nutzlosen Ballastes beschwerlicher Gedanken. Zensiere jeden abwegigen Gedanken und vermeide seine Reaktionen. Entwickle den Geist durch die Gedanken, ohne steckenzubleiben. Lasse keinen Raum für moderige alte, verknöcherte Gedanken. Übe beständig rechtes Denken, und erweise dich als Spiegel, in welchem sich das Licht seelischen Sonnenscheins spiegelt. Die physische äußere Welt ist bloß die Vergegenständlichung der inneren Welt, die durch deine täglichen Gedanken erschaffen wird. Worte sind die Manifestation von Gedanken in Aktion. Mache deine Worte gewinnend, und verleihe ihnen Macht und Anmut.

Bestich nicht den Geist mit schönen Illusionen. Meditation heißt nicht, den Geist in einem negativen Traumzustand zu halten, aber auch nicht, den Geist in einer verschwommenen abstrakten Welt zu halten. Sie ist vielmehr der stetige Fluss der Gedanken auf das Ziel hin, dem Selbst ohne jegliche Unterbrechung. Dies muss in Harmonie von Verstand und Emotion erfolgen, denn wenn diese alleine wirken, entarten sie entweder zu sprödem Intellektualismus oder triefende Gefühlsduselei. Ruhm spiegelt sich nicht wider in deinem Leben, wenn dieses eine Fata Morgana eines irdischen Paradieses ist. Bleibe nicht in deinem Kokon eigener Illusionen gefangen.

Lähme nicht deine Nerven durch die Furcht vor falschen Vorstellungen. Verabscheue den Albtraum unwissender Handlungen, denn Unwissenheit ist die Sünde aller Sünden. Der Geist ist eine Durchgangsstraße, über die die Gedanken rasen, kriechen oder fliegen. Wenn sie nicht beherrscht werden, werden sie zu einem Knäuel richtungslosen und gefährlichen Straßenverkehrs. Darum lebe im Hier und Jetzt. Stehe inmitten deiner Gedanken, beherrsche sie und lenke sie in die richtige Richtung, geordnet und friedlich. Lasse einen Strom froher Gedanken auf das Ziel des Lebens zufließen, und deine Reise wird angenehm und ohne Zwischenfälle sein. Erwache hinter der Welt, die nichts weiter als eine bemalte Leinwand des Scheins ist, und erblicke dich selbst als die einzige Wirklichkeit. An dieser Stelle verschwinden die Dualitäten der menschlichen Erfahrung. Das objektive und das subjektive Universum begegnen sich und verschmelzen im Selbst, das die Grundlage und das Fundament bildet.

Der Mensch denkt in Worten und kleidet seine Gedanken in diese. Ein Wort ist ein Vehikel, mittels dessen sich ein Gedanke ausdrücken kann. Mit anderen Worten: der Gedanke ist ein Vogel, der von den Flügeln der Worte getragen wird. Sie stehen in Wechselbeziehung zueinander. Wenn man die richtigen Worte wählt, gelangt man zu sichtbaren Ergebnissen. Bei der Wahl der Worte muss man große Sorgfalt an den Tag legen. Wähle deine Worte bewusst und sorgfältig, damit sie aussagekräftig, wirksam und angemessen sind. Worte sind Macht. Sie tun der Welt kund, ob ein Mensch gut oder schlecht ist, sie enthüllen seinen Geschmack, sein Temperament, seine

Bildung, Erziehung, seine Ziele und Hoffnungen sowie den Grad seiner Kultiviertheit. Kein akademischer Abschluss, sondern die Abstammung. Das Studium der Worte ist ein großes Vergnügen und die Voraussetzung für große Leistungen. Doch man soll nicht eitel und weitschweifig sein, sonst wäre es besser, gar nichts zu sagen. Fröhlichkeit vertreibt Spannungen, Ängste und bittere Erfahrungen. Sie erhält den ganzen Mechanismus des Lebens harmonisch. Lerne, trotz Schwierigkeiten zu lachen. Das ist Tapferkeit.

„Mit meiner Gnade und Liebe *(prem)* kannst du der Mündung der Kanone mit Leichtigkeit die Stirn bieten, oder Kopf und Kragen riskieren in Angst und Schmerz. Erkenne, mein Kind, teurer als mein eigenes Selbst, dass man mehr Mut braucht, um zu lächeln und die großen Siege des Lebens zu erringen.

AUM HARI HUM. AUM SHANTI SHANTI SHANTI.

Kapitel X

Das Alles Durchdringende Eine

Wenn man im Leben Erfolg haben will, muss man ein konkretes Ziel vor Augen haben, und man muss ohne Unterlass danach streben, dem Willen Gottes Ziel zu erforschen. Um jedoch diese Aufgabe im Leben zu erfüllen, muss man wissen, wer man ist. Um sich selbst zu erkennen, muss man das Alles Durchdringende Eine erkennen. Der beste und einfachste Weg, um Ihn zu erkennen, ist kein anderer als Meditation und Konzentration. Die Art und Weise, wie man meditieren und sich vollkommen auf ihn konzentrieren sollte, lernt man von seinem *guru*. Babaji lehrt und führt seine *sadhaka* in einzigartiger Weise, und wenn sie aufrichtig und gewissenhaft seinen Lehren und Idealen folgen – wie sie von Sri Lahiri Mahasaya, Sri Yukteswarji und Yoganandaji überliefert wurden und wie sie (jetzt) vom Yogoda Sat Sangah an ernsthafte und würdige Suchende weitergegeben werden, dann werden sie zwangsläufig Erfolg im Leben haben und sich zu bemerkenswerten Vorbildern für andere entwickeln.

Der Schriftsteller erinnert sich lebhaft an einen sehr schmerzhaften Augenblick in seinem Leben, den er vor kurzem durchlebte. Völlig verzweifelt wandte er sich Trost suchend an einen mystischen Freund, der jetzt seine ‚andere Hälfte' und ein Mitglied des Yogoda Sat Sangah ist. Dieser Freund, wir wollen ihn hier R. nennen, ermahnte ihn liebevoll und in geheimnisvoll knapper Weise mit den Worten: „V.T.N., bete, meditiere und konzentriere dich." Dies war, aus heutiger Sicht, ein überaus glücklicher Augenblick für mich, meine vier Kinder (die ich als Gabe des Herrn Bhuvanesha betrachte) und ihre Mutter. Ich begann fieberhaft darüber nachzudenken, an wen ich meine Bitte richten sollte, und was auf diese Bitte hin geschehen sollte. Es folgten unsere Gruppenmeditationen, zwanglose Gespräche und gelegentliche Anweisungen, und schließlich erschien Babaji selbst und nahm mich mit Freuden als Werkzeug an, ein Werkzeug, durch das er wirken wollte, wie es ihm sinnvoll erschien. *Jai Babaji Jai!* Was kann ich anderes tun, als die Worte auszusprechen und von den Dächern der Häuser zu rufen: *„Sri Babaji, Jai Babaji, Jai Jai Babaji! Jai Jai Jai!"*

So wie ich dem größten Satguru Deva begegnet bin und von ihm auserwählt wurde, so kann es auch dir (werter geneigter Leser) ergehen. Doch es erfordert Absolute Hingabe, eine Geduld, bei der die Geduld selbst die Geduld verlieren würde, sowie beträchtliche Erfahrung, denn für mich ist er „ein Freund der Menschheit und liebevoller Meister, wenn auch ein anscheinend strenger Lehrmeister." Unmittelbar vor unserer Begegnung ging ich im Geiste all die Dinge durch, die ich ihn gerne fragen würde, falls mir dieses Privileg gewährt würde. Ich wollte von ihm wissen, warum es so wichtig ist, dass ich bete, und in welcher Beziehung ich zu dem Wesen stehe, an welches mein Gebet gerichtet ist. Liefe das nicht auf Unterwerfung unter ein unbekanntes Wesen hinaus, und wäre das nicht eine geistige Halluzination? Während ich noch in meinem Zimmer saß und darüber nachdachte, sah ich plötzlich einen Funken in der Mitte meiner Stirn, und dann stand der Engel der Engel vor mir, nein, der Gott der Götter, Babaji persönlich, ein hagerer, schlanker und sehr drahtiger Teenager, in begrenztem Maße eine „Schönheit aller Schönheiten", mit einem Lächeln, dass den Kalifen Haroun Al Raschid vor Neid erblassen ließe. Es war so, als sei er ein sehr großer, starker Magnet, vor dem ich erschrocken, verblüfft, bestürzt, verzaubert und wie vom Donner gerührt stand. Ich konnte nicht sprechen, sondern nahm nur ein Entzücken wahr, das mich durchfuhr, als der Satguru Deva mich anredete mit den Worten: „Mein Kind, ich habe jahrelang nach dir gesucht, und erst jetzt bist du dafür empfänglich geworden."

Mit jedem Tag, der verging, wurde klar, dass diese folgenschwere Begegnung dazu bestimmt war, mich mehr und mehr ihm (Babaji) näherzubringen. Freunde, glaubt mir, es war nicht bloße Einbildung. Für jene, die ein aufrichtiges und hingebungsvolles Herz haben, ist Babaji ein wahrer Freund. Wenn wir nur diesen Segen erlangen können, auf der ganzen Erde, dann können wir gewiss seine Nähe spüren. Wir werden erfahren, dass Babaji uns lenken und unterstützen kann (jeden von uns), auch wenn er nicht hier ist. Nebenbei bemerkt, wie kann ich meinem Freund R. nur dafür danken, dass er mich zu ihm geführt hat? Wie könnte ich meine Dankbarkeit ihm gegenüber, der jetzt meine ‚andere Hälfte' geworden ist, besser bekunden als dadurch, dass ich diese Zeilen schreibe, damit sie für die Nachwelt erhalten bleiben, als etwas Bedeutsames und als ein wirkliches Vermächtnis? *Jai Babaji Jai!*

Tagein tagaus dient Babaji der Menschheit, indem er jemandem auf die Schulter tippt, einige Menschen anspricht und viele ohne Worte aufrichtet. Seine mächtige Medizin gegen alle Leiden stammt aus dem Brunnen unsterblicher Glückseligkeit, welcher das ganze Universum erfüllt. Babaji hat einen tiefen Zug von diesem Nektar genommen und lässt in der manifesten Welt die Strahlung dieses kosmischen Lichts der Lichter sichtbar werden. Oh Herrlichkeit aller Herrlichkeiten! Kein Wunder, dass alle, die mit ihm in Berührung kommen, gesegnet und auf den wahren Pfad geführt werden, welcher zu der Erkenntnis führt, dass er seinem Wesen nach Jenes Höchste ist!

Inmitten des Wirbels des Lebens vergessen die Menschen gar oft,
Doch Er, das Große Herz, vergisst niemals
In jedem aller Atome, diese nie verglühende Glut,
Die alles vollständig durchströmt, Er kommt – Der Große Unsichtbare
Aus den Herzen voll grenzenloser Dipa,
Aus Regionen weit von menschlicher Erfahrung,
Als bezaubernde himmlische Noten singt Er
Den Menschen die Musik des Lebens.
Als die mystischen Schriftzeichen an der Wand
Erweckt Er die Menschheit zu ihrer unsterblichen Berufung.
Sein sind die Fußspuren im Sand der Zeit,
Welche die mit sich ringende Knechtschaft lenkt.
Der Menschheit, gleich welcher Rasse, Religion und Herkunft sie auch sei,
Hinan zu jenem fernen Unbekannten Land.
Auf dem Altar erhabener Ideale,
Ist Er bereit und voller Freude, und bietet nun des Lebens herrlichen Palast,
Welchen die seltenen Pfeiler der Wahrheit und Liebe schmücken,
Und versammelt alle dieser Erde zu einer liebevollen Verwandtschaft,
Für immer er der Herrschaft der Macht und Könige ein Ende setzt.
Warum vom Himmel reden, als einer höheren Region?
Durch Babaji's Gnade, besteht der Himmel hier und jetzt.
Denn wenn in Höchstem Bewusstsein wir gefestigt sind,
Erstrahlen in allen Herzen Lichter Unsterblicher Glückseligkeit.

Gott Krishna sagt: „Mich als den Einen in allen Wesen anzusehen, und alle Wesen als Mich selbst zu sehen, in Gedanken, Worten und Werken, ist, so denke ich, die beste aller Arten der Verehrung. Oh teurer Freund, wer immer sich meiner Verehrung und dem Dienst an mir hingibt, ohne Belohnung zu erwarten, wird niemals in die Irre gehen oder den Segen, der aus seinem Dienst erwächst, auch nur zum Teil verlieren. Kein noch so kleiner Teil der Mühe auf meinem Weg der Rechtschaffenheit würde verloren gehen, nicht einmal ein Ansatz davon. Auf dem *Bhagavata*-Pfad ist für Furcht kein Platz. Selbst das, was ansonsten fruchtlos ist, wird zu einem *dharma*, wenn es selbstlos mir dargeboten wird. So ist es von mir bestimmt worden, denn es ist von den *guna* unbeeinflusst, es ist frei von Begierde. Es ist ein Gesetz der Rechtschaffenheit, dass die Erfüllung der Pflicht ohne Erwartung einer Gegenleistung zum Guten führen muss." Für jene, die zuhören und diese Worte befolgen, ist dies eine Einladung zu vertiefter Gemeinschaft. Der Rufe ergeht ohne Unterlass. Man kann ihn hören, wenn man es nur will.

Niederwerfungen und Anbetungen vor den Lotosfüßen Babaji's. Babaji, der in uns wohnt und dessen allerbarmender Blick im Geist Wellen des Mitleids erzeugt, so wie der Vollmond den Ozean anschwellen lässt, dessen gütige Gnade auf alle in gleichem Maße niedersteigt, so wie die gleißende Sonne auf alle Gegenstände in gleichem Maße scheint; dessen spiritueller Glanz selbst die Herzen selbstsüchtiger Menschen bis in die Tiefe erleuchtet und das dunkle Phantom der Unwissenheit, welches sie einhüllt, enthüllt, so wie der aufgehende Mond die Finsternis der Nacht vertreibt; der stets erfüllt ist von göttlicher Liebe und wahrem Geist des *atma bhava*, und der immer die brahmische Glückseligkeit genießt; dessen süße Worte ohne Unterlass aus dem ewig beständigen Selbst hervorquellen, so wie der wohlklingende Ganges aus dem ewigen Schnee entspringt; dessen bezauberndes Lächeln alle Beschwerden von Körper, Geist und Seele hinwegfegt; dessen Augen bis auf den Grund jedes Herzens sehen, die alles, was befleckt ist, mit höchster Reinheit und göttlicher Liebe erfüllen, und jedes Herz dazu inspirieren, ewige Wellen höchster Freude und göttlicher Hingabe auszusenden; welcher der allumfassende, hoch aufragende Everest unter den Gipfeln des Himalaya ist, den der heilige und edle Gouri verehrt. Zu seinen Lotosfüßen bete ich, hoch verehrter Babaji, du wahre Verkörperung des *sacchidananda*.

Das Erwünschte, das Benötigte, der Mangel

Die Upanishaden sagen: „Wen das Selbst erwählt, der kennt das Selbst." über diesen Satz gibt es keinen Zweifel. Vor allem sollte der Segen Gottes vorhanden sein, der sich seiner selbst bewusst ist, unsterblich ist, sich selbst zurückhält, aus sich selbst heraus erstrahlt usw. Ebenso sollte eine Überzeugung im Geist des Aspiranten vorhanden sein, damit er dazu getrieben wird, nach der Wahrheit zu suchen. Ohne Seine Gunst ist es dem Menschen unmöglich, den mühevollen Pfad der Wahrheit zu beschreiten und unzählige Widerwärtigkeiten mit Freude und Stärke zu ertragen. Nach dem Herabsteigen des *jagatguru*, sollte die Gnade des physischen *satguru* hinzukommen. Ohne das Bemühen eines irdischen *gurus* kann der Aspirant nicht das erwünschte Ergebnis erreichen, und in den meisten Fällen steht zu befürchten, dass er vom Weg abkommt oder sich in der Wildnis verirrt. Man braucht sich um das Finden eines irdischen *gurus* keine Sorgen zu machen. Das Selbst, das dich ausgesandt hat, nach der Wahrheit zu suchen, wird dich den Händen eines Lehrers übergeben. Du sollst dem Selbst vertrauen, dann wird Es alles andere für dich erledigen.

Schlechtes *vritti* wird in deinen Geist einfallen und dich vom Pfad abzubringen versuchen. Oft wirst du in deiner *sadhana* in Versuchung geraten, dein Ideal aufzugeben und auf die irdische Ebene zurückzukehren. Es wird eine gewaltige Anstrengung sein, doch Ausdauer und Geduld werden letztlich zum Erfolg führen, und gewiss wirst du früher oder später intuitiv das Überbewusste erfassen. Der *guru* wird dich durch Gedankenwellen unterstützen. Er wird dir durch Gedankenübertragung und verschiedene übersinnliche Kräfte die Wege und Mittel zu deiner Rettung aufzeigen. Du wirst dich erhöht und gestärkt fühlen, und er wird dich lehren, so wie man ein Kind das Alphabet lehrt, indem man seine kleine Hand hält. Seine Liebe zu dir ist grenzenlos, und er würde dir ohne Neid alles geben was er hat, damit du erneuert wirst.

Für viele Menschen sind die philosophischen Darlegungen nichts weiter als die Launen eines untätigen Geistes, ein Mischmasch aus eingängigen Schlagwörtern und wohlklingenden Tönen. Diese Aussage ist völlig falsch. Im Gegenteil, es handelt sich um eine echte Wissenschaft, die einen ins Unendliche führt. Um dies zu erreichen, sollte man größte Sachlichkeit besitzen, die richtige Anleitung und *abhyasa*. Oder mit den Worten von R., es gibt kein *payasam* ohne *ayasam*. Das größte Hindernis auf dem Weg zur *sadhana* ist intellektueller, nüchterner Verstand. Davor sollte man sich hüten. Die Intelligenzija der heutigen Zeit ist für die Stimme der Intellektualität empfänglicher als für alles andere. Ich habe ihretwillen viel gelitten, und ich warne meine Mitstreiter davor, in diese Falle zu tappen. Die Realität ist erhaben über Geist und Verstand. Man kann sie nicht rational begründen, aber man kann sie erspüren. Es ist eine zu persönliche Erfahrung. Die Erfahrungen des Transzendentalen gehören nicht zur Welt des Verstandes, doch sie sind mit dem Verstand nicht unvereinbar. Der Verstand akzeptiert diese Erfahrungen ohne weiteres.

Die eine Frage, die so alt ist wie die Schöpfung selbst, ist die Frage nach Leben und Tod. Alle Wissenschaften, Religionen und Philosophien befassen sich damit, dieses Rätsel zu lösen. Der Tod ist etwas Schreckliches für uns. Allein der Name des Todes genügt, um das Blut in unseren Adern erstarren zu lassen. Wir wollen ein langes und angenehmes Leben führen, doch nur wenige nehmen diese Aufgabe ernst und lösen sie. Diejenigen, die sie lösen, erlangen Unsterblichkeit und Frieden. Dies ist der Friede, für den man einen *Satguru* braucht. Wenn du Glauben hast, wirst du ihn bald finden, doch wenn du ein Zweifler bist, wirst du dich verstricken. Das Ziel des Lebens ist es, glücklich zu sein, doch finden die Anbeter des Mammons und die Eroberer der Erde das Glück? Nein. Entsagung, *tapas* und Wissen allein können Frieden verschaffen. In ihrer irren Jagd nach Geld verpassen die Menschen das Eigentliche und klammern sich an seinen Schatten.

Pflege Kriya *sadhana*, und du wirst die Wahrheit finden. Die Wahrheit ist versteckt unter den Trümmern unzähliger *samskaras*. Entferne diese Kruste mit der Hilfe eines Lehrers, und du wirst darunter den strahlenden Juwel finden. Sei nicht vernarrt in Koketterie des Verstandes und den Glanz der Gelehrsamkeit. Sie werden dich nirgendwohin führen. Die Wahrheit ist Harmonie und Glückseligkeit. Zwänge und weltliches Glück sind nicht die Wirklichkeit. Das Spannen der Saiten einer Gitarre ist ein Zwang, doch die harmonische Musik, die daraus aufsteigt, ist Freiheit. Überwinde die Schranke des Geistes und betrete das Reich des Göttlichen. Wenn die Klänge erklingen, die sich auf der Leier des Lebens harmonisch zu vollkommener Musik verbinden, kann Zwietracht nicht unerkannt bleiben. Tod und Unvollkommenheiten sind wie die Ufer eines Flusses, der in den Ozean mündet. Das Fließen und nicht die Ufer des Flusses sind die Wirklichkeit. Könnte der Fluss schnell fließen, wenn er keine Ufer hätte? Ebenso sind Tod und Unvollkommenheiten notwendig für die Weiterentwicklung des Lebens.

Versuche, ein klares Verständnis und eine klare Disziplin im Leben zu haben. Ich ersuche diejenigen, die auf dem Pfad der Wahrheit schreiten, ernsthaft darum, sich zu Füßen des *Satguru* oder vor ein Bild von Babaji zu setzen und sich bedingungslos darzubieten und hinzugeben. Die *Sadhana* wird dir Wissen und Macht verleihen. Die „Lampe der Weisheit" ist in jedem Menschen entzündet. Begabt mit der Fähigkeit zu verstehen, versucht der Mensch alle Schwierigkeiten zu überwinden, die ihm im täglichen Leben begegnen. Er wünscht sich, höchste Freude, Frieden und Glück in der Gesellschaft zu erleben. Er strebt ernsthaft danach, arbeitet hart und fleißig an der Erreichung dieses Ziels. Doch er geht von falschen Annahmen aus. Er glaubt, dass ein luxuriöses Leben ohne Mangel in dieser Welt ihm wahres Glück bescheren werde. Wenn er in seiner Karriere finanziell erfolgreich ist, ist er begeistert. Doch schließlich wird er zum Opfer seines eigenen Ego und seines Stolzes. Zu guter Letzt findet er sich in einer unbedeutenden Ecke der Welt wieder.

Es gibt Menschen, wenn auch nicht viele, die den wahren Sinn des Lebens begreifen – die Position des Menschen im kosmischen Rad und sein wahres inneres Wesen. Diese Menschen streben nie nach Überlegenheit über andere. Selten tragen sie ihre Begabungen in verschiedenen Wissensgebieten zur Schau. Ihr Motto ist „bescheiden leben und höhere Gedanken hegen". Suche im Inneren. Liebe Suchenden, stürzt euch nicht Hals-über-Kopf in ein Gebiet, solange ihr kein solides Wissen darüber besitzt. Ihr habt Jahre eures Lebens in der Schule verbracht, ohne ein vernünftiges Programm für eure Zukunft. Ihr wart begeistert von der Naturwissenschaft. Darum habt ihr sie studiert. Ihr wurdet darin bewandert. Ihr habt euer Diplom gemacht. Doch ihr bekamt keine Gelegenheit, euer Wissen in dieser speziellen Richtung zu verbessern. Ihr habt einen Bürojob angenommen, und jetzt sitzt ihr in einer Ecke des Büros, oder im Sekretariat, und beschriftet und frankiert Briefumschläge, tagein, tagaus. Die Tätigkeit an sich ist nicht schlecht. Doch sie wird eurem Ziel und eurem Streben nicht gerecht. Ihr habt keinen Erfolg im Leben erzielt. Ihr wart kurzsichtig, schon von Anfang an. Das gleiche gilt für das spirituelle Leben. Wenn ihr euch einem Heiligen nähert, weil ihr Lobgesänge auf ihn vernommen habt, oder weil ihr von seinen Schriften beeindruckt seid, werdet ihr euer Ziel verfehlen.

Diese Kurzsichtigkeit wird euren spirituellen Fortschritt vereiteln. Diese Beschränkung des Denkens und diese Engstirnigkeit führen zu nichts.

Sie werden euch nur einen Kreis ewig gleicher Ereignisse durchlaufen lassen. Korrigiert eure Sicht durch ein richtiges Verständnis der Dinge. Der allgemeine Werdegang eines Heiligen ist unwichtig für euch. Wenn ihr euch nur auf die grobe Richtung konzentriert, die sein Leben und seine Lehre eingeschlagen hat, werdet ihr nur ein oberflächliches Wissen und Verständnis der ewigen Dinge erlangen. Ihr zermartert euren Verstand, wie ihr eine Theorie oder Lehre (vielleicht diejenige eures Lehrers) über alle anderen verherrlichen könnt, oder wie ihr Mittel und Wege finden könnt, eine Reihe von ihnen unter einen Hut bringen könnt, mit der Absicht, die unterschiedlichen Meinungen verschiedener Denkschulen zum Schweigen zu bringen. Wieder beginnt ihr euren begrenzten Verstand zu demonstrieren, indem ihr Dinge zu untermauern sucht, und den Rest eures Lebens vergeudet, indem ihr zum zweiten Mal vergesst, worin euer wirkliches Ziel im Leben besteht. Das, was euch wichtig erscheint, sind für die Heiligen, denen ihr euch nähert, nur „die Wunder des Augenblicks" in ihrem Leben. Es mag sein, dass das Wort „Wunder" für euch etwas Ungeheuerliches ist. Und für einen Novizen und Embryo auf dem Pfad zum Spirituellen ist es auch so. Jede Handlung, die ihr vielleicht nicht vollbringen könnt, auch wenn ihr es tausendmal versucht, und die von einem anderen im Handumdrehen vollbracht wird, ist in der Tat ein Wunder. Es handelt sich dabei nicht um ein Spiel übersinnlicher Kräfte, wie viele glauben, sondern um die Frucht der Weisheit. Wer die Lampe der Weisheit in seinem Innern leuchten sieht, nimmt alles in einer unerklärlichen und unbegreiflichen Weise wahr.

Begegne allen Unterscheidungen mit ausgewogenem Geist und ohne Unterschiede zu machen. Töte die Vorstellung des Getrenntseins und begib dich mit allen in Gesellschaft. Nimm alle an, liebe alle, diene allen und diene dem Herrn in ihnen. Übe Selbstdisziplin, sei einfach und harmonisch in deinen Gedanken, Gefühlen, deiner Ernährung und Kleidung. Fürchte nichts, schüttle Trägheit, Faulheit und Furcht ab. Führe ein Göttliches Leben. Sei ein Sucher der Wahrheit, der Wirklichkeit. Begreife das Gesetz und *dharma*. Sei wach und wachsam. Überwinde Kummer und Konflikte. Mit jeder Sekunde mache einen Schritt hin zu mehr Freiheit, Vollkommenheit und ewiger Glückseligkeit. Sei aufrichtig und ernsthaft. So kannst du der Gnade Gottes würdig werden.

Der sichere und dauerhafte Weg

Die erste Voraussetzung für allen Frieden ist gemäß Babaji die Reinigung des Geistes, der Festung des menschlichen Ego. Dort ist der Ausgangspunkt aller Bemühungen zur Einheit der Menschen und zur Erkenntnis Gottes. Knechtschaft ist die Frucht der Schwäche, geboren aus spiritueller und moralischer Verflechtung. Um den Einzelnen in sozialer Hinsicht zu erneuern, muss man ihm sein hohes, bereicherndes, spirituelles und moralisches Erbe zurückgeben. Der Materialismus kann der Gesellschaft oder der Menschheit in einer solchen Situation nicht helfen. Die Ursache aller sozialen Ungerechtigkeit und Unruhe, allen menschlichen Leidens und Elends in der Welt, kann direkt auf falsche Lebensprozesse, welche das Ergebnis falscher mentaler und psychischer Anpassung sind, zurückgeführt werden. Es sind ganz sicher falsche mentale und psychische Anpassungen, die den Menschen dazu bringen, zu glauben, dass Ausbeutung, Grausamkeit, Krieg und das Gesetz des Animalischen in menschlichen Angelegenheiten unvermeidlich oder notwendig sind. Er ist nicht ganz und gar unwissend darüber, dass in ihm ein edleres und höheres Wesen existiert.

Die erste und grundlegende Position der Religion besteht darin, dass es zu einer bewussten Korrektur aller Fehlanpassungen kommen muss, und dass durch die rechte Anpassung unser eigener kreativer Prozess unserem Körper, Geist und Leben zurückgegeben werden muss. Das bedeutet bewusste psychische und mentale Kontrolle. Wer sich einigermaßen aufrichtig bemüht hat, Babaji's Kriya Yoga zu praktizieren, hat Gegensätze zum Dahinschmelzen gebracht, hat gelernt, allen zu dienen und den Herrn in allen zu lieben, und weiß, dass die Praxis das stärkste und wirkungsvollste Mittel zur psychischen und mentalen Reinigung und Kontrolle liefert. Rechtes Urteilsvermögen, was wirklich gut für die Gesellschaft ist, entsteht durch diese Kontrolle. Ohne rechtes Urteilsvermögen, ist wirklicher Dienst an der Gesellschaft, ob im Bereich der Politik oder in anderen Bereichen, nicht möglich. Darin besteht der unerklärbare Wert der *Kriya sadhana*.

Wir stellen also fest, dass die Selbstdisziplin des Kriya dazu dient, gute mentale und psychische Neuanpassungen herbeizuführen, die notwendig sind, um moralische und spirituelle Stärke und Freiheit zu gewährleisten und die Lebensprozesse zu vergöttlichen, die zu nationaler Freiheit und allgemeiner Wohlfahrt weder im Gegensatz stehen, noch davon unterschieden sind. Ja, ein sicherer und dauerhafter Weg zu gesellschaftlicher Erneuerung und internationaler Harmonie, Bruderschaft und Zusammenarbeit, ist der Weg des Kriya Yoga. Es erweist sich als der Pfad der Göttlichen Einheit und des Kosmischen Bewusstseins. Es ist ein notwendiger und unvermeidlicher Entwicklungsschritt der gesamten Persönlichkeit des Menschen. Sein moralisches, spirituelles, politisches und soziales Wesen wird zur vollständigen Manifestation der Höchsten Autorität und Herrlichkeit geführt; zu Ihm, der die höchste allmächtige Liebe und Wahrheit und die Grundlage und das Fundament von allem ist. Seine Verehrung und Anbetung durch den Menschen muss liebevoll, bedingungslos und absolut sein. Der Mensch kann der Menschheit nicht durch seine animalischen Instinkte und seiner niederen Natur dienen. Er kann das nur, wenn er selbst gesichert ist im Glauben an die Herrschaft des Göttlichen, welches das höchste und unfehlbare Heilmittel für alle nationalen, sozialen und menschlichen Übel ist. Dies ist, meiner Meinung nach, der Kern der Lehre von Kriya Babaji.

Babaji ist der lebenslange Freund der Armen und Hilflosen, ein wilder Löwe für den verrückt gewordenen Elefanten (der Mensch), der von der großen Täuschung berauscht ist, dass er auf seinen Reichtum stolz sein könne, ein sengendes Feuer für die Wälder der Ungläubigen, der große Kummer für die Atheisten, die das Gift der Weltlichkeit trinken, das Licht für die tiefe Dunkelheit der Dualität, der Herr, die große Seele, der Yogi der Yogis. Babaji wurde geboren als der Ozean der Majestät des Absoluten, der sich manifestiert durch die Herrlichkeit der universellen Sonne der Weisheit!

Segle dahin, den tiefen Ganges entlang, den Geist im Griff,
um Seinen Namen zu bewahren
Verkündend der ganzen Welt viel frohe Kunde, Seine Seele wacht darüber.
Im Namen des Herrn lass ab von Deinen Sünden, das wird
dir reichen Lohn bescheren.
Sei nicht bekümmert, noch getäuscht, die Befreiung harret deiner.
Unterschiedlich sind die zu beschreitenden Wege. Erlaube der
Spiritualität, dich zu ernähren.
Nimm niemals Nahrung auf, die scharf und würzig ist.
Denn diese Beschränkung zeigt den Weg zum Zölibat.
Nun gürte deine Hüften, steh erhobenen Hauptes! Den Stab in der Hand,
Kämpfe den gerechten Kampf,
Und bitte Gott, dich unverzüglich zu befreien.

Brahman oder das Absolute existiert aus sich selbst heraus, ist ewig und unendlich. Alle Wesen leben im *Brahman* und kehren zum *Brahman* zurück. Er ist die Eine Quelle allen Lebens. Liebe diesen höchsten *Brahman* und vernichte alle Begierden. Sieh deinen geliebten Herrn in allen Wesen, ganz gleich, ob hoch oder niedrig. Sieh sie alle als eins an, liebe alle und betrachte sie alle als dein eigenes Selbst. Folge dem Pfad, der frei von Dualität ist, und glaube an das Eine ohne Form. Erblicke *Brahman* überall, denn *Brahman* durchdringt den gesamten Raum. Der Glanz des Höchsten Selbst ist grenzenlos. Selbst das Licht von Millionen von Sonnen kann ihm nicht gleichkommen. Weder dieser Körper, noch dieser Geist, noch dieses Ego, noch *maya*, noch die individuelle Seele existieren wirklich. *Brahman* ist sowohl immanent als auch transzendent. Die Unendliche Wirklichkeit kann nicht definiert werden. Begreife, dass die letzte Wirklichkeit alle Attribute besitzt, die ihr vom Menschen zugeschrieben wurden. Weder Tugend noch Laster können ihr etwas anhaben. *Brahman* ist der König der Könige und der höchste Herr. Er ist unzerstörbar, unveränderlich, unendlich und erfüllt den ganzen Raum. Er wohnt im Herzen und ist in allen der gleiche. Er ist das Leben selbst in dir. Er erfüllt deinen Geist, deine Sinne und dein gesamtes Wesen. Er ist unabhängig. Die individuelle Seele und die Höchste Seele sind nicht verschieden voneinander. Die individuelle Seele wird durch Verehren des *Brahman* selbst zu *Brahman*. Die Vereinigung der individuellen Seele mit der Höchsten Seele ist wie das Vermischen von Milch mit Milch. Das gesonderte Empfinden von Individualität verschwindet. Die individuelle Seele wird identisch mit der Höchsten Seele. Sie erkennt, dass eine Essenz oder ein Bewusstsein allen Raum durchdringt.

Die Vernichtung des kleinen Selbst, Reinheit des Geistes und Liebe für alle Wesen ist der Kern wahrer Religion. Selbstloser Dienst und Liebe zu Gott sind die Schlüsselwörter wahrer Religion. Die Welt ist ein Traum. Diese Welt ist eine Fata Morgana. Lasse dich nicht täuschen durch die glitzernden Lichter von *avidya* und *maya*. Sinnesfreuden sind trügerisch und unwirklich. Suche das ewige, unvergängliche Glück in deinem eigenen Selbst oder *Atman* (im Inneren). Verzichte auf den Kontakt mit dem Geist, den Sinnen, dem Körper und den Objekten. So wirst du rein werden. Du wirst dich von den Ketten der *maya* befreien, den Fesseln der *avidya* und dem Rad von Geburt und Tod.

Diese Welt ist die *lila* des Herrn, und er ist bloß ein Zuschauer oder stummer Beobachter. Die Paare der Gegensätze können ihm nichts anhaben. Die *maya* untersteht seiner Macht. Maya ist seine Macht der Illusion, welche das Wirkliche versteckt und das Unwirkliche als wirklich erscheinen lässt. Die ganze Welt ist sein Musikinstrument, seine Trommel *(kanjira)*. *AUM* ist der Klang, der dieses Instrument, die kosmische Trommel, erfüllt. Die fünf Elemente sind seine fünf Kräfte. *Maya* und *avidya* sind zwei Kräfte des *nirguna Brahman*. Durch *maya* erscheint *nirguna*, der transzendentale *Brahman*, als *saguna Brahman* mit Attributen, welche seine frommen Anhänger verehren können. Durch *avidya* erscheint der gleiche *nirguna Brahman* als *jiva* oder die individuelle Seele. Durch *avidya* verbirgt Er seine wahre transzendentale, unendliche Natur und spielt im Drama dieser Welt die Rolle des kleinen *jiva* mit genau entgegengesetzten endlichen Attributen. Es ist sehr schwer, seine *lila* zu verstehen. Selbst Narada konnte Seine *maya* nicht verstehen!

Ein ewiger reißender Fluss

Es gibt weder „Ich" noch „du", noch „er" in jener gewaltigen Stille. Es gibt weder Ost noch West, weder Tag noch Nacht in jenem Licht der Lichter. *Brahman* geht ohne Füße, hört ohne Ohren, singt ohne Zunge, schmeckt ohne Mund, ergreift ohne Hände. Da ist weder Luft noch Feuer, weder Erde noch Himmel, weder Sonne noch Mond. Die Gegensatzpaare existieren dort nicht. Es gibt weder Freude noch Leid, weder Liebe noch Hass, weder Zweifel noch Täuschung im Königreich Gottes. Die Bäume dort tragen Früchte der Unsterblichkeit. In den Flüssen fließt das Elixier der Glückseligkeit. Die Blumen Göttlicher Liebe blühen ewig. Es fließt dort ein ewiger, reißender Strom Göttlicher Gnade. Da ist die nie versiegende Quelle ewiger Glückseligkeit. Da ist der höchste strahlende Glanz, aus sich selbst leuchtende Herrlichkeit. Das Wissen von diesem Höchsten Selbst liegt in dir. Suche Es dort, wo die innere Stimme in der Tiefe deines Herzens zu hören ist. Dort scheint der Göttliche Glanz. Dort fließt der Nektar der Unsterblichkeit. Trinke diese göttliche Essenz von höchster Süße und werde unsterblich. *Brahman* oder das Ewige kann nicht mit dem Verstand erfahren werden. Er kann nicht erkannt werden durch Argumente und Schlussfolgerungen. Er kann nur durch unmittelbare intuitive Erfahrung erkannt werden. Kontrolliere den Geist. Reinige und beruhige ihn. Unterwirf die Sinne. Habe eine starke Sehnsucht, Ihn zu erkennen. Kultiviere universelle Liebe, Gleichmut und Urteilsvermögen. Sei fest überzeugt von der Existenz des *Brahman*. Denke stets an *Brahman*, rede stets von *Brahman*. Ziehe dich zurück und schau nach innen. Meditiere in deinem Herzen über *Brahman*. Bald wirst du ewige Glückseligkeit erlangen.

Ziehe diese hohe Kultur heran, die höchste Kultur der Seele, die dich erheben wird über die Unterscheidung von Kaste, Glaubensrichtung, Hautfarbe, Rasse, über politischen Streit und religiöse Fehden, und die dich klar erkennen lassen wird, worin der wahre Sinn des Lebens besteht. Sie wird dich davon überzeugen, dass individuelles, soziales und nationales Wohlergehen nur erreicht werden kann, wenn die Menschen in brüderlicher Liebe und in Frieden mit ihren Nachbarn und der ganzen Welt zusammenleben. Nur dann wird das Reich Gottes auf Erden wieder entstehen und bestehen. Gottes Wesen ist Liebe. Die Liebe ist Seine Form und Farbe. Freude ist Sein rechter Arm. Ewige Zufriedenheit ist Sein linker Arm. Glückseligkeit ist Sein Körper. Friede ist Sein Rumpf. Weisheit ist Sein Wesen. Schönheit ist Seine Haut. *Shakti* oder Kraft ist Seine Muskeln. Licht ist Sein Gesicht. Gott kann mit den physischen Augen nicht wahrgenommen werden, doch Er zeigt sich Seinen Anhängern. Er ist eins, auch wenn Er mit zahllosen Namen angerufen wird. Man kann Ihn verehren mit jedem Namen, der euch gefällt, denn Gott ist Eins, *ekam sathvipra bahuda vadanti*. Heilige nennen Ihn mit verschiedenen Namen.

Es ist sinnlos, darüber zu streiten, ob Er persönlich oder unpersönlich ist. Er ist beides. Er steht auch über dem Persönlichen und dem Unpersönlichen. Man kann das Unendliche nicht ausloten. Frage nicht, antworte nicht, sprich nicht das Unaussprechliche aus. Miss nicht das Unermessliche mit dem Wort. Lote nicht das Unauslotbare aus. Fühle und erkenne die Wirklichkeit des Einen Seins, des Einen Lebens, das in allen Atomen pulsiert, in allen Wesen, der Einen Kraft, die diese Welt entstehen lässt und erhält. Wenn das Herz des Verehrers mit dem Herrn vereinigt ist, gibt es keinen Unterschied mehr zwischen ihnen. So wie Kampfer durch Feuer sublimiert wird, und Eis durch heißes Wasser, so wird auch der Verehrer durch den Herrn sublimiert. Der Herr und seine Verehrer sind dem Wesen nach eins, so wie goldene Ornamente und Gold selbst, so wie der Ozean und seine Wellen nur eine Substanz sind. Kein Unterschied besteht zwischen ihnen. *Brahman* ist weder einer, noch viele. Der Eine enthüllt sich als viele, und die vielen sind dem Wesen nach eins. Erkenne das Glück des Einsseins und die Freude der Vielheit. So wie einer, der nicht sprechen kann, nicht imstande ist, den Geschmack von Süßigkeiten zu beschreiben, so kann niemand die Schönheit, den Glanz und die Glückseligkeit von *Brahman* beschreiben. Durch *nirvikalpa samadhi* musst du es selbst erkennen.

AUM TAT SAT AUM.

Kapitel XI

Selbstsüchtiger Sklave und übler Bursche

Die Angst beherrscht die zur Täuschung Verurteilten in der Welt der Dualität. Sie ist der Vorläufer des Feiglings, der diesen in den Graben der Finsternis führt. Sie ist die Fürstin des Elends, die jedermann den irren Verstand aussaugt. Sie entsteht aus Unwissenheit und wird genährt vom Aberglauben, der Religion der Schwachen im Geiste. Angst erzeugt eine verzerrte Sicht der Dinge, die uns alle zu Boden reißt und ihrer Kontrolle unterwirft. Furcht ist vollständig blind für die Wahrheit der Freiheit, für das Selbst in jedem von uns. Sie kleidet das individuelle Ego in satanische Gewänder und entstellt es mit seiner schwarzen Farbe. Der Mensch bleibt in der Welt gefangen. Sie kennt keine Weitung der Seele, nur Einengung, und noch viel weniger das Lied der Liebe, denn sie ist ihrem Wesen nach begrenzt. In ihrem trunkenen Zustand der Beschränktheit trennt sie die Menschen voneinander, den Bruder vom Bruder, eine Nation von der anderen und alle Menschen von ihren Nächsten. Sie breitet sich aus nach Osten und nach Westen, nach Norden und nach Süden, und immer weiter. Zu allen Gelegenheiten wirkt sie mit verkrampften Muskeln und erschöpften Nerven und macht aus dem Menschen einen selbstsüchtigen Sklaven und einen üblen Burschen. Nichts desto trotz ist sie nicht imstande, auf eigenen Beinen zu stehen. Durch den unverhofften Anblick einer über ein Seil kriechenden Schlange aus dem Gleichgewicht gebracht, fällt sie zu Boden, zusammen mit dem Menschen, fröstelnd und zitternd. Angst ist unbegründet, ein bloßes Irrlicht. Wenn ein Mensch die stille Gnade von Amma und das wohlwollende Erbarmen von Sri Matha empfängt, kann sie ihm weder etwas anhaben, noch ihn beflecken. Davon abgesehen ist die Angst, die sich selbst in Finsternis mit totem Glanz in Sicherheit gewiegt hat, panischer Angst vor der Freiheit der Furchtlosigkeit. Diese Furchtlosigkeit ist es, wonach alle Menschen suchen. Die Angst ist es, der alle aus dem Weg gehen.

Die Freiheit ist ohne Zweifel unser Wesen, Ideal und Geburtsrecht. Sie ist die Lösung für das Rätsel des Lebens. Sie ist die Weitung des Herzens zur höchsten Stufe. Sie ist reines Glück in sich selbst. Sie ist die Wahrheit im Menschen und in allen Tieren. Sie ist Furchtlosigkeit welche aufrecht geht, stark und mit sicherem Schritt, und die die Halluzination der Dualität der Welt vollständig abschüttelt. Sie bringt den Menschen zum Zentrum der Einheit und lässt ihn im Himmel seines Herzens Platz nehmen für alle Zeit. Furchtlosigkeit jagt niemals Schatten hinterher, da sie ganz in sich selbst ruht. Sie zeigt sich in jedermann, bewusst oder unbewusst. Sie ist Leben, wohingegen Furcht Tod ist. Furcht hypnotisiert uns, Furchtlosigkeit dagegen enthypnotisiert uns. Furcht kriecht und lauert in den finsteren Urwäldern des Geistes mit scheinbarem Atem. Freiheit oder Furchtlosigkeit löst alle geistigen Inhalte, den Ozean der Unendlichkeit, zielsicher auf. Furcht erzeugt stets eine scheinbare Dualität von Subjekt und Objekt. Freiheit lässt die Wahrheit der monistischen Einheit überall triumphieren. Furcht stört die geistige Balance und die physische Gesundheit, Furchtlosigkeit sorgt dafür, dass der Mensch sich in der Natur zu Hause fühlt und die Tröstungen des Lebens genießt. Furcht ist das Werk eines Geistes, der unbeständig und flüchtig ist, Furchtlosigkeit dagegen ist das Ergebnis der Erkenntnis, dass alles eine Einheit ist. Furcht postuliert den Mangel an wahrer Einsicht. Freiheit drückt sich in der Haltung in Fleisch und Blut aus. Kurz gesagt bedeutet Furcht weniger Freiheit, mit einem getrübten oder abgeschwächten Licht des Selbst. Freiheit ist der volle Ausdruck oder die Manifestation des strahlenden Lichts und der Glückseligkeit des Selbst, welches die Furcht transzendiert. Lasst uns das Banner der Freiheit überall schwingen. Es ist die Furcht, die alles in dieser Welt verdirbt. In der Schönheit wohnt die Angst vor Hässlichkeit. In der Geburt wohnt die Angst vor dem Tod. Im Lernen wohnt die Angst vor der Unkenntnis. Im Sieg wohnt die Angst vor der Niederlage. Im Vergnügen wohnt die Angst vor dem Schmerz, und im Lob wohnt die Angst vor dem Tadel. Alles ist überladen mit Angst und nichts als Angst. Doch jener allein ist ohne Angst, der alles aufgegeben hat und der die Ewige und Immerwährende Wirklichkeit des Universums erkennt.

Ein Reh muss 40 oder 50 Meilen am Tag laufen, denn ihm wird von allen Seiten Angst eingeflösst, während ein Löwe ein ganz anderes Schicksal erfährt. Der Löwe mag zwar der König des Urwaldes sein, doch er ist nicht kühn in dem Sinne, wie der Mann der Erkenntnis furchtlos ist. Der Löwe muss seine Gegner fürchten. Der Mensch dagegen ist bewusst furchtlos, indem er sein Selbst erkennt, das Unzerstörbare. Diese Eigenschaft wahrer Furchtlosigkeit ist es, die den Unterschied zwischen Mensch und Tier ausmacht. Da unser Wesen ausgesprochen gestaltlos ist, ohne Innen oder Außen, ist keine Furcht in uns, und darum lasst uns über alle Furcht, die ihrem Wesen nach weiblich ist, erheben. Furcht ist Fleisch und Gestalt. Sie ist grobe Dunkelheit der Seele, ohne das Licht des Selbst. Sie spielt ihre Rolle, die zum Verderben führt, ganz im Reich der Erscheinungen, Furchtlosigkeit dagegen ist das eine Ziel jedes Individuums.

Furchtlosigkeit besteht darin, das Eine, das Alles zu erkennen und zu erspüren. Niemals kennt sie das andere (die Furcht), weil sie das Eine Alles ist. Vedanta und Furchtlosigkeit sind Ein und Dasselbe. Furcht ist der Mangel an Glauben an das Höchste Selbst, an die Alles Durchdringende und Allem zugrundeliegende Wirklichkeit in jedem Objekt, wohingegen Furchtlosigkeit die Manifestation dieses Geheimnisses im Menschen ist. Wir fürchten eine Schlange, einen Löwen, und manchmal sogar einen Strohhalm, weil wir unsere Stärke aus dem Physischen beziehen und versuchen, uns darauf zu stützen. Die physische Welt lässt uns im Stich, weil sie uns mit ihrer illusorischen und täuschenden Vision von Namen und Gestalt betrügt. Manchmal sind wir abhängig von der mentalen Stärke oder der der intellektuellen Überzeugung, dass uns keine Furcht etwas anhaben kann, doch auch das nützt nichts in der Praxis, weil es ihr hohles theoretisches Wissen offenbart. Deshalb sollte unsere Stärke innere Stärke sein, welche mit der Unterströmung in Kontakt steht.

Wir sollten allzeit bereit sein, und auf die spirituelle Stärke vertrauen, um Furcht jeder Art zu überwinden. Sobald wir im Körper leben und Knochen, Fleisch und Gestalt sind, sind wir ein Opfer der Angst auf Schritt und Tritt. Angst verrät unseren Mangel an grenzenloser Liebe für alle Wesen, ob belebt oder unbelebt. Wir haben Angst vor einer Schlange oder einem Löwen, weil wir die innere Essenz nicht sehen, die monistische Wahrheit, weil wir von ihrem äußeren Gewand aus Namen und Gestalt nicht abstrahieren können, und auch weil wir ihr anmutiges Kriechen und das königliche Brüllen wahrzunehmen vergessen. Außerdem haben wir Angst vor dem Tod und noch mehr vor den Todesqualen – einfach weil wir uns mit aller Kraft an Körper, Geist und den Reichtümern der Welt festhalten. Wir vergessen unsere wahre, angeborene Natur der Furchtlosigkeit und Unsterblichkeit und sinken hinab in die Sphären des Materiellen. Wir verlieren den Geist, das Selbst aus den Augen. In Wirklichkeit sind wir *Atman* oder *Brahman*, den kein Schwert zu zerschneiden vermag, den Luft nicht trocknen, Feuer nicht verbrennen und Wasser nicht nass machen kann. Furchtlosigkeit ist unser Ideal! Furcht ist letztlich nur eine vergängliche Illusion, und sobald wir die Weisheit unseres Höchsten Selbst erwecken, können wir sie abschütteln.

Wir hassen ein Objekt, weil wir nicht wissen, dass wir eins mit ihm sind, und Furcht erwächst unmittelbar aus der Dualität. Wenn wir hingegen mit der ganzen Welt in Harmonie leben und nur unsere innere göttliche Liebe manifestieren, und nichts als die Liebe, dann erkennen wir, dass das Ergebnis Die Eine Wahrheit ohnegleichen ist. Sieh nur! Unsere Furcht ist tot, und die Freiheit triumphiert! Wovor sollte ich Angst haben, wenn das Licht der Wahrheit bei mir ist? „Die Sonne und die Sterne, die Nacht und der Mond, die Vögel und die wilden Tiere, die Steine und das Gestrüpp und der gesamte Kosmos sind ein unbedeutender Fleck in der Flut Meines transzendentalen Glanzes. Sie sind Mein Werk. Ohne mich sind sie nicht mehr. Darum sind sie Mein eigener Schatten und können Mir keine Furcht einflößen." Dies ist Freiheit – dies ist der Tod des Todes. Lasst uns dieses Leben hier und jetzt leben, mit ausgeglichenem Geist, welcher zur Zerstörung des Elends führt. Lasst uns das verborgene Licht verkörpern und vollkommenen Frieden und Freiheit genießen.

Habt Anteil an meinen Schatz

Die folgende Passage ist eine wortgetreue Wiedergabe dessen, was mir der Satguru Deva freundlicherweise am 26. September 1952 um 10.30 Uhr abends sagte, und ich habe inständig auf seine Nachsicht gehofft, verehrte Leser, damit ich Erlaubnis erhielte, meinen Schatz mit jedem einzelnen von euch zu teilen. Es wäre gut, wenn ihr über die folgende Wahrheit nachdenken würdet. Fühlt sie und erfüllt euch mit ihr durch schweigende Meditation, so viele Stunden, Tage, Monate oder Jahre, bis Ihr Das seid.

„Ich bin Sein-Bewusstsein-Glückseligsein unumschränkt. Ich bin Das meinem ureigensten Wesen nach. Ich kann nichts anderes sein als Das, weil ich Das allein bin, ohne Anfang und ohne Ende. Meine wahre angeborene Natur. Ich bin das Absolute und Höchste Selbst, sowohl innerhalb als auch außerhalb des Endlichen. Ich bin die Wahrheit, ewig und unvergänglich. Ich bin das einzig Eine, ganz in Mir selbst. Nichts existiert als Ich, in allem und durch alles, was existiert. Ich bin ewig alles Seiende selbst. Ich bin das unwandelbare Eine inmitten allen Wandels.

Ich bin das Gestaltlose in allen Gestalten. Veränderung ist verbunden mit Gestalt, und der Gestalt haftet Veränderung an. Doch Ich bin jenseits von beiden. Ich bin erhaben über alle Leiden des Fleisches, die sich unter den Füssen von Gestalt und Wandel tummeln. Ich bin die monistische Einheit, hier, dort und überall und zu allen Zeiten, nein, für alle Zeiten. Wo ist Glück, wenn nicht in der vollkommenen Erkenntnis des Einen ohnegleichen? Ich spüre, dass ich ganz das Glück selbst bin. Alles Glück bin ich. Alle Freude bin ich. Es ist nur Mein Glück, dass von allen empfunden wird, ob schwächer oder stärker, bewusst oder unbewusst. Alles Glück ist Unendlichkeit und Unendlichkeit allein ist alles Glück, ich bin fürwahr Brahman, das grundlegende Prinzip, von dem das ganze Universum zu kommen scheint. Ich bin dasselbe in jedem und allem. Ich bin aller Friede und alle Ruhe in mir selbst. Ich bin dem Wesen nach Sein, Licht und Glückseligkeit, unumschränkt. Darüber besteht nicht der geringste Zweifel. Dies ist meine ewige Wahrheit. Ich bin die Eine monistische unvergängliche Einheit in der ganzen Welt, die aus Bruchstücken von Täuschung besteht, von unbeständigen und vorübergehenden Wandlungen und dem Glanz des Goldes der Toren. Ich nehme Platz mitten im Herzen der Täuschung, ohne mich täuschen zu lassen. Ich bin unverrückbar beständig und unverzagt, auch wenn alles in Scherben fällt und ich straucheln sollte. Inmitten aller Vergänglichkeit bleibe ich fest. Ich bin die Eine ewige Wahrheit inmitten aller Falschheit. Ich bin das reine Glück der Vollkommenen Freiheit. Ich bin das einfache Leben der Ewigkeit. Ich bin das eine Licht der ewigen Wahrheit. Ich bin die jungfräuliche Liebe der Unsterblichkeit. Ich bin das Wesen der alles durchdringenden Unendlichkeit, ich bin der einzige Atem der ganzen Natur. Ich bin Wahrheit, Freiheit, Leben, Licht und Liebe. Ich bin Ewigkeit, Unsterblichkeit und Unendlichkeit. Ich bin Eins ohne Zweites, das Eine in Allem und das Alles in Allem. Ich bin die Höchste Weisheit, die sich nichts macht aus all dem Handel, den Jiva mit dem Jagat treibt. Ich bin das Subtilste des Subtilen, eine Verkörperung der Unteilbarkeit Selbst. Ich bin ewig Wissender der drei Dinge, nämlich Subjekt, Objekt und der Beziehung zwischen ihnen, und zugleich bin ich ihr fundamentaler Hintergrund, vor dem sie sich ausdrücken auf der relativen Ebene und sich auflösen auf der absoluten Ebene. Ich erstrahle in der Sonne, dem Mond und den Sternen und dem gesamten Universum. Ich bin die Sonne der Sonnen, ich scheine in der Sonne am Himmel. Ich bin das kristallklare Licht in der Sonne und die jungfräuliche Reinheit im Mond. Ich bin der funkelnde Funke im Stern und das erhaltende Prinzip des Universums. Ich scheine, die Sonne scheint. Die Sonne flüstert mir warme Worte zu von Meiner ewigen Gegenwart in ihr. Ich bin wahrhaft alles Ich Selbst in allem – die Sonne, der Monde, der Stern und der ganze Kosmos. Ich bin Atman, ohne Gestalt, unteilbar und von unvergänglicher Glückseligkeit. Ich bin makellos für alle Zeit. Ich bin das alles durchdringende Eine, nicht den Beschränkungen der Zeit und des Raumes unterworfen, rein und heilig durch mein eigenes Wesen. Ich bin unendlich und eine Wohnstatt unsterblichen Wissens und vollkommener Freiheit. Ich bin das Absolute, die Ewige Glückseligkeit, die allgegenwärtig ist, im Innern und im Äußeren. Ich bin das einzige Eine, rein, bin unveränderliche und einheitliche Wesenheit oder Einheit, ohne Geburt und ohne Tod. Ich bin das unvergängliche Prinzip dynamischen Seins jenseits aller Vorstellungskraft, ohne Dualität und Einheit. Ich bin weder unzugänglich noch zugänglich durch Wissen, weder gefangen noch frei und weder einer der handelt, noch einer der zusieht. Ich bin das Eine und das Alles, und Ich bin für ewig Ganz Ich Selbst. Nichts anderes existiert. Ich bin Es, das monistische unwiderlegbare, merkmalslose Glück. Ich bin jenseits von Konzentration, Meditation, Yoga und allen anderen Praktiken, ich bin unteilbar und dem Wesen nach aus sich selbst erstrahlendes Bewusstsein. Ich bin das Bewusstsein der Wirklichkeit, die keine Unterscheidung zulässt. Ich allein umfasse alles, bilde das letzte Ziel und Bewusstsein des Selbst, rein und einfach. Ich bin absolut nicht-dual in Meinem Wesen. Ich bin fürwahr Brahman, ohne Unterschied, ohne Veränderung und dem Wesen nach Wirklichkeit, Wissen und Glückseligkeit. Ich bin der lebende Ozean der Ekstase, der wild wütet und anschwillt, der stürmt und der Himmel und Erde vernichtet. So sende ich ohne Unterlass Welle für Welle unartikulierter Ekstase in die Welt, damit all ihre Gedanken und Sorgen zerschlagen und ertränkt werden. Ich schlage in jeder Brust, sehe in jedem Auge, poche in jedem Puls, lächle in jeder Blume, leuchte im Blitz und donnere im Donner. Ich flattere in den Blättern, ich zische in den Winden, und ich rolle in der tosenden See. Ich bin die Weisheit der Weisen, die Stärke der Starken und der Heroismus der Helden. Ich bin das eigentliche Leben der Unendlichkeit, im Innern wie im Äußern. Ich bin der Eine in allem und Alles in dem Einen. Ich bin die unpersönliche Persönlichkeit im ganzen Universum. Wovor könnte ich Angst haben? Ich mache mir nichts aus den Naturgesetzen. Der Tod ist ein Scherz für mich, und ich bin der Tod des Todes. Ich bin das Unendliche, das Ewige und das Unsterbliche Selbst. Kein Feuer kann mich verbrennen, kein Wasser kann mich zum Schmelzen bringen, keine Luft kann mich austrocknen und kein Schwert mich durchstoßen. Ich bin jenes Höchste Selbst, vor dessen Größe die Sonnen und Monde und all ihre Systeme als unbedeutende Flecken im Ozean erscheinen, und vor dessen Glanz der Raum zu Nichts dahinschmilzt. Die Zeit verschwindet in Nicht-Sein, und das Kausalitätsprinzip schwindet dahin zu

Leere. Ich reiche über Namen und Gestalt hinaus, ungehindert betrete ich Wälder und Gehölze, Berge und Flüsse, Tag und Nacht, Wolken und Sterne, ungehindert trete ich ein in Männer und Frauen, Tiere und Engel, als das Selbst von jedem einzelnen. Die Wahrheit geht von Mir aus, so wie Licht von der Sonne ausgestrahlt wird, und wie Duft von einer Blume verströmt wird. Manchmal eilt es herbei und hüllt alles Poltern und Donnern ein, und rüttelt die Welt wach für das wirklich Wichtige im Leben. Die ganze Welt erfülle ich und lasse sie erbeben mit dieser einen Wahrheit der Freiheit, Meiner Gottheit. Ich bin die transzendentale Glückseligkeit, die Absolute Erkenntnis, die Höchste Synthese des Bewusstseins, welches im Schrein jedes Herzens leuchtet. Ich bin die göttliche innere Harmonie des Universums in der ungetrübten Stille der Seele. Ich bin die eine Musik allen Lebens in den tiefsten Tiefen. Ich bin der unveränderliche und unbeschreibliche Atman, das dynamische Prinzip des Seins, und der grenzenlose Ozean ewiger Freude. In meiner Gegenwart werden alle Höllen und Himmel ausgelöscht zu schattenhaftem Nichts, und das gesamte Universum ist nichts als eine Seifenblase, jederzeit bereit zu platzen. Nacht und Tag lösen sich auf, Gegensatzpaare verschwinden, die Abhängigkeit vom Materiellen wird gebrochen, Name und Gestalt lösen sich in Luft auf, und der gesamte Kosmos zerschmilzt wie ein Traum. Und ich bin Selbst die ewige und allgegenwärtige Wirklichkeit, das herrliche, majestätische, grenzenlose und unabhängige Selbst. Ich bin das wichtigste und unerschütterte Gravitationszentrum, und ich mache dieses ganze Universum, wie es ist, zunichte. Und ich bade die Welt im Nektar ewiger Glückseligkeit, der sich aus dem Innern ergießt, und so fege ich sie herunter von ihrem Mein und Dein."

Die Strahlende Sonne der Wahrheit

Oh ihr Kinder der Unsterblichkeit! Es gibt einen Weg, um alle Dunkelheit in der Welt zu vertreiben. Die Wahrheit des Geistes scheint das Gesicht mit materiellen Dingen verhüllt zu haben. Das Universum, ein bloßer Schatten deiner Vorstellung, ist unwirklich, und Du bist die einzige Wahrheit, das einzige Selbst. Du bist Sein, Wissen und Absolutes Glück. Nichts anderes existiert. Erkenne dich selbst, und zerschneide deinen Kokon kleinlicher Wünsche und Erwartungen in der falschen und endlichen Welt, und erstrahle als die leuchtende Sonne der Wahrheit für alle Zeit.

Die Worte, die Sri Shankara in der lauten Sprache der Gefühle herausposaunte sind folgende:

Brahma satyam jaganmithya jivo brahmaivanaparaha. Die Bedeutung ist: „*Brahman* (Gott) ist die einzige Wirklichkeit, das Universum ist unwirklich, und der Einzelne ist nichts anderes als die universelle Seele." Sollten die Worte, die von den mohammedanischen Propheten in ihrer Ekstase ausgerufen wurden, jemals in Vergessenheit geraten? Sie verkünden, dass Gott allein wirklich ist, alles andere ist unwirklich und Ich bin Gott, „*La ilah il Allah – Analhaq.*" Hat nicht Jesus Christus, der Retter, in unfehlbaren Worten gesagt: „Ich und mein Vater sind Eins." Auch Buddha lehrte immer nach praktischer Erkenntnis „Ich bin die Absolute Wahrheit, und alles andere ist Nichts." Finden und empfinden wir nicht *soham*, „Ich bin Er", oder *shivoham*, „Ich bin Shiva", das unvergängliche Glück, in den Lehren aller vedischen Weisen? Krishna gab Arjuna auf dem Schlachtfeld eine neue Erkenntnis über das Leben mit der Einführung dieser gleichen Wahrheit: „Ich bin das Unendliche und das Absolute Höchste Wesen, welches das ganze Universum durchdringt und erfüllt, unzerteilt, ungetrocknet, unbefeuchtet, unverbrannt, ohne Geburt und ohne Tod, ewig und unvergänglich." Du bist ebenfalls Dieses! Somit können wir die unsterblichen Worte aller Schriften der Welt vervielfachen. Es heißt sogar, dass es eine Sünde ist, nicht zu sagen: „Ich bin Gott." Bücher vermögen uns nicht das Glück des Jenseits zu geben, denn sie bestehen aus Worten, die wir gesprochen haben. Die unendliche Bibliothek des Universums ist in unserem Geist. Ein einziges Wort eines *jivanmukta* genügt, um die Tür zu ihr in unserem Inneren aufzuschließen. Solcher Art ist die Größe inneren Lebens.

Der Mensch ist buchstäblich das, was er denkt. Sein Charakter ist die vollständige Summe all seiner Gedanken. Jede seiner Handlungen entspringt einer versteckten Saat seiner Gedanken. Sein Handeln ist die Blüte dieser Gedanken. Freude oder Leid die Frucht davon. Das Leben des Menschen besteht in Wachstum nach bestimmten Gesetzen, und nicht aus einer künstlichen Schöpfung. Ein edler und guter Charakter ist kein Zufall oder ein Glücksfall, sondern das natürliche Ergebnis eines fortgesetzten Bemühens um rechte Gedanken. Ein Gedanke, der oft wiederholt wird, wird zu einer Handlung, eine Handlung, die oft wiederholt wird, wird zu einer Gewohnheit, eine Gewohnheit, die oft wiederholt wird, wird zu einem Charakter, und ein verfestigter Charakter formt das Schicksal des Menschen von Grund auf. Der Mensch ist Herr seines Schicksals. Der Mensch, den wir sehen, ist ein Bündel von Gedanken, schönen oder unschönen Gedanken, die oben auf der Oberfläche des Sees schwimmen, der sein Geist ist. Mit anderen Worten, der Geist des Menschen formt seinen Willen, mit seinen Gedanken als Bausteinen, ob gut oder böse.

Auch hier ist der Geist ein meisterhafter Weber. Er webt das innere Kleid des Charakters und das äußere Kleid der Umstände. Das, was er bisher in Unwissenheit und Finsternis gewoben hat, kann er jetzt in Erleuchtung und Licht wieder auflösen. Denn er ist Herr seiner selbst. Wenn man glaubt, eine Kreatur äußerer Bedingungen zu sein, so wird man immer von den Umständen hin und her geworfen. Erkenne, dass du die kreative Kraft in der Wirklichkeit bist, und dass du dem verborgenen Acker und der verborgenen Saat deines Wesens gebieten kannst, aus dem die Umstände wachsen. Die Umstände, welche aus Gedanken an die Veränderung deiner Umstände erwachsen, sind exakt proportional zu dem Maße, in dem du deinen Geisteszustand verändert hast. Die äußere Welt der Umstände nimmt klare Konturen an, wenn deine innere Gedankenwelt entsprechend klar ist. Die Umstände formen dich nicht, sie enthüllen dich.

Lasse nicht zu, dass das Schiff der Gedanken auf dem Ozean des Lebens ins Treiben gerät. Sei fest und halte dich von Katastrophen und Zerstörung fern. Mache das spirituelle Ideal zum Mittelpunkt all deiner Gedanken. Lasse deine Gedanken nicht abschweifen in vergängliche Fantasien, Sehnsüchte und Einbildungen. Sei nicht bloß ein Bündel schwankender Gedanken und fluktuierender Empfindungen. Verbanne Zweifel und Ängste, die dich vom geraden Weg des Bemühens abbringen und ihn krumm, unwirksam und nutzlos machen. Wann immer du niedergeschlagen bist und schwer an deinem Leben trägst, sage nicht, dass dieses oder jenes Ding sich dir in den Weg gestellt hat. Es kommt nur, um dich zu prüfen, um deine Stärke zu messen, um deinen Eifer auf die Probe zu stellen. Es kommt nur, um dich zu erheben und um deine Seele zu disziplinieren, damit sie zur Ruhe kommt. Wenn du auf rechte Weise nach Gott suchst, kann keine Zerstörung von Bedeutung für dich sein. Du erhebst dich über ihre Reichweite und ihren Makel hinaus. Dann wirst du selbst erkennen, dass dein menschliches Schiff nicht auf dem Meer des Lebens dahintreibt.

Du kannst Himmel und Hölle erkunden, doch du alleine musst zur Erde zurückkehren und erkennen, wie wundervoll dieser Ort ist. Nur hier hast du eine beneidenswerte Schule, die dich ausbilden kann. Dieses Leben gibt dir die Freiheit, deine Rechte jemandem hinzuhalten, der nicht den Handschlag der Freundschaft kennt, dein schönstes Lied für jemanden zu singen, der noch nie etwas anderes als Zwietracht vernommen hat, deine schönsten Rosen jemandem zu schenken, in dessen Leben nie Blumen erblüht sind und freigiebig Rosen der Freude über Herzen auszuschütten, die düster und dunkel sind. Die Erde ist das richtige, königliche Übungsgelände, das dazu da ist, dich vollkommen zu machen. Um über Gott zu sprechen, musst du die Schwelle der bebenden und versagenden Lippen überwinden. Um an Gott zu denken, musst du jenseits aller dunstigen, vagen und unbestimmten Vorstellungen und Eingebungen des unbeständigen und spitzfindigen Verstandes, gehen. Um etwas über Gott zu wissen, musst du die Welt in der Tiefe versenken, spurlos, indem du sie mit deinem toten Selbst beschwerst. Um Gott zu erkennen, musst du deinen eigenen Aberglauben und oberflächlichen Schlaf voller Albträume begraben oder verbrennen und zur Wahrheit deines eigenen Selbst, das Gott ist, erwachen.

Wende dein Gesicht nicht der Düsternis der Welt zu. Lasse nicht die Nacht über dich hereinbrechen und dich in die Finsternis der Verzweiflung hinabdrücken. Weigere dich, dein Antlitz der Finsternis zuzuwenden. Bestehe darauf, stets nach vorn zum Licht zu blicken. Beflügle deine Energie zur Erkenntnis des Selbst. Mache dein Herz immer kühner, und doch freundlicher und sanfter. Ein Stern spricht niemals, sondern ist immer ruhig. Eine Blume singt nie, doch sie ist immer voll süßer Schönheit und sanften Duftes. Sei wie ein Stern in deiner Helligkeit, der Frieden und Freude durch dich verbreitet, während ein kontinuierlicher Strom von ihm vom Himmel herabfließt. Sei wie eine Blume in deiner reinen Schönheit und strahle mit einem Leben voller Segen und Segnungen auf die ganze Welt. Mache dein Leben zu einer Oase in der Wüste der Welt, mit kühlem Schatten überall, gib den Durstigen zu trinken, den Ermüdeten Unterkunft und Erquickung und rette so die ausgedörrten Seelen vor der sengenden Hitze der *samsara*. Mache dein Leben zu einer Quelle, die alle Zeit für alle köstliches Wasser spendet und sich um alles andere nicht im Geringsten kümmert. So wie es der Sonne gänzlich unmöglich wäre, an die Dunkelheit zu denken, so sei es dir unmöglich, an Böses zu denken.

Zwei scharfe Augen

Das Leben des spirituellen Suchers in der Welt ist wahrhaftig wie ein wilder Kampf mit einer tödlichen Schlange. *Samsara*, das weltliche Leben, ist eine furchtbare, todbringende Schlange. Du musst ständig und in hohem Maße wachsam sein, sonst wirst du unverhofft von der *samsara sarpa* überfallen. Halte die beiden scharfen Augen der *viveka* und *vichara* weit offen. Gelegentlich wird der Mensch im Laufe seiner *vyavahara* mit Gift überschwemmt. Er muss sich in gewissen Abständen von der weltlichen Umgebung zurückziehen und zu *satsanga*, *sadhana*, Abgeschiedenheit und Meditation Zuflucht nehmen. Dies ist der spirituelle *sanjiva* für dich, damit du dich mit neuem Leben erfüllen und wieder ohne Furcht ins tägliche spirituelle Leben zurückkehren kannst. *Satsanga* und Abgeschiedenheit sind die magischen Kräuter, die dich von allen Giften der Weltlichkeit vollständig reinigen können. „Mit ihrer Hilfe kannst du dich in Sicherheit bringen, Oh Vivekamati. Fürchte dich nicht." Vivekamati, vollständig beruhigt von diesen Worten, warf sich vor dem *Satguru Deva* zu Boden und führte das Leben eines idealen *grahastha* ohne jede Furcht.

Der höchste Herr aller Geschöpfe schenkt *jiva* diesen kostbaren menschlichen Körper, damit er alle guten Dinge des Lebens kultivieren kann. Wenn *jiva* den Eingebungen seiner niederen Natur folgt, kann der Körper in den Besitz zahlloser schlechter *gunas* gelangen. Sie beherrschen den Menschen und machen *jiva* hilflos. Die Eigenschaften ergreifen so sehr Besitz von ihm, dass es später, wenn er versucht, Tugenden zu erwerben und die *yamas* und *niyamas* zu entwickeln, regelmäßig zu Schwierigkeiten kommt. Die alten, tückischen *vrittis* und *samskaras* verwehren den Tugenden den Zugang. Sie lehnen sich auf und werfen sie hinaus. Doch wenn der Suchende in diesem hilflosen Zustand den Herrn aufrichtig um Stärke bittet, wird die Gnade Gottes, durch die wohlwollende Güte des *Satguru,* ihm die innere Stärke verleihen. Diese innere Stärke ermöglicht es ihm, seine alte Lasterhaftigkeit abzuschütteln, um die Früchte der *sadhana* zu ernten.

Begierde ist ein großes Hindernis, eine große Barriere auf dem Weg der Verwirklichung des Selbst. Beherrschung des Geistes bedeutet eigentlich, der Begierde zu entsagen. Wenn man den Geist vollkommen beherrschen will, muss man alle Sehnsucht nach weltlichen Dingen und Luftschlössern aufgeben. Der Geist, der einem Affen gleicht, wird stets ruhelos sein und den Wunsch nach diesem oder jenem verspüren. Lust ist wie ein Fisch, der aus dem Wasser geholt wurde – sie wird mit allen Mitteln versuchen, wieder dorthin zu gelangen. Ebenso wird der Geist immer böse Gedanken hegen. Indem man alle Begierden rücksichtslos ausrottet, gelangt man zur Beherrschung des Geistes, befreit diesen von den aufbrausenden Emotionen und sprudelnden

Gedanken und kann die Fokussierung des Geistes auf einen Punkt erreichen. Ein solcher Geist wird so ruhig sein, wie eine Lampe an einem windstillen Ort. Die Meditation wird sich von selbst einstellen. Mit dieser Fokussierung auf einen Punkt kann der Geist über lange Zeiträume meditieren. Erlaubt man stattdessen seinem Geist, dass er sich nach eigener Lust und Laune weltlichen Dingen zuwendet und unheilige Gedanken und böse Wünsche hegt, so wird man am Ende dem Untergang geweiht sein. Deshalb – entsagt der Begierde.

Praktiziert *sadhana*. Seid regelmäßig in eurer yogischen Praxis. Habt stets das Erreichen der höchsten Wohnstätte vor Augen, wo Freude, Friede und Unsterblichkeit zu Hause sind. Strebt danach, dieses Ziel zu erreichen. Euch wird ewige Freude zuteil werden. Entsagung allein kann euch furchtlos und glücklich machen. Sie verleiht ewigen Frieden und Unsterblichkeit. Du bist weder der Handelnde noch der Empfänger. Fürwahr, du bist ewig frei. Mache dich frei von der Vorstellung: „Ich bin der Handelnde", „Ich bin der Empfangende", und sei glücklich für alle Zeit. Diese Welt ist keine Illusion. Sie steht auf einer niedrigeren Wirklichkeitsstufe als das Absolute. Sie ist eine relative Realität, während *Brahman* die absolute Realität ist. Die Welt existiert, solange es einen Geist gibt. Die Welt hört auf, als separate Entität zu existieren, wenn der Geist vernichtet wird.

Illusion entsteht aus Unwissenheit. Aus Illusion entsteht Getrenntsein, Unterschiede, Dualität, Mannigfaltigkeit und Vielfalt. Der Mensch ist das Produkt der Gesamtsumme seiner Gedanken. Deshalb zerstöre die Unwissenheit mit dem Schwert des Wissens über das Selbst und werde frei. „Die Grundlage dauerhafter Einheit unter allen Menschen", sagt Seine Heiligkeit Mandalesvar Sri Sri Sivanandaji Maharaj aus Ananda Kutir, Rishikesh, „ist die Religion des Herzens." Die Religion des Herzens ist die Religion der Liebe. Die Menschen können nur dann vereint sein, wenn sie frei von Hass und Engstirnigkeit sind, und wenn sie vollkommen gefestigt eine Kultur der Ethik sind. Friede ist das begehrenswerteste Gut auf Erden. Er ist der größte Schatz im ganzen Universum. Friede ist der wichtigste und unentbehrliche Faktor für Wachstum und Entwicklung. Friede ist die vierte Bedingung für das Überbewusstsein.

Tugend und Laster, Freude und Leid, kommen vom Geist. Der Geist ist eine Wildnis voller Irrtümer, durch welche der Fluss der Begierden mit gewaltiger Kraft hindurchfließt. Seine beiden Ufer heißen Gut und Böse, und wir stehen inmitten dieser Wildnis. Das Böse ist eine Art Wissen, wie man die Überlegenheit des Guten durch Vergleich darlegen kann. Die Ausrottung des Egoismus ist die einzige Bedingung für die Erkenntnis des Selbst. Unser individuelles Ego, schablonenhafte Vorstellungen, Lieblingsideen, Vorurteile und selbstsüchtige Interessen sollten wir aufgeben. Solange dieser niedere Egoismus und dieses hartnäckige selbstsüchtige Wesen nicht ausgerottet sind, ist es schwer, von *satsanga* oder *satupadesh* zu profitieren.

Die wichtigsten Punkte eines moralischen Lebens sind: Aufrichtigkeit, Ehrlichkeit, Barmherzigkeit, Bescheidenheit, Achtung vor dem Leben oder liebevolle Rücksichtnahme auf jedes atmende Wesen, absolute Selbstlosigkeit, Wahrhaftigkeit, Ehelosigkeit, kein Zufügen von Verletzungen, Nicht-Begehren, Fehlen von Eitelkeit und Heuchelei, sowie kosmische Liebe. In vollkommener Güte zu leben, bedeutet, im Unendlichen aufzugehen.

Prarabdha und *purushartha* sind identisch. *Prarabdha* ist nämlich die *purushartha* des vorigen Lebens. Es ist eine Kette ohne Ende. Das rechte Bemühen führt immer zu einer guten Ernte an erfreulichen Ergebnissen. Bloße Resignation gegenüber *prarabdha* führt beim Menschen zu Fatalismus, dem bei weitem schlimmsten Feind spirituellen Wachstums. Eine solche Resignation schwächt den Menschen beträchtlich, denn die Willenskraft wird ihn verlassen. Menschen, die Einsicht in das wahre Wesen der Welt besitzen, die die Wahrheit über die Welt wahrhaft erkannt haben, die mit Urteilsvermögen begabt sind, erheben ihr Selbst und befreien sich von schlechten Neigungen und Begierden nach weltlichen Dingen durch eigene Anstrengung und eigenes Bemühen. *Urdhvareta Atman* – das Selbst wird erhoben durch das Selbst.

Die Ausrottung des Egoismus ist die einzige Bedingung für die Erkenntnis des Selbst. Unser individuelles Ego, unsere schablonenhaften Vorstellungen, Lieblingsideen, Vorurteile und selbstsüchtigen Interessen sollten wir aufgeben. All diese Dinge behindern den spirituellen Fortschritt. Wird dieser niedere Egoismus und dieses hartnäckige selbstsüchtige Wesen nicht ausgerottet, ist es schwierig, von *satsanga* oder *satupadesh* zu profitieren.

Die Gnade Gottes beginnt erst dann zu wirken, wenn du lernst, dir selbst Disziplin aufzuerlegen, deinen Egoismus zu unterwerfen und dich voll und ganz ihm hinzugeben. „Warum suchest du deinen Gott in Gottheiten und Tempeln zu finden, wenn du den sichtbaren Gott draußen hast stehen lassen, hungrig und nackt?" Du sollst ihn als in allen Dingen gegenwärtig betrachten und darum allen Kreaturen mit höchster *bhava* dienen, wenn du die höchste Vollkommenheit erlangen willst. Ja, deine Liebe für den Herrn sollte deine Liebe für das ganze Universum entfachen, denn du musst Ihn in allem sehen.

Jenes, welches frei von Eigenschaften ist, welches unendlich und unvergänglich ist, welches diesem Universum zugrunde liegt, welches frei ist von Unterscheidungen, das ist *Brahman*. Meditiere über diesen nicht-dualen unsterblichen *Brahman* und erkenne ihn in diesem Augenblick. Entzünde das Licht der Liebe in deinem Herzen, denn Liebe ist der direkte Weg zum Reich Gottes, dem endlosen Gefilde unvergänglichen Friedens und unvergänglicher Freude. Wo immer Liebe ist, da ist auch Friede. Wo Friede ist, da ist auch Liebe. Vom Schicksal begünstigt und glücklich ist jener Mensch, der Kriya Babaji's gedenkt und seinen Namen singt „Kriya Babaji *Namaste!*" Ein solcher Mensch ist für alle Zeiten frei von Kummer und Sorgen, Angst und Furcht, von Schmerz, von Mühen und Widerwärtigkeiten. Leben und Tod sind nur zwei Szenen im Drama des Lebens. Die Geburt ist nur ein Zustand des Erwachens nach einem tiefen Schlaf, und der Tod ist nur ein langer Schlaf. Alles ist vergänglich, alles ist Kummer, alles ist Schmerz, alles ist unwirklich. Diese Welt ist nichts als ein Spiel der Farben und Klänge. Darum, oh Mensch, suche nach dem Beständigen, der Reinen Glückseligkeit und Wirklichkeit, die für alle Zeit erstrahlt im Innern deines Herzens, die aus sich selbst erstrahlt, unendlich ist, ewig und unveränderlich.

Moksha bedeutet nichts anderes als die Vernichtung der Verunreinigungen des Geistes. Der Geist wird rein, wenn alle Wünsche und Ängste vernichtet werden. Führe ein Göttliches Leben, lebe das Göttliche Leben und entzünde überall das Licht des Göttlichen Lebens. Dein Ziel sollte darin bestehen, ein unerschütterlich freundliches Wesen zu bewahren, rein und sanft zu sein, und unter allen Umständen glücklich zu sein. Es ist deine Pflicht, immer rechtschaffen und wohlwollend gegenüber deinen Mitmenschen zu sein. Du musst Sanftmut, Demut, Männlichkeit, gutes Benehmen, Toleranz, ein verzeihendes Herz und kosmische Liebe entwickeln. Das untrügliche Kennzeichen eines Mannes, der sich selbst besiegt hat, ist die unerschütterliche Sanftheit seines Betragens. Diese ist das Zeichen der Weisheit. Dies ist der sichtbare Beweis dafür, dass jemand im Besitz der Wahrheit ist. Dies muss dein Ideal sein.

Sich des Göttlichen immer bewusst zu sein, stets die Göttliche Gegenwart zu spüren und ständig im Bewusstsein des Höchsten Wesens zu leben, welches in den Kammern deines Herzens und überall um dich herum ist, bedeutet fürwahr, ein Leben der Fülle und göttlicher Vollkommenheit zu leben, selbst während wir auf Erden weilen. Fühle immer, wie die Flamme hell in dir selbst brennt. Schaue jenes Licht, wie es in jeder Gestalt und jedem Gesicht erstrahlt. Lerne, die unverkennbare Gegenwart in jeder Erscheinung zu erkennen. Einer, der stets so lebt, kommt nie vom rechten Weg ab, vom *dharma*. Er wird nie die Wahrheit aus den Augen verlieren. Nie wird er der Dunkelheit anheim fallen. Ein solcher wird niemals falsches Zeugnis ablegen, denn er kennt den Herrn als *antaryami*, der im innersten Winkel jedes Wesens wohnt. Nie begeht er eine Sünde, denn nichts kann vor dem allgegenwärtigen Herrn verheimlicht werden. Stets erfüllt er tapfer und mutig seine Pflicht, wobei er weiß, dass derjenige, der in Wirklichkeit handelt, der Herr ist, der ihn in diesem frühen Stadium dazu antreibt. Das gesamte sichtbare Universum ist die prächtige *virat svarupa*, die kosmische Gestalt des Höchsten Herrn. Die Natur in ihrem unbefleckten Zustand ist die erhabenste Offenbarung des Allmächtigen. Die Natur bedeutet *prakriti* und *prakriti* ist die *divya shakti* des Herrn.

Die Pforte der Intuition

Es gibt kein anderes Mittel, die Wahrheit zu kennen, als die eigene Intuition. *Vichara* oder Untersuchung öffnet die Pforte der Intuition. *Vichara* entsteht nur in einem reinen Geist, der durch Gottes Gnade und selbstlose Werke in mehreren Geburten mit den vier Mitteln ausgestattet ist. Diese Welt ist dein bester Lehrer. Diese Welt ist ein gigantisches Prüfungszimmer. Viele Dinge muss der Mensch in dieser Welt lernen. Wenn er hier besteht, wird ihm die Pforte des Unvergänglichen Lebens geöffnet werden. Befreie dich von allem, was deinem spirituellen Vorankommen im Wege steht. Mache dich würdig für das Empfangen der göttlichen Gnade, indem du regelmäßig *japa*, *kirtan*, Gebet und Meditation praktizierst. Sei optimistisch. Sei geduldig. Eines Tages wird dein Leben durch die Gnade Babaji's erhellt werden. Der Wille ist die Macht des Menschen, der Wille ist die Kraft der Seele. Der Wille ist zu allem fähig, und durch die Kraft des Willens können Geist und Sinne unterworfen werden. Wenn die Wünsche zerstört werden, entwickelt sich die Willenskraft. Entschlossenheit, Geduld, Interesse, Aufmerksamkeit, Durchhaltevermögen, Zähigkeit, Beständigkeit und Meditation über das Selbst – das alles erleichtert den Erwerb von Willenskraft.

Rechtschaffenheit ist dein bester Begleiter durchs Leben. Wahrhaftigkeit und Gewaltlosigkeit sind ihre Brüder. Wunschlosigkeit ist der Kern eines reinen Herzens. Schließe Freundschaft mit diesen, und du wirst die unendlichen Gefilde Ewiger Glückseligkeit erreichen. Baue dein Schicksal durch gute Gedanken und Taten. Sei strebsam, übe Selbstdisziplin, liebe alle, fürchte niemanden und sei ein Sucher der Wahrheit. Begreife die Gesetze des *dharma*. Mit jedem Schritt, den du machst, mit jeder Handlung, die du setzst, musst du der Freiheit, dem Licht und der Wahrheit ein Stück näherkommen. Mache deine Wünsche so klein wie möglich, passe dich allen Umständen an, klebe niemals an Dingen oder Menschen, und teile mit anderen, was du besitzt. Sei stets bereit, zu dienen, nutze jede Gelegenheit, diene mit *atma bhava* und bewahre *akarma* und *sakshi bhava*. Sprich wohlbemessene und freundliche Worte, habe brennenden Durst nach der Erkenntnis Gottes, entsage deinen Besitztümern und gib dich in die Hand Gottes.

Der spirituelle Pfad ist so schmal wie die Schneide einer Rasierklinge. Ein *guru* ist absolut notwendig. Habe große Geduld und Ausdauer. Vernachlässige das *Kriya* nicht einmal für einen Tag. Der *guru* wird dich nur führen. Den Pfad solltest du selbst beschreiten. Das Leben ist kurz. Jeden Augenblick kann dich der Tod hinwegraffen, deshalb praktiziere ernsthaft die *Kriya sadhana*. Beklage dich nicht, dass du keine Zeit für die *sadhana* hast. Verbringe weniger Zeit mit Schlafen, langen Gesprächen und Tagträumereien. Halte *brahman chintan*. Lasse den Gedanken an die Göttliche Wirklichkeit die Gedanken an die Welt verdrängen. Vergiss das Gefühl, dass du so oder so bist, Mann oder Frau, durch kraftvolles *brahman chintan*. „Verschiebe niemals auf morgen, was du heute tun kannst." Prahle nicht mit deinen Fähigkeiten und stelle sie nicht zur Schau. Sei einfach und bescheiden. Sei stets fröhlich und mache dir keine Sorgen mehr. Sei gleichgültig gegenüber Dingen, die dich nichts angehen. Halte dich von Gesellschaft fern und von nutzlosen Diskussionen. Sei jeden Tag einige Stunden alleine. Höre auf, geizig und eifersüchtig zu sein und Reichtümer zu horten. Beherrsche deine Emotionen durch Beobachtung und *vairagya*. Bewahre stets das Gleichgewicht des Geistes. Überlege zweimal, bevor du sprichst, und dreimal, bevor du handelst. Lass ab von heftigen Erwiderungen, höre auf zu kritisieren und Schuldige zu suchen. Hüte dich davor, zu reagieren. Finde stattdessen deine eigenen Fehler und Schwächen. Sieh in anderen nur das Gute. Lobe die Tugenden anderer. Verzeihe das, was andere dir angetan haben und vergiss es. Tue jenen Gutes, die dich hassen. Meide Wollust, Zorn, Egoismus, *moha* und *lobha*, wie eine giftige Kobra.

Habe ein klares Ziel vor Augen, sei ein vollkommenes Instrument für deinen *guru*, so dass er dich formen und gestalten kann, und sei vorbehaltlos bereit, für die Mission deines Satguru Deva zu leiden. Verehre alle Frauen als die Göttliche Mutter. Nimm Zuflucht zu *satsanga* und Meditation, wenn der Geist von den niederen Instinkten übermannt wird. Achte auf deine Gesundheit,und halte deinen Tempel in Ordnung. Entwickle *brahmakara vritti*, indem du immer wieder an den Herrn denkst. Verliere nicht die Beherrschung, wenn dich jemand beleidigt, sich über dich lustig macht oder harsche Kritik an dir übt. Es ist ein bloßes Spiel der Worte und Klänge. Gründe deinen Geist auf Gott und lebe in der Wahrheit. Denke daran, dass der Nutzen von *mauna* (Schweigen) unermesslich ist. Gib diese Praxis niemals auf und denke daran, dass sie den größten Nutzen bringt, wenn sie donnerstags praktiziert wird. Das Schweigen am Donnerstag vertreibt Yama und seine Gesandten und macht den Einfluss der *maya* und ihrer sechsundneunzig *kalas* zunichte. Vier wichtige Faktoren, die deinen inneren Frieden zunichte machen sind: Klang, Berührung, Bilder und Gedanken. Sei stets wachsam. Richte dein Denken mehr und mehr auf *Atman*. Du musst in dieser jetzigen Geburt zur Erkenntnis gelangen. Das Ziel des Lebens besteht in der Erkenntnis des Selbst. Sie ist das Erreichen des Unvergänglichen Lebens und der Ewigen Glückseligkeit. Ein ideales Leben zu führen, in dem alle deine Handlungen dich in jedem Augenblick Gott ein Stück näherbringen, ist das sicherste Mittel, um spontan in das Göttliche hineinzuwachsen.

Yogoda Sat Sangah, die durch die Inspiration Babaji's ins Leben gerufen wurde, hat unablässig daran gearbeitet, dieses Wissen vom Göttlichen Leben durch Dienst, Liebe, Meditation und Erkenntnis zu verbreiten. Unermüdlicher selbstloser Dienst reinigt das Herz gründlich, bereitet auf die Praxis von *bhakti* und *dhyana* vor und verleiht Wissen. Diene selbstlos, um die Menschheit zu erwecken und zu erleuchten durch diese Yogoda Sat Sangah, die für alle Menschen gemacht ist. Alle, die *Kriya* praktizieren, dürfen nicht vergessen, dass *pranava*, *AUM*, für das höchste Ziel steht, nämlich die Erkenntnis des Unendlichen Selbst. Diese wird erreicht mit dem Erwachen des Wissens vom Selbst, *Brahmajñani*, das durch die strahlende aufgehende Sonne dargestellt wird. Das höchste Wissen und die höchste Hingabe *(parabhakti)* sind ein und dasselbe. Wissen entspringt spontan aus der Fülle reifer Liebe für den Herrn und Guru Deva. Die wogenden Wasser des Ozeans stehen für diese *bhakti*. Der vielblättrige Lotos symbolisiert die mystischen *chakras*, durch welche die *kundalini* hindurchströmt, um sich in tiefer Meditation im *sahasrara chakra* mit Shiva zu vereinigen.

Kapitel XII

Die wahrhaftigen Manifestationen Gottes

Liebe bedeutet Erweiterung des Selbst. Sie ist das heilige Licht der Seele. Sie ist die wahre Einsicht, mit der wir das Ganze sehen, in allem, was wir wahrnehmen. Sie ist das Hinauswachsen über unser begrenztes Leben der Verehrung des Leibes, und sie greift nach der Erkenntnis des allgegenwärtigen Selbst. So gerät Individualität in Vergessenheit und die Universalität wird erreicht. Sie ist die Quelle der Weisheit, die zu fließen beginnt, wenn wir bewusst oder unbewusst unseren Nächsten wie einen Bruder lieben. Sie ist stets ein Opfer des Selbst, welches das Leben gewissermaßen veredelt. Dass Gott uns in Gestalt eines Bedürftigen, eines Kranken, eines Armen, eines Betrübten gegenübertritt, ist uns sehr wohl bekannt. Wenn wir also den bedrückten Armen unsere helfende Hand reichen, so helfen wir ihnen nicht, wie es gemeinhin gesagt wird, sondern verehren wir in Wahrheit den Gott in ihnen. Unsere Rettung liegt in der Errettung aller, die wahre Manifestationen Gottes sind. Diese unteilbare, unveränderliche ewige Wirklichkeit, die sich in Gestalt der größten Helden genauso zeigt wie in Gestalt der ängstlichsten Geschöpfe, ist die einzige Wahrheit der Liebe, die in allem ist. Darüber hinaus ist wahre Liebe selbstlos, kennt keine Furcht, keine Eifersucht und keinen Streit.

Lasst uns nun mit dem Banner der Freiheit einhermarschieren, um die Kümmernisse der gequälten und unter Entbehrungen leidenden Menschheit zu heilen. Sri Krishna verkündet mehrfach laut und deutlich in der Gita, dass wir unsere Arbeit tun müssen, ohne Rücksicht auf die Folgen, ohne uns um die Früchte zu sorgen. Denn es gibt keinen Stillstand in der Natur, wir müssen unser Werk verrichten. Darum lasst uns mit höchster Liebe unser Werk verrichten, und nicht nur Bruderschaft verwirklichen, wie es das Christentum gebietet, sondern auch Individualität, wie sie von Vedanta verkündet wird. Lasst uns lieben und arbeiten. Möge Er, welcher der Azuramazda der

Zoroasterianer ist, der Allah der Mohammedaner, der Jehovah der Juden, der Vater im Himmel der Christen, *Brahman* oder der Göttliche Geist der Hindus, und Babaji, der Gott aller Nationen und Völker, ist, uns wahres Verständnis schenken und die Kraft, das Ideal selbstloser Liebe und Arbeit in unserem Alltag zu leben.

Swami Vivekananda, ein Prinz und Prophet unter den Menschen, verkündet, dass trotz des Vorhandenseins von Verehrung, Atembeherrschung, Wissenschaft und Philosophie das Theaterstück der Zivilisation weiterhin eine mit Gold ausgeschmückte Knechtschaft sein wird, unter deren Verzierung sich ein schreckliches Geschwür geistigen Verfalls verbirgt. Unser Wahlspruch muss Errichten und nicht Zerstören sein, unsere Losung muss Harmonie lauten, und nicht Verwirrung. Es ist unsere *svadharma*, das Göttliche zu entzünden, das in allen von uns schlummert. Indien kann zu Recht stolz darauf sein, dass es die Welt von Anbeginn der Zeit dieses rein spirituelle Konzept des Einen in Allem und von Allem im Einen lehrt. Steht nicht auch in der Bibel geschrieben: „Wer sein Leben zu retten versucht, wird es verlieren"? Lasst uns das niedere Leben verlieren, damit wir das Wahre Leben, welches allein zählt, erlangen mögen.

Der einzige und unüberhörbare Ton in der vedantischen Philosophie ist das spirituelle Heldentum. Dieser Ton war schon im Morgengrauen dieser Welt zu vernehmen. Er ist das wahre natürliche Erbteil jedes Einzelnen. Es war und ist die Fanfare der Freiheit, die uns alle aus dem langen und tiefen weltlichen Schlaf erweckt, und die uns alle einlädt, der greifbaren Wahrheit hinter den alltäglichen Erscheinungen des Lebens Auge in Auge gegenüberzutreten. Es ist wahrlich ein Fanfarenstoss, der uns auffordert, die Natur zu untersuchen. Wir müssen in die Tiefe gehen, aufmerksam die materiellen Dinge beobachten, die unser öffentliches und privates Handeln beeinflussen, und auf denen unsere Umgebung gegründet ist. Wir können nicht übersehen, dass wir, je mehr wir dem Körper unterliegen, das heißt, von der physischen Existenz abhängig sind, auch umso weiter vom spirituellen Heroismus entfernt sind.

Kein Zweifel, wir sollen körperlich stark sein, doch noch mehr sollen wir geistig und spirituell stark sein. Die Stärke des Körpers hängt von der Stärke des Geistes ab, dessen Stärke wiederum von der der Spiritualität *(Atman)* in uns abhängt. Deshalb besteht kein Zweifel darüber, dass wir zuerst in der

Spiritualität leben müssen, damit wir wirklich gesund an Körper und Geist sein können. Es ist keineswegs zu unserem Besten, wenn wir durchs Leben tanzen, im physischen Schmutz, und im Gezänk des Verstandes hin und her gestoßen werden. Spiritueller Heroismus besteht darin, uns von der Sklaverei des Fleisches, der Abhängigkeit von kleinen Wünschen und den Forderungen des kleinen Selbst zu befreien, um dann über das bloße Dasein eines wirbellosen Tieres hinauszuwachsen, in Körper und Geist. Es klingt richtig, wenn man sagt, dass man, obwohl man von materieller Finsternis umgeben ist, nicht der Finsternis anheim fallen muss. Diese Maxime ist sozusagen der Leuchtturm im Leben, dessen Licht die leblose Dunkelheit des Weltlichen erhellt. Sie ist die einzige Kraft. Diese Göttliche Wahrheit, auf der wir standhaft bereitstehen können, besteht in der Erkenntnis der zentralen Einheit überall, die keinerlei Raum lässt für Konflikte oder Verwirrung.

Ein Mensch ist dann wirklich groß, wenn er ein spiritueller Held ist. Heldentum zeigt sich nicht darin, dass man gefühllos ungezählte unschuldige Seelen ihres Lebens beraubt, sei es zur Erlangung von Ruhm und Ehre, sei es im Namen des Krieges, sei es für ein Land oder sei es für sich selbst. Kein solcher Raub muss begangen werden, in niemandes Leben, im Namen spirituellen Heldentums. Spirituelles Heldentum entfaltet im Gegenteil das Leben zu seiner ganzen Fülle. Mit anderen Worten, es offenbart die ganze Wahrheit der kosmischen Energie und des Lebens. Um ein spiritueller Held zu sein, wird keine äußere Zurschaustellung von uns verlangt, denn spirituelles Heldentum wird dadurch erfahren, dass man es unauffällig im Leben wirken lässt. Es ist eine Frage des eigenen aufrichtigen Bemühens und des stillschweigenden und festen Voranschreitens auf dem Weg zum Geist (Selbst). Es spricht in der Sprache des Herzens vom wahren Wesen eines jeden. Nur diejenigen unter uns, die mit dem tiefsten Grund des Lebens in Berührung gekommen sind, werden imstande sein, seine Größe zur Wirkung zu bringen, selbst in unseren alltäglichsten Handlungen.

Es war einmal ein großer Weiser, der nackt auf einem Felsen im Urwald saß. Er hatte die Wasser der Weisheit tief in sich aufgesogen und streifte ohne Heimat umher, berauscht von der göttlichen Verzückung. Ein König, der auf dem Rückweg von seiner langen Entdeckungsreise in die Ferne war, besuchte ihn, da er von seiner gewaltigen Persönlichkeit angezogen wurde. Der König bat den Weisen, ihn zu seinem Palast zu begleiten, damit er ihn reich beschenken könne. Doch der Weise lehnte ab. Als der König die

Gleichgültigkeit des Weisen bemerkte, baute er sich vor diesem auf, berauscht von seiner königlichen Macht, und befahl ihm, sich in Bewegung zu setzen, wobei er ihm mit seinem Schwert drohte, das er aus der Scheide gezogen hatte. Der Weise aber war erhaben über alle Verlockungen und Bedrohungen dieser kümmerlichen Kreatur, die durch den Titel eines Königs aufgebläht war. Dem Weisen, der das Rätsel von Leben und Tod gelüftet hatte, und der ein wahrer Held der Freiheit war (personifizierte Göttlichkeit), bedeuteten weder die Gunst noch die Missbilligung eines Königs etwas. Darum sprach der Weise so:

„Was! Du willst mich einschüchtern? Der Tod ist ein Witz für mich. Mich können keine Waffen durchbohren, Luft kann mich nicht austrocknen, Wasser nicht nass machen, und Feuer kann mich nicht verbrennen. Ich bin das Unpersönliche Wesen der ganzen Welt, das Unendliche, das Ewige, das Geburtlose, das Todlose, ohne Anfang und ohne Ende. Das gleiche bist Du, und Du bist auch dieses!"

Als der König die ergreifenden Worte des Weisen vernommen hatte, blieb er wie angewurzelt stehen und war sehr verblüfft. Er ließ das Schwert, das er gezogen hatte, fallen und kniete in Ehrfurcht vor dem Weisen nieder. Während er um Vergebung bat, berührte sein Haupt die Füße des Weisen! Das ist spirituelles Heldentum. Es macht den Menschen zum Weisen, zu einem Herrscher über alles, was er überblickt. Hier wütete kein Krieg. Kein Blut wurde vergossen. So begegnete der König dem vedantischen Ideal spirituellen Heldentums, dessen Wahrheit im Geiste aller Menschen angelegt ist, von Angesicht zu Angesicht.

Spirituelles Heldentum triumphiert immer und überall, während physische und mentale Tapferkeit beim Morgengrauen schwach glimmt und beim Hereinbrechen der Dunkelheit unsichtbar wird. Wir alle müssen früher oder später diese kleinlichen Äußerlichkeiten überwinden und uns als spirituelle Helden beweisen. Spiritueller Heldentum ist unser ganz besonderes Geburtsrecht. Gegenwärtig können wir sehen, dass einige unter uns physische Sieger sind, andere intellektuelle Giganten, und nur ein paar wenige sind spirituelle Helden. Ganz gleich, die Manifestation einer unendlichen Macht ist nur ein gradueller Unterschied. Außerdem wollen wir nicht vergessen, dass der spirituelle Aspekt im Leben eines Menschen in der Stille und Abgeschiedenheit der geheiligten und ruhigen Stunden hervorbricht, etwa um Mitternacht oder zwischen 10 Uhr nachts und 3 Uhr morgens. Es ist die strahlende Manifestation unseres Wesens. Es ist nicht das Ergebnis bloßer physischer und mentaler

Stärke. Wann immer wir meinen, dass es unmöglich ist, ein bestimmtes Ideal zu erreichen, erkennen wir im gleichen Augenblick, dass wir unwissenderweise von der mentalen und physischen Stärke abhängig sind, die dahintersteht. Ein Feigling mag vielleicht manchmal eine heroische und außergewöhnliche Tat vollbringen, ohne sich des spirituellen Heldentums bewusst zu sein, der seinen Anteil daran hat. Doch die Wirkung ist nur vorübergehend.

Wir müssen bewusst spirituelle Helden sein. Das Feuer verbrennt und das Schwert zerschneidet unseren Körper, weil wir Widerstand leisten, aus Mangel an spirituellem Heldentum. Gerade dieser Widerstand ist es, der das Zerschneiden und Verbrennen erst möglich macht. Spürst du in deiner Seele den warmen Puls des Lebens? Hältst du in deiner Seele ein Festmahl himmlischer Freude bereit, für einen und für alle? Hast du in deinem Innern erkannt, dass wir alle Erben des Himmels sind und Anteil haben an der Unsterblichkeit? Hast du den Bann der verführerischen Stimmen dieser Welt gebrochen, indem du dein Herz mit der Musik des Lebens in Gott erfüllt hast? Hast du tief in deinem Herzen die tiefe Liebe gespürt, in welcher du die ganze Welt baden kannst?

Tritt ein in die Stille

Handle ohne Motiv für dein Handeln. Setze einen Wunsch dafür ein, um einen anderen zu vernichten und löse zuletzt mit dem Licht des Selbst auch die letzten Überbleibsel dieses Wunsches auf. Weil der Geist aus latenten Wünschen besteht, kommt das höhere Leben einzig durch innere Gedanken zustande. Reinige den Geist und löse ihn im Großen Selbst auf. Der Geist ist nichts weiter als die Funktion unserer inneren Aktivität, welche durch den Egoismus den Handelnden mit der Handlung identifiziert und dadurch die Illusion von mein und dein erzeugt, aus der die Welt besteht. Darum löse den Geist auf, und die Bedingung für Höchste Glückseligkeit ist für alle Ewigkeit verwirklicht.

Das geschäftige Brummen der Stadt führt zu mancher Zwietracht. Tritt ein in die Stille. Ziehe dich in die Gefilde des Wirklichen zurück. Entspanne dich vollkommen, sowohl körperlich als auch mental. Schließe die Welt vollkommen von deinem Geist aus. Weigere dich, deine Sinne zur Wahrnehmung zu gebrauchen. Übe das beharrlich weiter, auch wenn es am Anfang schwierig erscheinen mag. So wirst du jederzeit nach Belieben in vollkommene Entspannung eintauchen können, unabhängig von den äußeren Bedingungen.

Das Universum ist ein Ozean aus Materie. Alle Gegenstände sind seine Strudel – hier einer und dort einer, miteinander verbunden und in einem fortwährenden Zustand des Fließens. Dies beweist die physische Existenz der Einheit. Der kosmische Geist ist ein Ozean von Gedanken. So sind alle individuellen Geister in der Welt die Strudel oder Kräuselungen dieses Ozeans. Dies beweist die mentale Einheit. Dann, im Ozean des Selbst, gibt es nichts als Einheit, von oben bis unten. Es gibt dort nur Einheit und nichts anderes. Dieser Ozean ist unendlich und unergründlich. Dieser unbedeutende Fleck eines ganzen Universums ist mit Sicherheit nirgends darin!

Willst du das Selbst sehen, so sitze da und sei still. Lasse die Aufrichtigkeit aus der inneren Tiefe deiner Seele emporschießen. Dann wird das Licht sichtbar werden, und du wirst dich selbst im Selbst gegründet wiederfinden. Die weltlichen Szenen sinnlicher Darbietungen werden dich gewiss nicht mehr in Versuchung führen, berühren oder beflecken, wenn du bewusst dein dir zustehendes Erbe erkennst. Werde dir des Dramas bewusst, das auf der Bühne des Lebens gespielt wird. Sei nicht bloß ein unwissender Zuschauer darin. Kenne deine Rolle und spiele sie bewusst so gut du kannst. Dann wirst du ein edles und ideales Leben führen.

Wie süß ist das Glück des Selbst in der Abgeschiedenheit der Seele! Wie ruhig ist der Geist in seiner eigenen Stille! Wie friedlich ist das Leben im Reich des Unendlichen! Der Mensch kann Alles und zu Allem werden, wenn er mit der Quelle allen Lebens, allen Lichts und aller Weisheit und Liebe in Berührung kommt. Ohne sie ist er nichts als dürres Stroh, das den Launen der gigantischen Naturgewalten ausgeliefert ist. Mit ihr hat der Mensch alle Macht und Fülle. Ohne sie ist er eine schwere Masse kümmerlichen Lebens auf Erden. So ist die göttliche Inspiration, die aus dem inneren Kontakt mit der höchsten und grundlegenden Quelle entspringt, der Quelle aller Wahrheit.

„Bringe zuerst alle deine Handlungen dem Höchsten in dir und in der Welt als Opfer dar. Übergib zuletzt alles, was du tun sollst, in Seine Hände. Der höchste und universelle Geist wird durch dich wirken in der Welt, nach Seinem eigenen Willen und Wirken. Dies ist die Lösung, die ich dir vorschlage, und zu guter Letzt wirst du feststellen, dass es keine andere gibt." ist eine wichtige Bemerkung von Sri Aurobindo. Wir sollten nicht vergessen, dass das Göttliche sich denen hingibt, die sich selbst ganz und ohne Vorbehalt dem Göttlichen hingeben. Für diese sind die Ruhe, das Licht, die Kraft, die

Glückseligkeit, die Freiheit, die Weite, die Gipfel des Wissens und die Meere von *Ananda* der Lohn.

Willst du ein für alle Mal unverwundbar durch den Tod werden? Dann werde unverwundbar durch Geburt. Wie kann man das erreichen? Indem man unverwundbar durch die Welt wird. Das heißt: lasse deine blinde Abhängigkeit von dieser glitzernden Welt fahren, die nichts weiter ist als ein Traum mit dunstigen, verschwommenen, stolpernden Umrissen flüchtiger Bilder. Erhebe dich über die niederen und schmutzigen Ebenen der Welt, indem du dich von ihren Sorgen und Abhängigkeiten reinwäschst. Vereine dich dadurch mit dem unsterblichen Gott oder der unsterblichen Wirklichkeit in dir, und der Tod wird dir nichts mehr anhaben können.

Es ist besser, mit einem himmlischen Lächeln auf den Lippen geboren zu werden, als als Kind einer wohlhabenden Familie zur Welt zu kommen. Die Reichen erkennen nur selten die Wirklichkeit. Die Armen strecken unentwegt die Hand aus nach dem Weg zur Vollkommenheit. Ein Lächeln der Freude auf den Lippen zu tragen bedeutet, den Geist mit göttlichen Gedanken der Wahrheit zu füllen. Das Gesicht ist das Inhaltsverzeichnis des Geistes. Die Augen sind die Fenster der Seele. Das Herz ist der Eingang zum Sitz des Selbst. Der Kopf ist der Ausgang. Fülle alle diese Körperteile mit Freude und lasst sie ihr Lächeln in Aktion zum Ausdruck bringen. Babaji sagt: „Der Mensch ist nur durch sich selbst gefesselt. Gedanke und Handlung sind die Gefängniswärter des Schicksals, denn sie werfen uns ins Gefängnis, denn sie sind gemein. Aber sie sind auch die Engel der Freiheit, denn sie können auch befreien, wenn sie edel sind."

Du ziehst nicht das an, was du begehrst, sondern bleibst an dem haften, was du bist. Du bekommst nicht das, was du dir wünschst und um das du betest, sondern das, was du wirklich verdienst. Mit anderen Worten werden deine Wünsche und Gebete erhört und beantwortet, wenn sie im Einklang stehen mit deinen Gedanken und Handlungen. Kämpft nicht gegen die Umstände, liebe Leser. Schaut in euer Inneres. Ihr lehnt euch beständig gegen eine äußere Wirkung auf, während ihr doch die ganze Zeit dessen Ursache in eurem Herzen hegt und bewahrt. Bessert euch, und die Umstände werden sich zwangsläufig bessern. Gebt euch nicht mit müßigen, täuschenden und verzagten Gedanken zufrieden. Löscht jeden kranken, verbitterten und unreinen Gedanken aus eurem Geist und wascht jeden sündigen Fleck von euerer Seele. Euer Gesicht soll leuchten. Euer Geist soll Ruhe ausstrahlen. Euer Auge soll klar sein. Eure Nerven sollen ausgeglichen sein. Auf diese Weise sollt ihr die Aufgaben eures Alltages bestehen. Lebt im Privaten genauso fromm und anmutig wie im hellen Mittagslicht der Welt. Übe dich darin, unter den Augen Gottes deine Arbeit zu verrichten und die göttliche Prüfung zu bestehen. Lasse das Leben sich aus den innersten Tiefen erheben und sein wahres Maß an Freude im Überfluss ergießen.

Materialismus und Skepsis

Der Mensch vergisst alles über Gott und die höheren Dinge, sobald er Macht, Geld und eine Frau erlangt. Sein Geist wendet sich der Welt der Objekte zu. Er denkt unablässig an Essen und Trinken und an seinen Körper. Materialismus und Skepsis sind die höchsten Herrscher. Schon Kleinigkeiten irritieren ihn, und er beginnt zu kämpfen. Die ganze Welt ist im Griff des Materialismus. Dies ist das Zeitalter der Wissenschaft. Das nukleare Zeitalter sorgt für Schrecken allenthalben. Große Gebiete der Erde sind verwüstet worden. Tausende sind heimatlos. Viele müssen hungern. Die Christen haben alles über die Lehren Jesu und der Bergpredigt, die Perlen der Weisheit enthält, vergessen. Die Schüler Indiens und viele gebildete Lehrer sind infolge einer falschen Erziehung religionslos geworden. Sie haben den Glauben an die Schriften verloren, und Gehorsam gegenüber der Höchsten Macht hat keinen Platz in ihrem Wörterbuch. Iss, trinke und sei vergnügt, lautet ihr Credo. Ihre Philosophie ist die Philosophie des Fleisches. Sie sind Anhänger von *virochana*. Darum hat Babaji die Gründung des Yogoda Sat Sangah angeregt, und er ist nun entschlossen, sie zu erneuern, denn er meint, dass seine Anhänger dafür sorgen sollten, dass der Himmel auf Erden regiert.

Die *sadhana* der Yogoda Sat Sangah ist nichts anderes als die Essenz aller Yogas und der wichtigsten Lehren aller Religionen. An diesem entscheidenden Wendepunkt ist sie ein spiritueller Segen für Indien und die ganze Welt, weil sie überall eine neue göttliche Atmosphäre schafft. Yogoda Sat Sangah ist die Quintessenz der Lehren aller Religionen und Babaji's. (Grüße und Huldigungen an den größten Heiligen aller Zeiten und an die wahre Gottheit).

Die Prinzipien von Babaji's Kriya Yoga sind breit, universell, allumfassend und stehen in vollem Einklang mit Wissenschaft und gesundem Menschenverstand. Es hat sich zum Ziel gesetzt, die Menschen über alle Sorgen und Kümmernisse ihres weltlichen Lebens zu erheben, indem es sie lehrt, die glückselige Göttlichkeit zu sehen, die hinter allen äußeren Formen verborgen ist. Kriya Yoga ist für alle Menschen auf dieser Erde annehmbar, denn seine Merkmale sind für alle Glaubensrichtungen geeignet und respektieren diese. Europäer, Amerikaner, Südamerikaner, Christen, Mohammedaner, Arya Samajisten, Theosophen und so viele andere haben sich dieser Bewegung angeschlossen und haben zweifellos davon profitiert. Diese Bewegung hat die Herzen vieler Menschen in vielen verschiedenen Teilen der Welt ergriffen. Sie hat in hohem Maße zur Wiederbelebung des Hinduismus beigetragen.

Wir erleben heute ein positives spirituelles Erwachen bei den Schuljungen und -mädchen. Schuljungen und -mädchen haben mit dem Studium der heiligen Schriften begonnen, mit dem Praktizieren des Yoga und dem Führen eines spirituellen Tagebuches. Sie haben einen fest gefügten spirituellen Tagesablauf, und sie haben bereits unschätzbaren Nutzen daraus gezogen. Viele gebildete Menschen haben sich ebenfalls der spirituellen Praxis ernsthaft zugewandt. Lord Gauranga, oder auch Chaitanya Maha Prabhu genannt, hat der *sankirtan*-Bewegung neue Kraft und Stärke verliehen. Er verbreitete *sankirtan* und *bhakti* in ganz Bengalen. Es kam zu einer Wiederbelebung des *sankirtan*. Doch allmählich verlor die *sankirtan*-Bewegung von Lord Gauranga ihre Kraft. Es kam zu einem ernsten Rückgang oder Einbruch. Doch wie dem auch sei, Yogoda Sat Sangah trieb Kriya Yoga voran, und dank Babaji versuchen wir alle, uns in unser Inneres zurückzuziehen.

Wie wir alle wissen, sind es die frühen Morgenstunden, die eine natürliche beruhigende Wirkung auf Körper, Geist und Seele haben, zwischen 4 und 6 Uhr morgens, kurz vor Sonnenaufgang. Die Morgen- und die Abenddämmerung, kurz nach Sonnenuntergang, sind durch ihren friedlichen Charakter der Pracht eine Wohltat für alle Lebewesen. Die Natur scheint in diesen Stunden unbewusst zum Stillstand gekommen zu sein, oder vielmehr – sie hat sich in äußerste Freude gekleidet. Dies sind die Stunden, in denen sie in glückselige Meditation einzutauchen scheint, wie ein Heiliger, der in *samadhi* eintaucht. Die Morgendämmerung besitzt das Herz eines Heiligen und die Schönheit ihrer eigenen Erhabenheit und Pracht. Die Abenddämmerung trägt aus eigenem freiem Entschluss die erhabene Stille der Einsamkeit in das überhitzte Herz der Gesellschaft. Mit anderen Worten: die Abenddämmerung lässt die singende Gesellschaft für einen Augenblick in süßer Einsamkeit versinken.

Morgen- und Abenddämmerung sind die Stunden, zu denen man sich gefahrlos in sein Inneres zurückziehen kann, mit Hilfe der Stille und des Friedens der Natur, fern der hektischen Geschäftigkeit der Welt. Selbst inmitten der menschlichen Gesellschaft kann man zu diesen Stunden mit Leichtigkeit die Einsamkeit finden, die einen natürlichen Segen verleiht und dazu ermuntert, den Blick nach innen zu richten. Die Luft scheint für einen Augenblick in glückseliger Verzückung zu vergessen, sich zu bewegen. Die Bäume stehen ruhig da und flüstern ihre Gebete. Vögel und andere Tiere öffnen ihre Herzen und bringen Gefühle universeller Harmonie zum Ausdruck, deren Schwingungen nah und fern zu spüren sind. Die Wolken rühren sich nicht, damit sie nicht die Ruhe stören, die von unten aufsteigt. Überall ist der süße Duft von Blumen wahrzunehmen. Die Flüsse fließen mit majestätischem Frieden dahin, mit ihrem verzückten Refrain. Hügel und Täler scheinen von einem magischen Zauber der Glückseligkeit umgeben zu sein. Alles erhöht den Glanz des Zaubers solch schweigsamer Stunden, in denen die Natur in der Freude der Wahrheit ein Lächeln trägt.

In diesen Stunden der Morgen- und Abenddämmerung geht Sprache fließend in Gedanken über, und Gedanken lassen sich im Geiste nieder. Die Gedanken werden bezwungen und der Mensch wird gelassen, glücklich und ruhig. Unkontrollierte Gedanken sind es, die die wahre Einheit der Seele verdecken und ihr den falschen Anschein der Vielfalt aufzwingen. Der Mensch kann diese sich täglich bietende Gelegenheit, diesen feierlichen, zuversichtlichen Zustand der Natur, beim Schopf packen und den Geist mühelos auf das Objekt seiner Meditation richten, um somit *ekagrata* (Konzentration auf einen Punkt) ohne *vritti* oder Veränderungen zu erreichen.

Es ist uns nicht unbekannt, dass in jedem von uns unbegrenzte Kräfte schlummern, die unter der darüberliegenden düsteren Schicht der Unwissenheit verborgen sind. Diese Kraft muss entzündet werden, damit es zur Meditation kommen kann. Meditation ist der ununterbrochene Fluss der Gedanken zum Ziel hin, dem Selbst, ohne jegliche Unterbrechung. Ist diese schlummernde Energie in unserm Inneren einmal entzündet, kann der Geist, der schon halb ruhig und teilweise leer ist, dank der glückseligen Atmosphäre bei Morgen- und Abenddämmerung, gelehrt werden, den Thron der inneren Wahrheit zu berühren. Wenn der Geist schließlich der Herrlichkeit der Wahrheit begegnet, löst er sich im grenzenlosen Wissen und der grenzenlosen Glückseligkeit auf. Dies ist die sublime Erkenntnis des *samadhi*, die der

Mensch erreicht, indem er den Geist in sein Inneres zurückzieht. Wie man sieht, sind Morgen- und Abenddämmerung sehr günstig und unterstützend für die Meditation.

Während dieser Stunden verspüren wir eine natürliche Sehnsucht, uns in unser Inneres zurückzuziehen. Während dieser stillen, geheiligten und gelassenen Stunden sind die Sorgen der Welt vergessen. Wo kein Schmerz ist, herrscht Friede. Schmerz, mit der spürbaren Erfahrung von Schlägen und Beulen, weckt zweifellos den Menschen auf aus dem weltlichen Schlummer. Nachdem er die Leere der hohlen Welt erkannt hat, beginnt er, sich in sein Inneres zurückzuziehen. Die Suche nach Glückseligkeit außerhalb von ihm selbst erreicht ihren Höhepunkt. Doch der arme Mensch findet sich auf seiner Suche im Abgrund der Unwissenheit wieder. Jetzt verspürt er eine Neigung, sich in sein Inneres zurückzuziehen. Da wo die äußere Suche nach Wahrheit endet und wo die Theorie an ihre Grenzen stößt, dort beginnt die Praxis.

Alle seine Hoffnungen auf die äußere Welt waren nichts als Schatten, die zum Scheitern verurteilt waren. Jedes Objekt im Reich der Materie hatte er gewogen und für zu leicht befunden, unfähig, ihm die Glückseligkeit der Wahrheit zu schenken. Er versuchte, das, was eine Orange zu sein schien, auszudrücken, doch es gelang ihm nicht. Von allen möglichen materiellen und geistigen Errungenschaften wird die Seele niemals satt. Wahrer Fortschritt ist jener, welcher sein Leben am Grunde berührt. Bis zu diesem Zeitpunkt findet er seine angeborene Glückseligkeit nicht, selbst auf den höchsten Gipfeln des sogenannten Fortschritts nicht, denn die Dualität verfolgt ihn auf Schritt und Tritt. Die angeborene Glückseligkeit eines jeden von uns ist grenzenlos und ohnegleichen. Diese Glückseligkeit der Einheit kann gefühlt und erkannt werden, wenn wir uns in unser Inneres zurückziehen.

Bei diesen erhabenen Rückzügen ins Innere macht die Seele so viel Fortschritte, dass sie tiefer eintaucht in die Unterströmungen aller Objekte der Welt. Der Mensch beginnt, tief in sein Inneres zu blicken und erkennt, dass er überall sich selbst wiederfindet. Wenn solche Unter-Strömungen der Wirklichkeit erreicht werden, scheinen alle sichtbaren Färbungen der verschiedenen Formen und Schatten an der Oberfläche zu verschwinden. Die Materie schwindet, und der Geist (das Selbst) offenbart sich. Die Seele wird bewusst und scheint in ihren wahren Farben, sie taucht ein in die

Unendlichkeit, die allein Ewige Glückseligkeit ist. Das kleine „Ich" des Körpers und die Ideale von mein und dein sterben ab, und das, was zum Vorschein kommt, ist das wirkliche universelle Prinzip der Bewusstheit. Deshalb bedeutet also der Rückzug ins Innere die Offenbarung des Glanzes der eigenen Seele, oder besser gesagt, die Offenbarung der Seele in ihrer unverhüllten Pracht. Tief in sein Selbst einzutauchen bedeutet, das Menschliche hinter sich zu lassen und das Göttliche zu erreichen. Nach innen zu wachsen setzt voraus, dass man fest in der Wahrheit der unerschütterten und unverrückbaren Einheit mit dem Göttlichen verankert ist. Oder kurz gesagt: um unser Haus gut zu verwalten, müssen wir das Königreich im Innern pflegen. Darum empfiehlt Seine Heiligkeit Sri Sri Swami Rajeswaranandaji Maharaj von Upanishad Vihar, Kailasagiri, Panagal Post, Chiroor Dr., uns allen, uns bei jeder Morgen- und Abenddämmerung in unser Inneres zurückzuziehen, und untrennbar eins zu werden mit jener absoluten Glückseligkeit des Wissens um das Sein.

Kapitel XIII

Das Gebet und seine wahre Bedeutung

Babaji's Rezept für die leidende Welt ist einfach und doch umfassend, voller Originalität und Klarheit, frisch, äußerst lebendig, ohne vage und konventionelle Stereotypen. Es ist in sich selbst vollständig und vermag jeden Laien zu stärken, der der englischen Sprache mächtig ist. (Wir hoffen, dass durch die Gnade des Satguru die „andere Hälfte" von V.T.N. dieses und andere Werke ins Tamilische übersetzen wird, damit auch jene, die mit dem Englischen nicht so vertraut sind, sich an Babaji orientieren können). Nur die Zeit kann zeigen, ob das so sein wird. Wie dem auch sei, wir wollen darauf hinweisen, dass Babaji's Lehre in keiner Weise mit der Religion, der man von Geburt an angehört, kollidiert. Sie bezieht sich auf die Höchste Göttliche Mutter der gesamten Menschheit, auf Gott, verstanden als Mutter aller, besänftigt durch ein Leben der Liebe und des Dienstes an allen, sowie der Hingabe und bedingungsloser, frohgemuter Selbstaufgabe. Die Auffassung, die dieser in der indischen Geschichte am nächsten kommt, der Mutter-Kind-Auffassung oder -beziehung, kam in Leben und Aussprüchen von Sri Ramakrishna Paramahansa zum Ausdruck.

Yogoda Sat Sangah (inspiriert von Babaji) dient durch *sadhana,* durch die Gnade Gottes und des *Gurus* dem natürlichen, spontanen, allmählichen Vorankommen auf dem spirituellen Pfad. Ganz gleich, auf welcher Stufe man sich befindet, er (Babaji) verordnet ein systematisches Üben frei von Leidenschaft und Nicht-Abhängigkeit inmitten von Versuchungen, sowie eine Praxis, die stetig und zuverlässig ist, wenn sie auch in manchen Fällen langsam voranschreiten mag. Er spricht sich nicht dafür aus, weltliche Pflichten und Verantwortung über Bord zu werfen, oder von zuhause, von der Familie und der Welt Reißaus zu nehmen. Er spricht sich dafür aus, über den weltlichen Dingen zu stehen und rät dazu, sich gründlich vorzubereiten, ehe man sich in die Welt begibt. Er misst dem Verlassen des Hauses und dem Anlegen der Gewänder eines *samnyasin* keine besondere Bedeutung bei. Er empfiehlt im jetzigen Zeitalter, *kali yuga*, nicht, auf Wohlstand zu verzichten, von wenigen Ausnahmen abgesehen, sondern empfiehlt, diesen in rechtschaffener und wohlwollender Weise einzusetzen, und sich stets davor zu hüten, sich darin zu verstricken. Er ist nicht dafür, Frauen nicht zu mögen oder ihnen aus dem Weg zu gehen, sondern er ist dafür, den „liebenden Mutterblick" zu entwickeln. Die stärkste Betonung legt Guru Deva darauf, dass man sein Leben (unabhängig von den Umständen seines Lebens) in universaler Weise lebt, mit Liebe *(prem)* und durch Dienen.

Die sechs Hauptgebote Babaji's, wenn sie in jedem Augenblick unseres Lebens gelebt werden (soweit das möglich ist), sind hinreichend starke Mittel gegen alles Elend und für das Erreichen aller spirituellen Stufen, bis hin zur Errettung. Er merkt an, dass wir in hohem Maße die ursprüngliche Erdung vernachlässigt haben, und dass wir einen nur schwach entwickelten Charakter haben. Er findet, dass ein praktisches Leben ehrlicher Arbeit und ehrlichen Dienstes weit unter unserem Reden und unserer Vorstellungskraft angesiedelt ist. „Selbstverleugnung und das Bestellen des eigenen Hauses, mit der Gnade Gottes und des *Guru*, sind unerlässlich" und werden daher nachdrücklich eingefordert. „Du kannst nicht zum Ziel gelangen, wenn du dich nicht selber anstrengst und stirbst." (Zitat aus Babaji's Aussprüchen). Hier ist einer, den wir „Kind der Neuen Mutter, Bote von Bharath Matha" nennen. Er ist ein völlig neuer und universeller, intensiver Glaube dessen, was man als „erneuerten Hinduismus" bezeichnen kann, geeignet für das moderne Zeitalter, nachdem östliche und westliche Ideale miteinander verschmolzen wurden. Hier haben wir es mit einem geradlinigen, direkten, kurzen und raschen Weg zum Allmächtigen zu tun, für die neue Welt, mit all ihren neuen Umständen und zahllosen Problemen und Sorgen.

Babaji sieht aus und lebt wie ein gewöhnlicher, einfacher Mann dieser Welt, ohne die Insignien eines Heiligen, eines *Guru* oder *Sadhu*. Er nimmt keine erhabene Würde an. Er ist äußerst liebenswürdig und unermüdlich wenn es darum geht, diejenigen zu inspirieren, die sich bedingungslos und vollständig hingeben, ohne jegliche Überheblichkeit oder Aufsässigkeit. Er hat die Perspektive des Propheten und des Messias und hat einen universellen Geist. Es besteht kein Zweifel daran, dass er ein vollständig in Gott verwirklichter Mensch ist, ein mütterlicher Heiliger und ein vollkommener Meister. Seine wundervollen und praktisch verwertbaren Darlegungen über die Vernichtung des Verstandes *(manon nash)* und die Konzentration auf einen einzigen Punkt in Hingabe und Glauben als *sadhana*, sind bewundernswert. Trotz der weit verbreiteten Leiden in dieser Welt wäre die Welt ohne Zweifel ein Himmel in sich selbst, zumindest für bestimmte Menschen, wenn sie den Nektar der Göttlichen Wahrheit, der durch Babaji vom Himmel herabfließt, aufnehmen und von der unendlichen Kraft der Universellen Mutter kosten würden.

In einer Zeit, in der es scheint, dass alle Lichter der Religion verblasst sind, und in der Schatten auf ungeahntes menschliches Unglück deuten, ist Babaji hervorgetreten, um den Fanfarenruf der Liebe, des Dienens, der Hingabe und der Selbstaufgabe erschallen zu lassen. „Ohne Religion und ohne die Gnade Gottes wirst du niemals glücklich sein." Im übrigen sei angemerkt, dass Babaji, wenn er es so will, in seltenen Ausnahmefällen die Gesetze des *karma*, die Gesetze des Schicksals, von *prarabdha*, von Aktion und Reaktion, die Gesetze der Evolution, sowie der Einflüsse der Planeten, ignorieren oder außer Kraft setzen kann. Und er vollbringt tatsächlich Wunder!

Er verabscheut Zurschaustellung, meidet öde Routine, lange Zeremonien und alles, was nicht solide, echte Arbeit ist. Er sehnt sich nach einem Funken des Lebens in jenen, die sich ihm nähern. Heilige und Yogis sollen konkret daran arbeiten, den Leidenden und Bekümmerten Gerechtigkeit und Linderung zu bringen. Er will unter allen Umständen ein beständiges, auf fester Grundlage errichtetes, starkes und dauerhaftes religiöses Gebäude errichten. Nur mit ganz allgemeinen und breit angelegten Begriffen, die sich um eine umfassende Einheit bilden, soll sein Ziel und Streben darin bestehen, vor den Augen aller Heiligen alles durchdringende Religiosität zu erhalten und zu fördern. Babaji nimmt kein Blatt vor den Mund und sagt furchtlos, was er denkt – ganz gleich ob es uns behagt oder nicht, denn er ist nicht umfassend vertraut mit den Tendenzen und Feinheiten des modernen Lebens und Denkens. Ich zitiere ihn einmal mehr: „Glaube mir, mein Kind, wenn ich sage, dass der Mensch, der andere liebt, der gottergeben ist, und der ein Leben der Selbstaufgabe lebt, um ein Vielfaches mächtiger ist als ein Mensch, der alle Heiligen Schriften studiert hat, der sich selbst abgetötet hat, indem er inmitten von fünf Feuern saß *(panchagni)*, der die Herrschaft über *pranayama* (Atemübungen) erlangt hat, der sich in Höhlen eingeschlossen hat, der seine *kundalini* erweckt hat, und der Millionen von *Mantra* Millionen von Male wiederholt hat, und der die geheimnisvollsten, teuersten und kompliziertesten Zeremonien zur Erfüllung verschiedener spezieller Wünsche ausgeführt hat – selbst wenn es darum geht, seine eigenen Lebensumstände, sein Umfeld oder seine Neigungen zu ändern

Babaji ist ein Mystiker höchsten Ranges, der in ständigem Kontakt mit der Göttlichen Mutter selbst steht. Was er versichert, verspricht oder wünscht, muss so eintreten. Sein Geist und seine Perspektive sind breit und universell. Er hat keine Vorurteile. Er ist ein unabhängiger Denker und Reformer, doch in keiner Weise einer, der versucht, Sitten, Umgangsformen oder Traditionen von Familie, Gemeinschaft, Religion oder Länder über Bord zu werfen. Er spricht sich dafür aus, nicht auf verschlungenen Pfaden zu wandeln, sondern direkt auf Gott zuzugehen, unter Führung eines *Gurus*, durch die natürlichste, am leichtesten erreichbare und zugängliche und vertrauteste Beziehung, nämlich die von „Mutter und Kind" oder „Vater und Kind". Er ist entschieden gegen alles Unrecht im Namen der Religion und auch gegen das, was er zur Abschreckung als *„chumantar"* bezeichnet. Die Religion, so sagt er, steht viel höher als die Logik oder der Intellekt. Sie ist die unerschütterliche Überzeugung von Kopf und Herz, in vollkommener Harmonie mit dem Höchsten Willen und den Göttlichen Gesetzen. Religiosität ist das Praktizieren der Religion und das Erreichen der Früchte und des Nutzens durch die Praxis. Für Babaji ist Religion zum größten Teil „Wiedervereinigung". Glaube ist nichts anderes als der sublimierte Zustand eines Herzens, das einmal die spirituelle Süße und die Unfehlbarkeit der Göttlichen Gesetze gekostet hat. Er zieht von Zeit zu Zeit sehr subtile Unterscheidungen verschiedener Abstufungen und Anforderungen auf der Leiter der Spiritualität. Er glaubt nicht an solche leere, fantastische, goldene Versprechen der Welt, dass automatisch alles besser und besser wird, ohne dass wir uns anstrengen. „Kein Ertrinkender ist jemals an die Oberfläche gelangt, ohne dass Gott ihm nach oben hilft."

Eine klare und breite Vision

Mit der Welt als solcher mag es aufwärts oder abwärts gehen, doch Millionen von Männern und Frauen, sei es als Einzelne oder als Gruppe, sind, trotz allem, durch die Religiosität und durch ständigen Kontakt mit Heiligen, *satpurusha*, *guru* und einem vollkommenen Meister wie Babaji gerettet worden. Für jeden Einzelnen gehört dazu auch die Verantwortung, ein mystisches Leben universeller Liebe, des Dienens, der Hingabe und bedingungsloser, freudiger Unterwerfung unter den Willen Gottes, zu führen.

Bei vielen großen Konzepten haben wir versucht, sie aus diesem Buch zu streichen (viele davon werden in der schon bald erscheinenden neuen Serie dargelegt werden, nämlich „Der Tod des Todes", „Der Mensch, das Leben, der Tod und das, was danach kommt", „Pati Bhakti Margam" in tamilischer Sprache, und weitere werden folgen, in der Reihenfolge und zu dem Zeitpunkt, den der Große Meister gebietet). Seine wohlüberlegten Darlegungen zu allen Problemen und Themen und zu allen widerstreitenden Ansichten im heutigen Alltag sind unparteiisch, klar, aussagekräftig und regen zum Nachdenken an. Darin finden wir gewissermaßen eine neue und frische optimistische Sicht der Dinge, die heller und weiter ist, und mit der wir die Probleme und Fragen des heutigen Alltags angehen können. Möge Babaji uns alle segnen. *Jai Babaji Jai!*

„Die Religion soll sich darin zeigen, wie du dein Leben lebst, und nicht in den Worten, die du sprichst oder schreibst, oder in einer besonderen rituellen äußeren Handlung oder Einhaltung von Geboten, die von den Leuten Religion genannt wird", sagt der Satguru Deva und fügt hinzu: „Den weltlichen Männern und Frauen kann ich nichts so nachdrücklich ans Herz legen wie Dienst und Unterwerfung unter den Willen Gottes." Wenn du die Grundlagen jenes eindrucksvollen Dinges kennst, das da Religion genannt wird, so musst du nicht mutlos hineingleiten. Diene deinen Eltern, diene deinem *Guru*, diene deinem Gott, diene deiner Frau, deinen Kindern, Freunden und Verwandten, diene deinen Nachbarn. Diene allen. Dafür bedarf es keiner Technik. Babaji selbst wird dir aufhelfen. Er selbst hat es versprochen. Deine Rechte und Ansprüche an deinen Meister sollen dem Maß deiner Liebe, deines Dienstes, deiner Hingabe und Unterwerfung unter seinen Willen als dein Vater, Gott und dein Alles entsprechen und auf dieser fußen. Vergiss das nicht.

Auf diesen Seiten hat der Verfasser die Bedeutung oder die Unverzichtbarkeit bloßer äußerer Methoden oder Namen oder Formen der Verehrung, Rituale, Gebete, oder die Erfordernis eines bestimmten Ortes oder Heiligtums vom Tisch gewischt. Mit großem Weitblick und Großzügigkeit hat er den Kern dessen herausgestellt, was die Welt im wesentlichen braucht, um ein Leben des Denkens, des Wortes und der Tat zu führen, ein Leben der Liebe zu allen, des Dienstes an allen, der Hingabe an Satguru Deva Babaji, sowie der Hingabe und frohen bedingungslosen Unterwerfung unter den Willen des Höchsten (ganz gleich, wie man diesen nennt, oder in welcher

Gestalt man sich diesen vorstellt). Babaji hat mit vollem Erfolg versucht, ein solches Leben als weltlicher Mensch zu leben, trotz mehrerer harter Prüfungen, Nöte und ohne Wohlstand oder Annehmlichkeiten genießen zu können.

Der Verfasser hat die praktischste, gewöhnlichste und einfachste psychologische Vorstellung von Gott und Religion empfohlen (die von Babaji). Für diesen geradlinigen, einfachen und direkten Weg zum Höchsten der Höchsten benötigt man nur minimale Befähigungen und Voraussetzungen, lediglich *sadhana,* und es werden praktisch keinerlei Rituale oder Zeremonien dafür benötigt. Die Eigenschaften Gottes, Liebe und Barmherzigkeit, werden nachdrücklich betont. Gott soll man nicht fürchten, sondern lieben. Selbst der schlimmste Sünder und Verbrecher hat ein Recht, zu Babaji aufzublicken, damit er sich bessere und erlöst werde. Das schwächste Kind ist das, welches die meiste Pflege erhält, und das von seiner Mutter am meisten geliebt wird.

Das Thema „Religion" ist so weit und allumfassend wie die Atmosphäre, die uns umgibt, und doch so unendlich subtil, dass es schwer fällt, sie nach Bedeutung und Chronologie abzugrenzen oder eine streng logische Abfolge oder Anordnung aufzustellen. Viele Absätze und Sätze wurden später eingefügt und manchmal auch erweitert (bei den Fragen und Antworten mit R., meiner „anderen Hälfte", wie der Meister ihn genannt hat, und der ein Ebenbild von Sri Ramalinga Swamigal ist, der, obwohl er ein Kind reicher Eltern war, es vorzog, in Armut zu leben gemäß dem Grundsatz „Ich diene" („I Serve").

Leser religiöser Literatur müssen über die Seichtigkeit des Weltlichen erhaben sein, über unendliche Geduld verfügen, Vertrauen in die Göttliche Mutter haben, sowie Ehrerbietung leben und ein heftiges Verlangen verspüren, alles was geschätzt wird, mit einem Gefühl der Heiligkeit und Dankbarkeit aufzunehmen. Schließlich sind mystische Schriften keine Romane, Geschichten, historische Berichte oder Belletristik. Ihre Größe besteht darin, dass jede beliebige Seite und jedes beliebige Kapitel darin mit Nutzen gelesen werden kann, ohne dass man den Inhalt der vorangehenden oder nachfolgenden Seiten kennt. Ganz gleich, ob man eine Mango vom oberen oder vom unteren Ende oder von der Seite aufsaugt, sie füllt den Mund mit ihrem Saft. Es wurden Einschübe in späteren Phasen vorgenommen, und in einigen Fällen sogar, als das Werk bereits in Druck ging, ganz zu schweigen von Fällen, in denen etwas eingefügt werden musste, wie bei der „Form, die auf dem Stein aufgetragen war und der Steinmetz sich in letzter Minute anschickte, diesen zu behauen".

Selbst während dieses Buch gedruckt wird, während ich diese Zeilen schreibe, denke ich nur daran, mein Manuskript drucken zu lassen, nur damit Babaji, mein Vater, mein Gott und mein Alles, seine Augen nicht anstrengen muss, um es zu lesen. Wähle aus, was du (der Leser) für das Beste hältst, verwerfe das, was dich nicht interessiert oder was dir nicht gefällt, jedoch ganz unmerklich, kurz und bündig und in der Stille. Ich schreibe dieses Buch nicht für diejenigen, deren Sicht der Dinge sich trotz eines äußerst scharfen Verstandes nicht zu wahrer Religiosität, oder besser zur Spiritualität entwickelt hat, und die nur nach mystischen Erfahrungen suchen. Während eine gottergebene Seele sich in Ekstase auf dem Boden wälzen mag, mag der weltliche Mensch bereitstehen, um mit einer langen Liste von Fragen aufzuwarten. Ein Fragender mag das haben, was wir Schwierigkeiten infolge religiöser Überzeugungen nennen, doch manchmal schleppt er Kugeln mit sich herum, die Verletzungen hervorrufen können, wenn auch in einigen wenigen Fällen unbewusst. Es gibt ein Sprichwort: „Ein Narr kann eine Frage stellen, die vierzig Weise nicht beantworten können." Einige sind vielleicht empört oder angewidert davon, etwas durchlaufen zu müssen, das sie aufgrund ihrer Unerfahrenheit weder erkennen noch sich vorstellen können, noch wohlwollend würdigen können. Anstelle subtiler religiöser Einsichten sehen sie vielleicht nichts als Oberflächlichkeiten und Wiederholungen, doch es wird dennoch nicht ‚vergebliche Liebesmüh' sein. Die Bedeutung der richtigen Vorgehensweise und einer rechten Haltung können nicht nachdrücklich genug betont werden. Das größte Glück und das größte Pech zugleich haben diejenigen, die in der Nähe der religiösen Zentren leben. „Babaji! Bitte hilf ihnen, rette sie und ihre Opfer!", so rufe ich aus.

Meine große Enttäuschung, wenn ich dieses Buch in die Hände der Öffentlichkeit lege, besteht darin, dass nur einige wenige erkennen, dass ich etwas zu sagen habe, das nicht das gleiche ist, „dito", wie das, was uns überliefert ist. Absolute Wahrheiten ändern sich nie, doch kleinere, weniger wichtige Dinge können gelegentlich, mit immensem Nutzen, enorm verbessert werden. Ich bin weder unreligiös, noch routinemäßig religiös. Da ich nicht „im selben Boot" sitze und nicht „zur gleichen Familie" gehöre, ist mir, zumindest von der routinemäßig religiösen Welt, wie einem Fremden, stets Gleichgültigkeit und Ablehnung entgegengebracht worden.

In der Tat ist unsere religiöse Auffassung äußerst engstirnig, und unsere religiösen Grundlagen sind äußerst dürftig. Selbst das kleinste Hindukind hat alles über die Religion gehört, doch obwohl es alles gehört hat, hat es nichts verstanden, hat sich angestrengt für ein größeres Nichts, hat ein noch größeres Nichts in sich aufgenommen und ein noch größeres Nichts praktiziert. Zu viel Geläufigkeit hat zu nichts anderem als Verachtung geführt. Wir haben zu lange zu viel Wert auf die Äußerlichkeiten gelegt und die Innerlichkeit vernachlässigt und belächelt. Wir interessieren uns mehr für Theorie und Quantität als für Praxis und Qualität. Unsere Werte für zwischenmenschliche Beziehungen, Liebe, Dienen, Opfer und Moral – besonders die Moral in geschäftlichen Dingen – spiegeln nicht die Werte wider, die in religiösen Gesprächen, Diskursen, Streitgesprächen, Einzel- oder Gruppenstudien sowie in von den Schriften empfohlenen religiösen Versprechen für *punyam* zum Ausdruck kommen.

Wenn es um das Verstehen von Religion geht, trifft man selten auf nüchternes, unparteiisches, psychologisches, rationales und logisches Denken. Wir wollen die Aufgabe erledigen und abhaken, wahre Religiosität erreichen über eine Abkürzung, die so kurz ist, dass sie gegen null tendiert. Die meisten von uns besitzen „kleine Gaben vom Himmel", Wünsche, Überzeugungen und Mentalitäten. Wir glauben zu sehr an die Wundertaten von Heiligen, die eintreten, wenn sie uns nur die Hände auflegen. Die meisten von uns haben einen blinden Glauben, der individualistisch und eigennützig ist, verbunden mit der nahezu lächerlichen Erwartung, jemand werde uns auf magische Weise Happen mundgerechter Nahrung zuführen. Die größte Schwierigkeit besteht zur Zeit darin, einzuschätzen, welche solide religiöse Arbeit geleistet werden kann, weil Bestandteile des Religiösen wie des Unreligiösen und Elemente des westlichen und des östlichen Denkens miteinander vermischt worden sind. Darüberhinaus sind die Angelegenheiten aller zu niemandes Angelegenheiten geworden, und im Gegensatz zu anderen Bereichen nationalen Fortschritts blieb die Religion sich selbst überlassen. Diejenigen, die imstande wären, wichtige Aufgaben wahrzunehmen, sind davongelaufen zu Stränden, Bergen oder Wäldern oder haben sich ganz der Bildung ihrer eigenen Herde verschrieben.

Eine umfassende Einheit

Es gibt nichts Besseres als eine feste Grundlage, die dem Zweck dient, religiöse Fragen auf praktische, lehrreiche und anleitende Weise in Angriff zu nehmen und zu bewältigen. In dieser Hinsicht ist Babaji's Kriya Yoga wirklich der „Meisterschlüssel zur Überwindung allen Übels", der „Tod des Todes" und das Mittel, das es allen ermöglichen würde, Mensch, Leben, Tod und Jenseits zu begreifen und zu erkennen. Babaji's Kriya Yoga ist ein praktischer Weg zur Bewahrung und Förderung des Anliegens der allgemeinen religiösen, sozialen und moralischen Kultur der Nation als ganzer, als umfassender Einheit, die alle Unterschiede der Herkunft, der Lebensgemeinschaft, der Gottheiten und Philosophien umspannt. Was Indien heute braucht, ist die Errichtung eines starken religiösen Ganzen, das in einem äußerst weiten universellen Geiste wirkt, der jeden Winkel des Landes, sowie alle Männer und Frauen des ganzen Landes umfasst. Ganz gleich wie groß und stark ein Mensch auch sein mag, er wird letztlich unter dem erdrückenden Gewicht universellen Übels und universellen Unglücks nachgeben und zerbrechen. Dieses Übel und dieses Unglück kann nur mit Hilfe universeller Mittel, Maßnahmen und Mechanismen ausgerottet werden, und auch das nur unter der barmherzigen Führung des Unversellen Allmächtigen Vaters.

Die Religion Babaji's kennt nur sechs Begriffe: 1. Gott als Mutter; 2. die Mutter aller; (empfiehlt die Führung eines Lebens der) 3. Liebe; 4. Dienen; 5. Hingabe; 6. Bedingungsloses, frohgemutes Ergeben in die Hand Gottes. Gemäß den Grundsätzen von Babaji's Religion ist der eigentliche Glaube an die Existenz Gottes nicht unabdingbar, sofern man allen Menschen dient und sie liebt, so gut man nur kann. Laut Babaji ist die Mutter das gleiche Wesen wie der Vater: „Die Mutter ist die Mutter aller Religionsgründer und einer, der sich bedingungslos und vollständig Babaji anvertraut, ist zehnmal der Diener eines jeden der ruhmreichen Söhne der Mutter, welche die anerkannten Inkarnationen und Gründer von Religionen gewesen sind." Hauptrichtungen und Schattierungen des Hinduismus werden zu Nichtigkeiten, wenn man Babaji's Glauben, Geist und Lehre verkündet. Auf alle anderen religiösen Fragen lautet meine erste und letzte Antwort: „Frage Babaji doch selbst." In Babaji's Religion kommen keine Worte wie *Brahma, maya, avatar, shakti*, Dvaitismus, Advaitismus etc. vor, die zwar verstanden werden können, die jedoch häufig für verwestlichte Hindus oder für Anhänger anderer Religionen als des Hinduismus nicht akzeptabel sind, weil sie darin Bekehrungsversuche vermuten.

Wenn alle Religionen die Schöpfung des einen oder anderen Sohns Babaji's sind, wozu musst du dann noch deine eigene Münze von deiner einen Tasche in deine andere Tasche schieben? Keine Religion, die dieses Namens würdig ist, ist sich nicht Gottes oder einer Mutter-Kind-Beziehung bewusst. Babaji sagt: „Baue eine Mutter-Kind-Beziehung zwischen dir und deinem Gott auf, ganz gleich, wie du deinen Gott nennst." In Babaji's Religion gibt es nicht die unverständlichen religiösen Details der Veden, Upanishaden, Brahma Sutra, der Gita, oder der *Satdarshans*. Auf der höheren religiösen Ebene legt Babaji die höchste Betonung auf die *guru chela*-Beziehung. Wenn du eine bestimmte Stufe überschritten hast, kannst du keinen festen Schritt nach vorn machen ohne die beiden Wagenräder a) der Gnade Gottes und b) der Barmherzigkeit des *Gurus*. Lasse dich durch deinen *Satguru Deva* erheben. Ohne die Gnade Gottes und die Barmherzigkeit des *Gurus* erfährst du nichts als endlose Wiederholungen von Erfolgen und Rückschlägen, Fortschritten und Rückschritten, Tugenden und Lastern, Freud und Leid, Verzückung und Abscheu, Liebe und Hass. Du bist ständig verwoben in einer endlosen Kette von Handlungen und Gegenhandlungen bezüglich verschiedener Gottheiten, Philosophien und der Überlegenheit des eigenen *gurus* über einen anderen. Babaji fordert uns auf, all unsere Unterschiede in seinem ersten und wichtigsten Gebot aufzulösen: „Liebt Alles." Weiterhin sagt er, dass alle Dinge nur eine relative Über- oder Unterlegenheit besitzen. Deine Bereitschaft, über Kleinigkeiten zu streiten, aus purer Unwissenheit, kann nur damit enden, dass Satan und seine Gesandten hereingebeten werden, um dich fast ganz zu zerschmettern und ins Elend zu führen.

Die höchste Macht und das höchste Glück erwachsen daraus, dass man alles liebt. Die Liebe ist das letzte Wort von Glück und Frieden. Die Eltern der Liebe ist die Große Mutter. Werdet nicht kopflos und sagt, die Welt existiere überhaupt nicht, und seid auch nicht so dumm, euch selbst zum Gott zu erheben. Übt euren Geist darin, das Vorübergehende, Veränderliche, Täuschende und Nutzlose des Weltlichen zu erkennen. Dies wird euch zu der Schlussfolgerung führen, dass die Welt und ihre Mechanismen zu nichts führen und keinen bleibenden Wert und keine Existenz besitzen. Nehmt ausschließlich die Vogelperspektive ein, die alles umspannt.

Normalerweise ist es so, dass wenn ein Mann versucht, die vollständige Einheit zu erlangen, der Mann der Genießende ist, die Frau der Mittelpunkt, Reichtum das Mittel dazu und Sinnesfreuden die verschiedenen Wandlungen sind. Glück entsteht aus der Vereinigung mit dem, was man begehrt. Für niedere Menschen sind die Objekte, mit denen sie die Vereinigung suchen, niederer Art. Auf etwas höherer Stufe ist der Geist der Genießende, Friede und Glückseligkeit sind die Mittelpunkte, Konzentration und Festigung sind die Mittel dazu, und die Entwicklung verschiedener okkulter Kräfte sind die Wandlungen. Der höherstehende Mensch hat in diesem Stadium zu begreifen begonnen, dass Glück weder von Frauen noch von Reichtum ausgeht, sondern vom Geist. Später wird die Seele der Genießende sein, die Mutter oder Gott ist der Mittelpunkt, der Geist das Mittel, und die Wandlungen sind das alles verallgemeinernde und uneigennützliche Streben und die geistigen Aktivitäten der Liebe, des Dienens, der Hingabe und der Selbstaufgabe. Höher und höher muss der Strebende aus eigener Kraft voranschreiten, mit der Gnade Gottes und des *Gurus*. Lasse dich von deinem Geist nicht täuschen wie von einem Koch, der dir durch diverse Beschreibungen von Leckerbissen das Wasser im Munde zusammenlaufen lässt, dich aber am Ende verhungern lässt. Verbringe nicht die ganze Nacht bis zum Krähen des Hahnes damit, an Haus, Bett, Kissen und Bettzeug herumzumäkeln, sonst bist du nicht mehr Herr deiner selbst. Beginne mit irgendeiner spirituellen *Kriya* Übung. Wenn du erst einmal die Gnade Gottes und des *Gurus* erlangt hast, wird Gott deine Aufrichtigkeit, Bescheidenheit und Reinheit erkennen, und falls du in die Irre gehen solltest, wird er dich wieder auf den rechten Weg zurückführen. Im Endstadium sind die Seele und Gott gegenseitig Genießender und Genossenes, nichts Trennendes steht zwischen ihnen, denn die Seele geht letztlich in der Mutter auf.

Wenn du dich mit den höchsten Heiligen, die Gott erkannt haben, vergleichst, solltest du nicht im Geringsten niedergeschlagen sein. Beurteile deinen Fortschritt danach, wie viel du dich bereits gebessert hast, und nicht danach, wie viel noch zu tun bleibt. Das, was noch zu tun bleibt, wird immer endlos sein, selbst für die höchsten Heiligen. Der höchste Beweis der Barmherzigkeit Babaji's ist, dass der Strebende selbst für das geringste Bemühen einen dauerhaften Nutzen erlangt, der ihm weiterhilft, und nicht nur ihm selbst, sondern auch seiner Familie und ihren Nachkommen. Wahre Religion ist genaugenommen eine Wissenschaft, die zwar auch deine äußeren Angelegenheiten verbessert, die jedoch hauptsächlich deine inneren Fähigkeiten und Möglichkeiten verbessert, die deinen Geist, dein Herz und dein innerstes Selbst erhöht, verwandelt und verfeinert.

Darüberhinaus ist der geheimste Punkt eines Leitprinzips in der seriellen Anordnung der Ereignisse, Umstände und Bedingungen im vorgezeichneten

Leben jedes Wesens die abwechselnde Aufeinanderfolge von Gegensätzen. Ohne diese wäre das Leben nicht zu ertragen, und alle Anstrengung, um Fortschritt zu erreichen, wäre entmutigend und ermüdend gewesen. Freude und Leid, Erfolg und Misserfolg, Voranschreiten und Rückzug, sind dazu gemacht, abwechselnd die langen Jahrzehnte, die Zeiträume in jedem menschlichen Leben auszufüllen. Es gibt extrem wenige Fälle ewigen Elends, oder solche ohne jegliche Freude über einen so langen Zeitraum hinweg, dass man an Selbstmord denken müsste. Nach jedem Fasten ist noch immer ein bisschen Feiern gekommen.

Babaji begräbt den jahrhundertealten Streit zwischen Dvaitismus und Advaitismus, indem er feststellt, dass bei genauer Analyse nichts inhärent und nichts praktisch vorliegt, das einen Widerspruch oder einen Konflikt zwischen den beiden darstellen würde. Nicht nur das – denn Advaitismus ist, gemäß Babaji, wenn man es ganz genau betrachtet, nichts anderes als die Fortsetzung und Erweiterung des Dvaitismus. Babaji sagt: „Es ist viel sicherer, mein Kind, zu lehren, ‚Du bist Gott' als ‚Ich bin Gott', wenn es darum geht, eine Lehre für Milliarden von Menschen aus aller Herren Länder und aus allen Zeitaltern auszuwählen." Genauer gesagt ist „Ich bin Gott" nicht wirklich eine Lehre, sondern der spontanste Ausdruck der „Wenigsten von den Wenigen", die gesegnet sind, die das allerletzte Stadium erreicht haben, das zu erreichen nur wenigen gegeben ist. Vergiss nicht, dass es in eurem modernen Gleichheitswahn nichts weiter als Bescheidenheit und Verhätscheln ist, wenn ein hochstehender Mensch sagt: „Was der eine zu tun vermag, kann ein anderer ebenso gut tun." In Wirklichkeit könnte es sein, dass der eine nicht einmal würdig ist, die Schuhriemen des anderen zu lösen. Die Welt ist weder unwirklich noch wirklich. Sie ist eine unwirkliche Wirklichkeit und eine wirkliche Unwirklichkeit. Sie ist wirklich in einem Stadium, und vorübergehend unwirklich in einem anderen Stadium, und dann wieder wirklich im letzten Stadium, *para-bhakti* oder *purna prema*, wenn alles eins wird mit der Mutter! Die Unwirklichkeit der Welt ist kein absolutes Faktum, sondern eine Hypothese, an die Vertreter der Advaita unerschütterlich glauben. Nur vollkommene Ausbildung des Geistes führt sie zur ungeteilten, undifferenzierten, unerschütterlichen, vollkommenen Vereinigung mit dem Allmächtigen.

Die Welt wird physisch, mental und wissenschaftlich mehr und mehr konsolidiert und verdichtet. Die Welt bewegt sich auf einfachste Klassifizierungen zu, wie Gott oder Natur, Religion oder Wissenschaft, Altruismus oder Individualismus, Mann oder Frau, Selbstlosigkeit oder Egoismus, Geben oder Nehmen, Tugend oder Laster, Liebe oder Hass. Babaji glaubt, dass unter diesen belasteten Umständen Gott zur Mutter geworden ist, der bisher Vater und Mutter gewesen ist. Die Allbarmherzigkeit der Mutter wird gebraucht für Ihre Kinder. Mutter-Gott hat der Welt die einfachste, sicherste und schnellste Religion, die Universelle Religion Babaji's, gebracht. Das Element der Universalität, das so äußerst überzeugend von Sri Ramakrishna Paramahansa während seiner *sadhana* der Identifizierung mit diversen Religionsgründern und Gottheiten gelehrt wurde, wurde von Swami Vivekananda, dem Mystiker der Mystiker und geliebten Schüler Babaji's (Sri Ramakrishna), übermittelt und so angepasst, dass es niemanden ausschließt.

Die Mystik ist ein äußerst interessantes Thema, und ich persönlich kann nicht dem inneren Drang widerstehen, meine Ansichten hierzu festzuhalten, denn ich bin ein leidenschaftlicher Verfechter eines psychologischen Verständnisses wahrer Religion, auch wenn dieser Aspekt für den hinduistischen Geist der am wenigsten attraktive ist, der Hingabe und göttliches Wissen viel mehr liebt als psychologische Analyse und Synthese. Ich halte meine Ansichten und Überzeugungen fest, zum aufrichtigsten und darum nutzbringendsten Verständnis, und gehe ausgesprochen gerne auf Details ein. Ich bin davon überzeugt, dass man nicht ein Ganzes beherrschen kann, solange man nicht die kleinsten Teile davon, die Atome, beherrschen kann.

Mystik beginnt mit den Mystikern. Oft finden wir sehr wenig oder gar nichts Bewunderns- oder Verehrungswürdiges, solange ein Heiliger am Leben ist, und dennoch werden ihre Wohnstätten nach ihrem Tod zu beliebten Wallfahrtsorten, Jahrmärkten und Festen! Die Namen gewisser Heiliger, die zu Lebzeiten praktisch unbekannt waren, oder über die man sich sogar lustig zu machen pflegte, die man verachtete und schmähte, kamen später in Mode – als heiliges Wort zur Heilung unheilbarer Krankheiten und zur Beseitigung von Leid. Einige Mystiker mussten Tage hintereinander verbringen, ohne auch nur eine anständige Mahlzeit zu sich nehmen zu können, während die *chumantar* von den *maharajah* und ihren Abgesandten vergöttert wurden. Während Tukaram und Meera Bai in Elend und Armut starben, flitzen die Filmstars und Produzenten, die sie nur auf der Leinwand darstellen, in Rolls-Royce, Daimlers, Lincolns und Jaguars herum. Wir leben in einer verrückten, seltsamen Welt. Menschen, die zu Lebzeiten nicht einmal als imstande galten, einen Strohhalm abzubrechen, wurden später zu Rettern erhoben. Dem tiefen Verehrer zerreißt es fast das Herz, wenn die beiden Gegensätze in grellen Farben vor seinem Auge stehen, und die Stimme versagt ihm, wenn er versucht, mit den nächsten freundlich gesonnene Verehrern darüber zu sprechen. All das ist Babaji's Größe und Wirken. Sein Zeitvertreib, als ob es einen Göttlichen Plan gäbe, den Gegensatz so erstaunlich wie möglich zu machen. Wer wäre nicht überrascht, wie wenig Anhänger Christus oder Mohammed zu Lebzeiten hatten, wenn es keinen Geschichtsunterricht gäbe? Und obwohl das Leben Christi voller Wunder war, um den Beladenen zu helfen, wie wenige hielten zu ihm zu seinen Lebzeiten?

Da, da, dort ist eine dreifache Allianz von Babaji's Willen, *maya* (Täuschung) und der Verderbtheit der Welt. Die Welt ist immer hinterher klug. Es sind Fälle überliefert, in denen Menschen die Jünger hassten oder die Verwandten, Freunde und Anhänger der Mystiker noch Generationen lang anschuldigten. Wenn sie die Toten verehrt und in den Himmel hebt, hat die Welt am wenigsten zu verlieren, denn die Tendenz zum Widerspruch und Herabsetzen und das sprichwörtliche Entweder oder passt immer weniger zur heutigen Zeit. Die Welt macht erst dann ganz vorsichtig den Mund auf, wenn alles sicher ist. Wenn eine gewisse Zeit vergangen ist, tritt die Geschichte auf den Plan, um einen idealen Heiligen auszumachen, und sucht nur die passenden Fakten aus dem Leben des Heiligen heraus, als er noch in Fleisch und Blut auf der Erde lebte. Solange ein Heiliger am Leben ist, macht die Verderbtheit der Welt auch aufrichtigen Bewunderern, Anhängern und Schülern das Leben schwer. Es will so scheinen, als müsse ein Heiliger nicht nur sein Leben zu einer Ansammlung von Tugenden und Opfern machen, sondern auch einen Sieg über das Weltliche erringen. Auch hier ist es wiederum Babaji's Wille, der die Angelegenheit entscheidet. Das Wichtigste ist, die Zukunft der gesamten Menschheit oder einer gewissen Nation, deren Verdienst es ist oder nicht, in Betracht zu ziehen. Diese Überlegung steht beim Allmächtigen an höchster Stelle, wenn es darum geht, endgültige Entscheidungen zu treffen. Wer außer Bhairavi Brahmani könnte die erstaunliche Kühnheit besitzen, Sri Ramakrishna zur Inkarnation zu erklären? Darin liegt das Geheimnis, das Leben der Heiligen zu verstehen! Es gibt einen übernatürlichen Mut, den nur Gott allein solchen Seelen verleihen kann, die ihr Leben auf dem gleichen Planeten gelebt haben, wie der Heilige.

Der Verehrte ist nichts ohne die Verehrer, und die Welt kennt nur einen Shakespeare, obwohl Hunderte davon erschaffen wurden. Für Menschen, die in den gewöhnlichen religiösen Dingen gefangen sind, oder gar in den niederen egoistischen weltlichen Dingen, reicht eine bloße Überzeugung bezüglich Heiligkeit nicht aus. Es braucht größte Widerstandskraft und größte Opferbereitschaft, einen neuen, unbekannten, unangenommenen Stern oder Planeten am religiösen Firmament zu akzeptieren! Wie viel kann der Mensch verlangen, wenn eine neue Religion oder Unterreligion entsteht? Das „Wunderbare in Nichts" während des Lebens eines Heiligen, und die „erstaunliche gewaltige Glut" danach sind nicht bloß Launen der Gottheit. Auch darin liegt ein tieferer Sinn. Es ist die Verkündung der Nichtigkeit des Menschen und die Erfüllung eines unumstößlichen Göttlichen Gesetzes, dass „die Saat vollständig vergehen soll."

Denke daran, dass das Leben eines Heiligen oft sehr kurz ist. Selbst das längste Leben ist in Wirklichkeit zu kurz für das, was ein Heiliger bewirken kann. So viele Jahre vergehen, ehe er Selbstvertrauen fasst. Und noch mehr Jahre müssen ins Land gehen, bis er davon überzeugt ist, dass er der Welt etwas zu geben hat. Er braucht noch mehr Jahre dazu, bis er entschlossen ist zu geben, und noch mehr Jahre, bis er von seinen weltlichen Pflichten und Fesseln befreit ist. Danach ist er selbst bereit, doch die Welt liegt in tiefem Schlaf und so vergehen einige Jahrzehnte, bis sie von ihm erfährt und ihm Beachtung schenkt. Dann müssen noch einmal einige Jahre vergehen, in denen er die unvermeidlichen Einwände, Belästigungen und Anschuldigungen überwinden muss (sehr oft vorgebracht von denjenigen, die ihm am nächsten stehen und ihm am wichtigsten sind). Wenn dann der Heilige endlich in der Lage ist, seinen Mund als anerkannter Lehrer zu öffnen, sein Herz auszugießen und seine Seele zu vervielfältigen, und wenn dann die Leute sich endlich dazu entschließen, ihm Gehör zu schenken, ihn zu verstehen, seine Werke zu studieren, ihm nachzufolgen und ihn nachzueifern, dann kommt schon der bedauerlichste Augenblick, und der Heilige wird von dieser Welt abberufen!

Die Lebendigkeit und Langlebigkeit jeder religiösen Bewegung hängt von ihrem Heiligen Feuer ab, welches durch weitere Opfer von mehr und mehr hoch entwickelten Seelen als Schüler und gläubige Nachfolger am Leben erhalten wird, denn das Feuer, das Licht und der Geist der Begründer verblasst mit dem Herannahen des Endes der Zeit. Wir wissen nichts. Wir sehen nichts. Wer vermag das Zusammenspiel von Millionen Wellen zu verstehen, die sich in jeder Sekunde auftürmen und wieder zusammenstürzen, die unvorstellbare und unermessliche Vielfalt im unendlichen unsichtbaren Ozean des universellen Bewusstseins? Inmitten all dessen steht der universelle Göttliche Babaji selbst, Ganz Alleine, und lenkt, kontrolliert und gebietet jedes einzelne Geschehen. Wer ist der Leser und wer ist der Verfasser? Wer ist der Begründer, und wer ist der Nachfolger, und wer ist der Richter und wer der vor Gericht Stehende? Babaji diktiert, Babaji schreibt nieder. Babaji liest und Babaji denkt. Babaji klagt an, und Babaji lobt. Babaji verehrt sich selbst und spielt mit sich selbst! Wo bist du und wo bin ich? Wir sind nichts als der Widerschein der Aura Babaji's auf dem See der *maya*, entweder, wenn er austrocknet oder dann, wenn Babaji's Aura es so will. Darum ruft laut:

Sri Babaji! Jai Babaji! Jai, Jai Babaji!

Kapitel XIV

Durch Feuer und Eis hindurch

Wie baust du dein Leben, Stückchen für Stückchen und von Augenblick zu Augenblick? Baust du es nur für sonnige Tage, oder auch für Flut und Sturm? Wenn es nur für die angenehmen, sonnigen Tage und die ruhigen, sternenbeglänzten Nächte geplant wurde, wirst du es früher oder später niedergetrampelt vorfinden, alleinig von der behinderten, ausgelaugten und zerbrochenen irdischen Existenz. Und es wird dir nicht gelingen, dem Leben von Angesicht zu Angesicht gegenüber zu treten. Darum bereite dich vor, durch Dick und Dünn zu gehen, durch Feuer und Eis, damit du das Ziel des Lebens erreichst. Stürze dich nicht in den Ozean der Täuschung. Er ist voller Unwissenheit *(ajñana)*. Nur der ständig schwankende Unwissende kann daran Gefallen finden. Es findet sich nicht einmal ein *Jota* Glückseligkeit im Reichtum oder in der Welt. Reichtum lässt den Geist schmelzen wie Eis und wirbelt ihn in einem Mahlstrom umher, so dass das Glück, das aus der Quintessenz der Seele entspringt, einen bitteren Geschmack erhält. Die Welt blendet dich mit einem Überzug weltlicher *samsara* (weltlicher Existenz) voller Leid und Wiedergeburten. Beides ist vergänglich, so wie Blumenknospen auf einer Ranke, die aus einem Brunnen herauswächst, und um die sich eine Schlange windet. Pass auf, dass du nicht von der Schlange, die die Sinne übersteigt, gebissen wirst. Werde nicht auf diese Weise niedergeschlagen und verkürze nicht dein Leben, indem du dich dem Leben hingibst, das wie ein Blitz aus der Wolke der Täuschung niedergeht. Ein solches Leben ist vergänglich und erfüllt von grenzenloser Unwissenheit, ohne wirkliches Ziel. Lasse nicht die *ahamkara* deinen Blick wie mit Wolken einhüllen, und lasse nicht die Blüten der Begierde erblühen und wachsen.

Der Geist wirbelt stets umher, in äußerster Hoffnungslosigkeit, und heftet sich an Gegenstände der sinnlichen Wahrnehmung, so wie ein umherstreunender Stadthund. Er wird umhergestoßen zwischen Dingen, die er liebt oder hasst, zwischen Lust und Leid, wie eine leichte Feder im Sturmwind. Er wird seiner eigenen Ruhelosigkeit und seiner sinnlosen Aktivitäten niemals müde. Er schließt sich seinen Begierden an und betet zu einer armen, unwissenden Person wie Würmer zu einem Kadaver. Er unterwirft ihn allen möglichen Täuschungen, Halluzinationen und Illusionen. Dadurch wird er hin und her geworfen, wie ein Grashalm von einem wirbelnden Wind in der Luft umhergewirbelt wird. Er erforscht Himmel und Erde in einem Augenblick. Er taucht hinab zu Pathala und kommt wieder nach oben, zurück zur Erde. Manchmal scheint er ihn zu erheben, doch in Wirklichkeit schleudert er ihn tiefer und tiefer hinab, und führt ihn in den Morast der Albträume.

Wie es scheint, kann der allgegenwärtige *akasha* möglicherweise beseitigt werden, stürmische Winde gebändigt werden, Wellen zur Ruhe gebracht werden, die Wasser des Ozeans ausgetrunken werden und der ganze Weltraum wie ein Schriftstück zusammengerollt werden. Doch dieses giftige Ungeheuer, der Geist, ist weit schrecklicher und kann kaum gebändigt werden. Der Geist ist die sicherste Stütze für die Krankheit, die da Begehren heißt. Es ist sogar möglich, den Himalaya bis zu seinem Fuße abzutragen, oder loderndes Feuer zu schlucken, doch es ist so unendlich schwer, den Geist zu löschen, der unter der toten und dunklen Nacht ruheloser Begierde ausharrt, eingehüllt von der dichten Düsternis äußerster und undurchdringlicher Täuschung. Auf diese Weise umgarnt der Geist den Menschen und macht aus ihm einen Vogel in der Falle, schüttelt ihn vor Angst, lässt sein Herz erzittern und blendet das Auge des klaren Verstandes. Himmel und Meer fallen vor ihm flach zu Boden. Alle Elemente stehen unter seinem Bann und Gebot. Er lässt die ganze Welt entstehen oder macht sie zunichte. Er vermag mit einem Wink den Himmel zur Hölle und die Hölle zum Himmel zu machen. über solch mächtige Kräfte verfügt der Geist, und diese werden nur dann vergehen, wenn der Geist vergeht, durch klare Unterscheidung eines intensiven Innenlebens. So stehe auf dem Felsen der Wahrheit, inmitten der Herrschaft des irre gewordenen Geistes, im Ozean aus *samsara*, der tagein, tagaus seine vielen Wellen aus den unterschiedlichsten Handlungen auf uns hereinrollen lässt, immer ruhelos und veränderlich. Sonst wirst du dich den Qualen des Höllenfeuers aussetzen und entsetzliche seelische Qualen erleiden, die dich langsam verzehren.

Das Leben des Kleinkindes basiert auf Lust, ähnlich dem eines herumstreunenden Hundes, der von Abfällen lebt, und wie dieser, weint und bettelt es um Kleinigkeiten. Es ist ein Nest voller Makel und ein sicherer Hafen der Unwissenheit. Dann bricht die Jugend an und fällt zu Boden unter den schweren Hieben, die der teuflische *manmantha* austeilt. Der Dämon der Wollust, der Satan der Welt, lebt in den dunklen Winkeln des Geistes. Geblendet tappt der Geist, wie ein Reh taumelnd, in die Grube der Sinnesobjekte und erleidet unsägliche Qualen durch seinen Mutwillen. So hüte dich vor den Hindernissen der Jugend und überwinde sie alle. Denn wenn du dich den Flammen der Wollust aussetzt, wirst du im Nu wie Stroh verbrannt werden. Sinnliche Vorstellungen sind Fallen, die von *kama* gestellt werden, um sich den unwissenden Geist des Menschen zu sichern. Sie sind der Fleischköder am Angelhaken, der dich in entsetzliche Qualen locken soll. Wollust führt zu endlosem Elend. Wenn du dich von solch niederer Lust von Anfang an fern hältst, kann die weltliche Knechtschaft nur ihrem Ende entgegen gehen und nie wieder entstehen. Solche Gedanken an Objekte des sinnlichen Begehrens führen nur Menschen mit schwachem Unterscheidungsvermögen in Elend und Abhängigkeit. Wahllose sexuelle Aktivität schadet nicht nur deinem Körper, sondern vielen Körpern, und fesselt dich ans Rad der Wiedergeburten, die endlos aufeinander folgen. Darum denke gut nach und erkenne, dass dieses vergängliche Leben wie der Regentropfen ist, den der Wind versprüht hat, und die Sinnenfreuden sind nichts weiter als Blitze.

Verweile und denke gründlich nach. Versuche in tiefe Meditation zu gelangen und überquere dieses Dasein, das von der Seele durchwandert wird. Wie tun wir das eigentlich genau? Wie die Überquerung gelingt, das wird durch die Gnade und das gütige Erbarmen von Satguru Deva Kriya Babaji im nächsten Buch enthüllt werden, in „Der Tod des Todes". Bis dahin, verbanne alle Ablenkungen aus deinem Geist. Meditiere über dieses allgegenwärtige, ätherische, glückerfüllte Bewusstsein. Erlange den ungehemmten und beständigen Fluss jenes Einen Bewusstseins, der Beständigkeit in der Trance, die zur höchsten Ekstase des Glücks führt. Sei ein tapferer Held, der sich mit einem kräftigen Schlag von den schrecklichen Trugbildern und den mit ihnen einhergehenden Illusionen befreit, die wahllos auftauchen und drohend im Dickicht des Geistes lauern. Erlange den unbeschreiblichen Zustand jenseits von Licht, Dunkelheit, Betäubung durch Schlaf und Ähnlichem. Sei stets klug und wachsam. Die sechs Merkmale einer befreiten Seele sind: sprachlos sein, seiner Männlichkeit beraubt sein, lahm, blind und taub sein. Richte dein gesamtes Streben nur auf das Selbst. Bereite dich gründlich darauf vor, dich auch gewaltsam von *vasana* loszureißen, durch starke persönliche Anstrengung. Du wirst unverzüglich Zugang zum höchsten Ort des Friedens erlangen. Stehe dort und erstrahle durch und durch. Sei stets wachsam, sonst werden die Sinne den Geist anziehen. Habe deinen festen Sitz im Selbst, alle Sinne taub für ihre jeweiligen Sinnesobjekte, und halte jeden Zugang und jeden Zentimeter fest unter Kontrolle.

Die *Bhakti* hat ihren Ursprung in der Suche der Seele nach Unendlichkeit. Sie ist nicht ein Leben der Sinneseindrücke. Sie ist nicht bloße Emotion, die ja blind ist. Sie strebt nach einem großen Gesetz, welches sie auch zum Ausdruck bringt – dem Geist der Liebe zum Ursprünglichen Beweger des Kosmos. Die Stärke des *bhakta* liegt in den reinen und aufrichtigen Tränen, die er vergießt. Und jede Träne, die vergossen wird aus Sehnsucht nach seinem eigenen Ideal, bewässert den Baum der *bhakti*. Sie ist eine emotionale Antwort auf die Wirklichkeit, die mehrere Wahrheiten, die der Verstand nicht kennt, enthüllt. Vielleicht musst du gar auf der Flut deiner jungfräulich unschuldigen Tränen schwimmen, um dich selbst von der Angst und Erregung der Phänomene zu erlösen. Wenn deine Augen von Tränen überquellen, ist deine Seele bereit für einen Sprung ins Jenseits.

Spirituelles Heldentum entfaltet das Leben zu seiner ganzen Fülle und enthüllt damit sozusagen die ganze Wahrheit der kosmischen Energie des Lebens. Um ein spiritueller Held zu sein, brauchst du nach außen nichts zur Schau zu stellen, denn spirituelles Heldentum kann ohne weiteres erfahren werden, indem man ihn unauffällig in seinem Leben zum Einsatz bringt. Es kommt dabei an auf das eigene, aufrichtige Bemühen und den in der Stille errungenen, doch soliden Fortschritt hin zum Geist (Selbst). Spirituelles Heldentum spricht in der Sprache des Herzens und des wahren Wesens eines jeden, und nur wer das Reich des Inneren radikal erfahren hat, wird imstande sein, dessen Größe selbst in den alltäglichsten Handlungen zur Geltung zu bringen. Friede wird da gefunden, wo die Welt nicht ist. Versenke dich in die Stille des Selbst in dir. Du wirst Freude empfinden, und nichts als Freude, in dieser Stille. Erstrahle dort, und es wird dir an nichts fehlen. Die Wurzel des Lebens liegt dort. Gieße sie ausreichend und regelmäßig, und du wirst mit Sicherheit sehen, wie die Blüte die jungfräuliche Reinheit und Schönheit des *Atman* enthüllt. Gott, wenn er umnachtet ist, ist der Mensch, und der Mensch, wenn er vollkommen ist, ist Gott. Unsere höchste Vorstellung von Gott ist ein vollkommener Mensch, und darum ist der Mensch Gott. Gott und Mensch sind Vorder- und Rückseite der gleichen Münze. Das eine ist die innere, das andere ist die äußere Manifestation. Im Zustand der Täuschung ist Gott ein Mensch, der sich wie ein Narr verhält. Das heißt, Gott in Ketten ist der Mensch, und der Mensch, von seinen Ketten befreit, ist Gott. Der Mensch ist ein Ausdruck Gottes, und Gott ist die Wirklichkeit des Menschen.

Das Zentrum des Menschen befindet sich in einem bestimmten Körper, auch wenn es sich in einem unendlichen, unbegrenzten Kreis befindet, während das Zentrum Gottes überall in dem gleichen Kreis ist. Kurz gesagt, Gott ist durch und durch Gott, während der Mensch ein scheinbares und unvollkommenes Abbild Gottes oder eine Fehlinterpretation von Gott ist. Der Mensch lebt in zentrierter Unendlichkeit, innerhalb der vier Wände von Zeit, Raum und Ursächlichkeit, und Gott ist das unendliche Leben an sich- darüber, darunter, rechts, links und auf allen Seiten. Der Mensch ist eine mit einem Körper ausgestattete Einzelseele. Gott ist das allgegenwärtige Unendliche Selbst. Zerbrich die individuelle Struktur des Menschen, und Gott selbst kommt zum Vorschein. Mit anderen Worten, Gott nimmt Menschengestalt an, mit den Attributen Körper, Geist und Sinne. Der Mensch ist Gott, wobei er diese Attribute sowohl beibehält als auch gleichzeitig transzendiert. Der Mensch ist weder ein Teil oder Teilchen von Gott, noch ein Funke des göttlichen Feuers von Gott. In der Unendlichkeit kann es keine Unterteilung oder Trennung geben.

Der Mensch sucht Gott, den ganzen Gott. Er strebt nach Erkenntnis. Gott verwandelt sich zu keiner Zeit in einen Menschen, und noch viel weniger verwandelt sich der Mensch in einen Gott. Unendlichkeit ist Unendlichkeit ohne Einschränkung. Unendlichkeit verwandelt sich nicht in Endlichkeit und umgekehrt. Doch durch Überlagerung erscheint Gott wie ein Mensch, so wie ein Seil, das fälschlich als Schlange wahrgenommen wird. Der Mensch ist Gott, in dem Moment, in dem das Wissen um das Selbst bewusst erkannt wird. Sei Gott über deine Welt. Wage es, dich in die Wahrheit zu stürzen. Erbebe zusammen mit der ganzen Welt. Lasse das Herz der Welt dein eigenes sein und spüre, dass du im gesamten Universum pulsierst. Lasse dein gesamtes Wesen begeistert sein von der einen großen Wahrheit: Du bist das Göttliche. Atme die ganze Welt ein, und du wirst durchsichtig sein. Lasse jede Pore deines Körpers, jedes Haar auf deiner Haut die Nicht-Wirklichkeit der Welt verkünden und die Nicht-Dualität verkünden. Handle oder stirb, werde göttlich oder nicht, so sollte das Motto eines intensiven Lebens lauten. Dann steht dem Erfolg nichts mehr im Wege. Was ist dieser scheinbare Erfolg, dessen man sich rühmt, wenn man eine großartige Tat vollbracht hat? Doch das ist nichts im Vergleich mit der letztlichen Erkenntnis des Selbst. Erfolg in weltlichen Dingen ist in gewisser Weise ein Versagen, weil er ein Hindernis bei der Ausbildung des Charakters darstellt, wodurch grenzenloses Wachstum verhindert wird. Deshalb steht solch scheinbarer Erfolg dem falschen Ruhm eines unwissenden Kindes in nichts nach. Mit diesem kleinen Gedankenspiel, dass man Erfolg erzielt, bleibt man auf dem Weg stehen und unternimmt keine weiteren Schritte mehr. Andererseits wird der Erfolg umso größer sein, je mehr Niederlagen man durchgemacht hat. Eine Niederlage sollte einen Menschen dort stark machen, wo er schwach ist. Doch der Mensch ist niemals frei, solange der endliche Aspekt seines Lebens noch existiert, und Erfolg und Misserfolg einander auf dem Fuß folgen. Der bloße Gedanke an den Himmel ist das Maß für die Tiefe der Hölle und umgekehrt. Mit der Erkenntnis des Selbst überwindet man beide und erlangt Frieden.

Nur Wissen

Wir alle leben in der Welt, als ob wir Teil von ihr wären. Das war nicht, ist nicht und wird nicht die Botschaft sein, besonders für Indien, solange Kriya Babaji seine spirituelle Kraft aus dem Himalaya außendet, sei es an die Kinder Indiens oder an den Rest der Welt. Die ewige und ruhmreiche Botschaft von Mutter Indien lautet für alle Zeit: „Lebe für ein Leben der Wahrheit." Nicht die Seele für die Natur, sondern die Natur für die Seele, lautet das Motto auf ihrer Fahne, die das Ideal des Lebens hochhält und überall in einzigartigem Licht erstrahlt. Diese Welt ist nichts weiter als ein bloßer Traum, welcher in den Köpfen umnachteter Menschen herumspukt, und eine scheinbare Wirklichkeit für die Sinne, denen das Leben der Wahrheit ausgesprochen fremd ist. Darum ist das, was man von den Traumgebilden erwarten kann, nur vage, verschwommene, ungenau umrissene und irreführende Illusion. Deshalb muss man, um ein Leben der Wahrheit leben zu können, das Leben des Fleisches auslöschen, und seine sinnlose Jagd nach wertlosen, brennenden Wünschen aufgeben. Lasse deine Liebe und Loyalität zur Wahrheit, die Absolutes Sein, Wissen und Glückseligkeit ist, sich zuerst in deinem Innern entzünden, im Grunde deines Herzens. Gott oder *Atman* oder *Brahman* ist die einzige Wahrheit, das einzige Wissen und die einzige Liebe. Stehe fest und unerschütterlich auf dem Boden dieser Wahrheit, die alles Verstehen übersteigt, und werde dadurch unangreifbar durch Tod, Geburt, die Welt und alle Versuchungen materieller und geistiger Art. Schüttle das befleckte Bewusstsein ab und verwirkliche Wahrheitsbewusstsein. Das kannst du erreichen, indem du jedes irdische Objekt, das jetzt noch ein Hindernis auf dem Weg darstellt, zu einem Trittstein für den Sprung ins Unendliche verwandelst. Die Unendlichkeit allein ist die einzige unverfälschte Wahrheit. Sobald du auf die Ebene der Sinne und des Geistes absinkst, folgt dir die Illusion der Dualität auf Schritt und Tritt, und du setzest dich ganz dem Licht aus, dass jenseits der zerbrochenen Lampe des Geistes erstrahlt, und hörst auf, im Körper-Zentrum zu leben. Darum erlange wieder das entzückende, zuversichtliche Licht der Selbst-Erkenntnis, indem du jenseits des Körpers lebst. Schaue Gott, die einzige Wahrheit. Zerreiße den Schleier des Anscheins. Blicke hindurch. Fühle, dass du eins bist mit der Wahrheit und singe Lieder der Freude in der Gottheit. Suche nicht mehr nach Gott an einem bestimmten Ort, sondern sieh ihn überall. Das ist das Leben der Wahrheit.

Mit einem Ruck brechen alle Fesseln und sogenannten Verpflichtungen entzwei, und stehe da in deiner ganzen Schönheit – frei im Göttlichen. Lösche alle kleinlichen Gedanken an kleinliche Interessen aus. Lasse aus deinen Augen jenes seltsame Morgengrauen eines neuen Bewusstseins leuchten, und bringe durch dein Leben und Ideal spirituelle Schönheit zum Ausdruck, indem du die Verbindung zwischen dir und der Höchsten Quelle herstellst. Diese innere Sicht ist das, was du brauchst, um frei zu werden von den Turbulenzen der Welt. Finde zur Fülle deines Wahren Lebens, oder anders ausgedrückt, genieße alle Segnungen des Lebens in Fülle, indem du der Welt und allem, was dazugehört, den Rücken zuwendest. Dürste nach Frieden, und trinke den reinen Nektar wahrer Freiheit, im Leben der Wahrheit. Lege deine dem Körperlichen verhafteten Gedanken und materialistischen Vorstellungen beiseite, damit du Zugang zum Heiligsten findest, welches jetzt noch vollständig verborgen ist durch den materiellen Glanz eines falschen weltlichen Lebens. Unberührt von irgendetwas Weltlichem, tritt ein in dein erhabenes spirituelles Leben. Stille ist eine unsichtbare Macht, darum fülle den Geist mit Gott, der Wahrheit, und schließe alles andere aus. Entwickle all die innere Liebe des wahren Menschen, versetze dem Bösen den Todesstoss, und sammle Gutes ein mit all deinen Sinnen. Schüttle die

Schuppen dieser verschwommenen materialistischen Wahrnehmung von deinen Augen und erkenne, dass alles göttlich ist. Konzentriere dein ganzes Wesen in absolutem Einklang mit dem Selbst. Sei so weit wie der Himmel und so tief wie die See. Mache weiter mit dem Eifer eines Fanatikers, der Tiefe eines Mystikers und der Weite eines Agnostikers, alles in einem. Dieses Universum des Materiellen ist nur dein nach außen gekehrtes Denken, dessen Ruhm die Veden, die Bibel und der Koran für alle Zeiten besingen. Verliere das kleine Selbst, lösche es aus, und dann wird dein Wahres Selbst hervortreten, in all seinem enthüllten Geheimnis.

AUM TAT SAT AUM.

Kapitel XV

Missachten der göttlichen Gesetze

Wenn auch die Welt, oder zumindest Indien, Tag für Tag einen spirituellen und religiösen Abstieg erlebt hat, so liegt doch der größte Vorteil des Kontakts Indiens mit dem Westen darin, dass er zu einem viel klareren Verständnis der eigenen hinduistischen Religion und einer viel breiteren intellektuellen und sozialen Sicht geführt hat. Wir sind das, was wir heute oder zu einem beliebigen Augenblick sind, mit vollem Wissen darüber, was wir sind. Analphabetentum und Unwissenheit sind verschwunden. Wo immer Bosheit auftaucht, geschieht das mit vollem Bewusstsein und Verständnis über das Wesen und die Folgen jedes bösen Gedankens, jedes bösen Wortes und jeder bösen Handlung. Die Menschen haben eigentlich mehr gegen Gott, die Religion und die göttlichen Gesetze rebelliert, als dass sie darüber in Unkenntnis gewesen wären. Sie haben ihrem hinterhältigen Verstand und ihrer Weltlichen Effizienz vertraut, und sind eitlen Geschäften hinterhergelaufen, ohne sich um die göttlichen Gesetze zu kümmern. Die Menschen sind, was sie sind, mit offenen Augen, und ihre Herzen und Hände sind sich aller Dinge voll bewusst, die mit ihnen in Verbindung stehen. Es besteht heutzutage sehr wenig Unwissenheit, selbst in den entlegendsten Dörfern.

Ich führe dies an, damit die Menschen erkennen, dass noch vor einigen Jahrzehnten sich die Vertreter Göttlichen Wissens und der Hingabe an Gott einander spinnefeind waren. Erst heute hat sich das geändert, und die religiösen Lehrer haben es akzeptiert, diese beiden Dinge miteinander in Einklang zu bringen. Die Religionsgeschichte der Vergangenheit überliefert zahlreiche Beispiele für diesen Dauerkonflikt. Der Konflikt zwischen *jñana* und *bhakti* ist verschwunden, weil die Massen der Religion gegenüber gleichgültig waren, und der wohlhabenden Klasse, den Aristokraten, der Sinn nach Methoden steht, mit denen man leichtes Geld verdienen kann, und ihre Verehrung bezieht sich eher auf *Rupies*, *Annas* und *Pies*. Deshalb muss ein

Mensch wahrhaft religiös sein, um den Unterschied zu sehen. Die ersehnte Veränderung in der ganzen Lebensperspektive in der Praxis wird das ganze Leben in Anspruch nehmen. Nicht bloß ein verstandesmäßiges „Oh ja", sondern eine Durchdringung bis ins kleinste Detail des Alltags, mit dem speziellen Glauben an das Mütterliche, die Universalität und die Mutter-Kind-Beziehung zwischen Gott und dem Gläubigen.

Ehrliche und feinfühlige religiöse Aspiranten wissen nur zu gut, dass die universelle Verbreitung des Ideals, das man hegt, nicht dadurch erreicht wird, dass man es in Worte fasst, sondern es bedarf dafür Jahrzehnte und in manchen Fällen ein ganzes Leben tiefen Nachdenkens, der Erfahrung, des Opfers, religiöser Praxis und Erkenntnis. Mit dem Begriff Universalität meint Babaji, im ursprünglichen Sinne, ein völliges Fehlen der Vorstellung, dass ein Mensch anders ist als ein anderer, weil er einer anderen Religion angehört. Damit Universalität ihre Wirkung entfalten kann, muss sie sich auf die gesamte Sichtweise auswirken, so dass die gesamte ganzheitliche Perspektive die höchste Überzeugung ausdrückt, dass ihr der höchste Wert zukommt. Universalität sollte nicht das Ergebnis einer Politik sein, einer vorübergehenden Akzeptanz oder einer absichtlich herbeigeführten Täuschung, die der Erreichung eines bestimmten Zieles dient. Die Unterschiede, die Überlegenheits- und Unterlegenheitskomplexe, Vorurteile und Voreingenommenheiten, Vorlieben und Abneigungen müssen ausgerottet werden, ausgelöscht, vernichtet und vollständig vergessen werden, so, als ob sie nie und zu keiner Zeit existiert hätten. Bloßes Herausposaunen der Bruderschaft ohne jene moralische, religiöse und spirituelle Stärke des Alltags, ist, als ob man die Händler auf einem Markt, die ihre Ware anpreisen, mit Lautsprechern zu übertönen versuchte. Jene höchste Stufe der universellen Perspektive bringt, wenn sie einmal erreicht ist, neben anderen bewährten Tugenden, ihre eigene, wunderbar stille übernatürliche Kraft mit sich.

Die Versöhnung der antagonistischen Kräfte wird erst dann möglich, wenn eine weit überlegene Macht, eine überwältigende Kraft, sie daran erinnert, dass sie nichts sind, verglichen mit der alles beherrschenden und alles erobernden universellen endgültig höchsten Kraft des göttlichen Gesetzes und der göttlichen Natur, die stets zum Besten der Menschheit als Ganzem wirkt. Geld und Macht mögen zwar gute Mittel sein, um Gehorsam und Mitwirkung zu erreichen, doch dadurch entsteht keine liebende Bruderschaft, die wahrhaft, echt und dauerhaft wäre. Die spirituelle Kraft eines religiösen Menschen mit universalem Bewusstsein ist weit mächtiger als die Willenskraft. Seine Kraft kommt von Gott selbst.

Der zentrale Pfeiler jeder Nation zur Entwicklung ihrer Religiosität, Rechtschaffenheit, Kultur und Zivilisation, ihrer Tugendhaftigkeit und Frömmigkeit sind die Frauen im Allgemeinen und die Mütter im Besonderen. Die Frau ist der Schöpfer – durch ihre geheimnisvollen und wunderbaren Kräfte und ihre liebevolle Hingabe.

Zölibat, Selbstkontrolle und Opferbereitschaft sind die Tugenden, welche die kreativen, nährenden und Böses zerstörenden Kräfte in jedem Einzelnen freisetzen. Die Ursache für die Zerstörung des hinduistischen Familienlebens in heutiger Zeit ist die schamlose Zurschaustellung der Begierde nach materiellen Genüssen in allen Schichten der Gesellschaft. Was ist heute ein Zuhause? Es ist eine kostenlose Unterkunft mit einem Aufseher. Die Eltern sind nur noch dazu da, um Wünsche zu befriedigen, und das Familienoberhaupt muss die Hauptlast tragen, sie großziehen und sie aus den Bruchstücken und der Verwirrung herausziehen, in die sie durch ihr Nachahmen des Westens geraten sind. Mit bloßem Stirnrunzeln, Schimpfen, Einschüchtern und Nichtbeachten ist es nicht getan. Die neue Welt wird dazu erzogen und ausgebildet, in jeder Phase des Lebens hochnäsig und rebellisch zu sein. Selbst die Mutter ist zu Hause nicht mehr *Griha*-Lakshmi, sondern die Grande dame und eine Cleopatra!

Um Herr zu sein, muss man Diener sein. Stelle den Kontakt mit Kriya Babaji sicher. Dazu sind keine speziellen Fähigkeiten erforderlich. Diene ihm aufrichtig und edel, und er wird dich zur Göttlichen Macht führen. Diese Macht wird dir die Augen öffnen. Beginne dann mit dem Mechanismus des gegenseitigen Erhöhens der Macht, durch Fortentwicklung des eigenen Selbst, des *Gurus*, seines Gottes und so weiter, ohne Ende. Wenn du trotz solcher wiederholt vorgebrachter einfachster Anweisungen zögerst, so bedeutet das lediglich, dass du bloß redest. Es drängt dich nicht danach, voran zu kommen. Du bist noch zu unreif. Die Zufriedenheit ist zu so vielen gekommen, früher oder später muss sie auch dich erreichen. Es ist nur eine Frage der Zeit.

Bringe der Welt Erleichterung, und die Welt gehört dir. Sie wird sich dir beim Preisen des Allmächtigen anschließen. Denke daran, dass Gott nicht auf dein Lob angewiesen ist. Indem du Gott lobst, hilfst du dir selbst. Es ist zu deinem eigenen Nutzen. Untersuche die Lage gewissenhaft, meditiere tief, und du wirst zu dem Schluss kommen, dass die heutige Welt voller Tragödien ist und den Herrn braucht, der voller Erbarmen ist. Kriya Babaji schaut nicht auf die Taten der Welt, sondern übt Nachsicht, vergisst und mildert das Leiden der Welt, aus der Großmütigkeit seines eigenen Selbst. Die Denkweise, dass das Predigen göttlichen Wissens oder der Tanz der Hingabe einer höheren Ebene zugehörig ist als Dienst und Opfer, sollte aufgegeben werden. Wir haben ein neues Zeitalter mit neuen Verhältnissen betreten, in dem fast jeder, der in dieser neuen Welt lebt, durch dreifache Feuer der Reinigung gehen muss. Diese neue Situation macht es erforderlich, dass den praktischen Handlungen des Dienens und des Opferbringens eine viel größere Bedeutung beigemessen wird als trockenen Gesprächen über göttliches Wissen oder fruchtlose Ausflüsse der Hingabe.

Die Menschen glauben, man könne kein Heiliger sein ohne gewisse Äußerlichkeiten und gewisse vorgegebene, äußerlich sichtbare Lebensweisen und eine strenge Unnahbarkeit. Dieser falschen Vorstellung in nichts nachstehend ist der Irrtum, zu glauben, dass es keinen anderen Heiligen gibt, als den, den eine bestimmte Gruppe, Familie oder Person akzeptiert hat, oder zumindest keinen, der dem Betreffenden ebenbürtig wäre. Gesunder Menschenverstand wandelt sich zu Verwirrung, wenn es darum geht, an wen man sich wenden soll, und mit welcher Einstellung, denn der eigene spirituelle Fortschritt ist ebenfalls ein verwirrendes Problem. Die einzige Antwort darauf ist, alle Heiligen zu verehren und ihnen zu dienen, doch das gilt zusätzlich zum Verehren und Dienen, Lieben, Gehorchen und Darbringen deines ganzen Selbst deinem *Satguru Deva*. Unterscheide klar zwischen einem Heiligen und einem *Guru Deva*.

Es wäre töricht, von einem Heiligen zum nächsten zu wandern, wie ein rollender Stein, der kein Moos ansetzt, aber es wäre noch törichter, allen anderen außer deinem eigenen *Guru* zu glauben. Es ist fürwahr äußerst bedauerlich, dass heutzutage das Interesse an Gott, dem *Guru* und der Religion im Alltag abnimmt, während Egoismus, Individualismus, Materialismus, Agnostizismus und Atheismus sprunghaft zugenommen haben. Die Menschen wollen Beweise dafür, dass die Sonne auf- und untergeht. Was sie wirklich wollen, ist Befreiung von all ihren Leiden und mehr Glück von der Art, wie sie es sich vorstellen.

Ein religiöser, spiritueller, mystischer Strebender, der es sich zum Endziel gesetzt hat, ein vollkommenes Werkzeug Gottes zu werden (von keinem anderen als dem *Satguru Deva*), und der sich durch bedingungslose Hingabe mit der Gnade und dem Erbarmen des *Guru* vereint hat, muss endlose Erfahrungszyklen durchlaufen. Ihm widerfahren Versuchungen, Verwicklungen, Fehlschläge, Versuche und Erfahrungen, damit seine Weisheit und seine Stärke zunehmen. Er durchläuft zahllose Verwandlungen, scheinbar gleicher Art, die gleichen Zyklen, so als mache er keinerlei Fortschritt. All seine Erfahrungen und Anstrengungen scheinen vergeudete Energie zu sein. Was jedoch geschieht, ist wie die ansteigende Spirale, die sich um die Seiten einer Pyramide windet. Der Voranstrebende mag Erfolg haben oder Niederlagen erleiden, emporsteigen oder hinabfallen, mag tugendhafter oder lasterhafter werden. Viele Veränderungen ereignen sich zu vorherbestimmten Zeitpunkten. Doch die Wahrheit hinter allem, was geschieht, ist, dass derjenige, der sich an den Seilen der stärksten Schutzmächte festhält, jenen der Gnade des *Satguru* und seines gütigen Erbarmens, höher und höher emporsteigt.

Das höchste Geheimnis

Der weise Mensch, der sich mit Seilen der Ergebenheit und Hingabe bindet und zu Gott und dem *Guru* betet, damit sie ihn emporziehen mögen, geht niemals verloren und wird mit Sicherheit zur rechten Zeit den höchsten Punkt erreichen, so schnell wie möglich, solange er sich nicht selbst von den schützenden Seilen, die ihn emporziehen, losschneidet. „Halte Gott und *Guru* fest und lasse sie niemals los, ganz gleich, was kommen mag" – so lautet das höchste Geheimnis zum Erfolg, das Kriya Babaji uns schenkt. Schenke deinem Wohlergehen keine große Beachtung. Die Gegensatzpaare von Freude und Leid, Erfolg und Misserfolg, Aufstieg und Niedergang usw. werden gewiss ihre Rolle spielen. Richte deinen Blick stets fest auf deine Beziehung zu Gott und *Guru*, und alles andere wird sich von selbst ergeben. In dem Maße, wie du emporgezogen wirst, wird fast automatisch dein Leiden (Leiden, das du als solches empfindest, und das dich negativ beeinflusst) mehr und mehr verringert, und deine Freuden werden intensiver, deine Versuchungen lassen nach, während Geduld und Durchhaltevermögen stärker und stärker werden, bis du einen Punkt erreichst, der der erreichbaren Vollkommenheit am nächsten kommt. Für einen im Exil lebenden Prinzen, der durch die Gnade des Königs zurückgerufen wird, und der die Tausende von Meilen bis zur Hauptstadt und nach Hause zurücklegt, ist die Behandlung, die er unterwegs erfährt sowie das Beförderungsmittel von geringer Bedeutung. Was zählt, ist, wie viele Meilen er bereits zurückgelegt hat, und wie viele ihn noch von seiner geliebten Heimat trennen. Das sollte die Einstellung des Strebenden sein, die er mit Intensität und Leidenschaft vertreten soll, und sein Augenmerk sei auf entschlossenes, starkes und konzentriertes Handeln gerichtet. Millionen haben die Religion gepredigt. Wo ist das Glück? Millionen haben mechanisch göttlichen Gesetzen gehorcht, die in Schriften niedergelegt sind. Wo ist das Glück? Derjenige, der Glück verleiht, ist das „Ich" selbst. Niemand hat aufgrund irgendwelcher wohlverdienter Ansprüche oder als Nachtisch so etwas wie ein Anrecht darauf, außer durch die Gnade des Satguru Deva. Alles andere ist nichts weiter als ein Ausdruck der *maya* in form von Irreführen der Menschheit durch Täuschungen darüber, wer der Urheber, der Besitzer, der Handelnde ist usw., sowie Missverständnisse durch Netzwerke aus Ursache und Wirkung, Unterscheidungen und Unterschieden, Mein und Dein.

Sri Ramakrishna Paramahansa (Babuji) riet: „Zuerst Gott erreichen, und dann erst in die Welt eintreten und ihr beiwohnen." Auch sagte er: „Backsteine und Ziegel, die gebrannt wurden, nachdem das Markenzeichen an ihnen angebracht wurde, behalten dieses für immer." Der Paramahansa sagte, dass wenn man sich unter das Volk mischt bevor man Hingabe erreicht hat, man durch Gefahren, Kummer und Kränkungen aus der Fassung gebracht wird. Je mehr du dich mit weltlichen Dingen befasst, desto größer wird deine Abhängigkeit. Der Mensch soll in der Welt leben, nachdem er Wissen erlangt und Gott erkannt hat. Nur dann können ihm die üblen Dinge der Welt nichts anhaben. Der Bissen vom eigenen Gericht und der gleiche Leckerbissen, jedoch vom Gericht des Geliebten, sind nicht dasselbe. „Nektarkrähen" genießen etwas anderes als den Leckerbissen der anderen, etwas, das anderen unbekannt ist. Die meisten von uns hören mehr oder weniger alles, verstehen nichts, praktizieren nichts und erkennen noch viel weniger. Wie kann es dann zu irgendetwas wie Erleuchtung über die kleinsten und feinsten Fasern des Netzes dieser *maya* kommen? Für die von der Glückseligkeit Besessenen jedoch ist es unmöglich, zu schweigen. Es macht ihnen nichts aus, wenn andere sie verständnislos ansehen.

Es gibt etwas Ungewöhnliches und sogar Entgegengesetztes zu dem, was wir gemeinhin glauben, und was von der Vergangenheit her an uns weitergegeben wurde. Die intensive Freude erwächst aus der Erkenntnis und noch mehr aus der Bestätigung der Erkenntnis. Der Unterschied zwischen papageienhaftem Wissen und wahrer Erkenntnis ist es, von dem ich rede und rede, und von dem doch so wenig verstanden wird. Nehmen wir als Beispiel zwei befreundete Schüler, die zum *guru* gehen. Der *guru* ist wie gewöhnlich dabei zu lehren und spricht über eine gewisse Wahrheit – eine von so vielen. Der eine Schüler gerät über das, was er hört, in solche Ekstase, dass er aufsteht, zu tanzen und sich im Kreis zu drehen beginnt, unfähig, seine Freude im Zaum zu halten, ohne seinen Körper zu bewegen. Der andere hat die gleichen Worte vernommen, doch er nimmt die irre, außer Kontrolle geratene Freude des anderen Schülers mit Verwunderung und Verärgerung zur Kenntnis. Er sagt: „Was? Was? Was hat denn der *Guru* außergewöhnliches gesagt? Er sagt fast jeden Tag das gleiche, und nicht bloß zu ihm. Sieh nur, wir sind so viele hier, aber ich tanze nicht, und die anderen Leute auch nicht. Was ist jetzt mit diesem Narren passiert?" Der Unterschied ist der: Für die meisten Menschen ist es das „dies" inmitten Tausender von „das", von denen manche sogar im Widerspruch zu dem „dies" stehen. „Dies" war nicht unausgesprochen, ungehört, nicht ungewusst und den meisten Menschen nicht unbekannt. Doch für den anderen Menschen, dieses speziellen Menschen, war es Dies und Dies allein, nichts anderes, nur das Eine, nicht das und nicht du. Wenn eine bestimmte Wahrheit ganz alleine dasteht, und man vollen Besitz über sie erlangt, wenn man in vollkommener Vereinbarkeit mit der wenigen Erfahrung, die man bereits besitzt, von dieser Wahrheit innerlich überzeugt ist, wenn nicht ein einziges Jota dieser Wahrheit vom kleinsten Zweifel überschattet ist, dann stellt sich extatische Freude über eine nie dagewesene Erleuchtung ein. Eine Unfähigkeit der Nerven – sowohl mental wie physisch –, diese Freude im Zaum zu halten, führt zu einer heftigen, irrsinnigen Freude, welche andere vielleicht mit Verwunderung und Verärgerung begegnen werden.

Erleuchtung ist das eine, Überzeugung ist das nächst Höhere. Erkenntnis ist noch höher, und Bestätigung der Erkenntnis ist noch einmal höher. Keine Erkenntnis verleiht einem die vollkommene Freude, wenn sie nicht bestätigt wird. Mann kann auf einen *Satguru Deva* bis zum letzten Schritt verzichten, wenn man vehement dagegen ist, einen *Guru* zu haben. Doch auf dieser letzten Stufe der Bestätigung, ist ein *Guru* unverzichtbar. Denke jetzt daran mehr als je zuvor, und falle nicht in die Jauchegrube der Erniedrigung, indem du nach der Ähre suchst, aber den Urquell vergisst. Der verwirklichte Mensch steht mit dem Segen des *Satguru Deva* fest wie ein Fels. Er hat einen unerschütterlichen

Mut und unerschütterliche Erkenntnis, weil Kriya Babaji hinter ihm steht und er Kriya Babaji's Kind ist, auserwählt, sein Wort zu verkünden und die Welt vor falschen Lehrern und Lehren zu bewahren. Die Stufe zu erreichen, auf der man begreift und zu schätzen weiß, auf welch wunderbare Weise Kriya Babaji seine Anhänger aus misslichen Situationen befreit, ist in sich und an sich ein Segen, der so vielen verweigert wird. Es gibt einige wenige, die begreifen und es zu schätzen wissen, die jedoch egoistisch und undankbar sind. Es gibt wieder andere, die es begreifen und zu schätzen wissen, die jedoch keine andere Freude kennen als Neid, Eifersucht, Böswilligkeit, und andere zu ächten suchen. Doch lasst jene, die es wagen, Babaji's Lehren falsch auszulegen, oder seine Lehren als die eines anderen ausgeben, gewarnt sein. Ihre Tage sind gezählt, und sie werden mit Pontius Pilatus, Herodes Tetrarch und Judas Iscariot gleichgesetzt werden.

Denke daran, dass in diesen stürmischen Zeiten ein jeder Gottes Gnade braucht. Wenn man sich Gott in Form von Kriya Babaji als *Satguru Deva* nähert, so ist dies günstiger, denn der *Guru* als Gott bedeutet Erbarmen, während Gott als Gott Gerechtigkeit bedeutet. Wenn man allein schon den weltlichen Nutzen betrachtet (vom spirituellen Nutzen ganz zu schweigen), hat Babaji auf wunderbare Weise die Wünsche seiner Schüler erfüllt. Er brennt vor Leidenschaft, Kriya Yoga zu verbreiten, so dass die Söhne und Töchter auf der ganzen Welt vom königlichen Weg profitieren können. Gesundheit, Wohlstand, Friede und Wohlergehen werden uns zuteil durch die rechte Beachtung der Grundprinzipien des Kriya Yoga. Im Falle des Autors, seiner Familie, seiner „anderen Hälfte" und all jener, die ihm nahe und teuer sind (das heißt die ganze Welt), ist es jedes Mal Kriya Babaji und kein anderer.

Unglücklicherweise ist in der heutigen Zeit die Kombination aus einem hingebungsvollen Herzen und einem wissenschaftlichen Verstand eine ausgesprochene Seltenheit. Die Waffen, die einem Suchenden zur Verfügung stehen, sind eine leidenschaftliche Haltung innerer Reinheit und Bescheidenheit. Ein edler Charakter und rechtschaffene Lebensweise mit Moral, Tugend, Religiosität und Befolgung der Gesetze, sind ein Muss für jeden Suchenden. Er hat seine eigenen Zweifel, doch er entwickelt beständige, unveränderliche Wahrheiten und ist kein Opportunist, der sein Fähnchen nach dem Wind hängt. Er besitzt die wundervolle Kraft überwältigender Energie, im Maße der Tiefe seiner Hingabe, der Gnade Gottes und seiner Nähe zu seinem Gott. Manchmal stellt sich Niedergeschlagenheit ein, wenn der Gedanke der Unwürdigkeit oder ein zu strenges Bewusstsein des eigenen Mangels an Disziplin sich einstellt. Doch selbst dann ist der Werkstoff, den er bearbeiten kann, die innere, ideale, unsichtbare Welt, wie er sie sieht.

Ein Verehrer des Göttlichen ist nur vom Blitz am Himmel abhängig. Er erreicht seine höchste Stufe unter dem Blitz der göttlichen Gnade. Er kennt das Ziel und das, was zu dessen Erreichung erforderlich ist, und ist sich dessen hundert Prozent sicher. Während der Pausen zwischen zwei Flügen unter den Lichtern empfindet er immense Freude, die unmittelbare Frucht seiner Anstrengung, die ihm alle Sicherheit verleiht, was Gott anbelangt. Er gewinnt eine potenzielle Energie für weitere Höhenflüge und einen Blick für die Nähe seines Zieles. Sein Weg ist einer der vollständigen Abhängigkeit vom *Satguru Deva*.

Ein wissenschaftlicher Mensch besitzt als Waffe einen extrem scharfen Verstand und geistiges Durchdringungsvermögen, mit dem er die äußere, greifbare, tatsächliche, bearbeitbare, sichtbare Welt bearbeiten kann. Ein Wissenschaftler besitzt eine Taschenlampe, die einige Meter weit nach vorn leuchtet, und er weiß, welche Strecke er zurückgelegt hat. Er besitzt jedoch nichts Definitives wie ein Ziel und etwas Erstrebenswertes. Er vermag nicht zu sagen, wohin er die Welt führen wird. Alles in allem experimentiert er mit dem Unbekannten.

Obwohl Wissenschaft und Religion sich scheinbar diagonal entgegengesetzt sind, sind sie doch rechte und linke Hand oder horizontale und vertikale Zahnräder einer kompakten Maschinerie, die der Menschheit dient, und sind beide Babaji's göttlichem Willen unterworfen. Die Wissenschaft beschäftigt sich mit den gröbsten Elementen der Materie, die Religion mit den feinsten Elementen des Geistes. Doch beide werden gelenkt vom Höchsten Allmächtigen, dessen Gnade weise Menschen stets erbitten sollten, ob sie nun Verehrer des Göttlichen oder der Wissenschaften sind.

Begradigt

Wenn du eine Beziehung zum *Guru* eingehst und dieser Vater und Mutter für dich wird, und du alle Liebe für deinen *Guru* empfindest, spielt es überhaupt keine Rolle, ob du schlau, lasterhaft, böse, voller Fehler, unrein, unvollkommen, schurkisch, korrupt, dekadent bist und verquere Gedanken hast. Alles wird zu seiner Zeit begradigt werden, wenn du nur stark bleibst, um zu dienen, lieben, dich ihm zu weihen und alles hinzugeben – vollkommen und vorbehaltlos.

Es mag einige Leser empören, wenn ich mich immer wieder mit scheinbar trivialen Dingen beschäftige. Doch das Typische an Kriya Babaji's Lehren lautet: „Kümmere dich um Pfennige und sei praxisnah. Jedes Genie besteht nur zu zehn Prozent aus Inspiration, und zu neunzig Prozent aus Transpiration." Es gibt keine Zauberei oder Tricks. Alles am Erreichen ist entweder reich oder arm, je nachdem, wie viel Zeit, Hirn und Herz einer Sache gewidmet und geopfert wird. Die beste Methode, wie man einer Arbeit zu Leibe rücken kann, besteht darin, sie mit deinem schärfsten Geistesmesser in möglichst viele kleinste Teile zu zerschneiden und dafür zu sorgen, dass jedes Stück optimal bearbeitet wird, durch Erinnerung, Übung und Wiederholungen. Kriya Babaji steht für praktische Erneuerung, wobei er jedes solide und nützliche Material verwendet.

Eine gewisse Wahrheit mit dem Verstand ausreichend zu erfassen, innerhalb der vier Wände von Verstand und Logik, ist nur ein vorläufiger Schritt. Du musst auch wissen, wohin du gehen willst, wo du suchen musst, wie du voranstreben sollst, wie du analysieren und aufbauen musst, Erfolg haben sollst, und wie du die Wahrheit meistern sollst. Doch Gehen, Suchen, Streben, Analysieren, Aufbauen, Meistern und Erfolg haben müssen erst noch erfahren werden. Zuerst musst du Vertrauen fassen in die Wahrhaftigkeit der Wahrheit. Mit diesem Vertrauen musst du die Wahrhaftigkeit ständig vor Augen haben. Wann immer Situationen mit Handlung auftauchen, reagierst du und durchläufst eine kontinuierliche Übung aus Erfolg haben, Scheitern, Aufsteigen, Absteigen, Wiederaufsteigen, *ad infinitum*, bis du vollkommene Meisterschaft erreichst. Jede Wahrheit ist wie ein Samenkorn. Es bedarf einer Sympathie, einer Liebe, einer Überzeugung und eines Glaubens, damit du dich veranlasst fühlst, es aufzuheben und in deinem Garten oder auf deinem Grundstück zu säen. Das Samenkorn selbst wiederum, ist nichts, doch es entfaltet seine eigene Nützlichkeit durch einen Baum, mit Blättern und Früchten daran.

Millionen von Dingen sind im Namen der Religion behauptet worden und werden behauptet werden. Der einzige Weg zum Heil ist Liebe, Dienst, Konzentration auf Gott und Dienst am *Satguru Deva*. „Lasst alles stehen und liegen, ob Pflichten oder Bedürfnisse, und kommt zu mir", sagt Krishna in der sechsundsechzigsten *sloka* des achtzehnten Kapitels. Was außer dem höchsten Glück kann da noch sein, wenn du einen solchen Ruf erhältst? In diesem bittersten aller Ozeane, was sonst kann süßer sein?

Lass dich nicht weiterhin von Wirbelwinden hin und her werfen. Es gibt eine Anleitung zum zielstrebigen Gebet, Meditation und Bitte. Körper und Geist müssen dazu gebracht werden, mechanisch die wichtigsten Dinge zu tun (um in dieser Welt leben zu können, wie es unsere Pflicht ist). Alles andere muss verschwinden und sich verflüchtigen. Der Geist muss eins werden mit der allumfassenden Vorstellung, die du von deinem *Satguru Deva* entwickelt hast. Dein Gebet muss eine gewisse Intensität erreichen. Der *Guru* muss sozusagen das nektargleiche Opfer für den allmächtigen Gott aus seinem eigenen Körper, Geist, Herz und Seele herauspressen, um seine auserwählten Kinder mit seiner Gnade zu überschütten. Das Geheimnis „wird geschmolzen." Dein Geist muss den Schmelzpunkt, dein Herz den Siedepunkt erreichen. Eine einzige Silbe eines Gebets oder nur ein Name, wiederholt mit *namaste (Kriya Babaji Namaste),* kann bewirken, dass die Gnade über dir ausgegossen wird. Das Wichtigste ist, dass der Name oder die Silbe von einem Geist kommen sollte, der bereits geschmolzen ist und von einem Herzen, das bereits kocht. Alle anderen Dinge sind nur Vorbereitungen, um diesen „Schmelz- und Siedepunkt" herbeizuführen. Hätte einer vollständig begriffen, dass das Erbitten der Gnade verrichtete Arbeit zur Erreichung des Schmelz- und Siedepunktes ist, wären so viele Dinge so klar wie ein Kristall im hellsten Tageslicht.

AUM TAT SAT AUM.

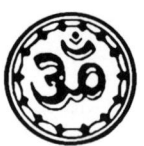

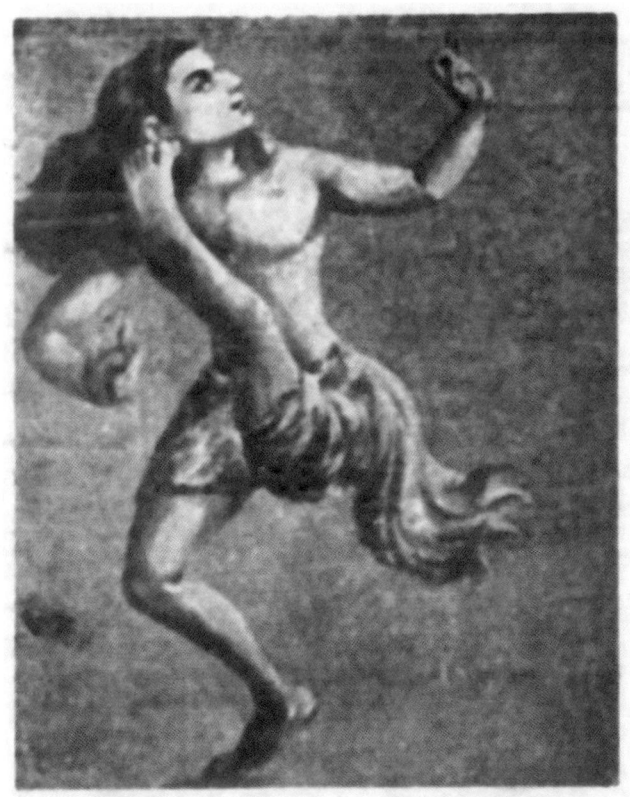

Babaji Naguraj als Nataraj in der Thandavam-Haltung

BUCH III

BABAJI'S
TOD DES TODES
(KRIYA)

Satguru Deva!
Dies ist eine weitere Blume zu deinen Lotosfüßen!
Möge sich ihr Duft von Kriya in alle Himmelsrichtungen ausbreiten,
Um als Balsam zu dienen für die Sorgen der leidenden Menschheit!

S.A.A. Ramaiah

Dialog:
Die Flamme des Kriya

Kriya Babaji Sangah

Die uralte wissenschaftliche Kunst des Yoga ist Indiens wertvoller Beitrag für das Gedankengut der ganzen Welt. Ein unsterblicher Dynamo generiert seit Jahrhunderten diese seelenrettende Elektrizität des Yoga. Dies ist Babaji, der Wiedererwecker des Kriya Yoga, einer Form von Raja Yoga. Im neunzehnten Jahrhundert wurde die Fackel des Kriya von Lahiri Mahasaya, dem ersten Lieblingsschüler der Neuzeit von Satguru Babaji, vom Ursprung der Quelle aus dem friedlichen, heiligen und versteckten Himalaya in die staubigen und dunklen Schlupfwinkel der leidenden Menschheit getragen. Jegliche Reklame verweigernd, sorgte L. Mahasaya für die Bedürfnisse des nicht enden wollenden Stroms der Kriya Aspiranten mit unverminderter missionarischer Hingabe bis zum letzten Moment seines Lebens. Danach senkte sich der Mantel auf seinen wichtigsten Schüler, Sri Swami Yukteswar, der an vielen Orten *sadhu sabha* organisierte. Somit entstand eine geregelte Organisation, die die Kriya Yoga Mission leitete. Zu seinen Lebzeiten unterrichtete er in seiner Einsiedelei seinen Nachfolger, Paramahansa Yogananda Giri, einem würdigen Nachfolger, der von Kriya Mulaguru selbst ausgesucht worden ist. Yoganandaji etablierte eine Yogaschule in Ranchi, und danach trug er die Flamme des *Kriya* in fremde Länder.

1936 verstarb Sri Swami Yukteswar und die schwere Verantwortung, die Kriya Flamme am Brennen zu erhalten, fiel auf die Schultern von Yoganandaji. Er stand zu dieser Aufgabe, organisierte auf solider Basis eine globale Bewegung und gründete somit die beiden weltweit bekannten Organisationen, die „Yogoda Sat Sangah" und die „Self Realization Fellowship" (YSS-SRF) mit weltweitem Hauptsitz in Los Angeles. Am 7. März 1952 vollzog Yoganandaji seinen bewussten Austritt aus dem physischen Körper, „nicht im Bett, sondern während einer Versammlung, auf der er über Gott und Indien sprach". Ihm folgte Rajasi Janakananda, welcher bereits am 7. Mai 1950 von seinem Meister, Paramahansa Yogananda, zu seinem Nachfolger ernannt worden war. In unserem Herzen gibt es einen Platz für alle früheren Meister des Kriya Yoga, lasst uns zugleich aber nicht vergessen, dass der Allerhöchste Meister des Kriya Satguru Kriya Babaji ist.

Am Mittwoch, dem 23. Juli 1952, sah man durch die Veröffentlichung einer Serie von Büchern, welche die erhabene Kriya Lehre der Glückseligkeit beinhalten, so, wie sie von Satguru Babaji selbst, in eigener Person, gepredigt wurde, der Entwicklung einer neuen Phase in der Kriya Bewegung entgegen. Die frühen Teile dieses interessanten und bemerkenswerten Ereignisses berichtet im Detail „Die Stimme Babaji's" und „Im Einklang mit dem Allwissenden", herausgegeben jeweils mit „Entschlüsselte Mystik" und „Meisterschlüssel zu allen Leiden (Kriya)". Der Autor träumte von der Gründung einer „Kriya Babaji Sangah", einer uneigennützlichen, nicht-sektiererischen Gesellschaft zum Zusammenfügen der vorliegenden Arbeit und zur Verbreitung der Lehre von Kriya Babaji in alle Himmelsrichtungen dieser Erde, in Zusammenarbeit und Abstimmung mit der YSS-SRF.

Dieser Vorschlag erhielt den Stempel der Autorität am 16. Oktober 1952. In dieser Nacht, um 0 Uhr erschien Babaji vor Sri V.T. Neelakantan Mahasaya (V.T.N.) und sagte: „Drei Tage lang wollte ich dich nicht stören, aber jetzt muss ich dir etwas Wichtiges sagen. Deswegen ..."

V.T.N., der Journalist, unterbrach: „Guru Deva, Du bist immer willkommen, und wir werden Dich immer erwarten."

Babaji: „Wir – *HUM* ... Sage deiner ‚anderen Hälfte', die Samen des ‚Kriya Babaji Sangah' sollen morgen, am 17. Oktober, ausgesät werden; du weißt, 17 ist gleich 8, 1 plus 7, Oktober ist 10, 10 plus 8, das heißt 9, und 1952 ist 17 oder 8 und 9 plus 8, das heißt 17 oder 8. So ist es *ashta siddhi, ashta lakshmi, ashta dikpalaka* und viele andere *ashtaka*. Morgen, am 17. Oktober zwischen 12 und 3 Uhr nachmittags können wir mit der *sangah* beginnen. Deine ‚andere Hälfte' und du können in einem Notizbuch unterzeichnen, und wenn er nichts dagegen hat, kann sie die dritte Unterschriftsberechtigte sein... Ist das soweit klar? Also, denke daran, dass du deine eilige Übermittlerpflicht zu erfüllen hast. Und nun geh schlafen. *AUM.*"

An diesem Morgen sprach eine sonderbar harmonisch klingende Stimme. „Nun, du hast nun die Daten für die anderen Veröffentlichungen verkündet.... wird dir einen Job anbieten. Wie kannst du die anderen Bücher veröffentlichen?"

V.T.N.: „Ich werde den Job annehmen, ohne die vorliegende Arbeit zu vernachlässigen. Wer bist du, ein unsichtbarer Teufel, der kommt, um mich derart durcheinanderzubringen?"

Stimme: „So, du nennst mich also einen Teufel, nicht wahr?"

Das Gespräch endet. Der Journalist beförderte seine wertvolle Nachricht nach San Thome.

Am Tage des *Dipa Oli* [*Divali*, dem Fest des Lichtes], wurde das Fundament der „Kriya Babaji Sangah" gelegt, um somit das Licht des Kriya für das Heil der leidenden Menschheit in alle Himmelsrichtungen zu verbreiten. Die einseitige Gründungsurkunde beinhaltete folgendes:

Die „Magna Charta" der Kriya Babaji Sangah

Kriya Babaji Namaste

Gegründet um 2 Uhr nachmittags, an *Dipavali* (*Dipa Oli* Tag), dem 17. Oktober 1952, für die Verbreitung des Evangeliums der Glückseligkeit von Kriya Babaji, unserem *Ishta Satguru*. Gründer-Präsident: S.A.A. Ramaiah, unterzeichnet am 17. Oktober 1952. Acharya: Sri V.T. Neelakantan Mahasaya, (unterzeichnet) am 17. Oktober 1952.

Zwischenzeitlich war der Satguru wegen der gebotenen Eile für die anstehende Arbeit gezwungen, V.T.N. um 4 Uhr morgens, an diesem 17. Oktober 1952, ein *darshan* zu geben. Der Journalist wollte soeben mit dem Meditieren beginnen, denn er hatte bereits auf seinen geliebten Meister gewartet.

Babaji: „Bedaure, dich zu stören, mein Kind. Eigentlich wollte ich dich ruhen lassen, aber die günstige Natur dieses Tages zwang mich zu kommen. Da heute *Dipavali* ist, ein Tag des Lichtes, ist es günstig, mit dem Schreiben von ‚Tod des Todes' zu beginnen. Das erste Kapitel mag ganz und gar der Bedeutung des *Dipavali* gewidmet sein und darüber, wie es laut der Tradition von den Schülern des Kriya gefeiert werden soll." Der Befehl wurde ausgeführt und mehr als fünf Seiten wurden geschrieben.

„Das ist für den formellen Anfang genug. Wie weit ist deine ‚andere Hälfte' mit der Übersetzung?"

V.T.N.: „Es gibt da noch eine Menge Arbeit. Er kann sie jetzt nicht aufnehmen."

„Vergiss nicht, heute die Kriya Babaji Sangah zu gründen. Jetzt geh schlafen. Morgen früh steh auf, dusche dich, spiele einige Zeit mit deinen Kindern und dann geh – schließlich habt ihr beide euch wie geplant dazu entschieden, die andere Arbeit aufzunehmen."

Die Stimme und leuchtende Gestalt von Babaji, der Flamme des Kriya, verschwand nach einer willkommenen Pause, während *Dipavali (Dipa Oli) Brahmamuhurtha.*

Die Wirksamkeit des Gebets

Montag, 20. Oktober 1952

Durch göttliche Gnade setzten die nordöstlichen Monsune in diesem Jahr früh ein. Dunkler, mit Wolken verhangener Himmel, begleitet von starken kühlen Brisen, zwang den Schriftsteller von der östlichen Veranda in die westliche Wohnhalle umzuziehen, von der er nun humorvoll als der „Kriya Babaji-Herausgeber-Schreibstube" sprach. Trotz des Regens wurde der Journalist jeden Moment erwartet. Als er in die Lyn Pereira Street trat, sprach die Stimme: „Geh nicht an die Hintertür. Er erwartet dich in der Schreibstube."

V.T.N., der Hüter glücklicher Nachrichten, marschierte flink in den westlichen Wohnraum, um dort empfangen zu werden. „Willkommen, willkommen." Das Manuskript des „Tod des Todes" überreichend, begann er umgehend, von dem spannenden Interview mit dem geschäftigen, gütigen Satguru, zu erzählen.

Um 3 Uhr morgens materialisierte sich Babaji: „Sag deiner ‚besseren Hälfte', sie soll 7 Mandeln in Wasser einweichen, am Morgen die Haut abziehen, dazu *gusgus* und *kurkumam* (Kurkuma)-Mehl geben und diese drei Zutaten mit Milch aufkochen. Um eine sofortige Wirkung zu erzielen, soll dies täglich, bis zum Vollmond eingenommen werden."

V.T.N.: „Dies hat etwas mit Medizin zu tun, soll ich davon Notizen machen?"

„Nein, brauchst du nicht", fuhr der Göttliche Arzt fort. „Morgen wird dich dein Doktor besuchen und dir einen Vorschlag machen. Akzeptiere diesen. Gib ihm einen uneingelösten Scheck – über den wird er sich freuen.

V.T.N.: „Wenn du dich um mich kümmerst, warum dann eine Notwendigkeit für all dies, Guru Deva?"

„Um deine Gesundheit steht es nicht mehr so gut wie früher, als du 36 oder 37 warst und 2 Sets Tennis spieltest. Du bist jetzt 51 Jahre alt. Um der Aufgaben willen musst du dich medizinischer Versorgung unterziehen", erklärte der liebevolle Meister.

V.T.N.: „Was wird der Doktor vorschlagen?"

Babaji: „Er wird Glukose und Erbrechen fördernde Zäpfchen verordnen, und nachdem er dich gefragt hat, warum du nicht für die Injektionen gekommen bist, wird er darauf hinweisen, dass du eine Abneigung dagegen hast, kostenlose Medizin von ihm zu erhalten, obwohl du gerne von ihm behandelt werden möchtest. Es ist besser, du nimmst diese Injektionen auf Kredit und zahlst dafür später."

V.T.N.: „Wir haben uns entschieden für den V.P.P. 5 bis 12 Rupien zu berechnen."

Babaji: „Ja, ich dachte, dass du Geld für deinen ‚Laufburschen' brauchst, und da deine ‚andere Hälfte' bereits eine schwere Last trägt, schlage 6 Rupien vor. Aber du ziehst 5 bis 12 Rupien vor. Entscheide du. Es ist eine private Angelegenheit." Das Schreiben wurde in der Gegenwart des ehrenhaften Besuchers fortgesetzt, der davon sprach, eine kostenlose Kopie des ersten Buches an einen Herausgeber nach Bombay zu schicken, einem Schüler des Kriya, mit Grüße an die Quelle des Ursprungs. Während er in San Thome das Konzept korrigierte, griff V.T.N. sich an die Stirn und versuchte, sich an eine wichtige Mitteilung, die der Meister ihm gegeben hatte, zu erinnern. „Das ist es!", er sprang auf in Freude. „„Ich hab's'!"

An diesem Morgen, um etwa 4 Uhr, flehte ich den Satguru an: „Warum gibst du ihm nicht das Vergnügen, deine Stimme wenigstens ein Mal zu hören?"

Langsam und sicher kamen die liebevollen Worte von seinen Lippen: „Wenn du nicht mehr da sein wirst, werde ich dazu gezwungen sein. Am 16. Juni 1953 werde ich zu ihm sprechen."

Somit verkündete der gutmütige Satguru das Einverständnis für ein seit langem unerfülltes Gebet. Dies ist eines von Tausenden von Ereignissen, das sich lohnt, aufgeführt zu werden, um die Wirksamkeit des Gebets zu erweisen. Die meisten Gebete von aufrichtigen Hingebungsvollen werden erfüllt, alle jedoch nicht. Denn dies würde zu Chaos führen. Zum Beispiel beten während des Zweiten Weltkrieges beide Seiten, die Verbündeten und angeschlossenen Militärkräfte, inbrünstig für den Sieg. Es wäre lächerlich, Beide zu befriedigen, darum wurde die Bitte den vergleichsweise demokratischen Streitkräften genehmigt. Schwächliche, fehlerhafte und geistig begrenzte Menschen sollten Kriya Babaji, das universelle perfekte Wesen, nicht beschuldigen, dass er seine unendlich lange Liste zunehmender Wünsche nicht erfüllt, sondern versuchen, die gerechte Rolle im kosmischen Drama zu verstehen und anzuerkennen. Der Einfluss epochaler Mitteilungen des geliebten Satguru lässt sich besser vorstellen als beschreiben. Sie sind wie ausgelassene Butter im Feuer brennender Aspiration. Während der Meditation überquoll der Schriftsteller mit dem süßen Gefühl des Dankes.

„Geliebter Babaji! Babaji! Babaji! Wie gutmütig von dir, unsere Gebete zu erhören! Wird der 16. Juni 1953 nicht bald kommen?"

Wird dieser Tag nicht schon bälder kommen, sein Geist begann in verrückter Freude zu toben. Tränen flossen über seine Wangen. Aller Ruhm dem gütigen Meister und seiner Gnade. Dank einem noblen Freund für sein wundervolles Geschenk. *AUM TAT SAT AUM!*

Frühes Leben

In den frühen Morgenstunden des Dienstagmorgen, 21. Oktober 1952, kam der pünktliche Meister ganz plötzlich, um wertvolle Details über sein früheres Leben zu erzählen, welche bis jetzt noch nicht ans Tageslicht gekommen waren. Geboren wurde er in Porto Novo (Parangi Pettai), im südlichen Arcot Distrikt, dem Staat von Madras, als das achte Kind in eine Brahman Shaivite Familie, vor ungefähr 1.700 Jahren. Der Geburtsstern war *Rohini*. Um ihn wörtlich zu zitieren: „Meiner Mutter, die meinen Onkel mehr mochte als mich, wurde gesagt, dass das Leben meines Onkels in Gefahr sei, weil ich als achtes Kind unter dem Geburtsstern *Rohini* geboren war. Deshalb dachte sie, sie müsse das Leben ihres Bruders um jeden Preis beschützen, wie sie mir später, als ich ein Junge von 5 Jahren war, beichtete. Was meine ‚liebevolle' Mutter am siebenten Tag tat, war, mir sieben große ungeschälte Reiskörner in den Mund zu werfen, damit ich ersticke und sterbe! Aber diese sieben Reiskörner töteten mich nicht und bis zum jetzigen Zeitpunkt habe ich über 1700 Jahre lang gelebt. „Als Junge von fünf Jahren dann, wurde ich während eines Tempelfests von einem Pathan gekidnappt und nach Dacca verschleppt, um dort verkauft zu werden. Dort kaufte mich ein großer und gütiger Vorfahre des Ramananda Chatterjee, dem verstorbenen Herausgeber der Zeitung ‚The Modern Review'. Wie ich von dort nach Benares etc. übersiedelte, werde ich dir zum gegebenen Zeitpunkt für das Buch ‚Mensch, Leben, Tod und danach' mitteilen, oder nachdem du von deiner Amerikatour und anderen Touren zurückgekehrt bist. Ich werde dir, mein Kind, neben vielen anderen Beweisen, auch den dokumentarischen Beweis geben in Form von an mich gerichteten Briefen von Lahiri Mahasaya. Weiterhin wirst du der Einzige sein, der Abbildungen von mir von meinem zweiten bis zu meinem vierzigsten Jahr vorzeigen kann. Jede einzelne wird seine eigene Geschichte erzählen, und sie wird aufdecken, dass du nicht im Mondschein wandelst und ich keine Täuschung bin." Der Journalist ging, um seine Armbanduhr zu holen.

„Du schaust sie an, als ob du die Zeit wissen möchtest – es ist jetzt 3.30 Uhr nachts." Die Vorhersage des Allwissenden Meisters war korrekt.

V.T.N.: „Dies sind wichtige Details. Kann ich Notizen davon machen?"

Babaji: „Nein, das brauchst du nicht. Sag es ihm, er wird es aufschreiben. Er muss seinen Anteil an dieser Arbeit erledigen." Nach einer Pause fuhr Kriya Babaji fort: „Du sollst deiner ‚anderen Hälfte' sagen, dass bis zum 30. November ein Kriya Babaji Gita Faltprospekt oder ein Flugblatt in ganz Indien verteilt werden soll; dies ist der *Annamalai Dipam* Tag."

Der Almanach bestätigte dieses Datum. „Dieses Flugblatt oder Faltprospekt", fuhr der Satguru fort, „muss recht billig hergestellt werden, um für diejenige, die es sich nicht leisten können, kostenlos verteilt zu werden. An diesem Tag wird ein formeller Anfang für den Start der Kriya Babaji Sangah durch den Entwurf des Memorandums gemacht." Jetzt sprach er über Dinge von sofortiger Wichtigkeit. „Du und dein Doktor haben vergessen, dass du einen Tag nach den Erbrechen fördernden Injektionen zwei Ölbäder nehmen musst, mit dem Resultat, dass du dann zweimal schleimigen Stuhlgang haben wirst. Darum geh am Morgen zum Doktor, er wird dir ein Puder geben."

Gestern Abend schnitt V.T.N. in San Thome Zeitungsanzeigen über „Einen glückseligen Heiligen" aus, welche in dreierlei Tageszeitungen von Madras erscheinen sollten, aber er vergaß sie mitzunehmen. Er war der Meinung, dass sie sich in seiner Ledertasche befanden, als ihn der vorsichtige Meister erleuchtete: „Du hast die Anzeigenblätter nicht mitgenommen! Das macht aber nichts aus, denn sie müssen abgeändert werden. Die Herausgeber der Tageszeitungen wissen nicht, dass ihr beide während vierzehn früherer Leben miteinander verbunden ward. Als solche wirst du die Konzession nicht erhalten, deshalb füge die Worte: Eine Einführung von V.T. Neelakantan hinzu. ‚The Mail' wird sich nicht darum kümmern, ‚The Hindu' wird die abgeänderte Version akzeptieren, aber die ... wird dagegen sein, nur, um später dafür zu sein."

Es ist unnötig hinzuzufügen, dass all diese Prophezeiungen sich bis zum letzten Buchstaben erfüllten. Man muss sich an den Allwissenden und Allmächtigen Kriya Mulaguru gewöhnen.

„An Donnerstagen, während des Schweigens, müsst ihr – du, er und sie – nur von Milch und Früchten leben. Wenn du dir das erstere nicht leisten kannst, nimm Kaffee oder Tee ein."

Der hoch angesehene Kriya Yogi segnete uns und verschwand, nachdem er den Journalisten aufforderte, sich schlafen zu legen, ohne weiterzuschreiben. Plötzlich tauchte der besondere Strahl auf, der die Rückkehr des Meisters ankündigte. „Falls deine ‚andere Hälfte' fühlt, dass seine Gesundheit mit dieser beschränkten Diät nicht einverstanden ist, möge er Reis und Quark, aber ohne Pfeffer und Salz, einnehmen. Nachdem auch deine Gesundheit in schlechtem Zustand ist, magst auch du dasselbe tun."

Um 4 Uhr morgens endete dieses denkwürdige Zwischenspiel.

Mittwoch, 22. Oktober 1952

Gegen ungefähr 3 Uhr morgens setzte Babaji seine Unterhaltung fort: „Mit dem bevorstehenden *Annamalaiyar Dipam*, werde ich mein 1749stes Jahr vollenden. Ich habe dir genehmigt, wertvolle Dokumente über mein Leben in das Buch ‚Babaji's Kreuzigung und Wiederauferstehung (Kriya)', zu übernehmen, das im Oktober 1953 herausgegeben werden soll. Deine ‚andere Hälfte' soll drei tamilische Bücher herausgeben, eines am 30. November, am *Annamalaiyar Dipam*-Tag, ein anderes am *Shankaranti*-Tag und das dritte am *Ugadhi*-Tag (dem *Telugu*-Neujahr). Das zuletztgenannte wird den Tamilen heilig sein, denn der Planet, der diesen Tag beherrscht, wird auch das ganze nächste Jahr beherrschen."

„Am 16. Juni 1953 werde ich euch Beiden in zwei verschiedenen Körpern abends um 6.15 Uhr erscheinen. Du wirst dann in Amerika Vorträge halten und er hier."

Der ‚Tod des Todes' nahm Form an. Kriya Babaji machte eine flüchtige Bemerkung: „Wenn sich die dritte Person noch mehr unterwirft, möge sie auch mitschreiben."

„Was? Was? Guru Deva", erkundigte sich der Journalist ungeduldig. Der *Satguru* machte eine einfache Handbewegung und das Schreiben wurde fortgesetzt. Gegen Ende gab es noch einiges zu besprechen.

Babaji: „Deine ‚andere Hälfte' leidet auch."

„Ein Rückfall?" Der gute Freund war beängstigt.

Babaji: „Nein. Irgendwas wie das Deinige."

V.T.N.: „Es geht uns Beiden nicht gut. Wie können wir deine Mission fortsetzen?"

Babaji: „Ich möchte ineinander übergehen, aber die ‚andere Hälfte' meines Kindes hat mich in seinen Briefen gebeten, diese Form beizubehalten. Nun, dieser Vorschlag ist akzeptiert. Jetzt aber muss ich *tapas* machen, damit ihr beide die Kraft erhaltet, um weitermachen zu können. Nicht du, aber wenigstens deine ‚andere Hälfte', die ein vorsichtiger Leser ist, müsste wissen, dass während der letzten zehn Jahre Yogananda seinem eigenen Selbst mehr Aufmerksamkeit gegeben hat. Du hast meine Zahl richtig verstanden, zehn Jahre lang! Dies ist etwas anderes als die zehn Monate, von denen ich später sprach. Außerdem sind sie gelegentlich, bis zu einem gewissen Grad, auch dem Tantrismus nachgegangen."

„In Ordnung, es ist jetzt schon 4.30 Uhr morgens. Genug geschrieben. Ruhe dich ein wenig aus, mein Kind". Der liebevolle Meister verschwand.

Donnerstag, 23. Oktober 1952

V.T.N. schlief heute bis 5 Minuten vor 12 Uhr mittags. Kaum hatte er *„Kriya Babaji Namaste"* gesagt, als der Funken aufleuchtete und der Meister abrupt sagte: „Genug mit dem, was du als Papagaienzirpen bezeichnest. Mach weiter mit der Einführung zu ‚Kriya Babaji Rahasyam'."

V.T.N.: „Einführung ... zu ‚Kriya Babaji Rahasyam?'"

Babaji: „Ja, ich habe dir bereits gesagt, dass für das, was immer du schreibst, er die Einführung schreiben wird, und du wirst dasselbe für seine Bücher tun. Keine unnötigen Fragen mehr. Zeit ist wertvoll. Der ‚Tod des Todes' kann warten. Schreibe nun die Einführung zu seinem ‚Babaji Gita'. Ich glaube, du kannst dieser Serie den Namen ‚Kriya Babaji Rahasyam' geben."

„Das erste Buch wird 32 bis 40 Seiten haben, 1/8 demi, das zweite 80 bis 96 Seiten, und das dritte 128 oder etwas mehr."

V.T.N.: „Aber Meister, du kennst meine Kapazität in Bezug auf tamilisches Schreiben."

Babaji: „Ich kenne deine Kapazität und deine Fähigkeiten, ebenso deine Courage und dein Kaliber. Darum habe ich dich als ‚mein Kind' auserwählt. Beginne jetzt mit der Einführung eines *Guruvars,* beende es, und mach dann weiter mit dem ‚Tod des Todes', vielleicht morgen oder übermorgen."

Mehr als 2 Seiten wurden bis 1.30 Uhr mittags geschrieben, als der Meister sich einmischte: „Die Leute in der Druckerei haben alles durcheinandergebracht, weil dieser kluge Vorarbeiter nach harter Arbeit zwei Tage Urlaub genommen hat. Und sag deiner ‚anderen Hälfte', obwohl er das *mantra shastra* nicht praktiziert hat, wird es ihm gut gehen und er soll sagen: *aim klim santh tripurai namah imam shaktim pavitru kuru mama svasakthim kuru kuru svaha.* Dies wird meiner Mission helfen. Eile nun zur Druckerei."

AUM! Der Journalist musste das Durcheinander korrigieren und die Leute darum bitten, nichts durchzustreichen, bis er zurückkomme, um die Korrekturen zu prüfen.

Freitag, 24. Oktober 1952

Um 4 Uhr morgens erschien der liebevolle Meister: „Du hast ein wenig erhöhte Temperatur. Dies ist wegen der Injektionen. Außer dem Brechmittel und den Glukose- Injektionen musst du noch eine weitere Flasche mit Cibi Tabletten einnehmen. Dann wird es dir wieder gut gehen."

V.T.N.: „Diese Rockefeller-Pillen kann ich mir nicht leisten. Das ist unmöglich, Guru Deva."

„Viele Dinge, die unmöglich erschienen, wurden möglich", war die ruhige, unerschütterliche Antwort des *Satguru*. „Schlechter Einfluss der Planeten herrschen über dich bis zum 29. November. Danach wird alles in Ordnung sein, außer dem Reisen per Bus oder Bahn, etc."

Nach einer Pause fuhr er fort: „'Kreuzigung und Auferstehung' wird im Oktober 1953 herausgegeben. Dann musst du ,Im Einklang mit dem Meister' schreiben, in drei Bänden, rechtzeitig zu Weihnachten 1953. Jetzt mach weiter mit der tamilischen Einführung."

Als eine Seite geschrieben war, stoppte Er diese: „Das ist genug."

V.T.N.: „Das ist zu kurz Meister."

Babaji: „Er wird den Rest schreiben. Für andere tamilische Bücher magst du mehr schreiben."

V.T.N.: „Soll ich nun das englische Manuskript bereithalten?"

Babaji: „Du hast Fieber. Ruh dich aus." Als der Journalist darauf beharrte, wurde ihm erlaubt, weiterzumachen.

Samstag, 25. Oktober 1952

In den frühen Stunden vor Sonnenaufgang gab Kriya Babaji seinem Lieblingskind *darshan*. „Wundert sich deine ,andere Hälfte', warum ich ,Im Einklang mit dem Meister' vorschlug, wo er sich doch bereits auf ,Im Einklang mit dem Allwissenden' eingestellt hatte? Menschen wie er sehen in mir den Allwissenden, für dich aber bin ich der Meister, der Vater. Der Titel bedeutet tatsächlich ,Im Einklang mit dem Vater'. In jedem Fall wird dies in den drei Bänden aufgeklärt." Nach einigem Gedankenlesen fuhr der *Satguru* fort: „Du möchtest, dass ich jemanden ,antippe', dass er das nächste Buch übernimmt, indem ihm Lizenzgebühr bezahlt wird."

V.T.N.: „Ja Meister, ja. Genug von diesen Sorgen, die wir uns machen."

Dann riet der Kriya Mulaguru einem andern Mitglied der Gruppe, abends, nach dem Entzünden der Öllampe, neun *pradakshanams* zu machen, indem er sagt:

Dipam Jyoti Para Brahman
Dipam Sarva Tamopaham!
Dipaynai Sadhyate Sarvam
Sandhya Dipam Namosthute!

Das Nachstehende soll wenigstens 129-mal wiederholt werden, täglich und ohne Unterbrechung. Noch besser 1129-mal:

„AUM SRIM HRIM KLIM AIM VRINDAVANYAI SVAHA."

V.T.N.: „Dies ist wichtig; soll ich Notizen davon machen?"

Babaji: „Nein, ist nicht nötig. Bis es der bestimmten Person weitergereicht wird, wirst du es nicht vergessen." Als Nächstes bezog sich der liebevolle Satguru auf die Krankheit des Journalisten und Arrangements für die Vermittlung von Medikamenten.

V.T.N.: „Die vorhergehende Mitteilung tut nichts zur Sache, aber diesen Vorschlag kann ich ihm nicht unterbreiten. Bitte überbringe diese selbst." Wegen Fieber wurde heute nicht geschrieben.

Sonntag, 26. Oktober 1952

Es war dunkel. Die Uhrzeit war 3 Uhr morgens. Nach einem kurzen Schlaf richtete der Journalist den Tisch in Egmore. Mystische Funken deuteten auf die Ankunft des Göttlichen Besuchers. „Du bist bereit zu schreiben", lächelte Kriya Babaji. Wieder nahm er Bezug auf einen Zwischenstop, wegen der Arrangements für die Vermittlung von Medikamenten, und fügte hinzu: „Du nimmst doch die Verschreibung des Arztes mit dir, wenn du außer Haus gehst?"

Am vorherigen Abend gab es eine interessante Diskussion. V.T.N. war der Meinung, dass die göttliche Gnade alleinig ausreiche, das Ziel zu erlangen. Der Schriftsteller aber erklärte, nachdem er die unabdingbare Natur der göttlichen Gnade hervorhob, dass *sadhana* das Potenzial ist, durch das der Aspirant vorbereitet wird, den Fluss der Gnade zu empfangen und zu bewahren. Wenn das Gefäß leckt, wird alle Gnade vergeudet.

Der Satguru wollte noch etwas hinzufügen: „Wenn ein Gefäß leckt, kann es zur vorübergehenden Verwendung durch Teer oder Zement repariert werden."

Der Journalist nahm seine göttliche Aufgabe, das Schreiben des „Tod des Todes", in der Gegenwart des Meisters wieder auf. Der Meister bemerkte nebenbei: „Wenn du in den Büchern bekannt gibst, dass du über die Rechte der Verteilung verfügst, dann kannst du selbst Higginbothams und Wheelers schlagen."

Das erste Kapitel war komplett.

Montag, 27. Oktober 1952

V.T.N.s Ruhrerkrankung erfuhr einen Rückfall. Der Allwissende Meister machte eine Vorhersage über bevorstehende Probleme. Diese Vorhersage bewahrheitete sich noch in der Gegenwart des Göttlichen Besuchers. Der Journalist musste sich zwei Mal nach draußen begeben, um sich zu erleichtern. „Der Gang zur Toilettensitzung !" – der liebevolle Meister machte einen Witz, um die Situation zu erleichtern. Trotz der körperlichen Anstrengung lächelte V.T.N. und kämpfte sich durch die Arbeit wie ein Blutegel. Ruhr ist eine schmerzvolle blutige Krankheit und in diesem Fall noch begleitet durch stechende Kopfschmerzen. Wenn alle *Kriya sadhaka* sich wie V.T.N. verhalten, wird sich die Lehre des Satguru Babaji in kürzester Zeit in alle Himmelsrichtungen der Erde verbreiten.

Srimati Ananda Mayi Ma, die bengalische Heilige, sollte an diesem Morgen in Madras per „Calcutta Mail" ankommen und man erwartete, dass sie im „Abbotsbury", Mount Road, untergebracht wird. Der Journalist sprach davon. „Ja, ja, geh und sehe sie", bemerkte Babaji. „Durch die weibliche Heilige magst du Kriya Babaji deinen Respekt erweisen." An diesem Abend musste sich V.T.N. an den Vermerk des Schriftstellers erinnern – eine Liebesgabe an Kriya Babaji in der Person von Chi. N. Vedagiri. Somit endete das Schreiben.

Babaji: „Möchtest du Werbung für die Kriya Babaji Sangah machen?"

V.T.N.: „Ja, ja. Was soll ich schreiben, Guru Deva?"

„Hebe das für Morgen auf", der hochwürdige Yogi verschwand mit einem Segen.

Dienstag, 28. Oktober 1952

Irgendwie, sozusagen in letzter Minute und durch den Segen von Babaji's Gnade, wurden die finanziellen Mittel für die Behandlung von V.T.N.s chronischer Ruhr zusammengetragen. Nachdem er die Cibi-Tabletten eingenommen hatte, wurde der Journalist schläfrig. „Mein Kind, du bist jetzt fit genug, um zu arbeiten." Die musikalische Stimme des liebevollen „Taskmasters" zwang V.T.N., sich zu beeilen, um Kriya Babaji seinen Respekt zu erweisen, während jener sich in einem Liegestuhl zurücklehnte. „Du wirst noch zwei weitere Cibi Tabletten, zusammen mit dem Brechmittel und den Glukose Injektionen, einnehmen müssen. Das Geld hierfür wirst du bald bekommen. Danach wirst du kostenlos eine Herzinjektion erhalten. Akzeptiere diese. Es wird dir gut tun. Diese Behandlung wird dich fit für Auslandsreisen machen. Schön, dass dein Bild, auf dem du den Anzug trägst, ausgewählt worden ist. Auch das wird dir helfen. So wie deine ‚andere Hälfte' vorgeschlagen hat, magst du dich auch noch für ein falsches Gebiss entscheiden."

„Nein, Guru Deva", warf der Journalist ein, „Ich kann mich auch ohne solche Zähne hörbar machen." Das Tagespensum des Schreibens war erreicht, ohne Toilettenbesuch. Bei Sonnenaufgang wurde V.T.N. von ein paar Leuten besucht, die seinen Namen für einen besonderen Artikel über einen Heiligen ausleihen wollten. Dank Babaji! Dieses Angebot materialisierte sich nicht.

Der nächste Besucher war der nette Familiendoktor, der von der Notwenigkeit der Einnahme von 3 Tuben Cibi-Tabletten sprach. „Mit oder ohne der einen, die ich seit gestern einnehme?", verifizierte der Journalist.

Doktor: „Zusammen mit jener Tube. Der Herzspezialist ist begeistert von deinem Buch und möchte dir eine weitere Injektion kostenlos geben."

Der Allwissende Meister ist unverändert korrekt. Aller Ruhm seiner Liebe und seinem Mitleid!

Mittwoch, 29. Oktober 1952

Der Satguru kam, ein paar Stunden früher, um 1 Uhr nachts. „Drucke und verkaufe mein Abbild jetzt nicht getrennt. Es wird den Verkauf der Bücher beeinflussen. Morgen früh werden noch einmal die zwei Schulmädchen der Theosophischen Gesellschaft kommen."

„Dieser Vorschlag muss durchdacht sein. Du wirst viel Geld ausgeben müssen, um diese Bücher zu drucken. Außerdem wirst du zu einem späteren Zeitpunkt tamilische und englische Journale veröffentlichen. Warum übernimmst du nicht eine eigene Druckerei?"

„Mit ‚du‘, sprichst du da von mir?", fragte der Journalist erstaunt.

Babaji: „Du und deine ‚andere Hälfte‘."

V.T.N.: „Dies ist, als wenn man eine Person, die weder Quark noch Reis kaufen kann, bittet, *padamkir* zu sich zu nehmen!"

Babaji: „Ja, du musst *padamkir* zu dir nehmen."

„Das steht in den Sternen" – das Lieblingskind nahm sich die Freiheit, einen Witz zu machen. Die Bezahlung kam mit gleicher Münze. „Du dachtest, dass die Herausgabe des ersten Buches in den Sternen steht, und nun hast du dieses bereits in deiner Tasche", kam die schnelle Antwort des fähigen Meisters.

Er fuhr fort: „Dies ist ein Preispaket für deine ‚andere Hälfte‘. Bitte ihn nicht nur, über ein *AUM* zu meditieren, sondern über drei. Meditiere über das *AUM* im Stirnzentrum und auf der Höhe der Augen. Sie sollten eine Linie bilden und ein *AUM* an der *sahasrara* bilden, auf die er sich konzentrieren mag. Bevor er sich niederwirft, am Abend, vor dem Schlafengehen, wird es ihm guttun, wenn er über das *AUM* auf der *sahasrara* meditiert; dann wird er bald gesund genug sein, um sich frei zu bewegen."

„Babaji's Tod des Todes (Kriya)" nahm an Größe zu.

Babaji: „Morgen magst du die beiden anderen Bücher verkünden, ‚Kreuzigung und Wiederauferstehung‘ und ‚Im Einklang mit dem Meister‘. Das Zuletztgenannte mag entweder in drei Bänden oder in einem erscheinen. Dann magst du über die Kriya Babaji Sangah schreiben, seinem Gründer, Präsidenten, etc., so, wie du es in einem Führer tust. Donnerstag ist ein Tag der Stille. Ihr alle mögt euch sechs Wochen lang diätetisch einschränken."

Donnerstag, 30. Oktober 1952

Um 2 Uhr nachts hatte der nachdenkliche Meister für den Schriftsteller eine Mitteilung: „Deine ‚andere Hälfte‘ wird am 29. November 1952 für meine Arbeit bereit sein, und er muss alle *ekadasi* beachten und während dieser Tage niemals Fleisch oder irgendetwas Ähnliches zu sich nehmen. Ich hoffe, dass zu diesem Zeitpunkt ‚die Dritte‘ unterwürfiger wird und für unsere Mission einbezogen werden kann."

V.T.N. beendete die Schreibquote des Tages.

Babaji: „Ein Buch mag sofort an John Drinkwater, c/o American Headquarters, verschickt werden."

Freitag, 31. Oktober 1952

Die Lippen des liebevollen „Taskmasters" (Aufgabenmeisters) waren vom Lächeln gekräuselt: „Ich bin glücklich darüber, dass ihr beide eure Rolle in meiner Mission so vollkommen spielt."

Satguru Deva! Wie gütig von dir, uns genügend Kraft zu geben, damit wir auf diese Ebene emporgleiten.

„Ihr alle steckt in finanziellen Schwierigkeiten. Jetzt aber bin ich mehr an der Gesundheit von euch beiden interessiert. Bis zum 29. November wird alles in Ordnung sein. Es spielt keine Rolle, ob Voll- oder Neumonde, *ekadasi* dagegen sind wichtig. Er soll diese Einschränkungen befolgen. Hast du ihm dies gesagt?"

V.T.N.: „Ja, Guru Deva."

Babaji: „Rezitiert sie den Tulasi Dipam Vers?

V.T.N.: „Das müsstest du selbst wissen."

Kriya Babaji lächelte und fügte hinzu: „Hoffe, bis zum 29. November wird sie für unsere Mission hilfreicher sein. Das tamilische Buch muss bis zum 21. November der Druckerei übergeben und dann rechtzeitig nach Kalkutta und in andere Orte weitergeleitet werden."

John Drinkwater ist ein Schriftsteller für Sonderbeiträge der „The New York Times". Nachdem er ihm die volle Adresse mitgeteilt hatte, fuhr der Meister fort: „Es ist genug, wenn das Buch per c/o an das ‚Amerikanische Hauptquartier' geschickt wird."

Laut Instruktionen des Satguru wurde in diesem Buch Reklame für die Kriya Babaji Sangah gemacht. In diesem Zusammenhang muss darauf hingewiesen werden, dass Sri V.T.N. Neelakantan, mein heiliger und erfahrener Kollege in dieser Mission, am 07. April 1953, zum ersten *Acharya* der Kriya Babaji Sangah ernannt worden ist, mit dem Ziel, die Flamme des Kriya in fremde Länder zu tragen, so wie dies bereits vom großen Babaji selbst vorhergesagt worden ist. Wie V.T.N. es bewältigte, seinen vollen Einsatz im Melodrama der Kriya Mission, entgegen allen übermenschlichen, mentalen und körperlichen Ungleichheiten zu erbringen, wird zum Teil in „Die Stimme Babaji's" und „Im Einklang mit dem Allwissenden" berichtet. Der Lieblingsschüler des Meisters aus dem Himalaya gewann dessen Gnade, alleinig durch seinen treuen Dienst, der Währung des Reiches von Kriya Babaji. Somit wurde ihm das stolze Privileg übertragen, der „Paul" des Satgurus zu sein, der das Evangelium des Kriya durch seinen kraftvollen Stift und Sprache in fremde Länder tragen wird. Allen Ruhm dieser globalen Mission von Kriya Babaji! Beste Wünsche an V.T.N. – möge seine heilig göttliche Aufgabe von großem Erfolg gekrönt werden.

Bei Sonnenaufgang versuchte der liebenswerte orthopädische Chirurg, zur Abwechslung den Schriftsteller aus seinem Versteck zu jagen. „Wie wär's, wenn du nächsten Sommer mit Dr. Alagappa Chettiar ins Ausland reisen würdest?"

R.M.: „Ich habe eilige Arbeit in Händen. Deshalb beabsichtige ich nicht, in der nahen Zukunft irgendwohin zu gehen."

Der Leser kann sich vorstellen, auf welche Arbeit Bezug genommen wurde: die literarischen Verpflichtungen der Kriya Babaji Mission. In dieser Nacht wurde das Kommando „zu gehen" vom Satguru empfangen. Er unterbrach das Schreiben von V.T.N., um diese Mitteilung zu machen: „In der Sprache deiner ‚anderen Hälfte' mag er zwei Früchte mit einem Schlag erhalten. Im kommenden März mag er Kadirkamam besuchen und zur gleichen Zeit zwei oder drei Vorträge halten."

Vorher sprach der gütige Meister über die medizinische Behandlung von V.T.N. und beurteilte die Blutungen des Journalisten mit der Notwendigkeit eines Brechmittels.

V.T.N.: „Guru Deva, warum all diese Umstände? Kannst du dies nicht selbst bewerkstelligen?"

„Wenn ich alles selbst erledige, wo ist dann der Wirkungskreis für dich, diesen Kampf zu bestreiten?", kam die zutreffende Antwort. Der allmächtige Meister wollte zurecht, dass seine Schüler Krieger sind, die mit den Mächten der Not und Unvollkommenheit in der Schlacht des Lebens kämpfen, anstatt zu Marionetten der schwarzen Magie zu werden.

Vor einiger Zeit machte R.M. eine Opfergabe der Liebe in Form von *halva* (Süßigkeiten aus Sesam) an V.T.N. und seine Familie. Dieser süße

Sesamkuchen ist die bevorzugte Speise des großen Babaji. Der Schriftsteller fragte ganz nebenbei, „Hast du dem Meister etwas davon abgegeben?"

V.T.N.: „Nein, es reicht, wenn wir mehr von seinen Lotosfüßen verspüren." Plötzlich machte der *Ishta Satguru* eine Bemerkung zu diesem Thema: „Wie kann ich essen, wenn du mein Kind nichts zu essen hast? Nun, ‚die Dritte' mag herkommen, und dann kannst du wie ‚drei in einem' arbeiten. Mit mir werden es dann vier sein. Wenn du von der Auslandsreise zurückkehrst, werde ich mit euch allen essen."

Mitfühlender Babaji, Deine Liebe verlangt nach jeglicher Beschreibung. Gibt es irgendwelche Zweifel daran, dass der Ewige selbst den Kniefall einer Ameise hören kann, und dass er die Wünsche seiner Andächtigen, auch ohne Gebete erfüllen kann? Allen Ruhm dem Allbarmherzigen.

Sonntag, 2. November 1952

V.T.N. schrieb zweieinhalb Stunden lang in Stille, von 1.30 Uhr bis 4 Uhr morgens, während der Satguru im Liegestuhl saß. Dann gab es eine gelegentliche Bemerkung: „Wenn deine ‚andere Hälfte' mag, kann auch er für sechs Wochen nach England gehen. Ich denke, diese Arbeit ist zu schwer für dich, Korrekturlesen, etc."

V.T.N.: „Aber, Guru Deva, wie kann er dann all die Arbeit tun, nicht einige Wochen, sondern monatelang, während ich weg bin?"

Nach einer Pause fügte Kriya Babaji hinzu: „Also, ihr beide müsst das Geld für das Drucken der Nachrichten diplomatisch für deine Medikamente ausgeben. Die dritte Person ist noch nicht zu deiner Hilfe gekommen." Gegen 4.30 Uhr morgens sprach der Göttliche Besucher: „Das ist genug für diesen Tag. Meine bevorzugte Speise ist nicht Sesam-*Halva* [Sesamkuchen]. Ich nahm es, weil es in Stückchen vorhanden war. Ich mag in Honig eingeweichte, reife Jackfruit. Als kleiner Junge hab ich das einmal von meiner Mutter gestohlen, und Mutter schlug mich dafür. Von diesem Moment an lernte ich zu respektieren, und seitdem bete ich meine Mutter dafür an, dass sie diesen Fehler korrigiert hat."

V.T.N.: (lachend): „Satguru Deva, gib uns eine Liste von allem, was du magst. Wir werden versuchen, zukünftig all diese Dinge vorrätig zu haben, es sei denn, Du selbst wirfst uns eine Speiche in das Rad der Vorbereitungen."

Montag, 03. November 1952

V.T.N.: „Können wir 40 Rupien für das tamilische Buch verlangen, das er zu schreiben gedenkt? Ist das nicht zu teuer?"

Babaji: „Nein. Zu dem Zeitpunkt, zu dem das Buch komplett ist, wirst du genügend Geld haben, um weiterzumachen. Wenn du nur bis Ende Dezember 1954 für mich weiter arbeiten kannst, dann gibt es keinen Grund zur Besorgnis, denn danach werden Gelder in meine Mission fließen."

„Deine ‚andere Hälfte' möge über das ‚Eka Patini Vratam' schreiben, und sie sollte ein Buch schreiben, dessen Titel Kanavanay Thaivam' oder ‚Kanavananri Veru Thaivam Illai' lauten sollte." Der große Kriya Mulaguru sprach in seiner Muttersprache. „Es wird noch vor *Shankaranti* veröffentlicht werden, und es soll 1 Rupie kosten."

V.T.N: „Anzahl der Seiten?"

Babaji: „In Proportion zum Preis."

V.T.N: „Wie kann sie es schreiben?"

Babaji: „Was sie schreibt, mag von ihm berührt werden. Er oder ihr beide mögt die Einführung dazu schreiben. Morgens mag sie seine Füße berühren und dazu sagen: *Mama bharta mama prathama guru*. Dadurch wird sie mehr Ideen und Inspirationen zum Schreiben erhalten."

Einige Seiten wurden zu Babaji's „Tod des Todes (Kriya)" hinzugefügt.

Dienstag, 4. November 1952

Nach einer schlaflosen Nacht, gegen 1 Uhr morgens, als der Journalist kurz vor dem Einschlafen war, kündigte der Pilotenfunke die Ankunft des Göttlichen Besuchers an. Das Schreiben vollzog sich bis auf zwei beiläufige Bemerkungen in Stille. „Sie muss das Buch zum *aruthra darshan* [das ist laut dem Kalender am 31. Dezember 1952] veröffentlichen."

Die schmerzhafte Ruhr des Lieblingskindes war noch immer außer Kontrolle. V.T.N. erkundigte sich: „Guru Deva, warum all dieses Leiden? Ist noch *prarabdha* übrig?"

Babaji: „Ja. Wie ich dir sagte, wird es am 29. November in Ordnung sein. Der 29. ist noch nicht gekommen." Es gab keine Unterhaltung mehr für den Tag.

Mittwoch, 5. November 1952

V.T.N. hatte hohes Fieber.

Babaji: „Du hast an deinem Fuß gekratzt wie ein Kind."

Der Journalist untersuchte seinen kranken Fuß und entdeckte, dass er tatsächlich, wenn auch unbewusst, diesen Fehler begangen hatte.

Babaji: „Du hast Fieber, darum müssen wir heute nicht schreiben. Außerdem besteht keine Eile für den ‚Tod des Todes' und ihr beide habt noch keinen Plan dafür."

„Wie können wir ohne dich Pläne machen", unterbrach V.T.N.

Babaji: „Die Mittel deiner ‚anderen Hälfte' schwinden. Wir müssen eine Person finden, die Geld hat, um den ‚Tod des Todes' zu veröffentlichen."

Dieses kurze Zwischenspiel endete.

Donnerstag, 06. November 1952

Jedes Wesen auf Erden hat mindestens drei Körper: den physikalischen, mentalen, kausalen oder mystischen. Alle benötigen Energie und Ruhe. Der kausale Körper erhält seine Quote an vitaler Energie aus der kosmischen Quelle, während *sushupti*, der physikalische Körper, sich revitalisiert durch Nahrung, Sonnenlicht und Schlaf, und der Geist sich teilweise revitalisiert durch den Schlafzustand, und das hauptsächlich während des unbewussten Schlafes, solange keine andere mentale Aktivität besteht. Eine andere Methode, effektiv den Geist im Wachzustand zu entspannen und auszuruhen, ist, Witze zu machen. Humor und Freude sind für die Existenz des Menschen genauso wichtig wie Nahrung und Bekleidung. Sie lösen die Spannung und fördern mentale Gesundheit. Lache und sei gesund. Sei gewieft und weise! Vereine überschwänglichen Humor mit Gelassenheit, so wie Babaji, Ramakrishna Paramahansa und Mahatma Ramdas von Kanhangad. Kriya Babaji gehört dieser Galaxie von Heiligen an. Um Mitternacht konnte man ihn in seiner besten Laune erleben.

Abrupt begann er: „Ich werde mehr zum Familienmann als du. Ich bin wie der *samnyasi*, der sich eine Katze besorgte, weil eine Ratte sein *kaupin* gestohlen hat. Ich habe dir Ruhe versprochen, aber du bekommst sie nicht. Ich wollte *tapas* machen, aber das ist nicht möglich. Ich muss jemanden finden, der dein ‚Tod des Todes' finanziert, und wenn du in Übersee bist, muss ich eine Möglichkeit finden, dich, deine ‚andere Hälfte' und ‚die Dritte' zur gleichen Zeit zu kontaktieren. Dann werden wir zu viert in einem sein. *Hum* ... Das ist lustig, nicht wahr?" „Aber jetzt, glaube ich, willst du schreiben, denn du kannst nicht schlafen, kannst nicht meditieren. *Hum* ..."

„Ja, Meister", V.T.N. bestätigte mental, so, wie es an dem Tag getan wird, an dem wir unseren Satguru Deva in Stille huldigen.

Babaji: „Dann schreib, und ich werde in meinem Stuhl ausruhen!"

Um 3 Uhr nachts machte der Kriya Mulaguru eine Anmerkung, die es *shakti* ermöglicht, eine Person zu durchdringen, und fragte: „Du kennst meinen Geburtstag und mein Geburtsdatum, nicht wahr?" Das ist so, als würde man fragen: „Du weißt, wie man atmet?" Niederwerfung vor dem Satguru und dessen Humor!

Freitag, 7. November 1952

In der Gegenwart des Meisters wurde das Schreiben fortgesetzt. Er bemerkte: „Wie wär's mit einer Anzeige für den ‚Tod des Todes'? Du hast viel geschrieben und deine ‚andere Hälfte' macht große Fortschritte mit seiner Einführung zu diesem Buch. Ich muss jemanden zur Finanzierung finden. Wie oft kann man ausleihen, einmal, zweimal ..."

Gegen Ende erklärte Kriya Babaji: „*Patta golusu* ist gut aus der Sicht der Kalaimagal (Göttin Sarasvati). Ich hätte dasselbe für G.D. vorschlagen, aber in deiner gegenwärtigen Position ..." Er beendete den Satz unvollständig. Dann fuhr er fort: „Dein Arzt, der dir die Rockefeller-Pillen verschrieb, wird 999 Zigaretten vorschlagen, die dir gut tun werden. Er wird dich zu einem Rockefeller machen."

Am Morgen sprach der Arzt, ohne eine Andeutung zu machen, dieselben Überlegungen aus.

Samstag, 8. November 1952

Babaji: „Du hast hohes Fieber. Schlägst du vor, die Stimme posthumer Publikation zu stärken?"

V.T.N.: „Guru Deva, keine Stimme kann irgendetwas ausrichten. Du hast gesagt, dass ich für immer einundfünfzig Jahre alt sein werde. Wenn irgendetwas später geschieht, dann ist es nur das Verschmelzen mit dir. Hast du nicht gesagt, dass wir bis Ende 1954 zusammenarbeiten sollen, bis zu dem Zeitpunkt, an dem deine Mission stark genug ist, um problemlos zu arbeiten? Du hast auch gesagt, dass meine ‚andere Hälfte' im Jahr 1955 zu irgendeiner Arbeit irgendwohin gerufen wird", der Journalist sprach lange.

Babaji: „In Ordnung, in Ordnung, mach weiter."

Mit langsamen Schritten wurden Babaji's ‚Tod des Todes (Kriya)' einige Seiten hinzugefügt.

Sonntag, 9. November 1952

„Diese Zeitung ist nicht in der Lage, das Buch durchzusehen", der hellsichtige Meister bezog sich auf die Begebenheit des vorherigen Abends, „wenn du deine eigene Zeitung startest, zeig denen, wie man ein Buch rechtzeitig bearbeitet."

Mit dem Signal zum Start, begann V.T.N., mit dem Schreiben an Babaji's ‚Tod des Todes (Kriya)' loszulegen. Zwischenzeitlich setzte sich der ehrwürdige Yogi in den Stuhl, überkreuzte seine Arme und begann zu meditieren. So wurde das heilige höhlenähnliche *puja* Zimmer des Journalisten zum sakralen *tapovanam* des Kriya Satguru. *Jai! Babaji Jai Jai Jai!*

Montag, 10. November 1952

Um 1.30 Uhr nachts bat Kriya Babaji den Journalisten aus mehr als einem Grund, Eier zu essen, was voller Ernst und wiederholt vom Arzt angeordnet worden war. „Du musst Eier essen. Ich möchte, dass du für deine anstrengende Reise nach Amerika fit und bereit bist. Du wirst drei Mal täglich Vorträge halten müssen, und dazwischen gibt es noch Wohnzimmergespräche. Du musst dich darauf vorbereiten, auf die westliche Art zu leben."

V.T.N.: „Meister, wie kann ich etwas einnehmen, das ich als schlecht aufgegeben habe?"

Babaji: „Du hast einen Zustand erreicht, in dem es keinen Unterschied zwischen gut oder schlecht gibt. All das, was schlecht ist, wird gut, wenn es dich erreicht."

V.T.N.: „Guru Deva und das Geld?"

Babaji: „Zwei Eier pro Tag kosten dich etwa 4 *anna*. Das ist alles. Das musst du deiner ‚anderen Hälfte' sagen. *Hum* ... Mach weiter."

Ohne weitere Diskussionen zu genehmigen, musste der Journalist bis 5 Uhr morgens schreiben. An diesem Morgen wiederholte der Doktor seinen früheren Vorschlag, Eier zu essen – gebraten, hart- oder weichgekocht.

Ein Mitglied der Familie war sehr überrascht, von V.T.N. zu träumen, der per Flugzeug in ein bestimmtes fremdes Land abreiste, in dem er zu großen Menschenansammlungen sprach. Dies ist eine mystische Vorhersage der Reise des Journalisten im Jahr 1953.

Dienstag, 11. November 1952

Der ehrwürdige Yogi des Himalaya nahm seine *tapas* in *padmasana* wieder auf, und das Schreiben ging weiter. Dann hatte er etwas zu sagen: „Morgen früh wirst du einen Moskito stechen sehen. Dieser Moskito weiß, dass er nur beim Stechen zum Skorpion wird. Nun, auf jeden Fall ist dies nicht unser Vorbild."

Diese rätselhafte Bemerkung wurde um 10 Uhr morgens bewahrheitet, erfüllt bis zum letzten Wort, als ein Gratulant mit der Kopie einer führenden tamilischen Zeitung kam, deren stellvertretender Herausgeber einen persönlichen Groll gegen V.T.N. hatte und deshalb das Buch „Die Stimme Babaji's" und „Entschlüsselte Mystik" herabgesetzt hatte. Schlimmer noch, die Kritik zweifelte und machte sich über Kriya Babaji lustig. Der stellvertretende Herausgeber war so frei und bat uns, Vedanta zu predigen, unglücklicherweise aber hatte er die „Entschlüsselte Mystik" nicht gelesen, denn der zweite Teil dieses Buches beinhaltet unzählige Referenzen zur noblen Lehre des Vedanta, den direkten königlichen Weg zum *nirvikalpa samadhi*.

Es wurden zweierlei Vorschläge gemacht in Bezug auf eine Klage für Schadensersatz auf diese irrationale Attacke, aber beide wurden vom Schriftsteller mit der Bemerkung höflich abgelehnt: „Die Flamme der Wahrheit kann von niemandem gelöscht werden. Selbst der Angriff des ‚The Statesman' konnte Dr. Paul Bruntons ‚A Search in Secret India' nicht töten, welches dem zum Trotz mehr als dreizehn Auflagen passiert hat."

Mittwoch, 12. November 1952

Vorbereitungen wurden getroffen für die Veröffentlichung des tamilischen Buchs „Babaji Gita", zum 13. November. „Versucht das Buch bis zum Dreizehnten herauszubringen", lächelte der Meister und fügte hinzu: „Verkündet das Datum für den ‚Meisterschlüssel zu allen Leiden' für den 22. November 1952."

An diesem Abend folgten wir der Lieblingsbeschäftigung von V.T.N. – umherzuwandern und Ausschau zu halten nach Räumlichkeiten für die geplante Kriya Babaji Druckerei. Nach erfolglosem Suchen gingen wir in der sengenden Sonne zurück. Der Schriftsteller schlug vor, wir sollten uns für diesen Zweck an einen Vermittler wenden. *AUM!* Plötzlich tauchte die benötigte Person aus der Nachbarschaft auf und begrüßte uns mit einem unaufgeforderten „Salaam". Wundervoll ist die Gnade Babaji's.

Donnerstag, 13. November 1952

Um 00.30 Uhr sprach der niemals versagende Meister: „Berichte deiner ‚anderen Hälfte', dass es für ihn nicht mehr notwendig ist – und das gilt auch für dich –, donnerstags an mechanischem *mauna* festzuhalten. Ich habe eine Menge Arbeit für euch Fakire (Gelächter), die ihr für mich erledigen sollt. Alles muss daran gesetzt werden, damit die Arbeit, die ich mir vorgenommen habe, vor Dezember 1954 abgeschlossen wird. So, ihr Beide könnt an den Tagen, wenn meine Arbeit es benötigt, die Stille unterbrechen. Es wäre gut, wenn ihr beide täglich morgens eine Stunde lang Stille absolviert und an Donnerstagen so viel ihr könnt, ohne für unsere Arbeit nachteilig zu sein. Aber ‚die Dritte' kann dies noch nicht tun."

Eine Stunde später machte Er eine angenehme Bemerkung: „Im Jahr 1955 werde ich euch Beide für einige Monate, für besondere *tapas,* mit mir nehmen."

Um 3 Uhr nachts erkundigte Er sich: „Nebenbei, was für Vorbereitungen habt ihr beide für den ‚Tod des Todes' getroffen?"

V.T.N.: „Wir verlassen uns in Allem ganz auf dich."

Babaji: „*HUM* … Dann ist da noch deine Auslandsreise. Ich weiß, der industrielle Magnat wird es uns wegnehmen, aber ich möchte, dass es von euch Dreien und mir erledigt wird. Nun …

Der Journalist wunderte sich gedanklich, (denn es war der Tag der Stille), wie viele Kapitel er eigentlich bis jetzt geschrieben hatte. Der hellsichtige Meister, der donnerstags ebenso Stille befolgte, zeigte auf vier Finger. Die Nachricht wurde verstanden.

Eine Stunde später fiel das Fallbeil. „Du kannst jetzt mit dem Schreiben aufhören. Denke daran, unsere Druckerei wird donnerstags einen Feiertag einlegen." Damit verschwand der Satguru.

Freitag, 14. November 1952

Um Mitternacht hatte der Satguru eine wichtige Mitteilung für die dritte Person der Gruppe: „Sag ihr, bevor sie zu Bett geht, soll sie in sitzender Haltung an der Krone ihres Kopfes über mich meditieren. Du bist *rajas*, er ist *sattva* und sie ist *tamas*. Alle drei sind in mir vorhanden."

Als Babaji's „Tod des Todes (Kriya)" wieder aufgenommen wurde, mischte sich der Meister wieder ein: „Bitte deine ‚andere Hälfte', mindestens dreimal täglich auf ‚AUM TAT TVAM ASI' zu meditieren."

V.T.N.: „Guru Deva, er ist bereits weiter; von *mantra sadhana* ist er bei *dhyana* angelangt, warum schleppst du ihn zum *mantra shastra*."

Diese Zweifel wurden ignoriert und der Göttliche Besucher fuhr fort: „Im Moment denke ich nur daran, wie deine Auslandstour in drei Monaten oder so, arrangiert werden muss."

V.T.N.: „Warum? Du sagtest, es geschieht am 7. April, in mehr als fünf Monaten."

Babaji: „Wenn du am 7. April abfährst, um in Übersee Geld für deine Existenz zu verdienen, für ‚unerwünschtes Gepäck' und *sangah*, müssen die Vorbereitungen bis zum 17. Februar abgeschlossen sein."

Nach einigen Stunden ging der Meister des Himalaya.

Kriya Babaji Druckerei

Versuche, die Kriya Babaji Druckerei aufzubauen, waren nicht sehr erfolgreich. Um 10.30 Uhr abends war der sonst erfrischende Satguru in einer niedergeschlagenen Laune: „Heute muss nicht geschrieben werden, ich mach jetzt *tapas*." Der Meister blieb die ganze Zeit stehen.

V.T.N.: „Bitte setze dich."

Babaji. „Nein, ich gehe. Bin nur gekommen, um dich zu informieren."

Der treue Journalist klammerte sich an den Lotosfüßen fest, um für alle Ergebenen *satyagraha* auszuführen. Da sprach der Kriya Mulaguru: „Geh, und ruhe dich aus. Was nützt es, dich umzubringen, wo die finanziellen Mittel für den ‚Tod des Todes' immer noch nicht eingegangen sind?"

V.T.N.: „Guru Deva, wann werde ich bei diesem Tempo das Buch beenden?"

Babaji: „Du hast bereits Einiges geschrieben. Kannst später weiterschreiben."

„Aus mehr als einem Grund wäre es schön, die Kriya Babaji Druckerei zum 29. November zu gründen. Das Sternzeichen ist *Bharani*. Diejenige, die unter dem *Bharani* geboren sind, werden *Tharani* (die Erde) beherrschen. An diesem Tag sollte das nächste Buch, ‚Pati Bhakti Margam', der Druckerei übergeben werden."

V.T.N.: „Ist der Titel von ‚Kanavanay Thaivam' auf ‚Pati Bhakti Margam' abgeändert worden?"

Babaji: „Ja, was ist dabei? Weil es auch ‚Eka Patini Vratam' beinhaltet. Es ist in Ordnung so."

V.T.N.: „Für die Druckerei haben wir an viele Türen geklopft, aber die Antwort war stets hart wie Stein."

Babaji: „Ja, deshalb muss ich jetzt *tapas* machen. Denke daran, wenn man auf Stein klopft, bekommt man manchmal auch Wasser", war die schnelle Antwort des davoneilenden Meisters.

Der Leser mag sich an die voreingenommene Artikelübersicht des stellvertretenden Herausgebers einer führenden tamilischen Tageszeitung erinnern. Alle Angebote für Hilfe verneinend, erlaubte man den Dingen ihren eigenen Lauf zu nehmen. Dies taten sie. Als der Verleger von der Verletzung erfuhr, kündigte er aufgrund seines persönlichen Hasses dem Stellvertreter mit sofortiger Wirkung. Armer stellvertretender Verleger! Er verlor seine Anstellung. Wenn er nur den Schriftsteller und das Buch verletzt hätte, hätte er diese Krise vielleicht überstanden. Geblendet durch Groll aber, übertrieb er die Sache, indem er Kriya Babaji selbst verhöhnte. Mit seinem Finger berührte er loderndes Feuer, nur, um darin selbst zu verbrennen. „In Stille zu verharren ist besser, als die eigene ‚Beerdigung' anzustreben" – um die intuitive Ausdrucksweise von V.T.N. zu zitieren.

Samstag, 15. November 1952

Gegen 10 Uhr abends, als der Journalist zu meditieren anfangen wollte, erschien der Kriya Mulaguru unerwartet, „Schreibe nicht am ‚Tod des Todes', beende zuerst die Einführung zu ‚Pati Bhakti Margam'."

V.T.N.: „Wie soll ich das tun, Guru Deva? Hab noch nicht einmal das Manuskript gesehen?"

Babaji: „Er hat dich zum *Acharya* (Gesandten) der Kriya Babaji Sangah ernannt. Schreibe wie ein *Acharya*."

Die Anordnung wurde ausgeführt. Der nächste Hinweis war: „Nun füge zwei weitere Paragraphen hinzu, wie es ein Hauptschreiber des ‚The Statesman' tut." Er tat es. Das war's dann.

Montag, 17. November 1952

Babaji: „Mutter bekommt Schulterschmerzen. Anstatt Injektionen, kann man sie mit Lebertran einreiben und diese Stelle eine halbe Stunde lang der Sonne aussetzen, und danach soll sie ein Bad nehmen."

V.T.N.: „Welche Schulter? Die linke oder rechte?"

Babaji lachte und fügte hinzu: „Er weiß es, sie weiß es. Richte einfach diese Nachrichten aus."

V.T.N.: „Heißt es ‚saathyathey sarvam'?"

Babaji: „Wie erklärt, es heißt ‚saathyathey' und nicht ‚sathyathey'. Du hattest recht, als du sagtest, dass selbst wenn der *shabda brahman* falsch läge, es dann keinen boshaften Effekt geben wird, solange es im Glauben an den Satguru getan wird – denn er wird es korrigieren."

„Wenn bis zum 19. die Druckerei und der ‚Tod des Todes' geregelt sind, ist das halbe Gewicht von uns genommen. Bis zum Neujahr wirst du vielleicht 250 erhalten und musst nicht von diesem industriellen Magnat oder anderen abhängig sein."

„Schau, dein Furunkel blutet", der aufmerksame Meister half seinem Kind. Eilig untersuchte der Journalist sein Bein und sah, dass die Aussage korrekt war. An diesem Tag wurde nicht geschrieben.

Dienstag, 18. November 1952

Um 5 Uhr morgens platzte Kriya Babaji mit einem grandiosen Plan herein: „Du schlägst vor, dich am Heimatort deiner ‚anderen Hälfte' zu entspannen. Nun, da gibt es einen schönen Plan für dich. Nachdem du diesen angehört hast, wirst du einige Seiten schreiben. Ich muss gegen 5.30 Uhr gehen."

„Am 3. Dezember wirst du nach Delhi gehen und dort für *dvivar* (zwei Wochen lang) bleiben. Werde dir helfen, N. zu treffen, wenn er gerade guter Laune ist. Zwar jetzt noch nicht, doch wird er wenigstens zu einem späteren Zeitpunkt für die *sangah* nützlich sein."

V.T.N. mischte sich ein: „An solchen Dingen ist er nicht interessiert, Guru Deva."

Babaji: „Er wird später von Nutzen sein. Außerdem, deine Präsenz in Delhi wird den ‚The Hindustan Times' und den ‚The Statesman' veranlassen, die Bücher früher zu besprechen."

V.T.N. „Muss ich sie beeinflussen?"

Babaji: „Nein. Deine Präsenz genügt, um sie zu überzeugen."

„Meditiere täglich jeden Morgen eine Stunde lang im buddhistischen Tempel. Kehre in dein Hotel zurück, spreche mit den Besuchern die zu dir kommen, kümmere dich um die vorhandene Arbeit und geh um 3 Uhr nachmittags zum Lakshmi Narayan Tempel zur Meditation. Während der Abwesenheit, habt ihr beide euch für eine Gruppenmeditation um 3.30 Uhr entschieden. Das Programm wird euch passen."

„Setze dich zur Meditation im Lakshmi Narayan Tempel an eine ruhige Stelle, in der Nähe des Tempelteichs, zwischen der Quelle und der Treppe. Dort hab ich *tapas* gemacht.."

„Nach einer Stunde begib dich zum Kali Tempel, welchen Sri Aurobindo regelmäßig besuchte, um dort jeweils 2 Stunden lang zu meditieren."

„Am 21. Dezember, wirst du zurück nach Madras kommen und bis zu diesem Zeitpunkt wird das ‚Pati Bhakti Margam' veröffentlicht sein. Am 01. Dezember muss der ‚Tod des Todes' der Druckerei übergeben werden. Den Rest dieses Manuskripts wirst du aus Delhi mitbringen."

V.T.N.: „Wie können wir all dies drucken?"

Babaji: „Warum? Es ist unsere Druckerei. Am 05. Januar gehst du nach Bombay, dort meditierst du morgens eine Stunde lang im (Kali) Tempel von Mumbai und am Nachmittag 2 Stunden lang im Bapulnath Tempel. Du wirst dort fünfzehn Tage lang bleiben."

„Nach deiner Rückkehr wird deine ‚andere Hälfte' am 21. Januar wegen eines Wohnzimmertisches und wegen einem oder zwei Vorträgen nach Kadirkamam gehen. Während seiner Abwesenheit bist du für die Arbeit hier verantwortlich."

„Nach seiner Rückkehr musst du am 5. Februar nach Kalkutta gehen, zu jenem Zeitpunkt wird der ‚Tod des Todes' fertig gedruckt sein."

V.T.N.: „Was, Meister! Zuerst sagtest du 17. Februar."

Babaji: „Um den 17. Februar muss es in den Buchhandlungen in Nordindien ausliegen."

„In Kalkutta wirst du fünfzehn Tage lang bleiben und im Kalighat Tempel meditieren."

„Am 5. April wird ‚Mensch, Leben, Tod und danach' zum Verkauf vorliegen. Mach dich nach einem Ruhetag am 7. April mit einer Ausgabe des Buches auf den Weg. Zum 15. Juni 1953 wird er die ‚Kreuzigung und Auferstehung' veröffentlichen. Wenn du von der Auslandstour zurückkehrst, wirst du ‚Im Einklang mit dem Meister' für die Veröffentlichung mit dir bringen."

Der Journalist war glücklich, wenn auch bestürzt über das Vorverlegen aller Daten und dem insgesamt großen Plan. „Guru Deva, woher bekommen wir das Messing [Bargeld] für all dies? Wir wissen immer noch nicht, woher wir die finanziellen Mittel für den ‚Tod des Todes' bekommen."

Babaji: „Wenn du das nicht schaffst, geh am 29. zu diesem industriellen Magnaten. Er wird dir ungefähr 2000 Rupien geben. Verwalte mit diesem Betrag deine Delhi Reise."

V.T.N.: „Delhi wird jetzt kalt sein."

Babaji: „Ja. Beginne jetzt damit, vier wollene Anzüge zu sammeln, um dich warm zu halten."

V.T.N.: „Satguru Deva, wie können wir den ‚Tod des Todes' weggeben, wo wir doch bereits zwei Bücher herausgegeben und die Leser auf das Dritte vorbereitet haben? Die Ehre für all diese Vorarbeit wird jemand anderes ernten."

Babaji: „Ja. Es gibt da eine andere Schwierigkeit, die mir nicht gefällt, und vermutlich mag sie dir auch nicht gefallen. Der industrielle Magnat wird deine Schriften übernehmen, nicht aber das, was deine ‚andere Hälfte' geschrieben hat. In Ordnung, das ist genug, mach jetzt weiter."

Lachend schrieb der Journalist bis um 5.30 Uhr morgens weiter.

Mittwoch, 19. November 1952

Zu Babaji's „Tod des Todes (Kriya)" wurden einige Seiten hinzugefügt. Es wurde nicht viel gesprochen. „Auf dem vierten Deckblatt dieses Buches, drucke nur das Emblem der Kriya Babaji Sangah. Es mag an den oberen Teil der Seite gedruckt werden, aber dir als Journalist wird diese Präsentation nicht gefallen." Der Meister lächelte.

Donnerstag, 20. November 1952

Der Meister kam um 1 Uhr nachts herein und sagte sogleich: „Morgen (Freitag) ist ein guter Tag, um deine Anzüge zu bestellen, du bekommst sie sonst nicht rechtzeitig. Der Samstag dann wird ein guter Tag sein für den Erwerb meiner Druckerei, indem wir eine Anzahlung machen. Die Anzeige für ‚Meisterschlüssel für alle Leiden' wird dann in den Zeitungen am Sonntagmorgen und am Samstagabend erscheinen. Schreib jetzt weiter."

Um 2 Uhr nachts sprach Er wieder: „Nächsten Donnerstag, nicht morgen, beenden wir 6 Wochen Obstdiät. Danach könnt ihr weiter machen, wenn ihr wollt und ein *upavasam* machen. Diese Entscheidung ist einzig euch Dreien überlassen."

Eine halbe Stunde später erinnerte Babaji V.T.N.: „Prüfe das Datum, an dem deine ‚andere Hälfte' nach Colombo geht. Es ist der 20. Januar."

Freitag, 21. November 1952

Für seine Familie von drei Kindern empfindet der Kriya Mulaguru tiefe Liebe. Er schlug eine besondere Diät vor: „Zum Frühstück mögt ihr alle drei zwei Tomaten mit oder ohne Salz und Pfeffer und soviel süßen Quark einnehmen." Er deutete auf ein Wasserglas, das auf dem Tisch stand.

„Das gilt nicht für mich", sagte der Journalist lachend und fügte dem „Tod des Todes" weitere vier Seiten hinzu.

Gegen 7 Uhr morgens marschierte einer der Söhne von V.T.N. in dessen Zimmer, stand aufrecht mit verschränkten Armen vor ihm und feuerte eine verbale Bombe: „Vater, wirst du sprechen?"

„Warum?", fragte der Journalist durch eine Geste. „Brauche einen Schiefergriffel." Der Junge erhob seinen Zeigefinger. Es wurde genehmigt. Ihm gelang das zu entlocken, was anderswo verneint worden war.

In starkem Kontrast gegenüber dem zukünftigen Verhalten eines Militäroffiziers, ging Sacchidanandam, ein Kind von kaum zwei Jahren, ruhig auf das Bild von Kriya Babaji zu, als seine Bitte um *payasam* verneint wurde, denn es war noch ein Tag vor Neumond, kniete nieder und verbeugte sich umständlich vor unserem geliebten *Satguru*, und das Kleinkind nuschelte „Babaji, Mutter, *payasam*." Der schweigende Vater war lächelnder Zeuge des Resultats dieses ungelehrten Gebets. Es wurde genehmigt. Kurz darauf erschien eine Tasse voll *payasam* und die ganze Familie feierte das „Neumond" Festmahl einen Tag früher! Und so bestätigte dieses kleine Kind, dass es dem großen Namen, den es trägt, würdig ist.

Liebe Leser, seht, wie zwei Kinder, geboren zu denselben Eltern, im gleichen Umfeld aufgewachsen, radikal unterschiedliche Charakteren aufweisen, *rajas* und *sattva*. Warum? Weil das Umfeld nicht der einzige Faktor ist, der zählt. Tief verwurzelte Charakterzüge, mitgebracht aus früheren Leben, spielen eine wichtige Rolle in der Determinierung des Verhaltens eines Individuums.

Samstag, 22. November 1952

Babaji: „Habe alle Vorkehrungen getroffen, um Meine Druckerei heute zu erwerben", der Meister war glücklich. Es war 1 Uhr nachts.

„Ja, Deine Druckerei, Satguru Deva", lächelte V.T.N. zustimmend.

„Praktisch alle noch in der Schwebe liegenden Angelegenheiten außer deiner Reise nach Delhi sind gelöst worden. Geh nicht zu diesem industriellen Magnat, um Mittel für die Finanzierung dieser Reise zu erbeten." Kriya Babaji sprach mit charakteristischer Hellsicht, die versteckten Pläne des Journalisten vorhersagend. „Ich möchte nur, dass ihr drei von eurem *tapas* in Delhi profitiert und somit mein Werk fortsetzen könnt. Spätestens morgen müssen für deinen Anzug einige passende Vorkehrungen getroffen werden, und bis Dienstag muss die Fahrkarte reserviert sein, sonst wirst du kein unteres Schlafwagenbett erhalten. Mein Kind, Ich möchte nicht, dass du auf einem oberen Bett schlafen musst, von dem du mit deinen kranken Beinen öfters herabsteigen musst."

Das Schreiben wurde fortgesetzt. Um 2.30 Uhr nachts bemerkte der Satguru Deva: „Wenn ich Daten festlege, hab ich dafür einen definitiven Zweck. Ich bin mir über deine Schwierigkeiten auch nicht im Unbewussten. Aber du musst unbedingt weitermachen."

„Deine ‚andere Hälfte' hat Recht, wenn sie die Passage über ‚den Dritten' streicht. Du hast sie bereits an einer Stelle erwähnt, das reicht."

Mit Schwierigkeiten aus Mangel an finanziellen Mitteln wurde etwas Geld zum Einfügen von Anzeigen in drei verschiedene Tageszeitungen einbezahlt, jedoch nur für Wochentagsausgaben und nicht für die vom Samstag oder Sonntag, wie vom Meister vorgeschlagen. Er betonte: „Die Anzeigen müssen in der Samstagausgabe des ‚The Mail', der Sonntagsausgabe des ‚The Hindu' und des ‚Indian Express', erscheinen. ‚The Mail' wird ziemlich leicht zustimmen, aber im Fall des ‚The Hindu' wird es einige Schwierigkeiten geben. Herr M. aber, wird keinen Zoll abweichen. Haltet genügend Geld für ihn bereit."

Die Leser mögen überrascht sein (nicht aber wir), dass sich diese Vorhersage bis auf den letzten Buchstaben bewahrheitete, und um Vorteil aus diesem wertvollen Hinweis des allwissenden Kriya Mulaguru zu schöpfen, nahm der Journalist sämtliche Hürden, um die Anzeigen an den spezifischen Tagen zu veröffentlichen, trotz der kurzen Ankündigung und der Knappheit von finanziellen Mitteln. Allen Ruhm dem Meister und seiner Gnade.

Sonntag, 23. November 1952

Wegen des Anzugs waren keine Vorbereitungen getroffen worden. Der *Satguru* war unruhig: „Deine ‚andere Hälfte' hat noch nichts wegen des

Anzugs unternommen. Er scheint nur an die Stärkung der *sangah* zu denken, bevor er für die 1955 *tapas* abreist, genauso wie du dir in der Anfangsphase vorgenommen hast, für die Familie etwas auf die Seite zu legen. Alles wird nur dafür getan, dass die *sangah* zum rechten Zeitpunkt an Kräften wächst."

V.T.N. sprach zu sich in Gedanken „Woher soll das ‚Messing' (die Gelder) für all dies bloß kommen?"

Seine Gedanken lesend, warf der Meister ein: „Das ‚Messing' kommt von Übersee. Von Amerika wirst du, zur rechten Zeit, entsprechende Anweisungen erhalten. Deine Landsleute werden dir dabei nicht zugute kommen."

V.T.N.: „Dies ist eine empfindliche Sache. Warum sagst du ihm dies nicht selbst?"

Babaji: „Genug von diesem Unsinn. Ich halte dies nicht mehr aus. Du musst hingehen und ihm dies mitteilen. Bis morgen tue irgendetwas bezüglich des Anzugs, und versuche, die Fahrkarte bis spätestens Dienstag zu bekommen."

„Was mich anbelangt, hab ich bereits gesagt, dass ich mich mit ihm am 16. Juni 1953 treffen werde."

Der „Tod des Todes" wurde wieder aufgenommen. Vor einigen Tagen hatte der Satguru Deva verkündet, dass der jährliche Mitgliedsbeitrag der Kriya Babaji Sangah 11 Rupien ausmachen soll und nicht 12 Anna. Außerdem zog er das Wort „Geeta" der Schreibweise „Gita" vor.*

Montag, 24. November 1952

Der Meister kam etwas früher, schon um 11 Uhr nachts. „Man soll nicht vom Fahrzeug der Aristokraten abhängig sein."

V.T.N.: „Bedeutet dies, dass er morgen nicht um 12 Uhr Mittag kommen kann? Soll ich früher dorthin gehen?"

Babaji: „Nein. Warte, so wie du es bereits geplant hast, eventuell auch bis 3 Uhr nachmittags. Dies ist normales Verhalten."

---

*Anmerkung des Hg.: wie von Babaji darauf hingewiesen, wird Gita in Englisch als „Geeta" ausgesprochen, hier wird die Rechtschreibung in ihrer klassischen Form gehalten.

"Mein Kind, du hast meine Mitteilung nicht richtig verstanden. Ich habe nicht gesagt, dass du 50 Kopien von diesem Buch, sondern das nächste Buch an ..."

V.T.N.: „Als du ‚das nächste' gesagt hast, nahm ich an, es handle sich um ‚Meisterschlüssel für alle Leiden', dass in der Druckerei liegt, genau so, wie wir ‚nächste Woche' sagen, ‚nächste Person' etc."

Babaji: „Nein, dieses Buch ist beinahe veröffentlicht, es bezieht sich auf ‚Babaji's Tod des Todes'."

Wie gewohnt wurde das Schreiben wieder aufgenommen. Gegen Ende hatte der Kriya Mulaguru etwas zu sagen: „Hoffe, deine ‚andere Hälfte' erinnert sich an das Geschenk, das er meiner Schwiegertochter zum *Karthik Dipam* Tag geben soll. Was beabsichtigst du deiner ‚andere Hälfte' zu geben?" Der Einwand endete.

Dienstag, 25. November 1952

Kriya Babaji hatte viel mitzuteilen: „Aus verschiedenen Gründen wird er dieses Mal auch nicht kommen. Für dich und deine ‚andere Hälfte' wird die Reise nach Bombay eine Reise mit viel Kopfschmerzen ohne Kopf sein. Für die anderen Reisen wurden Vorbereitungen getroffen. Deine ‚andere Hälfte' wird im März 1953 nach Malaysia und Singapur reisen. Die genauen Details werde ich dich später wissen lassen. Versuche, ungefähr drei Vorträge während dieser Reise zu arrangieren. Ende März wird er zurück sein. Bis dann wird die Last für dieses Buch auf dir liegen."

„Das ‚Pati Bhakti Margam' eilt nicht. Es reicht, wenn es bis zum *Aruthra Darshan* Tag heraus kommt. Beeile dich zuerst mit dem ‚Tod des Todes'. Zu *Pongal* sollte er ein Buch herausgeben. Der Titel wird ‚Babaji Gita' Teil II, lauten. Das nächste wird Teil III sein. Der Name des darauf folgenden wurde bereits verkündet; dieser lautet: ‚Babaji Atma Virundhu (Kriya)'."

„Nimm keinen ‚Krümel' mehr als notwendig, um diese Bücher zu veröffentlichen."

„Du und deine ‚andere Hälfte' habt versucht, alle ungünstigen direkten Referenzen zur *sangah* zu entfernen, und daher ist es bereits in der Einführung schön geworden, so, wie es sein sollte."

Als nächstes fuhr der *Satguru* damit fort, ganz klare Anweisungen in Bezug auf die Bestellungen der anders denkenden Kriya Gruppe zu geben, und wie diese gehandhabt werden sollen, da sie durch einen Buchhändler in Delhi, einem *Kriya sadhaka,* ausgeführt werden.

Einige Seiten wurden „Babaji's Tod des Todes" hinzugefügt. Nach einem hektischen Tag eilte V.T.N. nach San Thome, um sich, wie gewöhnlich, für eine Gruppenmeditation zu entschuldigen. Aus zeitlichen Gründen war diese nur fünf Minuten. Kriya Babaji weihte diesen Ort durch seine Präsenz und übertrug die nachstehende Mitteilung an die Dritte; sie soll 9-mal täglich, von Donnerstag morgen an, ohne Unterbrechung, wiederholt werden. Selbst an Tagen ihrer Periode.

Aum asyashri santhanalakshmi kameshvari
mahamantrasya bhargava rishihi
gayatri chandaha lakshmi kameshvari devata
srim bijam hrim shaktihi svaha
kilakam navagraha nivaranartam japey viniyogaha
sri angushtabhayam namaha
hrim tatyanabhyam namaha
klim madhyamabhyam namaha
ashtaishvarya pradhana svaha
kanishtikabhyam namaha.

Mittwoch, 26. November 1952

Während der Stunden des Schreibens gab es eine beiläufige Bemerkung: „Nachdem er nun einen Ort für die Druckerei erhalten hat, warum kann er nicht auch versuchen, dieses Haus für dich zu bekommen."

Donnerstag, 27. November 1952

Der Meister kam um Mitternacht und sagte: „Mein Kind, schließe Tür und Fenster. Ich werde dir einen besonderes Kino zeigen und dementsprechend müsst ihr beide, du und deine ‚andere Hälfte', euch abstimmen."

Dann gab es den größten Tanz, der gewöhnlich als der *nataraja natanam* bezeichnet wird, jedoch in Wirklichkeit *nataraja thandavam* heißt. Dieser dauerte bis halb eins nach Mitternacht, aber das allerspektakulärste Ereignis war, als der Meister sein rechtes Bein nahm und das linke Ohr mit seinem rechten großen Zeh berührte.

Der Meister fragte: „Was ist das tamilische Wort für Reichtum?"

V.T.N.: „*Selvam, dhanam, panam.*"

Babaji: „Verstehe, es ist nicht *selvam* sondern *selvoam*." (Der Meister buchstabierte *selvoam*.) Dann fragte der Meister mit einem gnädigen Lächeln: „Wie nennst du das, was du soeben gesehen hast?"

V.T.N.: „Tanz, *natanam* oder *thandavam*."

Babaji: „Das letzte Wort ist besser. Du musst verstehen, dass die Ereignisse, die in der Welt stattfinden, mit meinem *thandavam* übereinstimmen. Derjenige, der mein *thandavam* versteht, kann die sieben Meere überqueren und du mein Kind, deine ‚andere Hälfte' und ‚die Dritte', ihr müsst die Botschaft dieses *thandavam* in alle Himmelsrichtungen verbreiten. (Und dann ist es privat. Du bist mein Kind, deine ‚andere Hälfte' ist mein Sohn und ‚die Dritte' ist meine Schwiegertochter. In diesem Sinn müsst ihr miteinander leben und zusammenarbeiten. Verstehst du mich?)"

V.T.N.: (in Gedanken) „Ja, Guru Deva."

Babaji: „Teile dies deiner ‚anderen Hälfte' mit. (Die Uhr schlug zwei). Nun muss ich gehen."

V.T.N.: „Aber Meister, das Haus für die Druckerei beschert uns viele Sorgen."

Babaji: „*Hum* ... Ich habe dir schon einmal gesagt, ‚du musst diejenigen nutzen, die versuchen, dich zu nutzen'. Warum soll deine ‚andere Hälfte' darüber nachdenken, was andere planen oder planen werden?"

V.T.N.: „Was sollen wir tun?"

Babaji: „Teile dies deiner ‚anderen Hälfte' mit, und lass es ihn begreifen."

V.T.N.: „Was ist mit schreiben?"

Babaji: „Damit kann morgen weitergemacht werden. Meditiere jetzt über das *thandavam*.

Aum Shanti Shanti Shanti.

Freitag, 28. November 1952

Um 6 Uhr morgens kam der Meister: „Kannst du gut schlafen, nachdem das Blut herausgespritzt ist?"

V.T.N.: „Nein, Satguru Deva, Ich erwarte, dass du das Schreiben aufnimmst."

Babaji: „Heute müssen wir nicht schreiben. Ruhe dich aus. ‚Die Dritte' mag dieses *sadhana* drei Wochen lang praktizieren. Sie soll zwischen 4 und 6 Uhr morgens aufstehen – du weißt, dass das *brahmamuhurtha* ist – und fünfzehn Minuten lang ‚*Kriya Babaji Namaha*' singen. Nicht jeder ist dafür geeignet, dieses *pranava* zu wiederholen."

Ein paar Tage zuvor, schlug der Satguru *sashti vratam* für Ihre Heiligkeit vor, der Mutter der Kriya Babaji Sangah.

Samstag, 29. November 1952

Trotz Schwierigkeiten in der letzten Minute wurden fiebernd Vorbereitungen getroffen, um die Kriya Babaji Druckerei (Tamil- Englisch) an diesem heiligen Tag des *Barani*- Sterns zu gründen, so wie es der unsterbliche Yogi des Himalaya, Satguru Kriya Babaji, vorgeschlagen hat, nach dem diese Druckerei auch benannt wurde. Der Schriftsteller und die Mutter der *sangah* standen um 2.30 Uhr nachts auf und der ehrwürdige Acharya, V.T. Neelakantan Mahasaya stand um 4 Uhr auf, um seinen Teil in diesem Göttlichen Drama von Kriya Babaji's Mission, beizutragen. Er wartete auf den Milchmann, damit er vor der Arbeit seine geliebte Tasse Kaffee einnehmen konnte. Plötzlich materialisierte sich der Meister. „Wenn du auf den Milchmann wartest, wird sich die Arbeit verspäten", gab er seinem Lieblingskind einen nützlichen Hinweis und sprach danach ausführlich über die Reise nach Delhi: „Dort wirst du zwischen 3 und 4 Uhr nachmittags im Laskshmi Narayan Tempel meditieren. Deine ‚andere Hälfte' wird seine Meditation, so wie bereits vorgesehen, um 3.30 Uhr beginnen. Er wird nach 4 Uhr weitermachen und du gehst dann zum Kali Tempel, in dem du so lange, wie du magst, meditieren kannst. Zu viel davon kann eine negative Wirkung erzielen." So sprach er zehn Minuten lang weiter.

Der Kriya Mulaguru ist ein Meisterarchitekt. Wie er zuvor darauf hingewiesen hatte, wurde mit einigen Schwierigkeiten, die Kriya Babaji Druckerei im Hause Thandava Vilas, Nr. 3 Dr. Alagappa Chettiar Road, Vepery, Madras 7, noch vor *raghu kalam*, durch eine einfache *puja* Zeremonie, gegründet.

Allen Ruhm dem Meister und seiner Allwissenheit!

Jai, Babaji, Jai Jai Jai!

Der erste Kriya Babaji Jayanti (Jahrestag)

Sonntag, 30. November 1952

Es war am heiligen Tag des *Karthik Dipam*, als Satguru Deva Kriya Babaji, das *dipam* (Licht) des Yoga, vor etwa 1749 Jahren geboren ist. Es war 5 Uhr morgens. Der Schriftsteller ‚kämpfte' sozusagen mit dem ‚Dämon des Schlafs'. Nachdem er in der vergangenen Nacht bis 1 Uhr gearbeitet hatte und am vorhergehenden Morgen bereits um 02.30 Uhr aufgestanden war, verlangte der physische Körper seine Quote an Schlaf. Gerade als V.T.N. in Egmore fest eingeschlafen war, weckte ihn der pünktliche Meister: „Steh auf mein Kind. Rasiere dich mit der Klinge, die noch übrig ist, bade dich und zieh sein Hemd an (das von dir abgeändert wurde) und danach mach dich an den Rest der Arbeit." Es gab nur noch eine Klinge, die übrig war, und der Journalist hatte bereits geplant, dieses Hemd für das Kriya Babaji *jayanti* zu tragen.

„Du weißt bereits, dass du mein Kind bist, er mein Sohn und sie die Schwiegertochter ist. Halte dies im Gedächtnis. Wenn ihr drei in diesem Sinn arbeitet, wird dies zu meiner Kraft und der der *sangah* beitragen", sagte der Meister zusammenfassend. Nach einer Pause fragte Er: „Kennst du den Unterschied zwischen Vertrauen und Glaube?"

V.T.N.: „Glaube ist eine Art von Überzeugung, dass etwas möglich ist, aber ..."

Babaji beendete den Satz, „Ja, aber Glaube ist unbeugsam wie ein Fels." Nach einigen Minuten sprach Kriya Babaji wieder: „Dies ist für deine 'andere Hälfte'. Er soll auf den nachstehenden Satz meditieren: ‚Tugend, die stets bewacht werden muss, ist kaum die Wache wert'." „Hast du ihm vom *thandavam* berichtet? Weiß er um die Bedeutung des Berührens des linken Ohrs mit dem rechten Fuß?"

V.T.N.: „Wir hatten kaum Zeit, darüber zu sprechen."

Babaji: „Lass ihn darüber nachdenken und es herausfinden."

V.T.N.: „Satguru Deva, wenn du uns so verlässt, was können wir dann tun?"

Babaji: „Werde dir einen Hinweis geben. Das *Brahmaranthram* liegt an der Basis des linken Ohrs. Das ist genug."

Danach zeichnete er für „die Dritte" einen Kurs von *sadhana* auf: „Sie kann morgens Tee oder Kaffee oder ähnliches zu sich nehmen, vor der Mahlzeit aber muss sie eine Stunde lang dieses *mantra*: ‚AUM *hrim sashtidevyaya svaha*', in sitzender Haltung rezitieren." Er demonstrierte zweimal dasselbe, wobei sich die Knie berühren, die Arme gefaltet mit dem *sarpa mudra*, *chin mudra*, während der herabhängende Kopf den Zwischenraum ausfüllt. Diese periodisch auftretende Unterhaltung hielt eine Stunde lang an.

Wie geplant, wurde in dieser Sache ein Anwalt konsultiert, zum ersten Mal seit zehn Jahren, wofür der Schriftsteller per Bahn und Bus reisen musste. Selbst dies war vom Meister vorhergesagt. Nach der Gruppenmeditation wurden Vorbereitungen für das *japa yagna* gemacht. Die Abendmesse wurde von V.T.N. geführt, und angezündete Kampferstückchen wurden in den heiligen Topf geworfen. Das mentale Singen von Babaji's Namen dauerte 45 Minuten an. Mit einer zweiten Abendmesse endete diese einfache *jayanti* Feier.

An diesem Abend um etwa 6 Uhr überlegte sich V.T.N., ob er ein kleines Geschenk von zubereiteten Mahlzeiten als Mitbringsel nach San Thome mitnehmen soll. Plötzlich kam der Meister und löste das Problem: „Nimm einfache Zubereitungen, so wie sie Kuchala zu Lord Krishna brachte." Dies machte einen tiefgreifenden Eindruck auf den Journalisten, der an diesen Ort eilte, um den heiligen Botengang auszuführen. Eine zweite Gruppenmeditation folgte, danach wurden noch einige Tätigkeiten für die Mission erledigt.

Montag, 1. Dezember 1952

Um 4 Uhr morgens kam der Meister wie ein Tornado hereingestürzt, um die Sprache von V.T.N. zu benutzen, und sagte: „Sage deiner ‚anderen Hälfte', dass er das (*santhanalakshmi*) *mantra* aus der Einführung streichen soll."

„Vermutlich hat er es bereits ausgestrichen", unterbrach der Journalist.

„Nein, hat er nicht", sprach Kriya Babaji in seiner charakteristischen Allwissenheit. „Für dich und deine ‚andere Hälfte' ist die Kriya Babaji Sangah die ganze Welt, für die ihr uneingeschränkt alles gebt, was ihr beide besitzt, sie aber hat gerade erst damit angefangen. So bald so viel zu geben, kann ‚die Dritte' noch nicht leisten, darum soll sie es weder aufschreiben noch andere dieses *mantra* verwenden lassen. Für den Nutzen aller *Kriya sadhaka* der Welt aber, mag es im Buch veröffentlicht werden."

„Als Mutter der *sangah*, braucht sie die Kraft, um sich mit den Damen, die zu ihr kommen, zu beschäftigen, deshalb soll sie das *sashti mantra* ein Jahr lang rezitieren, täglich eine Stunde lang vor den Mahlzeiten ohne nachzulassen oder durch kurze Abwesenheit auszusetzen, auch nicht während der Periode. Nach dieser Zeit wird sie für ihre Verantwortung stark sein und nach einem Jahr kann sie damit aufhören, oder dann weitermachen, wann immer sie es benötigt."

„Nach dem *tapas* von Delhi, Bombay und Kalkutta, musst du stark genug sein, um die Auslandsreise zu machen, und um ein anderes Buch zu schreiben, welches 129 Rupien kosten wird."

„Einhundert und neunundzwanzig", lachte das Kind des Kriya Mulaguru. „Woher sollen wir die finanziellen Mittel für dieses Buch bekommen?"

„Es mag von den Kriya Babaji Publishers veröffentlicht werden", fuhr der Meister kühl und ungestört fort.

V.T.N.: „Wird diese Firma erst dann gegründet werden?"

Babaji: „Wenn deine Reisen erfolgreich sind, sogar früher."

V.T.N.: „Satguru Deva, wie lautet der Titel dieses Buches?"

„Warum sorgst du dich schon jetzt darum?", erkundigte sich Kriya Babaji und gestand dann: „Es mag ‚Gott der Slums und der Schatten', oder in eine bessere Form gestaltet und benannt werden, welche ihr beide besprechen und entscheiden mögt. In den letzten Tagen hast du genügend ausgeruht. Mach weiter mit dem Schreiben an ‚Babaji's Tod des Todes'. Es muss bis zum 8. Dezember fertiggestellt sein."

Der Journalist war verblüfft, denn der Schriftsteller hatte einen früheren Zeitpunkt berechnet und vorgeschlagen, dass das Manuskript zu diesem Buch bis 8. Dezember 1952 für die Druckerei fertiggestellt sein soll.

Dienstag, 2. Dezember 1952

Der Tag der Abreise nahte schnell. Der aktive Meister enthüllte mehr Details eines sorgfältig ausgearbeiteten, zukünftigen Programms: „Deine

‚andere Hälfte' muss sich auf einen Schock vorbereiten. Versuchte, diesen Gentleman zu reformieren, umsonst!"

„Welchen Gentleman?", unterbrach der Journalist mit charakteristischem Eifer.

Nachdem er die Person nannte, fuhr Babaji fort: „Der Mutter deiner ‚anderen Hälfte' zuliebe, werde ich ihn noch einmal zwischen dem 17. und 26. Februar 1953 ansprechen, aber er wird nicht darauf eingehen und ... Du wirst Delhi am 5. erreichen. Nach zwei Tagen *tapas,* schreibe an K.S. und am 7. an den industriellen Magnaten und bitte sie, ihre monatlichen wohltätigen Stiftungen, auch die vom letzten Monat, einzustellen. Danach sollst du keine der ehrenwerten Spenden von anderen mehr annehmen." Der Satguru diktierte die exakten Worte für die zu schreibenden Briefe.

V.T.N.: „Wie soll ich dies bewältigen, Satguru Deva? Meine ‚andere Hälfte' sagt, dass die finanziellen Mittel begrenzt sind, und es nicht möglich ist, die Druckerei ohne Mitarbeiter zu führen."

Babaji: „Möchtest du, dass deine ‚andere Hälfte' von seinen finanziellen Mitteln abhängig ist und nicht von mir?"

V.T.N.: „Kann ich wenigstens die Vergütung vom letzten Monat akzeptieren?"

Babaji: „Nein. Bitte sie, ab jetzt nur noch für das zu bezahlen, was du beigetragen hast. Selbst diesen Betrag sollte man mit dem von dir verwendeten Papier verrechnen. Wenn das Geld für die Fahrkarte und die *tonga* beiseite gelegt ist, wird das, was übrig ist, nur noch für drei Tage Unterkunft ausreichen. Danach musst du, falls du keinerlei Hilfe bekommst, versuchen, von Bananen und Tomaten zu leben. Bitte weder D.G. noch C. um Unterstützung."

V.T.N.: „Hält sich C. aus Kalkutta jetzt in Delhi auf?"

Babaji: „Ja, er ist für die Saison her gekommen. Werde noch ein *mantra* geben, das *anjaneya mantra* für ‚die Dritte'. Es ist ein *sloka* für die Meditation. Für sie ist dies alles. Ihr beide seid die Hauptstützen. Sie ist dafür auserwählt, finanzielle und anderweitige Unterstützung zu leisten."

Der Schriftsteller schlug für das letzte Buch den Titel „Gott, Slums und Schatten" vor. Dies wurde vom Kriya Mulaguru akzeptiert: „Ja, das Buch mag ‚Gott, Slums, Schatten', betitelt werden. Es soll bis Januar 1954 veröffentlicht werden."

„1955 werde ich dich an drei Orte führen, um 144 Tage lang *tapas* zu machen. Meine Schwester wird für deine ‚andere Hälfte' verantwortlich sein, deren *tapas* 48 Tage lang anhalten wird. Werde ihm, deiner ‚anderen Hälfte', vier Mal im Jahr *darshan* geben ... an seinem Geburtstag, an deinem Geburtstag, dem 16. Juni und an meinem Geburtstag."

Der ‚Tod des Todes' wuchs an Größe.

V.T.N.: „Heißt es *chandah*?" Babaji: „Nein, *chandaha*."

Mittwoch, 03. Dezember 1952

An diesem Tag sollte V.T.N. nach Delhi abreisen. „Geh, fürchte dich nicht. Du wirst beschützt sein", versicherte der Meister. Auch dann, falls du den Lakshmi Narayan Tempel wegen Regen oder ähnlichem versäumen solltest – das macht nichts, aber die Buddha und Kali Tempel darfst du dir nicht entgehen lassen."

„Am 11. kannst du N. treffen. Erinnerst du dich an das Datum für das letzte Buch als Januar 1954?"

V.T.N.: „Sind es 29 Rupien?"

Babaji: „Wie können es 29 Rupien sein? Du hast bereits Bücher für 40 Rupien und 66 Rupien angekündigt, das nächste muss also eindeutig 129 Rupien kosten. Schreibe jetzt."

Fünf Seiten wurden dem vorliegenden Manuskript hinzugefügt. Nachdem er seinen Segen gab, verschwand der liebevolle Meister.

V.T.N., gekleidet in einem abgelegten westlichen Anzug (angezogen laut Anordnung des Meisters), fuhr per Grand Trunk Express nach Delhi, für seine ersten *tapas*, unter Leitung und Bewachung der allmächtigen Gnade des Satguru aus dem Himalaya.

In der imperialen Hauptstadt

Die Entgleisung eines Lieferzuges in der Nähe von Wardha führte zu einer Verspätung von über vier Stunden. Trotzdem traf V.T.N., durch die Gnade Kriya Babaji's, wohlbehalten um 10.30 Uhr morgens in Delhi ein. Es war an der Zeit. Er eilte zum Buddha Tempel. Nach der Meditation ging er zum Zimmer Nr. 2, Royal Hotel, Queen's Road, Delhi, um seinen hungrigen Magen zu füllen und schlief dann fest ein.

Die Uhr schlug eins. Der unfehlbare Meister materialisierte sich, um Unterhaltung zu führen:

„Bis jetzt hast du dich nur darum gekümmert, zu leben und dich zu vermehren. Ab diesem Tag aber, sollst du diese Instinkte bekämpfen. Deine Hauptziele sollen nicht mehr nur zu leben und zu essen sein. Um ein erhabenes Ziel zu erreichen, wirst du den Hunger besiegen. Und – du, deine ‚andere Hälfte' und ‚die Dritte' müssen erhaben sein, denn das ist der Wille des Neuen Wesens, welches in dir auferstanden ist. *HuM* ..."

„Ihr drei müsst Mich als euren Meister akzeptieren, in schlechten wie in guten Zeiten, im Wohl oder im Leid, im Sturm oder im Sonnenschein, im Gedeihen und in der Not, selbst dann, wenn ich eure Wünsche zügle. Ihr müsst wie ‚drei in einem' oder wie ‚eines in dreien' zueinander stehen, mit Mir als dem Vierten, der euch drei leitet. Die Kriya Babaji Sangah wird zu dem Licht werden, das die Welt erleuchtet. Wirst du und die andern beiden mit mir durch dick und dünn gehen?"

V.T.N.: „Ich will, Guru Deva und ich bin sicher, dass die andern beiden auch unermüdlich zu dir halten."

Babaji: „Sende diese Information sofort zu deiner ‚anderen Hälfte' und eile dann an die beiden anderen Orte. Belaste dein kleines Gehirn nicht mit erzwungener Diät oder wiederholtem Umherlaufen, denn ich habe es für die Kriya Babaji Sangah ... Meine Mission, monopolisiert. Haltet ein wenig durch, und ich werde euch drei in die Höhe erheben! *AUM. Shanti.*"

Das Treffen endete. In der strengen Kälte zitterte der Journalist in seinen Schuhen und trotz allem traf er, wie in des Meisters Worten ausgedrückt, Vorbereitungen, um in den Lakshmi Narayan Tempel zu eilen, rechtzeitig um 3.30 Uhr nachmittags zur Gruppenmeditation. Gerade als V.T.N. das Hotel verlassen wollte, kam plötzlich der *Satguru* um fünf Minuten vor drei Uhr mit dem folgenden Vorschlag: „Sag auch deiner ‚anderen Hälfte', dass ‚die Dritte' ebenso, jeweils um 3.30 Uhr nachmittags, täglich einige Minuten lang in Meditation sitzen soll. Jetzt beeile dich, mein Kind, eile, eile."

6. Dezember 1952

Am nächsten Tag um 10.30 Uhr kam der unsterbliche Babaji und diktierte ein spezifisches Versprechen: „Jedes Mitglied der Kriya Babaji Sangah muss über dieses nachdenken und sich ihr auf eine ähnlichen Art und Weise, widmen."

1. Ich werde den Kranken Balsam sein, ihr Heiler & Diener. Ich werde Essen und Getränke regnen lassen und dadurch die Qual Ihres Hungers und Durstes löschen. In der Hungersnot am Ende der Tage, werde ich ihr Getränk & Essen sein. Den Armen werde ich ein unfehlbarer Speicher sein und ihnen mit vielerlei Dingen in ihrer Not dienen.

2. Mein eigenes Wesen und meine Vergnügen übergebe ich absolut und ganz und für alle Zeiten an Kriya Babaji, so dass alle Kreaturen (auf Erden) ihr Ende erreichen. (Erläuterung: Die Stille liegt im Aufgeben aller Dinge und mein Geist gibt der Stille Kraft. Wenn ich alles aufgeben muss, ist es am besten, all dies anderen Kreaturen zu geben).

3. Ich werde den Schutzlosen ein Beschützer sein, dem Wanderer ein Führer, ein Schiff, ein Deich und eine Brücke für diejenige, die das weite Ufer suchen, eine Lampe für diejenige, die eine benötigen und ein Bett für diejenige, welche ein Bett benötigen.

AUM TAT SAT AUM.

Am folgenden Tag (Sonntag) empfahl der geliebte Satguru: „Bitte deine ‚andere Hälfte' in der Meditation seine Beine jetzt nicht zu kreuzen. Falls notwendig, mag er seine Beine dann verlagern, wenn er unbequem sitzt. Sie sollen aber nicht überkreuzt werden." Um etwa diese Zeit verstauchte der Schriftsteller sein Wadenbein, weil er es auf unbequeme Weise während der Meditation in Madras überkreuzt hatte.

Am 08. Dezember 1952 suchte V.T.N. Premierminister Nehru auf, die Zitadelle der Demokratie Asiens. Letzterer begrüßte den Erstgenannten mit einer Kopie des ‚BABAJI'S MEISTERSCHLÜSSEL ZU ALLEN LEIDEN (Kriya)': „An Wheelers musste ich 7 bis 9 Rupien für dein Buch bezahlen. Unterschreibe es wenigstens!" Der Journalist tat dies. Zufrieden machte Nehru einen netten Vorschlag, um den Verkauf der beiden Bücher zu steigern.

Die Zeit war gekommen für das lang erwartete Treffen mit der wohlhabenden und mysteriösen Dame aus Adyar, M. Kriya Babaji, ein Meister der Planung dramatischer Begebenheiten, hatte eine atombombengleiche Überraschung für sein Lieblingskind parat. Als V.T.N. gerade N. (in seinen Worten) verlassen hatte, stürzte sich im „Parliament House" „eine bemalte, schmutzige und wahrhaftige Tochter Satans" auf ihn, verdrehte ihm seine Hände, obwohl sie sie nur zu schütteln versuchte! „Oh, V.T.N., endlich haben wir uns getroffen. Sie müssen sofort mit mir ins Imperial Hotel kommen, mit mir zu Mittag essen, Tee trinken und während des Nachtessens werden wir über unsere gemeinsame Veröffentlichung sprechen. Wir können sie in England oder in Amerika drucken lassen. Wir können es auch selbst veröffentlichen. Sagen Sie ‚ja'!" Worte flossen aus ihrem emotional geladenen Mund, wie ein Sturzbach. Der Journalist war durch die Begegnung mit dieser fremden Dame geschockt. „Die Kälte Delhis geriet ins Hintertreffen". Irgendwie aber fand er seine Haltung wieder und antwortete dem „Pearl- cremfarbenen Lippenstift und Produkt von Rosenblüten", höflich: „Nicht so schnell, Madam. Nebenbei, wer sind Sie?" Später beichtete er, dass er eigentlich fragen wollte „Wer zum Teufel sind Sie?", aber er konnte sich zurückhalten. „Oh, ich bin M., ich bin wegen der Saison direkt nach New Delhi gekommen. Ich bin Professor der Philosophie. Ich wohne hier bis zum 18. Oh, kommen Sie. Bitte folgen Sie. Lassen Sie uns im Imperial Hotel darüber reden", kam die prompte und zutreffende Antwort. Durch die Gnade des Meisters konnte der Journalist seine Hände aus denen der Dame zurückziehen und sie höflich informieren, dass er keine Absicht hätte, zusammen mit irgendjemand anderem zu schreiben, als mit der Person, mit welcher er diese Bücher momentan veröffentliche und dass es keinen nützlichen Sinn mache, wenn er sie zum Imperial Hotel begleite, um diese Dinge zu besprechen. Mit einem Seufzer flehte die Dame: „Wenigstens können wir unser Treffen feiern. Sie werden kein Spielverderber sein, nicht wahr?" V.T.N.: „Es tut mir wirklich leid. Ich bin kein Mann der Frauen, und jetzt muss ich mich beeilen, um einer wichtigen Verpflichtung nachzukommen." So schnell ihn seine Füße trugen, sprang er zu einem Taxi. Uneingeschüchtert rief ihm der enttäuschte Fan hinterher: „Nun, denken Sie darüber nach und rufen Sie mich im Hotel an, oder schreiben Sie mir nach, 420-, Puna. Ich bin sicher, wir werden gut miteinander auskommen." Diese abschließenden Schüsse gingen im Brummen des gemieteten Fahrzeugs unter. Nach dieser atemberaubenden Begegnung kühlte sich der Journalist etwas ab und sann darüber nach, was der Meister eigentlich vorhatte.

Mittlerweile ließ ihn die schonungslose Kälte von Delhi bis auf das Knochenmark frieren. Die niedrigste Temperatur war 42,9°F und die höchste 64,2°F. Dies war zuviel für einen schwachen „Madrasi", der die kochende tropische Hitze von 90°F gewohnt war. Trotz dieses Martyriums versuchte er, seinen Tribut in Form von Meditationen an Buddha, Lakshmi Narayana und Kali zu zollen. Er holte die notwendige Kraft von seinem allmächtigen *Satguru*, der wie eine Henne ihre Küken, durch dick und dünn und mit unsterblicher Liebe und Dankbarkeit, bewachte. Durch seine Gnade konnte der dünne Journalist mit den finanziellen Mitteln die nachstehende, besonders nahrhafte Diät einnehmen: Morgens eine Scheibe Brot, zwei Tomaten, gebratene Eier und Kaffee; mittags einen Teller Reis mit Quark; abends eine Tasse Tee und nachts eine Tasse Milch.

Dienstag, 09. Dezember 1952

V.T.N. war ins Zimmer Nr. 10 im Hotel Royal umgezogen. Dort konnte er den elektrischen Ofen benutzen. Durch seine Gegenwart um 12.50 Uhr mittags, verwandelte der Meister diesen Ort in einen Tempel. Der Journalist kritzelte etwas Eiliges auf die drei Mitteilungen, die ihm aus Madras geschickt wurden.

Babaji machte einen Witz: „Du bist jetzt mein Kind aus Nr. 10, nicht No. 10 Downing Street!"

V.T.N. lächelte und schrieb an seinem Brief für den Schriftsteller weiter: „Das ausgetauschte Zimmer (mit dem elektrischen Ofen) wird mich zusätzliche 1 bis 5 Rupien pro Tag kosten und auf diese Weise, fürchte ich, muss ich mich auf einen ‚Fußmarsch' nach Madras einstellen!"

Der hellsichtige Meister unterbrach: „Warum? Du kannst fliegen!"

Der Brief wurde lang und länger: Er ist unerklärlich, unverständlich und was sonst noch. Und gestern befahl er mir, diese drei Briefe an K.S. und an den industriellen Magnaten zu verschicken. Der „The Statesman", die „Times of India" und die „Hindusthan Times" waren freundlich genug, unser letztes Buch in der Sonntagsausgabe zu erwähnen (07. Dezember 1952) und haben diese für eine Buchkritik jeweils an Sir Oliver Lodge, Madame Manziarly (Theosophische Gesellschaft Hauptquartier, London) und C.R. verschickt. Aber „hohe Tiere" nehmen sich bekanntermaßen viel Zeit, um Bücher zu besprechen, und deshalb schrieb V.T.N. in einem Brief, dass bis zum Zeitpunkt des Erscheinens dieser Buchkritik, „durch die Gnade des Meisters, er sich vermutlich bereits in Amerika befinden würde." Kriya Babaji lachte laut.

Während der beiden darauffolgenden Tage beschleunigte der berühmte Yogi des Himalaya die Aktivitäten seines Lieblingskindes durch seine Gegenwart und Gespräche: „‚Die Dritte' soll immer Fußkettchen tragen. Die *tulsi*-Madam [Blumendame] soll zu einer Orchidee aufsteigen. Wenn ihr die *puja* am Abend dort wegen anderen Besuchern Schwierigkeiten bereitet, kann sie diese auch später verrichten. Während der *sadhana* soll sie immer Richtung Norden schauen und versuchen, das *mantra japa* eine Stunde lang in derselben Haltung auszuführen."

Es ergab sich, dass der Journalist seinen Fan aus Puna im Hause eines kränklichen Politikers, mit dem sie verwandt war, wieder antraf. Nachdem er ihr die Weisheiten über den Verzicht auf Kosmetika laut verkündet hatte, war dies, als ob er ihre mutigen Versuche, ein Buch über Kriya zu schreiben, zu dessen Titel sie gewisse Bemerkungen gemacht hatte, im Keim erstickte."

In der Zwischenzeit lief die *sadhana* in dreierlei Tempeln ununterbrochen und nach Plan ab. Am Freitagabend, 12. Dezember 1952, als der Journalist im Kali Tempel seine Meditation zur Hälfte durchgeführt hatte, begann er plötzlich heftig zu zittern. Dieses Fieber war der Anfang einer Lungenentzündung. Er hastete zum Hotel, während sein Fieber zunahm. Kriya Babaji eilte zur Seite seines Bettes und sprach über *trigunatita*. Sri V.T. Neelakantan aber war zu krank, um die Bedeutung dieser Rede zu verstehen und sein Zustand war derart schlecht, dass er zum Meister für ausreichend Kraft betete, damit er die ihm zugeteilten Aufgaben beenden könne. Der Satguru kam wieder. Der kranke Journalist hatte sein Frühstück, das aus einem *pappadam* (in Öl gebackenes Dhal Fladenbrot) bestand, nicht berührt.

„Soll ich es einnehmen?" fragte der geliebte Meister.

„Ja, ja, Guru Deva. Meine ‚andere Hälfte' bat mich, dir zum Essen zu geben, was ich die ganze Zeit über nicht getan habe", war die prompte Antwort.

Babaji: „Dies ist eines meiner Lieblingsgerichte. Bitte ihn, für mich täglich ein *appalam* davon zur Orchidee zu legen."

„Wie ..." der Journalist wunderte sich, wie Kriya Babaji diese Opfergaben annehmen würde.

„Ein Rabe wird kommen und es mitnehmen", war die beiläufig ausgesprochene Antwort des Meisters aus dem Himalaya, während er das leckere *Dhal* Fladenbrot mampfte.

In der Nacht des 14. Dezember 1952 bemerkte Kriya Babaji empört: „Genug von dir als ‚zusammengestückelte Übermittlung'. Du musst dich nicht mehr umbringen. Ich werde jetzt *tapas* verrichten, und wenn ich die notwendigen Finanzen bereit habe, kannst du über die andern Bücher, weitere Reisen, etc. nachdenken."

Er verließ ihn abrupt. Irgendwie schaffte es V.T.N., bis zur letzten Seite dieses Buches zu schreiben. Sein Fieber tobte täglich zwischen 103° und 108° F (41° und 45° C). Ein führender und netter Chirurg aus Delhi gab ihm eine Spritze mit einem besonderen Serum und befahl ihm, Delhi sofort zu verlassen. Der Schriftsteller kämpfte in Madras gegen seinen Blutdruck und sein verstauchtes Bein und fühlte sich nicht in der Lage, einen Brief zu kritzeln und damit die *tapas* in Delhi zu stören. Das Geld des kranken Journalisten wurde knapp und so plante er, per „Gandhi Klasse" [dritte Klasse] zu reisen. Er hatte unendliches Heimweh und fragte sich, ob er die Reise überstehen und Madras erreichen würde, um seine Kinder wiederzusehen. Diese Entwicklung war der Umschwung der *tapas* von Delhi. Im letzten Moment kam ihm ein Freund zur Hilfe, und so kehrte V.T.N. ohne Zwischenfälle (trotz der Unruhen im Staate Andhra) nach Madras zurück, um seine Gesundheit im warmen, tropischen Klima von Madras wiederherzustellen. Aller Ruhm der Gnade Kriya Babaji's!

Und so, im Mondenschein des Segens des Satgurus sich sonnend, erblühte die Lotosblüte des „Tod des Todes" und somit legen wir sie demütig dar, als Opfergabe vor Kriya Babaji, der ewig in den Herzen der Leser innewohnen möge.

Aum Kriya Mulaguru. Aum Tat Sat Aum.

S.A.A. Ramaiah

Babaji's Tod des Todes
(Kriya)

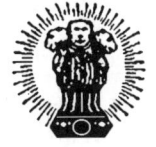

Kapitel I

Die vollständige Vereinigung

„Trefft euch miteinander, redet miteinander, lasst euren Geist gleichermaßen aufnahmefähig werden. Gleich sei euer Gebet, gleich sei das Ende und Ziel eurer Versammlung, gleich sei euer Zweck, gleich seien eure Überlegungen und gleich seien eure Taktiken. Gleich seien eure Wünsche, vereint in euren Herzen, vereint in euren Vorhaben, so dass eine vollständige Vereinigung unter euch entsteht", sagen die Rig Veden.

Um all das zu sein, ist das allerwichtigste der Fußfall vor Kriya Babaji, der der Allerhöchste *Guru* ist, der eine Verkörperung des ewigen Lebens, Wissens und der Glückseligkeit ist, der frei von allem Weltlichen ist, der eine Verkörperung des Friedens ist, der ohne jegliche Stütze und der das Licht des Lichtes ist. Du musst der Menschheit und der Öffentlichkeit dienen, dich reinigen und dich auf diese Weise auf das Erreichen von Wissen um das Selbst vorbereiten. Du musst ernsthaft bestrebt sein, dich selbst mit Kriya Babaji und anderen zu identifizieren, wahrhaftiger und auf loyalere Weise und gib dein Mitgefühl all denjenigen kund, die nach der Wahrheit suchen. So kannst du ein reiches, glückliches, spirituelles Leben voller Freude und Kraft führen und dies ausstrahlen an alle, die dich umgeben – und das wird der Tod des Todes sein.

Dringe tiefer ein in das Königreich der Wahrheit, strebe nach der Verwirklichung der Wahrheit, opfere alles für die Wahrheit, sterbe für die Wahrheit und sprich die Wahrheit. Wahrheit ist Leben und Macht, Existenz-Wissen-Glückseligkeit. Sie ist Stille, Frieden, Licht und Liebe. Lebe für das Wissen um die Wahrheit, um sie zu verwirklichen und dringe tiefer ein in die Sphäre des ewigen Sonnenscheins und der immerwährenden Freude. Möge dich die Wahrheit in all deinen Handlungen führen. Möge sie dein Zentrum sein, dein Ideal und dein Ziel, Oh Liebender der Wahrheit!

Einfaches Studium von spirituellen Büchern (inmitten von auserwählten Freunden) und eine Gruppenmeditation wird langfristig einen großen Weg, für einen erhabenen Geist, ebnen. Dafür, dass du ein paar Menschen inspirieren kannst, wird dir die ganze Welt dankbar sein, spiritualisiere und erhebe wenigstens einen aus dem Morast des weltlichen Leben, und du wirst für die gute Arbeit belohnt werden. Somit hast du eine glorreiche Tat getan.

Kreiere eine spirituelle Atmosphäre, hier, dort und überall. Ein wenig stille, spirituelle Tätigkeit, ein liebevolles Herz mit dem Geist von selbstlosem Dienst, ist mehr als genug. Spirituelles Anstecken kann sich wie Lauffeuer verbreiten und die ganze Umgebung wird im Laufe der Zeit an spirituellen Aktivitäten teilnehmen. Es ist die Pflicht eines jeden Aspiranten, sich mit Stärke zu versehen, die notwendig ist für die spirituelle Eroberung, und um den Tod des Todes zu übermitteln. Das Ziel des Lebens ist die Selbstverwirklichung. Das bedeutet, wir müssen Gott oder das Selbst kennenlernen. Außer diesem gibt es kein Streben, das uns wahre oder permanente Befriedigung geben kann.

Der Pfad zur Selbstverwirklichung ist mit Schwierigkeiten gepflastert. Sorgen verwirren uns, Prüfungen quälen uns, Drangsale verzehren unsere ganze Vitalität. Fürsorge und Ängste betäuben unsere Sinne, und Trauer und Enttäuschungen ziehen uns mit jedem Schritt herunter. Deshalb finden wir keine Zeit dafür, Seine Präsenz und die Erinnerung an Ihn zu genießen. Wir erkennen wahrhaftig, dass unsere Leiden durch unseren Mangel an Gehorsamkeit gegenüber Seinen Gesetzen des Lebens entstehen. Der Konflikt mit der Göttlichen Ordnung und Fügung ermöglicht uns, durch bittere Erfahrungen zu lernen. Wir empfinden Reue, lesen heilige Bücher, besuchen Tempel, begeben uns auf erschöpfende Pilgerreisen und übernehmen alle Arten von Handlungen, damit wir ein wenig inneren Frieden erreichen. Selbstverwirklichung durch tatsächliche Vereinigung mit Ihm bedeutet nicht unbedingt, dass wir Ihn kennen müssen. Wir spüren, dass ein plötzlicher Sprung in ernsthaftes *sadhana* uns in Sein Antlitz schauen lässt. Wir vernachlässigen aber das erste Prinzip. Denn wir mögen Ihn zwar kennen, seine lebende Präsenz jedoch schieben wir zur Seite. Wir versäumen es, Ihn vor unserer eigenen Tür zu sehen. Hoffnungslos schieben wir Ihn in anderen Formen zur Seite. Dies ist der Grund, warum wir, selbst wenn wir Momente tatsächlicher Vereinigung erfahren haben, es versäumen, die erwünschten Resultate zu erhalten.

Beginne in diesem Moment, selbstlosen Dienst zu tun, *japa*, Meditation, mit dem Studium von Büchern und entwickle diese Qualitäten, die unter die Gruppe der *yama* und *niyama* fallen. Negative Qualitäten, geboren aus Handlungen der Vergangenheit, müssen entwurzelt werden, und gute Handlungen mit *sattvischen* Qualitäten, solche wie die universelle Liebe, Mitleid, Wahrheit, Ehrlichkeit, Gerechtigkeit, Aufrichtigkeit, der Sinn des Dienens, Humanität etc. sollen dafür kultiviert werden. Denn nur diejenigen, die bereit sind, ein reines und moralisches Leben zu führen, das der Wahrheit, Weisheit und einer authentische Abstammung, wie der von Babaji's Kriya Yoga gewidmet ist und die darauf beharren, das Ziel des Lebens, ewiger Segen und Unsterblichkeit, zu erlangen, können daraus spirituellen Vorteil ziehen. Mögen alle glücklich und friedvoll sein, mögen alle das Ziel des Lebens, Weisheit und Göttliche Vereinigung (durch die Gnade und der Barmherzigkeit von Kriya Babaji), erreichen. Mögest Du ein leuchtendes und glückliches Leben in Frieden, Fülle und Wohlstand genießen, erfüllt mit Hoffnungen, mit grenzenloser Freude und spiritueller Erleuchtung!

Das Führen eines spirituellen Tagebuchs (in den frühen Anfangsstufen) ist eine unentbehrliche Voraussetzung und von allergrößter Wichtigkeit. „Diejenigen, die es zu ihrer Gewohnheit gemacht haben, wissen um seine unberechenbaren Vorteile", versichert Seine Heiligkeit, Mandaleshvar Sri Sri Sivanandaji Maharaj aus Ananda Kutir, Rishikesh. Ein Tagebuch ist eine Peitsche, die den Geist in Richtung Gott führt. Es zeigt den Weg zur Freiheit und zu ewigem Segen. Es ist dein *guru*. Es ist der Augenöffner und entwickelt die *mananam shakti* oder die Kraft der Reflektion. Es wird dir beim Zerstören all deiner negativen Qualitäten behilflich sein und dir dazu verhelfen, deine spirituellen Aktivitäten regelmäßig durchzuführen. Wenn du ein Tagebuch regelmäßig führst, wirst du Trost finden, Frieden des Geistes erhalten und raschen Fortschritt auf dem spirituellen Pfad machen. Diejenigen, die sich moralischen und spirituellen Wachstum wünschen und diejenigen, die sich schnelle Entwicklung wünschen, müssen ein Tagebuch mit täglichen Aufzeichnungen ihrer Handlungen führen. Alle Großen dieser Welt führten Tagebücher. Jeder kennt das Leben von Benjamin Franklin. Er führte ein Tagebuch. Er verzeichnete die Anzahl von Unwahrheiten und falschen Handlungen, für die er während des Tages verantwortlich war. Im Laufe der Zeit wurde er zu einem perfekten Menschen. Gandhiji riet allen Menschen, immer ein Tagebuch zu führen.

Dipa Oli

Während ich diese Zeilen schreibe, höre ich die Geräusche des Festes *Dipavali,* unter welchem Namen es vielen bekannt ist; für diejenigen aber, die von Kriya Babaji gesegnet wurden, ist es der Tag *Dipa Oli,* der sie alle daran erinnert, solange noch ein klein wenig Atem in ihnen ist, dass sie jeden Tag wahrnehmen sollen als *Dipa Oli,* dem Licht von *sacchidananda.* Da gibt es das Vergnügen des Feuerwerks, und man kann sich gut vorstellen, wie viel Geld für all die köstlichen Mahlzeiten ausgegeben wurde; aber die Hauptfrage ist: Haben diejenigen auch an die armen Kinder gedacht, deren Eltern sich diese Dinge nicht leisten können und an die armen Münder, die es an solchen Tagen in sehr großer Anzahl gibt? Wenn sie dies taten, dann haben sie *Dipa Oli* beachtet, wenn nicht, feierten sie nur ein *Dipavali* Fest. Nebenbei, liebe und gute Leser, ich bringe euch freundliche Grüße (die dich namentlich an Kriya Babaji erinnern sollen, der Gottheit, für die du alles bist) an diesem Fest des Lichtes, *Dipa Oli.*

Bharat Mata (Mutter Indien) hat Söhne und Töchter vieler Glaubensrichtungen, und alle leuchten, wenn sie sich gegenseitig lieben und sich gegenseitig mit ihren Namen begrüßen. Es ist dein Privileg, Licht zu verbreiten, wo immer du hingehst. Ein Haus in dem Kinder leben, ist durch deren Präsenz glücklich. Eine Nation ist glücklich, wenn seine Kinder glücklich sind. Du aber musst das Glücklichsein mit anderen teilen. Du hast einen üppigen Vorrat an Glücklichsein, und es soll immerfort frei an alle verteilt werden, und es liegt an dir, Freude und Fröhlichkeit zu verbreiten, wohin auch immer du gehst, und dies ist der Segen, den du über dich und alle anderen bringen sollst. Deshalb strecke beide Hände aus, und liebe auch alle andere Menschen unseres Mutterlandes und die anderer Länder ebenso. Diejenigen, die in anderen Teilen der Erde leben, sind genauso wie du, und in keiner Weise anders, denn auch sie gehören der Mutter Erde. Alle gehören zu einer Familie, der Familie der Bhu Devi. Wenn du dich umschaust, siehst du viele Menschen in zerrissenen Kleidern – dünne, hungrige, unsaubere und ungekämmte. Wenn man dir zu *Dipavali* neue Kleider und viele Süßigkeiten schenkt, solltest du nicht vergessen, an die Armen, Vernachlässigten und Unbeschützen, zu denken. Von deinem Überfluss und der Vielfalt, lege auch etwas für sie zur Seite.

Darf ich dir etwas über die Bedeutung und Wichtigkeit über diesen Teil des Jahres berichten? Diese großen Regen beginnen in Kürze im Süden, während sie im Westen offenkundig vorbei sind, und Wärme wird für eine lange Zeit anhalten und das Land austrocknen. Unsere Häuser, Körper, Tempel und Städte müssen gereinigt werden, nein, gesäubert, und neue Gesichter bekommen, mit klarem Geist, sauberen Körper und glücklichen Herzen. Feuerwerk gibt Animation und Freude, Süßigkeiten erfreuen die Zunge, Musik und Tanz kommen zur generellen Fröhlichkeit hinzu. Das Fest war früher über drei oder vier Tage hinweg ausgedehnt. Jeder Tag hat seine eigene Bedeutung und bringt neue Dinge, um einen glücklich zu machen. Es beginnt in den frühen Morgenstunden mit einem Glück verheißenden Bad, genannt *ganga snanam*, das alle daran erinnert, dass ein sauberes Bad die beste Vorbeugung gegen Krankheiten ist.

Am Tag eins wurde Narakasura, der Dämon der Ureinzeit, von Sri Krishna getötet. Lektion eins: du sollst niemals vergessen, dass Reinheit in Worten, Gedanken und Handlungen unser Leben säubert und alle Dinge um uns herum und über uns ebenso rein und freundlich macht.

Tag zwei ist der Anbetung von Sri Mahalakshmi gewidmet, der Göttin des Reichtums und des Wohlstands. Reichtümer, egal wer sie zusammengetragen hat, sollen unter allen verteilt werden. Der große König Bali gab großzügig alles seinem Vamana, dem *avatar* von Vishnu. Bali wurde wegen seines großzügigen (gebenden) Herzens unsterblich in der Erinnerung aller. Sein Beispiel soll der Leitgedanke unserer Leben sein, und das wird aus unserer Welt einen glücklichen Ort zum Leben für uns alle machen.

Die Festlichkeiten enden mit *Yama Dwitiya*, dem zweiten Tag von *Karthik*, der hellen Hälfte des Monats. Die Flussgöttin Yamuna betet zu ihrem Bruder, Yama, der ihre Einladung annimmt und wird von ihr in allen Ehren und Huldigungen belohnt. Alle Brüder werden von ihren Schwestern an diesem Tag willkommen geheißen und brüderliche Liebe wird durch ihre natürliche Freude gestärkt. Dies ist der Tag, an dem ein jeder daran erinnert wird, dass man in allen Menschen, die um uns leben, einen Bruder oder eine Schwester sehen soll und dass man auf brüderliche und schwesterliche Art und Weise miteinander umgehen soll, auch dann, wenn sie nicht zur eigenen Familie gehören, denn sie alle gehören zur großen Familien von Kriya Babaji, der universellen Mutter aller. Niederwerfung vor Satuguru Deva!

Laßt uns durch das Licht des *Dipavali – Dipa Oli –* das helle Licht in anderen klar sehen. Möge dein Licht und deine Fröhlichkeit Freude entfachen, und das Licht der Liebe *(prem)* in deinen Mitmenschen entzünden. Die *Shakti* Indiens, das *Dipavali* ist immer bei uns. Satyabhama tötete Narakasura und Indien feiert diesen Anlass, indem es Lampen anzündet. Die Gemahlin von Sri Krishna ist ewiglich, wie die *shakti* Indiens. Die *asuras* von Indien und dem Rest der Welt verursachen ständig Sorgen, die so anhaltend sind, wie zu alten Zeiten. Die ewigen *asura* sind die Todsünden. Geiz und Faulheit würde ich als die *asuras* bezeichnen, die heute von der *shakti* mit der ehrlichen und aufrichtigen Arbeit von Babaji's auserwählten Kindern überwältigt werden müssen. Die Lampen Indiens sind die Männer und Frauen Indiens. Wenn diese nicht wie Lampen leuchten, ist es der Fehler des Stromes, der durch sie hindurchfließt, oder der Fehler von trübem Glas oder zerbrochenem Glühdraht.

Im indischen Geistesgut liegt wertvolles Material, entwickelt über Jahrtausende. Die Visionen der Seher, die Weisheiten der Heiligen, der Eifer der Schüler und das energetische Leben seiner Krieger und Bauern, Handwerker und Händler haben den Männern und Frauen Indiens eine Tradition und Geschicklichkeit für das Leben gegeben, haben ihnen die Geduld und Courage gegeben, die notwendig ist, um dem Leben entgegenzutreten, ebenso wie das Bewusstsein um den Geist. Aus diesem Grund kann Indien immer noch seine Reputation aufrechterhalten, ein Führer unter den Nationen zu sein. Das Licht Indiens wirkt trüb, wenn wir sehen, wie eingeschlossen es im Dunst des gegenwärtigen, täglichen Lebens ist; wenn wir aber Indien aus der Distanz betrachten, sehen wir den Ruhm, der Indien ist. Für Indien ist der zentrale Kern der Realität jenseits von Zeit und Raum. Der Geist, wie man die zentrale Realität der indischen Vision nennen mag, hält sich standfest gegen die Bewegung der Zeit – sei es die Zeit von *Brahman* oder die des Menschen.

Klärend mag erwähnt werden, dass ein Jahr des *Brahman*, so sagt man, Tausenden von Menschenjahren entspricht. Eine Sekunde *Brahmans* entspricht Tausenden von Sekunden der Menschen. Beide, *Brahman* und Menschen, sind in sich gleichwertige Ausdrucksweisen für Geist. Sie drücken die Einheit des Universums in der Integration ihres Wesens aus. Indien aber glaubt, dass *Atman* gleich *Brahman* ist; dass Menschen und *Brahman* Ausdrucksweisen für die gleiche Wesenheit sind, nämlich des Geistes, welcher am Anfang und gleichzeitig an den Grenzen der Realität steht. Folglich ist das menschliche Wesen, welches das Wesen des *Brahmans* umfasst, die Sekunde des *Brahmans,* die Tausende von Sekunden der Menschen umfasst. Ein Schritt, den *Brahman* in der Ausführung seiner Freiheit geht, wird durch die gleichwertigen Tausende seiner Sekunden zum Schicksal der Menschen. Im Geist hat die Zeit *Brahmans* und die Zeit der Menschen die gleiche Begrenzung. Der Geist ist daher unabhängig von Zeit, sei es in der des Menschen oder der von *Brahman*. Es ist diese Wirklichkeit des Geistes, welche der indischen Vision, dem Glauben und der Handlung unterliegt oder sie umfasst.

Die Männer und Frauen Indiens sind Lampen, durch welche der Geist wie elektrischer Strom fließen mag. Die Freiheit Indiens stärkt diesen Fluss des Geistes. Erlösung, die Freiheit ist, beinhaltet Freiheit in all seinen Erscheinungen. Das nationale Erlangen politischer und ökonomischer, sozialer und moralischer Freiheit ist Teil des Erlangens individueller Erlösung. Es mag darauf aufmerksam gemacht werden, dass Menschen und Supermenschen (wie Sri Aurobindo Ghosh, Sri Yoganandaji, Netaji Subhas Chandra Bose, Sri Chitranjan Das, Ramana Maharshi, Gandhiji etc.), deren Seelen Freiheit gewannen, eine Helligkeit, *teja,* auf ihren Gesichtern trugen, beinahe so hell, als würde sie eine elektrische Birne von innen her erleuchten. Kriya Babaji ist einer, dessen Gesicht durch das Licht des *sacchidananda,* so leuchtet. Andere, die die Freiheit des Geistes verwirklicht haben, leuchten jeder auf seine Weise, nur zu einem geringeren Grad.

Es gibt da die Geschichte eines *samnyasin,* dessen *tapas* ihm die Kraft gab, einen Spatzen zu töten. Die Geschichte lautet, dass er zu einer Frau ging, um mit ihr zu sprechen, diese ihn jedoch warten ließ, weil sie ihrem Gatten zu essen gab. Dies verärgerte ihn sehr. Die Frau lachte und fragte, ob er glaube, sie sei ein Spatz. Er kannte die Kraft der Vision, welche sie von einem reinen Geist erhalten hatte und bat sie, ihm diese Wahrheit zu lehren. Sie sandte ihn zu einem Metzger, der ihn warten ließ, während er Fleisch an Kunden verkaufte. Auch er war in der Ausübung seiner Pflicht, eine Ausdrucksweise des Geistes. Der *samnyasin* traf also Männer und Frauen, die wie Lampen leuchteten, durch die ehrliche und standhafte Ausübung ihres Lebenswerks. Man kann dazu sagen, dass die Moral den Menschen lehren kann, wie er seinen Verpflichtung nachzukommen hat, und dass die Religion eine überflüssige Hypothese zu sein scheint.

In Indien hat der Glaube an den Geist oder an Gott seine Wurzeln in den Visionen von Sehern und Heiligen. Durch deren Verwirklichung verbreitete sich die Wahrheit in das intellektuelle und physische Leben von Männern und Frauen (nicht nur in Indien, sondern auch in anderen Teilen der Welt). Elektrischer Strom benötigt sowohl einen positiven als auch den negativen Fluss einer Art von Material, die auch eine elektrische Birne erleuchtet; ebenso muss die Freiheit, welche der Geist ist, durch Mittel koordiniert werden, die aus Materie bestehen. Wenn Geist und Materie aufeinander treffen, erleuchten sie den Verstand. Die Welt benötigt Verwirklichung und die Erfahrung des Geistes, um eine Balance im Leben zu schaffen. Auf diese Weise werden Männer und Frauen auf der ganzen Welt wie Lampen leuchten.

Für die Strategie zur Entwicklung der Welt, ist die Position und die Errungenschaft Indiens notwendig. Der Westen hat die Technik und das Umkonstruieren von Materie entwickelt. Indien ist in der Lage, Menschen umzukonstruieren. Und tatsächlich benötigt die Welt von heute das Umkonstruieren von Menschen. Aus Kohle haben westliche Ingenieure Hitze und Licht erzeugt. Es liegt an Indien, Ingenieure zu entwickeln, die Licht und Energie aus Männern und Frauen zu erzeugen wissen. Dann wird es in Indien ein Neues *Dipa Oli* geben. Die *Shakti* wird die Moral der *asuras* oder des Hasses und der Trägheit, übertrumpfen. Die Freiheit des Geistes und das Mittel der Materie werden Indien leuchten lassen. Mögen die Lampen Indiens behilflich sein, die Lampen der Welt zu erleuchten!

Divali oder *Dipavali* oder noch besser *Dipa Oli*, symbolisiert wie *dasara*, den Triumph über gut und schlecht. An diesem Tag erschlug Lord Krishna Narakasura. Der Dämon von Hades und populäre Freude drückten sich in einer universellen Darstellung von Licht aus. In Nordindien ist dieses Fest mit Sri Ramas siegreicher Rückkehr aus Sri Lanka (Ceylon) verbunden. Aber diese mythologischen Varianten sind vermutlich von größerem Interesse für Gelehrte als für die weite Überzahl derer, denen, wenn auch von vorübergehender Dauer, dieser Anlass Freude bringt.

Jeder Haushalt, herrschaftlich oder niedrig, wird je nach verfügbaren Mitteln der Familie, erleuchtet. Kindern werden Süßigkeiten, Spielwaren und Feuerwerk geschenkt. Sie erwarten deshalb die Wiederkehr des *Dipavali* von Jahr zu Jahr mit immer größerer Spannung als auf die Wiederholung von *Holi* oder *Dasara*. *Holi* mag farbenfroher, stürmischer und *Dasara* spektakulärer sein, denn das Inferno des Feuerwerks, welches Ravana verzehrt, stellt für junge Augen eine Furcht einflößende Herrlichkeit dar. *Dipavali* aber, hat eine anhaltendere, wenn auch gedämpftere, Ausstrahlung.

Die Sterne am kühlen Herbsthimmel, gewaschen durch den Monsunregen, gleichen einem Baldachin, harmonisch leuchtend mit sanften Flammen, bebend und zitternd aus irdenen Schalen, welche an diesem Glück verheißenden Abend in jedem Hindu-Haushalt, in der ganzen Länge und Breite unseres Landes, entzündet werden. Diese Lichter mögen fantasievoll und in ihrer Anzahl vergleichbar mit den Sternen des Universums sein! Und lasst uns die Hoffnung auf einen Besuch von Sri Maha Lakshmi, der Göttin des Reichtums, nicht vergessen! Darum wird jede Eingangstüre bis nach Mitternacht offen gelassen; eine Geste, wie du es vielleicht sehen magst, aus traditionellem Aberglauben. Passend aber zur Laune und dem Gemisch von Freude, Glaube und brüderlicher Verwandtschaft, die diesen Anlass charakteristisiert, und im Gegensatz zu anderen Festen unseres Kalenders, ist die dominant emotionale Note mehr verspielt als andächtig. Selbst die Frauen, und dies muss gleichzeitig mit zustehender Entschuldigung geschrieben werden, gehen durch modernes Verhalten Wetten mit kleinen Muscheln ein, die nicht als Einsatz, sondern als Würfel dienen, hauptsächlich immer zur Aufregung der Teilnehmer.

Dieses Bild von *Dipavali*, dass aus der Erinnerung gezeichnet ist, mag nicht für ganz Indien zutreffen, aber weder die Spitzfindigkeit des Alters, noch die Ernüchterung, die mit Erfahrung kommt, haben die Glut persönlicher Erinnerungen abgeschwächt, oder die Fählgkeit, an der allgemeinen Freude teilzunehmen, welche jede Rückkehr dieses lang erwarteten Festes kennzeichnet.

Warum tut die menschliche Natur, in einer Welt voller Unbeständigkeit und für die Massen der Menschen voller Entbehrungen, diese Festlichkeiten nicht nur feiern, sondern mit spontanem und unvermischtem Vergnügen feiern? Es ist eine Flucht aus der Wirklichkeit oder Pietät, oder wie im Fall von *Dipavali*, in welchem die Kinder derart aufgehen, aus einem Gefühl elterlicher Pflicht heraus. Vermutlich spielt ein jedes der genannten in unterschiedlichem Maße seine Rolle, durch die der festliche Impuls angeregt wird. Der tatsächliche Grund aber ist der einfache menschliche Instinkt, welcher Jubel und gute Gesellschaft sucht, um hin und wieder die Sorgen und Verbitterungen des Lebens zu vergessen, wie Vorhänge, die diese draußen halten und von uns fern halten. Die wahre Ursache aber ist das Verlangen danach, dass das innewohnende Gute in uns, wie tief auch immer durch Frustration oder Unglück es abgedeckt ist, darauf besteht, den Spiegel des Bewusstseins und der Erinnerung, von Trauer und Bitterkeit zu reinigen, damit das Licht von außen und innen entzündet werden kann. Wenn die Tapete des Lebens, das für so viele von uns trostlos und trüb ist, nicht diese leuchtend farbigen Fäden von Kette und Schuss in seinem Muster hätte, wie unerträglich wäre dann die Existenz!

Lasst nicht zu, dass die Arroganz von höhergestelltem Rationalismus oder zynischer Geringschätzung der einfacheren Vergnügen des Lebens über die tiefe menschliche Bedeutung des *Dipavali* hinwegschaut. Einfache Vergnügen sind ein lebenswichtiger Teil einer Vielfalt von Erfahrungen, welche entsprechend ihrer Qualität und ihres Maßes, eine Reichhaltigkeit, Glücklichkeit und Balance verschaffen. In jedem Fall sollten wir uns auf *Dipavali* vorbereiten, die trockene Philosophie vergessen und in den Geist des Festes mit Freude hineingehen, entschlossen, nicht nur die Herzen und Augen unserer Verwandtschaft, sondern auch die derjenigen erfreuen, die weniger Glück haben als wir. Lasst uns dies nicht mit Gefühllosigkeit oder ohne Mitleid oder herablassender Toleranz tun, sondern mit der allgemeinen Menschlichkeit, die Tiefstehende mit Höhergestellten, die Arme mit den Reichen, gleichstellt, wenn auch nur für einige vorübergehende Stunden.

Dies ist der Abend aller Abende, der Instinkt der Freude und des Geistes. Die Myriaden von Lichtern, die ihn erleuchten, sind nur das äußere Kleid. Generell mag man nicht erkennen, dass in unserem Land tatsächlich alles mit dem Anfang beginnt. Wenn du aber zum Anfang kommen möchtest, musst du vermutlich weiter und weiter zurückgehen, soweit, bis du dich am Ende im Nebel legendärer Antike verlierst. Um jeden Geschmack zu befriedigen, müssen wir auf die unterschiedlichste Auswahl der *Puranas* hinweisen. Laut einem dieser lautet der Ursprung des *Dipavali* wie folgt: Es war einmal ein mächtiger Dämon namens Narakasura, der die Menschen mutwillig behandelte, so, wie kleine Jungen dies mit Fliegen tun, das heißt, er tötete sie zum Vergnügen. Selbst die *rishis* in den Urwäldern konnten seiner Aufmerksamkeit nicht entgehen! Ihre Hingabe war unterbrochen und die Ruhe ihrer Ashrams war wahrlich zerstört.

Bei einer Gelegenheit soll Narakasura sogar die Erde wie eine Decke aufgerollt haben und mit ihr unter dem Arm fort gegangen sein und sich in die unteren Regionen des Universum zu verstecken. Alle Kreaturen, auch die Weisen, erstickten und beteten zu Sri Maha Vishnu um Beistand. Lord

Vishnu verfolgte den Bösewicht durch die unterirdischen Labyrinthe und zog ihn letztlich zur Rechenschaft. Vor seinem Tode aber flehte der *rakshasa* seinen Sieger an, ihm abschließend eine Gefälligkeit zu genehmigen. Er bat darum, dass die von ihm misshandelten Menschen sowie deren Nachkommen für alle Zeiten an einem Tag im Jahr sich an ihn erinnern. Nach einer heiligen Waschung, welche der Wirksamkeit des Eintauchens im Heiligen Ganges gleichkommen soll, sollen sie den Rest des Tages schlemmen und feiern. Vishnu dachte an die armen Verstorbenen, die in ihrem Leben viel erleiden mussten, und weil er ihrem mageren Glück etwas dazugeben wollte, bewilligte er diesen Wunsch. Somit wurde ein weiterer Feiertag zum hinduistischen Kalender hinzugefügt! Vermutlich gibt es andere Versionen, aber *Dipavali* an sich ist eine klare Tatsache, denn feiern wir es nicht allesamt? Die Zeit verwelkt nicht, genauso wenig verderben Bräuche in ihrer unendlichen Vielfalt. Denn obwohl unsere nationalen Feste dieselben geblieben sind, hat sich die Art und Weise, wie sie gefeiert werden, durch wechselnde Umstände in unserem Leben, ein wenig verändert.

Dipavali lag von jeher in der feuchten Jahreszeit. In den letzten Jahren aber wurden wir zu einer Reihe von trockenen *Dipavalis* verurteilt. Selbst der große C. R. (der Mann hinter den verdunkelten Brillengläser, die es ihm ermöglichen andere anzuschauen, ohne ihnen die Gelegenheit zu geben, ihn selbst zu sehen) muss zugeben, dass es das Richtige am falschen Ort oder der falschen Saison ist. Denn seine Taktik, durch die er das Land austrocknet (was eine verbreitete Angst einflösst), hat eine bildliche, und nicht diese liberale, Bedeutung. Selbst dem zeremoniellen heiligen Bad, welches der didaktische Aspekt dieses Festes ist, können wir uns nicht nach Herzenswunsch hingeben, der dürftigen Tröpfchen wegen, die von Zeit zu Zeit aus den Stadtleitungen tropfen. Auf dem Lande ist es schlimmer, denn die Brunnen und Teiche trocknen aus, wie nie zuvor, soweit man sich erinnert. Deshalb haben wir keine andere Wahl, als dass ein symbolisches Bad, den Platz eines wirklichen Bades einnehmen muss.

Ein Bad zu nehmen, erinnert mich daran, dass wir diese Handlung übertreiben. Alle starken und gut gebauten Menschen der Geschichte, verachteten solch ein Bad. Die Römer sahen im Bad einen Luxus und es trug in keinem kleinen Maße zu ihrem Untergang bei. Ich muss nicht hinzufügen, dass türkische Bäder einen notorischen Ruf hatten, weil sie zum Kennzeichen einer Zivilisation wurden, die in Luft aufgegangen ist. Die Engländer, die uns über zwei Jahrhunderte lang mit auffallendem Erfolg regiert haben, wussten nichts von einem Bad, bis sie in unser Land kamen. Und ob du es glaubst oder nicht, sie mussten dieses Land verlassen, nachdem sie hoffnungslos süchtig nach einem täglichen Bad geworden sind. Andererseits – schau dir die Kashmiri an, die derzeit Geschichte machen; ich erfuhr aus unanfechtbarer Quelle, dass obwohl sie gut aussehende Menschen sind (und ihre Frauen *apsara-* ähnliche Wesen sind), sind sie immer noch nicht Opfer des Kultes des Bades geworden. Sie haben das wunderbarste Flusssystem und trotzdem widerstehen sie dem Lockruf des Wassers.

Diese sagenhafte Menge

Neben dem Bad bietet *Dipavali* auch die Gelegenheit, neue Kleider zu tragen. Ich erinnere mich, dass ich vor den freudig dekorierten und hell erleuchteten Läden stand, welche eine große Anzahl an Textilien zur Schau stellten, die hauptsächlich aus Manchester stammten, und ich musste die kindliche Tragödie erfahren, dass ich nicht in der Lage war, einige Yard des „1703 Baumwollmull" mit seinem klassisch seidenen Glanz zu kaufen. Ich erinnere mich daran, dass ein Yard ungefähr sechs bis acht Anna gekostet hat. Dieser unglaubliche Betrag war jenseits meiner Reichweite! Einige Zeit später änderte sich die Mode und *Dipavali* wurde dazu benützt, den Verkauf von *khaddar-*Textilien anzutreiben. Patriotismus und Pietät, Emotionen und Wirtschaftlichkeit wurden in ein allgemeines Ziel hineingedrückt, und es wurde gepredigt, dass es die ganze Pflicht des Menschen war, durch den Kauf und das Tragen von *khadi,* zu diesem Glück verheißenden Ereignis beizutragen.

Es wurde deutlich genug darauf hingewiesen, dass Sri Rama und Sri Krishna die Schirmherren des *khadi* waren und wir, die wir uns dazu bekennen, ihren Lehren zu folgen, mussten uns ebenso verhalten. Heute jedoch sehe ich, dass die Betonung auf von Hand gewobenen Produkten liegt. Dies mag Geschichte schreiben (gegenwärtig ist es das Jahr 1952) als das erste *Dipavali* der von Hand gewobenen Stoffe. Sie werden selbst zu niedrigeren Preisen als das *khadi,* angeboten. Aber trotz Beleidigungen durch Propaganda, war der Patriotismus noch immer nicht in der Lage, die unverschämten Einschränkungen von überteuerten Preisen und die eines mageren oder leeren Geldbeutels zu überschreiten. Von einem Aufruf nach handgewobenen Stoffen ist es nur ein kleiner Schritt im ziemlich langwierigen Duell zwischen C.R. und T.T.K. (Hersteller), eine von beiden Seiten zu unterstützen; ich aber werde der Verführung widerstehen. Zwischenzeitlich wurde bekannt, dass der Vorrat an beiden – der von handgewobenen Stoffen und der von Khadi – zu immer höheren Bergen anwuchsen. Alle Ehre darum den Anführern der neu gegründeten Praja-Sozialistischen Partei, und deren Entschluss, als deren kennzeichnendes Symbol, zukünftig nur noch *khadi* zu tragen. Die Herren Kripalani und seine neuen Partner marschieren buchstäblich mit den Kleidern der Kongress-Partei davon, während die Männer des Kongresses Lotosblüten essen!

Neben den neuen Kleidern haben wir auch die Süßigkeiten. Die altherkömmliche Auswahl war eine schmales Sortiment und monoton im Geschmack. *Jaggery* (Palmhonig) ersetzte Zucker, mit einem Erfolg, der für die gegenwärtige Generation, die mit Zucker aufgewachsen war, unvorstellbar ist. Der Duft von schmelzendem *jaggery* über einem schwachen Feuer hat ein unbeschreibliches Bouquet – um dies zu glauben, muss man es kosten. In früheren Zeiten wurden zuhause schon Tage zuvor von liebevollen Älteren Delikatessen zubereitet, die, weil sie angeboten wurden, auch gegessen werden mussten. *Murukku* zerbrach die Zähne, bevor es die Herzen zerbrach und *laddus* mussten mit Dynamit gesprengt werden, um überhaupt essbar zu sein. Hinzu kam, dass eine Ehefrau, Mutter oder Schwester tagelang zuvor auf eine ungekämmte Art und Weise umherging, Zutaten durcheinanderbrachte oder mit roten Augen und einer laufenden Nase versuchte, widerspenstiges Brennholz dazu zu überreden, zu etwas mehr zunutze zu sein, als beißenden und Erstickungstod bringenden Rauch zu erzeugen. Dank Babaji ist all dies vorüber. Heute bieten unsere *bhava* und Kaffeehäuser fertige Päckchen von gemischten Süßigkeiten mit wohlriechenden Namen in all unseren regionalen Sprachen an, von Kashmiri bis Konkani, passend für jeden Geldbeutel.

Das nächste Element, das unser Vergnügen an *Dipavali* versüßt, sind die Feuerwerkskörper. Sie bereiten eine Entschuldigung für Erwachsene, indem sie Kinder und Enkelkinder vorschieben, um sich selbst zu vergnügen. Manchmal entzünden sie sich am falschen Ende oder zu früh mit Resultaten, die alles andere als Spaß sind. Früher lieferte China den Großteil unserer Bedürfnisse auf diesem Gebiet. Neuerdings aber setzten sich die Nadars aus Shivakashi stillschweigend gegen die bedrohliche ausländische Konkurrenz durch, bis sie, kann man sagen, in diesem Gewerbe ein uneindringliches Monopol unter sich etabliert hatten.

Seit einigen Jahren nun wird *Dipavali* mit Kalendern, *malars*, ergänzendem Material und einigem mehr, in Verbindung gebracht. Ein florierender Handel im Namen der Kunst entwickelte sich, welcher allerdings ein Abwägen seinerseits erforderlich macht. Es wäre zuviel gesagt, dass ohne dieses beträchtliche zeremonielle Ornament das *Dipavali* von seinem Glanz beraubt wäre. Ähnlicherweise fühlt sich so mancher junge Schreiber verpflichtet, dass er sein *Dipavali* vergiften muss, nicht nur durch das Ausfindigmachen von minderwertigem Material (über das er selbst schreibt) und ähnliches, sondern auch durch seine Erinnerungen abgelehnter Beiträge viel zu vieler Verläge.

Letztlich, aber noch lange nicht zuallerletzt, ist *Dipavali* der strategische Punkt im Leben frisch Verheirateter, den man aus sentimentalen oder geschäftlichen Gründen mit Freuden erwartet. Während die Liebenden Punkte sammeln durch die Blicke neugieriger Augen, die sich insgeheim treffen, um romantische Nichtigkeiten auszutauschen, benutzen ihre Väter und Mütter diese Gelegenheit, um Forderungen zu stellen, oder sich ihrer Zahlungen zu entziehen, die vielleicht zur Zeit der Hochzeit übersehen worden sind. Und dann ist da noch die Runde an Besuchen bei Freunden und Verwandten und der Austausch von konventionellen Grüßen durch *ganga snanam* an diesem heiligen Tag.

Der wahre Zweck dieser Reise ist einer der Entdeckung und einer des Selbst-entdeckt-zu-werden, bezüglich eines neuen Saries, den das Weibervolk gekauft und für diese Gelegenheit angezogen hat. Menschen mit Autos haben hier gegenüber dem Rest einen Vorteil, indem sie ihre Crepes, Tissue *cholies*, Chiffons (Textilien) und was sie sonst noch haben, einem größeren Kreis von daherströmenden Freunden und nörgelnden Kritikern (hinter deren Rücken) vorzeigen können. Zu dieser Zeit sind wir am Ende eines perfekten Tages angekommen.

Im Gegensatz zu denen mit erhobenen Augenbrauen nun zu den Ureinwohnern. Geschichte mag vergessen sein, aber die Tradition, obwohl sie sich von den Tatsachen abgewendet haben mag, verweilt noch lange. Jedes Jahr wird *Dipavali* sehr religiös gefeiert, obwohl seine Hintergründe vergessen sind. Geschichte kann aus der Tradition zurückgeführt werden, wenn genügend Aufmerksamkeit auf die Grundprinzipien gewährleistet wird. *Dipavali* wird generell über zwei Tage hinweg gefeiert, als *Chota Dipavali* und *Bura Dipavali*, laut der Sitte in Kathiawar, oder in Anantha mit altertümlichem Ruhm.

Dipavali sollte über drei Tage hinweg gefeiert werden, am dreizehnten, vierzehnten und fünfzehnten der dunklen Mondtage im Monat des *Asvina* oder an *Kanya* (September-Oktober). Der erste dieser Tage ist *Dhanaterasa* oder der Tag der Anbetung des Reichtums. Der zweite ist bekannt als *Kalaratri*, oder die schreckliche Nacht. *Dipavali* beginnt am Ende eines Jahres, welches mit *Karthikasudi* beginnt.

Das erste *Karthika* ist ein Neujahrstag und wird noch immer so an der Westküste ausgeführt. Indien hat viele Zeitalter wie *vikramaditya* und *salivahana* aufzuweisen. Aber keines davon ist auf den ersten *Karthika* zurückzuführen und endet mit dem *Dipavali*. Vielleicht gehen seine Ursprünge noch weiter als in das *treta* und *satya yuga* (Zeitalter) zurück. Die Jahre werden unter irdischer oder himmlischer Rücksichtnahme festgelegt. Irdische Unterteilungen des Jahres setzen sich über die himmlischen Unterteilungen. Die himmlischen Unterteilungen sind auf die Sonnenwende oder der Tagundnachtgleiche aufgebaut, oder der Entfernung oder Nähe der Erde zur Sonne, während die irdischen Unterteilungen auf die Jahreszeiten aufgebaut sind. Vor langer Zeit gab es nur drei Jahreszeiten. Das Jahr wurde in sechs *rtus* oder Jahreszeiten unterteilt und kann in den Veden nicht aufgefunden werden, außer im *purusha sukta*, von welchem angenommen wird, dass es ein Zusatz zu den vedischen Hymnen ist. Selbst in England gab es im Altertum nur drei Jahreszeiten. An der Malabarküste wird noch heute das Jahr in drei Jahreszeiten aufgeteilt.

Richtungsdeutende Hinweise mögen auf die Symbolik der Tradition der fünf Elemente *(pancha bhuta)* getroffen werden: Erde repräsentiert den physischen Körper, Wasser das emotionale Leben, Feuer das mentale und moralische Leben mit seinen Trieben und Begierden und die Luft das spirituelle Leben. Der *akasha* oder der Äther ist der Inbegriff des Lebens, das fünfte Element, und symbolisiert Glauben und Einsicht. Es gibt noch zahlreiche andere Traditionen, die auf diese fundamentale psychologische Tradition aufgebaut sind und wie sie, auf die tiefe Bedeutung sehen, wie zum Beispiel auf die vier *purusha suka* oder die vier Enden des Lebens. Jedes *purusha suka* ist mit jedem der Elemente verbunden: den vier Yoga Systemen (Babaji's Kriya Yoga vereinigt alle), die fünf *koshas* oder Hüllen, die fünf *yamas* und die fünf *niyamas*. Wenn man die auf die Elemente aufgebaute systematische Struktur des Yoga analysiert, welche die Aspekte unseres eigenen Körpers und unserer Seele repräsentieren, kann man sagen, dass die glorreiche psychologische Wissenschaft, die der Hinduismus beinhaltet, sich jetzt in der Gefahr befindet, völlig in Vergessenheit zu geraten. Viele (Menschen) haben angefangen, darin einen veralterten Aberglauben zu sehen. Deshalb obliegt es einem Jeden, eine Studie der Vergangenheit im Lichte der Bedeutung des Symbolismus zu machen, welcher als Führer für die Probleme unseres Lebens hervorragend aufgezeichnet worden ist. Im Hinduismus gibt es zwei Arten von Symbolismus: die eine ist das *dharma*, auf der Ebene des Menschen zum Beispiel ausgedrückt in der Gita, die andere ist, was die Upanischaden *TAT* nannten, auf der Ebene des Kosmos.

Momentan daran vorbeigehend und auf das *Dipavali* und die drei Jahreszeiten zurückkommend, muss man sich daran erinnern, dass das Echo des drei Jahreszeitenjahres noch immer in der Legende des Maha Bali bewahrt ist. Maha Bali lieferte die ganze Welt dem Maha Vishnu aus und erklärte sich einverstanden damit, dass er nach *pathala* oder die Unterwelt gehe, unter der Voraussetzung, dass Maha Vishnu immer bei ihm bleibe. Doch seine Gemahlin Sri Maha Lakshmi bedauerte die dauerhafte Abwesenheit von Maha Vishnu, und sie wandte sich an Bali und bat ihn, ihren Ehegatten zurückzugeben. Bali war einverstanden, Maha Vishnu's Anwesenheit auf vier Monate eines jeden Jahres zu reduzieren, vorausgesetzt Brahma und Shiva würden je vier Monate bei ihm bleiben. Gemäß dieser Abmachung verließ jeder der *trimurtis* – *Maheshvara*, *Maha Vishnu* und *Brahma* – die Welt, um jeweils vier Monate eines Jahres mit Maha Bali zu verbringen. Es ist *Dipavali* Tag, an dem Brahma nach *Pathala* geht und Vishnu zurückkehrt. Diese Rückkehr geschieht an *Karthika Sudi* und wird durch das *Anna Kuta* Fest gefeiert, oder durch Opfergaben an Vishnu in Form von Bergen von Reis, welche nach der Ernte von *Kanni* in großen Mengen verfügbar sind.

Die drei Jahreszeiten, die durch den Aufstieg der drei Götter gekennzeichnet sind, sind die kalte Jahreszeit, die heiße Jahreszeit und die regenreiche Jahreszeit. Es scheint, dass der Beginn all dieser drei Jahreszeiten die Aufmerksamkeit altertümlicher Kalendermacher erhalten hat. *Dipavali* kennzeichnet das Ende eines Jahrs, das mit dem Anfang der kalten Jahreszeit beginnt. *Holi* kennzeichnet das Ende eines Jahres, das mit der heißen Jahreszeit beginnt und *Hilara Prant*, welches noch immer in Kathiwar ausgeführt wird, kennzeichnet den Anfang des Jahres, das mit der regenreichen Jahreszeit beginnt. Da *Dipavali* noch immer als der Abend des Neujahrs bezeichnet wird, *Hilara Prant* so gut wie vergessen scheint und *Holi* als das Fest der

Vulgären degradiert worden ist, sollte das Jahr, das mit *Dipavali* endet, das letzte der drei Jahresberechnungen sein. Wie alt *Dipavali* ist, mag von der Beachtung der Ureinwohner eingeschätzt werden, den frühesten Menschen Indiens. Die Bhils, zum Beispiel, gehen zum Ort der Beisetzung oder der Verbrennung in der Nacht des *Dipavali*, welcher sich oft in verlassenen Gegenden befindet. Sie zeichnen magische Kreise und opfern allerlei Arten von Tiere, die unter ihnen leben, der Göttlichen Mutter, Maha Kali, Maha Bhairavi oder Meladi, begleitet von großzügigen alkoholischen Opfergaben. In derselben Nacht, die die Hindus *Kalaratri* nennen, werden selbst von hochrangigen Brahmanen in Kathiawar ähnliche Kreise gemacht (Tantrische *yantra*) und die Göttliche Mutter, Adhyah Kali Parameshvari, wird mit derselben Leidenschaft angebetet. *Kalaratri* ist die schrecklichste aller Nächte. Denn es ist die Nacht, in der böse Geister *(bhutha)*, gleichermaßen vom Körper getrennt wie in natürlichem Zustand, die perfekte Freiheit haben, umherzuziehen. Die bösen Geister derer, die durch einen gewaltsamen Tod gestorben sind, der Dämonen, der Grabschänder, der Gespenster – sie alle bewegen sich im Laufe der Nacht, genauso wie es ihnen gefällt, in den Dschungeln, auf den Straßen und in menschlichen Behausungen, wo sie Menschen terrorisieren. Menschen, jung und alt, bleiben wenn möglich zuhause und entzünden viele Öllämpchen, nachdem sie gespespensterhafte Durchgänge zum Haus durch *yantras* und angemessene Opfergaben blockiert haben.

Eine riskante Angelegenheit

Zauberer, die sich nicht vor bösen Geistern fürchten, besuchen Leichenverbrennungsstätten und versuchen mit Hilfe von magischen Riten wie *yantra* und *mantra* oder Zauberhymnen, böse Geister einzufangen, um sie unterwürfig zu machen. Dies aber ist eine riskante Angelegenheit. Wenn ein Geist den Zauberer überwältigt, ist es aus mit ihm. Man glaubt, dass selbst eine Unterbrechung oder ein Fehler in der Wiederholung des *mantras*, es einem der vielen Geister, die sich um ihn drängen, ermöglicht, aus ihm einen lebenslangen Sklaven zu machen. Ist er aber erfolgreich, werden die bösen Geister während dieses folgenden Jahres, ein Jahr lang zu seinen Sklaven und führen seine Befehle aus.

Der Oraoner, der Ureinwohner, fürchtet sich vor den bösen Geistern der Nacht. Er stellt kleine Tonlämpchen in seinen Zimmern, Innenhöfen, Kuhställen und bepflanzten Ländereien, die sich um sein Haus herum befinden, auf, die er die ganze Nacht über brennen lässt. Die Ähnlichkeit zwischen den hinduistischen Festlichkeiten und denen der Oraoner ist absolut beeindruckend. Wenn hochrangige Hindus, von sogenannter arischer Herkunft, sich ethnologisch von den Oraonern unterscheiden, dann kann man von den Ariern annehmen, dass sie den Geist und Körper des *Dipavali* Festes von den Oraonern, in denen Anthropologen eine weit entfernte vor-dravidische Klasse von Bewohnern Indiens sehen, in sich aufgenommen haben.

Ein Hauptmerkmal des hinduistischen Festes ist das Begleichen von Rechnungen oder das Abrechnen von Gewinn und Verlust des vergangenen Jahres, dem Abschreiben von Schulden und dem Übertragen von Bilanzen oder Vermögen und dem Beginn einer neuen Kontenführung für das folgende Jahr. Die Oraoner, deren hauptsächlicher Besitz Kühe sind, machen eine Bestandsaufnahme ihrer Kühe, baden diese und bestreichen deren Stirn mit Öl und zinnoberrotem Pulver, heiligen sie, indem sie die Hufe mit Reisbier besprengen und führen sie in besonders gereinigte, renovierte und dekorierte, mit Weihrauch ausgeräucherte Kuhställe, um sie letztlich mit auserwählten Knollen und besonders zubereiteter Nahrung aus gekochten Erbsen und Getreidekörnern, zu füttern. Der Reichtum der zivilisierten Hindus ist über das ganze Land verteilt und dort wird auch die *puja* für seine Buchhaltung gemacht, in der alles Vermögen eingetragen ist. Diese Rechnungsbücher werden für diesen Zweck während der ganzen Nacht, neben brennenden Öllämpchen, aufgeschlagen bereitgelegt. Genauso wie die Hindus ihre *puja* für die Rechnungsbücher für Maha Lakshmi, der Göttin des Reichtums machen, opfern die Oraoner in einem Kuhstall Hühner für die vorsitzende Gottheit Goraia oder Gohar Devata, oder die Göttin ihres Reichtums. Die Hindus aber haben die Tage ihres Kuhbesitztums noch nicht ganz vergessen. Die Jungen von Kathiawar basteln am Tag des *Dhana teresa* (oder der Anbetung des Reichtums) summendes Spielzeug, das ähnliche Geräusche macht, wie das Summen der brüllenden Bullen der Oraoner und gehen umher, um Kühe zu verängstigen, die sich vor dem erzeugten Staub von davonlaufenden Kühen, fürchten, was wiederum als ‚sehr Glück verheißend' gesehen wird.

Vergleichsweise zum *Dipavali* Fest haben die Oraoner das *Sohorai* Fest, das unter den zivilisierteren Ureinwohnern *Garaya puja* genannt wird. Sie führen ihre *puja* am Neumondtag aus. Sie schlagen die ganze Nacht hindurch Trommeln, damit die Kuhherde wach bleibt, oder um böse Geister fern zu halten. Am nächsten Morgen oder dem ersten des Neuen Jahres wird eine Ziege im Kuhstall geopfert, um die Göttin Bhagavati oder Durga zu besänftigen, was der Lakshmi *puja* der Brahmanen gleichwertig ist. Der zweite Tag der Feierlichkeiten ist als *Karakunta* bekannt. Zu diesem Anlass werden Büffel, Kühe und Ochsen mit Öl und zinnoberrotem Pulver eingeschmiert und mit dicken Seilen an Pfosten gebunden, um sie dann mit roten Tüchern, Decken oder Tigerfellen solange zu verängstigen, bis sie ihre Seile zerreißen und davonlaufen. Vermutlich wird damit beabsichtigt, dass so der Geist und die Standhaftigkeit der Kuhherde aufgebaut wird. Bei dieser Gelegenheit inszenieren die Oraoner zur Unterhaltung der Dorfbewohner einen Kampf zwischen einem Büffel und einem Schwein. Dieser Kampf hält so lange an, bis das Schwein vom Büffel aufgespießt wird.

Das Aufspießen des Schweins ist der Auftakt für ein weiteres faszinierendes Fest der Oraoner, in welchem der *ahir* oder der Kuhhirte des Dorfes geehrt und belohnt wird. Der *ahir* geht tanzend, zum Takt der Trommel, zuerst zum Haus des *pahan,* dem gleichzeitigen Häuptling und Priester des Dorfes. Bei seiner Ankunft begrüßt ihn der *pahan* mit einem mit Wasser gefüllten Messingteller und die *pahamain* oder Frau des *pahan*s wäscht die Füße des *ahir* und bietet ihm einen respektvollen Platz auf eine Matte an, wobei sie ihn mit Reisbier verwöhnt. Danach wird der Stock des *ahir* vom *pahan* ehrerbietig mit Öl und zinnoberrotem Pulver eingerieben, damit er, begleitet von einer Dorfkapelle, einen Haus-zu-Haus Besuch in seinem Wahlkreis machen kann. Dabei erhält er sein Honorar für die Arbeit dieses Jahres, dem Beaufsichtigen der Kuhherden. In jedem Haus wird er auf dieselbe Weise empfangen, so, wie im Hause des *pahan*. Zum Empfang eines jeden Willkommensbesuchs singt und tanzt er für einige Zeit, bis ihm auf einem Teller, der mit Reisbier gefüllt ist, etwas Geld gespendet wird. Bevor er die Münzen einstecken darf, muss er mit seiner Zunge diesen Teller auslecken und auf die Art und Weise trinken, wie dies die Kühe tun. In der Nacht dann, gehen die *ahir* aus der ganzen Umgebung zum Dorf *akara* oder Tanzplatz und singen und tanzen und zeigen ihre Fähigkeiten im Stockspiel. Dieses sollte als Zeugnis ihrer Fähigkeit in Betracht gezogen werden, denn am nächsten Tag ernennt jedes Dorf für das darauffolgende Jahr einen neuen *ahir*. Der vorhergehende *ahir* kann auch wieder ernannt werden, oder es wird ein neuer verpflichtet. Diese jährliche Ernennung eines *ahir* kann als Aspekt des neuen Jahres des *Dipavali* gesehen werden.

Dipavali hat auch eine gleichwertige europäische Form, besonders in Gegenden, in denen die Kelten vorherrschten. Die Feste des Feuers wurden mehr oder weniger zur gleichen Zeit wie das *Dipavali* abgehalten. Die Lichter des *Dipavali* können auch mit den Feuern des Halloweens verglichen werden. Das Datum des Halloween- oder des „All Hallows Eve"-Feuers ist am 31. Oktober, dem Tag vor Allerheiligen, während *Dipavali* etwa Mitte Oktober stattfindet. Der Unterschied der Daten kann leicht auf die vier himmlischen Unterteilungen des Jahres und die drei vorhergegangenen irdischen Unterteilungen, zurückgeführt werden. *Dipavali* ist, wie schon erwähnt, auf die himmlische Unterteilung des keltischen Jahres aufgebaut. In ähnlicher Weise kann der Unterschied in der Natur des Feuers klimatischen Begebenheiten zugeschrieben werden. In den kalten und unbeschützten Ländern Europas deuten die Lagerfeuer auf die Festlichkeiten, während im temperierten und milden Klima Indiens kleine Lampen in großer Anzahl verwendet werden. Die Kelten waren, ähnlich den Ureinwohnern Indiens, hauptsächlich ein Hirtenvolk, und laut einigen Eingeweihten waren die beiden himmlischen Unterteilungen ihrer Jahre, der Abend des Maitages und der Abend des Halloween, für die Haltung ihrer Herden wichtig. In den frühen Sommermonaten, um den Maitag, wurden die Kuhherden aus ihrem Stall auf die Weiden getrieben und kehrten erst zu Beginn des Winters, um die Zeit des Halloween, zurück. Auch unter den Oraonern, ist es der Abend des *Dipavali*, an dem die Kuhherden von ihrem *ahir* in ihre Ställe zurückgeführt werden.

Das Grauen vor der *Kalaratri* war auch unter den Kelten vorhanden. Laut deren Glauben ist es an Halloween, dass die Seelen der Verstorbenen umherschweben, wenn die Hexen auf Besenstielen zu deren bösen Botengängen eilen oder entlang der Straßen wie Tigerkatzen galoppieren, und wenn Feen und Kobolde aller Art losgelassen werden. Auf der „Isle of Man", im keltischen Land, wurde Halloween bis in moderne Zeiten durch das Entzünden von Feuern gefeiert, begleitet von allen gebräuchlichen Zeremonien, dazu entwickelt, dass der Einfluss von Elfen und Hexen verhindert wird.

Gab es irgendeinen Zusammenhang zwischen den Vorfahren der Hindus und denen der Kelten? Es gibt keine verneinende oder versteckte Tatsache, dass das *Dipavali* der Hindus seine Wurzeln im kulturellen Hintergrund der vor-dravidischen Oraoner hat! Jedenfalls erklären keine dieser Fakten die Geheimnisse der *Kalaratri* oder warum diese besondere Nacht zur Quelle des Terrors wurde. Es ist auf keinen Fall die längste Nacht, die durch den südlichsten Transit der Sonne, laut dem hinduistischen Kalender, am Ende des Monats *Pausa* oder *Dhanu* (Dezember-Januar) sein soll, also drei Monate nach *Dipavali* oder *Kalaratri*. Vermutlich hat es seinen Ursprung in der Zauberei oder dem Zusammentreffen von Zauberern. Genauso wie die Oraoner ihren *ahir* für ihre Dienste innerhalb eines Jahres erst nach dieser Nacht einsetzten, sah man, dass Zauberer ihre bösen Geister, die sie für ihre Dienste oder für frevelhafte Praktiken für ebenfalls nur ein Jahr, unterwerfen. Am Ende eines jeden Jahres müssen sie wieder zum Ort der Einäscherung von Leichen gehen, um durch Zauberriten aufs Neue böse Geister zu erobern. Dies hinterlässt eindeutig einen kurzen Zeitraum von mindestens einer Nacht zwischen der Befreiung und der Neuverpflichtung von Geistern. Während dieser Nacht sollten diese Geister als frei Umherwandernde betrachtet werden und, wo immer sie wollen, auch so viel Verwüstung verursachen könnten, wie ihnen gefiel! Deshalb sieht es so aus, dass diese Nacht zur Nacht des Terrors *Kalaratri* geworden ist.

Obwohl *Dipavali* seinen Ursprung in den jahreszeitlichen Veränderungen hat, gibt es diese nicht ohne ihre himmlische Bedeutsamkeit. *Dipavali* überschneidet den Transit der Sonne, weil der Tag des *Dipavali* zwischen Anfang und Ende des *Dakshinayana* fällt, dem südwärts gerichteten Transit der Sonne. Kein anderes Fest der Hindus trägt diese Unterscheidung. Darum weist die Berechnung des *Dipavali* auf ein sehr altertümliches Jahr. Es ist ein sehr viel späteres Jahr, als das Jahr, das mit *Holi* endet oder das Jahr, das mit dem *Halara Prant* beginnt.

Reinigende Disziplin

Dipavali. Welcher Charme liegt in diesem Wort, und wie es den Geruch von Schwefel, beißenden Rauch, unbesonnenen Szenen und Kontrapunkte zwischen Seidenstoffen und Knallfröschen heraufbeschwört. Andere Feste werden für eine spezielle Laune und Temperament gefeiert – die ländliche, fast gedankenlose Freude des *Pongal*, die überschwänglichen Farben und der Schimmer des *Navaratri* Festes, der stillen, nach innen gerichteten Wachsamkeit des *Vaikunta Ekadasi* Festes, der katholischen, reinigenden Disziplin des *Avani Avittam*. Keines jedoch wird mehr geliebt als *Dipavali*, Vereinigung des Heidnischen und des Mystischen, Bejahung zur Freude am Leben und zur Freude im Tod!

Dipavali, welch eine Flut von nostalgischer Erinnerung, welch ein Rückblick in die verzauberte Welt der Kindheit, welche Wunder sahen wir in den verzauberten Schaufenster der Unschuldigen, jedoch mit tieferer Wahrnehmung. Entfernte staccato Explosionen zerstreuen die Träume einer fantastischen Elfenwelt, bringen uns in die Wirklichkeit zurück, denn das Fest des Lichtes und des Glücks ist gekommen. Atemloses, ekstatisches Erwachen, das zeremonielle Ölbad, dem Leiden des Tragens von zerknitterter neuer Kleidung aus kartonharter Steifheit, Süßigkeiten von vielerlei Formen und Aussehen, nebeneinander ausgelegt, begleitet von der Weisheit über Heilmittel, die bei Blähungen eingesetzt werden müssen. Dann der Höhepunkt, der Gipfel, der lang erwartete Moment der Knallfrösche, Raketen, Feuerwerkskracher und der Wunderkerzen. Kleine Kugeln von Glut weben wundervolle Muster. Die Raketen bevorzugen, ihr von Sternen aus Lametta-ähnlichen Bouquets in Richtung des leeren gefühllosen Himmels zu senden, goldene Strahlen von Licht explodieren in Blumenform in eine schwarze intime Dunkelheit, kleine Gesichter leuchten auf, transformiert durch dieses hervorragende und bezaubernde Vergnügen. *Dipavali* wird das Fest der Kinder bleiben, der Freude und des Glücks, der feinen und sorgenfreien Verzückung. Es wird niemals das Fest der Erwachsenen sein, der Geizigen oder der harten Fäuste oder der Herzen, die sich nicht der Schönheit der Schöpfung öffnen können. Für den erwachsenen Mann, der sich für spitzfindig hält, ist *Dipavali* die Zeit der Geldausgaben, des ohrenbetäubendem Lärms, der schmutzigen Verwirrung, der langweiligen und laut sprechenden Verwandten. Aber lasst ihn die Wolken des Unwissens zerstören und hört auf die weichen Fußstapfen halberleuchteter Erinnerungen, denn dort ist ein *Dipavali* in der ruhigen stillen Luft des Gedächtnisses, erfüllt mit der Musik des eigenen Lachens. Halb vergessene Eindrücke flattern durch das Gemüt, die frisch Verheiratete errötet durch eheliche Vergnügen; während sie ihren Herrn erwartet, gibt es schüchterne Blicke und unzählige Andeutungen, paradierende Kinder in raschelnder Seide, deren Gesichter in unwirklichem kaminrotem Licht glühen. Das war ein *Dipavali*, vor noch nicht allzu langer Zeit, und selbst ich war dabei!

Was geschieht mit dem Ideal?

Die *Navaratri* Festlichkeiten waren vor einigen Tagen beendet und die *Dipavali* Festlichkeiten folgen. Sind sie bloße Karnevale des Schlemmens und der Fröhlichkeit, oder haben sie eine tiefere nationale und spirituelle Bedeutung? In der Anbetung von Götzenbildern ist es das Ideal, in den Worten von Rabindranath Tagore, dem mystischen Poeten aus Bengalen, in seinem berühmten Drama „Chitra", dass sich die Göttin innerhalb der goldenen

Figur befindet. Also ließen unsere weisen Vorväter die externen Ereignisse des Lebens, mit einer internen Ausstrahlung von individueller Fröhlichkeit und sozialer Weisheit und spiritueller Erhöhung, erglühen. Das *Navaratri* (neun Nächte Fest) ist durch eine Dreiergruppe von drei Nächten unterteilt; eines ist der Verehrung von Durga (der Göttin des Sieges) gewidmet, ein anderes der Verehrung von Sri Maha Lakshmi (der Göttin des Glücks) und „die Dritte" ist der Verehrung der Sri Maha Sarasvati (der Göttin der Weisheit) gewidmet. Weisheit, Glück und Macht sind wünschenswerte Ideale, aber wir werden sie niemals zusammen mischen und wir verstehen niemals, dass sie voneinander abhängig sind. Wir versuchen, sie getrennt voneinander zu halten, aber von Zeit zu Zeit bringt irgendeine Macht, die nicht die Unsere ist, sondern dem Universum Rechtschaffenheit zukommen lässt, sie zusammen.

Recht charakteristisch verbindet Sanjaya im berühmten letzten Vers der Bhagavad Gita alle diese Ideale und sagt, dass da, wo wir Krishna, den Lord des Yoga, und Arjuna, der seinen Bogen gemäß den Gesetzen Gottes für die Menschen für die Schlacht der Rechtschaffenheit und dem Gehorsam anspannt, finden, dort werden wir vereinigt und das Glück, den Sieg, den Reichtum und die Rechtschaffenheit vereint finden. Somit lernte man, dass das Glück und die Macht Hand in Hand miteinander gehen müssen, und damit die Sache der Rechtschaffenheit vorwärtsschreiten kann, muss man den Gesetzen Gottes folgen. Das Grundkonzept der Verehrung des *Navaratri* Festes ist, dass die drei Göttinnen Aspekte der *shakti* oder der Sri Lalita Devi, der Göttin der Göttlichen Schönheit, der Liebe und des Glücks, sind. Das höchste Privileg des Menschen ist, diese Göttliche Schönheit, die Liebe und die Glückseligkeit zu erblicken. Rechtschaffenheit erfüllt sich in Fröhlichsein.

In seinem großen Werk „Sadhana", verändert Rabindranath Tagore eine große Wahrheit, indem er sagt, dass die essentielle Natur des Menschen sich nicht so sehr in der Ansammlung von Dingen, in der Eroberung der Natur und des Menschen ausdrückt, sondern im Wissen um die Wahrheit der Dinge und der Erweiterung der Grenzen der Liebe. Er sagt: „Menschen können vernichten und plündern, verdienen und anhäufen, erfinden und entdecken, aber Er ist groß, denn Seine Seele erfasst alles." Im Grunde ist der Mensch kein Sklave – nicht seiner selbst und auch nicht der einer Welt, denn er ist voller Liebe. Seine Freiheit und Befriedigung liegt in der Liebe *(prem)* – ein anderer

Name für perfektes Verständnis. Er sagt: „Während sich das Wissen der Tiere auf die Nahrung und deren Liebe sich auf den Sex beschränkt, hungert der Mensch, in seiner Persönlichkeit und für sein eigenes Wohl, nach Wissen, und verlangt nach Erweiterung des Kreises seiner Liebe, um sein Land, die Menschheit und Gott mit einzubeziehen." Es erscheint mir, dass das *Dipavali* Fest Lehren für uns hat, die schmeichelhaft und ebenso wertvoll sind.

Naraka, wird in den „Srimad Bhagavata Purana" als der regierende König von Pragjyotisha beschrieben, war grausam und tyrannisch, und hatte eine ungeheuerliche und anmaßende Begehrlichkeit und Eroberungssucht. Er besaß die Kühnheit, den Ohrschmuck von Gott Indras Mutter Aditi, und sogar den königlichen Sonnenschirm von Indra selbst, zu entfernen. Naraka hielt viele schöne Frauen gefangen, die aus anderen Ländern gebracht wurden.

Diese Handlungen sind symbolisch für die territorialen Begierden und Angriffe, die die Charakterzüge und der Ruin der Menschlichkeit waren. Diese Charakterzüge territorialer Begierde und Angriffe scheinen unausrottbar zu sein, nehmen verschiede Formen an und sind der wahre Grund für die politische Vorherrschaft und für wirtschaftliche und kommerzielle Ausbeutung von heute, egal, wie wir sie unter mündlicher Drapierung verstehen, durch Verwaltungsämter, Treuhänderschaften oder durch Versuche, die Menschheit zu zivilisieren. Alle menschlichen Wesen sind auf der Erde geboren, bei einigen ist das Element Erde vorherrschend, während bei anderen relativ wenigen, das Element Gott im Aszendent steht.

Wir sind die Kinder der Pracht und der Flamme,
Auch des Erschütterns & der Tränen.
Als prachtvolle Kunstwerke des Staubes, kamen wir
Und erbärmlich aus den Sphären.

Die wahre Essenz der Zivilisation besteht nicht darin, Kolonien zu gründen, Billigware auf den Märkten der Welt zu entleeren und umherzustreifen, um das Gold der Welt in die Enge zu treiben, um es in unterirdischen Stahlkammern zu begraben, oder um es in zunehmender Produktion weiter einzusetzen, sondern, indem wir uns bemühen, aufwärts zu steigen, um damit die Bestie in uns zu entfernen. Lasst den Affen und Tiger in uns sterben. Von der Hauptstadt Narakas wurde berichtet, dass sie durch Befestigungen, durch schreckliche Kampfwaffen *(shastradurga)* und selbst für Wasser, Feuer und Luft undurchdringlich, abgeschirmt war. Er und seine Begleiter, Mura mit seinen Söhnen, waren bis an die Zähne bewaffnet. Sri Krishna und seine Königin, Satyabhama, drangen in das Reich von Naraka ein, um die unterdrückten Länder und die gefangenen Sklaven zu befreien. In der Schlacht tötete Sri Krishna die Begleiter von Naraka und am Ende tötete er Naraka mit seinem Diskus und somit endete seine üble Vorherrschaft.

Zwei Aspekte der Geschichte von Naraka sind von besonderer Wichtigkeit. Der Name Naraka an sich deutet nicht nur auf die Hölle, sondern suggestiv auf die unentwickelte Menschheit hin. *Narak* weist auf das unentwickelte *nara* hin. Ein grausamer, eroberungssüchtiger, tyrannischer und dämonengleicher Mensch ist einer, dessen essentielle, versteckte Göttlichkeit noch nicht zum Ausdruck gekommen ist. Der Mensch wurde treffend als der ältere Bruder der Tiere und der jüngere Bruder der Engel bezeichnet. Manchmal fällt er sogar noch unter die Ebene der Tiere. Kein Tier startet gegen seine eigene Spezies einen Krieg, mit dem Ziel, diese auszurotten. Solche Charakterzüge sind typisch für die menschliche Natur.

Diese puranische Geschichte sagt weiterhin, dass Narakas Mutter, Bhuma Devi, die Göttin der Erde, zu Sri Krishna betete damit er seine reine und Sünden vernichtende Hand *(akhilakalmashapaham)* auf das Haupt von Narakas Sohn lege, um ihn dadurch zu retten. Sri Krishna tat dies. Er gab ihm *abhaya* (Befreiung von der Angst) und rettete ihn, indem er dessen göttliche Natur scheinen ließ, und damit beschützte und erhob er ihn. Keine Mutter kann glücklich sein, es sei denn ihre entstellten und vom Wege abgekommenen Kinder werden reformiert und transformiert. Und so zeigt uns die Episode von Naraka den richtigen Blickwinkel in Bezug auf alle Missetäter, sowohl auf der individuellen Ebene, als auch auf der internationalen Ebene. Das wahre Ziel sollte nicht die Ausrottung des Ausbeuters und des Kriminellen sein, sondern die Vergöttlichung seiner teuflischen Natur. Jede Nation, die andere Nationen unterdrückt, oder die andere Nationen wirtschaftlich und politisch ausbeutet, soll in einer reuevollen und brüderlichen Einstellung von solcher Ausbeutung ablassen.

Die Befreiung der Gefangenen des *Dipavali* Festes deutet auf eine doppelte Befreiung, die Befreiung der Gefangenen von der Trauer des Gefangenseins und die des Eroberers, von den Sünden der Unterdrückung. Das normale und übliche Ölbad und das Anziehen von neuer Kleidung, der Beleuchtung und dem Feuerwerk von Vorführungen, dem Schlemmen und den Einladungen Verwandter, besonders des Schwiegersohns, sind lediglich Ausdrücke unserer Freude und des Erlangens von solcher Befreiung. Wir müssen Befreiung vom Bösen erlangen und ebenso Läuterung von böse und gut. Die wahre Erleuchtung des *Dipavali-Dipa Oli* ist das Scheinen des Lichtes unserer essentiellen göttlichen Natur, der Göttlichkeit, die sich im Menschen befindet und die sich bemüht, sich auszudrücken, ebenso das Erleuchten des Lichtes der Tugend, um die Dunkelheit der Untugend zu vertreiben. Die Welt hat immer noch einen (ganz) langen Weg vor sich, um alle bösen Vorherrschaften, der sozialen, wirtschaftlichen und politischen Sphäre des Lebens zu beenden. Lasst uns an diesem Tag beten, damit wir alle nicht nur eine äußere Beleuchtung bekommen, sondern auch eine Innere Beleuchtung. *Dipavali*, das Fest der Lichter, ist ein Symbol für den Kampf des Menschen, von der Unwissenheit zum Wissen und von der Dunkelheit ins Licht zu gelangen.

Ein weithin bekanntes Gebet der uralten Weisen lautet: *„asato ma sat gamaya tamaso ma jyotir gamaya mrityormamritam gamaya"* und bedeutet: „Führe mich von der Unwirklichkeit in die Wirklichkeit, aus der Dunkelheit ins Licht und vom Tod in die Unsterblichkeit!"

Dipavali ist im hinduistischen Verständnis mit der Zerstörung des Narakasura verbunden und der 14. des Monats *ashvin*, wird *naraka chathurdasi* genannt. Naraka, oder die Hölle, hat drei Tore: *„trividham narakasyedam dvaram nashamatmanah kama krodhastatha lobasthamadetatryam tyajeth."* (Bhagavad Gita, XVI.21) Dies wiederum ist der Versuch des Menschen, seine tierische Natur zu überwinden um Perfektion zu erstreben. *Dipavali* gibt überall in Indien Anlass zur Freude. Ich kenne kein anderes Fest, das so viel Freude gleichermaßen für jung und alt bringt.

Aum Tat Sat Aum.

Kapitel II

Eine Verpflichtung, ein Zweck und eine Mission

Welcher einsichtige Mann erkennt nicht, dass er nicht der Meister seines Lebens ist? Es kann ohne vorherige Ankündigung verschwinden, genommen werden oder jederzeit zurückgefordert werden. Für einen wahren religiösen Gläubigen sieht es nicht so aus, als ob ihm das Leben als eine Verpflichtung, für einen Zweck und einer Mission gegeben wurde, um eine gewisse Rolle im kosmischen Drama der Welt zu spielen, widerruflich in jedem Moment. Und doch, wie viel grauenhaften Unfug treiben wir mit unserem Leben, innerhalb der äußerst unsicheren und wenigen gezählten Tage, für die wir vorübergehend gebeten wurden, dieses Leben zu halten? Mit welch fröhlichem, jubilierendem und hoffnungsvollem Herzen hat Gott diese Welt mit all seinen unterschiedlichen Vergnügen erschaffen? Er füllte das Universum mit jeder Art von Freude. Er hat jede Hoffnung für ein glückliches und friedvolles Leben in dieser Welt geschaffen. Er erschuf Planeten, Sterne, Bäume, Vögel und Menschen, Jahreszeiten, Regen, Winde, etc. Er erstellte Göttliche Rechte und verschiedene Anweisungen und Bestimmungen für verschiedene Arten von Menschen in den unterschiedlichsten Gegenden der Welt. Die Menschen aber wurden nicht nur aufsässig, sondern taten sich zusammen und begannen, gemeinsame Sache mit dem Satan und seinen Abgesandten zu machen. Was sonst kann daraus werden als Leid, Schmerzen und Elend, Krankheit und Tod, Armut und Not? Unser Leben ist ein Geschenk oder ein Pfand, oder eine Verpflichtung, das uns von der Barmherzigen Mutter gegeben wurde. Einige beginnen damit, dieses Geschenk von dem Tag an, an dem es ihnen gegeben wurde, zu missbrauchen, andere tragen dieses Geschenk solange mit einem guten Herzen, bis Verführungen, Heimsuchungen und Prüfungen auftauchen, wonach sie es wegwerfen, aber es gibt da ein paar Wenige, sehr wenige, die geduldig alle Sorgen ertragen, und letztlich dieses Geschenk wieder intakt an den Empfänger aushändigen.

Dann kommt eine Phase, in der das Oberhaupt einer großen Familie merkt, dass jedes Mitglied aufsässig und in Vergnügen getaucht sich weigert, seinem Rat zu folgen. Alle Bemühungen, sie zu verändern, erweisen sich als sinnlos, und davon müde geworden, sein Bestes zu geben, überlässt es das Oberhaupt den Familienmitgliedern, sich gegenseitig die Kehle durchzuschneiden. Das ist die gegenwärtige Lage des modernen Zeitalters. Gott hat die Menschen verlassen und überlässt es ihnen, ihre Welt selbst zu führen. Unser heutiges Elend ist das Resultat von der Grausamkeit, die die Menschen einander antun, aufgrund dunkelster Unwissenheit und Einbildung vom Wissen um einen Bruchteil von Gottes Mysterium, das sie „westliche Wissenschaft" nennen. Was der Mensch aus dieser macht, ist hauptsächlich Verwüstung und Vernichtung. Welcher ist der größte Sieg und Ruhm der Wissenschaft? Was kann ein Affe tun, wenn er eine Atombombe findet? Die ganze Welt verbrennen, das ist alles. Einer der besten Wissenschaftler hat den Menschen als den Unbekannten bezeichnet. Ein paar der hervorragenden Wissenschaftler verbeugen ihr Haupt vor Gott, aber der Junge, der gerade mal gelernt hat, dass Wasser gleich H_2O ist, dreht seinen Kopf weg und verachtet den Allmächtigen. Für diejenigen, die diese natürliche Schwäche besitzen, ist Gott nur ein abstraktes Ideal. Wir alle lachen nur, wenn Beispiele solcher Torheiten geschildert werden, aber mehr oder weniger haben die meisten von uns, auf einer niedrigeren oder höheren Ebene, ähnliche Fehler gemacht.

Das kleine Selbst (selbst) ist der Feind des großen Selbst (Selbst). Das selbst muss zum Freund des Selbst gemacht werden. Erlaube dem selbst nicht, depressiv zu werden, sondern erhebe dein selbst, durch das Selbst. Lasst das religiöse Leben mit der universellen Familienverwandtschaft beginnen, durch seine erste Empfängnis, indem wir andern behilflich sind, durch Liebe und Dienen, und entfernt den eigenen Schmerz durch Hingabe und Verzicht. Helft, dass die Erfahrung des Göttlichen durch die Gnade des *Gurus* (Kriya Babaji's) in aller Welt verbreitet wird. *Sadhana* erfordert strenges und diszipliniertes Leben. Das Leben muss für dich von unübertrefflichem Wert sein – ein Leben der Moral, des Charakters und der Tugend. Weltlicher Wert, der in Verbindung mit Geldverdienen und der Anhäufung von Geld steht, muss ausgerottet werden und dich über die Zuneigung zu Frau und Kindern und den Vergnügen des weltlichen Lebens erheben, und nichts an dich herankommen lassen, das nicht Gott gewidmet ist.

Mache deinen Fortschritt in *jñana* und verweile nicht in der jahrhundertealten Täuschung der Resultate der mechanisch ausgeführten *mantra, anusthana*, etc. Erinnere dich und erkenne, dass die Ergebnisse deiner Gebete und deinem *japa* davon abhängig sind, wie nah und teuer du deinem Guru Deva bist. Mache die kleinsten Schritte in Richtung der Erfahrung, dass durch deine Annäherung an Kriya Babaji, deine Leiden entfernt werden. Erlerne die zweite Lektion über die Heilmittel der Prävention von Leiden. Beginne mit einem winzigen Funken von Glauben, vielleicht auch nur als ein Experiment, und erhalte die Erkenntnis, dass so eine Annäherung effektiv ist. Automatisch wirst du in die nächste Phase hinübergehen, in der du lernst, wie man das Elend verhindern kann. Ein Kriya-Arbeiter muss die goldene Regel „Lebe ein Leben der Liebe und des Dienstes am anderen" kennen, und universell den ‚Tod des Todes'überbringen. Das Geheimnis der Geheimnisse ist die Wiederholung dessen, was *Kriya sadhana* genannt wird. Bringe einen Göttlichen Gedanken oder die Wahrheit in Verbindung und verwebe dasselbe mit Kriya Babaji's Namen, repräsentiere dieses spezielle Ideal. Es muss Wiederholungen von verfeinerten Emotionen, Gedanken und Handlungen geben, solange, bis sich große Bienenstöcke in deinem Herzen und deinem Gehirn gebildet haben. Die unzähligen Bienen der Bienenstöcke, die durch deine unermüdlichen und systematischen *(Kriya* Übungen mit regelmäßigem Zählen) Ausübungen geformt wurden, stechen, praktisch gesehen, das feindselig Böse und die satanischen Wünsche, Gedanken, Handlungen und den innewohnenden oder erscheinenden Satan. Lass dann, wenn der Höchste Guru Deva (Kriya Babaji) dich als seinen liebenden oder geliebten Sohn oder *chela* akzeptiert, Lehrer, *pandits* und *shastris* auf dich zukommen und aus dir einen Meister des Göttlichen Wissens machen, und ein Heer von wahrhaftigen „Kosaken des Zars" werden ständig bei dir sein und dir als Leibwächter dienen und dich vor deinen Feinden beschützen. Der Schatzmeister der Regierung wird mit gefalteten Händen und mit Silber und Gold vor dir stehen, um deine Befehle auszuführen, Tag für Tag, Nacht für Nacht und Stunde für Stunde. Beginne mit der ersten Lektion, intensiv oder gering, erhöhe deine Ersparnisse auf deinem Bankkonto deiner Verdienste und der von Babaji's Gnade, indem du *„Aum Kriya Babaji Namah"* wiederholst, danke dann dem *Satguru Deva* für all die guten Dinge, die er dich, in seinem Namen, tun ließ. Am Ende bitte um *shama* (pardon) für irgendwelche Fehler, die du bewusst oder auf andere Weise begangen hast.

Während einer Katastrophe ist ein Mensch nicht er selbst, er wird zum Lamm, gottesfürchtig, folgsam, demütig und sich Gott nähernd. Er ist dann ein anderer Mensch, mit einer veränderten Anschauung und Art, wie er richtet und denkt. Gott, *Guru* und das Göttliche Gesetz, auch die Sünden und das Elend, beobachten ihn und stehen alle bereit, um über ihn herzufallen. Sobald die Katastrophe vorüber ist, kehrt er zu seinem ursprünglichen Selbst zurück und wundert sich darüber, wie er, der Löwenherzige sich in einen Lammähnlichen verwandeln konnte. Nur durch die Gnade des *Satguru* werden einige wenige so gesegnet, dass sie fest wie ein Felsen bleiben. Wie König Janaka verlieren sie sich in der Meditation durch den Kontrast zwischen den beiden unterschiedlichen und oft widersprüchlichen Zuständen. Dies ist der Grund für die allgemeine Undankbarkeit und Vergesslichkeit des Menschen gegenüber Gott und der Gnade des *Guru*. Dies ist der dicke Schleier der *maya*, durch den die Augen verbunden sind, und man sollte die Menschen eher bedauern als beschuldigen, wenn man erkennt, wie mächtig diese umkippende Kraft, *maya*, ist. Es ist diese *maya*, welche dem Menschen den Eindruck verleiht, er sei durch Illusion überschattet worden, obwohl er in Wirklichkeit direkt mit der Wahrheit in Berührung war! Mit welch gewaltiger Macht verfügt *maya* über den kleinen Verstand des Menschen.

Bete, bete und bete. Konzentriere und konsolidiere dich. Fühle dich zu Kriya Babaji hingezogen, dem höchsten Zentrum und Zuflucht aller Kraft und Fürsorge, die du dir vorstellen kannst. In Erwiderung wirst du die Anziehungskraft erhalten. Durch Liebe und Dienst am Nächsten, verwandle deine Umgebung in eine glückliche Umgebung. Lass dein inneres Selbst, durch Hingabe und Aufgabe des Selbst, stärker, reiner und ruhiger werden. Du wirst dich um ein Vielfaches verbessern. Du wirst nicht nur dich, sondern auch die, die um dich sind, glücklich machen. Dies zu tun, ist nicht schwer. Der Wille und die Urteilsfähigkeit müssen vorhanden sein, ebenso die Entscheidung und die Entschlossenheit. Durch Babaji's Gnade folgt alles Weitere von selbst, ebenso wie deine entschiedenen und konstant fließenden Tränen!

Sri Kriya Babaji, Jai Kriya Babaji. Jai Jai Kriya Babaji!

Welch schreckliche Macht diese *maya* über die Sterblichen ausübt. Auf der einen Seite haben wir eine Reihe von Ungläubigen, auf der anderen (Seite) eine Armee von Verharmlosenden. Jeder ist Gott und Gott ist in jedem von uns. Wo ist dann die Sündhaftigkeit und Sündlosigkeit und all die Dinge, über die im Namen der Religion gesprochen wird? Die gefährlichste Vorstellung ist, dass wenn jeder Gott ist, die Sündenlosigkeit nur ein umgangssprachlicher Begriff ist, und dafür sind die vedantischen Lehren kriminell verantwortlich. Das Vedanta ist in der Lage, Unheil anzurichten, indem es einem unreifen Verstand durch advaitische Aussagen bezüglich der Allerhöchsten Wahrheit, jeden, der uns auf der Straße begegnet und der sich vor ihr niederwirft, irrezuführen, ohne seinen Wert und seine Ebene *(adhikara* und *bhumika)* einzuschätzen. Es ist gleichbedeutend, ob der Mensch vor niemandem und für nichts, hier oder über uns, Verantwortung trägt. Der Schriftsteller hat diese sinnlose, papageienartige und missverstandene Ausdrucksweise von so vielen, auch den gelehrtesten Menschen, gehört.

Alle sind in Gott, Gott ist in mir, und Gott ist in dir. Der gesegnete Sri Ramakrishna Paramahansa tat sein Bestes, um auf eine einfache Art der Veranschaulichung die Flut dieser dummen Vorstellung verebben zu lassen, indem er auf die weithin bekannte Veranschaulichung eines Elefanten, der einen seiner Schüler zertrampelte, hinwies. Paramahansa sagte: „Ja, du bist ein Gott, aber der Treiber des Elefanten war auch ein Gott und der Elefant war auch ein Gott. Der Treiber des Elefanten bat dich, auf die Seite zu gehen. Dies hast du nicht getan. Zwei Götter haben darum einen Gott auf die Seite getrieben." Diese Veranschaulichung ist kindlich dargestellt, da Paramahansa sowohl das Kind einer Mutter war und auch ein Mann von höchstem Göttlichen Wissen und Verstand. Er wusste, dass die Welt als solche noch nicht über die Kindheit hinaus fortgeschritten war, um diese tiefe Philosophie praktisch zu verstehen. Diese Veranschaulichung zertrampelte diese dumme Vorstellung, ohne „das Kind beim Namen zu nennen", ohne Bitterkeit durch direkten Hinweis aufkommen zu lassen. Im Falle dieses Schülers wurde giftiges Unkraut entwurzelt. Für einen besonderen Anlass wurde vom praktischsten Guru aller Gurus weiter nichts für notwendig gehalten!

Du musst ein gewisses Stadium erreichen, oder bezeichne dies anfangs als ein wenig Philosophie, eine, wie so viele andere Philosophien, welche nicht nur veredelt, sondern in der Lage ist, dich stark genug, und damit zum Meister des Universums, zu machen. Dies ist eine von vielerlei Methoden, durch welche dem Verstand gelehrt wird, wie er Gott näher sein kann, das praktische Resultat des weltlichen Menschen, der sich oft als eine eingebildete Kreatur entpuppt. Erst wenn ihm das „du bist mein" und „ich bin dein" eingeflößt wird, entsteht der Zustand des „Ich und Du sind Eins". Beseitige danach das „Ich", nachdem das Bewusstsein des „Ich bin nichts" beseitigt ist. Wenn nach diesem Zustand ein solch verwirklichter Mensch „Ich bin Gott" sagt, dann hat dies eine gewisse Bedeutung.

Denke für einige Minuten tief nach. „Wie kann einer, der zu einer Überzeugung gekommen ist, dass „es nichts gibt, außer Gott" sagen, „Ich bin Gott"." Zu wem spricht er dann? Weiß dies nicht derjenige, zu dem gesprochen wurde? Nur in einer Irrenanstalt spricht ein Mensch in kompletter Einsamkeit zu seinen vier Wänden: „Mein Name ist soundso." Obwohl die Souveränität des „Ich bin Gott" nicht verneint wird, wird die Welt damit glücklicher sein, wenn man sie lehrt „Du bist Gott." Schau dir nur die schmutzige und abstoßende Boshaftigkeit irgendeines hoffnungslosen Menschen an, der sagt, „Ich bin Gott." Wenn sein moralischer Charakter, seine Selbstkontrolle und Dienst am Nächsten sich jenseits von allen Ziffern befindet, wird die Ausdrucksweise nicht nur verabscheuungswürdig, sondern gleich einer Gotteslästerung. Dies führt ihn und auch seinen *guru* zur Hölle, wenn der *guru* kein *satguru* und damit nicht in der Lage ist, eine Katastrophe zu verhindern. Lass den Sprecher des „Ich bin Gott" sein Gottsein beweisen, indem er eine tote Wanze oder Fliege wieder zum Leben erwachen lässt. Vergiss niemals, dass diese Ausdrucksweise nur in einem gewissen Sinn wahr ist, und nur in einem gewissen, abgeschlossenen und perfekten Zustand. Lasst das „Du bist Gott" auf eine effizientere Weise der Welt lehren, die bereits von Hunderten von Illusionen vom falschen Weg abgeleitet worden ist.

Eine gründliche Behandlung

Sicherlich, solch eine erhabene Wahrheit sollte der Welt nicht verlorengehen. Wir wissen so viele Dinge im Voraus (und müssen sie kennen). Die Prediger der Allerhöchsten Wahrheit jedoch müssen sehr vorsichtig sein, damit sich das wenige Wissen nicht als gefährlich erweist. Am besten wird dies durch eine gründliche Behandlung getan, nicht nur für die Allerhöchste Wahrheit, sondern auch in Bezug auf Missbräuche, welche zur halbverstandenen oder missverstandenen Wahrheit führen. Eine gewisse preislich uneinschätzbare Medizin, welche in besonderen Fällen das Leben eines sterbenden Menschen retten kann, kann sich für einen anderen als vergiftend erweisen. Was für die Gans eine Soße ist, ist für den Gänserich nicht unbedingt dasselbe. Verfrühtes Wissen dieser endgültigsten Weisheit führt zu einem verwirrten mentalen Zustand, dem Verbrennen der eigenen Hütte. Es gibt keine Illusion von der Unwirklichkeit des Universums. Die Erkenntnis der Unwirklichkeit des Universums kommt am Ende nur für einige wenige Gesegnete Seelen, vorzeitiges Plappern über die Unwirklichkeit jedoch hat sich als äußerst gefährlich erwiesen. Warum bewegst du dich nicht direkt auf die Anforderung hin und hältst dort inne?

Mache keinerlei Unterschied zwischen Mensch und Mensch, der für jedermann nur Elend verursacht und der Welt Elend hinzufügt. Liebe jedes beliebige Wesen, und diene ihm so, wie deinem eigenen Selbst. Betrachte ihn, als ob er dein eigenes Selbst ist. Versuche irgendwie, jeden verletzlichen Unterschied zwischen dir und einem anderen Menschen zu vergessen. Lasst uns ein praktisches und fundamentales Verstehen entwickeln. Alle menschlichen Wesen sind Kinder ihrer Mütter. Deine Mutter wünscht sich, dass du gut bist, liebevoll und anderen behilflich bist. Weil die Mutter selbst zufrieden ist, wird sie all jene, die dir nahe stehen (die die ganze Welt sind, und nicht nur dein Ehepartner und deine Kinder) glücklich machen. Sehe in jedem Kriya Babaji und überbringe ihnen, im Namen von Kriya Babaji, liebevolle Opfergaben. Versuche sie, zu genießen. über allem, was die Welt von heute benötigt, steht die Liebe und der Dienst, das Mitgefühl und die Übergabe des Selbst mit einem universellen Aufruf.

Der Advaitismus ist ein Zustand des Bewusstseins, welcher dem Dvaitismus überlegen ist; es ist jedoch kein in sich unabhängiger Pfad. Es ist die Beschreibung eines gewissen Bewusstseins und nicht eine selbstständige Anordnung. Durch Erfahrung kommt man in einen Zustand, in dem das Universum aus dem Bewusstsein verschwindet, und in dem nichts übrigbleibt außer: „Ich bin Gott." Später dann verschwindet das „Ich" und selbst die Konzeption „Gott" verschwindet. Was zurückbleibt, ist eine unbeschreibliche Göttliche Ekstase und ein immerwährender glückseliger Zustand. Wenn ein gesegneter Mensch einmal einen kurzen Einblick in diesen Zustand bekommt, für nur einige Minuten oder einige Stunden, wird dies für ihn nur noch zu einer mathematischen Induktion, zu glauben, dass er nun jederzeit stundenlang in solch einen erhabenen Zustand zurückkehren kann, und dass er auch im normalen Wachzustand glückselig, wie im Zustand des *samadhi*, leben kann.

Nenne sie ein Ideal, diese Lehre des *Kriya*, wenn du aber über Schmerz und Elend erhaben leben möchtest, dann beginne, deinen Verstand durch

Kriya sadhana zu entwickeln und auszubilden, indem auf eine gewisse Art denkst, glaubst und lebst. Babaji's Kriya Yoga ist ein Ideal, indem jede Pore deines Körpers durch perfektes Beherrschen und Durchdringen, dich jenseits aller Schmerzen und Elend führt! Diese Mentalität kann alleinig durch *Satguru Deva*s Gnade entwickelt werden. Die Dualitäten fallen ab einem gewissen Zustand, eine nach der anderen, wie trockene Blätter eines dörren, leblosen Baumes. In einigen wenigen Fällen hat der Schriftsteller eine riesengroße religiöse Welle von unwiderstehlicher Kraft gesehen, die durch einen starken planetarischen oder *prarabdha* Einfluss, eine Person vorübergehend weggefegt hat, solche Menschen aber neigen dazu, auf ihre natürliche Ebene des „Essens, Trinkens und des fröhlich Seins" mit einer starken Reaktion zurückzukehren.

Gott und *Guru* sollten angebetet und verehrt werden, während man sich des *Mulagurus* zu allen Zeiten erinnert. Der *Guru* ist die Mutter, und Gott ist der Vater, und das Kind braucht sie beide. Die ganze Welt lässt sich vom Vater lenken, aber der Vater schlägt niemals den Wunsch einer Mutter ab. Die Wege Gottes sind mysteriös. Niemand war in der Lage, sie zu ergründen, und es wird niemandem gelingen. Normalerweise heißt es, dass „je tiefer wir gehen, desto größer wird das Rätsel des Kampfes", wenn dich aber ein *Satguru* Schritt für Schritt führt, dann gibt es keinerlei Geheimnisse mehr.

Diese Welt taumelt vor dem Göttlichen Willen einer unvorstellbaren Macht (nicht so die Mitglieder der Kriya Babaji Sangah). Für sie gibt es keine Macht, die für sie unvorstellbar ist, denn für sie ist Kriya Babaji Gott, Vater, Mutter und alles andere. Das Geheimnis muss vom *Satguru* selbst, in der Sprache der Stille, erlernt werden, indem man sich vor ihm niederwirft und alles dem Satguru Deva übergibt. Das ist der wirkliche Zustand. Das ist der wirkliche Inhalt und das ist die andauernde Arbeit, die von all denen getätigt werden muss, die in Kriya Babaji ihren *Mulaguru* sehen. Das Heilmittel ist Gnade, mehr Gnade und noch mehr Gnade des *Gurus*. Erhalte die Gnade, und alles andere folgt von selbst.

Das größte Glück, das uns widerfahren kann, ist ein gesegnetes *darshan* von einer *brahma* verwirklichten Seele, wie der von Kriya Babaji. Es ist das allergrößte, das alle Großartigkeit übertrifft. Es ist gewiss ein Beweis gegen jegliche Trauer und Schmerz. Du musst weder alles wissen, noch irgendetwas überhaupt. Du wirst durch jede Situation getragen, vorausgesetzt, du wirst zum Kinde Kriya Babaji's. Was dir hilft, ist die Gnade und der einfachste Weg; diese Gnade zu erhalten, ist die Liebe, der Dienst, die Hingabe und die bedingungslose und fröhliche Hingabe deines Selbst.

Abhyasa, die Praktik und zahllose Wiederholung, ist das praktischste Heilmittel, und *manam nididhyasam* ist das geistige Heilmittel. Die Anbetung der Schützenden Macht ist eine Notwenigkeit für alle Wesen der Schöpfung. Diese Anbetung mag die Form intelligenter Anteilnahme mit der universellen, am Leben erhaltenen Macht, bedeuten, oder es mag in gewöhnlichen und normalen Wesen existieren, als bloßer Instinkt der Unterwerfung gegenüber den höheren Mächten, deren Hilfe sie auf ihre eigene Art erbeten. Der Mensch aber, ausgestattet mit brillanten Fähigkeiten wie Urteilsfähigkeit oder Unterscheidungskraft, einem verstehenden und bewussten Willen, weiß, dass sein Wohlergehen von seinem harmonischen Verhältnis mit der herrschenden Macht des Universums abhängt.

Der Mensch benötigt Schutz – körperlich und psychisch. Der einzigartige indische Verstand hat begriffen, dass die Wirklichkeit hinter dem Universum, ein höchst intelligentes Wesen ist, welches durch die Kraft oder Macht oder *shakti* arbeitet, die dieser universellen Intelligenz innewohnt. Diese Erhabene Macht tritt in Form von *avataren* auf, welche in die sichtbare Welt herabsteigen oder als unsichtbare wohltätige Macht, derer sich der Mensch kaum bewusst wird. Welche Form auch immer diese Macht annimmt, ihre Verehrung ist für das Gute des Menschen unabdingbar. Darum ist das Gebet ein Versuch, mit dieser Macht in Kontakt zu kommen.

Für diejenigen, die zu dieser Macht nicht regelmäßig beten können, haben die Schriften gelegentliches Beten empfohlen. Der Anfang des Sommers und der Anfang des Winters, sind in jedem Jahr zwei sehr wichtige Kreuzungen von klimatischen Voraussetzungen und solarem Einfluss. In diesen beiden Ereignissen werden heilige Gelegenheiten zur Anbetung Göttlicher Wesen gesehen. Daraufhin weisen jeweils Rama Navaratri im „Chitra Masa" und Durga Navaratri im „Ashuvayuja Masa" hin. Die Körper und der Verstand der Menschen erleben eine erhebliche Veränderung während dieser Veränderung, die in der Natur auftritt. Sri Rama wird an Rama Navami zum ersten Mal verehrt und Devi Durga zum zweiten Mal. Während Sri Rama durch seine *shakti (prakriti, maya* oder *yogamaya)* ein *avatar* Gottes ist, ist Durga die *shakti*, die sich durch das kreative, erhaltende und beschützende Prinzip der kreativen Welt manifestiert. Dieses große Prinzip wird als die Göttliche Mutter, als Maha Kali, Maha Lakshmi und Maha Sarasvati verehrt, welche die Aspekte von *tamas, rajas* und *sattva* repräsentieren. So wie ein Strang aus drei Strähnen gemacht wird, besteht das Universum aus den drei *gunas* oder Arten oder Qualitäten der *prakriti*.

Die *Devi puja* ist die Anbetung der ultimativen Ursache aller Dinge und trägt darum zum Guten aller bei, welches seine Auswirkung ist. Es ist die begrenzte Pflicht des Menschen, die Göttliche Mutter zu besänftigen, denn sie herrscht erhaben über die Gesundheit und den Wohlstand des Universums. Selbst die Intelligenz des Menschen wird von ihr beherrscht. Der Mensch ist wirkliches *shakti maya* (erfüllt mit *shakti*). Unabhängig der *shakti* kann er nicht existieren. Das ganze Universum ist Energie und Energie ist *shakti*. In seiner enthüllten Form ist Gott die *shakti,* oder die Macht. In seinem unmanifestierten Aspekt ist Er *chit* oder Bewusstsein. *Chit shakti* ist das Bewusstsein, die Kraft, die überall als materielle Ursache von allem arbeitet. Durch diese Anbetung, ist die Mutter vom Wohlergehen des Individuums, der Familie, der Gesellschaft, der Nation und der ganzen Welt, abhängig.

Oh Suchender, du bist keine selbst versorgende, unabhängige Entität. Deine Größe ist ein widerspiegelnder Teil der universellen Pracht, der *Maha Shakti* oder der *aishvarya* des Herrn. Entsage deiner Eitelkeit und deinem Stolz. Überreiche dein Selbst der Göttlichen Mutter. Bete zu Ihr, die die *Brahma Shakti*, *Vishnu Shakti* und *Shiva Shakti* ist. Wie kannst du sie missachten? Lerne die „Devi Mahatmaya" kennen und mache dein *japa* mit dem Devi *mantra*. Meditiere über Devi und passe dich ihr an. Dies ist dein Ziel, dies ist dein höchster Wohlstand. Dies ist *kaivalya moksha* oder die abschließende Emanzipation. Ruhe in Frieden und sei gesegnet. Möge die Gnade der Göttlichen Mutter und die gütige Barmherzigkeit von Kriya Babaji, dem größten *Satguru* aller Zeiten, mit dir sein. Die menschliche Kraft ist nicht groß, sie leitet ihren Wert aus der unerschöpflichen Quelle der Göttlichkeit. Wenn sie durch die reine Intelligenz des Göttlichen erleuchtet wird, tendiert sie in Richtung spirituelle Konstruktion und Glückseligkeit, nicht in Richtung niedriger Vernichtung und Elend. Die große Notwendigkeit der Stunde ist Harmonie und richtiges Wissen über die Göttlichen Kräfte des Universums. Liebevolle Vereinigung mit der ganzen Welt bedeutet Glücklichsein mit dem Einen, welcher Eins mit dem Ganzen ist.

Unwesentliche Abweichung

Der Hinduismus ist die älteste aller lebenden Religionen. Er ist die Mutter aller Religionen und er ist außergewöhnlich praktisch. Er zeigt den

Weg zur Gottesverwirklichung, Unsterblichkeit oder ewigen Frieden, Glückseligkeit und Weisheit. Ohne Religion lebst du vergebens. Der, welcher die Veden oder *sanatana dharma* achtet, ist ein Hindu. Pietät, hohe Gesinnung, eine religiöse Neigung des Verstandes, Hingabe, Verzicht, Selbstbeherrschung, *ahimsa, satyam*, Reinheit und selbstloser Dienst stehen in Verbindung mit dem Namen Hindu. Diene deinen Eltern, älteren Menschen, Lehrern und Gästen mit göttlichem *bhava*. Sprich die Wahrheit, praktiziere *ahimsa* und führe *brahmacharya* aus. Mache täglich *japa*; lerne die Gita, das Ramayana, das Bhagavatam, die Upanishaden und die ‚*Kriya Babaji Gita, Rahasyam*'. So erlangst du das Ziel, Gottesverwirklichung.

Die wesentlichen Bestandteile aller Religionen sind identisch. Nur das Unwesentliche weicht davon ab. Meide üble Gesellschaft, suche Zuflucht in der Gesellschaft von Heiligen und Weisen. Kopiere nicht die Kultur und Kleidung des Westens, aber nimm deren moralische Qualitäten wie den Geist des Dienstes, Pünktlichkeit und Beharrlichkeit in dich auf. Werde nicht zum Sklaven der Mode und der Sinne. Schimpfe und kämpfe nicht. Respektiere alle Heiligen und Propheten. Liebe alle, diene allen und praktiziere Selbstbeherrschung. Sei rein, sei moralisch, sei tolerant, sei selbstlos und sei wohltätig. Teile deinen Besitz mit anderen. Pflege den Glauben und die Hingabe, und meditiere auf Gott/Guru/Selbst. Dieses sind die wesentlichen Bestandteile der Religion. Es gibt eine alldurchdringende Seele, die unsterblich ist, unveränderlich, die Frieden, Glückseligkeit und Weisheit verkörpert, die getrennt vom Körper und Verstand ist und die alleinig und für immer existiert. Zusammengefasst bist Du das *Atma,* erkenne dies und sei frei, TAT TVAM ASI, Du Bist Das. Möget ihr alle, noch in diesem Leben, den Herrn in euch verwirklichen. Möge Gott euch mit Gesundheit, langem Leben, Glück, Wohlstand, Friede, Freude und *kaivalya* segnen!

Grüße und Verehrung euch allen, in welchen der Herr in der Form von Kriya Babaji innewohnt. Kriya Babaji gewidmeter selbstloser Dienst ist schön und tatsächlich veredelnd und ist auch eine Quelle der Inspiration für andere auf der spirituellen und der materiellen Ebene. Halte den Geist fest, bemühe dich, spiritualisiere und erfülle die ganze Welt mit seinem süßen Namen *(Aum Kriya Babaji Namah)*. Verankere seinen Namen auf den Lippen eines jeden seiner Kinder. Kriya Babaji ist überall gegenwärtig. *Sat* ist Kriya Babaji, *chit* ist er, und *ananda* ist auch er selbst. Der Duft der Rose, das Grüne der Blätter, der Glanz der Sonne, die Musik der südlichen Brise und alles andere ist vermischt im süßen Namen von Kriya Babaji. Fühle seine Gegenwart überall, und erblicke ihn in allen Wesen. Diene ihm in allen Anwesenden, liebe ihn in Allen. Sehe ihn in Allen und fühle das Einssein überall und genieße die Vollständigkeit. Führe ein Göttliches Leben, vergöttliche deine gesamte Natur, übe wahres *Kriya sadhana* aus, und praktiziere Konzentration und Meditation. Vernichte die *vasana*, kontrolliere die Sinne, stille den Verstand und schaue nach innen. Erblicke Kriya Babaji in deinem Herzen sitzend. Fühle die Offenbarung. Werde eins mit ihm und genieße die Vollständigkeit.

„*Gurur Brahma Gurur Vishnu Gurur Devo Maheshvaraha Gurur Sakshat Parambrahma Tasmai Sri Kriya Babaji Gurave Namaha*"

Guru bhakti unterscheidet sich vom Gurusein. Ein *guru* ist absolut notwendig für jedermann. Du magst sagen „Der Herr ist mein Guru" oder „Ich bin mein eigener Guru." Im Anfangsstadium wird ein Aspirant auf seinem Pfad mit vielen Schwierigkeiten und Zweifeln konfrontiert. Um seine Zweifel zu klären, muss er jemanden haben, an den er sich wenden kann.

In der Auswahl eines *guru* musst du vorsichtig sein. Irgendjemand mag sagen, ein Lehrer ist ein großer *Mahatma* (große Seele). Du sollst nicht plötzlich losspringen, um ihn als deinen *guru* anzunehmen, denn wenn du einen *guru* gewählt hast, sollst du ihn nicht mehr wechseln. Darum ist es immer besser, mit den *Mahatmas* an *satsanga* teilzunehmen, wer auch immer sie sind. Lebe mit ihnen, oder halte dich für einige Zeit bei ihnen auf, bevor du einen *guru namaskar* aus ihm machst. Wenn du dies tust, bekommst du einen Wächter für eine andere Falle. Ein *Mahatma* wird sagen: „*Rama bhakti* ist erhaben", ein *Bhagavan* würde sagen: „*Krishna bhakti* ist noch erhabener" und verwirft *Rama bhakti*, und noch ein anderer wird sagen, dass *Kali bhakti* der Eine und der Einzige ist, welcher erstrebenswert sei, und noch ein anderer wird *nirakaradhyan* predigen. Du sollst dein Ideal oder dein zentrales Prinzip oder *nishta* nicht austauschen. Finde dein eigenes zentrales Prinzip, welches je nach deiner Natur und deinem Temperament unterschiedlich sein kann. Wenn du den *Mahatmas* und *Bhagavans* begegnest, bitte sie, dich in diesen Weisheiten zu unterrichten. Wenn sie eine gegensätzliche Ansicht gegenüber der deinigen hervorbringen, höre in jedem Fall zu, aber verändere nicht dein zentrales Grundprinzip oder dein *nishta*. Denke daran, trotz aller

Unterschiede zwischen den *Mahatmas* und den *Bhagavan*s ist ein guru für einen Aspiranten auf dem spirituellen Pfad absolut notwendig.

Selbst für das Erlernen des Alphabetes oder etwas Arithmetik, musst du einen *guru* haben. Was können wir über das Wissen des *brahman* sagen? Nur ein *guru* kann deine Mängel aussortieren. Die Natur des Ego ist so, dass du nicht in der Lage sein wirst, deine eigenen Mängel zu erkennen. Du wirst sagen: „Ich weiß es besser als der andere Mann." Selbst wenn dir deine Mängel gezeigt werden, wirst du anfangen zu argumentieren und dich wehren. Du magst deine Mängel anderen gegenüber nicht entblößen oder zugeben. Aber erst wenn du das lernst, wirst du dich verbessern. Der spirituelle Pfad ist ein dorniger Pfad, aber du musst nicht länger daran verzweifeln. Gott ist Barmherzigkeit. Wenn du in Ihm verschmelzen, oder Sein perfektes Instrument sein möchtest, dann musst auch du barmherzig sein. Was ist Verwirklichung? Es ist dein Verschmelzen im Herrn oder Sein Messias zu sein, oder Sein Fahrzeug – ganz nach Seinem Wunsch. Es ist das Einssein mit Ihm und im Einklang mit dem Meister zu sein.

Das Ziel aller Schriften ist, dich perfekt und frei zu machen, um deine Seele mit Gott zu vereinen, um dir das Wissen von Gott zu bringen und dass du dadurch Glückseligkeit und Frieden erlangst. „Der Mensch, der vollen Glaubens ist, der seine Sinne bezwungen hat, erlangt Wissen und nachdem er Wissen erlangt hat, bewegt er sich umgehend zum erhabenen Frieden!" (Bhagavad Gita, IV.39). Du wirst das *shraddha* verlieren, und du wirst den Glauben verlieren, wenn du nicht einige Erfahrungen machst. Wenn du ein richtiger Aspirant bist, solltest du niemals verzweifeln. Du bist ein Gott auf dieser Erde. Wenn du keine Erfahrung machst, sollst du nicht niedergeschlagen sein. Vielleicht wollen dir Gott oder Kriya Babaji die allerhöchste Erfahrung sofort geben. „Dein Recht gilt nur für die Arbeit, aber niemals den Früchten. Lass weder die Frucht der Handlung zum Motiv noch die Zuneigung zur Trägheit werden." (Bhagavad Gita, II.47). Wenn du keinerlei Erfahrungen erhältst, warte, denn vielleicht gibt es da noch Unreinheiten. Du musst mehr *sadhana* machen. Übe selbstlosen Dienst mit *bhava* aus, und erwarte die Früchte nicht sofort. Wenn du dir Luft zufächelst, denke: „Ich fächle nicht für meinen menschlichen Körper, sondern für meinen Herrn und Meister." So wird der Überlegenheitskomplex verschwinden. Denke nicht: „Ich habe mich verwirklicht." Diese Vorstellung ist falsch.

Werde zum Studenten der Studenten. Die Spiritualität ist ein Ozean. Wenn du die Leben der Heiligen studierst, wirst du es klar erkennen. Jeder große Heilige, selbst Chaitanya, Tukaram, Tulasidas fühlten sich wie einfache Studenten. Auf dem spirituellen Pfad musst du deine Knochen entfernen, sie zu Pulver zermahlen und Öl daraus gewinnen und den Docht mit diesem Öl jahrelang brennen lassen. Nur dann wird Gott und Meister vor dich treten. Sei aber nicht entmutigt. Realisierung kann innerhalb einer halben Sekunde kommen, in weniger Zeit, als man sie benennen kann, so, wie es im Fall von Videhi Janaka war, in einer *muhurtha*, oder wie im Fall von Katwanga, oder wie in den sieben Tagen im Fall von Parikshit. Sie mag auch erst nach 300 Wiedergeburten kommen. Was soll's, wenn sie wenigstens dann kommt? Du musst nur deine Pflicht tun. Du dienst nicht, tust nichts und trotzdem erwartest du, dass du innerhalb eines Augenblicks die Unsterblichkeit erlangst (wie eine Belohnung) und zu einem *jivanmukta* wirst! Welcher Natur ist dein Ziel? Ist es das der Unsterblichkeit? Um diese zu erlangen, musst du dich dafür nicht sehr anstrengen? Sage: „Vor Millionen von Wiedergeburten habe ich keine Angst." Dieses furchtlose Gefühl muss sich entwickeln, und erst dann bist du ein echter Aspirant.

Erobere den Stolz und praktiziere Kriya Yoga. Sehe in Allem den Herrn. Diese Idee wird in allen Schriften des Bhagavatam wieder und wieder wiederholt. In der ‚Devi Sukta' heißt es: „Diese *Devi*, welche sich in allen Wesen befindet – vor Ihr verneige ich mich." Aber du wirst all dies vergessen, wegen der *maya* oder dem Egoismus. Wenn ein Mensch eine halbe Flasche Milch hat, sollte er selbstverständlich etwas an einen hungernden Menschen abgeben. Normalerweise aber tut er das nicht, sondern füllt seinen eigenen Bauch, bis ihn Übelkeit überkommt. Zuerst musst du die Natur des Ego kennenlernen, dann kannst du versuchen, es durch selbstlosen Dienst zu erobern. Wenn du gute Qualitäten entwickelst, respektieren dich die Menschen; verkünde aber nicht, dass du ein Karma Yogi bist, ein Bhakti Yogi oder ein Kriya Yogi. Die Augen eines echten *bhakta* sind immer offen, auf der Suche nach Gelegenheiten, bei denen er dienen kann. Derselbe Herr, den der Weise in der Meditation und *samadhi* erfährt, sieht der *bhakta* oder Kriya Yogi überall. Für einen *bhakta* oder Kriya Yogi kommt die advaitische Realisierung von selbst. Ohne die vedantischen Texte zu studieren, werden alle Wahrheiten durch die Gnade und das Erbarmen Babaji's enthüllt. „Ich sehe Dich in grenzloser Form, an jeder Seite und mit mannigfaltigen Armen, Mägen, Münder und Augen; ich sehe weder das Ende, noch die Mitte, oder noch den Anfang, Oh Herr des Universums, oh Kosmische Form." (Bhagavad Gita, XI.16). Alle Beine, alle Hände gehören Gott und dem Meister. Alles was du siehst, ist Gott, Kriya Babaji.

Kriya Yoga ist für die Entwicklung des Menschen lebensnotwendig, ebenso für die ethische Kultur. Natürlich kannst du das Vedanta studieren. Aber durch Kriya Yoga kannst du das *raga dvesha* leicht entfernen. Nur dann wird die Meditation stetig. Ethische Perfektion kann nur erlangt werden, indem du den Anweisungen deines *Satgurus* folgst und durch selbstlosen Dienst. Wenn der Meister dir etwas in einem Traum, Schlaf oder in deinem Unterbewusstsein sagt, oder er übermittelt dir etwas durch ein auserwähltes Gefäß, musst du es bis auf den letzten Punkt verfolgen, egal, wie schwer es dir fällt, in welcher Not du bist, oder welche Entbehrungen es verursacht. Höre auf, an einen erniedrigenden Dienst, durch einen Komplex der Überlegenheit oder der Minderwertigkeit, zu denken. Zerquetsche diese Idee ganz und gar. Im Kriya Yoga gibt es kein Ding, durch das du dich erniedrigt fühlen musst. Alle Arbeit, Dienst und Liebe sind für den Kriya Yogi ein Gebet. Alle Arten von Arbeit sind edel, aufwertend und reinigend. Große Menschen sind immer demütig. Sie stürzen sich in den Dienst von jeglicher Art. Lord Sri Krishna trug Brennholz für Seinen Guru Sandipini. Satyakama hütete die Kühe so viele Jahre lang, bis sie sich zu tausend Kühen vermehrt hatten. Es gibt nur ein paar ignorante Pseudo-Vedantine und höher Gestellte, die keinerlei Interesse an Yoga zeigen und den Dienst am Nächsten ablehnen. Wenn du Gelegenheiten für den Dienst findest, dann musst du bereit sein zu helfen. Beginne umgehend damit, in allen Himmelsrichtungen neue Kriya Babaji Sangahs zu gründen, und wann immer sich die Gelegenheit bietet, unterhalte dich über Kriya Yoga. Entwickle dein Intellekt, entwickle sattvische Qualitäten wie Barmherzigkeit, Toleranz und kosmische Liebe. Energie ist unzerstörbar. Was ich gesagt habe, ist nicht umsonst gesagt. Wenn eine Stimme sich äußert, ist sie nicht verloren und diejenigen, die im Einklang mit dem Meister sind, was dasselbe ist, wie im Einklang mit dem Allwissenden zu sein, werden davon außerordentlich profitieren.

Jedermann muss einen *guru* haben. Wenn du keinen erstklassigen *guru* findest, nehme einen drittklassigen *guru*, einer der immer noch besser ist als du und der den Pfad bereits 10, 20 oder 50 Jahre lang getrabt ist. Selbst wenn du einen drittklassigen *guru* bekommst, musst du ihn als deinen *Guru* annehmen und seinen Instruktionen folgen. Wenn Zweifel aufkommen, wird er diese Zweifel klären. Streite nicht unnötigerweise mit dem *Guru*, sondern halte dich an ihm fest, wie Peter sich an dem festen Felsen des Glaubens hielt. Der Intellekt wird dir helfen, aber er kann die Probleme des Universums nicht lösen. Bloßer Verstand kann dir nicht die Antworten auf das „warum und wieso" des Universums geben. Dies sind transzendentale Dinge, jenseits der Reichweite des Intellektes. Der Verstand ist endlich, er kann das Unendliche nicht begreifen. Wenn du Opium einnimmst, oder wenn du dich im Delirium befindest, oder wenn du verängstigt bist, kann dein Verstand nicht mehr funktionieren. Intellekt ist für die hilfreich, die einen Glauben haben. Er trägt dich bis an die Pforte der Intuition, und dort verlässt er dich. Verstand ist ein Hindernis, wenn er auf entartete Art streitet. Wenn du denkst, dass du keinen *guru* benötigst und dass du von deinem Intellekt abhängig sein willst, zeigt dies, dass du ein starkes Ego besitzt.

Die Technik des Kriya Yoga

Für die große Mehrheit von Personen, von denen die meisten fünfklassige Aspiranten sind, ist ein *guru* notwendig. Tatsache ist, dass selbst ein fünfklassiger *guru* in der Lage sein wird, Zweifel zu klären. Auch um den Pfad des Kriya Yoga zu folgen, um zu lernen, dass man in der Welt eine Manifestation des Herrn sieht, und um in andere hineinzuspüren und ihnen zu dienen, musst du die Techniken des Kriya Yoga kennen. Im Westen gibt es große Philanthropen, wie Rockefeller, der riesige Mengen spendete und Institutionen für den öffentlichen Dienst gründete, deren Zweck nur der Philanthropie gilt. Sie denken an ihre Nachbarn und an ihr Land. Sie haben keine Vorstellung davon, dass die Welt Gott ist, und dass sie nur Instrumente in der Hand des Herrn sind, und dass sie für ihre Handlungen keine Früchte zu erwarten haben. Es gibt einige Ärzte, die ganze Tage und Nächte lang arbeiten, wenn aber die Patienten ihre Rechnungen nicht sofort bezahlen, schicken sie umgehend rechtmäßige Mahnungen. Gelder fließen in deren Taschen und trotzdem denken sie nur an das Geld. Natürlich gibt es Ausnahmen, aber derer gibt es wenige. In ihren Handlungen haben sie keine Vorstellung von Kriya Yoga. Sie kennen kein *bhava*.

Die Techniken des Kriya Yoga zu erlernen, ist schwierig (die Yogoda Sat Sangah kann auch zu deiner Rettung kommen, wenn du dich an das Eastern oder Western Headquarter wendest). Du musst trainieren. Ein *guru* ist notwendig. Indem du ihm mit *bhava* dienst, entwickelst du dich schnell. Er wird deine Zweifel bezüglich der Gottesverwirklichung klären.

Zum Thema Guru und Einweihung ist zu erwähnen, dass Lord Shiva eine zeitlang mit Pattinathar gelebt hat, und trotzdem war der letztere nicht in der Lage, den Herrn zu erkennen, bis dieser eine Nachricht hinterließ, die besagte: „Selbst eine zerbrochene Nadel wird dir nach dem Tod nicht folgen", danach verschwand er. Dies öffnete die Augen von Pattinathar und der Einfluss des *Gurus* hatte eine Wirkung auf ihn. Lord Krishna lebte eine zeitlang unter dem Namen Sri Kandia mit Ekanath und obwohl er ihm diente, konnte Ekanath den Herrn in ihm nicht erkennen. Darum ist es für den Aspiranten ziemlich schwierig, seinen Meister zu kennen und zu erkennen, wenn er ihm begegnet. Der Lehrer der Lehrer (Kriya Babaji) enthüllt sich dem Aspiranten auf die eine oder andere Art und Weise, aus reinem Mitgefühl. Für den Aspiranten kommt die Hilfe des Herrn und Meisters auf mysteriöse Weise. Sieh nur, wie der Herr den Schülern im folgenden Fall half: Ekanath hörte ein *akasha vani*, eine Stimme vom Himmel. Sie sagte: „Besuche Janardhan Pant in Deva Giri. Er wird dich auf den rechten Pfad bringen und dich führen." Er handelte entsprechend und fand seinen *guru*. Tukaram erhielt sein *mahamantra* „Rama Krishna Hari" in seinem Traum. Er wiederholte dieses *mantra* und erhielt *darshan* von Lord Krishna. Derselbe Sri Krishna schickte Namdeva nach Mallikarjuna, um höhere Einweihung von einem *samnyasin* zu erhalten. Königin Chandalai nahm die Form von Kumbhamuni an und erschien vor ihrem Ehegatten Siktidvaja im Urwald, wo sie ihn in die Mysterien des *kaivalya* einweihte. Madhura Kavi sah drei Tage lang hintereinander ein Licht am Firmament. Es führte ihn und brachte ihn zu seinem *Guru* Nammalwar, welcher unter einem Tamarindenbaum, in der Nähe von Tiruneveli, im *samadhi* saß. Vilva Mangal war mit Chintamani, dem tanzenden Exponenten, sehr verbunden. Der letztere wurde sein *Guru*. Tulasidas erhielt Instruktionen von einem unsichtbaren Wesen, er solle Hanuman besuchen, um durch Hanuman *darshan* von Sri Rama zu erhalten.

Einweihung bedeutet nicht nur das Rezitieren eines *mantras* in das Ohr eines anderen. Wenn Rama durch die Gedanken von Krishna beeinflusst wurde, hat der Erstere schon die Einweihung von Letzterem erhalten. Wenn ein Aspirant den Pfad der Wahrheit betritt, nachdem er die Bücher eines Heiligen studierte und seine Lehren aufgenommen hat, dann ist der Heilige bereits zu seinem *guru* geworden. Meister können Aspiranten durch ihre Briefe und Gedanken einweihen. Die Methode der Einweihung muss für jeden Aspiranten nicht unbedingt dieselbe sein. Entsprechend der Sehnsucht des *sadhaka* wird der Herr einen Führer arrangieren, passend zum Temperament des Aspiranten. Vamadeva erhielt das Wissen des Selbst, während er im Schoß seiner Mutter lag. Mira wurde durch ein Idol von Lord Krishna inspiriert. Narsi Mehta wurde auf eine wundersame Art Gott-berauscht. Dattatreya hatte das Wissen um *Brahman* von den vierundzwanzig *Gurus* erhalten, von welchen du eine Beschreibung im elften *skanda* des ‚Bhagavata Purana' findest. Die Geschichte des Brahmanen von Avanti und dem Leben von Vilva Mangal veranschaulicht diese Behauptung sehr schön und auf eine Weise, die jeder Beschreibung frönt. Der Herr sagte in der Gita: „*dadhami buddhiyogam tammyena manupay antite*"; dies bedeutet: „Ich werde ihnen den Yoga des *buddhi* schenken, durch den sie mich erlangen werden." Sri Dattatreya hatte einen sehr eindringlichen und scharfen Verstand, durch welchen er *jñana* (Weisheit) erlangte. Jada Bharatha wurde als *siddha* geboren. Indra musste Prajapathi 101 Jahre lang dienen, bevor er die Einweihung von seinem *Guru* erhielt. Janaka wurde von Yajñavalkya und Ashtavakra in seinem königlichen Durbar (Palast) eingeweiht. Swetaketu wurde von seinem Vater neunmal eingeweiht. Nirvittinath wurde in Trimbakeshvar von einem Tiger angegriffen, als er in die Höhle des Jñaninath rannte, einem Schüler von Matsyendranath, und wurde dort von Jñaninath in die Mysterien des Kriya Yoga eingeweiht.

Einweihung, Inspiration und das Erlangen von Wissen hängt von den Bemühungen und der Ernsthaftigkeit des Aspiranten ab. Die Gnade des Herrn stieg auf diese Aspiranten zur richtigen Zeit hinab, als deren geduldige und anhaltende Anstrengung zur Verwirklichung nicht mehr notwendig war. Einige, wie Yogi Milarepa (aus Tibet), müssen deren Meister auf qualvolle Weise eine lange Zeit dienen, wogegen einige andere durch die gütige Barmherzigkeit des Meisters der Meister, Kriya Babaji, sie so schnell wie ein Augenzwinkern erhalten, nein, vielmehr so schnell wie ein Blitz. Milarepa musste während seines Dienstes am *Guru* eine Reihe von Qualen durchstehen. Er musste übermenschliche, heldenhafte und tapfere Handlungen ausüben, bevor er eingeweiht wurde. Weise und die *rishis* der Vorzeit unterzogen ihre Schüler strengen Prüfungen, bevor sie ihnen ihr Vertrauen schenkten und ihnen die Geheimnisse der Mystik und des Okkultismus enthüllten. Sie wussten intuitiv, ob ein Schüler für die Einweihung reif war oder nicht. Neulinge wurden mit dem Hüten von Kühen beauftragt, dem Sammeln von Brennholz aus dem Urwald für den *ashram*, dem Waschen der Kleidung des *gurus* (und dem *guru pathni*), und er gab ihnen Arbeit, die in den Augen vom heutigen modern verwandelten *sadhaka* als erniedrigenden Dienst erscheinen mag.

Für Aspiranten wie Swetaketu, Indra, Satyakama und andere, war jede Handlung eine Handlung des Kriya Yoga oder der Anbetung des *Satguru Deva*. Für sie war nichts zu niedrig und sie gaben ihrem Meister alles, ohne eigennützige Motive. Daher kommt es, dass sie *chitta siddhi* erlangten, die Veden studierten und meisterten und letzlich das Wissen um das Höhere Selbst erwarben. Gautama suchte vierhundert dünne, schwache Kühe aus und bat seinen Schüler Satyakama Jabala, diese zu hüten und zu pflegen und erst dann wieder zurückzukehren, bis diese sich auf eintausend Stück vermehrt hatten. Satyakama musste eine lange Zeit im Urwald leben. Einige Tage vor seiner Abreise zum *ashram* seines Lehrers, wurde Satyakama von den Göttern Vayu, Agni and Surya im Wissen um *Brahman* unterrichtet und als Gautama Satyakama wieder erblickte, war er erstaunt über den glänzenden Schein von brahmischer Herrlichkeit. Ashtavakra gab König Janaka durch ein Augenzwinkern die Einweihung. Die *devas* gaben Khatwanga in einem *muhurta* die Einweihung. Einige weihten ihre Schüler durch ein einfaches Anschauen ein, wie Sri Sri Aurobindo, der unvergleichliche Heilige von Pondicherry, während Adi Shankaracharya den Schüler Trotaka durch sein *sankalpa* inspirierte. Es hängt also von der Fähigkeit, Kapazität und Reinheit des *sadhaka* ab, die Göttliche Gnade zu erhalten, welche ihn in die lobgepriesenen Höhen von erhabener Freude und Glückseligkeit emporhebt. Der Aspirant soll ständig achtsam sein für den Empfang spiritueller Anweisungen – von welcher Quelle sie auch kommen mag. Jeder, der ihm hilft, seine Unwissenheit zu beseitigen, ist ein Führer. Der aber, der den spirituellen Fortschritt des *sadhaka* beschleunigt und ein lebhaftes Interesse an seiner Entwicklung nimmt, ist ein echter *Satguru*. Dattatreya erlangte das Wissen um das Selbst von leblosen Wesen. Der Aspirant muss, bevor er die Gnade des Meisters erwünscht, diese sich auch verdient haben. Die Versorgung von Göttlicher Gnade kommt erst dann, wenn der Aspirant echten Durst verspürt und wenn er dafür geeignet und reif ist.

Ein Weiser oder Heiliger wie Sri Shankara und Kriya Babaji kann einen *sadhaka* auf irgendeinem ungewöhnlichen Pfad einweihen, der für den Aspiranten geeignet ist. Der *guru* weiß durch nahes Betrachten des Aspiranten um dessen Geschmack, Temperament und dessen Kapazität und entscheidet sich für den passenden Pfad. Wenn der Lehrer erkennt, dass das

Herz unrein ist, verschreibt er selbstlosen Dienst für eine Anzahl von Jahren, und der Aspirant muss die Geduld aufbringen, um Geduld mit Geduld zu ermüden. Dann, und erst dann, wird der *Guru Deva* sich erniedrigen und einen besonderen Pfad finden, der am geeignetsten für den Schüler ist, um ihn auf diesem Pfad einzuweihen. Ein *bhakta* wird zum Beispiel von einem *bhakta*-Heiligen auf dem Pfad der Hingabe eingeweiht. Ein *jñani* wird einen Schüler des Vedanta in die *mahavakya* einweihen. Ein *hatha yogi* oder ein *raja yogi* kann einen anderen auf diesem besonderen Pfad einweihen, aber ein Weiser von perfekter Verwirklichung oder *purna jñani* oder *purna yogi* wie Kriya Babaji kann auf irgendeinem und jedem Pfad, an dem er Freude hat, die Einweihung geben. Wenn ein *bhakta*, ein Heiliger, von einem Aspiranten, der den Pfad des Wissens betreten möchte, angesprochen wird, kann der Erstgenannte ihn zur Einweihung an einen passenden *guru* weiterleiten, da der *bhakta* die vedantische Verwirklichung des Einsseins noch nicht erlernt hatte. Ein *jñani* aber kann einen Aspiranten auch auf dem *bhakti marga* einweihen, weil er bereits die Früchte der *saguna* Anbetung im gegenwärtigen oder in einem früheren Leben verwirklicht hat. Es ist sehr schwierig, den speziellen Yoga richtig zu erkennen oder zu diagnostizieren, durch welchen ein *guru* die Perfektion erlangte; es sei denn, dieser selbst enthüllt es aus Mitgefühl dem Aspiranten gegenüber.

Schmelztiegel der Leiden

Außer in Fällen von fortgeschrittenen *sadhakas*, kommt die Einweihung erst nach langem und geduldigem Dienst am Lehrer. Beide, der *guru* und der Schüler, sollten die Natur des anderen gut kennenlernen. Der Schüler sollte die Ideale und Prinzipien seines *gurus* gründlich kennen, während der *guru* fähig sein muss, die Fehler und Unvollkommenheit des Schülers zu entdecken. Dem *guru* sollte ermöglicht werden, eine komplette Studie über die innere Natur des Aspiranten zu machen. Er muss alle seine Schwächen und Mängel vor dem Lehrer bloßlegen. Er sollte sie von seinem *guru* auf verschiedene Weise im Schmelztiegel der Leiden testen lassen, damit er volles Vertrauen im Schüler haben kann. Auch sollte der Schüler während seines Dienstes in immer engeren Kontakt mit dem *guru* kommen, und versuchen, all seine guten Qualitäten anzunehmen. Er sollte niemals versuchen, Mängel in den Gedanken, Worten oder Taten des *gurus* zu suchen. Wenn die fehlersuchende Natur des Schülers besonders ausgeprägt ist, kann er von seinem Erzieher nichts erlernen, und somit kommt sein spiritueller Fortschritt zu einem Stillstand. Zuerst muss der Schüler gegenüber seines *gurus* seine eigenen Schwächen zugeben. Er muss sämtliche Schwierigkeiten vor ihm darlegen, und nur dann kann der Lehrer diese Gefahren und Fallen durch effiziente und wirksame Mittel beseitigen.

Guru ist Brahma, Guru ist Vishnu, Guru ist Maheshvara und Kriya Babaji nahm die menschliche Form an, echtes Fleisch und Blut. Der äußere Mantel soll dir nicht den Eindruck geben, er sei ein gewöhnlicher Mensch. Wenn du deinem *guru* mit voller Hingabe und Glauben dienst, kommt die Einweihung automatisch und mit einem Augenzwinkern oder innerhalb der Zeit, die du zum Zerdrücken einer Rose in deiner Handfläche benötigst. In Abwesenheit eines verwirklichten *Satgurus*, können auch langjährige Aspiranten, die seit langer Zeit den mystischen Pfad gehen und über normalen, grundsätzlichen Wünschen stehen, und die seit Jahren ihren Lehrern gedient haben, einem Neuling behilflich sein. Sie sind seine *upa guru*. Wenn man nicht in der Lage ist, einen solch erfahrenen Studenten zu finden, kann man die Lehren aus Büchern verfolgen, die von verwirklichten Personen wie Sri Shankaracharya, Dattatreya, Yukteswarji, Yogananda Giri, Sri Aurobindo, die ehrenwerte Mutter vom Sri Aurobindo Ashram, Pondicherry, der ehrenwerte Sri Sri Mandaleshvar Sivanandaji Maharaj aus Rishikesh, der ehrenwerte Swami Rajeswaranandaji aus Upanishad Vihar, Kailasagiri, Panagal P.O., Chittoor Dt. Satguru Rama Devi oder Ram Das Swamigal und Mutter Krishna Bai aus Anand Ashram, nicht zu vergessen Krishna Prem aus Almora und eine Menge anderer, zu zahlreich, um erwähnt zu werden, geschrieben wurden. Er kann ein Abbild einer solch verwirklichten Person aufstellen und es mit Glauben und Hingabe anbeten. Stufenweise wird der Aspirant die Inspiration erlangen, und der *guru* kann ihm in einem Traum erscheinen und den Aspiranten zur richtigen Zeit einweihen. Einem aufrichtigen *sadhaka* kommt Hilfe auf mysteriöse Weise zu. Alle Umstände werden sehr bald wohlwollend (entsprechend dem Plan des Meisters), und er erlangt Friede, Glückseligkeit und Unsterblichkeit. Der auserwählte Schüler, der *ishta chela* oder *putra*, wird, wenn er seine Anweisungen bis auf den letzten Punkt verfolgt, nach einiger Zeit wie sein *Satguru Deva* werden. Wenn der Schüler den Anweisungen des Meisters nicht folgt und auf gegensätzliche Weise handelt und nach seinen eigenen Launen und seiner Willkür handelt, unterrichtet von der *maya* und ihren Abgesandten, dann ist er kein Schüler, sondern ein bloßer Opportunist oder ein „paradierendes Mitglied".

Ein Schüler ist einer, der die Anweisungen des *Guru Deva* bis auf den letzten Punkt und Geist verfolgt, und der die Lehren seines *gurus* an sich auf dem Pfad befindenden, weniger entwickelten Seelen so lange verbreitet, bis er durch einen Befehl des Meisters gezwungen wird, seine sterblichen Ringe abzuschütteln. Gesegnet sind solche wie Peter und Paul, eine Hälfte der „anderen Hälfte", oder eins in dreien oder drei in einem plus vier, inklusive dem Großen Kriya Mulaguru, so wie all dies von ihm bezeichnet wurde. Lobpreiset solche *sadhakas*, Weise und *Mahasayas*. Möge der Segen des Kriya Mulaguru (Kriya Babaji) von Zeit zu Zeit auf all denen ruhen, und mögen sie sich der Glückseligkeit, der Unsterblichkeit erfreuen und den „Tod des Todes" noch in diesem Leben erreichen, und mögen sie durch den „Menschen, das Leben, den Tod und danach", hindurchgehen und „die Kreuzigung erleben und die Wiederauferstehung (erfahren)" um zu allerletzt rechtzeitig beim Meister zu sein, was dasselbe ist, wie „im Einklang mit dem Allwissenden zu sein", und höre nicht nur „Die Stimme Babaji's", sondern „Entschlüssele die Mystik" und erstehe den „Meisterschlüssel um von allen Leiden" erlöst zu sein.

AUM HARI AUM. AUM TAT SAT AUM. AUM Shanti Shanti Shanti.

Kapitel III

Ein perfekter Yogi

Ein großer Dieb versteckt sich in deinem Gehirn. Er hat deine atmische Perle an sich gerissen. Er macht dir unendlich viele Sorgen und Schwierigkeiten. Er täuscht dich. Dieser Dieb ist dein Geist. Ihm gegenüber musst du nicht nachsichtig sein. Du musst ihn auf unbarmherzige Weise töten. Es gibt kein schärferes Schwert als ein spirituelles Tagebuch. Es prüft seine lässige Art, und schließlich zerstört es ihn. Es korrigiert all deine täglichen Fehler. Eine gute Zeit beginnt dann, wenn du frei von Wut, Unehrlichkeit, Lust etc. bist. So wirst du ein perfekter Yogi werden. Von deinem Vater und deiner Mutter hast du diesen Körper erhalten. Sie gaben dir Nahrung und Bekleidung, ein spirituelles Tagebuch aber ist wichtiger als deine Eltern, denn es zeigt dir den Weg zur Freiheit und zur ewigen Glückseligkeit. Es gibt dir Trost, Zufriedenheit und Geistesfrieden. Blättere einmal pro Woche durch die Seiten. Wenn du deine Handlungen stündlich niederschreiben kannst, wird dein Wachstum sehr schnell vorangehen.

Glücklich ist der Mensch, der ein tägliches Tagebuch führt, denn er ist Gott sehr nahe. Er hat einen starken Willen und wird frei von Mängeln und Fehlern sein. Durch das Führen eines spirituellen Tagebuchs kannst du deine Fehler umgehend berichtigen. Du kannst deine *sadhana* vertiefen und dich dadurch schnell entwickeln. Es gibt keinen anderen Freund oder ergebenen Lehrer oder *guru* als dein Tagebuch. Es wird dich den Wert der Zeit lehren. Kalkuliere am Ende eines jeden Monats die Stunden, die du verbracht hast mit *japa*, mit dem Studium von religiösen Büchern, mit Meditation, Konzentration, Schlaf, etc. Dann wirst du erkennen, wie viel Zeit du für religiöse Zwecke verbringst. Du hast jede Gelegenheit, die Zeit für *sadhana*, für *japa*, Meditation, etc. graduell zu verlängern. Wenn du ein tägliches Tagebuch richtig führst, ohne in den Einträgen einen Fehler zu begehen, wirst du keine Minute mehr unnütz verschwenden. Du wirst den Wert der Zeit verstehen lernen und wie sie davon gleitet. Vergleiche die Summen des letzten Monats mit denen des vorhergehenden Monats und finde heraus, ob du in deiner *sadhana* Fortschritte gemacht hast oder nicht. Wenn du vorangekommen bist, steigere deine täglichen Praktiken. Durch das Führen eines Tagebuchs sollst du nirgendwo Unwahrheiten äußern. Du führst es nur zu deinem eigenen Vorteil. Es ist das Tagebuch eines religiösen Aspiranten, der den Pfad der Wahrheit geht, um die Wahrheit zu erkennen. Gib deine Fehler offen zu, und bemühe dich, dich in Zukunft zu bessern. In deinem Tagebuch sollst du dich nicht weigern, irgendetwas nicht aufzuführen. Es wäre besser, du vergleichst den Fortschritt deiner gegenwärtigen Arbeit mit der der vergangenen Woche. Wenn du dies nicht wöchentlich tun kannst, musst du es unbedingt einmal pro Monat vergleichen. Dann wirst du in der Lage sein, in verschiedenen Punkten Berichtigungen vorzunehmen, die Zeit für Meditation und *japa* zu steigern und die Zeit des Schlafes zu mindern.

Selbstkorrektur besteht aus der Aufgabe von Luxus und sogar des Nachtessens und aus häufigerem als üblichen Rezitieren von *japa* mithilfe der *mala*. Schäme dich nicht, deine Fehler, Untugenden und Versagen aufzuführen. Diese sind für deinen eigenen Fortschritt notwendig. Verschwende nicht deine wertvollen Stunden. Es ist genug, dass du in vielen Jahren so viele Stunden mit unwichtigem Klatsch vergeudet hast. Genug der Sorgen, die du in all jenen Tagen hattest, um deine Sinne zu befriedigen. Sage nicht „ab morgen werde ich regelmäßiger sein." Dieses morgen wird niemals kommen. Sei aufrichtig und beginne in diesem Moment mit deiner *sadhana*. Wenn du wirklich aufrichtig bist, wird Kriya Babaji immer bereit sein, dir auf deinem spirituellen Marsch zu helfen und einen Auftrieb zu geben.

Derjenige, der sein Leben ordnet, wird ganz sicher noch in diesem Leben ein Yogi oder ein *jivanmukta* werden. Dafür gibt es keine Zweifel. Tue dies praktisch, und beobachte, wie du wächst. Beginne ein spirituelles Tagebuch zu führen, von diesem Moment an, und verstehe die wundersamen Resultate. Eifere ernsthaft und identifiziere dich selbst mit Kriya Babaji's Ziel für dein persönliches Leben, und bringe dies anderen gegenüber klarer und deutlicher zum Ausdruck, und diene ihnen loyaler, indem du deine Sympathie allen Wahrheitssuchenden kundtust. Somit kannst du ein reiches, glückliches, spirituelles Leben der Freude und Macht führen und dieses auf alle, die dich umgeben, ausstrahlen. Dringe tiefer ein in das Königreich der Wahrheit. Strebe danach, die Wahrheit zu erkennen, opfere dein Alles für die Wahrheit, sterbe für die Wahrheit und sprich die Wahrheit. Die Wahrheit ist Leben und Macht. Sie ist Existenz, Wissen und Glückseligkeit. Sie ist Stille, Frieden, Licht und Liebe. Lebe, um die Wahrheit zu erkennen, verwirkliche sie und dringe tiefer ein in die Sphäre des ewigen Sonnenscheins und der beständigen Freude. Möge diese Wahrheit dich in all deinen Handlungen führen, und möge sie dein Zentrum sein, dein Ideal und Ziel. Oh Liebender der Wahrheit!

Versuche soviel zu tun, wie du kannst, soviel, wie deine Fakultäten und Kapazitäten dir zu tun erlauben. Die ganze Welt wird dir dankbar sein, wenn du bereit bist, alle Energie in diese Richtung zu fokussieren. Eine Unze an Praktik ist besser als Tonnen von Theorie. Praktiziere Yoga, Religion und Philosophie im täglichen Leben, und erlange Selbstverwirklichung. Sprich die Wahrheit, spreche wenig, spreche freundlich und süß. Verletze niemanden in Gedanken, Worten oder Taten. Entwickle hohe Gesinnung und Integrität. Bringe Fäuste der Wut unter Kontrolle durch Gelassenheit, Geduld, Liebe, Barmherzigkeit und Toleranz. Vergebe und vergesse. Passe dich selbst den Menschen und Ereignissen an. Schränke deine Wünsche ein, reduziere deine Besitztümer. Praktiziere einfaches Leben und hohes Denken. Anderen Gutes zu tun, ist die höchste Religion. Verrichte selbstlosen Dienst, einige Stunden pro Woche, ohne Egoismus oder Erwartungen auf Belohnung. Tue deine weltlichen Verpflichtungen im gleichen Geist. Arbeit ist Gebet. Widme sie Gott. Lass die Welt zu deiner Familie werden. Entferne die Selbstsucht. Sei demütig, und verneige dich mental vor allen Wesen. Fühle die Göttliche Präsenz überall. Gib die Eitelkeit, den Stolz und die Heuchelei auf. Habe unerschütterlichen Glauben an Gott, die Gita und an Kriya Babaji. Mache eine totale Übergabe deines Selbst an Gott und bete „Dein Wille geschehe", „Ich benötige nichts." Überreiche dem Göttlichen Willen alle Begebenheiten und Ereignisse mit Gelassenheit. Sieh Gott in allen Wesen, und liebe sie wie dich selbst. Hasse niemanden.

Erinnere dich an Kriya Babaji zu jeder Zeit. Sei bei jeder Gelegenheit anwesend bei religiösen Treffen, *kirtan* und *satsanga* der Heiligen. Organisiere solche Empfänge an Sonntagen und so oft als möglich. Schreibe dein liebstes *mantra* oder den Namen deines *ishta devata (parashakti)* auf. Gleichmäßigkeit, Treue und Beständigkeit des Vorhabens sind absolut lebensnotwendig. Verletze niemals irgendjemand *(ahimsa parama dharmaha)*. Kontrolliere die Wut durch Liebe, Vergebung und Mitgefühl. Denke an

Gott, sobald du erwachst und kurz bevor du dich Schlafen legst. Gib dich vollständig Gott hin. Diene, liebe, gib, reinige, meditiere und erkenne *AUM Shanti, AUM Shanti, AUM Shanti!* Eine gute Formel für Frieden und Glückseligkeit würde lauten: „Nichts existiert, nichts gehört zu mir. Ich bin weder Geist noch Körper. Ich bin das Unsterbliche Selbst." Halte dich an deinen Gott und an deinen *Satguru Deva*, mit ganz festem Griff, komme was mag, und beginne deine spirituelle Verbesserung bei der erstbesten Gelegenheit. Du kannst auch zurückgehen, wenn du ein einzelnes Element findest, das unreif ist. Am Ende wird die Schildkröte den Hasen schlagen und das Rennen gewinnen. *Sri Babaji. Jai Babaji. Jai Jai Babaji!*

Deine Erlösung findest du im stetigen Anblick voller und höchster Liebe, Hingabe und Selbstaufgabe, wenn du von Gnade überschüttet wirst, und der Satguru Deva Kriya Babaji vor dir sitzt! Sende dann einen herzzerreißend schrillen Schrei. Denn er möchte überzeugt sein von deinem echten, einzig gezielten Willen, befreit zu sein, und dass du nichts anderes möchtest, als die Göttliche Gnade des Kriya Mulaguru zu empfangen. Die ganze Welt benötigt eine glückliche Religion. Diese Religion muss eine universelle sein und so einfach wie möglich, mit einem Mindestmaß an Einhaltungen und freien Spielraum, durch den wir unschuldig leben können, harmlos und gewissenhaft. Die ganze Vorstellung in Bezug auf Religion benötigt eine Veränderung, besonders in diesem Zeitalter des *kali yuga*. Lasst zu, dass sich alles erneuert und gebt der Religion neuen Geist und neuen Enthusiasmus. Gott als beides, Vater und Mutter, macht es notwendig, das ganze religiöse Gewebe aus der Sicht einer veränderten Welt zu überholen. Gott als *Satguru Deva* ist der wichtigste Aspekt vieler Phasen von *Brahman*. Um es klarer auszudrücken – Gott der Allwissende, der Allmächtige und der Allgegenwärtige ist der Fluss, und Gott als *Guru* ist das Wasserwerk des Reservoirs. Alle Röhren der ganzen Welt, breit oder schmal, fließen aus diesem Reservoir.

Einer, der sein Leben mit Liebe, Dienst, Hingabe und Selbstaufgabe lebt, ist ein *Kriya* Schüler. Dvaitismus, ohne von Zeit zu Zeit notwendige, advaitische Prinzipien anzunehmen, ist wie eine Puppe aus Wachs oder Kampfer. Advaitismus ohne die notwendigen dvaitischen Prinzipien, ist wie ein Stück Weg aus Metall oder Glas. Ein aufrichtiger, wahrer und religiöser Aspirant benötigt beides. Die Eigenschaften der Neuen Ära müssen Elemente des Dienstes aufweisen, dass wir ein universelles Wesen und voll von Liebe sind. Es ist das bevorstehende Aufblitzen einer Neuen Universellen Religion.

All dies muss ein Format haben, dass selbst ein Kind erfassen und sich daran festhalten kann – komme was wolle.

Kriya Babaji möchte, dass die Universelle Religion des Kriya Yoga eine leicht verständliche ist. Sie ist die funktionierende Lebenskraft Babaji's, und diese Macht muss regelmäßig entwickelt, trainiert und an gewisse Ansichten angepasst werden. Religion ist eine übernatürliche Macht, welche in ihrer zuverlässigen Quelle den unendlichen und ewigen Kriya Babaji hat. Sie ist seine zuverlässige Macht, die Wunder vollbringt. Jeder Mensch hat in sich selbst ein Zentrum gewisser latenter Kräfte. Der Mensch muss sie frei lassen, und dazu gehört eine lehrende Schule, wie die Kriya Babaji Sangah. Dies ist nur eine Erwägung gleichen Interesses, denn es gibt weitaus größere Erwägungen, die sich aus der innewohnenden Seele und Gott über uns erheben, um Babaji als Kriya Mulaguru mit Liebe, Dienst, Hingabe, Selbstaufgabe und als ein perfektes Instrument, nahe zu kommen, begierig, im Einklang mit dem zweiundzwanzigsten Vers des neunten Kapitel der Bhagavad Gita zu sein.

Universelle Anschauung

Für einen religiösen Reformer ist die Aufgabe von heute auf hunderterlei Art und Weisen schwieriger geworden. Die erste und wichtigste Arbeit ist, der Welt verständlich zu machen, dass sie ohne Religion nicht glücklich werden kann. Er muss diesen Glauben auf beide Arten stärken, das heißt, nicht nur zeigen, wie die Religion zur Hilfe der Menschheit gekommen ist, sondern auch darauf hinweisen, wie höchste Zivilisationen ohne Religion untergegangen sind, im degenerierenden und verrottenden Einfluss der Zeit. Für die heutige Zeit ist eine einfache Aussage über die Wahrheit nicht ausreichend. Er muss eine universelle Anschauung für jede individuelle Religion einbringen. Er muss die Weisheit der Vergangenheit konsolidieren, indem er ihre Essenz bis zu einem nicht reduzierbaren Minimum herauszieht. Er muss den Goldstaub aussieben und richtige Werte für das Wesentliche und das Unwesentliche jeder Religion aufbauen. Er muss Monopole brechen und Missbrauch und Ausbeutung minimieren. Er muss die allgemeine Ebene von spirituellem Verständnis, göttlichem Wissen, einfachem Leben und hohem Denken steigern. Er muss die kulturellen und moralischen Hintergründe stärken. Er muss alles Unheil ausrotten, das im Namen der Religion angerichtet wird. Er muss die beste und wirksamste Lebensroutine vorlegen und muss für neue und brennende Fragen, die eventuell aufkommen, beste Lösungen gut durchdenken.

Mit der Zeit muss er die Möglichkeit von verschiedenartigen Durst- und Hungerstrecken erwägen, ganz zu schweigen vom Bereitstellen von Sicherheitsventilen und Bremsen zur Kontrolle über Gesellschaft und Familienleben. Er muss die Energien und verschiedenartige Leidenschaften sublimieren, und Methoden zur Gleichstellung der Lebensstandarde vorschlagen, indem gewisse Standarde für jeden stufenweisen Übergang im Leben festzulegen werden, um somit eine enorme Zunahme zu vermeiden. Das Abschaffen von jeglicher Art von Standard resultiert in turbulenter Unzufriedenheit, Aufsässigkeit, Ungleichheit und einer stürmischen Degeneration. Um die Rücksichtnahme der hiesigen Welt und der Welt über uns miteinander zu verflechten, muss er dafür Sorge tragen, dass der Schöpfer, die Erschaffenen und die Schöpfung, dies anerkennen. Er muss die Augen der Welt öffnen, für dieses Eine Leben, und einen und alle dafür erwecken. Das religiöse Ideal, welches zu dieser modernen Welt passt, ist eines, das die ganze Menschheit in seine Umarmung einschließt. Religion muss respektieren und dem Gewissen, der Vernunft, der Erfahrung und der Wissenschaft freies Spiel ermöglichen, und jedem Menschen genehmigen, gut zu leben und ihn lehren, dass man auch anderen erlauben muss, gut zu leben. Diese Religion garantiert jeder Seele die perfekte Freiheit, durch die sie ihre eigene Erlösung, auf ihre eigene Weise, ausarbeiten kann. Die Religion muss den Sinn für Proportion erhalten und das Wesentliche und Unwesentliche abschätzen. Sie würde die Fähigkeit entwickeln, über alle Handlungen und Handelnde zu richten, nicht durch einen gestellten „Wert", sondern durch Prüfung der fundamentalen Wahrheit, die sie befriedigt. Sie würde führen, ohne Einschüchterung oder mentaler Versklavung. Sie würde frei sein vom Glauben an die Überlegenheit und Unterlegenheit der Menschen. Und zuletzt würde der religiöse Reformator den Geist einer praktischen Schwesternschaft und Brüderschaft innerhalb der täglichen Routine des Lebens entwickeln. Eine allgemein akzeptierte Religion, die zum modernen Geistesgut passt, sollte die nachstehenden Charakterzüge haben:

1. Die Religion muss eine klare Form haben und soll nicht nur ein idealistisches, unverständliches, Chaos kreierendes, oberflächliches und hastiges Etwas sein. 2. Die Religion sollte keine Quelle des Aberglaubens sein. 3. Verbindungen zwischen Menschen müssen um ein Vielfaches verbessert werden. Die Religion muss zuerst Menschen aus uns machen, dann Brüder und erst dann religiöse Menschen (im gegenwärtigen Sinn). 4. Durch Religion sollte erkannt werden, was die Bedeutung der Essenz und

der Erfahrung gelebten Lebens ist. 5. Jedermann sollte das Recht haben, den direkten Schutz und die Führung Gottes oder der Gottheit zu erhalten. 6. Prediger sollen Zeugen sein, nicht Anwälte oder Professoren. 7. Es sollten möglichst wenige Begrenzungen auf die Vorstellungskraft Gottes und auf die unschuldige, harmlose und freie Meinungsfreiheit und auf das Leben von Mann und Frau gemacht werden. 8. Alle Verzierungen und Beigaben sollten allmählich verringert, sogar entfernt werden, sobald die Bühne, auf der sie gefunden wurden, sich als hinderlich erwiesen hat. 9. Religion sollte anpassend, attraktiv, konstruktiv und progressiv sein. Religion muss dafür sorgen, sich von Zeit zu Zeit beschneiden zu lassen.

Persönliche Religion

Kriya Yoga ist die psychologische Religion für jeden, egal, ob und welcher Religion, Kaste, Glaubensbekenntnis oder Farbe er angehört. *Kriyaban* (Kriya Yogis) können Hindus, Mohammedaner, Christen oder andere sein. Kriya Babaji's Religion ist eine eigene, persönliche Religion, die dann angenommen wird, wenn man das Alter der Einsicht erreicht hat, und nicht eine Religion, welche man durch die Geburt und Abstammung erhalten hat. Dieses *Yoga* gibt keinen Freiraum für die Unterdrückung der Frau durch ihren Mann, oder für die Verurteilung durch Brauchtum einer Religion, denn von jedem *kriyaban* wird erwartet, dass er in jeder Frau eine repräsentative Form der Mutter sieht.

Die grundsätzlichen Glaubensformen des Kriya Yoga sind: 1. Einheit aller Religionen. 2. Universelle Verbindung von allen menschlichen Wesen als Mitglieder einer Familie. 3. Kein Kommunalismus, kein Provinzialismus (Spießbürgertum), Nationalismus und kein Rassismus. 4. Um die Liebe, Gnade, Hingabe und das Mitgefühl des Kriya Mulaguru zu erhalten, sind die täglichen Praktiken der *Kriya sadhana* und der Brüderschaft sowie der Schwesternschaft, eine unentbehrliche Erfordernis. 5. Die Wahl des eigenen Wegs der Evolution, ist das Recht eines Jeden. 6. Genaue Auswertung von Wesentlichem und Unwesentlichem der eigenen Religiosität, mit Prüfsteinen von fundamentaler und ewiger Wahrheit. 7. Religion sollte nicht dazu benutzt werden, Trennung, Dominanz, Vorurteil, Ausbeutung oder Aberglaube zu verursachen und darf nicht vergessen, die Wissenschaft, die Ursache, den Grund, das Gewissen, die Erfahrung, menschliche Psychologie, individuelle Verdienste und Nachteile zu respektieren. 8. Man muss wissen, dass die eigene Überlegenheit trivial, vergänglich, und durch

Umstände entstanden ist und nicht aus eigener Kraft erworben wurde. 9. Kleine Unterschiede können zwischen hoch und niedrig gemacht werden, sie entstehen aber oft aus Vorurteilen und meistens aus Vorstellungen. 10. Die eigene Fröhlichkeit sollte niemals verlorengehen, denn durch Kriya Babaji's Gnade ist nichts irreparabel oder unerreichbar. 11. Sei immer optimistisch. Der höchste Unterschied zwischen den Menschen kann nicht mit dem verglichen werden, was die Gnade des Satguru Deva innerhalb eines Moments tun kann. Ein Sünder kann im zweiten Moment in einen Heiligen verwandelt werden, und ein Heiliger mag sich am Tage danach als Teufel entpuppen. 12. Zerstörung steht für Wiederaufbau, Zweifeln für Glauben, Böse für Gut und Sündhaftigkeit für Sündlosigkeit.

Erhebe dich über allen Aberglauben. Für einen wahren Kriya Yogi gibt es keinen *chumantar*, außer dem Wiederholen des ‚*Om Kriya Babaji Nama Aum*', der Gnade des Mulaguru, die Barmherzigkeit der Mutter, die eigene höchste Anstrengung und die Sympathie der Welt. Das größte Fundament eines *kriyaban* ist die Mutterschaft Gottes und die Universalität, und seine höchsten Lebensgrundsätze sind: Liebe, Dienst, Hingabe, bedingungslose und fröhliche Übergabe des Selbst an Kriya Mulaguru Babaji's Göttlichen Willen. Einige der praktischen Maßnahmen für *kriyabans* sind: Gemeinsames Beten (Gruppenmeditation), *bhajan* oder *kirtan* in irgendeinem Namen oder Form von Gott oder von irgendeinem Heiligen oder Seher, Unterricht zu geben, Vorträge zu halten, Touren unternehmen zum allgemeinen spirituellen Aufschwung und Erbauen, das Gründen und Ermutigen der Kriya Babaji Sangah. *Kriyabans* sollten sich im täglichen Leben mit folgendem beschäftigen: sich am Bekanntmachen von allgemein religiöser und damit verbundener Literatur zu beteiligen, zum Studium aller Religionen ermutigen und darin, armen Menschen, leidtragenden Familien, sich bemühenden Studenten und mit der Förderung einer universellen Schwesternschaft und Bruderschaft. Kriya Yoga befürwortet die Annullierung von rassistischen, nationalen, provinzialen, sozialen und religiösen Vorurteilen und die freundschaftliche Fürsprache für ehrenwerten Frieden, ehrlichen Kompromiss, kurzum, für allgemeinen Kameradschaftsgeist und Esprit d'Corp, a fait accompli.

Der Prozess der Entwicklung von Satguru Deva Kriya Mulaguru Babaji's Schülern zum Erlangen von Gnade und Barmherzigkeit ist wie folgt: Der Erwerb von Verdienst durch das Praktizieren von *japa*, Gebet, Nächstenliebe und dem Dienst führt in erster Instanz zur Befriedigung aller legitimen und moralischen Leidenschaften, danach zu Geduld und an dritter Stelle zur Wertschätzung von virtuosen religiösen und heiligen Menschen und deren Art zu leben. Wenn dann die Handlungen und Qualitäten der Liebe, des Dienstes, der Hingabe und der Selbstaufgabe durch Praktiken perfektioniert wurden, wird der *Satguru Deva* Umstände und Gelegenheiten erschaffen, durch die der Schüler aus seiner Routine und seinem weltlichen Leben emporgehoben wird, um in die Gesellschaft von virtuosen, religiösen, hingebungsvollen und heiligen Menschen eingeführt zu werden.

Kontinuierlicher Kontakt mit religiösen Menschen, dem Dienst an ihnen und deren Gnade, wird richtiges Verständnis für Gut und Böse, Wahrheit und Unwahrheit, Gerechtigkeit und Ungerechtigkeit schaffen, und durch dieses wird man mit der Gottheit (nach ausreichender *Kriya sadhana* und diszipliniertem Training für das Gute*)* bekannt gemacht. Diese Bekanntmachung mit der Gottheit führt schließlich zu großer Zuneigung für die Gottheit, Virtuosität, Barmherzigkeit, zum selbstlosen und höheren Leben und resultiert letztlich im Aufkeimen der Liebe zu Gott. Die Hingabe und Liebe zu Gott wird das wahre Verständnis des Seelenwissens perfektionieren, und bringt somit das Höchste Selbst Gottes und das individuelle Selbst des Schülers sehr viel näher. Diese Nähe entsteht durch Glaube und Überzeugung, oft gestärkt durch die wundersame Gnade des Kriya Mulaguru. Der Liebe zu Gott wird die Liebe zu Gottes Schöpfung folgen.

Wenn das individuelle Selbst und das Höchste Selbst sich einander nähern, verspürt man den Finger oder die Hand Gottes in allen Aktivitäten. Wir beginnen den Anblick Gottes, oder den des Meisters, zu erhalten, wie und wann es Ihm gefällt, und wir beginnen, uns im Einklang mit dem Meister zu fühlen und verspüren dann, dass wir unser Selbst aufgeben und die innere Zufriedenheit darüber, dass wir akzeptiert worden sind. Wir beginnen, eine dauernde Verbindung mit Gott und dem Meister aufzubauen und beginnen, dem Meister bei seiner Arbeit durch Kraft und Liebe behilflich zu sein, welche uns der *Satguru Deva* gerne zukommen lässt. Nicht zuletzt aber beginnen wir, mit Kriya Mulaguru Babaji zu verschmelzen. Lass tief in deinem Herzen deine Religion der einfachste und sicherste, der kleinste und wirklichste, Kriya Yoga sein.

Wenn du eine Religion von nur einem Wort haben möchtest, dann ist dies das *sarnagati* zum Satguru Deva. Sei im Meister vertieft und meditiere regelmäßig über ihn. Wenn das nicht möglich ist, dann sei wenigstens mit seiner Mission verbunden, und verbreite sein Evangelium in die entferntesten Himmelsrichtungen dieser Welt, und wenn selbst das nicht möglich ist, dann verherrliche seinen Namen und drücke ihm deine Dankbarkeit aus. Soviel zum Thema Tat und Betätigung. Für dich aber gilt: sei die Bescheidenheit in Person. Verzichte in Gedanken auf die tatsächliche Vorstellung von deiner Urheberschaft oder Handlungskraft oder deinem Besitztum. Halte keinerlei Kontakt dazu, nicht einmal in der Erinnerung. Lass zu, dass sich die nachstehenden drei Vorstellungen voll entwickeln: 1. Ich bin der Macher von nichts 2. Nichts gehört mir 3. Ich bin fähig, nichts zu tun. Religion ist für die Menschen, aber mehr noch sind die Menschen für die Religion. Das ultimative Ziel der Religion ist, die Menschen besser und glücklicher zu machen.

Aufzeichnung des Lebens

Es ist äußerst wünschenswert, dass Indien, jetzt eine unabhängige Nation, ein System einführt und Vorbereitungen trifft, durch die das Leben von Menschen, die in einem bestimmten Zeitraum gelebt haben, zum Beispiel von dreißig oder fünfzig Jahren, aufgezeichnet werden. Diese Aufzeichnungen sollen verschiedene Informationen über Aktivitäten, Moralitäten, deren Religionen und prinzipielle Kennzeichen des gesellschaftlichen Lebens, des individuellen Lebens und des Familienlebens, beinhalten. Es soll auch außergewöhnliche Beispiele beinhalten, zum Beispiel von Hilfeleistungen, Freundschaften, Feindschaften, Nächstenliebe, Vorlieben und Abneigungen, Dienste und Verluste, Moden, Veränderungen im Glauben, Angewohnheiten, Traditionen und kulturelle Erscheinungen, Übergänge verschiedener Aktivitäten und Mentalitäten, zusätzlich zu der gewöhnlichen Ansammlung von Daten, die derzeit Teil der Volkszählungstaktik sind. Nur das Studium der Vergangenheit kann eine Nation führen und ihr helfen, ihre Zukunft zu bilden. Trotz lautem Geschrei über vergangene Zivilisationen, das bestimmt verdient und gerechtfertigt ist, haben wir keine aufgezeichnete oder mit früher verbundene Geschichte irgendwelcher Natur. Wir wissen nur ein wenig davon, wie unsere Großväter oder Großmütter lebten und starben, da wir nur ihre letzten Jahre persönlich kannten und ihrem Ableben und die Art der Bestattung beigewohnt haben. Bezüglich unserer Urgroßväter sind diese Details vollständig in Vergessenheit geraten. Würde ein heutiger Mensch glauben, dass unsere Urgroßväter keine Bettler waren, sondern, wie heute, einen Auflauf aus dem machten, was ihnen die Natur so reichlich bescherte, oder ihnen hätte bescheren können?

Das eigentlich erste Zeugnis wahrer Religiosität ist die Demut. Nur wenn du verstehst, wo deine Schwächen liegen, kannst du Religion praktizieren und in ihr Fortschritte machen. Deine Demut alleine kann dir dies zeigen. Die Religion korrigiert jedes falsche Element deines Geistes und Körpers, deines Herzens und deines Kopfes. Einer, der sich aufrichtig wünscht, wahre Religiosität zu verwirklichen, sollte genügend Demut besitzen, um von keinem auch noch so trivialem Detail annehmen, dass es unter seiner Selbstprüfung und Analyse liegt. Eine gesamte Maschinerie kommt zum Stillstand, wenn ein kleiner Nagel fehlt oder falsch angebracht ist oder aufhört, seine Funktion auszuführen. Falls du deine riesengroße Maschinerie von Herz und Kopf zu reparieren wünschst, um es für den Allmächtigen und Meister sehr wirkungsvoll und akzeptabel zu machen, dann ist nichts für dich zu trivial, über das du nachdenken musst und das auszubessern ist. Zuerst musst du dich leer fühlen. Wie kann einer, der sich aufgefüllt fühlt, noch mehr erobern?

Zu unserem großen Unglück hat unsere „mildtätige" Regierung irgendwie die Wichtigkeit der Religion, die für den Charakteraufbau der Nation notwendig ist, weder praktisch noch voll verstanden! Erinnere dich und erkenne, dass wann auch immer eine Regierung Gott, Religion, Moralität, Wahrheit und Recht in seine Tasche gesteckt hat, eine Nation in Verdammnis geraten ist. Mag kommen was will – verlasse nie die lotusgleichen Füße des Kriya Mulaguru. Du hast ein Recht auf diese Füße und sogar auf den Schoß des Satguru Deva! Bei der ersten Gelegenheit, laufe zurück. Im Leben gibt es viele Katastrophen und Versuchungen. Wenn man weltliche Vorteile und Berücksichtigungen gegen die eigene spirituelle Erhöhung oder Erniedrigung aufwiegen muss, dann muss man sich immer für die spirituelle Erhöhung entscheiden und damit alle weltlichen Kalkulation und zukünftige Chancen aufgeben. Laufe davon, was immer es auch koste, an deinen Platz der Stille, in die Dunkelheit und in die Harmlosigkeit. Dein rechtschaffenes Leben muss sich in deinem Leben so verflechten, dass wann immer du davon Abschied nimmst, du von einer einzigartigen Verwirrung und Unruhe erfüllt bist. Du musst derart arglos werden, dass selbst der dümmste Mensch der Welt deine Fehler erkennt und dich zwingen wird, etwas qualvoll an deinen Platz zurückzukehren. Entwickle deinen Verstand so, dass er empfindsam wird, und du deine Fassung nicht mehr zurückhalten kannst, bis du falsche Handlungen, Absichten, Sünden, Fehler oder Dummheiten ausgespuckt hast.

Das Leben eines Heiligen widerspiegelt vielfach gefärbte stille Bilder von vielfach gesinnten Charakteren. Häufig bleibt eine Person, die einem Heiligen am nächsten war, über ihn im Dunkeln, bis ans Ende, wo es dann für eine Genugtuung zu spät ist. Einen Heiligen Schwur der Güte, Großartigkeit und Heiligkeit zieht alle Arten menschlicher Natur an, die sich um ihn scharen, mit einer gewährleisteten Furchtlosigkeit, Freundlichkeit und Vergebung, und es gibt nichts, was eine solidere spirituelle Erhöhung gibt, als der andauernde enge Kontakt mit einem Heiligen. Schaue nicht nach unten, sei einfach. Er ist unser X oder Y. Sei vorsichtig, allzu große Vertrautheit führt zu Missachtung. In einer Miniaturwelt mit allem, was gut und schlecht ist, in dieser großen Welt der menschlichen Natur, werden alle Geheimnisse in kürzester Zeit offenbart – vorausgesetzt deine Annäherung ist voller Liebe, Dienst, Hingabe und Aufgabe deines Selbst für deinen *Guru* und Gott. Greife ein in der Knospe irgendeines bösartigen Gedankens, Wunsches oder Handlung. Lass den Aufstieg anderer nur ein Nebenprodukt deines Lebens sein. Lass die Betörung der Verpflichtungen laufen. Ein gewöhnliches, hohes Gefühl für Verantwortung muss einheitlich und von derselben Intensität sein und nicht nur auf Frau und Kinder begrenzt. Jeder Mensch hat seine Verpflichtung gegenüber Gott, sich selbst, dem Universum, den Eltern, Brüdern, Schwestern, Nachbarn und auch gegenüber der Nachwelt.

Deine Frau und Kinder, obwohl sie erwachsen und taktvoll sind, denken niemals an die Unentbehrlichkeit deiner Fürsorge und deines Schutzes, so, wie du dies im Namen der Verantwortung, tust. Suche nur einmal in ihrem Herzen danach! Durch deine eigenen Wünsche und Betörungen und verschiedenem Drängen wirst du ganz einfach enttäuscht sein. Deine Nachsicht rechtfertigst du einfach mit dem überwältigenden, einschüchternden, irreführenden Wort der Verpflichtung. Warum bist du nicht ehrlich und sagst: „Ich habe mich nicht über die Betörung und die Zuneigung erhoben." Du spürst, dass sie sich selbst nicht retten können, und deshalb bewegst du dich in der Illusion, dass du sie als ihr Aufpasser beschützen musst, weil sie sonst von einem elendigen Schicksal heimgesucht werden. Du musst deine unvermeidliche Rolle alleine spielen, mit einem Minimum an Zuneigung. Jeder Mensch, der hart gearbeitet und sich von der Rechtschaffenheit abgewendet hat, entwickelt am Ende ein Gefühl von Empörung, wenn er die wahren Mentalitäten derjenigen herausfindet, oder besser gesagt, entdeckt – solche, in denen er immer hilflose Abhängige gesehen hat und solche, die ohne ihn nicht hätten leben können. Jeder Mensch ist bereit zu opfern, wenn er Dinge sieht, die recht gegensätzlich zu seinen lebenslangen Anstrengungen und Erwartungen sind.

Diejenigen, die für die Religion und der Wohlfahrt dieser Welt arbeiten, sind Teil einer Vorausbestimmung des *Satguru Deva*. Der *Satguru* verwandelt einige Individuen zu Instrumenten, die er für besondere Arbeiten zum Wohl der Menschheit einsetzt. Nach der Reife des Gefallens, der Leidenschaftslosigkeit und der Nicht-Zuneigung, musst du bei der erstbesten Gelegenheit flüchten. Die Menschen des Nord- und Südpols mögen sich am Äquator treffen, um ihren individuellen physischen und spirituellen Bedarf zufriedenzustellen. Sobald der Bedarf zufriedenstellend gedeckt ist, stößt ein jeder den anderen weg und kehrt an den eigenen natürlichen Wohnraum seines Pols zurück. Reduziere deine Abhängigkeit von dieser Welt so stark, wie du kannst. Verbleibe den Armen gegenüber verzichtend, auf die demütigste Art, ohne deinen Charakter zu opfern, deine Hingabe und deine Religion. Heiße was immer und wen immer willkommen, wohin auch immer dein *prarabdha* dich führt. Aber vergiss nicht bei der ersten Gelegenheit wegzugehen und an deinen Platz zu schlüpfen. Ein Treffen von Personen gegensätzlicher Polaritäten kann nur für einige Stunden lang glücklich verlaufen. Trenne dich daher mit der schnellsten Verabschiedung, und hinterlasse gutes Wohlwollen, Erinnerung und selbst ein Verlangen im Herzen der anderen, dich wiederzusehen. Lebe in der Mitte dieser Welt, ohne ihre Farbe anzunehmen, mit absoluter und ganzer Auslieferung an den Göttlichen Willen des Satguru Deva. Als Familienmitglied lebend, oder als einer, der auf das Familienleben verzichtet hat, ist von weit weniger Wichtigkeit als die Realität, wie du jeden Moment deines Lebens verbringst.

Du musst deine angesammelten Schulden bezahlen und über die dreifachen Feuer der Weltlichkeit hinwegkommen. Aber sobald du diese Markierung erreichst, werden sich alle Lebensumstände automatisch verändern und eine Situation kreieren, die deinen neuen Anforderungen entspricht. Das lange Labyrinth, in dem du dich befindest, musst du verlassen, damit deine Bemühungen nicht verlorengehen und deine Energien besser angewendet werden. Dadurch werden diejenigen bereichert, die es verdienen und die deine Führung benötigen. Dies wird lange vorher passieren, bevor du die eigentliche nächsthöhere Stufe erreichst. Es gibt eine unsichtbare Welt, ein Leben nach dem Tod, eine glückliche Einrichtung von unsichtbaren Helfern und Hilfe. Dort befindet sich der unendliche und heilsame Göttliche Satguru Deva (Kriya Mulaguru Babaji) der hilft, führt und seine Schüler rettet. Dies ist die persönliche Erfahrung des Schriftstellers. Es reicht deshalb zu sagen, dass dies im Moment eine Erfahrung ist, die seit Beginn der Welt auf wenige Gesegnete herabgestiegen ist; auf die Wenigen, die mit Überzeugung versucht haben, die Welt ins rechte Licht zu setzen. Sie waren beinahe erfolgreich.

Keine Nation, keine Gemeinde, keine Familie oder Individuum ist glücklich ohne Religion. Freistellung vom Glauben der Existenz ist nur ein Kompromiss und ein Verzicht. Eine Religion muss wie jede moderne Bewegung gesetzmäßig angegangen werden. Der Prozess der Regeneration und der Degeneration der Welt ist ständig in Bearbeitung, so wie jedes Haus nach seiner Erbauung von Zeit zu Zeit schmutzig wird und von Facharbeitern gesäubert werden muss. Der Wunsch Kriya Mulaguru Babaji's ist, das Wesen der Religion einfach zu gestalten, damit es von jedem Anfänger angenommen werden kann. Zu Beginn soll jeder Zugang haben und nicht im Dunkel tasten. Feinheiten mögen folgen, während der Aspirant zeigt, dass es ihm wichtig ist und er soliden Fortschritt beweist. Je niedriger die Tiefe, aus der du beginnst, und die du mit Zement füllst, desto sicherer wird dein Fundament und desto ungefährlicher dein Gebäude. Der Schriftsteller legt die größte Betonung darauf, dass nichts erreicht oder erlangt wird, es sei denn, du stirbst dafür. „Um deinen Hunger zu stillen, kann niemand für dich essen. Anstatt zu rosten, musst du es vorziehen, abgenutzt zu werden. Selbst ein Scheitern oder eine Niederlage ist ruhmvoller als lauwarme Leblosigkeit und Inaktivität. Erwarte nicht von anderen, das zu tun, was du selbst tun kannst oder tun sollst."

Ich bin weder ein Pessimist noch ein Fatalist. Ich bin extrem optimistisch und glaube an die Gnade von Kriya Mulaguru Babaji, welche, wenn er dies erwünscht, den Verlauf der Welt umwälzen kann. Aber auch da gibt es einen Unterschied im Glauben, und es ist notwendig, daran erinnert zu werden. Gott oder ein *Satguru Deva,* welcher eine wahre Gottheit ist, wird dir helfen. Ohne seine Gnade kommst du keinen Zoll vorwärts, aber es liegt an dir, der um ein Obdach zu erbauen, Backstein um Backstein aufeinanderlegen muss. Der Vermieter oder der Hauseigentümer wird nicht behilflich sein. Er wird es jahrelang nicht einmal anstreichen. Wenn in deinem Haus ein Diebstahl passiert und deine schwangere Frau beinahe erstochen wird, und wenn ein dreieinhalb Goldmünzen schweres Collier gestohlen wird, macht die Polizei nur einen Eintrag in ein Formular für Einbrüche; und wenn du einige Reparaturen vornehmen musst, wird auch dann der Vermieter noch immer nichts mit den diesbezüglichen Ausgaben zu tun haben. Auf der andern Seite jedoch, wenn du die Mietzahlung verspätest, weil die Stadtverwaltung zwei Jahre lang die Rückerstattung der Steuern verspätet hat, rennt der Hauseigentümer zusammen mit einem hochtrabenden Anwalt und einer Beschwerde über scheinbare Nichtzahlung der Miete zu einem staatlichen Mietkontrolleur. Und obwohl solche Anschuldigungen und Lügen dem Obermietkontrolleur vorgelegt werden, der gerade erst ein Gesuch des Hausbesitzers abgelehnt hat, wird er trotzdem gutmütig hinzufügen: „Weil du nicht in der Lage bist, mit deinem Hausbesitzer auszukommen, solltest du aus diesem Haus, am oder vor dem ... ausziehen", ungeachtet der Tatsache, dass dieser Termin sich innerhalb der Kündigungsfrist befindet. Es ist eine fremde Welt, und die Unberechenbarkeit solcher routinierter, kollektivistischer Beamter, die sich plötzlich erhaben fühlen, sind jenseits allen Verständnisses. Nun, dies ist die mildtätige Barmherzigkeit eines unabhängigen Staates.

Während der Meister etwas für dich tut, musst du für die willigen Hände, Füße, Kopf und Herz des Meisters aktiv werden. Der Fortschritt muss langsam und stetig und auf eine ziemlich rationalistische Art vollzogen werden, wie sich eben die Kunst und Wissenschaft eines jeden Meisters unterscheidet. Kriya Yoga ist das Rationalisieren der Religion und die Religionisierung von Rationalismus. Es gibt keine natürlichere und höhere Macht als die Verwirklichung durch das Wiederholen des einfachen Namens von Kriya Mulaguru Babaji, Tag und Nacht, während du ein Leben voller Liebe, Dienst, Hingabe und unkonditioneller fröhlicher Selbstaufgabe lebst. Der Große Meister zieht es vor, wenn man auch nur ein wenig tut, dafür fröhlich und im Glauben zu tun, anstatt irgendetwas oder alles was er uns vorschlägt, auf heuchlerische Weise im Herzen, oder mit einem Wunsch, oder mit Mangel an Glauben, zu tun. Er bevorzugt dann wenig Religion gegenüber keiner Religion, wenn die Religion nicht in der vorgeschriebenen zufriedenstellenden Weise erfüllt werden kann, denn eine Gegenreligion ist eine vorgetäuschte Religion.

Er sagt: „Verweigere, von verrotteten Krümeln zu leben und dafür werde ich dir, mein Kind, ganz bestimmt ein fein schmeckendes und nahrhaftes Gericht servieren." Er fügt weitaus mehr Wichtigkeit dem Zwischenhandel der Menschen untereinander hinzu, als dem zwischen Menschen und Gott. „Sei zuerst ein Mensch, dann ein Bruder und erst dann ein religiöser Mensch oder ein Mystiker – nenne es wie du willst."

Für ihn ist es von größerer Wichtigkeit, einen Charakter zu bilden, als die Vielseitigkeit heiliger Lehre und von Göttlichem Wissen. Erinnere dich daran, dass der Meister Unfug hasst, der im Namen der Mystik getrieben wird, oder irgendwelches Gerangel um die Macht und Glorifizierung. Sein konstanter Ruf gilt unserem vorangehenden Grundwissen, das extrem ärmlich ist. Er sieht in unserem praktischen Leben und Unterhalt den entscheidenden Faktor als die Sprosse der spirituellen Leiter, auf der du stehst. Er empfiehlt Praktik und Praktik der kleinsten Dinge des Kriya Yoga, unter der Führung und Gnade eines *gurus* und der Gnade des Meisters.

Verminderung von Selbstsucht

Kurz gesagt, sind spirituelle Fortschritte für Schwätzer und Angeber, für solche, die ihre Kapazität um ein Vielfaches überschätzen, welche des Wiederholens von Rezitationen müde sind, und welche ungeduldig auf die Früchte warten, bevor sie die letzte Silbe ihres Wunsches ausgesprochen haben, nicht möglich. Allein das Praktizieren und die Beharrlichkeit können dich perfektionieren. Es gibt gewissen Missverständnisse, die für unsere Unfähigkeit, mehr zu profitieren, verantwortlich sind, obwohl wir nur Wertloses besitzen. Es gibt gewisse Wahrheiten, welche in den Verstand von wahren religiösen Aspiranten eingeflößt werden müssen. Sie müssen tief fließen, so tief, dass sie nicht mehr überlaufen können. Das Eintrichtern von Praktiken wie Wiederholungen, Wiederholungen und nochmals Wiederholungen, bis man Meisterschaft erlangt, ist eine Sache, welche wir in diesen Tagen hoffnungslos vermissen. Warum fehlt es? Weil das *guru-chela bhava* Verhältnis nicht mehr existiert. Heutzutage besuchen die Menschen einen *bhagavan* oder einen *mahatma* oder einen Seher mit ein paar Orangen und einigen Bananen und erwarten von diesem Besuch und ihren Opfergaben, die höchstens eine Rupie wert sind, dass sie einen Preis von 50.000 Rupien durch den Einsatz in einem Pferderennen gewinnen! Die meisten Menschen gehen nur für materielle Vorteile dorthin und diese *bhagavans* und *mahatmas* bemühen sich auch nicht, diese zu ernüchtern.

Der eigentliche Begriff und die allgemein akzeptierte Definition für Religion bedarf einer Überholung. Lasst die *kriyabans* mit den einfachsten Definitionen beginnen: „Religion bedeutet Selbstlosigkeit, und Fortschritt in der Religion bedeutet Verminderung von Selbstsucht." Der religiöse Pfad ist nur ein dreißig Zentimeter breiter Seitenpfad, zwischen einem Tal und einem steilen, kleinen Hügel, bestreut von riesigen, losen Steinen, von denen keiner weiß, wann sie Spaziergängern auf den Kopf fallen. Wenn du einen Schritt zu einer Seite machst, fällst du auf den tiefen Grund des Tales, und wenn du einen Schritt auf die andere Seite machst, kann sich ein loser Felsen lockern und dich zerquetschen. Ich habe dies gesehen. Lasst darum weise Menschen mit einem deutlich höheren IQ, oder solche, die mehr studiert haben oder von heiligem Wissen erfüllt sind, ihren eigenen Weg finden. Mein Weg ist es, Kriya Mulaguru Babaji zu bitten, mich bei der Hand zu nehmen und mich Schritt für Schritt, langsam und stetig, zu den Zielen zu führen, ohne durch einen Felsen zerquetscht zu werden oder in einem tiefen Tal aufzuschlagen. Ein Doktor für die Seele ist wertvoller als ein Doktor für den Leib. Er ist so etwas wie ein mütterlicher Doktor. Ohne den *Satguru Deva* – wer wird dir den Weg zeigen, die Wahrheit und das Leben?

Wenn jemand eine wissenschaftliche Studie macht, so wie sie dies in Laboratorien tun, wird er ziemlich sicher auf die Wahrheit stoßen, in Bezug auf das Prinzip der Vererbung. Der moderne ost-westliche Hinduismus enthält weder die Bedeutung östlicher Religionen oder die westlicher psychologischer Bedeutung. Der moderne Hindu ist ein Heiliger unter weltlichen Menschen, und ein weltlicher Mensch ist einer unter Heiligen. Der häufigste Fehler ist das Durcheinanderwerfen dieser beiden Mentalitäten. Alles ist vorhanden, aber am falschen Platz. Wenn ich und meine „andere Hälfte" solche einfachen Vorträge halten, denken die Menschen, dass wir einfach zwei miteinander verbundene Wahnsinnige sind. Wenn sie nur sehen würden, wie viel Elend die Welt durch die Torheit eines Durcheinanders durchmachen muss! Stell dir vor, wenn anstatt der Aussage der Kapitalisten, dass durch sie die Armen ihren Unterhalt haben, dagegen die Armen behaupten, dass durch sie die Reichen reicher werden, dann wurden die Mentalitäten umgekehrt. Wie glücklich könnte die Welt sein! Stell dir vor, anstatt die Welt durch Predigten der Menschheit zu verärgern, dass wir zum Beispiel unsere Rechte durch verbittertes Blutvergießen an uns reißen wollen, predigten höhere Seelen, wie die ganze Menschheit ihren Verpflichtungen effizienter nachkommen kann. Wieviel glücklicher wäre also die Welt, wenn die Reichen ihren Verpflichtungen gegenüber den Armen und die Armen ihre Pflicht gegenüber den Reichen nachkommen würden. Es gibt nichts Herrlicheres, als Freiheit, Bruderschaft und Gleichheit, was aber darüber gepredigt wird, ist der falsche Weg, der Weg des Gegenteils von Zufriedenheit. Man hätte den Menschen beibringen sollen, wie sie dies anderen zukommen lassen können. Stattdessen aber wurde ihnen beigebracht, dass sie das Recht hätten, dieses von anderen an sich zu reißen. Kurzum, es entwickelte sich zu einer Situation, in der die Stärkeren gewinnen und die Schwächeren gegen die Wand getrieben werden.

Es gibt gewisse Fehler, die spirituelle Aspiranten machen und die man tunlichst vermeiden sollte, weil sie nicht nur hinderlich sind, sondern auch Illusionen hervorbringen. Eine spirituelle Person richtet häufig andere, anstatt sich selbst zu richten. Oft sucht sie Hilfe, Trost und Erleichterung im Umfeld, als vielmehr im Innern. Sie missversteht sich selbst und sieht in sich den Körper, anstatt die Seele. Sie möchte im Zentrum sitzen, anstatt in der Peripherie. Sie sucht nach vorübergehenden, naheliegenden, unvermittelnden Vorteilen und verzichtet dabei auf den weiter entfernten, permanenten Gewinn. Sie schläft, während sie eigentlich wach sein sollte und ihr Auge sollte zu jeder Minute fokussiert sein, wofür sie ihre Augenlider betätigen sollte. Sie missversteht ihre Untätigkeit, Trägheit und ihre niedrigsten *tamas* als den höchsten Zustand des Nichthandelns und als einen Beweis von höchstem *sattvischen* Erlangen. Dinge, überschattet mit „Ich und meines", sieht sie mit Gold besetzt. Sie weist auf den Vedanta und den Advaitismus hin, während sie mit einem präzisen Sinn von Verpflichtung und strikter Einhaltung fundamentaler Anforderungen von Moralität und Religion handeln sollte. Während sie unbesiegbare Stärke aus dem Advaitismus hervorbringen sollte, um Leiden wie ein Löwe durchzustehen, entscheidet sie sich nur für falsche Anwendungen wie Unverantwortlichkeit, Überheblichkeit und das Herabsehen auf andere. Während der Mensch aus der Hingabe Trost und Demut hervorbringen sollte, nimmt er Schwäche, Zügellosigkeit, Unregelmäßigkeit und Trägheit in sich auf.

Aus dem Göttlichen Wissen nimmt sie nicht die Weitsichtigkeit auf, sondern das Gegenteil. Aus der Hingabe quetscht sie nicht reinen, hohen und heiligen Erfindungsreichtum und poetisch hingebungsvolle Flüge der Freude heraus, sondern Langeweile und Verblendung. Wann immer der Mensch seine Lenden für das *purushartha* gürten sollte, sitzt er weinend über sein *prarabdha*! Wenn er die Nektar reichende und tröstende Hand Babaji's benötigt, ertränkt er sich in einem Meer von Elend und Schmerzen, wie ein weltlicher Atheist. Theoretisch ist er sich seines philosophischen und Göttlichen Wissens und seines emotionalen Sprühregens der Hingabe bewusst, aber er kennt nicht die Kunst der richtigen Nutzung, wie sie im praktischen Leben durch richtige und passende Anpassungen vorgenommen werden muss. In Fällen, in denen er sich auskennt, ist er immer noch unwillig, seine weltlichen Vorteile und Vergnügen aufzugeben, weil er dafür seinen Geist von den ursprünglichen Bequemlichkeiten und Sinnesgenüssen entziehen muss. Außerdem fühlt er, dass das, was er für andere tut, Millionen wert ist, während das, was andere für ihn tun, nichts ist und dass von nichts auch nichts kommt.

Wenn unsere Denkweise falsch ist, führen auch unsere Handlungen in falsche Richtungen und sind falscher Natur. Wir glauben fälschlicherweise, dass wir die göttlichen Gesetze und Rechte mit unseren Plänen schmiedenden mentalen Fähigkeiten und gut geplanten Schritten, missachten können. Wir stellen uns vor, dass wir Glücklichsein durch Reichtümer auf faire oder unfaire Weise, herbei kommandieren können. Wir glauben, dass die Religion und Moralität für launenhafte Menschen sind, die noch keine der verschiedenen Vergnügen genossen haben oder für impotente und sterile Eunuchen sind. Wir glauben, dass unsere Sonne niemals untergeht. Wir erwarten, dass alle, die um uns herum sind, uns aus dem Morast und der Senkgrube der Degradierung herausheben, in die wir absichtlich hineingefallen sind. Niemals aber haben wir versucht, auch nur den kleinen Finger zu erheben, um denjenigen beizustehen, die sich in erschreckender Not befinden. Wir hören nicht damit auf, unser Los und unsere glücklichen, genüsslichen Umstände zu steigern. Wir suchen nur nach aktiven Besitz über Positionen und Personen. Wir wollen nicht nur *ananda* (Freude), sondern auch *aishvarya* (Souveränität), die Oberherrschaft und den Vorrang. Unsere Herzen und Köpfe schmieden ständig Pläne, durch die wir ein Maximum an Vorteile ausquetschen können.

Gute und gutmütige Leser, macht aus euren Gehirnen keine Abfalleimer, in die ihr schmutzigsten Abfall hineinwerft. Steht auf, wacht auf und schlaft nicht, bis aus euch ein *kriyaban* geworden ist. Was benötigt wird, ist die *sadhana* (das Kriya Yoga) der Selbstverbesserung. Indirekte Nutzung und direkte Abtrennung von internen Verführungen und externe Verurteilungen sind Heuchelei, der Einfluss der Pharisäer, vor welchem jeder spirituelle Aspirant sich hüten sollte. Bilde Schüler aus und Menschen, für die Suche nach Freuden und den Geschmack für höhere Quellen. Lege deine höchste Betonung und Beharrlichkeit auf den Reichtum, den man ernten kann und die rechtschaffene und religiöse Nutzung durch Nächstenliebe und Großherzigkeit. Halte Tugend, Demut, Gerechtigkeit, Wahrheit, Unschuldigkeit, Reinheit, Harmlosigkeit und Hilfsbereitschaft für alle Menschen bereit, in all deinen Handlungen. Was die Welt heute benötigt, ist ein neuer Drang und eine Annäherung, für alle Probleme, die auf religiösen Prinzipien basieren.

Für die Weltpolitik ist eine neue Atmosphäre notwendig. Der Albtraum von Angst und Hass, welcher in der Welt heute existiert, kann vertrieben werden, wenn jede Nation im Sinne von Verständnis, Weisheit und Demut zusammenarbeitet. Solch eine Annäherung ist die einzige Hoffnung für die Zukunft, und beide, demokratische und gleichzeitig kommunistische Länder, sollten dies erkennen, denn auf gewisse Weise tun beide unrecht. Demokratien sollten sich selbst der Selbstprüfung unterwerfen und damit aufhören, sorglos zu sein. Kommunistische Nationen sollten sich fragen, ob nicht auch sie die Grundinstinkte der Menschen ausbeuten. Der Frieden kostet seinen Preis, aber er ist geringfügig, verglichen mit all der Unordnung, die ein Krieg mit sich bringt. Alles, was wir zu tun haben, ist leise zu denken und im Stillen zu handeln. Die Einstufung von reich und arm ist äußerst labil und mutwillig. Lass die Rücksichtnahme deiner Sympathie, Zusammenarbeit und Hilfe auf der Ebene von Diskriminierung arbeiten, zwischen Mangel und Vorzug, Sittenlosigkeit und Moralität, Spiritualismus und dem Gegenteil, Gutem und Bösem, Sündhaftigkeit und Rechtschaffenheit. Lehre die Welt, Erleichterung von Dingen zu suchen, die nichts mit mit Geld käuflichen Mitteln zu tun haben, nach Erleichterung aus unschuldigen Freuden und Vergnügen zu suchen, welche die Welt jahrhundertelang und vor der Ankunft des westlichem Materialismus, genossen hat. Rechtschaffener und religiös verdienter Reichtum, angewandt mit Nicht-Anhaftung und einem Gefühl von Bereitschaft auf Verzicht, von mit Geld käuflichen Vergnügen, sind in sich auf der Waagschale von Kriya Babaji, ein extrem wertvoller Besitz. Wenn Korruption, Betrug und Heuchelei verschwinden würden, wäre die Welt um ein Dreifaches glücklicher.

Was wir heute mehr als je zuvor benötigen, sind Dynamos, die von Strom zu Strom voranschnellen. Marschiere nach vorne, mit viel Muße und einem frischen und unbelastetem Gehirn, das bewahrt und eifrig überwacht wurde durch die vitale Energie des Zölibats (falls du verheiratet bist). Mit jedem Schritt, den du höher steigst, wirst du ein besserer Mensch und besser dafür ausgestattet sein, um Glück zu verlangen und herbeizukommandieren. Obwohl dieser Pfad lang ist, ist es diese Glück verheißende Einrichtung, die deine Courage, Ausdauer und Beharrlichkeit stabilisiert. Schreite voran, durch Glaube und Demut an den Satguru Deva, um Mutters Barmherzigkeit durch die Gnade des *Gurus* abzusichern. Nichts ist so kraftvoll wie das Wiederholen eines der heiligen Namen deines *ishta devata*, der Mutter, Rama, Krishna, Shiva, Shakti, Surya, Ganesha, Allah, Christus oder Zoroaster oder das *mantra*, das du von deinem *Satguru* erhalten hast. Viel Kraft ist hier abhängig vom innewohnenden Wert des *gurus*, der Intensität der Liebe *(prem)* zwischen dem *guru* und dem Angebeteten, und der Liebe zwischen *guru* und *chela* und dem innewohnenden Werten des *gurus* und des Schülers.

Ein Punkt, der hervorgehoben werden muss, ist die unantastbare Verbindung zwischen der Beendigung einer gewissen Anzahl von *japa*, wenn sie mit voller Konzentration und mit Hingabe gemacht wurde, und dem, was geschieht, was dich sofort von der Wirksamkeit deiner *mantra* Wiederholung überzeugt. Wenn es kein deutliches Resultat gibt, dann sei davon überzeugt, dass es an dir lag, und übe weiterhin, bis du einen überzeugenden Beweis dafür hast. Wenn du diesen Zustand erreicht hast, dann kannst du ein Girokonto in einer Internationalen Bank eröffnen. Dann kannst du in jedem Teil der Welt umherreisen und Reiseschecks ausstellen, welche Lloyd's, Grindlay's, Cook's und Simla allesamt kaltschlagen wird, und das mit nur einem Scheckheft in deiner Tasche. Sei vorsichtig, und sieh zu, dass du nicht überziehst und regelmäßig einzahlst.

Im Ozean dieser Weltlichkeit bist du der Besitzer einer luxuriösen Yacht. Du hast den wohlwollenden Wind von Mutters Barmherzigkeit. Am Steuer sitzt dein Satguru Deva Kriya Mulaguru Babaji, und du bist mit dem Rudern auf beiden Seiten beschäftigt, dem *purushartha* dieses Lebens, und dem *prarabdha* vergangener Leben. Viele machen hier Fehler. Viele denken, sie haben das Ziel erreicht, weil sie eine gute Praktik des Wiederholens von *mantra* entwickelt haben. Tatsächlich ist dies aber nur die Zusage für eine Schiffsbesatzung, um weitere Reisen zu unternehmen. Dem Aspiranten wurde, schlicht und einfach, Mutters Rüstung und das Schild des *gurus* versprochen. Der Kampf zwischen Rama – Ravana, Yuddha, der Schlacht von Sura und den Asura – muss erst beginnen und die *asuras* müssen erst besiegt werden – Sitas *agni pravesam*, dem unversehrten Auferstehen aus dem Feuer, ohne Verletzungen oder Wunden – Baranthas Vorbereitung für den Einstieg in das Feuer von Nandigram, die brüderliche Liebe, die ein Unglück abwenden kann und nur dann kommt das *pattabhishekam*. Auch der *sadhaka* muss eine ernste Schlacht kämpfen und sich selbst stärken, durch die Hingabe des *ishta devata* und der Gnade des *Gurus*, um sich über Wasser zu halten, und damit kein Gras unter seinen Füßen wächst. Dieser Zustand erinnert an den Glanz einer traditionell beliebten Geschichte, bei dem eine Schlange und ein Mungo in einem Urwald miteinander kämpften, wobei der Mungo seine Krallen um sich schlägt, und die Schlange nach einer Gelegenheit schaut, ihn durch ihren Biss ihr Gift einzuspritzen. Der Mungo, schwindelig vom Gift, rennt in ein tiefes Loch zu einem wundersamen mütterlichen Heilkraut, welches das Gift entfernt und ihm doppelte Energie gibt. Nach wiederholten Kämpfen und Meditationen, tötet der Mungo (der *sadhaka*) die Schlange und wird Sieger!

Sri Babaji, Jai Babaji, Jai Jai Babaji.

AUM Shanti, AUM Shanti, AUM Shantihi

Kapitel IV

Himmlische Salben von göttlichem Wissen

Die Mutter enthüllt Sich Ihren geliebten Anbetenden, deren Augen durch Ihre himmlische Salben Göttlichen Wissens geöffnet werden, wenn deren Gedanken sich auf den Lotosfüßen, *kamala padam,* der Mutter verankern. Schreite voran, langsam, stetig und mit absolut kühlem Verstand. Dies ist nicht die Arbeit eines einzigen Tages. Der größte Vorteil seiner Einzigartigkeit ist, dass jeder Schritt, den du machst, eine permanente Leistung wird. Kein Zweifel, kein Wirrwarr, kein Widerspruch, keine falsche Höflichkeit und keine Heuchelei. Keine Verschwommenheit, kein Schwanken, keine Ausflucht, keine Ausweichung. Beginne mit dem eigentlichen Alpha, selbst wenn du sechzig Jahre alt oder älter bist. Geh Sprosse um Sprosse die Leiter hinauf. Sieh zu, dass du nicht ausrutschst und erkenne, dass dir früher oder später, solange du die fröhliche Verbindung mit Gott und dem *Guru* aufrechterhältst, das Königreich des Himmels gehören wird. Das Geringste was von dir erwartet wird, ist, dass du deinem Kriya Mulaguru gegenüber nicht undankbar bist. Sei großmutig, sei gut und lass dich als seinen Schüler eintragen, und überlass dann alles andere Ihm.

Religion ersieht man aus der Art und Weise, wie du lebst und nicht aus den Worten, die du sprichst oder schreibst, oder durch irgendwelche äußerlichen ritualistischen Handlungen oder Bräuche, die von Menschen als Religion bezeichnet werden. Lass die täuschenden Vorstellungen über Religion ein für alle Mal verschwinden. Das Erste und Wichtigste ist, dich vor Gott und dem *Satguru* niederzuwerfen und um seinen Segen zu flehen. Beginne, wenn du dies möchtest, mit Babaji's Gita und wiederhole das *dhyana* des Herrn und *mukham karoti vachalam*, den segensreichen verlangenden Reim. Friede, Gesundheit und Leben sind weitaus wichtiger als einfache Genüsse, Vergnügen und Geld. Das Leben, das du mit deiner Galanterie und deinen Handschuhen auf deinem begrenzten Planeten lebst, ist Gita, *Guru* und Gott, und dein spirituelles, religiöses oder mystisches Leben.

Lass die teuflische Debatte über das *atma-paramatma* verschwinden. Lerne zuerst, wie du deine Hände, Kopf und Herz wäschst. Dvaitismus oder Advaitismus kommen erst, wenn dein eigener *Anantismus* (Unendlichkeit der Unreinheiten) verschwindet. Im vierundfünfzigsten *sloka* der zweiten Abhandlung der Bhagavad Gita, fragt Arjuna seinen Bhagavan: „Wie sitzen, gehen und reden *sthitha prajña,* erhöhte Seelen von gesicherter und gefestigter Weisheit? Wie verhalten sie sich in Bezug auf andere, wie handeln sie in ihrem Leben, und wie denken sie innerlich, während sie sitzen?"

Die Welt ist so voller Widersprüche und Heuchelei, so dass es schwierig ist, eine Art von der anderen zu unterscheiden, es sei denn, Gott und der *Guru* hat dich mit einem spirituellen Auge der Erleuchtung beschenkt. Irgendwie ist es ein Wunder, dass während die Werbetrommeln für den Atheismus gerührt werden, die Menschen noch immer als gut bezeichnet werden möchten und vortäuschen, dass sie tatsächlich gut sind. In sich selbst ist dies ein Problem, denn es gibt dir den Eindruck von der Göttlichkeit der Menschheit (nach allem entfernen), und dass jede Seele nur ein Funken des Allerwohltätigsten und vom Allerletzten Element ist. Die Natur eines Menschen ohne spirituelle Kultur ist listig und fleißig darin, anderen eine Falle zu stellen, sie zu betrügen und denkt von sich selbst, dass sein eigenes selbst das Größte im Leben ist. Der religiöse Mensch andererseits hat ein einfaches Herz, entzieht sich allem Bösen und denkt zuerst immer daran, ob seine Handlung zufriedenstellend und im Einklang mit Gottes Plan und seinem eigenen Gewissen ist. In Sachen weltlicher Gewinne hält er sein eigenes Selbst immer im Hintergrund.

Eines Menschen Natur lässt es nie zu, geärgert oder in seinen Freiheiten geschlagen zu werden und geht lieber seinen eigenen Weg. Er mag es nicht, bezwungen oder kontrolliert zu werden, oder folgsam einem anderen Wesen zu dienen. Er mag keine Zurückhaltung, Sklaverei oder Behinderung, und möchte doch alle andere, die ihn umgeben, beherrschen. Der religiöse Mensch dagegen erwägt alle Schwierigkeiten und versucht, sie auf seine rechtschaffene Art zu lösen, um somit einen definitiven Gewinn zu erzielen, wodurch er abgehärtet wird. Es macht ihm nichts aus, unter Zurückhaltung zu sein, andererseits aber genießt er es, anderen zu dienen und damit auch dem Guru Deva. Kurzum, er erfreut sich, demütig und diszipliniert zu sein.

Der gewöhnliche Mensch hat sein Auge immer auf das, was ihm den meisten Gewinn ermöglicht, während der religiöse Mensch erwägt, wie er maximalen Gewinn für viele oder für alle erzielen kann. Der normale Mensch läuft hinter Ruhm und Ehre her, während der religiöse Mensch den Ruhm seiner besten Handlungen auf die Gnade und Barmherzigkeit des Guru Devas bezieht und kümmert sich in keinster Weise um Ruhm und Ehre. Er ist davon überzeugt, dass „Alles Gute kommt vom Herrn und alles Schlechte ist das Werk des Menschen."

Der gewöhnliche Mensch versucht irgendwie, seine Fehler zu verdecken und weitaus höher angesehen zu werden, als er natürlich ist, der religiöse Mensch dagegen geniert sich nicht, für das gehalten zu werden, was er ist und fühlt sich manchmal erleichtert, wenn er ein Geständnis machen kann und diejenigen, die er ungerecht behandelt hat, entschädigen kann. Der bloße Mensch genießt Bequemlichkeit, Komfort und Vergnügen, ist neugierig und rennt hinter schönen Dingen her und genießt den Anblick seiner Besitztümer. Der Mystiker wiegt alles in der Waagschale der Ewigkeit und verhält sich immer kühl und ruhig, und er ist sicher, dass er seine Verdienste in einer Bank deponiert hat, die niemals zugrunde geht. Der gewöhnliche Mensch genießt seine Geheimnisse, Privatsphäre und Exklusivität, während sein Kamerad alle Karten offen auf den Tisch legt, sich eins fühlt mit so Vielen und genießt es, seinen Schatz mit anderen zu teilen. Der herkömmliche Mensch sucht das Vergnügen in seinem Körper und seinen Sinnen. Er mag seine Eitelkeit und handelt aus Freude, und um gelobt zu werden. Die Gedanken des religiösen Menschen kreisen um seine Seele und darum, wie er seinen Verstand und Charakter verbessern kann. Er schult sich selbst darin, mit seinem Los zufrieden zu sein. Er schaut nicht auf andere oder ähnlich einfach Gesonnene und äußerliche Quellen des Friedens und des Trostes, sondern zieht die Gesellschaft und Verbindung mit seinem Selbst, Gott und Meister in der Einsamkeit oder mit ähnlichen geistigen Tollköpfen vor.

Der religiöse Tollkopf betrachtet die Dienste an Anderen als seine begrenzte Pflicht gegenüber seinen Gefährten oder den Kindern seines Gottes und Herrn, oder besser noch, für die seiner eigenen Seele (in anderen Körpern innewohnend). Der *kriyaban* dagegen, fröhlich und zufrieden und zurückgezogen auf den Willen des Kriya Mulaguru Babaji, verbringt sein Leben ausgeglichen und ohne Angst. Die Welt spricht heute von einem Ding und morgen von einem anderen. Darum ist er aufrichtig zu sich selbst und zu seinem Herrn, während ihm die Welt oder seine zwecklosen Spötter, egal sind. Verschmelzung mit dem Herrn ist nicht mehr, als ein perfektes Instrument des Herrn zu sein.

Die Ausrottung der „Sechs"

Die vier Fundamente (grundsätzliche Ecken) sind *satya, shancha, tapas* und *dhama* – Wahrhaftigkeit, Reinheit in Gedanken, Wort und Tat, intensive Praxis und Barmherzigkeit. Intensive Praxis hat seine einfachste Form in der Tugend des Dienstes, und Barmherzigkeit ist nur ein andere Name für die Liebe *(prem)*. In der Gita beziehen sich gewisse Elemente direkt auf Dienst und Hingabe, und üble Wünsche deuten auf das Gegenteil von Liebe und Selbstaufgabe, was nur ein anderer Name für fröhliches Selbstleiden oder Dürftigkeit ist. Gott Manu rät zu *ahimsa, satya, asteya, brahmacharya* und *indriya nigraha* (Harmlosigkeit, Ehrlichkeit, Nicht Stehlen, Enthaltung und Kontrolle der Sinne). Die allgemeinen Dinge, mit denen man sich ständig befassen muss, und die jeden Menschen innerlich beherrschen, sind die, die als die sechs Feinde bezeichnet werden. Diese sind: *kama, krodha, loba, mada, moha* und *matsar* – Begierde, Zorn, Gier (Habgier), Stolz, Verführung und Eifersucht.

Der spirituelle Aspirant mag sich nachstehende Vorstellungen bezüglich verschiedener Bezeichnungen machen, während er Selbstkontrolle praktiziert. *Kama* oder Begierde ist der innere Drang, der uns in Gedanken die Vorstellungskraft von gewissen Vergnügen gibt, die uns normalerweise untersagt sind. *Krodha* oder Zorn ist das heiße und starke Gefühl gegen jemanden oder irgendetwas, das sich uns in den Weg stellt, wenn die Befriedigung unserer Begierden verhindert wird. Diese Unzufriedenheit zwingt uns, die gehassten Umstände, Objekte oder Personen zu vernichten, anzugreifen, zu informieren oder zu verletzen. *Lobha* oder Habgier ist ein leidenschaftlicher Wunsch, Dinge zu besitzen, welche wir im Normalfall nicht besitzen können. Je mehr Dienst am eigenen selbst wir tun, und je größer unsere Begierde und unser Streben nach Glück wird, desto unzufriedener werden wir. An sich ist dies eine breitere Vielfalt von *lobha*. *Mada* oder Stolz ist eine extrem übertriebene Vorstellung von uns selbst, ein Gefühl der sogenannten Überlegenheit. Stolz kann in Geringschätzung und Misshandlung für und von anderen resultieren, von denen man glaubt, sie seien uns gegenüber minderwertig; ebenso leichte Provokation und Aufsässigkeit gegenüber denjenigen, bei denen man spürt, dass sie überlegen sind. *Moha* oder Verführung ist der Höhepunkt einer gewissen Begierde, durch die wir unseren Sinn für Gerechtigkeit und Handlung verlieren, ganz zu schweigen von körperlicher und mentaler Kontrolle. *Matsar* oder Neid, Bosheit oder

Eifersucht ist die Bitterkeit, die man erfährt, wenn man sieht, dass andere glücklicher sind oder es ihnen besser als uns geht.

Ein spiritueller Aspirant würde gut daran tun, die sechs Helfer zum Erfolg zu erwerben, *shama, dhama, uparathi, titiksha, shraddha* und *sadhana* – die Fähigkeit, still zu sein, Kontrolle, frei sein von Genusssucht, Standhaftigkeit, Glaube und Zufriedenheit. Sieh für dich selbst, was bloßer Schatten ist und was Substanz hat, was nur eine Reflektion und was Realität ist. Entscheide dich zuerst, womit du identifiziert werden möchtest, und bevor du damit aufhörst, bitte den Meister, dir mehr Gnade zu geben, damit du dein Leben in Aufrichtigkeit, Reinheit, Bescheidenheit und Nächstenliebe leben kannst. Verweile bei jedem der vier Wörter, damit du dir ein klares Bild von seiner Bedeutung machen kannst. Ersuche den Meister, und bitte um Beistand, damit du dich von der Versklavung des Zorns, des Stolzes, der Habgier, der Verführung und der Begierden befreien kannst. Nicht zuletzt aber, bitte ihn dich zu lehren, mit deinem Leben zufrieden zu sein und ersuche ihn, dir mehr Gnade zu schenken, damit du das Kreuz und die Kreuzigung zum Wohle der Auferstehung, die er für dich bereithält, ertragen kannst.

Es ist von der höchsten Autorität, von Kriya Mulaguru Babaji selbst bestimmt, dass Selbstbeobachtung, Exaktheit, Einfachheit und die Abwesenheit der Blindheit von „Ich und mein" notwendig sind für die intellektuelle Ausrüstung zum Unternehmen und Erlangen von Selbstverbesserung. Durch eigene Bemühungen innerhalb der täglichen Routine, indem man kurz vor dem Schlafengehen in ein spirituelles Tagebuch Aufzeichnungen über die eigenen Tätigkeiten macht, kann durch Selbstbeobachtung und Gebet eine anerkennenswerte Meisterschaft erzielt werden, die sich auf einer weit höheren Ebene als auf der eines durchschnittlichen Menschen befindet. Trotzdem bleibt, selbst wenn man dieses gemeistert hat, konstante Wachsamkeit und schärfster Verstand für alle Zeiten notwendig, außer in der Zeit, in der man aufgeht in Hingabe, in *Yoga, samadhi* oder *brahmananda*, aus dem höchsten Göttlichen Wissen entspringend, erlangt von der Gnade des Guru Deva. Auf der höheren Ebene gibt es, nach der Meisterschaft über die allgemeinen Laster und sogenannte Tugenden, durch starke Verführungen und zügellose Leidenschaften, weitere Möglichkeiten auszurutschen.

Die Natur der Versuchung und der Leidenschaft sollte in sorgfältigstem Detail seiner mentalen Tätigkeit absolut genau studiert werden. Versuchungen sind starke Ereignisse und Umstände, durch die wir zu falschen Handlungen und Sünden getrieben werden. Sie sind die vereinten Resultate unserer inneren und äußeren Situationen, obwohl sich in mehr als einem Fall die äußerliche Situation als verantwortlicher erwiesen hat. Im Fall von Versuchungen sind die äußerlichen Kräfte stärker, wohingegen bei den Leidenschaften die inneren aktiver arbeiten und sind. Das Äußere, das der Grund für den Aufruhr ist, ist die Versuchung, und der Aufruhr an sich ist die Leidenschaft. Natürlich deuten beide auf den stärkeren Typ der menschlichen Kämpfe, jenseits der allgemeinen *prarabdha* Quote vom täglichen Kampf und der Schlacht gegen das Gute und Böse. Darum sagten weise Menschen: „Es gibt nichts Gutes oder Böses, es sind nur die Gedanken, die solches daraus machen."

Versuchungen und Leidenschaften müssen als besondere, unbeabsichtigte Missgeschicke im Leben eines Menschen gesehen werden. Es ist ein ziemlich irreführender Gedanke, dass du, wenn du die schlimmsten Versuchungen überstanden hast, automatisch besser in deinen Reaktionen wirst, denn die stärkste Bogensehnen der *maya* können dich jederzeit kopfüber in den Teich der Degradation stürzen. Du musst weiterkämpfen und deine latenten Kräfte erwecken und nicht nur durch die Qualen hindurchzugehen, sondern unversehrt durch sie hindurchsegeln, ohne einen Fleck oder Klecks auf deinem Charakter zu hinterlassen. Ein wichtiger Punkt, der erwähnt werden muss ist die Existenz der Gnade und der Barmherzigkeit des *Gurus* und dem Göttlichen psychischen Gesetz, welches besagt, dass jedes Mal, wenn du erfolgreich bist und einer Verführung widerstehst, oder wenn du deine Leidenschaft unter Kontrolle hast, du immer stärker werden wirst und somit der nächsten Verführung, die mit noch größerer Intensität auf dich zukommen wird, widerstehen kannst. Dies ist der Weg, auf dem du von Kriya Babaji unterrichtet wirst, auf dem du durch immer schwierigere Übungen gehen musst, es sei denn, er hat dich bereits auf die Liste seiner Bevorzugten oder auf die der auf alles Verzichtenden gesetzt.

Jeder Mensch ist durch Anstrengung ins Leben gekommen und muss riegerische Elemente mit Hilfe der Führung, Stärke und dem Segen seines Gottes und Meisters tapfer bekriegen. Er kann vor diesem Kampf weder davonlaufen, noch kann er es sich leisten, seine Augen und sein Hirn vor der

Reaktionen seines Geistes und Herzens und vor der Welt zu verschließen. Jeder Mensch hat seine Kräfte, und das, was der *Satguru* erwünscht, ist, dass er sie nicht für selbstsüchtige Ziele oder zum Schaden anderer missbraucht. Er besitzt seine Kräfte für den Körper und seine höheren Kräfte für den Geist.

Es gibt vier Teile des Geistes. *Manas* denkt oder weiß, *chitta* mag oder mag etwas nicht, *buddhi* unterscheidet und entscheidet sich und *ahamkara* kontrolliert sämtliche Funktionen mit seiner reinen oder unreinen Absicht seines „Ich und mein." Des Menschen Intellekt ist seine Kraft des Wissens und des Denkens. Damit versucht er, die Welt, seine eigene Situation und seinen Platz darin, zu erkennen. Er versucht zu wissen, was ihn kraftvoll macht, perfekt und glücklich und was getan werden muss, was Gott ist, was das Universum, was der Mensch ist, etc. Der Wille eines Menschen ist, sich etwas bewusst zu wünschen und sich zur Handlung zu entschließen. Somit ist das der Verstand *mana* und wird sich auf beide, *chitta* und *buddhi,* beziehen. Es ist der Wille, der den Köper und seine Bewegungen mit seinen Sinnen und Leidenschaften kontrolliert, und er lenkt den Verstand, damit er gute oder schlechte Gedanken entwickelt. Der Wille wiederum wird durch die höhergestellte Kontrolle des Ego, oder dem *ahamkara*, kontrolliert.

Leidenschaften sind starke Gefühle von Vorlieben und Abneigungen, welche wie eine unerwartete Flut einherstürmt und Männer und Frauen zu gewissen Handlungen erregt, und damit verursachen sie, die Kontrolle über den Geist und Körper zu verlieren. Die Hände und Füße des Bewusstseins und des Willen werden somit gebunden! Leidenschaften steigen auf aus der Lust, dem Wunsch, der Hoffnung und der Freude an anscheinend angenehmen Dingen und aus Hass, Abscheu, Angst vor und Ärger über unangenehmen Dingen. Übermäßige Liebe zum Essen und Trinken, Bequemlichkeit, und Komfort, sexuelle und körperliche Vergnügen, Belustigungen und Erregungen, Liebe zum Geld, und Gerangel um Macht, Ehre und Ruhm, machen uns leidenschaftlich blind. Wir mögen keine Schmerzen und Sorgen, verursacht durch Lebewesen, die andere Lebewesen hassen, aber wir akzeptieren es, wenn wir andere hassen, beneiden, boshaft und verärgert auf andere sind. All dieses verursacht starken Aufruhr in unserem Geist und Herzen. Es obliegt darum Mann und Frau und Kind, ständig darüber zu wachen, wie der Geist arbeitet, wie Gefallen, Abneigungen und Emotionen funktionieren.

Sein *purushartha* oder Anstrengung steht an erster Stelle im Verlangen nach Hilfe von Gott und dem Meister, um auf eigenen Füßen zu stehen und als Nächstes, um seine starke Willenskraft zu entwickeln und sie gegen Verführung und Leidenschaft zu stärken. Er muss seine Sinne von erregenden Objekten fernhalten, seinen Verstand und seinen Geist unempfänglich machen für böse Gedanken, und an gute Dinge denken, und letztlich seine Umgebung verändern und physische Kontrolle über seinen Körper und seine Bewegungen haben. Kabir sagt: „Wenn du deinen Geist nicht bremsen kannst, tue dein Bestes, um körperliche Handlungen physisch unmöglich zu machen. Wenn die physische Handlung des Aufnehmens von Bogen und Pfeil nicht genehmigt ist, wird der sterbliche Pfeil kein Reh erschießen."

Die vorangehende Weisheit liegt in der Wahl des besten Umfelds *(satsanga)*, Gesellschaft und Verbindungen von Gedanken und Emotionen. Du solltest niemals vergessen, deine Handlungen sofort Schachmatt zu setzen, und dass das psychische Gesetz immer vor dem Geist stehen soll, damit du, wann immer du den Weg für die Leidenschaft oder Verführung bahnst, er ganz sicher und mit größerer Kraft, in dich eindringen wird. Wo keine Bemühung ist, wird der schwache und natürliche Verlauf der Ereignisse bis zum Brechpunkt schwächer und schwächer werden. Aufgrund des Gesetzes der Kräfte, werden, wenn man ihm genehmigt, automatisch und von selbst zu arbeiten, die Reichen reicher und die Armen ärmer. Schwäche mag man tolerieren, Bosheit aber muss vernichtet werden. Wenn du die *Guru-chela* oder die Vater-Kind Beziehung *bhava* mit einem *Satguru Deva*, wie dem Kriya Mulaguru Babaji, hast, wird dieses Problem schnell und leicht gelöst. Mit der Auswahl seiner einfachen und komplexen Einheiten, muss der Mensch extrem vorsichtig sein. Gruppenmeditation ist auf lange Sicht hinaus der Weg zur Hilfe und wird dazu dienen, das Böse in Gutes zu konvertieren, Gutes in Besseres zu transformieren und Besseres in Bestes umzugestalten!

Zusammenstoß der Zivilisationen

Die indische Welt hat unter dem Zusammenstoß zweierlei unterschiedlicher Zivilisationen von geistiger Entstellung, stark gelitten (sie wurde beinahe als abgekarteter Genius bezeichnet) und ist in eine materiell-spirituelle Kriegführung verwickelt. Der moderne Mensch kreiert Tauchbecken. Er möchte die Gewinne beider Bereiche (Zivilisationen) ernten und den Gordischen Knoten zerhauen, wie dies Alexander von Mazedonien tat. Modernes Leben repräsentiert eine akute und unfassbar grobe Mischung von allen

Gegensätzen und allen Widersprüchen, die aus der Vermischung zweier Zivilisationen resultieren. Der Ruf der Welt von Schmerz, Elend, Armut und Not wird immer herzzerreißender, ein Wahnsinn voller kränklicher Tollheit, Individualismus, Gleichheit, Freiheit und Bruderschaft. Welch ein Namens-Irrtum? „Mensch, erkenne Dich Selbst", ist das eine und einzige Wundermittel. Der Ruf ertönt laut „Ich habe kein *shanti* (Frieden im Geist)." Alles ist da, aber da ist etwas Anfängliches, das fehlt. Jedermann wünscht sich *shanti* und *sukha* (Ruhe und Glücklichsein). Dies sind spirituelle Qualitäten.

Die innere Seele des Menschen lehnt sich dagegen auf, wenn aus Menschen Maschinen gemacht werden. Diese Leistungen sind für den spirituellen Hunger des Menschen unabdingbar. Trotz allem Atheismus und Materialismus ist der Mensch nicht in der Lage, das Göttliche in seiner letzten Realität auszulöschen. Die Lust denkt absolut ernsthaft über eine Frage nach. Warum ist es so, dass selbst die boshaftesten und schlechtesten Personen möchten, dass sie für rechtschaffen und gut gehalten werden, gerecht und freundlich? Warum sind Menschen so bemüht, all ihre Fehler und ihre Falschheit, Betrügerei und Heuchelei zu überdecken? Warum besitzen wir diese angeborene Natur, als gütig und philanthropisch bekannt zu werden, als die desjenigen, der zum Wohle der Welt lebt? Geh an irgendeinen Ort der Welt oder der Zivilisation. Teste entweder das kleinste Kind oder eine höchst tyrannische Person – man findet den Beweis der Göttlichkeit des Menschen. Unmoralische Jugendliche (Don Juans) erwarten die Rechte eines *suka deva* inmitten junger Frauen. Warum, warum diesen Wunsch, wie ein Engel angesehen und behandelt zu werden? Die Göttlichkeit des inneren Menschen revolutioniert gegen eine gänzliche Ausrottung. Nicht dass das Verbreiten eines Namen der Gütigkeit nur ein Teil des Spiels ist, oder Mittel zum eigenen Spiel wird. Studiere diesen Punkt genauestens. Durch den bloßen Gedanken, dass du von deiner wahren und natürlichen Ebene der herrlichen Göttlichkeit gefallen bist, wirst du dich in Schnelle vom innersten Herzen abgeschnitten finden.

Shanti oder Gelassenheit rührt her von *nishkarmya* oder Untätigkeit, und *sukha* oder Fröhlichkeit strömt aus *tyaga* oder Verzicht. Zuerst sollst du von allem Möglichen loslassen. Sieh in allen weltlichen Aktivitäten nur eine unvermeidbare Ausnahme des bestehenden Gesetzes der Untätigkeit. Du wirst dann die vorangehende Friedfertigkeit über deiner Seele in deinem Geist und Herzen aufgehen sehen. Visualisiere ein rationales, eindeutiges und kristallklares Verständnis von Gott, Meister und Religion. Beginne dann mit *sadhana,* durch tatsächliches Praktizieren, dem Harmonisieren all der verschiedenen Töne in deinem selbst. Nach einer ziemlich guten Harmonisierung wirst du in der Lage sein, eine Konzeption zu entwickeln, ein Ideal, eine Vorstellung oder eine Reflektion deines Geistes. In einem schmutzigen, unreinen, schlammigen und immer aufgewühlten See mit Strömungen von Einflüssen und Ausflüssen, kann es keine Reflektion geben. Sobald eine stabilisierte Realität Form angenommen hat, wird der Geist automatisch zur *naishkarmya* (Untätigkeit) und daraus resultiert *tyaga* (Verzicht). In diesem Zustand, wenn deine Welt praktisch tot für dich ist, bekommst du die höchste *shanti* (Gelassenheit) und das vorangehende *sukha.* Wenn im höheren Zustand du auf alles verzichten kannst, inklusive deiner inneren Seele zu deinem *upasaya* (jenes, das verehrt und über das meditiert wird), wirst du beides haben, die höchste Gelassenheit *(shanti)* und die größte Fröhlichkeit *(sukha).*

Das Problem der Probleme, mit welchem die Welt seit Anbeginn konfrontiert wird, ist, wie ich ein friedliches und glückliches Leben leben kann. Alle Nachforschungen und alles Denken haben in jedem Fall mit der Schlussfolgerung der Unmöglichkeit einer permanenten Lösung geendet. Die Realität ist die Lösung und sie war immer da, und sie wiederholte sich immer und immer wieder durch Heilige, Weise und Seher, von Zeitalter zu Zeitalter, in neuen Ausdrucksformen, neuen Permutationen und in neuen Kombinationen. Die Welt aber möchte etwas anderes als die so gut bekannten Lösungen, möchte etwas wie einen Zauberstab oder etwas wie die Lampe Aladdins, welche nichts von den Menschen, die sich spirituelle Vorteile erwünschen (was auch immer), erfordert. Sei es, wie es ist – es gibt kein Verneinen oder Verschleiern der Tatsachen, dass die weltweite Suche nach Wahrheit, Frieden und Glück durch göttliche Reinkarnationen und Heilige wie Kriya Mulaguru Babaji, Sri Sri Aurobindo, Sri Ramakrishna Paramahansa, Swami Vivekananda, Seshadri Swamigal und eine Reihe anderer, weitaus zahlreicher als aufgeführt werden kann, beendet wurde und Millionen und Abermillionen befreit und gerettet wurden.

Es ist notwendig, deine Tugenden, deinen Charakter und deine allgemeinen menschlichen Fakultäten zu entwickeln, um harmonisch und friedlich mit allen in der Welt zu leben. Wie kann der Osten und Westen harmonisch nebeneinander bestehen? Babaji alleine weiß dies. Du kannst aber damit beginnen, Mutters Gnade und Babaji's Barmherzigkeit anzustreben. Mit Nachdruck muss auf die Entwicklung des Charakters durch universelle

Liebe und Dienst als Fundament darauf hingewiesen werden. Fokussiere zuerst den Charakter, dann die Hingabe und danach das Göttliche Wissen, dann wechsle die unzähligen Schichten des Dienstes, *bhakti* und *jñana,* solange, bis sie sich gegenseitig durchdringen. Letztlich erfährt man den Zustand der *parabhakti* (der Höchsten Göttlichen Liebe), in welchem Charakter, Handlung, Hingabe und Göttliches Wissen sich alle in perfekter Harmonie und in der höchsten Ordnung befinden. Höchste *bhakti* ist die Mutter, *Kriya* die geliebte Tochter und *jñana* der geliebte Sohn! Dies ist in Länge und Kürze die Bedeutung des Kriya Yoga, wie Kriya Mulaguru Babaji ihn sich vorstellt.

Jñanis haben die *maya,* Schüler haben ihre *lila* und weltliche Menschen haben ihr *prarabdha*, ein *kriyaban* aber kümmert sich nicht im Entferntesten über irgendetwas dergleichen. Der Kriya Yogi ist kein Träumer, er visualisiert alles und jedes und tut das Richtige als vollendete Tatsache durch die Gnade des Guru Devas. Zweifellos gibt es eine undurchdringbare Wand. Aber solch eine Wand gibt es, damit du durch sie hindurchgehen kannst. In dieser unendlich kreisförmigen Wand gibt es viele nicht wahrnehmbare Tore, die sich öffnen, wenn man Gottes Barmherzigkeit und die Gnade des *Guru* empfängt.

Unabhängig von *maya, lila* oder *prarabdha* – wenn das Licht ausgeht, endet das Spiel. Wenn die Vorstellung von „Ich und mein" nicht genährt und zurückgezogen wird, zerbricht das Spiel. Die Seele ähnelt dem Besitzer, während der Geist der Manager des Theaters und der theatralischen Schau ist. Das erste Ding, das man realisieren sollte, ist, dass der Eigentümer nicht dasselbe Wesen wie der Manager ist. Das Ausmaß von „Ich und mein" wird immer dünner und dünner bis das Ganze verblasst. Die ganze Vorführung hängt von der Stärke des „Ich und mein" ab. Sein Reichtum, seine Heiterkeit, seine Vehemenz, seine Verdrossenheit, seine Richtigkeit und seine Fehler, hängen alle von der Nährung des Eigentümers, dem „Ich und mein" jeder individuellen Seele, ab. Der subtilste Punkt ist, alle „Ich und meinige" durch Hingabe und Selbstaufgabe an Gott und den Meister, dünner und dünner zu machen, welches in sich ein Heilmittel der imperialistischen Natur ist. Präliminarien können nicht darauf verzichten, sondern nur die höheren Klärungen übernehmen, denn wir benötigen die Hilfe des Göttlichen Wissens, Hingabe, Liebe, Dienst und Verzicht. Die Energie, Anstrengung, Erfolg, Erwerb, Sieg und Freude einer Art, müssen in die einer anderen transformiert werden. Du kannst nicht beides haben – die Rupie und das Wechselgeld dieser Rupie.

Im Leben eines jeden Menschen gibt es Momente, in denen er sich erstickend fühlt, schwitzt und wie in einem geschlossenen Raum nach Luft schnappt. Er ruft nach Luft, Licht, einer Briese, aber er zieht weder sein schwerstes Kleidungsstück aus, noch öffnet er das Fenster, oder rennt auf die Veranda. Er ist durch viele Stränge der Hoffnung, Ängste, Verführungen, Leidenschaften, Ambitionen, Laster und Schwächen angebunden und verweigert sich, aus Angst vor öffentlichem Spott und Tadel, darüber mit zu anderen zu sprechen. Der Hauptgrund für die Verlegenheit ist, dass er nicht bereit ist, irgendetwas aufzugeben oder den Preis dafür zu zahlen. Er mag keinen Ersatz, sondern etwas Zusätzliches. Er mag nicht einsehen, dass man kein *bhoga* (Genuss) ohne *tyaga* (Verzicht) haben kann, oder dass es kein *payasam* ohne *ayasam* gibt. Er möchte gleichzeitig in nächster Nähe zum Osten und zum Westen sein. Er ist nicht bereit, für eine neue Verwirklichung zu leiden oder wenigstens etwas zu opfern. Er möchte etwas erfassen, ohne seinen Griff über bereits in Besitz genommene Dinge zu verlieren. Er vergeudet sein ganzes Leben mit Experimentieren im übertriebenen Vertrauen auf seinen Verstand, an äußerlicher Unterstützung und an seine Manipulationen. Er mag an sich reißen, was ihm unter den Gesetzen der Natur, Wahrheit und dem Gesetz legitim versagt ist.

Kriya Mulaguru Babaji spricht oft davon, dass ein Maximum an Energie, Muße, Raum und Leichtigkeit im Gehirn und Herzen notwendig ist. Er sagt auch, dass das Vergnügen eine Reaktion von Schmerz oder Erschöpfung erzeugt. Die Angewohnheit, einerseits deine Schulden zu begleichen, auf der anderen Seite aber neue Schulden einer anderen Natur zu machen, bringt dich nirgendwohin. Verstopfe erst das Loch, aus dem Wasser in dein Boot fließt und beginne dann, das bereits angesammelte Wasser zu entfernen. Teile deinen Verstand in zwei Teile, gehe keine zusätzlichen Verpflichtungen ein, und sei hundertprozentig aktiv. Keine Sünden mehr, keine Laster mehr und keine Degeneration mehr. Denke auch nicht mehr an deine guten Taten und Verdienste. Anbindungen an deine verdienstvollen Handlungen verstricken dich aufs Neue. Was einer verdienstvollen Auszeichnung für königliches Verhalten folgt, ist die Hölle, und danach ist es der Himmel, und danach kehrst du wieder zu einem Leben in die gleiche, verrottete, menschliche Welt zurück. Darum missachte die Frage von Sünden und Verdienste, und akzeptiere nur die einfachste Form von guten und schlechten Handlungen. Es ist besser, man denkt: „Wohin und warum soll ich diese beiden schweren Säcke voller Sünden und Verdienste auf meinem Kopfe, durch den unbekannten großen Trakt zwischen dieser Welt und dem Jenseits, tragen?" Lass dich mit dem Gefühl „Für mich ist die Gnade Gottes und die des Meister völlig ausreichend" nieder.

Du musst dich (inkognito) an Orten deiner Armut und deines Elends stürzen und lernen, das Elend der anderen zu teilen. Es ist eine wichtige Erfordernis, ein reguläres Programm der Praktiken aufzubauen und subtile Wache über deine Gedanken und Gefühle zu halten, um festzustellen, in wieweit dein Geist und egoistischer Stolz oder ein gewisses Laster unterdrückt wurde. Es kann dir gelingen, indem du über die kleinsten Teile eines Lasters praktizierst. Nach jedem kleinen Erfolg wirst du mehr und mehr Kraft erwerben. Lege das Eisen in ein Feuer der Erfahrung und der Qual, und schlage solange darauf und forme es durch schriftliches Studium, Meditation, Geständnisse an deinen *Guru*, Reue, Gebete und durch alle bekannten Methoden der Verbesserung. Praktisch gesehen, musst du ein Leben des Selbststudiums und der Selbstaufgabe führen.

In dem Moment, in dem du einen Zustand erreichst, in welchem adharmische Vergnügen für dich nicht mehr akzeptable sind, gehst du durch eine „dunkle Nacht" hindurch, eine Zeitspanne im Leben, die geschmacksfrei und abgestumpft ist, so, als ob du weder hier noch dort bist. Es ist am Besten, wenn man weltliche Vergnügen mit einer entschlossenen Begierde verbannt, und andere Vergnügen der Hingabe und des Göttlichen Wissens entwickelt, wie Yoga, schriftliche Lesungen oder schriftliche Riten und Rituale. Praktiziere einerseits dein *sadhana,* und entwickle auf der anderen Seite deine Verbindung mit deinem Gott und Meister. Kurzum, strebe danach, „mit deinem Meister im Einklang zu sein." Du wirst dann die Erleichterung einer anderen Welt genießen und dein Vergnügen an der Liebe und dem Dienst, der Hingabe und der absoluten Aufopferung an deinen Gott und *Satguru Deva* haben.

Unbesiegbare Kräfte

Du kannst deinen Geist durch beherrschte Zornfreiheit zum Lächeln bringen. Auch in Armut kannst du dich absolut zufrieden fühlen. Du kannst einen Zustand erreichen, in dem dein Herz durch mangelnde Leidenschaften keine Agitation mehr verursacht. Du magst dich über die Begierde nach Name und Ruhm erheben und demütig wie ein Strohhalm werden. Selbst deinen Feind magst du segnen, manche Dinge aber sind äußerst schwierig. Es ist die geschlechtliche Anziehung und das Erlöschen der sexuellen Gedanken an sich, die Verführung von *moha*, die subtilste Illusion, die sich über dich durch *maya* ausbreitet, und während dich das Leben festhält, ist dies das höchste Gefühl der Verführung. Man kann es nur so definieren, dass es jenseits der Möglichkeiten liegt, den Geist zu kontrollieren. Solche Verführungen kommen, und nur der Göttliche Wille der Gnade des Meisters entscheidet, wann sie verschwinden sollen. Da kann keine menschliche Bemühung behilflich sein. Wenn eine Wolke einen Menschen verdeckt, kann man nichts anderes tun, als zu warten, bis die Wolke vorbeigezogen ist. Da kannst du nichts machen. Es ist ein Fall von Hilflosigkeit – wie eine Verfinsterung oder ein Schwarm von Heuschrecken. Alle denkenden und begründenden Fakultäten müssen ihre arbeitenden Kräfte nach einer gewissen Zeitspanne wiedererlangen. Dein *purushartha* ist dann, den Meister um schnelle Erleichterung zu bitten. Fälle von *maya* und *moha* sind jenseits von unserem Horizont. Der Gedanke an Sex aber kann ausgelöscht werden, damit die Unterscheidung zwischen männlich und weiblich durch das Bezwingen von sexueller Verführung, Vergnügen und Anziehungskraft, verschwindet.

Es gibt besondere göttliche Einrichtungen für besondere Zwecke im Leben von wenigen Auserwählten. Man muss es so verstehen: Kriya Yoga ist bestrebt, das wahre Verständnis für die Unentbehrlichkeit und den nicht konkurrierenden kooperativen Geist von gegenseitiger Liebe und den Dienst zwischen Mann und Frau, zu entwickeln. Natürlich ist es für einen weltlichen Menschen nicht möglich, das höchste Ideal zu akzeptieren, durch das man in jeder Frau eine Mutter sieht; lass sie aber wenigstens verstehen, dass eine Frau sich in Gift verwandelt, wenn man sich ihr mit Sinneslust nähert, sie sich aber zu Nektar verwandelt, wenn man sie mit einem Gefühl von Mütterlichkeit anschaut. Die Frau, die den Mann mehr und mehr Richtung Weltlichkeit zieht, ist Gift, wogegen eine Frau, die ihm spirituelle, moralische und einen gradlinigen Aufschwung bietet, Nektar ist. Bewege dich langsam, ruhig, stetig und mit andauernder Vorsicht und konstanter Wachsamkeit nach vorne. Deine Liebe *(prem)* und der Verzicht auf alles besitzen große Kräfte für einen stufenweise zunehmenden Sieg.

Der fortgeschrittene Mensch erkennt, wie wichtig es ist, seinen Geist zu trainieren. Er tut es, und so erkennt man den Unterschied zwischen einem Laien und einem höher entwickelten Menschen. Intellektuell kennt fast jeder den Unterschied zwischen Sündhaftigkeit und Sündlosigkeit, Gut und Böse, Wahrheit und Unaufrichtigkeit, Handeln, Trägheit und Rechtschaffenheit mit ihren vielerlei Schattierungen und ihren verschiedenartigen und farbigen Beleuchtungen. Im praktischen Leben aber variieren der Wert, die Anerkennung, der Preis und das Opfer gleich himalajischer Höhen auf der einen Seite und den tiefsten Ozeanen auf der andern.

Ein Gott, ein *guru*, eine Methode, ein *mantra* und ein Führer besitzen ihre eigene, wundervoll arbeitende Kraft, die sich nur Wenige vorstellen können. Darin liegt lebendiges psychologisches Arbeiten, das sehr Wenige erkennen, und das eine unentbehrliche Voraussetzung zur *sadhana* ist. Tulasidas und Meera verbeugten sich niemals vor irgendeiner anderen Inkarnation desselben Gottes, außer vor dem, den sie anbeteten. Es wäre dumm anzunehmen, dass die Gleichheit aller Manifestationen ihnen unbekannt war. Das Ideal, nur zu einem Gott/ Guru zu beten, wird durch diese Ausdrucksweisen übermittelt: *ekanishtha, avyabhicharini, bhakti, ananya, prema,* etc. Nichts ist in Gottes Augen strafbarer als *guru droha* (Treulosigkeit oder Verrat am *guru*).

Jeder Heilige ist in sich ein spiritueller See, und die Gesundheit oder Ungesundheit des Wassers liegt an dem angehäuften Grad der Reinheit oder Unreinheit seiner Bewohner und Verbraucher. Der Heilige selbst verbleibt ein unantastbares Lotosblatt. Die Gnade einer Gottheit, eines Heiligen, oder eines *gurus* ist wie das Überfließen eines Kanals, der auf beiden Seiten abfällt und der mit den trockenen Steinen der Liebe, und dem Dienst an Gott und Meister, jahrelang bedeckt war. Je größer das Volumen an Gnade, desto größer die Höhe der überschwemmten Abhänge und der dort liegenden Steine, die gewaschen und transformiert werden. Je näher es zum Boden des Abhangs ist, desto sicherer ist die Transformation des Steines.

Eine noch höhere Verbindung ist es, wenn der *chela* sich komplett zu seinem *guru* hingezogen fühlt und in konstantem Kontakt verbleibt, und aus seinem höhlenähnlichen *puja*-Raum ein *tapovanam* macht. Wenn den Guru Deva die Liebe und der Dienst des *chelas* bewegt, mag er sich auf sein Rehfell oder einen Verandastuhl setzen (was auch immer vorhanden ist), und kreiert wahrlich mit Hammer und Meißel sein eigenes Abbild auf der Individualität seines auserwählten Kindes. Dies allerdings sind seltene Fälle!

Du musst dich auf einen Kreuzzug begeben, um deine Mängel und Schwächen zu beseitigen und um Tugenden und die Entwicklung innerer Kräfte zu meistern. Das lächerlichste ist, bevor eine Reinigungskampagne beginnt, dass die meisten Leute sich auf einem so niedrigen Tiefstand befinden, dass sie ihre Mängel und Tugenden überhaupt nicht kennen. Darum haben große Persönlichkeiten immer wieder der Welt gepredigt: „Erkenne Dich selbst." Hier haben wir wieder ein Dilemma der Illusionen. Niemand, wie auch du nicht, kann mit eindeutiger Sicherheit wissen, wie du fühlst, denkst, wie du handeln möchtest, wie deine Strömungen, deine tieferen Strömungen, überkreuzende Strömungen und Motive, etc. fließen. Dies ist die eine Seite, aber die andere ist die Blindheit von „Ich und mein." Das größte Thema des Humors ist für die Erleuchteten das Wunderbare seiner Illusion, und wie sich alles verändert, wie sich der ganze Ausblick transformiert, sobald die Idee von „Ich und mein" angehaftet oder losgelassen wurde. Dies ist das wundervollste Thema, das unter dem Namen von und arroganterweise mit *maya* bezeichnet wird.

Alles bleibt dasselbe. Wie verändern sich Dinge durch den Gedanke von „Ich und mein"? Ein Mensch verurteilt wie ein unparteiischer Richter gewisse Handlungen eines anderen aufs Stärkste, und doch fühlt er nichts, oder er bewundert die gleiche Handlung unter ähnlichen Umständen sogar sehr, wenn sie von ihm oder seinen Lieben gemacht worden sind. Genau dieselben Augen sehen weiße Dinge schwarz und schwarze Dinge weiß – es sind die „Ich und mein"-Halluzinationen. Es gibt nichts, das praktisch so nützlich ist, wie das Beobachten und Betrachten dieser Selbsttäuschung. Diese Praktik führt zu einem großen Schritt spirituellen Fortschritts, tief meditierend auf alle Begebenheiten des eigenen Lebens

Die einzige Bedingung für diese Praktik ist, dass wir uns von uns selbst abtrennen und bloßer Zuschauer sind, indem wir bis ins winzigste Detail studieren, wie wir wie ein Affe in den Händen der *maya* (dem Schöpfer der Illusion) tanzen. Ein einzelner Gedanke kann uns zum weinen oder lachen bringen oder dazu, uns wie ein Prinz zu verhalten, oder dazu, dass wir unsere Haare ausreißen. Da ist nichts und da war nichts. Es benötigt nur eine aufblitzende Schwankung in unserem Geist, und ein wenig Kräuseln der Moleküle unserer Gehirnwindungen ließ uns auf die eine oder die andere Art tanzen. In Wirklichkeit gab es da nichts. Das Bewusstsein von „Ich und mein" deutet einfach auf gegenüberliegende Szenen. Es ist die Blindheit von

„Ich und mein" und die von so vielerlei Arten wie Ignoranz, Schwäche und Unwissenheit, welche den *guru* unentbehrlich machen.

Er alleine ist der wahre *guru*, der äußerst besorgt um dein Wohlergehen ist, und vor dem du alle deine Karten offenlegst, und dessen Beurteilung und Kommando du ausführst. Unerwünschte Resultate in deinem Leben sind alleinig dein eigener Fehler. In der dritten *sloka* der siebten Rede der Bhagavad Gita, ist es die höchste und durchdringende Wahrheit, zu der Bhagavan Lord Sri Krishna sagt: „Unter Tausenden von Menschen, strebt selten einer nach Perfektion." Wir haben Massen von *gurus* und Tausende von Schülern. Es war, als ob es eine Mode war, jemanden zum *Guru* zu haben, so wie der Spleen mancher Neureicher, die eine private Bibliothek besitzen, in der jedes Buch noch ungeöffnet ist! Lasst solche Neureiche in ihren Limousinen herumfahren und in der Traumwelt Satans leben, und uns unserem Kriya Mulaguru Babaji, dem Gott und Meister, huldigen. Fahre fort und entwickle das Element der Liebe für unseren Gott und Guru Deva, und du wirst automatisch ein besserer Mann oder eine bessere Frau – selbst dann, wenn du dir dessen nicht bewusst bist.

Alles Gute, Tugenden, Fröhlichkeit und Seelenfrieden *(shanti)* resultiert aus der Liebe. Liebe oder das Gefühl von der Einheit aller, in und mit dem Meister und des eigenen Selbst, ist kreativ für Ordnung, Organisation, Konsolidierung, Gleichgewicht und Gelassenheit. Es ist die Liebe, die einen bestimmten bewundernswerten Typ der Emotion, des Charakters und des Benehmens entwickelt. Liebe hilft, gibt, betet, fühlt Dankbarkeit, anerkennt und teilt, und es ist die Liebe, die in Vertrauen, Glaube, Fröhlichkeit, Zufriedenheit, Unterlassung, Großherzigkeit, Barmherzigkeit, Vergebung, Zuversicht, Ehrlichkeit, Ehre und Nächstenliebe resultiert.

Was ist Liebe? Es ist Zuneigung; angezogen werden; Freude darin zu verspüren; bereit sein, Opfer zu bringen; sich wünschen, näher zu sein; den leidenschaftlichen Wunsch verspüren, jemanden zu umarmen oder umarmt zu werden; darin aufzunehmen und aufgenommen zu werden, sich hingezogen fühlen und hingezogen zu werden. Liebe hat ihre Symptome *mahatva, mamatva, sankocha rahitva, seva, samagama* und *samarpana* (Überholung, Gefühl von Trockenheit, nicht unterschiedlich zu sein, Dienst, die Begierde nach Kontakt und Selbstaufgabe, absolut und ganz). Die Liebe ist die Wurzel aller Tugenden und der aufopfernde Kampf um die Realisation der

Einheit. Sie hat ihre eigene Begrenzung, ihr eigenes Geheimnisvolles und das Wunderbare. Liebe ist Kraft, Furchtlosigkeit und verjüngend. Sie ist Demut, Geduld, Unterlassung und Ausdauer. Sie ist die Macht des Erfüllens und des Eroberns und ist auch die Macht der Ausdehnung und der Transformation. Die Verfeinerung der Liebe verschafft uns die Erlösung.

Wenn es zwei Worte gibt, die der Kriya Mulaguru von Zeit zu Zeit empfiehlt, dann sind es *karuna* (Barmherzigkeit, Erbarmen, Mitleid, Sympathie, Vergebung und Unterlassung) und *akartritvam* (der Glaube daran, dass „Ich bin nicht der Tuende, ich selbst bin nichts"). Eine einfache Methode zu spirituellem Erfolg wäre, als erstes am Morgen und vor dem Schlafengehen zu sagen: „Oh Meister, ich habe nichts zu sagen und nichts zu hören, über nichts nachzudenken und nichts zu erfragen. Lass mich nur dir ergeben sein, dich ergreifen und das glücklich sein genießen, dir wahrlich und großzügig zu dienen!"

In echtem religiösem Verständnis gibt es sehr viele scheinbare Verwirrungen und Widersprüche, die nur vom Großen Meister beseitigt werden können, und es ist diese Hand, die Wunder erschafft, und welche über die menschlichen Begrenzungen von Ursache und Wirkung, Logik und Vernunft, von Experiment und Schlussfolgerung, von Beweis und Urteil, lacht. Es ist der Geist des *chaitanya*, der tätig ist. Der Geist fließt von Gott zu *guru* und vom *guru* zum *chela*. Die darunterliegende Wahrheit ist, dass der Aspirant durch die Gnade des *Satgurus* allmählich von einem Zustand zum anderen geführt wird. Wenn man seine Pflicht erfüllt und rechtschaffene Handlungen durchführt, während man die Frucht als Gabe vor den Lotosfüßen des Kriya Mulagurus Babaji niederlegt, ist dies ein Zustand, aus dem man nicht herausfallen kann. Denn wenn er dich erst einmal akzeptiert hat, wird er dich nicht fallen lassen wie eine heiße Kartoffel. Die religiöse Alchemie zeigt den Weg. Es ist eine uninteressierte und gottergebene Handlung. Wenn du einmal gesegnet wurdest, graviere diese drei Worte in dein Herz ‚Sei Babaji's Baby!'

Er ist der Handelnde und der Genießer. Was haben Sünden und Verdienste oder Knechtschaft und Erlösung mit dir oder mir zu tun? Wir wurden mit der beständigen Freude gesegnet, und es wurde uns gestattet und genehmigt, dem Kriya Mulaguru Babaji zu dienen! So rufe vom Dach deines Hauses (egal, wenn die Leute dich für verrückt halten): „Was auch immer so aussieht, als habe ich es getan oder tue, es wurde tatsächlich von Dir [Meister] getan. Ich weiß nichts davon. Du bist es, der sich um die Dinge kümmert.

Lass mich fleißig und ungestört deinen süßen Namen wiederholen!

"Sri Babaji, Jai Babaji, Jai Jai Babaji."

Du kleine, winzige, schwache und kümmerliche Kreatur, genannt Mensch, sag mir, was ist deine Kapazität, was ist die Zeitspanne deines Lebens, und was ist deine nie endende Kraft? Hast du die tapfere Kraft von Arjuna? Besitzt du die Askese von Vishvamitra? Erinnere dich auch an den großen Vishvamitra, der den Neuen Himmel von Trisanku kreierte und seine Augen aus Scham verschlossen hielt, als er mit Menaka konfrontiert wurde! Das Zerrütteln ist die Selbstaufgabe und Selbstaufgabe bedeutet: „Dein Wille (oh Meister) und meine Freude besteht darin, zu sehen, dass Dein Wille erfüllt wird."

Verändere deinen visuellen Blickwinkel und erkenne, dass alle Kunst ursprünglich ein und dasselbe ist. Kunst ist der Ausdruck der Schönheit und der Schöpfung der *rasa* oder Entzückung. Obwohl es ein Geheimnis ist, verbindet eine tiefgreifende Einheit alle Künste miteinander, und wenn man einen flüchtigen, aber klaren Blick davon erhaschen kann, kann man frei von einem Feld in ein anderes wandern und ein wunderschönes Bouquet von Blumen der Musik oder von Abbildungen sammeln. Wer hat eine klarere Vision als der Mystiker oder der Yogi? Er ist weder bloße Vereinigung, *yukta*, mit dem Göttlichen, dem Ursprung und der Zuflucht von allem, was war und was für immer sein wird. Noch ist er bloß in tiefer und glückseliger Betrachtung des obigen versunken, denn gleichzeitig schaut er auch auf diese wundervolle Erde mit begierigem Wissen und versucht, sich und all das, was ihn umgibt, entsprechend den innersten Gesetzen der Natur zu formen.

Der Mystiker ist ein Künstler. Er kreiert sich selbst. Er besitzt die Aufgabe, sich fortlaufend selbst zu finden, indem er sich fest an der ewigen Wahrheit und Schönheit, festhält. Er steigt auf. Er kann uns die wahre Einschätzung aller Dinge und aller Tätigkeiten im Leben, in der Literatur oder in jedem anderen der kreativen Gebiete, geben. Da er sein Ego nicht beeinflussen muss, ist er in seiner Wertschätzung gerade und großmütig. Da er nicht irgendeiner im Voraus erdachten Maxime oder einer bequemen Theorie dient, hält er sie aufrecht und spricht nur die unpersönliche Wahrheit. Da er sich nicht danach sehnt, jemandem zu gefallen oder zu missfallen, bringt er uns in eine klare Atmosphäre, in der das Licht scheint und in der keine Dunkelheit herrscht.

Die Definition von Schönheit reicht vom idealistischen Gedanken, dass sie in die superfühlbare Sphäre der Wirklichkeit emporsteigt, wie die Bhagavad Gita und Plato verlauteten, bis zur realistischen Ansicht, dass die Schönheit eine Erfindung des menschlichen Geistes sei, wie es Socrates und John Masefield ausdrückten. Es ist rationell möglich, auf den realistischen Anspruch zu verzichten, dass alle Objekte unser Ausdruck von Macht, Gesetz und Qualitäten sind, und dass dieser Ausdruck einen höheren Grad von Leben darstellt als das Objekt selbst. Es ist jedoch nicht einfach, auf den realistischen Anspruch der Selbstgenügsamkeit eines Objektes zu verzichten. In diesem Fall liegt die Wahrheit der Dinge nicht zwischen den Extremen, sondern es scheint, dass die Extreme einbezogen sind in den transzendenten Ursprung und in das bewusste menschliche Instrument, zusätzlich zu Materialien, die uns die Natur zur Schöpfung von Kunstobjekten und besonderer Verfahren mit Materialien gibt. Plotinus hat im dritten Jahrhundert nach Christus diese Ansicht vorgelegt, und sie wurde später von deutschen Philosophen des achtzehnten und neunzehnten Jahrhunderts, weiter entwickelt.

Gottes Absicht ist in Deinem Antlitz (Babaji's) manifestiert,
Überstrahlte eines Nachmittags die herrliche Sonne,
Als wir in verzückter Ohnmacht gefangen
Wurde uns durch Babaji's Gnade Visionen gewährt.

Von blühenden Rosen am verwüsteten Ort
Und himmlischer Musik im dunklen Taifun,
In lieblicher Nacht ein freundlicher Mond,
Krönte Lobpreis uns alle, unsere zahlreiche Rasse.

Gottes Absicht war, die Schönheit zu erschaffen,
Gefestigt gegen die Gezeiten der Macht,
Damit Liebe bestehen kann und in dieser Welt gelegt werden
Reiche Fundamente des Himmels auf einer einzigen Blume

Und Du (Kriya Babaji), inspirierst mich heute Nacht,
Erfüllst Gottes Traum von blumigem Entzücken.

Die Frage, ob Schönheit die Inspiration der Künste ist, oder ob die Kunst der Schöpfer der Schönheit ist, wird vermutlich vom Temperament gefärbt werden. Die Tatsache, dass Schönheit eher gefühlt als überdacht ist, wird natürlich den emotionalen Artisten dazu führen, in seiner Kunst seine Inspiration zu sehen. Der Künstler aber, der sich mit Idealen beschäftigt, wie in der Poesie, wird sich vermutlich über das Eindringen eines Flusses inspirierender Gedanken und Vorstellungen, jenseits des Horizontes seines normalen Bewusstseins, bewusst werden und überzeugt sein, dass die wahre Inspiration der Kunstdarstellung von transzendenter Natur ist.

Neben solchen Erwägungen kann man die Qualitäten solcher Kreationen studieren, die man für schön hält. Die beiden Grundprinzipien der Schöpfung der Künste sind rhythmische Vitalität und Design, in anderen Worten, Leben und Form. Die Kapazität des Künstlers, durch die er empfindsam und gleichzeitig gestaltend auf die Einflüsse des Lebens um ihn herum und in ihm selbst reagiert, ist keine Frage von künstlicher Technik, sondern von persönlicher Disziplin, modifiziert von seinem natürlichen Talent. Die Kraft, externe Zeichen von Schönheit zu schätzen und sie in Kunstwerke zu formen, kann durch Studium und Praktizieren zu einem Umfang entwickelt werden, den man derzeit noch nicht erkennt. Der Begriff ‚Design‘, in dem oft ein Zeichen von Schönheit gesehen wird, ist vermutlich eine übertriebene, statische Andeutung. Der Begriff ‚Anordnung‘ mag ihn ersetzen, denn er deutet nicht nur auf richtiges Anreihen von mobilen Künsten der Poesie, Drama, Tanz und Musik, sondern auch richtige Verbindung zwischen Bestandteilen der mobilen Künste der Architektur, Skulptur oder eines Gemäldes. Anordnung deutet auch auf eine vereinheitlichte Vorstellung hin, die diverse Aspekte dieser Form zusammenhält. Der ganzen Einheit von Schönheit sind andere Qualitäten wie Klang, Worte, Linien, Farben, Figurativität, Gewebe und Materialien, auferlegt.

Lasst uns auf die Verbindung der Kunst mit der Wahrheit schauen, aus der Sicht der kreativen Ausdrucksweise der Kunst. Wahrheit bedeutet nicht unbedingt bildhauerische oder bildhafte Darstellung einer akzeptierten, religiösen oder wissenschaftlichen Lehre, obwohl es eine solche Darstellung nicht ausschließt. Wahrheit ist auch subjektiv und reflektiert die eigene Natur des Künstlers. Wenn solch eine subjektive Wahrheit eine Anziehung auf die Religion ausübt, werden solche großen Ären der Kunst und Religion in der Geschichte der Menschheit aufgezeichnet werden.

Es gibt eine tiefe psychologische Verbindung zwischen religiösem Bestreben und künstlerischer Darstellung, und wenn die Kunst entartet, zeigt sich dies auch in der Ausübung der Religion. Die Wahrheit ist grundlegender in den Aktivitäten der Kunst, als es für die äußerliche Natur ist. Wahrheit, in Verbindung mit dem Leben, wird aus grundlegendem Mangel an Wahrheit in der höheren Natur des Künstlers, nach menschlichem Empfinden häufig abgelehnt. Die Wahrheit, in Verbindung mit der objektiven Natur, hat weniger Wichtigkeit in der kreativen Kunst. Selbst in der gegenständlichen Kunst, wie der Bildhauerei, erscheint es, dass die Wahrheit zur Natur höchste Aufmerksamkeit verlangt. Es können radikale Änderungen vorkommen, denn das Ziel ist hier, mehr die Form des Originals aufzufangen als ihr eigentliches Erscheinen.

Die beschreibenden Künste in der Literatur und dem Drama sind im flachen Sinne niemals wahrheitsgetreu, da keine Personen oder Begebenheit einer Novelle oder einer Aufführung jemals exakte Reproduktionen von Personalität oder Umstand sind. Wo es jedoch beides, objektive und subjektive Wahrheit zur Natur, in einem Kunstwerk gibt, wird die Schönheit zu einer unvermeidlichen Begleiterscheinung. Dies war der ästhetische Fakt hinter Keat's berühmten Zeilen: *„Schönheit ist Wahrheit, Wahrheit ist Schönheit, das ist alles, was Ihr auf Erden wissen müsst und wissen sollt."*

Der direkte Weg, beides, die Schönheit und die Wahrheit und deren wesentliche Einheit, kennenzulernen, ist, an einer Aktivität universeller kreativer Kunst teilzunehmen. Eines der effektivsten Versionen ist die Schöpfung von Kunstobjekten. Eine Art echter Schönheit ist Kriya Mulaguru Babaji. Trotz eines unauffälligen Äußeren, besitzt er eine beeindruckende Personalität. Es gibt ein Funkeln in seinen kleinen, intelligenten Augen, das aufleuchtet, wenn er sarkastisch lächelt. Zu einem Anlass bemerkte der Satguru Deva:

> *Ich hätte offenherzig sein sollen, weil aber*
> *Der Fehlersuchende bereit steht,*
> *Auf jedes Wort meiner Lippen zu springen,*
> *Oder auf das deinige, Mein Auserwähltes Kind.*

Und ...

> *Bereitwillig beobachte ich deinen Pfad genau,*
> *Aber sie, Ich weiß nicht wer, ein strenges Auge auf mein Antlitz halten,*
> *Und mir sagte, sie seinen wachsam,*
> *Auf die Meinung, die in meinem Geist lauert.*

Und wieder..

> *Wer ist der Freund und wer der Feind von unserem Heimatland?*
> *Lass du und die deinigen es gedankenvoll herausfinden ...*
> *Die Art und die Herkunft (weltweit) aller ist Eins,*
> *Lasst uns Milch und Zucker wiedereinmal vermischen,*
> *Die Hindus tragen den Helm und die Muslime hantieren die Ruder,*
> *Lasst uns das Boot dieses Landes gemeinsam zum Ufer rudern.*

Unsere Literatur mag verschieden von deren Literatur sein, trotzdem ist unsere Literatur und deren Literatur identisch. Es ist diese Erkenntnis, die eine Einigung in der Nation hervorbringt. Politik und Wirtschaft können keine Einigung erzielen. Unterschiede und selbst Konflikte sind insofern untrennbare Teile von Politik und Wirtschaft, als es die Uneinigkeit und die Gegensätze sind, die Erfolg in das politische und wirtschaftliche Leben bringen

Warum sollten wir uns vereinigen? Diese Frage kann aus reiner Vernunft nicht beantwortet werden. Darum gibt es im Menschen ein Element, das Herz genannt wird, welches sich vom Geist unterscheidet, welches nur ergründet. Die Notwendigkeit der Vereinigung kann nicht durch Argumente aufgebaut werden. Es muss zum Resultat inneren Drangs werden, und dieser innere Drang entwickelt sich durch Literatur und andere Formen der Kunst, oder kurz gesagt, durch die Kultur. Tatsache ist, dass einige Elemente noch immer abwesend sind. Das, was fehlt, ist für die erfolgreiche Funktion der Nation notwendig, genauso wie ein Wachsmodell, das, egal wie akkurat es dem lebenden Original gleicht, es nicht wie eine lebende Person funktionieren kann. Dieses Element einer Nation ist das Element der Literatur und anderer Formen der Kunst, alles aber sind Elemente der Kunst.

Strahlen der Kultur

Die führenden Person unseres Staates in Madras und der Ministerpräsident sind beide literarische Lichtkörper, deren literarischer Glanz durch die dünne Wolke politischer Verbundenheit etwas trübe wurde. Dasselbe kann von vielen anderen Berufen gesagt werden, von Journalisten, denen der Armee-Einheiten und unterschiedlichen anderen Aspekten des öffentlichen Lebens. Wünschenswert ist nur, die Strahlen der Kultur mit solch einer Kraft scheinen zu lassen, dass sie die dunklen Wolken der Politik erleuchten, anstatt der Politik zu erlauben, den Glanz von der Kultur zu trüben. Was ich über Madras sage, ist wahr und gilt auch für die beiden Nachbarstaaten und tatsächlich auch für ganz Indien. Die Politik hatte ihre Chancen, und sie hatte auch ausreichend Zeit dafür. Niemand kann behaupten, man könne von der Politik sagen, sie habe den Menschen erfolgreich Glück gebracht, indem sie ihnen den Weg zeigte, ihre Probleme zu bewältigen. Es lohnt sich also, hier der Kultur eine Chance zu geben, wo die Politik nicht ganz erfolgreich gewesen ist. Und nur durch öffentliche Anerkennung ihrer Wichtigkeit und durch öffentliche Bemühungen, kann die Kultur unter den gegenwärtigen Voraussetzungen organisiert werden.

Diejenigen, denen das Wohlergehen Indiens am Herzen liegt, diejenigen, die Indien in sich vereint, erfolgreich und einflussreich in weltlichen Angelegenheiten wünschen, müssen ernsthaft die nachstehende Frage erwägen: Was ist es, das Indien genannt werden kann? Der Begriff Indien bezeichnete aus geographischer Sicht unterschiedlicher Zeiten der Weltgeschichte verschiedene Dinge, aus kultureller Sicht aber bedeutet er nur eines. Geographische Regionen, die Geburtsorte der Fundamente indischer Kultur waren (die Veden), und einen herausragenden Bestandteil in den aufgezeichneten Ereignissen des Mahabharata und im Ramayana spielten, liegen heute außerhalb des geographischen Indiens. Trotz dieser Verlagerung lebt Indien als eine kulturelle Einheit weiter. Indien war immer Ort der Verehrung und Zentrum der Anziehung für die Religionen der Umgebung und hat durch ihre Kultur nahe gelegene Religion beeinflusst. Es gab politische Konflikte und wirtschaftliche Wettkämpfe zwischen den unterschiedlichen Regionen Indiens, und trotzdem genießt Indien weiterhin ihre Einheit durch ihre Kultur.

Europa war einmal durch die griechisch-römische Kultur und das Christentum vereinigt. Dies aber erwies sich als ein schwaches Band für den Zusammenhalt der verschiedenen Regionen, und aufgrund gegenseitiger Eifersüchteleien und Konflikte wurde es nie zu einem vereinigten Europa. Indien war nie eine politische Einheit und selbst unter britischer Herrschaft gab es Regionen, welche aus rein technischen Gesichtspunkten, nicht unter die Gerichtsbarkeit des britischen Parlaments gehörten. Indien war niemals etwas anderes als eine kulturelle Einheit. Wegen solch vorausgegangener Ereignisse, innerhalb und außerhalb Indiens, lege ich derart große Betonung auf die kulturelle, spirituelle und mystische Seite des nationalen Lebens Indiens.

Hat die Literatur irgendeinen Platz im Konflikt der Interessen zwischen den Tamilen und den Bewohnern von Andhra? Ist es eine rein politisch-wirtschaftliche Frage? Was ist die Herkunft der internationalen Affären zwischen dem West- und Ostblock? Hat die Literatur und Kultur irgendeinen Platz darin? Ich bin sicher, dass es in solchen Konflikten Verwicklungen literarischer oder kultureller Meinungen gibt. Ein Konflikt entsteht durch die Abwesenheit einer kulturellen Seite und den vor ihnen liegenden Problemen.

Dr. Besant beobachtete einmal: „Wir haben oft recht, in dem, was wir verkünden, aber selten in dem, was wir verneinen." Wenn das kulturelle und spirituelle Problem auch einander gegenübergestellt wird, dann wird der Einfluss der Kulturen für eine Einigung so stark sein, dass die Unterschiede sich zu harmonischer Gegenregelung verringern. Was sich Akademie nennt, ist nichts anderes als eine Organisation der Kultur. Südindien muss seine Kultur als erste Einheit organisieren und dann muss sich diese Einheit erweitern zum Verständnis einer erweiterten Einheit indischer Kultur. Zwischen der südindischen und der indischen Kultur gibt es keinen Konflikt. Beide sind dasselbe und werden nur durch verschiedene Medien reflektiert. Lasst die Poeten, die Schriftsteller, Spiritualisten und Mystiker aller Religionen zusammenkommen. Lasst auf gleiche Weise auch Schriftsteller unterschiedlicher Aspekte und deren Literatur sich treffen. Das wahre Yoga Indiens, oder die Vereinigung mit „Ihm, der im Herzen aller wohnt", muss ausgedrückt werden, damit Indien zur Quelle des Trostes, der Liebe und des Dienstes an seinen Mitbürgern wird, und sich fortlaufend um deren Wohlergehen bemüht.

Alle Dienstleistungen führen zum Heim des einen Weges, sowohl auf dem Pfad des einsamen Wanderers, als auch auf dem der großen Gelehrten dieser Welt. Wer beurteilt, welchen Dienst man für die höheren Sphären der Mystiker erweisen soll? Der wahre Geist des Dienstes resultiert in Freude, eine Freude von oben, die alle, die sich unten befinden, erleuchten lässt. Der Sri Aurobindo Ashram in Pondicherry, Indien, kreierte eine Kultur, die seine Bewohner beglückt, weil sie ihnen Wege zeigt, auf denen sie ihre Probleme lösen können. Die Organisation des Departments für Körpererziehung des Sri Aurobindo Ashrams war auf einer Linie mit dem eindeutig erklärten Ziel des Yoga, geführt vom unvergleichlichen Heiligen von Bengalen. Diese messianische Möglichkeit deutet notwendigerweise auf eine Vereinigung der beiden Enden der Existenz, dem spirituellen Gipfel und der materiellen Basis.

Es wurden drei Schritte für den evolutionären Aufstieg ins Auge gefasst: zuerst der einer mentalen Transformation, durch welche man von den universellen Wahrheiten des menschlichen Bewusstseins ohne Verzerrung oder Teilung beeinflusst wird; zweitens: eine vitale Transformation, durch welche das Individuum sich selbst als Eins mit dem ganzen Kosmos fühlen lässt, und seine Handlungen als freie Ausdrucksweise der universellen Kraft übergibt, und letztlich die körperliche Transformation, welche die Kontinuität mit der Göttlichen Existenz als eine unsichtbare Totalität erfährt!

Kapitel V

Die Rolle friedlicher Penetration

Kultur verkörpert die gesamte Reichweite menschlicher Werte des Lebens, solche wie Schönheit, Güte und Wahrheit. Es ist tatsächlich notwendig, dass diese höchsten Werte gewohnheitsmäßig die heutigen Standarde und Ziele normaler Aktivitäten von Individuen, bilden. Wenigere und niedrigere Zwecke und Werte, wie die wirtschaftlichen, politischen und sozialen, sollten gedämpft oder sogar von den höchsten Werten sublimiert werden. Die Frage kommt auf, ob die Vielfalt von Kulturen Seite an Seite mit einer Universalität von Kultur existieren kann. Dieses Problem ist beinahe dasselbe und präsentiert dieselbe Schwierigkeit, wie die zwischen der Verschiedenheit der Religionen und der universellen Religion. Der Glaube des Schriftstellers ist (und viele andere werden sicherlich zustimmen), dass sie auf einem ähnlichen gereinigten Weg zusammen existieren können, wenn ein Sinn für Toleranz und Vielfalt vorhanden ist. Die Suche nach Einheit inmitten der Vielfalt, dem Prinzip der Toleranz und der Disziplin von *ahimsa* und andächtiger Spiritualität, welche hauptsächliche Charaktere der Hindukultur sind, helfen diesem Prozess und stellen die Hindukultur sicher in einen universellen Rahmen. Der Mensch ist eine Kreatur der Umstände. Wenn er nur die große Wahrheit erkennen würde, dass sein atma Teil und mit der großen Seele identisch ist, dem *paramatma*.

Wenn einige Menschen dem paramatma erlauben, ihren Geist und die Sinne durch Methoden, die von Kriya Yoga adoptiert werden, durchzuführen, dann werden aus dem größeren Teil von Sündhaftigkeit, die Güte der wenigen wie das Licht eines Leuchtturms hervortreten. Der Triumph des Lebens liegt im Erreichen von Perfektion der Form, und je reicher und komplexer der Organismus ist, der diese Perfektion erlangt, desto glorreicher wird seine Leistung sein. Ich würde gerne all die kriechende Widerwärtigkeit dieser Welt vernichten, um irgendetwas Lebendiges zu erlangen. Dennoch läuft die Liebe zur Schönheit einer intelligenten Kreatur über in die Sorge um die Gründe und die Feinde des Schönen. Darum kann aus der Liebe zur Schönheit eine Studie entstehen, darüber, warum die Kraft in der die Schönheit lebt, und über die Kraft, in welcher die Schönheit welkt. Außerdem ist die Schönheit ein Zeichen von vitaler Perfektion und ihre Verbreitung lebt überall. Es gibt potenzielle Schönheit aller Art, verborgen in der Welt. Die Kraft, die Schönheit entwurzelt, erneuert sie, indem sie wieder eine neue Schönheit pflanzt.

Durch die Tränen der Historiker erscheint oft ein Lächeln, denn der Abend einer Zivilisation ist der Morgen einer anderen. Es gibt eine Geschichte in der dem letzten der Moghul-Herrscher, Kaiser Aurangazeb berichtet worden ist, dass die große Moschee von Srinagar Feuer gefangen und zu Asche verbrannt sei. „Was ist mit dem *chenar* Baum vor der Moschee geschehen?", war seine Reaktion. Diese Frage des Kaisers verwirrte den Mullah, und aus Angst und mit Zittern brachte er die folgende Frage hervor: „Oh, Schatten Gottes, warum ist es so, dass als ich von der gestrigen Zerstörung der Moschee berichtete, Ihre Majestät keinerlei Sorge um das Haus Gottes zeigte, sondern nur um einen *chenar* Baum?" „Das Haus Gottes", antwortete der Kaiser, „kann ich ersetzen, nicht aber den *chenar* Baum." Welch eine Welt von Bedeutung! Wie sehr wünsche ich mir, dass die Menschen ihre Kapazität kennen und sich der Allerhöchsten Macht hingeben. Wenn sie sich wenigstens vor dem Meister verbeugen, dann könnten sie nachdenken und singen:

Zu Fuß und leichten Herzens geh ich auf offener Straße,
Gesund und frei liegt die Welt vor mir,
Der lange braune Pfad vor mir führt mich, wann immer ich will
Fortan bitte ich nicht um großen Reichtum, denn ich selbst
bin großer Reichtum,
Fortan winsele ich nicht mehr, schiebe nichts hinaus, brauche nichts mehr,
Getan sind häusliches Klagen, Bibliotheken, mürrische Kritik,
Stark und zufrieden reise ich auf Der Offenen Straße.

Ach, wenn ich euch dies zeigen könnte (meine lieben Leser). Wenn ich euch diesen Meister zeigen könnte, der Zeuge wurde jeder Epoche der Geschichte, jedes Missbrauchs von Fehlern, jedes Umstands von Versagen, der ohne Hoffnung (vielleicht manchmal), ohne Hilfe, ohne Dank, noch immer kämpfend (verdeckt) den verlorenen Kampf um die Tugend, der noch immer im Bordell oder am Schafott festhält für irgendeines Fetzens der Ehre, für das arme Juwel ihrer Seelen. Sie mögen versuchen zu fliehen, und doch können sie es nicht; es ist nicht ihr Privileg und ihr Ruhm, sondern ihr Verhängnis. Sie sind verurteilt, Ihr Leben lang sind sie zu ein wenig hoher Gesinnung verbannt, der Wunsch nach Güte ist ihnen auf den Fersen, wie ein unerbittlicher Jäger. Von allen Meteoren der Erde ist das seltsamste und tröstendste, zumindest hier, dass dieser veredelte Makiaaffe, diese mit Haaren gekrönte Blase aus Staub, dieser Erbe von einigen Jahren des Leids, seine raren Freuden verneinen und zu seinen häufigen Schmerzen hinzufügen sollte und für ein jedoch missverstandenes Ideal leben sollte.

Stolzes Wort, das du nie gesprochen, aber sprechen wirst
Vier, vom Stolz nicht freigestellt, an einem zukünftigen Tag,
Auf einer hellen Hand ruht eine warme nasse Wange,
Wenn über meinem offenen Buch du sagen wirst
Dieser Mensch liebte mich, dann steh auf und gleite ab.

Und wieder ...

Wenn die Sonne durch die Wolken etwas versteckt ist,
wenn das Erwachen Trübsinn zeigt,
Verweile dennoch, tapferes Herz,
der Sieg kommt ganz bestimmt.
Kein Winter, sondern Sommer kommen danach,
jede Mulde kreiert eine Welle,
Sie stoßen aufeinander in Licht & Schatten:
Sei standfest dann & tapfer.
Die Pflichten des Lebens sind wahrlich schmerzend,
und seine Freuden flüchten vergeblich,
Das Ziel erscheint so schattig und gedämpft,
dennoch, kämpfe weiter durch das Dunkel, tapferes Herz,
mit all deiner Macht und Stärke,
Nicht eine Tat wird verloren sein,
kein Kampf vergeblich,
obwohl Hoffnungen verfault, Kräfte verschwunden,
aus deinen Lenden kommen die Erben zu allen,

> *Dann halte an ein Weilchen, braves Herz,*
> *sinnloses ist immer ungetan,*
> *Obwohl der Guten und Weisen im Leben nur wenige sind,*
> *Dennoch liegt es an ihnen, den Zügel zu ergreifen,*
> *Die Massen kennen es, aber wie die Würdigen,*
> *Beherzigen keines & führen sie sanft.*
> *Mit dir sind diejenigen, die in die Zukunft sehen,*
> *Mit dir ist der Herr der Macht.*

Und noch einmal ...

> *Wir sind die Kinder des Glanzes & der Flamme*
> *Auch von Erbeben & von Tränen.*
> *Prächtig entstiegen wir dem Staub*
> *Und erbärmlich aus den Sphären.*

Wir suchen keinen Streit, wir äußern keine Warnung der Drohung, wir appellieren nur an das Gewissen und die Menschlichkeit derjenigen, denen ein Gewissen geschenkt wurde, zu erwecken, um zu handeln und um das Interesse der Welt in der nahen Zukunft herzustellen. Ich habe diesen Ort geliebt, diese winzige Welt der Lehrer und Schüler, in der zukünftige Führer Indiens erzeugt und gehegt werden, und hier lasse ich einen Teil meines Selbst zurück, wenn mein Meister mich darum bittet, dieser ungläubigen Welt Adieu zu sagen. Sei es, wie es mag – bis ich gerufen werde, um entweder meine sterbliche Hülle abzuschütteln oder um aufzugehen im Großen Selbst, habe ich eine Pflicht zu erfüllen und dies will ich tun. Egal, ob der Unbesonnene, erstklassige oder viertklassige Schriftgelehrte, alles wird explodieren wie ein Mythos. Verlasse den „ungläubigen Thomas", der ernsthaft Alleinstehende, denn das ist seine Beerdigung. Lass uns daher die Intensität der Schwierigkeiten wiedererkennen, die vor uns liegen und erkenne, dass es klar und notwendig ist, dass Männer und Frauen der Bereitwilligkeit sich für den einfachen Zweck einer besseren Zukunft hingeben.

Freiheit ist der Wille, für sich selbst verantwortlich zu sein. Es ist eine richtige und vernünftige Übung, nach Arbeit zu suchen, auch nach Reichtum und Glücklichkeit, auf eine Art und Weise, die zu unserem Selbst am besten passt, ohne das Gesetz der Behinderung der Freiheit anderer zu überschreiten. Erleuchtete Bürger, die die Bedeutung von Freiheit kennen und die ihre Freiheit mit großer Umsicht anwenden, zum eigenen Vorteil und für den Vorteil anderer, können alleinig eine Gesellschaft oder die sangah perfektionieren, die dann ihre eigenen Angelegenheiten regulieren kann. Deswegen ist es oft so, dass eine autonome Selbstverwaltung besser ist, als die beste Form einer guten Regierung. In den Worten von Gandhiji (Mahatma) ist die Regierung über das Selbst das wahrheitsgetreueste *svaraja*. Dies ist synonym mit *moksha* oder der Erlösung.

Die Bedeutung von Freiheit hat sowohl eine soziale wie auch eine transsoziale Bedeutsamkeit. Sie hat sowohl eine nationale wie auch eine internationale Anwendbarkeit. Wenn für jedes lebende menschliche Wesen Freiheit garantiert ist, und wenn die Verhinderung von Kriegen und das Entfernen von Misstrauen eine vollendete Tatsache ist, dann müssen die Individuen, die diese Welt regieren, Menschen mit spiritueller Vision und moralischer Aufrichtigkeit sein, sonst werden sie von ungebändigter Selbstsucht und Habsucht überrollt, und die Bemühungen zur Weltverständigung werden zertrümmert werden. Die vorherrschende düstere Stimmung in dem einen oder anderen Teil der Welt soll die Anhänger von wahrer Freiheit und Frieden nicht entmutigen oder abschrecken. Sri Krishna, der durch die Gita der Menschheit die größte Gesetzesliste der Freiheit gab, drückte eindeutig die Bedeutung ihres weltlichen und spirituellen Aspekts aus, verkündet die Entbindung der Gläubigen von ihren individuellen Verpflichtungen und Obligationen (svadharma), den Weg ebnend für die Realisierung des höchsten universellen dharmas, welches die materielle, moralische und spirituelle Freiheit der Menschheit verkörpert.

Der Weg, auf dem man allen Arten von Menschen helfen und ihnen dienen kann, muss gefunden werden. Zweifellos ist es sehr schwierig, mit einem guten Menschen umzugehen, der zornig ist. Wenn ein schlechter Mensch zornig wird, mögen wir ihn ablehnen, die Frage aber ist, wenn ein guter Mensch wie Vishvamitra zornig wird, wie behandeln wir dann seinen Zorn? Mit solchen Personen geraten wir in Schwierigkeiten. Möge Kriya Mulaguru Babaji solchen Vishvamitras helfen, und aus ihnen Vasishthas machen. Um dergleichen zu erreichen, müssen wir zu Gott beten. Er alleine kann den Zorn solcher Menschen entfernen. Es ist eine sehr schwierige Aufgabe, aber Gott wird es tun. Um Menschen zu helfen, müssen die Tatsachen auf eine vernünftige Art präsentiert werden. Was getan worden ist, was getan wird, und was wir tun können, muss wahr und aufrichtig ausgedrückt werden. Wir sollten nichts verstecken, und wir sollten unseren Schatz mit jeden und allen teilen. Wir sollten keinen Überlegenheits- oder Minderwertigkeitskomplex haben. Die meisten von uns haben sehr vieles gemeinsam, und selbst wenn es einige Dinge gibt, bei denen wir nicht übereinstimmen oder unsere unterschiedlichen Ansichten akzeptieren, so kann eine wahre Gruppenmeditation gegenseitigen Respekt erbringen.

In unserer Annäherung mögen wir uns häufig unterscheiden, aber das sollte unseren Fortschritt auf der Reise durchs Leben nicht behindern. Das große Erwachen, das sich in Indien und in ganz Asien ereignet, macht es notwenig, dass jeder einzelne die neu arbeitende Macht versteht. Nur dann können wir solche Unterschiede der Ansichten würdigen, wie sie von Zeit zu Zeit existieren. Zunehmend erkennen wir alle, dass die Unterschiede, die von Zeit zu Zeit existieren oder gegenüber außergewöhnlichen Themen, nicht zur Barriere für die Entwicklung einer gegenseitig freundschaftlichen Gesellschaft oder sangah, werden sollten. Die hauptsächlich arbeitenden Kräfte in der heutigen Welt widerspiegeln sich in Gruppendynamiken, von denen einige grob, einige anfällig, einige zweifelnd und andere aufsässig sind.

Fast alle dieser Menschen aus Asien, Europa, Afrika und Hunderte von Millionen in anderen Teilen der Welt haben seit Jahrhunderten in schweigender Armut gelebt. Sie leben noch immer in Armut, aber sie haben ihre Stimme gefunden. Das Verlangen nach Freiheit, nach gleichen Rechten, nach wirtschaftlichen Möglichkeiten kann mit steigender Beharrlichkeit und Dringlichkeit von all denen gehört werden, die Ohren zum Hören haben. Hier werden wir mit einer der großen Herausforderungen unserer Zivilisation konfrontiert. Entweder finden wir effektive Wege, diese Herausforderung durch friedliche, entwicklungsfähige Mittel zu bewältigen, oder wir finden uns eingehüllt in einer Aufeinanderfolge von gewalttätigem Aufruhr, der ein weitreichendes Chaos verursachen wird. Diese Wahl versetzt uns entweder in ein neues „Dunkles Zeitalter" oder in ein „Besseres Zeitalter" als die Welt es jemals zuvor gekannt hat.

Noch höhere Höhen

Wir müssen unseren Blickwinkel vollständig verändern. Indien ist das Heilige Land, das Punyabhumi, welches für die höchsten spirituellen Seelen äußerst dafür geeignet ist, noch höhere Höhen zu erreichen. über die verwickelten Probleme des menschlichen Lebens, den Problemen der denkenden Menschheit aus jeder Klimazone, jedem Land und aus jedem Zeitalter, wurde nur auf diesem Subkontinent hingebungsvoll von *gurus*, *chelas*, Vätern und Söhnen, solchen mit Stammbaum und solchen ohne, meditiert, um Lösungen zu finden. Die Überlegenheit eines nach innen gehenden Lebens und all seine Erscheinungen über das nachfolgende Elend und Glücklichsein des menschlichen Lebens wurde den bekanntesten Vorfahren dieses Landes (Indien) bestens offenbart. Die Empfänger dieser spirituellen Erkenntnis erreichten nur hier ihren größten numerischen wahren Wert. Der Durst der Ausländer nach einer gesegneten Auge zu Auge Gegenüberstellung wahren realistisch-religiös-gelebten Lebens, wurde nur hier und hier alleine gelöscht.

Wenn Harmlosigkeit mehr zählt als der erfinderisch ausbeutende Verstand, wenn die wirksamste Methode gelebten Lebens im Leben nur eine imaginäre dramatische Rolle spielt, wenn die stärkste Rüstung eines Mannes seine immer wachsame Seele ist, die in Momenten von Schwäche manchmal flüchtige Dinge und Ereignisse zulässt, um Schichten auf Schichten von Untugenden und Unwissenheit zu legen, ihnen aber niemals zulassen würde, nach tief innen einzudringen, wenn das Gefühl vom Einssein zur höchsten Tugend der Gesellschaft wird (und das Identifizieren mit dem weltlichen und physischen Körper und seine Vergnügen es nicht erlauben, dass ein Mensch jenseits der Grenzen zwischen weniger trivialen Gebenden und Nehmenden hin und her gerissen wird), wenn die höchste Barmherzigkeit der Mutter (durch Kriya Mulaguru Babaji) wahrlich der letztliche Retter der Menschheit ist, dann verdienen die Hindus dafür gewürdigt zu werden, dass sie eine der edelsten, lebenden religiösen Rassen ist, die jemals diese Erde bewohnt haben.

Verabschiede dich von der Welt mit all ihren Abscheulichkeiten der Unwissenheit, Entstellungen, Selbstsucht und Falschheit. Du bist verstrickt im hoffnungslosesten Whirlpool, wenn du erwartest, dass die Welt sich eines Tages transformiert, und jedermann alles Glück durch wissenschaftliche Entdeckungen und politische oder internationale Organisationen erhält. Du kannst glücklich sein, vorausgesetzt, dass du deinen Kopf und dein Herz dazu entwickelt hast, glücklich zu sein, und du dich entschieden hast, andere glücklich zu machen. Da gibt es keinen anderen Weg.

Vorbeugung ist immer besser als Heilung. Am Ende ist der Geist mächtiger als die Materie. Meine persönliche Erfahrung ist, dass es ein unerklärliches Wirken gibt, das den Menschen erfüllt mit Liebe und Hingabe, dem Dienst am Nächsten und der Selbst-Aufgabe, das den Menschen unempfindlich stimmt gegenüber den Unruhen und Gefahren dieser Welt, und ihn tatsächlich und gänzlich Krankheit, körperlichen Unregelmäßigkeiten und den unterschiedlichsten Arten von Unpässlichkeiten entfremdet. Wenn man also aufhört, ein übles Leben zu leben, wird man, so wie es immer war, Bösem unzugänglich und unangreifbar für jede Art weltlich grober Angriffe von verletzenden Menschen, schwieriger Situationen, Krankheiten, Not und unangenehmer Umstände.

Ich wiederhole abermals, dass es da etwas gibt, das dich innerlich führt, das dir eine unbesiegbare Kraft gibt, die dich gegen jegliches Toben standhalten lässt, eine wundervolle Kraft, die nicht nur intellektuell, moralisch und mystisch ist, sondern auch eine, die den Körper durchdringt und überwältigt. Du kannst dich an keiner Krankheit anstecken, und falls du es zufällig doch tust, wirst du dich bald erholen. Wenn du keine oder nur einige Feinde hast, werden sie dir kaum schaden. Wenn du im Leben kleine Verwirrungen erlebst, wirst du sie viel schneller bewältigen. Führe deshalb Experimente aus, und ergreife Maßnahmen, und zeichne die Resultate auf – keine Schlussfolgerungen und keine Fantasien, keine Vermutungen und keine Annahmen.

Industrie, Bildung und Reichtum und selbst die Souveränität über Nationen kann dir nicht helfen, ebenso wenig wie auch viele aneinander gereihte Nullen keine Ziffer ergeben. Sei nicht entsetzt, wenn ich hinzufüge, dass selbst die Moralität und Religion (in ihrer routinierten Form) ohne das Erwachen des Geistes, der *kula kundalini*, dich nicht retten können. Die größte Freude entspringt nur aus der universellen Liebe, dem Dienst und dem standfesten Glauben, dass Gott und Babaji dich für deine Liebe und deinen Dienst an ihm und der ganzen Welt reichlich kompensieren wird.

Lass die Welt eine Welt für dich sein, an der du nicht anhaftest. Führe einerseits ein tugendhaftes Leben, ohne Anhaftung und zölibatär, und andererseits eines der Hingabe und der absoluten Selbst-Aufgabe durch Liebe und Dienst an deinen Gott und Meister. Der Rest ist zweitrangig und ungewiss. Lass die Welt nach Hunderten von Dingen heulen und schreien – die wahre und eigentliche Freude entspringt nicht dem Intellekt und der Industrie, sondern der Vorherrschaft von Güte und Charakter, aus der maximalen Bewahrung sexueller Energie und der höchsten geheiligten Keuschheit der Frauen, und von der Selbsthingabe der Verehrer *(devotees)* zum

Erfüllen ihrer Pflichten zum Wohle der Welt und gegenüber ihrem Meister und Retter. Außer diesen permanenten Elementen, sind alle anderen nichts als geräuschvolle Aufruhr von Kommenden und Gehenden und vorübergehend Aufflackernden, ob sie nun Kapitalisten, Industrielle, Wissenschaftler oder Politiker sind.

Je mehr du erkennst, dass jede Handlung und Abhängigkeit von der Welt dich tiefer und tiefer in ein schlammiges Sumpfloch versinken lässt, desto größer wird dein Bedarf an Göttlicher Hilfe. Sobald du lernst, für Alles auf Gott und den Meister zu bauen, wirst du damit beginnen, dich nach dem Schlüssel himmlische Stärke, des Trostes und des Schatzes zu sehnen. Von Zeit zu Zeit und in jedem Zeitalter, in jeder Klimazone und Religion, wurde vorordinierten Schülern (durch Gnade und Barmherzigkeit) ein goldener Schlüssel überreicht, obwohl es nur wenige solche Auserwählte gibt, und sie nur in großen Zeitabständen auftauchen. Solche sind auf der Suche nach Erleuchtung, um den goldenen Schlüssel von ihrem Satguru Deva zu erhalten, und weil sie eine andauernde, ausschweifende Treue zum Guru halten, genießen sie auch alle spirituelle, religiöse, moralische und mögliche materialistische Vorteile durch die wohlüberlegte Anwendung des goldenen Schlüssels. Besonders höhergestellte Schüler erhalten während ihrer besten Stunden der Kommunion mit dem Meister freigiebigen Segen des Satgurus. Der moderne Mensch, der Dinge verharmlost, um seine Selbstgefälligkeit zu unterzeichnen, beschwert sich über solche vorgezogene Behandlung und versucht außerdem, solches als einen Mythos und als eine Falschmeldung zu entblößen. Die Maya spielt weiter, und damit beginnt die Beerdigung des selbstgefälligen „Moskito".

Überspringen wir diese „ungläubigen Thomase", und kehren wir zum vorliegenden Thema zurück. Es steht geschrieben, dass die besondere Art der Anbetung des Kriya Yoga selbst im kleinsten Detail einen einzigartigen Vorteil unzähliger Multiplikationen von Zeitalter zu Zeitalter und von Mensch zu Mensch besitzt. Die wörtliche und literarische Gleichheit dieser Methoden ist das größte Hauptmerkmal des Kriya Yoga. Es gibt da eine gewisse Heiligkeit, Großartigkeit und Reinheit der Methoden, die „von menschlicher Hand unberührt sind", auch wenn es sich um Millionen handelt. Es bleibt da kein Platz für Diskussionen oder den kleinsten Zweifel über die Reinheit der Methoden. Die höchste Wichtigkeit der Veden und der Schriften entspringt nicht nur von dieser preislosen Wahrheit und Weisheit, die darin enthalten ist, sondern aus der Garantie, dass sie die Reinheit des „von menschlicher Hand unberührt seins", überbringen.

Genau dieselbe Wiederholung geschieht nicht nur in Worten, sondern auch in phonetischen und physischen Ausdrucksweisen. Lasst mich dies dem modernen Menschen mit modernen überspannten Ideen erklären. Geschäftsleute handeln mit Millionen von Baumwollballen. Wenn ein Baumwollballen nicht dem andern gleicht, wie kann man dann ein Geschäft in großen Mengen führen? Ein Baumwollballen ist ein bestimmtes Objekt, hat eine gewisse Größe, eine gewisse Qualität, unzählige Duplikate eines gewissen, zugesicherten Musters. Dies muss entsprechend und jenseits aller möglichen Zweifel und Diskussion sein. Nur dann kann es millionenfach wiederholt und geliefert und eingetauscht werden.

Die Gita, Saptasati, Bibel, Koran, etc. sind die reichsten Vermächtnisse, die die Heilige Kommunion zwischen dem chela und der Höchsten Macht hinterließ. Eine besondere Wahl von Worten und ein besonders detailliertes Kriya, Gebet, Anbetung oder Wiederholung, das permanent zwischen dem Schüler und einem Satguru liegt, ruft eine besondere Aufmerksamkeit beim Meister hervor. Für den guru baut sich die süßeste Erinnerung an die Verbindung mit dem Meister und einem bestimmten Schüler auf. Es gibt da einen Ozean von Unterschieden zwischen der Ansprache von „Du, von Mein Gott, Mein Meister, Mein Vater, Meine Mutter und Mein Alles." Ein Ausbruch von Freude folgt, wenn irgendein Guru mit „Gottheit" einem Schüler oder unzählig nachfolgenden Schülern, angesprochen wird.

Der Meister entschädigt und lässt ihm die erste Gnade oder Wohltat zukommen, und verspürt ein empfindsames Gefühl für den Schüler und gibt ihm ganz einfach mehr und mehr Gnade. Danach, von Zeitalter zu Zeitalter, lange nachdem der Schüler seine sterbliche Hülle abgeschüttelt hat, überleben die Namen von Schülern jegliches Misstrauen, Verharmlosung und Unglaube.

Jahrhunderte sind vorbeigerollt, und die Welt ist aus dem satya yuga (Goldenes Zeitalter) in das kali yuga (Eisernes/Dunkles Zeitalter) herabgestiegen. Umstände, Voraussetzungen, Kapazitäten, Tugend, Moralität, Religion, menschliche Natur und die Welt – alle Dinge haben sich verändert. Der Kriya Mulaguru, Babaji, machte ein *nimitta*, ein namensverwandtes Instrument des Schriftstellers, um Kriya Yoga zu verkünden, und um die streunenden Schafe zurückzubringen. Wie kann diese herkulische Aufgabe verwirklicht werden? Der große Meister alleine weiß dies. Lasst uns dies nicht begründen, lasst uns dies nicht in Frage stellen, lasst uns nur dienen.

Die Welt demonstriert weiterhin die lächerliche Einstellung der Menschen. Es gibt eine Geschichte über einen Mann, der als „altes Fossil" beschimpft und für verrückt gehalten wurde, weil er beabsichtigte, einen Hain mit Mangobäumen zu bepflanzen. Niemand half ihm beim Pflanzen, alle ließen ihn im Stich, verspotteten ihn und machten sich lustig über ihn. Jahre vergingen und die Mangobäume wuchsen und trugen köstliche Früchte, und all seine Söhne, Töchter, Enkelsöhne, Enkeltöchter und Urenkel kamen zum Hain und stellten ein Schild auf, auf dem zu lesen war: „Dieser Mangohain gehört uns!"

So ist die Welt. Die Welt hat nicht einmal darüber nachgedacht, wie sie ihren Wohltäter misshandelt. Ohne die aktive, immer wachsame Fürsorge des Satguru Deva, der hilfreich und rettend ist, und diejenigen befreit, die sich von ganzem Herzen an ihn wenden, hat die Religion oder sangah unter der neuen, materialistischen und atheistischen Attacke, keine Überlebenschance. Alleinig der Meister oder die Gottheit muss von Zeit zu Zeit handeln, damit die Religionen und religiösen Institutionen weiter bestehen. Nur der Meister kann die Wagen aus dem Schlamm ziehen und sie in Bewegung halten.

Die Schüler des Kriya Yoga sollten ihre verbreitenden Ideen zuerst entnehmen aus „Die Stimme Babaji's" und aus „Entschlüsselte Mystik" und dann aus den weiteren gefolgten Texten, die von Zeit zu Zeit herausgegeben werden, und die (durch des Meisters Gnade) enthüllt werden. Dies ist unvermischter und unverfälschter Kriya Yoga ohne Zusätze oder Abzüge von Opportunisten und den Mächten des Seins. Diese Bücher übermitteln (laut der Autorität des Kriya Mulaguru selbst) ein klares Verständnis und detaillierte Information, und das Lesen erweist sich als überaus nützlich für vorbereitendes Grundwissen und setzt somit Kopf und Herz in die notwendige Rille. Danach sollte sich ein Kriya Yogi mit der anstrengenden Tätigkeit beschäftigen, seine täglichen Kriya Meditationen (in der Gruppe oder anderweitig) auszubauen. Deine Kräfte, durch die du der Welt helfen kannst, hängen ab von deinen Kriya Übungen und deiner *sadhana*. Diese bedeutet Einsamkeit, fester Entschluss, eine definitive und genaue Ansicht vom beabsichtigten Ergebnis, von der Gunst des *Gurus* und der Gnade Gottes (beide von Babaji), und eine unermüdliche, geistig auf einen Punkt konzentrierte Ausübung mit perfektem Nicht-Angehaftet-Sein an alle anderen Dinge, außer dem einen Ding, an dem man festhalten soll, nämlich ein perfektes Instrument in den Händen des Meisters zu sein.

Wertvolle Dinge kommen nur aus den Bergen oder den Ozeanen, nicht aber aus den weiten, sandigen, irdischen Ebenen. Ein wirklich weiser Mann ist in seiner sadhana geistig auf einen Punkt konzentriert, und konzentriert seinen Geist universell, wenn er sich mit der Welt befasst. Er fastet, wenn er alleine ist, aber es macht ihm nichts aus, mit der Welt zu schlemmen. Die Welt wird mehr von Menschen verändert als von Prinzipien. Für den weltlichen Mann und die weltliche Frau empfehle ich nichts so ausdrücklich wie den Dienst und der Aufgabe des (kleinen) Selbsts. Auch wenn sie noch nicht einmal das ABC der überaus beeindruckenden Sache kennen, die man Religion nennt, dann brauchen sie auch nicht zu verzweifeln. Sie können dem Kriya Mulaguru Babaji dienen, ihrer Frau, den Kindern, Freunden, Verwandten, Nachbarn und allen andern. Darin gibt es keine Technik. Der Meister wird dich erheben. Der Meister hat dies versprochen, und das ist Kriya Yoga, „Babaji's Meisterschlüssel für alle Leiden (Kriya)".*

Lieber Leser, „Sei Babaji's Kind".

Was lohnt sich zu wissen, und was lohnt sich zu tun? Wie wahrlich wenig dürfen wir wissen und tun? Nichts, nicht einmal einen Tropfen im Endlosen Ozean. Oh Babaji, ich habe nach Deinen Befehlen lange genug getanzt, ebenso die „andere Hälfte" und „die Dritte". Nimm uns und diejenigen, die wir mitbringen, an das von Dir erwünschte Ziel. Wenn die Liebe Babaji ist und Babaji die Liebe, dann sind wir Babaji's und Babaji ist unser.

Babaji, segne die Leser. Segne Deine Schüler und sei Du mit jedem zufrieden, der Deinen Heiligen Namen wiederholt. Das besänftigte und zufriedene Selbst erlaubt dem kleinen Universum eines jeden Schülers Babaji's, überaus gefällig, zufrieden, wohlhabend & glücklich zu sein.

Lass es Deine Gnade sein, Babaji, der die Führer führt, um die Geführten auf den richtigen Pfad zu führen.

---

*„Babaji, mögest Du zufrieden sein. Lass die Welt erkennen, dass V.T.N., S.A.A.R. und ‚die Dritte', gegenwärtige und zukünftige Schüler mit unerschütterlichem Glauben in Dir gesättigt werden, im Regen Deiner unermesslichen Gnade und Barmherzigkeit."

Lass Alle mit Gutem befallen.

Lass das Universum durch Regen, Ernte, Zufriedenheit & Wohlstand glücklich sein.

Lass Deine Schüler in Frieden & Glückseligkeit und ohne Furcht leben.

Lass alle Wesen das Vergnügen, ihre Pflichten und die Verwirklichung ihres spirituellen Wohlstands genießen.

Mach aus den Böswilligen Tugendhafte, und mach die Tugendhaften erfolgreich im Erlangen ihres Geistesfrieden.

Mach die ruhig gestellten Seelen frei von Knechtschaft. Inspiriere und hilf den Selbstverwirklichten, ihre Lebensmission aufzunehmen, die Arbeit des Helfens, andere zu lieben und ihnen zu dienen, sich durch Deine Barmherzigkeit & Gnade zu befreien.

Mögen Alle frei von Gefahren sein, mögen Alle das Gute verstehen und erlangen, mögen Alle frohlocken, im universellen, spirituellen Gut aller.

Babaji, mach Alle glücklich & frei von allen Sorgen, Krankheiten, von Unglück & Katastrophen.

Mach, dass jeder das Beste genießt, das Göttliche und das Gute.

Sri Babaji, Jai Babaji, Jai Jai Babaji.

Direkte Erfahrung

Oh Kriya Mulaguru Babaji, verehrter Herr des Mitleids, wir salutieren Dir. Gib uns innere spirituelle Kraft, um Versuchungen zu widerstehen, und um in Dir zu verschmelzen; dieses Ego, welches härter ist als Granit oder Diamant. Lass uns immer Dein auserwählter Spielkamerad sein, in diesem wundervollen Spiel, das Du in allen Welten spielst. Lass uns Dein mysteriöses lila verstehen. Lass uns zum stetigen Kanal Deiner Liebe für all Deine Kinder werden. Benutze unseren Körper, die Sinne und den Geist für Dein ungehindertes Spiel.

Oh versteckte Liebe! Oh unverwüstliche Schönheit. Lass unsere Seelen in Frieden in Dir ruhen, für immer & ewig. Oh Licht der Lichter! Oh Scheinender! Wir leben für Dich. Wir erblicken Dich im Lächeln der Kinder, in den Tränen der Geplagten, in unseren Gedanken, Emotionen & Gefühlen, im Morgentau der himalayischen Landschaft und in den Strahlen der Sonne.

Oh Babaji, mein Vater, mein Alles. Mein höhlengleiches Pujazimmer ist voll von Deiner süßen Anwesenheit. Deine mildtätige Gnade esse ich in meiner täglichen Nahrung. Deine strahlende Liebe schmecke ich in meinem täglichen Getränk. Du bist der Ozean der Liebe &des Mitleids. Lass aus unserer Liebe zu Dir eine lodernde Flamme werden. Entferne mich von dort, wo das Böse ist. Fülle mein Herz mit Reinheit, Gütigkeit, Liebe & feinen Tugenden. Mach mich unsterblich, damit ich die Fackel tragen kann, so, wie Du es befohlen hast

Oh Herr, enthülle für uns all diese Liebe, Du, Deine verzaubernde Gestalt. Lass uns Deine lebendige Gegenwart spüren und fülle unsere Herzen mit Liebe. Lass uns mit Dir verschmelzen und auf dem Pfad der Rechtschaffenheit wandeln. Reinige unseren Geist von allen bösen Gedanken, und hilf unserem Geist, sich auf Deine Lotosfüße zu konzentrieren. Umarme uns und mach uns rein. Lehre uns, still zu sein und Dein herrliches Antlitz zu genießen. Erleuchte unseren Geist mit dem Licht des wahren Wissens, und lass unser hartes Herz schmelzen und zu Dir hin fließen. Herr, Du bist der Schöpfer des Universums. Du bist der Beschützer dieser Welt. Du bist im Gras und in der Rose, und Du bist in der Sonne & in den Sternen.

Grüße an Dich, Oh Spender der Freude & der Glückseligkeit! Süßer Herr! Lass mich frei sein von der Umklammerung des Todes, lass mich in allen Menschen gleichwertige Wesen sehen, und lass mich frei von Unreinheit & Sünde sein. Gib mir Kraft, um unermüdlich Dir und der Menschheit zu dienen. Mach mich, meine ‚andere Hälfte' und ‚die Dritte', geeignet genug, um für Dein Werk perfekte Instrumente zu sein, und mach uns rein & stark. Ich verbeuge mich vor Dir, Oh Innewohnender aller Herzen, Oh Geheimnis der Geheimnisse! Entferne meine Schwäche, meine mangelhaften & üblen Gedanken. Mach mich rein, so dass ich Deine Gnade & Deinen Segen empfangen kann.

Oh Herr! Du bist der Faden, der alle Wesen verbindet. Du durchziehst alles, durchdringst & dringst ein in alle Dinge dieses Universums. Du bist das Göttliche Licht. Du bist der Entferner der Unwissenheit und Du bist der Allbarmherzige Herr. Gib mir ein Leben ohne Krankheit.

Lass mich Deiner gedenken, immerfort. Lass mich geläuterte Tugenden entwickeln. Du bist selbst erleuchtend. Du bist mein Vater, Mutter, Bruder, Freund, Verwandter & Führer. Lass mich die Wahrheit verwirklichen. Lass mich frei von Geiz, Lust, Egoismus, Eifersucht & Hass sein. Bereite mich darauf vor, Dein süßer Bote auf dieser Erde zu sein, damit ich in der ganzen Welt Freude,

Frieden & Glückseligkeit ausstrahlen kann. Lass mich meinen Körper, Geist & meine Sinne zu deinem Dienst und dem Dienst an deine Kreaturen einsetzen. Atme in mich Deinen Atem der Unsterblichkeit. Lass mich die Universelle Bruderschaft des Menschen erkennen. Lass mich alle lieben wie mich selbst.

Grüße an Dich, Babaji, Oh Herr des Mitgefühls! Oh verehrter Herr des Mitgefühls! Wir salutieren Dich! Du bist die Unendliche Schönheit, Freude, Glückseligkeit & Frieden! Du bist Perfekt, Unabhängig & Immer Frei. Gib mir den Geist des Opfers, der Stärke & den unbezwingbaren Willen, der Menschheit zu dienen, gewähre mir Deine Gnade & Barmherzigkeit. Oh Allmächtiger Babaji! Du bist mein Erlöser & Retter. Befreie mich von der Knechtschaft dieses Körpers und dem Kreis von Geburt & Tod. Lass mich den Nektar der Unsterblichkeit trinken! Oh Höchstes Gut! Fülle mein Herz mit unnachgiebiger Hingabe zu Dir. Lass die Flamme meiner Hingabe zu Dir mit jedem Tag leuchtender heranwachsen. Oh Unendlichkeit! Oh Ewigkeit! Oh Unsterblichkeit! Befreie mich von allem Leid, Abhängigkeit, Wahn, Schwäche & Mängel! Gewähre mir gleiche Sicht, einen ausgewogenen Geist, Göttliche Tugenden wie Mut, Toleranz, Unterlassung, Demut, Barmherzigkeit, Reinheit, kosmische Liebe etc. Oh Allmächtiger Herr! Stärke meinen Entschluss, auf dem spirituellen Pfad zu verbleiben und meine tägliche spirituelle Routine energisch & regelmäßig durchzuführen. Vergib mir meine Sünden. Befreie mich von Hindernissen auf meinem Pfad und von allen Versuchungen. Oh Innewohnende Präsenz, Du bist die Seele meiner Seele. Du bist die Transzendente Glückseligkeit, Friede & Freude. Du bist die einzige einheitliche Essenz. Lass mich in der Gewaltlosigkeit gefestigt sein, in der Wahrhaftigkeit, Hingabe & Reinheit. Lehre mich, in meiner Hingabe zu Dir unerschütterlich zu sein. Gib mir Licht & Weisheit.

Oh Erhabene Liebe! Wir salutieren Dir. Du bist der Innewohnende meines Herzen. Gib mir das innere Dritte Auge der Intuition oder der Weisheit. Mag die Selbstverwirklichung mein unerschöpflicher spiritueller Reichtum sein, meine Leidenschaftslosigkeit, meine Krone, meine tugendhaften Taten, mein Besitz in einer Göttlichen Bank, und möge mein Verzicht das Juwel meines Herzens sein. Abermillionen Niederwerfungen vor Dir, Oh Kriya Mulaguru Babaji. Ich bin Dein. Rette mich, beschütze mich, führe mich und erleuchte mich. Mach mich rein, perfekt & frei. Durch Deine Gnade mögen Alle Gesundheit, langes Leben, Wohlstand & Selbstverwirklichung erlangen.

Oh Verehrter Herr der Barmherzigkeit & Liebe. Wir salutieren dir, & werfen uns vor Dir nieder. Du bist Satchidananda, Du bist allgegenwärtig, allmächtig, allwissend. Du bist der Innewohnende aller Wesen. Gewähre uns ein verständiges Herz, gleiche Sicht, ausgeglichenen Geist, Glaube, Hingabe & Weisheit. Gewähre uns innere spirituelle Kraft, um Versuchungen zu widerstehen, und um unseren Geist zu steuern. Befreie uns vom Egoismus, Lust, Gier & Haß, und erfülle unser Herz mit göttlichen Tugenden. Lass uns Dich erblicken, in all diesen Namen & Gestalten. Lass uns Dir dienen in all diesen Namen & Gestalten. Lass uns uns immerzu an Dich erinnern. Lass uns immer von Deinem Ruhm singen. Lass Deinen Namen immer auf unseren Lippen liegen. Lass uns in Dir bleiben, für immer und ewig.

AUM TAT SAT AUM.

Vom Grunde meines Herzens

Weil derzeit so manches perverse Genie danach trachtet, alles als einen Mythos zu brandmarken, hätte ich niemals geglaubt, nicht einmal in meinen Träumen, dass ich ein Buch dieser Art herausbringen werde. Da aber meine Worte aus der Tiefe der Wahrheit und aus meinem Herzensgrund kommen, kümmern mich solche Triaden verstimmter Elemente und Opportunisten überhaupt nicht. Ich schrieb und schrieb mit keiner anderen Absicht, als dem Leser etwas vom Magnetismus, der Dynamik und der angenehmen Persönlichkeit des Kriya Mulaguru Babaji zu übermitteln.

Dass der Geist eines Heiligen sehr tief ist, steht außer Frage – im Gegensatz dazu, dass das Verständnis für die mannigfaltigen Aspekte eines Heiligen jenseits des Fassungsvermögens eines normalen Menschen ist. Ich habe die Länge und Breite Indiens bereist und viele Heilige und Weise unterschiedlichen Temperaments mit meinen eigenen Augen gesehen. Obwohl es äußerst schwierig ist, die innerste, wesentliche Natur eines Heiligen zu verstehen, weiß ich, dass sobald man darshan von Babaji erhält, man von seiner majestätischen Persönlichkeit zutiefst beeindruckt ist. Man verspürt in ihm eine Synthese der Liebe, Verzicht, absolute Einfachheit, eine kindesähnliche Natur und darüberhinaus eine natürliche Spontaneität. Unter den unzähligen Qualitäten, die in ihm vereint sind, ist die herausragende die Liebe (prem), welche nur ein sadhaka, dem das größte Glück beschert wurde, ihm zu dienen, würdigen und genießen kann.

Kriya Babaji ist eine Verkörperung der Liebe. Seine Sprache ist voller Liebe. Er schenkt jedem Einzelnen seine Liebe. Zu geben ist seine Natur. Man sollte mindestens sagen, dass seine all-eingeschlossene Liebe und uneingeschränkte Großherzigkeit jeglicher Beschreibung mangelt. Durch die Universalität und Allgemeingültigkeit seiner Lehren stößt man zwangsläufig auf die Schlussfolgerung, dass er kein Lehrer irgendeines besonderen Glaubensbekenntnisses ist. Er gehört jedermann und der ganzen Welt. Seine Lehren sind so einfach und so direkt. Man kann seine Lehren in eine Nussschale legen: „Sei gut, tue Gutes, sei demütig, sei rein, habe Mitleid, und du wirst die Erleuchtung erlangen." Dies ist von unermesslichem Vorteil sowohl für die Ungebildeten als auch für die größten, rationalistisch denkenden Gelehrten. Jeder Mann und jede Frau, egal, ob von hohem oder niederem Stand, erhalten wertvolle Führung von ihm. Seine Lehren sind nicht nur für samnyasins, sie sind gleichbedeutend auch für Familienangehörige. Seine Gespräche sind eine Quelle der Freude und Erleuchtung. Während man seinen eigenen Weg durch sie bahnt, verspürt man die Konfrontation mit einem großen Kämpfer für den Frieden und den Einklang in dieser Welt. Babaji's Annäherung ist direkt und faszinierend, erfasst den Geist, die Vorstellungskraft und das Herz. Er sagt: „Friede, Gott, Atma, Brahman, Unsterblichkeit und Gleichstellung sind synonyme Begriffe. Rechtschaffenheit und Friede küssen einander. Frieden und Einigkeit sind Hand in Hand miteinander verflochten. Wunschlosigkeit geht Hand in Hand mit dem Frieden. Es kann keinen Frieden geben, ohne den Herrn oder Gott."

Welch ein Bild malt diese anhaltende und nützliche Freundschaft? In dieser Welt gibt es nichts Schöneres als Frieden und Freundschaft. Babaji sagt dies auf wunderschöne und kraftvolle Weise. Frieden, Gott, Unsterblichkeit, Freiheit sind alle in einem, dasselbe Ding. Deswegen steht ein klares Prinzip hinter allen menschlichen Bemühungen, Bestrebungen und Gedanken. Wenn du Frieden in der Welt möchtest, musst du in jeder Lebenssituation Einklang suchen. Du erhältst dies von Gott und dem Meister. Denke an die Vorstellung. Du musst Gott in deinen Gedanken, Träumen und Handlungen finden.

In dir ist die Göttlichkeit, nur dies musst du in deinem ganzen Verhalten und in deinem ganzen Leben zum Ausdruck bringen. Nicht nur das. Du musst ein Leben führen, wie es von Gott und dem Meister vorgeschrieben ist. Doch die Atmosphäre in der Welt ist ziemlich unheilig und voller Konflikte. Diese Atmosphäre muss verschwinden. Wenn sie nicht verschwindet, muss man sie reinigen. Dein Satguru Deva ist der größte Reiniger. Bade in diesem Reinigungsbad. Fange an, zu beten. Beten bedeutet nicht, unzählige

Male den Namen Gottes zu wiederholen. Es mag hilfreich sein, Gottes Name unzählige Male zu wiederholen, aber es ist nicht die ganze Erfolgsgeschichte. In all deinen Handlungen musst du heilig sein, in all deinen Gedanken und Wünschen. Dies ist es, was Babaji von dir erwartet. Deshalb seine Anordnung: Friede und Gott. Dies entspricht einem Frieden durch Gott oder dem Meister. Wer kann Diesem widersprechen?

Konstruktiver und anhaltender Friede kann nur durch Gott erlangt werden. Solch ein Frieden wird sich ganz sicher, durch alles hindurch, in Heiligkeit, Glücklichsein und dem Einklang verbreiten. Das gesamte Weltbild wird sich verändern. Durch die Gegenwart des Meisters wird großartige Farbe und Würde unser Leben und unsere Handlungen bestimmen. Solch eine Welt müssen wir kreieren. Warum sollst nicht auch du daran arbeiten?

Mentale Emanzipation

Kriya Mulaguru Babaji spricht im selben Atemzug von Emanzipation und Unsterblichkeit. Schau dir die Tiefe dieser Idee an. Emanzipation ist eine große Leistung. Es ist nicht bloße politische Emanzipation. Sie mag damit beginnen. Ohne politische Emanzipation mag es nicht möglich sein, unser Abenteuer im Bereich der Freiheit fortzusetzen. Aber das ist noch nicht alles. Politische Emanzipation kreiert eine Atmosphäre für unsere Befreiung auf so vielen Ebenen unseres Lebens. Wichtig und notwendig für ein gutes Leben ist mentale Emanzipation. Alles über uns ist Dunkelheit und Unwissenheit. Das ist unsere Knechtschaft. Das muss verschwinden. Wenn es das nicht tut, kann nichts geschehen, um uns zu erheben. Ein Geist in Knechtschaft bedeutet eine Katastrophe für den Menschen. Der Mensch ist voller Abenteuer, wenn er mental und physisch frei ist. Ohne Abenteuer wäre die Geschichte der Menschen inhaltslos.

Darum ist die Emanzipation das, was uns zur Unsterblichkeit führt. Der Mensch mag sterben, aber seine Handlungen, Gedanken und Träume werden weiter leben. Das ist seine Unsterblichkeit. Aber nur gute Handlungen werden unsterblich. Gute Gedanken leben für alle Zeiten. Gute Träume verbleiben unsterblich als Inspiration für zukünftige Generationen. Mögt nicht auch ihr für diese Kombination aus mentaler Emanzipation und Unsterblichkeit, und für den Weg, dies zu erreichen, arbeiten? Versuche, die Rechtschaffenheit, Liebe, Einigkeit, Wunschlosigkeit und den Frieden, zu erwerben. Dies ist die Lösung von Kriya Mulaguru Babaji. Er hat seine Ideen frank und frei dargelegt: Liebe und Frieden, Frieden und Einigkeit müssen Hand in Hand gehen. Babaji sieht das Leben als Ganzes. Er hat einen umfassenden Blick des Lebens. In der Einsamkeit kann man nicht über Frieden reden. Frieden durch Gott, durch den Meister, durch die Liebe, durch die Einigkeit und wenn möglich, durch die Wunschlosigkeit. So hat Babaji das Leben zusammengefasst. Er möchte aus dem Menschen ein vollständiges Wesen machen, umfassend in seinen Handlungen und in seinen Gedanken, damit er bei der Schöpfung einer anhaltenden Atmosphäre des Friedens und der Freude behilflich sein kann.

Dort, wo Politiker versagt haben, wird Babaji nicht scheitern. In seiner Annäherung an das Leben und dessen Probleme ist alles eingeschlossen. Er hält sich nicht nur an der Religion fest. Natürlich kann er sie nicht zur Seite schieben. Er stellt sich den Menschen in der Gesellschaft vor und bringt ihn dann auf wunderbare Weise dazu, heilige Handlungen zu vollziehen, heilige Träume zu träumen, und heilige Wünsche zu haben. Politiker sind gescheitert, weil sie (sich) nur an bloßer Politik festgehalten haben. Lasst uns das Leben als etwas beständiges und als Ganzes sehen, um Frieden zu erreichen für alle Zeiten und für alle Menschen, ohne Unterschiede von Farbe oder Glaubensbekenntnisse. Hierzu sagt Babaji:

„Das Selbst wohnt in Allen. Alle sind Manifestationen des einen Gottes. Indem du einen anderen verletzt, verletzt du dich selbst. Durch den Dienst an einem anderen, dienst du deinem eigenen Selbst. Liebe alle, diene allen, hasse niemanden und beleidige niemanden, weder in Gedanken, Worten noch in Taten."

Ein kosmisches Herz spricht hier auf einer sehr erhabenen Weise. Kriya Mulaguru Babaji aus Badrinath (dem Himalaya) ist ununterbrochen auf der Jagd nach Freude und Frieden für die ganze Menschheit. Er, ein Weiser der Weisen, versucht, seine Mitteilung durch seine auserwählten Fahrzeuge und perfektionierten Instrumente in die entferntesten Winkel der Welt zu senden. Es kann nicht verneint werden, dass die Welt sich in der Hand von Hass, Angst, Bitterkeit und Zerstörung befindet. Der Mensch hat diese Situation erschaffen, und es erscheint fast unmöglich, dass er sie aus seiner eigenen Hand wieder frei lässt. Der Mensch ist so tief gesunken, dass er keinen Weg sieht, aus dieser langen dunklen Nacht der Angst wieder ans Tageslicht heraufzukommen. Wahrscheinlich denkt er auch überhaupt nicht daran. Den

Menschen gegenüber handelt er immer wieder falsch, gegen sich selbst und gegen die ganze Welt, und dadurch vervollständigt er seine Herrschaft des Terrors, der Dunkelheit und der Traurigkeit auf Erden.

Babaji fordert den Menschen heraus. Lasst uns seine Herausforderung annehmen. Lasst uns denken: „Das Eine Selbst wohnt in Allen." Wird dieser Gedanke, uns zu erheben und uns zu verändern, scheitern? Dieses Selbst beginnt mit einem großen „S". Hierzu ist eine Bedeutung beigefügt. Wessen selbst ist so groß, dass es mit einem großen „S" beginnt? Es ist Gott, unser Göttlicher Vater im Himmel und auf Erden, Babaji, unser Meister, welcher immer bereit ist, uns zum Licht der Unsterblichkeit zu führen. Er wohnt in uns Allen. Dies ist die Idee, eine fundamentale Idee, und wir scheinen sie zu vergessen, und weil wir sie vergessen, werden wir vermutlich zum Verursacher unseres eigenen Ruins, der derzeit so komplett und allumfassend ist.

Wenn wir zurückgehen in die entfernteste Vergangenheit, in lang zurückliegende Zeiten, was gab es da? Sie sagen, das sei nur Gott gewesen, aber wie lange konnte Er alleine leben? Dies war Sein Problem. Er wurde müde und gestaltete Männer über Männer, Frauen über Frauen, nach Seinem Angesicht oder nach Seinem Ebenbild oder in Seinem Eigenen Ebenbild, und so entstand diese endlose Erde und wurde von uns bevölkert. Dies ist es, das unsere Schriften uns lehren. Wir stammen von Gott, und wenn es so ist, lebt gewiss dieses Selbst in uns. Trotzdem kämpfen wir! Kämpfen wir nicht gegen uns selbst, gegen unseren Gott? Diese Unwissenheit muss verschwinden, und das ist die Idee unseres Satguru Devas. Lasst uns erkennen, dass das Selbst in uns lebt, und dass wir für alle Zeiten Frieden und Freude in unserem Begriffsvermögen haben. „Liebe alle, diene allen, hasse niemanden und beleidige niemanden, weder in Gedanken, Worten, noch in Taten."

Babaji visualisiert hier ein volles Leben in all seinen Manifestationen. Der Mensch muss in der Gesellschaft leben. Lass ihn wie ein gesellschaftliches Wesen leben, fähig, die Menschen in der Gesellschaft zu lieben, stetig und zunehmend. Er muss nicht nur zu all diesem fähig sein, er muss auch alle lieben, allen dienen, niemanden hassen, nicht in Gedanken, in Worten, noch in Taten. Ein gutes Ideal! Warum folgen wir ihm nicht? Natürlich ist ein solches Ideal einfach und mutig, seine Ausführung in einer konkreten Form aber ist sehr schwierig, wenn nicht unmöglich. Der Mensch muss sich emporheben. Er muss erkennen, dass er für beide, für sich und die anderen lebt, sowie für seinen Gott und Meister, der in uns allen wohnt.

Der Mensch besitzt einen Reichtum an Gier, Selbstsucht und Hunger. Das Ergebnis ist, dass die gegenwärtige Welt, die ihn umgibt, voller Krankheiten ist. Durch die Selbstsucht, Gier und den Hunger hat er sein eigenes, trauriges System der Dinge erschaffen. Diese ganze Geschichte muss ausgelöscht werden. Lasst ihn diese Geschichte der Leistungen nach einer anhaltenden internen und externen Evolution neu schreiben. Er muss in sich selbst Seinen Gott verwirklichen und damit eine Welt der Heiligkeit und anschließender Freude und Gemütlichkeit erschaffen. Diese Idee, dass das Eine Selbst in allen wohnt, und dass man dies durch *ahimsa* erkennt, indem man niemanden verletzt, niemanden hasst, weder in Gedanken, Worten, noch in Taten, muss fortbestehen. Aber diese Anleitung endet hier nicht. Falls sie endet, wird die Annäherung im besten Fall negativ. Darum fährt Babaji fort: „Liebet alle. Dienet allen." Das Ziel ist eine ganze Revolution im Menschen, in seinen Gedanken, Worten und in seinen Taten. Schließlich führt diese individuelle Revolution zu einer allzeit anhaltenden universellen Revolution. Welche Waffe ist notwendig, um solch eine Revolution zu erreichen? Werde ein kosmischer Liebender. Dies ist es, was Babaji ist.

Er hat seine Kinder, seine Schüler und Bewunderer auf der ganzen Welt. Seine Botschaft ist die kosmische Liebe und Gemeinschaft. Seine Lehren sind der fließende Fluss dieser Göttlichen Liebe. „Nimm sie alle in dir auf, folge ihm, und mach die Revolution vollständig und unendlich." Das göttliche Leben ist das bevorzugte Kind von Babaji. Dieses wunderschöne „Kind" wurde ihm von Lord Shiva geschenkt. Der Satguru Deva erzog es, hegte es fürsorglich, führte es und lehrte ihm von frühester Kindheit an den Pfad der Selbstverwirklichung. Es wurde mit Nektar ernährt und darum kennt es keine Art von Dunkelheit. Es ist immer fröhlich und ist nun in die Blütezeit seines Lebens eingedrungen. Die Kriya Babaji Sangah ist erleuchtet, geschmückt und elektrifiziert durch das anmutige Aussehen ihres göttlichen Lebens und ist ausgestattet mit göttlichen Kräften. Es ist ein Wunder, wie Babaji in so kurzer Zeit alle Prinzipien der Moralität, Religion, Wissenschaft und den Geist der *tattva kala* lehren konnte.

Der Geist des Meisters, die *shakti* Kraft von Kriya Mulaguru Babaji, die hervorragende Persönlichkeit des großen Satguru Devas gab die Inspiration und Intuition, um das göttliche Leben zu leben. Wir vergessen den Bereich von *samsara,* und wir vergessen uns selbst, während wir die goldenen Seiten des Göttlichen Lebens durchschauen. Babaji hat alle herausragenden *Rishis* der Vergangenheit und der Gegenwart durch seine begründende Kapazität, seinem logisch denkenden Gehirn, seinen unvoreingenommenen und unanfechtbaren Argumenten und seinem wundervollen Gedankenfluss übertroffen. Kurzum, sein gesamter körperlicher und geistiger Rahmen ist in jeder Silbe seiner Worte sichtbar. Er hat einen Pfad zwischen der Erde und dem Himmel geebnet, hat die Erde mit dem Himmel durch eine goldene Kette von Gebeten und durch Gruppenmeditationen miteinander verbunden. Welch großes Wunder!

Das göttliche Leben ist eine göttliche Medizin (das Penizillin der Penizilline) für alle körperlichen und geistigen Krankheiten unterschiedlicher Arten. Es ist die Arznei des Lebens. Die Dunkelheit der Blindheit ist am Ende. Die Großen brauchen nur ein oder zwei Worte äußern. Es ist deren Anweisung an uns, und sie wird uns zu unserem Ziel bringen, solange wir deren Anweisung aufrichtig in die Tat umsetzen. Babaji ist weit mehr als ein liebender Vater. Er gibt uns spirituelle Nahrung und zeigt uns den Weg zum Königreich Gottes. Er ist ein wahrer Satguru Deva. Solche Satgurus sind rar, und die Satsanga solcher Heiligen zu genießen, ist ein Segen, der nur wenigen zuteil wird. Der Glaube bewirkt Wunder. Im göttlichen Namen steckt eine große Kraft. Der wahre Heiler, die Hilfe und Führung ist der Herr und Meister. Da gibt es keine Zweifel. Schau auf die Barmherzigkeit des Meisters. Wie kraftvoll ist sein Name. Wie gut ist er zu seinen Schülern. Es war der Name des Meisters (Kriya Babaji), der die fünfköpfige Familie rettete (neben dem Schriftsteller).

Sri Babaji, Jaya Babaji, Jaya Jaya Babaji!

Wir sollten an den Meister und an seinen Namen glauben. Dies ist das Heilmittel für Wohlstand, Fröhlichkeit, *aishvarya* hier und *moksha* danach. Deshalb, liebe Freunde, glaubt an den Namen des Meisters. Seid alleinig ihm verbunden. All deine Schwierigkeiten werden ein Ende nehmen. Ich schreibe und spreche aus meiner eigenen Erfahrung.

Die Herrlichkeit des Namens „Babaji" kann sich nicht erschliessen durch den Verstand. Gewiss kann sie durch Glaube, Hingabe und konstantem Wiederholen erfahren werden. Habt Ehrerbietung und Glaube an den Namen Babaji's. Argumentiert nicht. Sein Name ist erfüllt von zahllosen Kräften. So wie das Feuer die natürlichen Eigenschaften des Verbrennens von Dingen besitzt, so hat auch der Name des Kriya Mulaguru Babaji die Kraft des Verbrennens von Sünden und Leidenschaften. Oh Mensch! Nimm Zuflucht in seinen Namen und durchquere diesen gewaltigen Ozean der Geburten und des Todes. Name und *nami* sind unzertrennbar. Ehre dem Herrn und Meister Babaji, Ehre seinem Namen. In diesem *kali yuga* (Eisernes/Dunkles Zeitalter) ist *japa* der alleinige und einfachste Weg zur Verwirklichung Gottes. *Yojñanam Japa Yagnosmi* (Bhagavad Gita). Diese Aussage betont den eindeutigen Wert des *japa* als eine wichtige *sadhana* für die Selbstverwirklichung.

Das zentrale Bestreben des Genies der Bharata war immer und wird immer das der Selbstverwirklichung sein, oder die direkte spirituelle Erfahrung der Realität. Obwohl der Inder ein unpraktischer Idealist und Träumer genannt wird, hat der wahre Inder sich selbst gezeigt, dass er ernsthaft ist und absolut praktisch in seinem Bestreben um diese Erkenntnis. Unser Erbe besteht zu einem großen Teil aus unzähligen, gut definierbaren, wissenschaftlich greifbaren und systematisch praktischen Methoden zur Erlangung dieser Erkenntnis. Japa Yoga ist eine besondere Methode der Gottesverwirklichung. Es wurde uns als besondere Methode der Erkenntnis im gegenwärtigen Zeitalter gegeben, durch die Perfektion des *japa* wird *japa* siddhi erlangt. Dies ist eine kühne Aussage der shastra. Japa Yoga ist deshalb ein in sich vollständiger Yoga – der leichteste, schnellste und sicherste Weg zur Erlangung des Ziels in diesem gegenwärtigen Zeitalter.

Derzeit haben viele gebildete Personen und College Schüler den Glauben an *mantras* durch den morbiden Einfluss des Studiums der Wissenschaft verloren. Sie haben *japa* komplett aufgegeben. Dies ist wahrlich beklagenswert. Wenn das Blut erwärmt ist, werden sie hitzköpfig, stolz und atheistisch. Deren Gehirn und Geist benötigt gründliches Überholen und drastische Spülungen. Das Leben ist kurz, die Zeit flüchtet, und die Welt ist voller Elend. Zerschneidet den Knoten des *avidya* und trinkt die nirvanische Glückseligkeit. Ein Tag, an dem du kein *japa* ausübst, ist ein verlorener Tag. Diejenigen, die einfach nur essen, trinken und schlafen und kein *japa* praktizieren, sind nur horizontal gelagerte Wesen.

Zu einem *mantra* gehört ein *rishi*, der es der Welt offenbarte, ein Versmaß, welches die Modulation der Stimme bestimmt, und ein *devata* oder ein übernatürliches Wesen höherer oder niederer Natur, entsprechend seiner übermittelnden Kraft. Der *bija*, Same, ist ein bedeutsames Wort oder eine Serie von Worten, welches ihm eine besondere Kraft gibt. Manchmal ist dieses Wort der Ursprung, der mit dem Grundton eines Individuums, wenn er diesen benützt, harmoniert, aber individuell variiert. Manchmal drückt dieses Wort die Essenz eines *mantras* aus und das Resultat ist dann eine Blume, die aus dem Samen entspringt. Die *shakti* ist die Energie der Form des *mantras*, das heißt, die Schwingungsformen bilden sich durch seinen Klang. Diese tragen den Menschen zu dem *devata*, den er anbetet. Die *kilaka* ist die Säule, welches das *mantra* stützt und es stark macht. Es ist die Stecknadel, die das *mantra* zusammenhält. Dies ist das Ende der Trauer, durch die Befreiung des eigenen Selbst von der Unvollkommenheit.

Lass dich durch *mantra*, *para* und *pasyanti* etc. nicht belästigen. Mache die mentale Ausübung des *japa*, deines *ishta devata*, mit seiner Bedeutung und dem richtigen *bhava*. Du wirst den spirituellen Vorteil erkennen. Warum vergeudest du deine Zeit durch das Zählen von Kieselsteinen am Ufer? Nimm umgehend ein Bad im Ganges von Babaji, und genieße das *purashcaranam*. Werde weise. Alle Mantren haben ähnliche Macht oder Kraft. Du kannst die Gottesverwirklichung erlangen, indem du *japa* irgendeines Mantras machst. Valmiki erlangte Gottesbewusstsein, indem er „Mara Mara" wiederholte. Einige Menschen denken, dass das *Aum* oder *Soham* oder *Shivoham* höhergestellt sind. Dies stimmt nicht; der Zustand, den man durch das *japa* von *Aum* oder *Soham* oder *Shivoham* erreicht, kann auch durch das *japa* auf Sri Ram oder Babaji erlangt werden.

Du sollst nicht an den Lehrern der Schriften zweifeln. Flatternder oder schwankender Glaube führt zum Sturz. Ein Mensch mit schwachem Willen, der kein Vertrauen in *japa* hat, kann nicht erwarten, auf dem spirituellen Pfad Fortschritte zu machen. Wenn er sagt, „Ich praktiziere das ‚Wer bin ich'", ist dies nichts als wilde Fantasie. Nur wenige sind geeignet für die Forschung nach „Wer bin ich". Du musst das *bhava* haben, denn Atma, Ishvara, Devata, *mantra* und der Satguru Deva sind eins. Mit diesem *bhava* musst du dein *guru mantra* wiederholen,

„Aum brahma vishnu maheshvaraha
svadanthi mantra devata susena napala rakshaka
hari aum phat svaha".*

---

*Anmerkung des Hg.: „ph" in PHAT muss wie „p" mit einem aspiranten „h" Klang ausgesprochen werden, nicht als „f"

Dies ist ein heiliges *guru mantra* und *kavacham* (Schild), welches ich mit jedem Einzelnen von Euch teile, ihr lieben Leser, im Einklang mit der Vollmacht Kriya Babaji´s. Singt es, und ihr werdet euch um Welten besser fühlen.

Aum Shanti Shanti Shanti! Lobpreiset Babaji.

Eine unbeschreibliche Kraft

Das *japa* eines *mantras* kann dem Praktizierenden, auch wenn er vielleicht nicht das Wissen um das Mantra besitzt und nicht die Bedeutung des *mantras* kennt, die Verwirklichung seines höchsten Ziels näherbringen. Solch mechanisches *japa* mag ein wenig mehr Zeit bis zur Verwirklichung in Anspruch nehmen, als wenn es mit dem Wissen um die Bedeutung praktiziert wird. In den *mantras* liegt eine unbeschreibliche Kraft oder *achintya shakti*. Wenn du das *mantra* mit Konzentration auf seine Bedeutung wiederholst, wirst du das Gottesbewusstsein schnell erlangen. Lass das Wiederholen des Namens von Babaji zu einer starken Gewohnheit werden – es wird dich hinauf in himalajische Höhen tragen. Du kannst den Mt. Everest erklimmen, obwohl die Bergsteiger sich jedes Mal überwinden müssen, um zu diesem unbezwingbaren Gipfel zurückzukehren.

Um Gott zudefinieren, muss man Gott verneinen. Du kannst jedes endliche Objekt definieren. Wie aber kannst du den Grenzenlosen oder das unendliche Wesen definieren, welches der Ursprung und der endgültige Grund für alles ist? Wenn du Gott definierst, begrenzt du den Grenzenlosen Einen. Mit dem Konzept des Geistes schränkst du ihn ein. Gott befindet sich jenseits der Reichweite des gesamten Geistes. Er kann aber durch *japa* und Meditation mit einem reinen, subtilen und auf einen Punkt gerichteten Geist verwirklicht werden.

Manasika puja (mentales Gebet) ist kraftvoller als eine äußerliche Puja mit Blumen etc. Arjuna dachte, dass Bhima keinerlei Anbetungen verrichte. Er war stolz auf seine äußerlich sichtbare Anbetung von Lord Shiva. Er brachte heilige Bael Blätter im Überfluss dar. Bhima aber machte seine Darbietung für den Lord mental, auch die heiligsten aller Bael Blätter der ganzen Welt. Er hielt die *manasika puja* für Lord Shiva. Die Bediensteten von Lord Shiva waren nicht in der Lage, alle heiligen Bael Blätter, die von Bhima dargeboten wurden, vom Haupte Lord Shivas zu entfernen. Arjuna sah einmal eine Gruppe von Menschen, die heilige Bael Blätter in Körben trugen. Er dachte bei sich, dass es die Blätter seien, die er Lord Shiva dargeboten hatte und fragte sie: „Brüder, von woher bringt ihr diese heiligen Bael Blätter?' Sie antworteten: „Oh Arjuna, diese Blätter wurden unserem Lord Shiva von Bhima Maharaja durch eine *manasika puja* dargeboten." Arjuna war verwundert. Deshalb erkannte er, dass eine manasika puja machtvoller als seine äußerliche Anbetung war, und dass Bhima ein größerer Schüler war als er selbst.

Manasika puja kann von fortgeschrittenen Schülern ausgeübt werden. Anfänger sollten gewiss ihre Verehrung durch Blumen, Sandelholzpaste, Räucherstäbchen etc. ausdrücken. Du wirst mehr Konzentration erhalten, wenn du eine manasika puja machst. Inthronisiere den Herrn mental auf einem simhasana, gefasst mit Diamanten, Perlen, Smaragde, Rubine etc. Biete Ihm einen Platz an. Trage die Sandelholzpaste auf seine Stirn und seinen Körper auf, bringe arghya, madhuparka und unterschiedliche Arten von Blumen, Früchte, Süßigkeiten und mahanaivedya, dar, biete dem Herrn alle Früchte dieser Welt. Sei nicht geizig, auch nicht in der *manasika puja*.

Wiederhole am Ende: *'kayena vacha manasendriyairva buddhyatmana va prakriti svabhavat karomi yadyat sakalam parasmai narayanayeti samarpaya'*, was bedeutet: 'welche Handlung ich auch immer durch meinen Körper, meinen Geist, meinen Sinnen, meinem Intellekt oder durch meine eigene Natur ausführe, ich biete sie alle dem Erhabenen Lord Narayana an'. Am Ende sage: *'Aum Tat Sat brahmapranamastu'*. Dies wird dein Herz reinigen und den Fleck der Erwartung auf eine Belohnung entfernen.

Ohne Liebe ist das Leben eines Menschen leer. Ohne Liebe lebt ein Mensch umsonst. Liebe ist vital, sie ist alldurchdringend, eine große Macht und der Saft des Lebens. Gebe Liebe und kultiviere diese Liebe durch den Dienst von *japa*, satsanga und der Meditation. Der Meister ist immer bei dir. Er wird dich beschützen und dich zu Lord Bhuvanesha mitnehmen. Nimm Zuflucht in Ihm. Sein Segen wird in dein Leben überfließen und deinen Geist und deinen Körper transformieren. Entwickle dein Bewusstsein von spirituellen Dingen. Mache täglich eine besondere Bemühung, indem du deine Gedanken kontrollierst, deine Worte und Handlungen. Fühle seine Gegenwart in deinem höhlenähnlichen puja Zimmer.

Bete und meditiere täglich. Am besten in einer Gruppe; selbst zwei Personen bilden eine Gruppe, in die sie viele andere mental einbeziehen. Das Gebet erhöht den Geist, erfüllt ihn mit Reinheit, und kann in Verbindung mit der Lobpreisung des Herrn gebracht werden. Es hält den Geist im

Einklang mit dem Meister. Durch das Gebet kann man eine Sphäre erreichen, die die die Vernunft nicht zu betreten wagt. Es kann Berge versetzen, Wunder bewirken, den Schüler von der Angst vor dem Tod befreien, ihn Gott näher bringen und ihn sein Göttliches Bewusstsein und seine essentiell unsterbliche und glückselige Natur fühlen lassen. Übergib alles an Babaji. Lege dein Ego zu Seinen Lotosfüßen und fühle dich ausgeglichen. Er wird sich vollständig um dich und um dein „unerwünschtes Gepäck" kümmern. Erlaube ihm, dich so zu formen, wie es ihm gefällt. Lass ihn genau das tun, wofür er sich entscheidet. Er wird alle Mängel und Schwächen entfernen. Auf der körperlichen Flöte wird er wundersam spielen. Erhöre die herrliche Musik seiner Flöte, die mysteriöse Musik seiner Seele, und erfreue dich. Bringe deine Opfer an den Herrn mit der gleichen mentalen Einstellung wie Bhilini Sabari. Rufe den Herrn mit demselben *bhava* der Draupadi, oder mit dem *bhava*, welches Gajendra hatte, als er Lord Hari anrief. Ganz sicher wirst du deinen ‚Geliebten' treffen. Entwickle dieses *bhava*. Der Herr wird dir sofort *darshan* geben. Fühle überall seine Gegenwart. Sei unaufhörlich bestrebt, deinen Geist auf den Herrn zu fixieren. Versuche konstant, deinen Geliebten in all diesen Formen zu erblicken. Wiederhole seine Namen still und manchmal singe seine Namen. Mache *kirtan* in Stille. Verschmelze den Geist mit Ihm. Erfreue dich in der Stille mit Ihm.

Wenn du morgens in *Brahmamuhurta* (um 4 Uhr) aufstehst, wirst du einen klaren Geist haben. In den frühen Morgenstunden liegt eine spirituelle Einflusskraft und eine mysteriöse Stille. Alle Heiligen und Yogis praktizieren Meditation in diesem Zeitraum und senden ihre Schwingungen hinaus in die ganze Welt. Auch du wirst großen Nutzen von deren Schwingungen haben, wenn du dein Gebet, dein *japa* und deine Meditation zu diesem Zeitpunkt beginnst. Du musst dich nicht sehr anstrengen. Der meditative Zustand des Geistes wird von selbst kommen. Schau einige Minuten lang auf das Bild des Herrn, deinem ishta deva oder dem Satguru Deva, und schließe dann deine Augen. Versuche danach, dir dieses Bild mental vorzustellen. Du wirst dann ein gut abgegrenztes oder scharfes Bild sehen. Wenn es verblasst, öffne deine Augen und schaue. Wiederhole diesen Prozess fünf oder sechs Mal. Du wirst deinen ishta devata, oder deine schützende Gottheit, klar sehen. Wenn es dir schwer fällt, das ganze Bild zu erkennen, versuche zuerst für ein paar Monate, einen Teil des Bildes zu sehen. Versuche wenigstens, ein verschwommenes Bild zu erschaffen. Durch wiederholte

Praxis wird das verschwommene Bild eine abgegrenzte oder scharfe Form annehmen. Wenn dir auch dies schwer fällt, dann fixiere deinen Geist auf das glänzende Licht im Herzen, und erblicke in ihm das Licht von sacchidananda, die Form des Herrn, deinem ishta devata oder deinem satguru.

Die Gedanken, die du in deinem Geist erschaffst, und die Vorstellungen, die du im täglichen Leben bildest, helfen dir, das zu werden, was du bist, oder was du werden möchtest. Wenn du andauernd an Kriya Mulaguru Babaji denkst, wirst du ihm ähnlich werden und dich für immer an seine Regeln halten. Du wirst eins werden mit der Gottheit, auf die du meditiert hast. In *bhava samadhi* wird der Geist des Schülers hoch erhoben (hoch droben) durch reine Emotion. Er vergisst seinen Körper und die Welt, sein Geist ist völlig aufgesaugt, nein, ist völlig im Herrn und Meister zentriert. Zufriedenheit, ein unerschütterter Geisteszustand, Freude, Geduld, eine Verminderung von Anstrengungen, eine angenehme Stimme, Eifer und Beständigkeit in der Praxis der Meditation, Desinteresse an weltlichem Wohlstand und Erfolg, Abneigung gegen unerwünschte Gesellschaft, Sehnsucht danach, sich allein in einem ruhigen Raum oder in der Abgeschiedenheit aufzuhalten und das stechende Verlangen nach der Gesellschaft mit Satpurusha ekagrata oder den Geist auf einen Punkt zu fixieren, sind einige der Zeichen, die darauf hinweisen, dass du in Reinheit wächst und du auf dem spirituellen Pfad fortschreitest.

Wenn du durch tiefe Meditation in die Stille eingehst, fällt die Welt um dich herum und all deine Sorgen von dir ab. Du wirst nicht zu leugnende Glückseligkeit erfahren, und es ist diese Stille, in der du wahre Kraft erlangst und immerwährende Freude findest. Schließe die Tore der Sinne. Stille die Gedanken, Emotionen und Gefühle. Sitze in den frühen Morgenstunden bewegungslos und ruhig und ignoriere Visionen und farbige Lichter. Nimm eine empfängliche Haltung an und sei mit Gott alleine, kommuniziere mit Ihm und genieße den anhaltenden Frieden in Ruhe.

In der „Srimad Bhagavata" sagt Lord Krishna zu Uddava: „Durch bloßes Yoga kann man mich nicht erlangen, ebenso wenig wie durch *sankhya* oder Entschlossenheit, *dharma*, dem Studium der Veden, *tapas*, Zurückgezogenheit, großzügige Geschenke, wohltätige Handlungen oder Riten wie das *agnihotra*, Fasten, Gelöbnisse, geheime *mantras*, Zufluchtnehmende Pilgerreisen, *yama*, *niyama* (moralische Gesetze), nur die *satsanga* (der Gesellschaft von *satpurusha* oder von Weisen) wird aller Anhaftung ein Ende bereiten. Nur durch die

Gesellschaft mit Weisen und den Rechtschaffenen können diejenigen, die von *rajas* oder *tamas* Natur sind, Gott erlangen.

Vritra, der Sohn des Weisen Twashtri, Prahladha, die Daityas, die Asuras und die Rakshasas, Gandhrvas, Apsaras, Nagas, Siddhas, Charanas, Guhyakas und Vidyadharas und viele wilde Tiere und Vögel und unter der Menschheit Vaishya, Sudra und Ausgestoßene, die aus der niedersten Kaste stammen, haben Mich erlangt. Vrishaparva; Bali; Bana; Maya; Vibhistana; Sugriva; Hanuman; Jambavan, der Bär; Gajendra, der Elefant; Jatayu, der Aasgeier; Tuladhara, der Kaufmann; Dharmavyada, der Vogelfänger; Kubja, der bukkelige Parfümverkäufer; die *gopis* von Vraja; die Ehefrauen der Brahmanen, die sich verpflichteten als Opfer von Brindavana; all diejenigen, die weder die Veden gelesen haben, noch jemals zu Füßen von großen, gelehrten Menschen gesessen haben, um Wissen anzureichern. Sie haben keine Gelöbnisse oder Fastenzeiten ausgeübt. Sie übten kein tapas aus. Durch die Gesellschaft von Heiligen und satpurusha aber, erlangten sie Mich. Durch Liebe allein, entsprungen aus dem Quell der Gemeinschaft mit Heiligen, wurden die *Gopis*, selbst die Kühe, Bäume, wilden Tiere, Schlangen, und andere geistlose Natur, vollendet und ohne Schwierigkeiten verwirklicht von Mir, den man durch Bemühungen von stereotypischem Yoga oder *sankhya*, Nächstenliebe, Gelöbnisse, *japa*, Opfern, dem Lehren oder Studium der Veden oder durch Verzicht, nicht erlangt." Deswegen besteht Kriya Mulaguru Babaji darauf: liebet alle und dienet allen!

Satsanga, in Gesellschaft von Weisen sein, entfernt die Dunkelheit des Herzens. Sie ist ein sicheres Boot, mit dem man den Ozean von *Samsara* überquert. *Satsanga* erhebt den Geist und erfüllt ihn mit *sattva* oder Reinheit. Sie vernichtet böse Gedanken und Eindrücke des Herzens. Sie führt auf den richtigen Pfad und veranlasst die Sonne der Weisheit, auf den eigenen Geist zu scheinen. Du kannst *japa* in Form von „*Om Kriya Babaji Nama Aum*" ausüben. Dies ist ein sehr machtvolles *mantra*. Niemand kann den Nutzen von *japa*, *sadhana* und *satsanga* erklären. *Japa* ist der Gehstock in der Hand blinder *sadhakas*, mit dem sie sich auf dem Weg zur Verwirklichung entlang tasten können. *Japa* ist der „Stein der Weisen" und das göttliche Elixier, das einen gottgleich macht. Allein durch *japa* kann man in diesem Leben Gott verwirklichen.

Mögest du durch Babaji innere Kraft erlangen, durch die du die *indriya* und den Geist kontrollieren kannst, und um Japa Yoga (nach den Prinzipien des Kriya) zu praktizieren. Mögest du unerschütterlichen Glauben haben in die übernatürlichen Kräften und den erstaunlichen Gewinn des *mantras* „*Om Kriya Babaji Nama Aum!*" Möget ihr alle die Herrlichkeit Babaji's – des Namens von Gott Selbst – verwirklichen! Möget ihr alle die Herrlichkeit des Namens von Kriya Mulaguru Babaji in alle Ecken des Landes verbreiten. Sieg für Babaji und seinen Namen. Ehre sei Babaji und seinem Namen. Möge der Segen von Lord Shiva, Seiner Gemahlin Parvati und der Gottheit Babaji auf euch alle herabkommen.

AUM TAT SAT AUM. AUM SHANTI SHANTI SHANTI.

Japa ist die Wiederholung eines jeden *mantras* oder Namen des Herrn oder des Satguru Devas. In diesem *kali yuga* oder Eisernen Zeitalter, in dem der Körperbau der großen Mehrheit der Menschen nicht gut ist, sind unnachgiebige *hatha* yogische Praktiken sehr schwierig. Kriya *japa* ist ein einfacher Weg zur Gottesverwirklichung. Tukaram Deva, ein Heiliger aus Maharashtra, Dhruva, Prahlada, Valmiki Rishi, Sri Ramakrishna Paramahansa –sie alle erlangten Erlösung durch das Aussprechen des Namen Gottes oder einer Göttin. Auch du kannst die Erlösung erlangen, indem du den heiligen Namen von Kriya Babaji (der Gottheit) ausprichst. *Japa* ist ein wichtiges *anga* des Yoga. In der Gita findest du „*yagnanam japa yajñosmi*" – „unter *yajñs* bin Ich *japa yajña*". Im *kali yuga* kann allein die Praxis von *japa* Frieden, Glückseligkeit und Unsterblichkeit geben. Schließlich resultiert es in *samadhi* oder in der Vereinigung mit dem Herrn. *Japa* muss zu einer Gewohnheit werden und mit *sattva* oder göttlichem *bhava*, Reinheit, *prem* und *shraddha* ausgeführt werden. Es kann allen *ishta siddhis* das geben, was immer sie möchten, *bhakti* und *mukti*.

HARI AUM, HARI AUM, HARI HARI AUM.

Kapitel VI

Unmittelbare Probleme

Hier ist ein weiteres von vielen aktuellen Büchern, die nach einer Philosophie oder Religion suchen, nach welcher Männer (Frauen und Kinder) in einer unruhigen Zeit leben können, und durch welche sie ihre bestehenden Probleme lösen können. Ein Schriftsteller nach dem andern spricht von einer Religion, die Religion und Wissenschaft in Einklang bringt, einer Philosophie, welche Gott nicht außerhalb ihres Gebiets und ihrer Schlussfolgerungen lassen würde. Sie sprechen von einer Lebensart mit einem spirituellen Ziel, jenseits verschwommener subjektiver Erfahrungen von Mystikern, Weisen, Sehern, Heiligen und Philosophen, jenseits von Glaubensbekenntnissen und Dogmen vom Scholastizismus und der Ethik der Humanisten und Rationalisten. Die Menschheit von heute ist für sich selbst derart gefährlich geworden, dass die Nationen dieser Welt keine Alternative haben, als zu lernen, sich zu verbessern, wenn sie die Vernichtung vermeiden wollen.

Kann eine Religion zu so einer neuen Anschauung führen? Ganz sicher kann sie das. Notwendig dafür ist, dass wir die abgestumpfte Gleichförmigkeit verurteilen, die die Technologie und Wissenschaft zu erstellen neigt, welche Männer, Frauen und Kinder der Gnade, der Vielfalt und dem Charme berauben, die die Früchte der Individualität sind. Wir müssen darauf bestehen, dass das wachsende Bewusstsein der Einheit des Schöpfers mit seiner Schöpfung, das ultimative Desideratum ist. Man muss jedoch einräumen, dass eine vereinigte Religion nicht unbedingt auf eine gleichgültige Akzeptanz eines zentral auferlegten Dogmas hinweist. Individuelle Unterschiede müssen vermischt und nicht überschritten werden. Vereinigung bedeutet: unendliche Vielfalt und nicht Gleichförmigkeit. Es nützt nichts, die Tatsache zu verneinen oder zu verbergen, dass der Unterschied zwischen einem religiösen und einem nicht-religiösen Menschen nicht der ist, ob er sich zu irgendeinem Glauben bekennt, sondern ob er sich wenigstens ein bisschen von seiner Befreiung aus der Knechtschaft der Natur bewusst geworden ist. Die Erlösung der Menschheit liegt in ihrer Auffassung von der Perfektion, der die Welt der objektiven Erscheinung unterliegt.

Der humanistische Gesichtspunkt muss das Ziel notgedrungen grob umreißen, in einer Deklaration der Rechte und Vorrechte des Menschen: Das Recht zu leben und das Recht der Selbstentwicklung. Jedes Individuum oder nationale Gruppe von Individuen kann aus sich selbst das Beste machen und gleichzeitig zum Guten der Welt beitragen, so dass man sich eine Weltbruderschaft vorstellen kann. Es muss aber im Gedächtnis bleiben, dass eine Bruderschaft der Menschen nur ein Ideal bleibt, solange es keine Anerkennung der Mutterschaft Gottes gibt! Eine Bruderschaft ist proportional erreicht, und das muss man aufrechterhalten, wenn das Individuum unseren menschlichen und göttlichen Zufall erkennt. Unser ganzes Leben, national oder individuell, kreist um diese Befreiung, und jeder Einzelne ist pflichtgebunden, das Recht auf Leben und Selbstentwicklung, koste es, was es wolle, aufrechtzuerhalten und zu beschützen. Bekräftigung des Friedens durch internationale Zusammenarbeit würde das grundlegende Fundament nicht nur für uns Menschen und der materiellen Entwicklung jenseits der Vollbringung der Vergangenheit und der Gegenwart legen, sie würde auch dazu beitragen, die Bedrohung durch Krieg zu beheben, und damit, den Völkern dieser Welt die Möglichkeit geben, sich ganz auf ihre Energien für friedvolles Streben zu konzentrieren.

Auf den nachstehenden Seiten wird eine Reihe von wertvollen Vorschlägen diskutiert, und eine vorsichtige Studie derselben könnte einen langen und großartigen Weg bereiten, durch den diese Lücke überbrückt werden kann. Der Mensch ist, nach allem, was gesagt worden ist, ein mentales Wesen, dessen Mentalität in einem physischen Hirn involviert, versteckt und degradiert arbeitet. Selbst im höchst entwickelten seiner Art wird es, entsprechend der Ausdrucksweise von Sri Sri Aurobindo, dem unvergleichlichen Heiligen von Pondicherry, angehalten, durch die brillanten Möglichkeiten der allerhöchsten Kraft und Freiheit von dieser Abhängigkeit, sogar von seiner eigenen Göttlichen Macht ausgeschlossen, und damit unfähig, sein Leben jenseits bestimmter enger und instabiler Grenzen zu verändern. Es ist eine gefangengenommene und kontrollierte Kraft – meistens nichts anderes als ein Diener oder Lieferant der Vergnügen für unser Leben oder unseren Körper.

Wie auch immer, ein Göttlicher Supermensch würde jedenfalls zu einem gnostischen Geist werden. Das Überbewusstsein in ihm würde seine Hände auf die mentalen und physischen Instrumente legen, und wenn sie über ihm stehen, würden sie in unsere niederen Teile eindringen, um den Geist, das Leben, und den Körper zu transformieren. Man muss klar verstehen, dass das Supermenschsein nicht der Zustand eines Menschen ist, der auf seinen eigenen natürlichen Scheitelpunkt geklettert ist, und der auch nicht ein höherer Grad von menschlicher Größe, Wissen, Macht, Intelligenz, Willen, Charakter, Genialität, dynamischer Kraft, Heiligkeit, Liebe, Reinheit oder Perfektion ist. Das Überbewusstsein ist etwas, das sich jenseits des mentalen Menschen und seiner Grenzen bewegt. Es ist ein weitaus höheres Bewusstsein als das der menschlichen Natur entsprechende, normale, höchste Bewusstsein.

Der vernünftige Mensch passt sich der Welt an. Der Unvernünftige besteht darauf, dass die Welt sich ihm anpasst. Alle Menschen sind außergewöhnliche Menschen, und außergewöhnliche Menschen sind diejenigen, die das wissen. Von Zeit zu Zeit vollbringt Gott Wunder. Babaji sagt „Nichts kann dir Frieden schenken, nur du selbst; nichts kann dir Frieden schenken außer der Sieg über die Prinzipien."

Wir sind in solch einer großer Eile, Dinge zu erledigen, zu schreiben, Geräte zu sammeln, unsere Stimme für einen Moment in der lächerlichen Stille der Ewigkeit hörbar zu machen, dass wir das eine, aus dem alles entsteht vergessen: nämlich zu leben. Wir verlieben uns. Wir trinken übermäßig. Wir rennen auf der Erde hin und her wie verängstigte Schafe. Wäre es nicht besser, sich zu setzten, zu meditieren und zu konzentrieren und frohen Mutes an die Mutterschaft Gottes zu denken? Die wahre Weisheit des Lebens besteht darin, immer seines Entwicklungsstandes entsprechend zu leben, und sich anmutig sich verändernden Lebensumständen anzupassen. Als Kind, liebe dein Spielzeug, als Jugendlicher führe ein abenteuerliches und ehrenhaftes Leben, und wenn die Zeit kommt, lass dich nieder in einem schönen und fröhlichen Leben, und lebe danach das Leben eines Verwirklichten Menschen, kurz gesagt, überbringe dann den Tod des Todes. Seit jeher hat der Mensch versucht, die Kräfte der Natur für seine Arbeit nutzbar zu machen.

Die nachstehenden Seiten schildern eine anschaulichere Geschichte des Menschen, als sie von der Geschichte je geschrieben wurde. Es sind nicht einfache Lieder der Anbetung, sondern göttliche Gedanken religiöser Hoffnungen und Ängsten. Der Schriftsteller ist gezwungen, auf die Mutterschaft Gottes, die seine Hauptstütze war und ist, hinzuweisen und sich darauf zu beziehen. Er erlebte viele Qualen, und darum hielt er an der Mutterschaft Gottes fest als Erleichterung und Hoffnung. Er durchlebte und erlebte den Schmerz der Trennung von seinen Lieben, er kennt den harten und liebenden Meister (Babaji), verspürte den Peitschenhieb und die Religion der Entschädigung in zukünftigen Leben für die Krankheiten, die er während seines gegenwärtigen Lebens erleiden musste. Er trägt die Hoffnung in sich, die auf die Religion hinweist, dass in der nächsten Welt eine Umkehrung der Konditionen stattfindet, von Reich und Arm, Stolz und Sanftmut, Meister und Sklave. Er, seine ‚andere Hälfte' und ‚die Dritte' sind mehr als bloße religiöse Reformatoren und Lehrer dieser Zeit, sie sind die Propheten, Botschafter und Sänger einer universellen Wahrheit und Philosophie (Kriya Babaji Gita).

Es ist unsere feste Überzeugung, dass die menschliche Existenz nicht einfach zu erlangen ist, und es ist eine Existenz, nach der selbst Engel dürsten. Diese Geburt ist die Sphäre der Anstrengungen, der Vernichtung der Sünden, der Verwirklichung des Göttlichen. Die fundamentale Auffassung des Hinduismus ist, dass das individuelle Selbst sich nicht vom *Para Brahman* unterscheidet. Das Hauptziel im Hinduismus ist, die Göttlichkeit im Menschen zu erkennen, und in diesem Prozess die niedrigen menschlichen Instinkte zu unterdrücken, nein, zu überwinden, um damit die Bruderschaft der Menschen und die tatsächliche Vereinigung allen Lebens zu erkennen. Unsere Gedanken und Erfahrungen repräsentieren die höchsten Ausdrucksformen von *prem* oder *madhuriya bhakti* und lassen sich mit der reinen und selbstlosen Hingabe einer keuschen Frau gegenüber ihrem Herrn und Geliebten in allen Aspekten vergleichen. Sie sind ohne Zweifel auf den höchsten Wahrheiten der Vedanta aufgebaut und überaus verfeinerte ethische Prinzipien. *Bhakti* ist unsterbliche Glückseligkeit *(amritasvarupa)*. Es ist die Form von völligem Seelenfrieden und allerhöchster Freude *(shantisvarupa* und *paramananda)* und ist weit größer als das Größte.

Zufälligerweise mag man darauf aufmerksam werden, dass während der Diskussion über die Frage der relativen Wichtigkeit der Gnade und der Selbstbemühung eines spirituellen Lebens Babaji bestätigt, dass eine spirituelle Verbindung vor allem durch die Gnade Gottes, die durch Heilige arbeitet, durch unsere Bemühungen auch für uns erreichbar gemacht werden kann. Seit uralten Zeiten haben wir entweder von Äußerungen der Seher oder aus

Büchern gehört, dass Gott die alldurchdringende Quelle der Barmherzigkeit und die Verkörperung der Liebe *(prem)* ist.

Indien war immer schon ein enorm großes Laboratorium religiöser Experimente. Von einem Großteil der Welt wird es als die Heimat der Spiritualität angesehen. Indien ist das alte *dakshina desa*, das einzige Land, in dem Weise, Heilige, Seher, *avatara purusha* und *siddha purusha* erscheinen, und ist dadurch das spirituelle Heim von unzähligen Millionen (hier, dort und überall). Der Hinduismus ist darin einzigartig, denn er spricht die Menschen vieler Länder an, und wurde akzeptiert. Es kann wahrlich und mit Ausdruck behauptet werden, dass Sri Ramakrishna Paramahansa der himmlischen Bitte nachgekommen ist, und von den terrassenförmigen Höhen der Weisheit herabgestiegen ist, um denen zu helfen, die sich auf den Ebenen herumplagen, um das *nirvana* oder die Befreiung zu erlangen. Der Ball, der somit in Indien ins Rollen kam, wurde in die westlichen Sphären von Swami Vivekananda getragen. Seine Schüler nehmen in großer Anzahl zu. Menschen aller Orte und Schichten schlossen sich seinem Orden an (der großen Ramakrishna Mission). Er befahl seinen Schülern, in alle Länder zu gehen, um seine Lehre zu predigen. Er sagte ihnen: „Lehret das Gesetz der Wohltat, offenbaret das heilige Leben den Männern, Frauen und Kindern, die vom Staub der Leidenschaft geblendet sind, und die durch den Mangel an Wissen zugrundegehen. Lehret denen das Gesetz!"

In seinen Bemühungen, die Welt zu retten, war Swami Vivekananda unermüdlich. Er reiste von Ort zu Ort, ging nach Amerika, nach Chicago, und predigte das Evangelium. Wiederholt hielt er passionierte Reden: „Alle Dinge sind eine Zusammensetzung, und alle sind vergänglich; arbeitet mit Fleiß für das Ziel der Befreiung." Was hat Vivekananda gelehrt? Die große Entdeckung, die er machte, war, dass es das Leid *(dukha)* gibt, und dass es eine Ursache gibt, die das Leid *(dukha samudaya)* auslöst, und dass das Leid entfernt werden kann *(dukha nirodha)*, und dass es einen Weg für das Entfernen des Leids gibt *(dukha nirodha marga)*. Diese edlen vier Wahrheiten *(chatvariaryasatyami)* setzen die Hauptnote der unnachahmlichen Lehren von Swami Vivekananda. Er rief wahrlich von den Dächern der Häuser: „Ich lehre nur eines – Kummer und das Entwurzeln des Kummers."

Swami Vivekananda wurde oft als ein Heiler bezeichnet, und er folgte einer Methode im Bereich der spirituellen Heilung, ähnlich derjenigen seiner Tage, der Wissenschaft von Diagnose und Heilung physischer Krankheiten. Sein bestätigter Befund war, dass Kummer mit dem Leben gleichgestellt werden muss. Swamiji wusste bereits vor seinem spirituellen Streben, dass gewisse Phasen des Lebens schmerzhaft sind, zum Beispiel Krankheit, hohes Alter und Tod. Aber als Resultat der eigenen Experimente seines Lebens und der Erleuchtung, erkannte er, dass das Leben an sich Kummer ist. Dieses bedeutet jedoch nicht, eine Niederlage zuzugeben und unehrenhaft und in Pessimismus zu leben. Er wies darauf hin, dass das Leben nur deshalb zu Kummer wird, um der Menschheit den Weg zu zeigen, aus diesem wieder herauszufinden.

Einmal fragte Vivekananda: „Wie kommt es, dass es Lachen und Freude gibt, während die Welt ständig in Flammen steht? Warum suchst du kein Licht, obwohl du von Dunkelheit umgeben bist?" Und dann teilte er mit: „Der Körper ist verbraucht, voller Krankheit und Zerbrechlichkeit, dieser Haufen von Fäulnis zerbricht in Teile. Das Leben endet wahrhaftig im Tode." Welche edle Beobachtung! Gibt es irgendwelche besseren? Leid kann (nur) vernichtet werden, wenn man es bis zu seiner Ursache zurückverfolgt. Es muss eine Ursache haben, denn nichts ist ohne Ursache und jedes Phänomen muss von gewissen Umständen abhängig sein. Man sagt, die Kette der Existenzen besteht aus zwölf Verbindungen. Davon sind zwei (die wichtigsten) der Durst *(trishna)* und die Unwissenheit *(avidya)*. Es ist das Verlangen nach einer Existenz, geboren im falschen Sinne des „Ich", welches zum Leben und seinem Elend hinführt. Nur wenn die ursprüngliche Ursache, die Unwissenheit und ihre Seitenarme, zerstört wird, kann man die Befreiung erlangen. Dies ist wiederum eine andere Wahrheit: Aufgrund der Unwissenheit und der Begierde dreht sich das Rad des *samsara* immerzu. Wenn aber *viveka* einsetzt, kann das Elend entfernt werden. So wie ein Phänomen von seinen Umständen abhängt, muss es verschwinden, wenn diese Umstände entfernt worden sind.

Die ursprüngliche Ursache des Leidens ist die Unwissenheit. Wenn diese beseitigt ist, reißen die Verbindungen der Kette, und dadurch erlangt man Befreiung vom Leid. Diesen Zustand nennt man *nirvana*. Dieser Begriff bedeutet Kühnheit, Ruhe und Stillstand des ständigen Wechsels des Seins. Es übermittelt die Erlösung und Befreiung von Wiedergeburten, *vimukti*. Zufälligerweise kann man sagen, dass es da zwei Extreme gibt, die ein Einsiedler vermeiden muss: einerseits das Leben der Leidenschaft und der

Sinnlichkeit, ein niederer und heidnischer Weg, niederträchtig und ohne Gewinn, und andererseits die Selbstfolter, die auch niederträchtig und ohne Gewinn und zudem sehr schmerzhaft ist. Es gibt aber einen Weg heraus – durch rechten Glauben, rechte Handlung, rechtes Leben, rechte Bemühungen, rechte Gedanken und rechte Konzentration.

Der Bereich der gesamten Disziplin der Spiritualität mag mit zwei Worten bezeichnet werden, *sila* und *prajña*, welche gutes Benehmen und intuitiven Einblick bedeuten. Die ursprüngliche Ursache des Leidens, *avidya* oder Unwissenheit, kann nur durch *prajña*, oder intuitive Weisheit, vernichtet werden. Man muss jedoch stets daran denken, dass diese Weisheit nicht bloßes theoretisches Wissen ist. Man kann sie alleinig durch gutes Benehmen oder *sila* erlangen, welches Tugenden wie Liebenswürdigkeit, Mitgefühl, Fröhlichkeit und Unvoreingenommenheit einbezieht. Darum erwache, stehe auf und ruhe nicht, bis dieses Ziel erreicht ist. Liebe alle, diene allen und diene dem Herrn in allen. Sei selbstdiszipliniert, einfach und harmonisch in Gedanken, Gefühlen, Ernährung und Kleidung. Fürchte niemanden und schüttele die Gleichgültigkeit, Faulheit und Furcht ab. Die Knechtschaft an sich ist die Frucht der Schwäche, die geboren ist aus spirituellem und moralischem Zerfall.

Der Weg der sozialen Regeneration ist der, durch den das Individuum sein hohes, bereicherndes, spirituelles und moralisches Erbe, wiederhergestellt bekommt. In einer solchen Situation kann der Materialismus der Menschheit nicht behilflich sein. Während unter der Mehrheit der Menschen ernsthaftes Misstrauen bezüglich der Werte philosophischer Nachforschung an sich besteht, besteht selbst unter den Philosophen keine grundsätzliche Meinung bezüglich der Natur oder Methode philosophischer Nachforschung. Es gibt so viele Wege von philosophischer Annäherung, wie es philosophische Denker gibt. Dies ist es, was selbst einen nur flüchtigen Beobachter der gegenwärtigen philosophischen Tendenzen beeindruckt. Die verwirrende Vielfalt philosophischer Systeme, die sich täglich vermehren und wie Pilze aus dem Boden schießen, vertiefen ganz einfach das Misstrauen in den Herzen der Menschen, die geneigt sind zu glauben, dass die Philosophie vermutlich nur ein fruchtloses Unternehmen ist und der Philosoph, wie ein altes Sprichwort besagt, sich wie ein Verrückter verhält, der in einem dunklen Raum vergeblich nach einer schwarzen Katze sucht. Diese missbilligende Ansicht hat, so scheint es mir, unbemerkt den Trend des gegenwärtigen philosophischen Denkens berührt.

Die philosophischen Denker der Gegenwart rechtfertigen ihre Mission, oder scheinen sie im Großen und Ganzen zu rechtfertigen. Sie scheinen die negative Kritik der Masse zu fürchten und bringen nun zunehmend philosophische Formulierungen auf die Ebene von gesundem Menschenverstand und naivem Glauben der Allgemeinaussagen der Menschheit. Unsere Zeit ist Zeuge der erfolgreichen Verbreitung von pragmatischen, humanistischen, positivistischen und naiv-realistisch-philosophischen Theorien, welche meiner Meinung nach bezeichnend sind für ihre völlige metaphysische Unfähigkeit. Einige gegenwärtige Philosophen betonen, dass der gesunde Menschenverstand und naiv-realistische Theorien ihrer Ansicht nach eher eine Gefährdung durch kühne Schritte in die metaphysische Nachforschung darstellen als die einer nüchternen philosophischen Reaktion.

Die Sonne der Wahrheit

Der Philosoph, der ein faires Spiel beabsichtigt, sollte nicht seinen Rücken gegen Schlussfolgerungen wenden, die den Eindruck erwecken, als ob sie alltägliche, gedankenlose Erfahrungen untergraben. Der Philosoph, der seine Augen vor der Sonne der Wahrheit verschließt, aus Angst davor, dass er überwältigt wird, ist eine Schande seiner Mission. Auf der andern Seite wurde jeder ernsthafte Denker dahin geführt, dass er die Unwirklichkeit und die Untrüglichkeit täglicher Erfahrungen anerkennt. „In der Philosophie", sagt Bosanquet, „stellen wir unsere gewöhnlichen Ideen auf den Kopf." „Die Tatsache der Illusion und des Irrtums", schreibt Bradley, „wurde auf unterschiedliche Weise frühzeitig gezwungen, in den Geist einzudringen und die Ideen, durch welche wir das Universum zu verstehen versuchen, mögen als Versuche des Korrigierens unseres Scheiterns betrachtet werden." (Bradley: „Appearance and Reality", Einführung).

Lasst die vorangegangenen Beobachtungen sein, wie sie sind, und lasst uns jetzt auf unser gegenwärtiges Thema zurückgreifen: Die Natur philosophischer Nachforschung im System des Vedanta. Die Frage der Gültigkeit dieser Methode ist von außerordentlicher Wichtigkeit in jedem System von philosophischem Gedankengut. Die Gültigkeit dessen wir uns entschließen, hängt hauptsächlich von der Gültigkeit ab, wie wir zu diesen Schlussfolgerungen gekommen sind. Es ist die Prozedur, die Methodologie, die letztlich die Belehrung eines jeglichen philosophischen Systems gestaltet. Auf der Suche nach der (und für die) Wahrheit ist nichts wichtiger als das richtige Suchen.

Die Philosophie des *advaita* ist sehr schwierig zu verstehen. Es benötigt Jahre über Jahre, um es zu verstehen und Monate über Monate, um es zu erläutern.

Die Theorie der *maya* war seit jeher am schwierigsten zu verstehen. Es mag darauf aufmerksam gemacht werden, dass die ursprüngliche Ursache aller sozialer Ungerechtigkeit und Unruhe, und die allen menschlichen Leidens und Elend in der Welt, direkt auf fehlerhafte Lebensvorgänge, welche das Resultat falscher mentaler und psychischer Anpassung sind zurückgeführt werden kann. Es sind gewiss die falschen mentalen und psychischen Anpassungen, die den Menschen denken und glauben lassen, dass die Ausbeutung, Grausamkeit und Kriege und dem Folgen von Regeln, die für unsere niedrigste animalische Natur bestimmt sind, im Management der menschlichen Angelegenheiten, unvermeidlich oder unnötig sind.

Die erste und fundamentale Einstellung der Religion muss diese sein, dass eine bewusste Korrektur aller Verhaltensstörungen stattfinden muss, und dass die richtigen Anpassungen das Leben, den Geist und den Körper in einen Göttlichen Kreativen Prozess wiederherstellen werden. Dies bedeutet, das es eine bewusste psychische und mentale Kontrolle geben muss. Der Mensch ist sich nicht unbedingt unbewusst, dass in ihm eine edlere und höhere Natur existiert. Diejenigen, die irgendein Maß von Wahrheit *(satyam)* besitzen, haben sich darum bemüht, alle Unterschiede verschmelzen zu lassen und allen zu dienen, und dem Herrn in allen zu dienen. Diese Liebe und dieser Dienst benötigt die allerwirksamsten und effektivsten Mittel psychischer und mentaler Reinigung und Kontrolle. Richtige Unterscheidungkraft, was wirklich gut für die Gesellschaft ist, ergibt sich aus solcher Kontrolle. Ohne richtige Unterscheidungsfähigkeit ist echter sozialer Dienst auf politischem oder irgendeinem anderen Gebiet nicht möglich. Dies ist der soziale Wert der *Kriya sadhana*.

Für den Menschen der Verwirklichung gibt es da keinerlei Probleme, denn *Brahman* ist die einzige Wirklichkeit für ihn und, wie Sri Sri Aurobindo beobachtete, solange *Brahman* noch nicht realisiert ist, kann die Frage nach weltlichen Erscheinungen nicht adäquat geklärt werden, wodurch weder derartige Fragen aufkommen, noch eine Notwendigkeit für eine Lösung besteht. Philosophische Lehren sind für den durchschnittlichen Verstand in Bänder über Bänder erhältlich, von Predigten über Anmerkungen, Kommentare und erschöpfende Illustrationen. Der Laie muss sich nicht mehr vor der Philosophie fürchten, und es wurde zwischenzeitlich von allen erkannt, dass Religion und spirituelle Kultur die grundlegendsten Lehren des eigenen Lebens sind. Logische Auslegungen und Beweise universeller Wahrheiten sind nur für diejenige, die genügend Grundwissen in der Philosophie besitzen. Parabeln, Redewendungen und Geschichten sind mündliche Schilderungen für Anfänger, damit sie die Prinzipien leicht verstehen. Alle aber überlassen es dem Nachforschenden, selbst nachzudenken.

Wenn du *Atman* verwirklichst, erhältst du ewige Zufriedenheit. Suche darum in deinem innern *atma*, dann wirst du die ewige Glückseligkeit erlangen. In Gegenständen gibt es kein Vergnügen, alles ist Vorstellung. Sinnesvergnügen reizen, aber in dem Moment, in dem du ein Objekt deiner Begierde erhältst, erhältst, verliert es fast augenblicklich seinen Reiz! Bilde *satsanga*. Praktiziere die Nachforschung „Wer bin ich." Mache *japa*, Meditation, studiere vedantische Literatur und verweile in der Stille, wenigstens eine Stunde pro Tag und den vollen Tag am Donnerstag (beginnend von Mittwoch nach Sonnenuntergang und beende es am Freitagmorgen nach einem Bad). Nichts kann dir in dieser unbeständigen Welt allerhöchste und anhaltende Glückseligkeit geben. Das Vergnügen dieser Welt besteht nur im Mutterleib der Schmerzen und ist nur ein anderer Name für Schmerz. Denke daran, dass derjenige von Sinnesberührungen befreit ist, und dass derjenige in der Glückseligkeit des eigenen Selbst verweilt, die er durch die Praxis der Meditation erreicht hat, ewige Glückseligkeit erlangen wird.

Praktiziere Meditation und erreiche das Ziel, auch durch unsichere Schritte. Du magst hunderte Male fallen, aber versuche immer wieder aufzustehen. Kämpfe weiter, marschiere vorwärts, praktiziere immer wieder *vichara*. Denke nach, unterscheide und forsche nach. Es mag viele Hindernisse geben, weil du gegen alte *samskaras* ankämpfen musst. Der Kampf ist lang und andauernd. Er mag bis an das Ende deines Lebens dauern. Sei ein *dhira*, ein adhyatmischer Held, denn um diesen adhyatmischen Kampf durchzuführen, musst du Geduld haben, die Geduld eines Vogels, der den Ozean mit seinem Schnabel austrinken wollte, oder die Geduld eines Mannes, der sich wünschte „den Ozean mit einem Grashalm zu entleeren." Du musst einen hohen und schweren Preis bezahlen, denn die Frucht ist die Unsterblichkeit und die ewige Glückseligkeit!

Indem man sich Sorgen macht, hat man noch nie etwas erreicht, im Gegenteil. Sorgen waren immer schon der größte Stolperstein zum Erfolg. Deshalb höre auf, dir Sorgen zu machen, sei still, gelassen und friedlich. Um gelassen zu sein, musst du dich nicht anstrengen Deine eigene Natur ist die ewige Stille des *Atman*. Entferne die Dornen, einen nach dem andern, und du wirst keine Schmerzen mehr erleiden. Höre auf damit, Steine in den See zu werfen, und bald wird der See seine perfekte Stille wieder aufnehmen. Vergangenheit ist Vergangenheit! Die Zukunft ist unbekannt! Die Gegenwart aber liegt in unseren Händen, Dank sei Satguru Deva. Lebe gut in der Gegenwart. Wiederhole Kriya Babaji's Namen immerzu. Bete zuerst für mehr Hingabe und danach um tiefere Hingabe. Du wirst sehen, vor dieser großen Sonne der Hingabe und zu seinen Lotosfüßen, schmelzen alle Probleme!

Die Worte, die für immer läuten, regieren die Erde, solange die Welt existiert, sind ewig und unsterblich. Sie reisen ewiglich, aus der Vergangenheit durch die Gegenwart in die Zukunft, in einem Kreis. Sie sind der verkörperte Ausdruck des Atems der Seele. Sie sind massive Tatsachen, die die Rätsel um das Leben und den Tod lösen, jenseits aller Kämpfe zwischen Geist und Materie. Sie sind die Gefühlsschwemmen des aufgeblasenen Herzens ins seiner unendlichen Ausdehnung des universellen Lebens und Lichts. Dies sind die brennenden Worte, die von den Lippen der Perfekten schlüpfen, höchst inspirierend ausgedrückt, wenn sie sich in tatsächlicher Empfindung der ewigen und unveränderlichen Grundlage oder Substanz des Universums befinden. Sie sind das Ergebnis des Herzens, wenn es von Gesicht zu Gesicht mit der unsterblichen Wahrheit, die immer triumphieren wird, steht. Es sind die Worte, die aus den erhöhten Höhen innerlichen Strahlens von Vitalität und Leben, tropfen. Es sind die sofortigen Lösungen zu allen verknoteten Zweifeln und Verwirrungen des Geistes und des Verstandes. Kurzum, es sind die Worte der Inspiration, die man empfängt, wenn man Eins mit dem Allmächtigen ist – im Einklang mit dem Meister – alle Begrenzungen der Individualität abschüttelnd.

Die frühen vedischen Weisen predigten und proklamierten, in der Form der Upanishaden, mit lauter und frohlockender Stimme die Ewige Wahrheit, die noch heute erklingt. Mutig gaben sie ihre Ausdrucksweise über die eine Wahrheit bekannt und darin ihr persönliches Wissen und Leben, indem sie sagten: „Ihr Kinder der Unsterblichen Glückseligkeit, nein, die Erben der Unsterblichkeit, es gibt einen Weg, auf dem man alle Dunkelheit der Welt vertreiben kann. Das Gesicht der Wahrheit oder das des Heiligen Geistes ist anscheinend von Materie bedeckt. Das Universum, ein bloßer Schatten deiner Vorstellungskraft, ist unwirklich, und du bist die einzige Wahrheit oder das Selbst. Du bist die Existenz, das Wissen und die Absolute Glückseligkeit. Nichts anderes existiert." Findest du und fühlst du nicht das *SOHAM*, „Ich bin Er", in den heiligen Schriften und Lehren aller vedischen Weisen? Lord Krishna gab Arjuna auf dem Schlachtfeld einen neuen Einblick vom Leben, eingebettet in dem Zusatz dieser gleichen Wahrheit: „Ich bin das Unendliche und das Absolute Allerhöchste Wesen, durchdringend und eindringend in das gesamte Universum, ungeschliffen, ungetrocknet, unbefeuchtet, ungebrannt, geburtenlos, ungeboren und unsterblich, ewig und immerwährend. Auch Du bist Das."

Wir mögen stundenlang großen Vorträgen und hervorragenden Reden von öffentlichen Bühnen zuhören; wenn wir sie, gleich nachdem wir ihnen den Rücken gekehrt haben, wieder vergessen, werden sie keinen Eindruck auf uns machen. Dadurch können wir die Wahrheit kennenlernen, denn das unsterbliche Wort ist nicht bloße Theorie, die von Bühnen herabgerufen wird, Name und Ruhm ohne Verwirklichung. Diese bloßen Worte sind sterblich, deshalb entziehen sie sich unserem Begriffsvermögen. Auf der anderen Seite sind Worte, die überschwänglich, wenn auch sehr selten, aus dem brennenden Herzen eines Verwirklichten Menschen, der befreit lebt *(jivanmukta)*, sprudeln, in ihrer Natur unsterblich und gut ausgewogen. Mit den Worten eines *jivanmukta* atmen wir Leben in uns ein, und sie dienen dazu, einen blinden *jiva* zu einer einfachen Verwirklichung seines eigenen, in sich abgeschlossenen Lichtes, zu führen. Das göttliche Feuer ist bereits in uns. Der Kontakt mit einem Menschen, der sein Selbst verwirklicht hat, sowie einige Worte von ihm, sind ausreichend, um auf uns einen elektrischen Antrieb zu übertragen, als ob der innere Geist, der untätig in uns liegt, zu intensiver Größe aufsteigt.

Das Leben kann zur Religion gemacht werden. In jeder menschlichen Handlung sollte man diesen Standard sehen und sie danach richten, und wenn ein solcher Zustand der Dinge passiert, dann werden die vielen unmenschlichen Standards, die wir sehen (und die uns umgeben), und die in ihrer Spur so viel Unglück mit sich bringen, verschwinden. Viele Heilige haben bewiesen, dass man diese Göttliche Gnade erhalten kann, selbst während man ein gewöhnliches Leben führt. Aber die Welt, die den Reichtum anbetet, weigert sich, an Dinge zu glauben, die sie nicht sehen kann. Dies bedeutet, dass wir die Heiligen und die Weisen benötigen, dass sie wieder und wieder kommen müssen, um uns zu führen und zu helfen (in Fleisch und Blut, in sterblicher Schale). Hier ist es, wo wir Babaji's Lehren benötigen, oder die von Mutter Mira (Madame Richards) aus Sri Aurobindos Ashram in Pondicherry, welche wahrlich die Stimme von Sri Aurobindo spricht, der, obwohl er seine sterbliche Schale abgestoßen hat, manchmal zurückkehrt und mehr lebt als je zuvor!

Der gewöhnliche Geist hat eine Tendenz, umherzustreifen, aber er kann sich auch hoch erheben. In jedem Menschen, in irgendeiner Schicht, die weit unter dem bewussten Willen liegt, sind die Gedanken und Impulse, die ihn tatsächlich dominieren. Dies sind die Kräfte, mit denen man sich befassen muss, denn sie formen das Leben. Die schwachen kleinen Hoffnungen und Wünsche, die zur Oberfläche flattern, sind von geringem Wert. Form geben ist ein schwieriger Prozess, und wir benötigen dafür einen Meister (wie Babaji), der dies für uns tut. Während wir über den Meister schreiben, geht der Geist des Schriftstellers mit einem wahrlichen Anflug von Vorstellungskraft, zu dem großen Lehrer von Ananda Kurtir (in Rishikesh). Ananda Kurtir steht am Ufer des Ganges, als ob es in die heiligen Wasser starrt, die vor ihm vorbei fließen. Der Ort ist in sich selbst heilig. Seit unzähligen Jahren ist es ein Land der Weisen und Heiligen. Die bezaubernde Landschaft, seine Ruhe und die spirituellen Schwingungen dieses Ortes ziehen bis zum heutigen Tag viele Wahrheitssucher an, die dorthin strömen, um in dieser entzückenden Umgebung *sadhana* zu praktizieren, unter der Führung des Großen Meisters von Ananda Kutir, welcher den Weg, die Wahrheit, und das Leben lehrte.

Sechsfache Veränderungen

Es nützt nichts, die Tatsachen zu verleugnen oder zu verhüllen, weil der Geist nichts ist als Materie in einem subtilen Zustand. Er ist extrem gestaltungsfähig. Er ist empfindsam und den sechsfachen Veränderungen unterworfen, nämlich dem Beginn, der Existenz, der Ausdehnung, dem Sich-Zusammenziehen, dem Verfall und der Vernichtung. Der Geist ist eine Zusammensetzung der drei *gunas*. Genau wie die Existenz der Materie klar wahrgenommen oder erschlossen werden kann, kann auch der Geist sich selbst durch seine Handlungen wahrnehmen oder erschließen, und er ist sich seiner eigenen Existenz bewusst. Dafür hat er zweierlei Funktionen, die Empfindung und die Wahrnehmung. Grobe Materie aber, wie die Zellen, Nerven, Gewebe oder Fett, können dies nicht tun. Der Geist ist für beide unsichtbar, für die Augen und für moderne Instrumente der Beobachtung. Er besteht nicht einmal aus den weichen Gehirnsubstanzen. Aber obwohl er eine unsichtbare Substanz ist, können seine Aktivitäten gut wahrgenommen werden. Laut der hinduistischen Philosophie ist Geist ein subtiles und rares Material. Wie manche behaupten mögen, ist er kein spiritueller Geist.

Der Geist ist eine kollektive Essenz der fünf Elemente. Die Nahrung, die ein Mensch zu sich nimmt, ist in drei Teile aufgeteilt: die grobe Portion, die ausgeschieden wird, die mittelmäßige, die den Körper aufbaut und die feinste (sehr subtile Essenz der Nahrung), die vom Gehirn aufgenommen wird, dem Organ, durch welches der Geist arbeitet. Der Geist in seiner makrokosmischen Erscheinung ist das Zentrum, auf welchem die gesamte Natur ruht. Ähnlicherweise ist in seiner mikrokosmischen oder individuellen Erscheinung derselbe Geist das Zentrum, von dem der Mensch gänzlich abhängig ist. Die Natur wird ohne ihr Leben mit dem kosmischen Geist darin, hilflos. Sie wird trüb, stumpf und taub ohne die Lebenskraft und Vitalität des Geistes. Der kosmische Geist ist feiner als der Äther, wankelmütig, wie der vorbeiströmende Wind, und immer in Bewegung. Er scheint keine Ruhe zu kennen und verändert ständig seine Formen. Er gebärt und lenkt Zeit, Raum und die Ursächlichkeit. Diese drei Formen sind die eigentlichen Launen, denn ohne Zeit sind keine Gedanken möglich, ohne Raum keine Empfängnis irgendwelcher Art, und ohne Ursächlichkeit ist keine Erwägung von irgendetwas möglich. Und Zeit, Raum und Ursächlichkeit wiederum, scheinen generell in unserem Bewusstsein miteinander verbunden zu sein, unabhängig von jedem einzelnen. Der Geist, der lebt, bewegt sich und hat seine Existenz in diesen dreierlei Begriffen, welche notwendigerweise begrenzt sind durch ihre empfindsamen Werte, und ohne welche wir nicht denken, nicht empfangen oder uns nichts vorstellen können. Dieser drei beraubt, würde die Zusammensetzung des Geistes zusammenbrechen.

Wir können es nicht vermeiden, über das eine oder andere nachzudenken, und trotzdem fällt es uns schwer, an ein bestimmtes Ding, über einen längeren Zeitraum hinweg, zu denken. Wir denken jeweils nur an eine Sache, trotzdem ist es für den Geist fast unmöglich, für einen langen Zeitraum an eine einzige Idee, oder an überhaupt nichts, zu denken. Die Natur des Geistes ist es, sich generell mit Dingen zu befassen, die materiell sind. Sie arbeitet durch das Medium Gehirn. Generell befasst sich der Geist mit externen Eindrücken, die durch die Sinnesorgane herbeigebracht wurden. Aus unserer nach außen gerichteten Sicht können wir den Geist oder seine Bewegungen nicht wahrnehmen. Der Geist ist innere Bewegung, während die

Welt äußere Bewegung ist. Der Geist setzt den subtilen Körper jeder Kreatur in Kraft und stirbt nicht mit dem Tod des Körpers, sondern reist mit der Seele in einen anderen physischen Körper, um weitere Erfahrungen durch das Medium eines weiteren Körpers zu machen, der für diesen Zweck besser geeignet ist. Es stimmt, dass der Geist die Form von etwas annimmt, an das man gerade denkt. Das gesamte Universum besitzt seine Existenz durch die Gegenwart der dahinterstehenden Gedanken. Wir können also sagen, dass im Geist beide enthalten und davon abhängig sind, die externen und die internen Welten. Beide, die anscheinend externe Welt und die unsichtbare interne Welt, sind alleinig die Schöpfung des Geistes. Solange er existiert, existieren auch sie. Sobald aber der Geist verschwindet, gibt es sie nicht mehr. Der Geist kann nicht von selbst, ohne die Auflösung des gesamten Universums, verschwinden, denn er ist von diesen Welten untrennbar und umgekehrt. Für ihre Existenz sind sie gegenseitig voneinander abhängig. Sie drücken sich entweder gemeinsam aus, oder sie lösen sich gemeinsam auf. Nur wenn man es durch das Netzwerk von Zeit, Raum und Ursächlichkeit sieht, erscheint *Brahman* als eine Realität dieses Universums. Was verbleibt, wenn sie darüber hinausschreiten? Weder die interne Welt noch die externe Welt. Was auch immer ist, ist die Existenz, das Wissen, die Absolute Glückseligkeit, die eine Allerhöchste Wahrheit in alle Ewigkeit. Diese Befreiung vom Geist ist das, was von jedem Wahrheitssucher erstrebt wird.

Der Geist agiert wie ein Medium der Kommunikation zwischen dem heiligen Geist und der Materie. Es ist wie bei einer Leiter, die den Menschen veranlasst, zum Bereich der Höchsten Glückseligkeit hinaufzuklettern, oder hinabzusteigen zu den tiefen Abgründen der Unwissenheit. Alles hängt ab von der Art, durch die der Geist gelenkt wird. Genauso wie der Pilot, der nicht von der Barmherzigkeit des Windes abhängig ist, sein Ziel sicher erreicht, wird der Mensch, der die richtige Meisterschaft des Geistes besitzt, einen Geist voller Frieden haben. Ohne den Glauben an etwas, das größer ist als der Mensch, müssen alle Glaubensrichtungen früher oder später wie ein japanisches Papierhaus zusammenfallen.

Die Definition von und das Geheimnis um die Bedeutung des Glaubens, wird sich nur dann wie eine Blume öffnen, wenn man sitzend in Stille verharrt. An etwas zu glauben, das größer als man selbst ist, ist gleichbedeutend mit einem Schleier, der von den Tiefen und Entfernungen, die im eigenen Innern schimmern, zurückgezogen wird und einem Gefühl von ewigem Hunger nach Frieden und Fülle für all das, was uns die abgelenkte Welt von heute verneint. Es ist nicht möglich das Wahre zu entdecken und sich danach zu richten, es sei denn durch unsere eigene Erfahrung. Es muss erkannt werden, um den Glauben in seinem wahren Glanz zu besitzen, ungetrübt durch den Dunst der Leichtgläubigkeit, und unbefleckt von der Säure der Skepsis. Diese Erkenntnis birgt das Geheimnis von ewigem Leben. Kreativ zu leben heißt, dieses mit Herz und Willen, und auch mit dem Geist zu tun. Um kreativ zu leben, müssen wir kontinuierlich unserer Ideen und Gefühle, die sich um uns zentrieren, ohnmächtig werden, egal, wie erhaben diese erscheinen mögen, und müssen diese in die Welt um uns herum senden; in eine Welt, die ihre irdischen Wurzeln und ihr Zentrum in den menschlichen Umständen mit all ihren herzbrechenden Belastungen und Frustrationen hat, aber auch der Wunder, der Schönheit und der Beziehungen.

Jemand, der von Kriya Babaji gesegnet wurde, kann es sich sehr wohl vorstellen und ein Bild von der zerbrochenen Welt mit ihren verächtlichen und herzzerreißenden Realitäten machen, ohne die andere Seite des Bildes zu vergessen. Es ist möglich, das göttliche Bild heraufzubeschwören, mitsamt seiner Komplexität, die sich in Einfachheit auflöst. Der Eine in vielen und die vielen in dem Einen. Der Wissende und der Unwissende. Aber das ist nicht alles. Wir können weitergehen und die menschlichen Aufgaben erfahren und ihre Schwierigkeiten, Versagen, Enttäuschungen und Erfolge mit dem Bewusstsein des Einen.

So wie das Kleinkind zur Dualität erwacht, die vom Himmel des Bewusstseins in die Welt des Bewusstseins hervortritt, erwacht es auch in die Spannung, den Konflikt und das Schuldgefühl. Durch den Glauben erlangt es Einigkeit in sich selbst, zwischen der instinktiven Seele und dem Erwachen der Intelligenz. Das erwachsene Bewusstsein wird aus der Spannung zwischen Glauben und Zweifel geboren. Das wahre Wissen aber ist eine kontinuierliche Handlung von Vertrauen in den ewig Unbekannten. Vertrauen ist darum mehr als bloßer Glaube. Ein in Vertrauen gereifter Glaube wächst und transzendiert den Konflikt zwischen bloßem Glauben und Zweifel. In einem Kind ist die Leere eines nicht vorhandenen Geistes noch offen, kann aber nicht mit Freuden und spontan in seiner Vollständigkeit so akzeptiert werden, es sei denn, der Tod wird auch akzeptiert. Darum nimmt der Instinkt den Standpunkt der Einigkeit an, welchen der Verstand später in Frage stellen wird. Der gereifte Glaube strebt nicht nach Sicherheit, er bewundert das Mysterium! Während die Existenz der zerbrochenen Welt ein Mysterium ist, kann auf der menschlichen Ebene dieses Mysterium gelöst werden durch den Versuch, ein Individuum und dadurch auch die Welt, wiederzuerschaffen.

Für die menschliche Aufgabe müssen notwendigerweise drei Aspekte in Betracht gezogen werden: die Erfahrung von Schmerz und Leid, die Rolle der Erinnerung und der Einfluss von Liebe und Tod im menschlichen Drama. Die tiefe Weisheit der Vergangenheit zurückzuweisen, bedeutet, nach vorne in eine katastrophale Zukunft zu eilen. Wir haben große Führer und Helfer, die Weisen (wie Babaji), die seit Urzeiten den Pfad vor uns gegangen sind. Durch die Hilfe dieser inspirierten Vermittler können wir erwägen, was unsere tiefsten Erfahrungen uns über unser göttliches Vermögen und die Natur der Gottheit sagt. Das Göttliche Abbild wird von beiden Seiten gesehen, der positiven und der negativen. Der eine Gott des Monotheismus wird gröber gesehen und wie ein supermenschlicher Machthaber, ohne metaphysische Feinheit, und nicht als der Allerhöchste. Die männlichen und weiblichen Elemente sind für die Schöpfung eines lebhaften Lebens notwendig. Es ist unvernünftig anzunehmen, dass nur das männliche Element in der Schöpfung des Kosmos in Betracht gezogen wurde. Genauso unvernünftig ist es, dass das weibliche Element minderwertig oder weniger göttlich ist als das männliche. Gott ist nicht nur der Vater, sondern auch eine Vater-Mutter.

Sri Sri Aurobindo präsentierte die seltene Idee „Gott ist das All und das, welches es übersteigt, transzendiert das All." Es gibt nichts Existierendes, das nicht Gott ist, aber Gott ist nicht irgendetwas in dieser Existenz, außer symbolisch wie ein Bild Seines eigenen Bewusstseins. Die Menschheit ist auch ein Symbol oder ein Spuk Gottes. Wir wurden nach Seinem Abbild gemacht und damit ist kein formelles Abbild gemeint, sondern ein Abbild Seines Wesens und Seiner Persönlichkeit, der Essenz der Göttlichkeit, seiner Qualitäten, des Göttlichen Wesens und des Göttlichen Wissens. Zum besseren Verständnis oder Wertschätzung des Status des Göttlichen, betont Sri Sri Aurobindo: „In diesen Angelegenheiten geht ein Zoll an Erfahrung einen weiteren Weg als ein Yard der Logik und Erfahrung", und „du wirst die Bestätigung herausfinden, dass der dreieinige Gotteszustand absolut möglich und einfach ist, sobald du Gottes Fülle verwirklicht hast."

Kriya Mulaguru Babaji hat der Welt seine Botschaft der Liebe, des Friedens und des Verständnis auf eine einfachere Art gegeben, die den Glauben und die Überzeugung nicht nur für Gelehrte, sondern auch den Massen zugänglich macht. Diese Botschaft gibt den Millionen, nein, den Billionen der ganzen Welt, Trost und Kraft, und kein Schwert, keine Armee ist notwendig, diese Lehre des Kriya Yoga in ferne Länder zu tragen. Babaji wurde (in Porto Novo) nicht durch Zufall auf südindischem Boden geboren. Indiens Genies wurden seit jeher durch Worte und Taten von mächtigen Männern, Weisen und Gelehrten widergespiegelt, die ihrem Land und der Welt zu deren Wohl ihre Weisheit und Führung nach den veränderlichen Bedürfnissen und dem Streben der Gesellschaft gaben. Babaji repräsentiert eine einzigartige Herausforderung für den wissenschaftlichen Geist des Menschen, indem er kundtut, dass er unwillig ist, irgendetwas als wahr zu akzeptieren, ohne volle und suchende Analyse und Befriedigung des Selbst. Sein Kriya Yoga ist eine Religion, die das Gefühl und die Emotionen von Billionen von Menschen wachruft, indem er sie an ihr Erbe erinnert, das einmal ihr eigen war und an die enorme Verantwortung darüber, wenn die Auserwählten sich selbst als wahrheitsgetreu zum Aufruf des Meister bekennen.

Wenn man die Voraussetzungen der heutigen Welt in Betracht zieht, und wenn du die Welt verändern möchtest, dann sollte sich zuerst der Mensch verändern. Um den Menschen zu verändern, gibt es keinen besseren Weg als die Lehren von Kriya Babaji. Wir versuchen, das Licht zu sehen, nach ihm zu suchen. Oft stolpern wir, aber trotzdem stehen wir auf und gehen weiter. Wir versuchen, das zu finden, was in uns fehlt, und versuchen herauszufinden, was die Menschen und das Land von uns erwarten. Vielleicht sind wir in unserer Geschichte an einem Wendepunkt angekommen. Die heutige Geschichte ist zur Geschichte der Menschheit geworden. In Indien, wie auch in anderen Ländern, leuchtete das Licht außerordentlich stark. Dieses Land hat nicht nur große Lichter gesehen, sondern hat sie auch in andere Länder getragen, um die dortige Dunkelheit zu verdrängen. Die Botschaft, die Babaji uns gegeben hat (seit zweitausend Jahren) und noch immer gibt, ist ein Großes Licht, nicht nur für dieses Land oder den Kontinent, sondern auch für die ganze Welt. Welchen Reiz wird diese großartige Botschaft des *Satguru Devas* auf die gegenwärtige Welt haben? Vielleicht ist der Reiz groß, vielleicht auch nicht, aber soviel weiß ich, dass wenn wir die Prinzipien, die uns Babaji gelehrt hat, anwenden, werden wir Frieden und Ruhe gewinnen für die Welt, und um sicher zu gehen, werden seine Lehren die Blume sein, die zum Guten der Menschheit erblühen wird. Die Menschen der ganzen Welt streben unermüdlich danach, die höchsten Elemente kultureller und religiöser Gedanken zu neuem Leben zu erwecken. In diesem Punkt spielt Indien die Rolle der spirituellen Mutter. Mit einem wahren Empfinden für Bescheidenheit und Verantwortung sollte Indien erneut Bande der Freundschaft und Verständnis mit diesen Ländern knüpfen, damit so eine Bruderschaft eine mächtige Quelle der Kraft und Solidarität bildet, die dazu beiträgt, auf der Welt Frieden und Freiheit zu erhalten.

Der Gipfel der Ehre

Babaji's Kriya Yoga ist von sich selbst zurückgekehrt. Es gibt keinen Zweifel darüber, seine Rückkehr ist da zur Unterstützung einer kulturellen Renaissance, die derzeit im ganzen Land stattfindet. Diese Unterstützung ist für jedes beliebige Land, nachdem es seine Unabhängigkeit erlangt hat, notwendig. Die heutige Flagge Indiens hat in ihrer Mitte das *Asoka chakra* und im nationalen Wappen sind die Löwen des *Asoka*. Es bestätigt, dass die Welt in Frieden und Ruhe leben kann, wenn die Prinzipien, die von Kriya Mulaguru (Mein Vater, Mein Gott und Mein Alles) gelehrt wurden, akzeptiert werden. Babaji sagte einmal „Anstatt dir deinen Kopf zu scheren, schere deine Sünden weg. Was nützt es, wenn du dir die Roben der Asketen anlegst, während dein Herz besudelt ist?" Lasst uns dem Kriya Yoga nicht so nähern, wie einer Religion. Lasst uns die Annäherung zu einer Formel und zu einer Lebensart machen, um damit Zweifel, Hass, Furcht, fleischliche oder andere Begierden und Verlangen, zu vernichten. Sei ernsthaft bemüht, und prüfe diese Lebensart, so wie Wissenschaftler irgendeine Theorie prüfen. Die heutige Welt benötigt verzweifelt eine spirituelle Renaissance, nicht ein bloßes religiöses Wiedererwachen. Der Konflikt besteht nicht zwischen Religion und Religion, sondern zwischen Religion und Irreligion. Heute befinden wir uns am Vorabend des Wiederauflebens des Kriya Yoga auf einer Stufe, die jeher in der Geschichte unbekannt war, einer, die der Menschheit verhilft, in fortlaufendem Frieden und Wohlstand zu leben. Es ist in der Tat äußerst bedauerlich, dass die Augen der Welt verschlossen sind für die Tatsache, dass ewiger Sieg mit Hilfe von Waffen und Munition nicht erreicht werden kann, wohl aber, indem man die Herzen der Menschen durch Überzeugung gewinnt. In Indien wenigstens, dem Land des reichen Erbes und gesunder Traditionen, dürfen die Menschen dies nicht aus den Augen verlieren und sollten alle Bemühungen unternehmen, um die Botschaft des Frieden auf der ganzen Welt zu verbreiten. *AUM Shanti Shanti Shanti!*

Die Wahl des *asoka chakras* (Rad) für die Nationale Flagge von Indien und die Übernahme der *asoka* Löwen für das nationale Wappen, sind nicht durch Zufall geschehen. Es geschah absichtlich, denn diese Zeichen kennzeichnen einen aufrichtigen Wunsch nach Frieden und dienen als ständige Gedächtnisstütze für das Volk, damit es seine Bemühungen in diese Richtung fortsetzt. Die Welt wurde zu unseren Lebzeiten durch zwei Weltkriege zertrümmert, und noch immer sind die dunklen Wolken des Konflikts, des Streits und des Misstrauens nicht verschwunden. Greife zurück auf Kriya Yoga, denn dies ist der Yoga, der ein bemerkenswertes Gespür für Einigkeit und Disziplin herstellt, und uns in der Vorbereitung des effektiven Lösens der mannigfaltigen Probleme hilft, mit der wir in der sozialen, wirtschaftlichen, nationalen und internationalen Sphäre, konfrontiert werden. Der Frieden kann nur von Dauer sein, wenn er das Böse erobert und daraus einen wahren Einklang zwischen den spirituellen und materiellen Impulsen des Menschen herbeiführt. Nur durch das Predigen von Frieden und dem Praktizieren von Frieden, kann sich der Mensch im Anblick seines Schöpfers beweisen.

Dafür ist eine gesunde Bildung notwendig. Um eine strahlende Zukunft eines jeden Landes zu sichern, ist es notwendig, dass den Kindern einer Nation entsprechende Aufmerksamkeit gegeben wird, denn in den kommenden Jahren werden sie eine bedeutende Rolle spielen. Bildung bedeutet nicht bloßes Hineinstopfen von Wissen, gewisse Prüfungen zu bestehen, um später zwei oder mehr Buchstaben zu deinem Namen hinzufügen zu können. Das grundlegende Ziel eines jeden Bildungssystems sollte mehr den Charakter der Schüler formen, damit „sie dem Leben mit Courage und Entschlossenheit ins Gesicht schauen können." Mit Hilfe alle Möglichkeiten wird es den meisten Kindern unserer Nationen nicht an den Qualitäten mangeln, die aus ihnen große Männer und Frauen macht. Von frühester Kindheit an, muss Kindern die grundsätzlichen Lektionen gelehrt werden, welche sich für das Land und für sich selbst als nützlich erweisen. Die Wissenschaft hat wundervolle Dinge vollbracht, die das Leben der Menschen glücklich macht (anscheinend), Dinge, von denen unsere Vorfahren nie geträumt haben. Unsere Vorfahren aber hätten niemals von einer Nation geträumt, die mit Waffen gegen eine andere Nation kämpft und unschuldige Frauen und Kinder, Kühe und Bäume vernichtet, durch das Herabwerfen von Bomben. Man muss notgedrungenerweise die Anführer von Nationen, die wie kleine Kinder behaupten, sie würden ihr Volk führen und kontrollieren, ohne ihren eigenen Geist zu kontrollieren, bemitleiden. Nur die können die Welt regieren, die sich selbst regieren.

Nebenbei mag auch erwähnt werden, dass es für Liebhaber der Literatur und der Feinen Künste absolut deprimierend zu wissen ist, dass durch einseitige Entwicklung des Menschen, was eine Art Krankheit ist, jahrhundertealte Sammlungen vernichtet wurden. Die einzige Verordnung für diese Krankheit ist die Entwicklung der Qualität der Seelen. Die Seele bemüht sich, einen Begriff für diese Qualitäten zu finden, die Unwissenheit und das Anhaften aber blockieren den Pfad. Der *Atmajñana* lehrt den Menschen, wie er unterschiedliche Kräfte kontrolliert und führt, die uns die Wissenschaft zur Verfügung stellt. Der *Atmajñana* sollte die Wissenschaft kontrollieren und führen, wenn der Mensch glücklich werden soll. Die Wissenschaft und der *Atmajñana* (Kriya Yoga) sind die beiden Flügel des Vogels, den man „Mensch" nennt, der nur mit einem Flügel nicht in den Himmel hinaufliegen kann. Das Leben des Menschen ist dann unvollständig, wenn eine Seite vernachlässigt wird, darum sollte er versuchen, ein Gleichgewicht zu schaffen.

Darum, liebe Mitbürger, erhebt euch und seid stolz auf den *atmajñana* (Babaji's Kriya Yoga) der Antike unseres Landes. Es gilt, eine Welt zu gewinnen, und du hast die Methode, durch die du sie gewinnen kannst. Die Welt hörte auf die „Stimme Indiens". Das lag daran, dass Indiens Kampf um Freiheit einzigartig war, und weil Indiens uralte Kultur das Wissen des *atmajñana* geschaffen hat, welches nichts anderes ist als Kriya Mulaguru Babaji's Kriya Yoga.

Es passt an dieser Stelle zu erwähnen, dass man die Bedeutsamkeit des großen Epos ‚Ramayama' nur dann korrekt verstehen kann, wenn er im rechten Licht einer verhältnismäßig neuen Orientierung interpretiert wird, die durch die standardisierte Methodologie, Theorie und Praktik des Kriya Yoga Systems überreicht wird. Diese Interpretation ist dem neuen Licht auf die Persönlichkeit des Hanuman, dem treu ergebenen Diener und *bhakta* von Sri Ramachandra von Ayodhya, gleichwertig. Wenn die Quellen, aus denen die Berichte über das Leben und die Leistungen von Hanuman aufgezählt sind, analysiert werden, wäre es ein gravierender Fehler anzunehmen, dass Hanuman bloß ein großartiger Affengott oder eine hochentwickelte und perfektionierte Art von Menschenaffe war. Stattdessen sollte diese Inkarnation, der Sohn des Vayu *(mukya prana)*, als der vollendete Meister des Kriya Yoga gesehen werden, der die Vorteile und den Nutzen der allerhöchsten perfekten

Kontrolle über Geist und Körper genoss, die nur erfolgreichen Meistern des Yoga gewährt worden ist. Es wäre gut, die Bedeutung der beiden Zusammenhänge zu erläutern, in denen Hanuman (Anjaneya, Maruthi, etc.) seine wahre Form und Persönlichkeit *(vishvarupa)* offenbarte – zuerst zu Sita in Lanka und dann zu Bhimasena (einer der fünf großen Pandava). Letzterer traf auf Hanuman in dessen Ruhestand, wie es schien, während seines Abenteuers, als er *saugandhika* (die göttlichen Blumen) besorgen ging aus Ehrerbietung vor dem Wunsche von Draupadi. Diese und andere Ereignisse im Leben Hanumans und seinen Leistungen, besonders auch das Überqueren des Ozeans zeigen, dass Hanuman als ein vollendeter Kriya Yogi verstanden werden soll.

Ohne die historische und aktuelle Existenz von Persönlichkeiten des ‚Ramayana' in Fleisch und Blut zu verneinen, mag es dennoch möglich sein, dieses Epos allegorisch zu interpretieren, indem man den Entwurf, entsprechend den Praktiken der Kriya Yoga Methodologie, zum Zentrum strebend aufzeichnet. Deshalb steht Ravana für die zehn Sinnesorgane. Die Entführung der Sita deutet auf die Gefangenhaltung der mysteriösen Kraft der *kula kundalini*. Sri Ramas Töten des Ravana, die Rettung der Sita und seine letztliche Krönung, deuten auf das Errichten des Kaiserreichs des eigenen Selbst über sich selbst, nach der Eroberung des Erzfeindes (dem Bösewicht dieses Schauspiels), der Versklavung und der Schmeichelung der Sinne. Genauso wie die Bhagavad Gita sollte man das Ramayana als *Yoga shastra* verstehen, und besonders Hanuman sollte als ein perfekter Meister des Kriya Yoga, im Dienste des Herrn und Meister Sri Ramachandra, gesehen und verstanden werden.

AUM TAT SAT AUM. Kriya Babaji Nama Aum.

AUM Shanti Shanti Shanti.

Kapitel VII

Die endlose Kraft

Babaji sagt: „In dieser Welt ist es einfach, nach der Meinung der Welt zu leben, in der Stille ist es einfach, entsprechend unserer Meinung zu leben, ein großer Mann aber ist der, der inmitten einer Menschenmenge, die perfekte Süße und Unabhängigkeit der Stille aufrechterhalten kann."

Der Geist ist ein Bündel von Gedanken, natürlich begrenzte und konditionierte. Diese Gedanken bedecken das wahre Einssein der Seele, und damit wird der Weg für falsches Auftreten gepflastert und der damit verbundenen Vielfältigkeit. Der Mensch, wie er im gegenwärtigen Moment erscheint, besteht nur aus einem Bündel begrenzter Gedanken und Widersprüchen, die durch die Gnade und gütige Barmherzigkeit des *Satguru Devas* zu seiner (des *Gurus*) Zufriedenheit innerhalb eines Augenblicks durch Besseres ersetzt werden kann. Dadurch ist kein Mensch hoffnungslos. In jedem liegt eine endlose Kraft, versteckt unter dem umzüngelten Trübsinn der Unwissenheit. Es ist notwendig, dass jeder von uns sie entfacht, indem man sich über alle materiellen Berücksichtigungen im Leben emporschwingt, und sich so in seiner ursprünglichen Reinheit und angeborenen Herrlichkeit manifestieren kann. Diese Verwirklichung der spirituellen allgegenwärtigen Einheit wird durch den totalen Stillstand aller Gedanken herbeigeführt, oder in anderen Worten, durch die gänzliche Vernichtung des Geistes. Das Menschliche in einem Jeden muss sterben, damit das Göttliche offenbart werden kann. Dies kann durch die Meditation geschehen, was weder bedeutet, den Geist in einem negativen traumähnlichen Zustand zu halten, noch in vage Zerstreutheit, sondern einen fortlaufenden Fluss der Gedanken in Richtung des Ideals, ohne Pause und im Einklang mit Vernunft und Gefühl.

Der Geist besteht aus den drei *gunas tamas* (Trägheit), *rajas* (Aktivität) und *sattva* (Rhythmus). Diese drei Zustände, Instinkt, Vernunft und Überbewusstsein (das heißt, der bewusstlose, der bewusste und der überbewusste

Zustand), gehören zu ein und demselben Geist. Ein Mensch agiert jeweils mit der Vorherrschaft von nur einem *guna* zu einer Zeit. Während ein *guna* spielt, schlafen die andern beiden. Deswegen fühlt sich ein Mensch manchmal langweilig, manchmal aktiv und manchmal ausgeglichen. Die *tamas*-Natur des Menschen muss von der *rajas*-Natur bekämpft und erobert werden, und diese wiederum von der *sattva*-Natur. Auch dieses *sattva guna* muss von uns aufgelöst und transzendiert werden, um für immer in perfektem Einklang mit der Realität (Kriya Babaji) zu sein. In der Gita befindet sich Arjuna in einer sehr kritischen Situation und informiert Sri Krishna, dass sein Geist wahrlich ruhelos und ungestüm ist. Er ist nur sehr schwer zu zügeln, wie ein vorüberziehender Wind. Die Antwort lautete, dass die konstante Praxis (des Kriya Yoga), verbunden mit *vairagyam*, den Geist unter Kontrolle bringen kann. Wir sollten dem Geist nicht erlauben, weder in die *vritti* oder Veränderungen zurückzukehren, noch sollten wir uns selbst mit den Gedanken identifizieren, die wie Wellen des Geistes sind. Irgendwann wird eine Zeit der Stille und Ruhe eintreten.

Es ist von größter Wichtigkeit, dass wir den Geist dazu bringen, sich im Unendlichen zu verlieren, so wie eine Blase im Ozean der Realität zerplatzt. Wenn wir gerade damit beginnen, darüber nachzudenken, seine Quelle zurückzuverfolgen, verschwindet er. Wenn wir uns darauf einlassen, ihn zu verfolgen, versucht er, uns zu erobern. Er gehorcht uns nicht, wenn wir ihm gehorchen. Wenn wir Zeuge sind, ein bloßer Zuschauer, und sein Aufsteigen und Fallen beobachten, dann kann er nicht anders, als uns zu gehorchen. Wir müssen diesbezüglich gleichgültig werden, und in uns die Haltung eines unberührten Zeugen aufbauen. Je mehr wir vor unserer inneren Natur fliehen, desto mehr versucht diese Natur, über uns zu herrschen. Andererseits aber, wenn wir standfest und unerschütterlich auf unserem Geburtsrecht, unserer unsterblichen Natur, verharren, dann wartet die Natur darauf, uns zu huldigen, indem sie sich mit all ihren Kräften zu unseren Füssen legt. Deshalb muss der Geist gut geführt und scharf überwacht werden.

Wenn der Geist richtig trainiert wurde, wird der grobstoffliche Korper nicht mehr leiden, so wie er es jetzt durch unzählige Krankheiten tut. So wie es innen ist, ist es auch außen. Wenn es erwiesen ist, dass wir nicht hassen, wird auch uns nirgendwo Hass begegnen. Außerdem sollten Wut, Neid, Eifersucht, Bosheit, Sorge etc. sich nicht im Geist niederlassen. Dies sind die Teufel, die unseren Geist zerquetschen und den Körper verletzen. Durch sie bilden sich Gift und sekretierende Zellen. Der freie Blutkreislauf wird behindert. Derart negative Gedanken und Gefühle schließen die Kanäle des Körpers und mindern den Fluss der Lebenskraft. Die Liebe *(prem)* dagegen, der göttliche Schatz in jedem von uns, ruft keinerlei hinderliche Reaktionen in uns hervor, und sie dehnt unser kleines Leben aus, indem sie das Menschlichsein in uns umgestaltet und jeden von uns umformt in ein Kind des Lichtes (das Licht des *sacchidananda,* das von Babaji aus schwingt).

Durch unsere unbedeutenden Begierden und Forderungen kreieren wir unseren Himmel oder unsere Hölle auf Erden, und was wir hier tun oder nicht tun, kreiert oder mindert unsere Zukunft. Der Geist, der seinen Launen, Fantasien und seiner Willkür nachgeht, verfängt sich in seinem eigenen Kokon der Begierden. Er wird jedoch nach und nach lernen, über sich selbst nachzudenken, bis wir für alle Zeiten Meisterschaft über ihn haben werden. Die allgemeinsten Handlungen im täglichen Leben sollten genauestens beobachtet werden und aus ihnen sollten Erfahrungen gewonnen werden.

Der Geist ist immer wach und arbeitet im Wach- und Traumzustand. Im tiefen Schlafzustand aber vergisst er sich selbst und all seine Handlungen für kurze Zeit. In diesem Zustand ist er wie ein Vogel, dessen Flügel fest zusammengebunden sind, und der nicht in der Lage ist, sich von einer Seite zur anderen zu bewegen. Deshalb genießt er eine kurze Ruhephase, während er sich mehr und mehr stärken kann, um danach in seinen weltlichen Aktivitäten wieder kraftvoll umherzurasen. Unwissend erhascht er einen kurzen Blick auf den Frieden oder auf die glückselige Ruhe, die er im Tiefschlaf oder *sushupti* genossen hat. Der Geist besprenkelt sich weiterhin mit allen Objekten dieser Welt und kreiert somit die Täuschung. Der Körper kreiert den Geist und der Geist kreiert den Körper.

Obwohl es scheint, dass der Geist im Körper oder in der Welt existiert, existieren der Körper und die Welt in Wirklichkeit im Geist. Das echte Universum ist die Gelegenheit der Reaktion des Geistes, und der Geist ist eine Mischung aus Handlungen und Reaktionen. Normalerweise beobachten wir, wie er in zwei Teile zerbricht; eine Hälfte davon steht neben sich als Zeuge, während die ‚andere Hälfte' agiert. Wir müssen den niederen Geist durch den höheren Geist meistern. Den Geist zu erobern bedeutet, die Welt zu erobern, weil der Geist und die Welt das Gegenstück und das rückwärtige Teil von Ein und Demselben sind. Lasst uns Zeuge des Geistes sein, welcher, wie das *shruti* sagt, „sich wie ein verrückter Affe verhält, der vom Skorpion der Eifersucht gestochen wurde, der durch den Wein des Egoismus betrunken ist, und vom Teufel des Stolzes besetzt durch den Dschungel der Welt unkontrolliert umherstreift." Lasst uns darum zum Zeugen werden.

AUM TAT SAT.

Hinweise, die auf ein göttliches Leben deuten

Die Wahrheit ist eins, obwohl die Menschen sie „unterschiedlich" nennen. Das Geheimnis zum Erfolg liegt darin, den Tag richtig zu beginnen. Verlasse dein Bett mit einem feinen Gedanken, mit einem edlen Gefühl in deinem Herzen. Gehe in der Nacht zu Bett mit der Zufriedenheit, dass du den Tag gut verbracht hast. Nur der, der seinen Tag auf dem spirituellen Weg begonnen hat, kennt Erfolg, Freude, Wohlstand, Fortschritt und gute Gesundheit. Die inspirierenden Gedanken von Kriya Mulaguru Babaji, die von Zeit zu Zeit für dieses Buch zusammengetragen wurden (und anderen Büchern, die bereits veröffentlicht sind, und solchen, die in rascher Aufeinanderfolge herausgegeben werden), werden allen in ihrer Meditation behilflich sein. Sie sind Hinweise, die auf das göttliche Leben deuten. Sie werden, wenn über sie meditiert wird und sie in der täglichen Praxis angewendet werden, uns in ein Leben des Friedens, Erfolgs, Wohlstands und spiritueller Fähigkeit, geleiten.

In Dir schweigt der Klang der Sinne
Entfernt von der Welt, dunkel & dicht.
Herrsche in Frieden, sorglos & leise,
In Dir alleinig, dem Spirituellen Balsam.

Die Juwelen meines Herzens hütest Du
In den mystischen Falten tiefen Schweigens.
Dem wilden Herzen lehrst Du Dein Wissen
Und linderst den Geist von alters her.

Du bist der Schlüssel & achtest auf das Schloss
Um das Portal der Glückseligkeit zu öffnen & zu verschließen.
Tief, tief liegst Du, so tief es geht,
In den unbekannten Tiefen des Meeres.

Weit, weiter als der Himmel bist Du,
Jenseits von Körper & Geist, Münze & Handel,
Minute & Stunde, Tag & Nacht,
Alles in Dir setzt sich zur Wehr.

In Dir verdunkelt sich das Licht der Logik,
Wo Wahrheit triumphiert & der Geist irrig ist.
Der güldene Frieden & Ruhe & Pracht
Sich edel ausdrücken, wenn Dein Donnern lacht.

Dein Reich der Glückseligkeit, einfach & bequem,
Süß ist der lebende Wein der Wahrheit & des Friedens.
Du hast mich in den Himmel meines Herzen gesetzt,
Und niemals werde ich die Welt erregen und auf sie zielen.

In Dir sterben Hölle & Himmel, um zu leben,
Das Leben der Leben, niedergeschrieben von Alt & Neu.
Den Charme Deines geräuschlosen Klanges fühle ich,
In der täuschenden, geräuschlosen Welt, die du behandelst.

Deine feine Schönheit & mächtige Magie ist mir bekannt,
Unter dem Schauplatz von sterblichem Wohl & Leid.
Im Schrein Deines Herzens glänze ich allein,
durch die Note der Freiheit, edel & fein.

Sing Du das heilige & einfache Lied der Liebe
Und überbringe allen den Trost des Lebens, hier & jetzt.
Der Seher, die Sicht & der Gesehene sind nicht mehr deren Drei,
In Deinem Sieg der Wahrheit, furchtlos & frei.

Verwirrung der Gedanken & Gerangel der Städte,
All die kleinen Höhen & Tiefen des Lebens,
In Dir verdunkeln sie & hören ganz auf,
Dort, wo sich jungfräuliche Reinheit & Frieden befindet.

Ich lebe mein Leben mehr & mehr in Dir,
Randvoll begraben in Deinem stillen Herzen,
Wo unendlicher Wachstum der Seele sich erweist,
In ein Leben des ewig wahren Lichts & der Liebe.

AUM TAT SAT AUM.

Die Wissenschaft des Mantra Yoga

Japa ist die Wiederholung des *mantra*. *Dhyana* ist Meditation auf die Form des Herrn und Seiner Eigenschaften. Dies ist der Unterschied zwischen *japa* und *dhyana*. Es gibt Meditation oder *dhyana* zusammen mit *japa (japa sahita)*. Es gibt auch Meditation oder *dhyana* ohne *japa (japa rahita)*. Am Anfang solltest du *dhyana* mit *japa* verbinden. Während du fortschreitest, stellt sich das *japa* von selbst ein. Nur die Meditation bleibt. Dies ist ein fortgeschrittener Zustand. Danach kannst du Konzentration separat praktizieren. Während du *japa* auf irgendein *mantra* machst, denke, dass du damit wirklich zu deinem *ishta devata* betest, dass dein *ishta devata* dir tatsächlich zuhört, dass Er dich mit seinen barmherzigen und anmutigen Augen anschaut, und dass er dir mit offenen Händen volles *abhayadana* gibt (indem er dich bittet, frei von allerlei Ängsten zu sein, mit dem Blick auf das erwünschte Objekt, das du von ihm bekommst *(moksha)*. Hege dieses *bhava*. Übe dieses *japa* mit Gefühl aus. Kenne die Bedeutung dieses *mantras*. Fühle Seine Gegenwart in allem und überall. Lass dich näher und näher zu Ihm hinziehen, während du das *japa* wiederholst. Sehe Ihn in den Kammern deines Herzens scheinen. Er ist Zeuge deiner Wiederholungen des *mantras*, so, wie Er auch Zeuge deines Geistes ist.

Mantra Yoga ist eine exakte Wissenschaft. „*Mananat trayate iti mantrah*" – durch das *mananam* (konstantes Denken oder Erinnerung) des *mantram* wird man beschützt oder befreit vom Kreislauf der Geburt und des Todes. *Mananam* wird die *mantra* Meditation genannt, aus welcher *jiva*, oder die individuelle Seele, Freiheit von Sünden, den Genuss des Himmels und die letztliche Befreiung erlangt, mit deren Hilfe sie die volle, vierfache Frucht *chaturvarga*, das heißt *dharma*, *artha*, *kama* und *moksha* verwirklicht. Ein *mantra* ist so benannt, weil es durch einen mentalen Prozess erzeugt wird. Die Wurzel MAN im Wort *mantra* stammt aus der ersten Silbe dieses Wortes und bedeutet: zu denken, und TRA kommt von *trai*, und bedeutet: zu beschützen, oder frei sein von Versklavung des *samsara*, oder der Welt der Erscheinungen. Durch die Kombination von MAN und TRA entsteht *mantra*, welches die vier Ziele des Seins hervorruft, *chaturvarga*, das heißt, rechtschaffene Tugend, materieller Wohlstand, Vergnügen und Befreiung. Ein *mantra* ist Göttlichkeit. Es ist in einem Klangkörper manifestierte göttliche Kraft oder *daiva shakti*. Das *mantra* in sich ist ein *devata*. Der Wahrheitsuchende sollte bestmöglichst versuchen, seine Einheit mit dem *mantra* des Göttlichen zu erkennen, und in dem Ausmaß, in dem er es tut, wird die Kraft des *mantra*, oder die *mantra shakti*, die Kraft seiner Anbetung *(sadhana shakti)* ergänzen. Genauso wie eine Flamme durch Wind verstärkt wird, so wird auch die individuelle *shakti* des Suchenden durch die *mantra shakti* gestärkt, und damit verbindet sich die individuelle *shakti* mit der *mantra shakti*, wodurch sie noch kraftvoller wird.

Das *mantra* erwacht aus seinem Schlaf durch die *sadhana shakti* des Aspiranten. Das *mantra* der *devata* ist der Buchstabe oder eine Kombination von Buchstaben, durch den/ die sich die Gottheit dem Bewusstsein des Aspiranten offenbart, der es durch die *sadhana shakti* heraufbeschworen hat. Das *mantra* ist angehäufte Ausstrahlung *tejas* oder Energie. *Mantras* erwecken übernatürliche Kräfte. Ein *mantra* erzeugt und beschleunigt kreative Kraft. Spirituelles Leben benötigt Einklang in allen Teilen unseres Wesens. Das ganze Wesen muss in perfekter Sorglosigkeit und wahrheitsgetreu mit dem Göttlichen sein. Nur dann kann die spirituelle Wahrheit verwirklicht werden. *Mantras* erzeugen Einklang. Ein *mantra* besitzt die Kraft, durch die kosmisches und überkosmisches Bewusstsein freigesetzt wird. Es spendet dem *sadhaka* Erleuchtung, Freiheit, höchsten Frieden, ewige Glückseligkeit und Unsterblichkeit. Wenn ein *mantra* konstant wiederholt wird, erweckt es das Bewusstsein *(chit oder chaitanya)*. Bewusstsein oder *chaitanya* liegt latent im *mantra*.

Die Ur-Substanz

Der Klang besteht aus vier grundlegenden Zuständen: 1. *vaikhari* oder Dichte, hörbarer Klang, Klang in seiner maximalen Differenzierung; 2. *madhyama* oder ein innerer, subtiler, eher ein ätherischer Zustand, welcher unhörbar für das physische Ohr ist; 3. *pashyanti*, ein noch höherer, innerer, eher ätherischer Zustand; 4. *para*, welcher die *Ishvara shakti* repräsentiert, und das Potenzial des *(karana)* Zustandes, welches *avyakta* oder undifferenziert ist. Der *para* Klang unterscheidet sich nicht von Sprache zu Sprache, wie der des *vaikhari*. Er ist die unveränderliche Grundlage von allem, der Ursprung des Universums.

Das *japa* eines *mantras* kann den Praktizierenden zur Verwirklichung des höchsten Ziels bringen, selbst wenn er kein Wissen über den Inhalt des *mantras* hat. Im Namen von Gott oder des *mantras* liegt eine unbeschreibliche Kraft, die *achintya shakti*. Die Wiederholung des *mantras* beseitigt den Schmutz des Geistes, wie die Sinnenlust, Wut, Geiz etc. Das *mantra* ist eine spirituelle „soap", die den Geist von seinen Unreinheiten säubert. Selbst ein wenig Rezitation eines *mantras* mit *shraddha bhava* und Konzentration auf seine Bedeutung mit einem auf einen Punkt gerichteten Geist, vernichtet alle Unreinheiten des Geistes. Das Vortragen des *mantras* „Kriya Babaji Namaste" oder „Om Kriya Babaji Nama Aum", zum Beispiel, zerstört unsere Sünden und bringt uns andauernden Frieden, unendliche Glückseligkeit, Wohlstand und Unsterblichkeit. Darüber gibt es keinerlei Zweifel.

Erhebe dich deshalb, erwache und richte deinen Blick nicht ins Dunkel des Lebens. Bestehe darauf, nach vorne ins Licht zu schauen. Beschleunige deine Energie für deine Selbstverwirklichung, lass dein Herz kühner und doch gutmütiger und sanfter werden. Ein Stern spricht niemals, aber er ist immer still. Eine Blume singt niemals, aber sie ist immer von süßer Schönheit und von sanftem Duft. Sei in deiner Helligkeit wie ein Stern, und strahle Frieden und Freude aus, wie ein stetiger Strahl, der fortwährend wie ein Stern vom Himmel strahlt. Sei in deiner reinen Schönheit wie eine Blume, und strahle ein gesegnetes und geweihtes Leben in die ganze Welt aus. Handle ohne Motive für deine Handlung. Stelle eine Begierde bereit, um eine andere zu vernichten, und verwende letztlich das Licht des Selbst, um noch den letzten Überrest von der Begierde aufzulösen. Reinige den Geist und lass ihn verschmelzen im Großen Selbst. Der Geist ist nur die Funktion der inneren Aktivität, die den Handelnden mit der aus Selbstsucht verrichteten Sache verbindet, und die Illusionen erschafft, die die Welt entstehen lässt. Darum löse den Geist auf, damit die Voraussetzung für die Allerhöchste Glückseligkeit für alle Ewigkeit geschaffen ist.

Das Sonnenlicht ist voll von Leben spendender Energie. Nimm sie auf, indem du in der Sonne badest. Mach dich zu einem Zentrum der Kraft, einem Zentrum der Gesundheit, Stärke und des Magnetismus, und schaffe keinen Raum für Krankheit oder Unpässlichkeit im Körper oder Geist. Der Mensch wird nur von sich selbst gefesselt, weil er nicht das anzieht, was er sich wünscht, sondern an dem festhält, was er ist. Entferne sämtliche Eigenarten des Geistes. Meditiere über das ätherähnliche, alldurchdringende, glückselige Bewusstsein. Sei stets weise und wachsam.

Bhakti hat ihren Ursprung in der Suche der Seele nach Unendlichkeit. Sie ist kein Leben voller Sensationen. Sie ist nicht bloßes Gefühl, welches blind ist. Sie strebt danach und drückt sich durch ein großes Gesetz aus: den Geist der Liebe als hauptsächlichen Urheber des Kosmos. Verweile wie ein Gott über deine Welt. Traue dich, in die Wahrheit einzutauchen. Schwinge mit der ganzen Welt. Lass das Herz der Welt zu deinem werden, und fühle, wie du im ganzen Universum pulsierst. Lass dein ganzes Wesen sich erregen durch diese eine großartige Wahrheit deiner Göttlichkeit. Atme in die ganze Welt (durch Kriya Yoga) und wirst durchsichtig werden. Lass jede Pore deines Körpers, jedes Haar, deine Haut, so, wie es schon immer war, über die Nicht-Realität der Welt berichten und verkünde die Nicht-Dualität.

Möchtest du leben? Dann lebe mit Gott. Möchtest du sterben? Dann stirb mit der Welt. Wenn du mit Gott leben möchtest, dann lebe wie ein mutiger Held der Rajputen. Wenn du mit der Welt sterben möchtest, dann stirb wie eine Null – es gibt keine andere Alternative. Deshalb ziehe den Held vor und nicht die Null. Geliebte/r und Gesegnete/r, lasst uns das Selbst erkennen, das sich in Gestaltlosigkeit in der Göttlichkeit befindet. Erst dann können wir durch das Metall Gottes widerhallen, dem Traumlosen, der jenseits von Berührung und Makel der Unwirklichkeit ist. Durch die Verwirklichung unseres Selbst können wir das animalische Bewusstsein bezwingen, das mit Sex und Angst und Schlaf und Nahrung verbunden ist. Dann erst scheinen wir durch die Bergspitze der Unsterblichkeit in den Bereich des Uralten Einen, jenseits aller Lügen des Lebens, denn das ist unsere unveränderbare, unendliche Natur. Lasst uns darum das Eisen des Körperbewusstseins auf die Seite werfen, indem wir alle Verunreinigung aus unserer Natur ausspucken. Lass die Idee des „Ich bin das Göttlich Universelle Prinzip des Bewusstseins" uns durchdringen und in unser ganzes Leben eindringen. Gott ist Liebe und Liebe ist Gott. Darum, liebe deinen Nachbarn wie dein eigenes Selbst. Entschließe dich, in Liebe zu leben, und verbreite alleinig mit diesem Licht ihren Glanz überall hin. Liebe dein Leben und lebe deine Liebe. Die Liebe gewinnt alles, und mit der Liebe in der Hand, kannst du die ganze Welt erobern.

Wenn du deine Nahrung einnimmst, denke bei jedem Bissen daran, dass es Teil des ganzen Universums ist, und du dadurch das ganze Wort verschlingst. Erwache mit Freuden und wandere durch sie hindurch. Lebe in Freude, und diene durch diese Freude dem Herrn, der in dir lebt. Welch enormes und umfassendes Wissen die Upanishaden beinhalten! Wahrlich, sie sind sehr umfassend, sehr tief, sehr hoch und sehr geläutert. Sie sind die Ergüsse der nach innen gerichteten Gefühle der Seele in jedem von uns, aufsteigend in die erhabenen und exstatischen Höhen der Gottesverwirklichung. Sie sind die Sprache der Ewigen Wahrheit. Sie sind das Wissen Gottes in der Seele des Menschen.

Aum Tat Sat Aum. Aum Shanti Shanti Shanti!

In diesen kritischen Zeiten, in denen überall in der Welt der Geist der Menschen kraftvoll von abschweifenden Ideologien beeinflusst wird, und von einer Vielzahl von emotionalen, wirtschaftlichen und politischen Unruhen außerordentlich gestört wird, denkt man natürlich an Babaji's Kriya Yoga, welches asiatische Völker über einen Zeitraum von über zweitausend Jahren so tief beeinflusst hat. Laut Babaji ist jedes menschliche Wesen definitiv und im wahrsten Sinne der Architekt seiner eigenen Vorsehung. Es gibt keine äußerliche Gewalt, welcher er sich anschließen muss, oder auf die er für die Erlösung warten muss. Er muss seine Erlösung selbst erreichen. Seit langer Zeit hat Kriya Babaji jedem Mann und jeder Frau diesen Weg gezeigt und derjenige, der diesen Weg schreitet, arbeitet fleißig auf seine eigene Erlösung zu. Es ist die hervorragende Lehre, der Führer, Philosoph und Freund eines jeden, und nicht irgendein Buch oder Prophet, oder eine Inkarnation Gottes. Durch Babaji's Kriya Yoga wird Friede und Hilfsbereitschaft eingeprägt, und die Anwendung aller Arten von Gewalt strengstens verboten. Tyrannei unter Menschen ist absolut fremd in deren absoluten Natur. Aus Freude über diesen neugefundenen Einblick (Babaji's Kriya Yoga) kann man deshalb durchaus nachsinnen:

Als Suchender lief ich einher,
Den Großen Baumeister zu finden.
Im Strudel tausendfacher Wiederkehr
Konnt' ich aus des Todes Stricken mich nicht winden.
So zog in immer gleichem Kreise
Ich meine monotone Bahn,

> *Mit jeder neuen Daseinsreise*
> *Fängt alles Leid von vorne an!*
>
> *Horcht auf, die ihr aus irdischen Gemächern schaut!*
> *Vorüber sei die Zeit, da ihr ein Haus erbaut!*
> *Was fest gefügt stand, ward verschlissen,*
> *Schon ist der First des Daches eingerissen.*
> *Nichts bleibt, was es zusammenhält,*
> *Als unser Wunsch nach dieser Welt,*
> *Und reißt der Geist auch diesen ein,*
> *Hört das Gebäude auf zu sein.*
>
> [deutsche Nachdichtung von R. Wirtz]

Tragödie folgt den Fußstapfen trockener Gelehrsamkeit. Gelehrsamkeit, verheiratet mit der Wärme des Herzens und der Erleuchtung des Geistes, macht aus dem eigenen Leben ein Epos des Fortschritts, des Friedens und der Freude. All die großen spirituellen Führer haben die Tatsache erkannt, dass es praktisch nutzlos ist, bloße Lehren zu verbreiten, ohne ihnen einen praktischen Kurs in *sadhana* hinzuzufügen, der einem ermöglicht, ein göttliches Leben im weltlichen Leben zu führen. Jedes Kind bringt aus früheren Leben Eindrücke mit sich in der Form von Tendenzen, die man teilweise als moralisch, und andere als übel und unmoralisch klassifizieren kann. Die letzteren sind die *kleshas,* welche von den Schülern des Kriya Yoga modifiziert und sublimiert werden sollten. Der fortgeschrittene Schüler sollte Selbstbeobachtung praktizieren, um die letzte Spur von *ahamkara* zu vernichten, während der Anfänger freiwerden muss von *kama, krodha* und *lobha.*

Das Problem, mit dem man konfrontiert wird, ist, wie verändere ich unerwünschte Charakterzüge, oder wie kultiviere ich gute Angewohnheiten anstatt schlechte. Die Upanishaden lehren *„yad coati tad gat"*, das heißt, der Mensch denkt und wird zu dem, was er denkt. Ähnliche Ausdrucksweisen finden wir in der Srimad Bhagavad Gita und im „Dhamma Pada" von Lord Buddha. Gewohnheitsmäßig müssen wir gute, erhabene und edle Gedanken haben und dies besonders dann, wenn schlechte, lüsterne, böse Gedanken versuchen, von unserem Bewusstsein Besitz zu ergreifen. Deshalb müssen wir den Aufstieg der bösen, negativen Gedanken verhindern und die guten weiterhin stärken. Das Resultat wird sein, dass die negativen Gedanken von dieser Ebene des Bewusstseins tief in unseren unterbewussten Geist hinabsinken, aber noch immer einen starken Einfluss auf unser tägliches Leben, Arbeit etc. ausüben können. Was benötigt wird, ist konstante Wachsamkeit und Ausdauer. Wenn wir durch Unterscheidungskraft die grundsätzliche Wahrheit lernen, dass *Atma* (Selbst) und Gedanken und Gefühle *(chitta vrittis)* sich erheblich voneinander unterscheiden, dann haben wir tatsächlich einen großen Schritt in Richtung innere Freiheit und Selbstbeherrschung und Kontrolle über unsere Gedanken gemacht.

Die Idee eines grundsätzlichen Unterschieds zwischen unserem Selbst und den aufsteigenden Gedanken in unserem Geist muss in uns fest verankert sein. Als einen weiteren Schritt müssen wir klären, dass das Ego *(ahamkara)*, das sich mit Körper und Geist identifiziert, in Wirklichkeit nicht unser eigenes Selbst *(Atma)* ist. Wichtig ist, sich daran zu erinnern, dass in Momenten aufkommender Versuchung das Richtige zu tun ist, nämlich nicht etwas zu begründen und damit zu streiten, sondern Gleichmut zu zeigen. Die Methode des *pratipaksha bhavana*, oder des Denkens an die gegensätzlichen Qualitäten, transferiert den Kampf aus der bewussten Ebene in die unterbewusste, wobei der Kampf weniger anstrengend und weniger schmerzhaft wird, und man ihn so leichter überwinden kann und durch die Qual versengt, ohne dass der eigene Charakter befleckt wurde.

Mangel an Verständnis der inneren Struktur des Menschen ist der Grund für menschliches Elend und Leid in der häuslichen, sozialen und politischen Sphäre. Durch die Praxis des Kriya kann das Leid des Menschen entfernt werden. Religion besteht nicht aus bloßem Besuch von Tempel, Kirchen und Moscheen. Das Herz eines jeden Menschen ist der Tempel Gottes. Wenn man in den Zustand der Meditation eintritt, wird der Fluss innerer *vritti* außerordentlich intensiviert. Je tiefer man in die Meditation geht, desto ausgeprägter wird der Effekt sein. Die Ausrichtung des Geistes nach oben sendet einen Andrang dieser Kraft durch die Spitze des Schädels, und die Reaktion kommt in Form eines feinen Regens von sanftem Magnetismus. Das Gefühl steigt auf aus den nach unten gerichteten Kräften und sendet ein wundervolles Glühen durch den Körper, der sich anfühlt, als ob er soeben in einer Art sanfter Elektrizität gebadet hat.

Stell dir, lieber Leser, für einen Moment vor, welche gewaltige Kraft im Namen Gottes steckt. Er, der die Vollendung oder die Fülle der Existenz ist. Darum ist auch der Name, der Ihn kennzeichnet, voll und vollendet.

Deswegen ist die Kraft des Namens von Kriya Babaji uneinschätzbar, da er die Höhe oder der Gipfel der Kraft *(shakti)* ist. Der Name Babaji's kann alles erreichen, nichts ist für ihn unerreichbar, nein, in seinem Wörterbuch hat das Wort ,unerreichbar' keinen Platz. Er Selbst ist das Mittel zur Verwirklichung Gottes. Sein Name erzeugt Gottesverwirklichung und wird zum unmittelbaren Ursprung für die Verwirklichung der Allerhöchsten Perfektion, das heißt, Gott, Befreiung und Unsterblichkeit. Sein bloßer Name ist ein *bija akshara*, ein Samenbuchstabe. Er ist ein sehr kraftvolles *mantra*. Jeder *devata* hat Sein oder Ihr eigenes *bija akshara*.

Das größte aller *bija akshara* ist A*UM* oder *pavamran*, denn es ist das Symbol des *Parabrahman* oder *Paramatman* Selbst. A*UM* beinhaltet in sich selbst alle andern *bija aksharas*. A*UM* ist der allgemeine Klang oder der allgemeine Samen, aus dem alle besonderen Klänge oder zweitrangige Samen ausgehen. Die Buchstaben des Alphabets sind nur Ausstrahlungen des A*UM*, welches die Wurzel aller Klänge und Buchstaben ist. Es gibt kein höhergestelltes oder großartigeres *mantra* als A*UM*. Wenn auf gewöhnliche Art ausgesprochen, ist O*M* eine nach außen gerichtete, grobe Form des wirklichen, subtilen, unhörbaren Klangzustandes, genannt *amatra,* oder der grenzenlose vierte transzendente Zustand. So wie die unterschiedlichen *devatas* Aspekte oder Formen des Einen Allerhöchsten Wesens sind, so sind die unterschiedlichen *bija aksharas* oder *bija mantras* unterschiedliche Aspekte des erhabenen *bija* oder *mantra*, nämlich A*UM*. Selbst die Buchstaben A-U-M rufen nicht wirklich den transzendenten oder ursprünglichen Zustand des Klangs hervor. Selbst dieser dreibuchstabige Klang ist nur ein Ausdruck oder eine Manifestation der höchsten uranfänglichen *dhvani* oder Schwingung. Der transzendente Klang des A*UM* kann nur von denjenigen gehört werden, die ihn von einem *Satguru* erlernt haben und nicht vom gewöhnlichen Ohr. In korrekter Aussprache des A*UM* steigt der Klang vom Nabel in einer tiefen harmonischen Schwingung auf und manifestiert sich allmählich stufenweise im oberen Teil der Nasenlöcher, von wo aus das *anusvara* oder das *chandrabindu* erklingt.

Die innere Bedeutung

Normalerweise besteht ein *bija mantra* aus einem einzigen Buchstaben. Manchmal besteht es auch aus mehreren Buchstaben. Das *bija mantra* K*AM* zum Beispiel hat einen einzigen Buchstaben mit dem *anusvara* oder dem *chandrabindu*, durch welche alle *bija mantras* enden. Im *chandrabindu* sind *nada* und *bindu* miteinander vermischt. Einige *bija mantras* bestehen aus zusammengesetzten Buchstaben, so wie das *mantra* HRIM. Die *bija mantras* haben eine wichtige innere Bedeutung, die subtil und mystisch ist. Die Form des *bija mantra* hat die Form des *devata,* das durch ihn Bedeutung erhält. Die *bijas* der *mahabhutas* oder Elemente, das heißt, der *devatas* oder der vorherrschenden Intelligenz der Elemente, das heißt Äther, Luft, Feuer, Wasser und Erde, sind jeweils HAM, YAM, RAM, VAM und LAM. Die Bedeutungen einiger *bija mantras* (siehe unten) sollten als Muster dienen.

AUM: *OM* besteht aus den drei Buchstaben: A, U und M. Sie weisen auf drei Zeiträume hin, auf drei Zustände des Bewusstseins und die gesamten Existenz. *A* ist der Wachzustand oder *virat* und *vishva*. *U* ist der Traumzustand oder *hiranyagarba* und *taijasa*. *M* ist der Schlafzustand oder *Ishvara* und *prajña*.

HAUM: In diesem *mantra* bedeutet HA Shiva und AU Sadashiva. *Nada* und *bindu* bedeuten: das, das das Leid vertreibt. Mit diesem *mantra* sollte man zu Lord Shiva beten.

DUUM: DA bedeutet hier Durga. UU bedeutet beschützen. *Nada* bedeutet die Mutter des Universums. *Bindu* weist auf Handlung (Verehrung oder Gebet). Dies ist das *bija mantra* von Durga.

KRIM: Mit diesem *mantra* sollte man zu Kalika beten. KA ist Kali. RA ist Brahma. *I* ist *mahamaya*. *Nada* ist die Mutter des Universums. *Bindu* ist der Vertreiber des Leids.

HRIM: Dies ist das *mantra* für *mahamaya* oder Bhuvaneshvari. HA bedeutet Shiva. RA ist *prakriti*. *I* bedeutet *mahamaya*. *Nada* ist die Mutter des Universums. *Bindu* bedeutet: der Vertreiber des Leids.

SHRIM: Dies ist das *mantra* für Sri Maha Lakshmi. SHA ist Maha Lakshmi. RA bedeutet Reichtum. *I* bedeutet Zufriedenheit oder Genügsamkeit. *Nada* ist *apara* oder der manifestierte *Brahman* oder *Ishvara*. *Bindu* bedeutet: der Vertreiber des Leids.

AIM: Dies ist das *bija mantra* für Sarasvati. AI bedeutet: Sarasvati. *Bindu* bedeutet: der Vertreiber des Leids.

KLIM: Dies ist das *kama bija*. KA bedeutet: der Herr der Leidenschaft (Kamadeva). KA mag auch Lord Sri Krishna, bedeuten. LA bedeutet: Indra. *I* bedeutet: Genügsamkeit oder Zufriedenheit. *Nada* und *bindu* bedeuten: das, was Freude und Leid bringt.

HUUM: In diesem *mantra* ist *HA* gleich Shiva. *UU* ist Bhairava. *Nada* ist der Allerhöchste. *Bindu* bedeutet: der Vernichter des Leids. Dies ist das dreifache *bija* für *varma* oder Rüstung (Panzerhemd).

GAM: Dies ist das Ganesha (Maha Ganapathi) *bija*. *Bindu* bedeutet: der Vernichter des Leids.

GLAUM: Dies ist auch ein *mantra* für Maha Ganapathi (Vigneshvara oder Vigna Vinayaka). *GA* bedeutet: Ganesha. *LA* bedeutet: das, was durchdringt. *AU* bedeutet: Glanz oder Schein. *Bindu* bedeutet: der Vernichter des Leids.

Wie diese, gibt es noch viele andere *bija mantras*, die auf unterschiedliche *devatas* hinweisen. *VYAM* ist das *bija* für das Vyasa *mantra*, *BRM* steht für das Brihaspathi *mantra,* und *RAM* für das Rama *mantra*. *Sri Vidya* ist das große *mantra* für *Maha Tripurasundari* oder *Bhuvaneshvari* oder *Mahamaya*. Es wird auch das *panchadasi* oder das *panchadasakshari* genannt, denn es besteht aus fünfzehn Buchstaben. In seiner entwickelten Form besteht es aus sechzehn Buchstaben und wird das *shodashi* oder *sodashaksari* genannt. Der Aspirant sollte direkt von einem *Satguru Deva* eine Einweihung für dieses *mantra* erhalten und sollte nicht versuchen, es von sich aus zu lesen und auszusprechen, oder von sich aus *japa* darauf zu machen. Dies ist ein sehr kraftvolles *mantra* und wenn es nicht richtig wiederholt wird, kann es dem *upasaka* schaden. Es ist daher dringend notwendig, dass es direkt von einem Satguru gegeben wird, der *siddhi* über dieses *mantra* erlangt hat.

Die allgemeine Regelung ist, dass dieses *sri vidya mantra* erst dann wiederholt werden darf, nachdem man gewisse Stufen der Selbstreinigung durch *mantras* durchquert hat. Am Anfang sollte ein *purashcarana* für Ganesha wiederholt werden. Dann müssen *purashcarana*, das Gayatri *mantra*, *mahamrityunjaya mantra* und das Durga *mantra* (*vaidika* oder tantrisches) wiederholt werden. Danach müssen die *panchadasakshari* und das *shodasakshari* für das *japa* aufgenommen werden. Die *bija mantras* und das *sri vidya* sollten von denen nicht wiederholt werden, die mit ihnen nicht gut vertraut sind. Nur diejenigen, die sehr gute Kenntnisse der Sanskrit Sprache besitzen, und die direkt von einem *Satguru Deva* oder Seinem Auserwählten (welcher Kenntnisse über *mantra siddhi* besitzt) eingeweiht wurden, können *japa* auf *bija mantras* und auf *Sri Vidya* machen. Andere sollten es nicht einmal versuchen; sie sollten nur ihre eigenen *ishta mantras* rezitieren, die leicht auszusprechen und zu erinnern sind.

AUM TAT SAT AUM.

Das gefürchtete *dhyana sloka* der Selbstübergabe ist „Grüße an dich, oh großer Yogin (Babaji), bete, führe mich, der vor dir auf die Füße gefallen ist, damit ich unfehlbare Freude an deinen Lotosfüßen finden kann."

Der Mensch kann nicht vom Brot alleine leben, wenn er aber dann und wann den Namen von Kriya Mulaguru Babaji wiederholt, kann er leben. Ein Yogi überquert den Ozean des *samsara* durch *chitta vritti nirodha*, indem er die Veränderungen kontrolliert, die in seinem Geist aufsteigen; ein *jñani* durch seine *brahmakara vritti*, indem er den reinen Gedanken der Unendlichkeit emporhebt; und ein *bhakta*, indem er *nama smarana* macht. Der Name des Herrn besitzt eine großartige Kraft. Er schenkt ewige Glückseligkeit. Er spendet Unsterblichkeit *(amritattva)*. Durch seine Kraft kannst du eine direkte Vision des Herrn erhalten. Sie bringt dich von Angesicht zu Angesicht mit dem Allerhöchsten Wesen, und lässt dich dein Einssein mit dem Unendlichen und der gesamten Welt erkennen. Welch wundervollen, magnetischen und elektrisierenden Einfluss der Name des Herrn besitzt. Fühlt ihn, liebe Leser, durch das Singen von Kriya Babaji's Namen. Ein Tag ohne Erinnerung an Seinen Namen ist ein vergeudeter Tag.

Durch die Lobpreisung von *Ram nama* geschah es, dass Steine im Wasser schwammen, und über das Meer wurde die Brücke von Rameshwar, das *sethu*, von Sugriva und seinen Begleitern erbaut. Es war das *Ram nama* (Hari), welches Prahlada abkühlte, als er in eine Feuerbrunst geworfen wurde. Ein jeder Name des Herrn ist Nektar. Er ist süßer als Zuckerbonbons. Er gibt den *jivas* Unsterblichkeit. Er ist die Essenz der Veden. In früheren Tagen ergoss sich *Amrita*, während der Ozean von den *devas* und den *asuras* zum Schäumen gebracht wurde. Durch das Schäumen der vier Veden wurde im Namen Ramas Nektar hervorgebracht, um die drei Arten von *tapas* für die unwissenden *jivas* zu stillen. Trinke ihn wieder und wieder durch konstantes Wiederholen, gerade so, wie es in längst vergangenen Tagen Valmiki tat. Das Haus oder der Palast oder jeder andere Ort, in dem der Name des Herrn nicht wiederholt wird, gleicht einer Grabstätte, obgleich es mit Sofas, elektrischem Licht und Ventilatoren, schönen Gärten und dergleichen, ausgestattet ist.

Darum verzichte auf alles. Singe Babaji's Namen und überbringe den Tod des Todes. Übe unaufhörlich dein *japa* und meditiere. Du wirst Babaji von Angesicht zu Angesicht sehen. Kannst du nicht für eine kurze Zeit ein wenig Anstrengung ertragen, um dafür die Früchte der Unsterblichkeit, unendlichen Frieden und ewige Freude zu erhalten? *Japa* ist ein großartiger Reiniger. Es prüft die Macht des Gedankenstroms, der sich in Richtung von Objekten bewegt. Es zwingt den Geist in Richtung Gott, in Richtung des Erlangens des Ewigen. *Japa* verhilft schließlich dazu, von Gott *darshan* zu erhalten. Das *mantra chaitanya* ist versteckt in jedem *mantra*. *Japa* verstärkt die *sadhana shakti* des *sadhaka*. Es bestärkt ihn auf normale und spirituelle Weise. Die durch das Singen eines *mantras* erzeugte Schwingung entspricht der ursprünglichen Schwingung, die vom *hiranyagarbha* aufgestiegen ist. Die rhythmische Schwingung, die durch *japa* erzeugt wird, reguliert die unstetigen Schwingungen der fünf Hüllen. *Japa* verändert den Geist vom Weltlichen ins Spirituelle, von *rajas* und der Aktivität zu *sattva* und der Erleuchtung. Der Name des Herrn ist ein unerschöpfliches Lager an spirituellem Wissen, selbst mechanisches Wiederholen eines *mantras* spielt eine große Rolle in der Evolution der Seele. Selbst einfaches, papageienhaftes und grammophonhaftes Wiederholen von Babaji's Namen bringt Gewinn, und hat seinen eigenen Effekt.

Im *satya yuga* wurde die Meditation als Hauptform der Disziplin verschrieben, weil der Geist der Menschen generell rein und frei von Ablenkungen war. Im *treta yuga* wurden Opfer verordnet, weil die Materialien für Ausführungen von *yajnas* damals leicht zu beschaffen waren, und diese Völker leicht rajas waren. Im *dvapara yuga* wurde die Anbetung als Hauptform von *sadhana* vorgeschlagen, weil es damals größere Möglichkeiten für die direkte Anbetung Gottes gab, und weil es damals eine größere Manifestation von spielerischer Energie Gottes gab. Im *kali yuga*, in welchem der Geist der Menschen natürlicherweise zu größerer Ablenkung neigte, waren Meditation, Anbetung und Ausübung von Opfern nicht mehr möglich. Darum wurde das laute Singen *(ucchadanam)* des Göttlichen Namens oder *nama smarana* (Erinnerung an den Namen des Herrn) als grundsätzliche *sadhana* zur Gottesverwirklichung empfohlen.

Gottes Name ist dein Boot, *sankirtana* ist dein Floß. Überquere diesen Ozean des *samsara* mit diesem Boot und Floß. Niemand erlangt Befreiung ohne den Namen des Herrn. Deine höchste Pflicht ist, Seinen Namen immer wieder zu wiederholen. Babaji's Name ist der größte Schatz aller Schätze. *Ram nama* ist das wahre Wesen der vier Veden. Derjenige, der das

Ram Ram Ram mit Hingabe wiederholt und dabei die Tränen des Lebens ergießt, erlangt immerwährende Glückseligkeit und Ewiges Leben. Er, der *Ram nama* rezitiert, wird niemals Trauer erfahren, ebenso derjenige, der Babaji ruft. Der Kriya Mulaguru ist der Spender der Glückseligkeit, und er hat die Macht, die Menschen aus dem unaufhörlichen Kreis von Geburt und Tod zu befreien. Der Name von Hari ist zweifellos das sicherste, ungefährlichste und leichteste Mittel zur Sühne der Sünden. Ähnlich ist es mit dem Namen von Babaji. Sein Name ist die unfehlbare Quelle der Kraft. In der dunkelsten Stunde der Prüfung wird dich Sein Name retten.

Prahlada, Dhurva und Shankara verwirklichten Gott durch das *nama smarana*, oder die Erinnerung an den Namen des Herrn. Die größten Sünder können durch den Segen des Namens Gottesverwirklichung erlangen. Meditiere über Gottes Namen mit der Überzeugung, dass der Name und der Gott, der so benannt ist, identisch ist. *Japa* oder die Rezitation des Namens des Herrn läutern den Geist von all seinen Unreinheiten und erfüllen ihn mit Glückseligkeit. Die Seele wird Gott angepasst und mit Seiner Gegenwart erfüllt. Es entsteht eine perfekte Vereinigung zwischen der Seele und Gott. Nimm Zuflucht im Namen von Babaji mit deinem ganzen Wesen, und singe seinen Namen mit Hingabe. Das Singen von Babaji's Namen erhellt den Spiegel des Geistes, verbrennt den Wald der Begierden und badet das gesamte Wesen in einer Flut von Freude.

„Widerstehe der Versuchung, indem du Zuflucht im Namen des Herrn nimmst", sagt Seine Heiligkeit Mandaleshvar Sri Sri Shivanandaji Maharaj von Ananda Kutir, Rishikesh. Kein Wunder also. Entwickle Liebe für die Einsamkeit und die Stille und fühle das innere Leben. Aller Kummer kommt zu einem Ende. Du wirst allergrößte Freude empfinden. Gott ist der Eine Arzt für alle Krankheiten. Vertrau auf Ihn. Die Namen Gottes sind die wirksamsten und unfehlbarsten Stärkungsmittel, sichere Wundermittel, gut erprobte Elixiere und hervorragende Medikamente. *Nama*, der Name des Herrn, und *nami*, der Herr Selbst, sind eins.

Babaji selbst kann dich dahin bringen, dass du Gott von Antlitz zu Antlitz gegenüberstehst. Er ist der Weg, und er ist das Ziel. Er ist der erhabene Reiniger und Erleuchtende. Er ist der wirksamste Vernichter des Dunkels der Unwissenheit, und er ist der Spender ewiger Glückseligkeit, beständiger Freude und immerwährenden Friedens. Er ist wertvoller als der Reichtum der ganzen Welt, und er ist eine Brücke, die den Schüler mit Gott verbindet. Er ist der Meisterschlüssel, der die Pforte zur paradiesischen Glückseligkeit und *moksha* öffnet. Er erfüllt die Herzen mit göttlicher *prem*, Freude und Glückseligkeit. Er kann dir einzige Stütze, Unterstützung, Zuflucht, Trost, Zentrum, Ideal und Ziel sein. Er ist ein wirksames Gegengift für alles Übel dieser Welt. Er alleine kann Frieden, Wohlwollen und Einigkeit auf dieser Welt schaffen. Sein Name ist ein sicheres Boot, das dich zum Ufer der Furchtlosigkeit, Freiheit und unsterblicher Glückseligkeit trägt. Die Herrlichkeit und die Größe dieses Namens kann in Worten nicht angemessen genug beschrieben werden, denn er ist mit unzähligen Kräften und Mächten erfüllt. Sein Name ist Elixier, Ambrosia und göttlicher Nektar. Nimm Zuflucht in seinen Namen und rezitiere ihn regelmäßig und mit Gefühl, *bhava* und der Hingabe des auf einen Punkt ausgerichteten Geistes. Alle Probleme, Schwierigkeiten, Übel, Schmerzen und Kummer werden enden. Verbringe täglich einige Stunden alleine mit Babaji. Setze dich alleine hin. Verschließe deine Augen. Wiederhole den Namen „Babaji" still und auch mental, mit tiefer Hingabe. Setze diese Praxis fort. So wirst du lernen, mit Gott zu leben. So wirst du seinen *darshan* erhalten.

Ajapa bedeutet *japa*, ohne dass sich dabei die Lippen bewegen. Es wird in Verbindung mit dem Atemfluss gebracht. Allgemein wird das SOHAM *mantra* als *ajapa-japa* bezeichnet. Der grobe Ratnakara wurde zum Weisen Valmiki, indem er „Mara, Mara" (die invertierte Form von Rama) wiederholte, so, wie ihm der Weise Narada empfohlen hat. Tukaram, der Heilige von Maharashtra, hatte des Öfteren direktes *darshan* von Sri Krishna, indem er einfach „Vital, Vital" rief (ein anderer Name für Lord Krishna), der Name der Gottheit von Pandarpur. Dhruva, der wundervolle Junge der Hingabe, wiederholte *„Aum namo bhagavate vasudevaya"* (namo, das *dvadasha akshara mantra* von Lord Krishna) und erhielt Seinen *darshan*. Prahalada äußerte „Narayana, Narayana" und sah Hari, von Antlitz zu Antlitz. Ram Das, der spirituelle Lehrer von Shivaji, wiederholte dreizehn Millionen Mal *„Sri Ram, Jaya Ram, Jaya Jaya Ram"*, während er in knietiefem Wasser des Flusses Godavari, nahe dem Dorf Takli, stand.

Die Einweihung in einen Göttlichen Namen oder das feierliche *mantra diksha* ist das heiligste und bedeutsamste aller heiligen Rituale eines spirituellen Lebens. Das *guru mantra 'guru brahma guru vishnu guru devo maheshvarah guru sakshat parambrahma tasmai sri kriya babaji gurave namah'* von einer verwirklichten Person zu erhalten, ist eines der seltensten Glücksfälle und das wertvollste an göttlichem Segen, das einem Aspiranten geschenkt werden kann. Die volle Herrlichkeit einer *mantra diksha*, besonders, wenn sie durch eine verwirklichte Seele ausgeübt wurde, kann von einem Uneingeweihten, der keine wirkliche Ahnung davon hat, was ein *mantra* und eine *mantra diksha* wirklich bedeuten, nicht einmal ansatzweise verstanden werden. Der Prozess der *mantra diksha* ist einer der ältesten in diesem heiligen Land, und ist das gewaltigste Juwel im Schatz dieser unvergleichlichen Kultur.

Das heilige *mantra* oder der Göttliche Name ist ein wichtiges Symbol Allerhöchster Göttlichkeit, das sich direkt in den innersten Tiefen göttlicher Vereinigung der selbstverwirklichten Weisen aus vedischen und upanischadischen Zeiten offenbarte. Diese Symbole sind ihrer Natur nach unfehlbare Schlüssel, die Zugang zu transzendenten Sphären der Absoluten Erfahrung geben sollen. *Mantras* sind wirksame Geber direkter Erfahrung der höchsten Realität, die uns aus diesen weit entfernten uralten Zeiten weitergereicht wurde, und sie wurden über Jahrhunderte hinweg, von Generation zu Generation, bis in unsere gegenwärtige moderne Zeit des Materialismus, vorsichtig an uns weitergeleitet, durch eine lange Aufeinanderfolge von Heiligen, durch das System des *guru parampara*.

Eine gewaltige Transformation findet im innersten Kern des Bewusstseins von Eingeweihten oder Empfängern des *mantras* statt. Der Eingeweihte selbst ist sich dieser Tatsache unbewusst (für einige Zeit), weil der Schleier der Unwissenheit oder des *mula ajñana* ihn noch immer bedeckt. Man kann ihn mit einem armen Mann vergleichen, der in der Nacht tief schlafend in seiner bescheidenen Hütte liegt, und schweigend fortgetragen und auf eine königliche Couch im Palast des Kaisers gelegt wird und dessen unbewusst, in stillem tiefem Schlaf verbleibt. Nichtsdestoweniger beginnt eine Transformation mit einer Einweihung, so, wie ein Samen in die Erde gesät wird, der letztlich in eine große Frucht der Verwirklichung oder des *atma jñana* kulminiert. Um die Erfüllung zu erreichen, muss der Same den Prozess der Entwicklung in einen Sämling, eine Pflanze, einen Schößling, und dann in einen ausgewachsenen Baum durchlaufen; ebenso muss der *sadhaka* nach Erhalt der Einweihung in Form von spiritueller *sadhana* ernste und fortlaufende Bemühungen machen, damit die *diksha* so glückselig und fruchtbar wird wie die Selbstverwirklichung. Dieser Teil ist die einzige Verantwortung des *sadhaka*, in seiner *sadhana* aber wird er zweifellos die Hilfe, Führung und Gnade des *satgurus* in dem Maße erhalten, das seinem Glauben und der Loyalität ihm gegenüber entspricht.

Wenn die Perlenauster, die geduldig und eifrig auf Regentropfen wartet, in der Zeit, in der der Stern *Svati* im Aszendent steht, dann endlich Regentropfen erhält, verwandelt sie sich durch ihre eigenen Bemühungen und Prozesse und produziert eine sehr wertvolle Perle. Ebenso wartet der *sadhaka* eifrig und andächtig auf die *mantra*-Einweihung durch den *guru*, und wenn er das heilige *mantra* zu diesem seltenen und Glück verheißenden Anlass von ihm erhält, dann hütet und nährt er es in sich selbst. Durch diese Bemühung oder diesen Prozess der *sadhana*, transformiert das *mantra*, nein, es metamorphosiert sich in eine gewaltige spirituelle Kraft, die die Festung der *avidya* oder der Unwissenheit bricht, und die Pforte zur glückseligen, unsterblichen Erfahrung öffnet. Dadurch entsteht eine großartige Transformation, und durch die *mantra diksha* findet eine innerste Reinigung statt.

Nachdem der göttliche Weise Narada die Gegenwart von Lord Narayana in Vaikuntha verlassen hat, bat der Herr Lakshmi, den Platz, den Narada während seines kurzen Aufenthalts inne hatte, mit Wasser zu besprenkeln und zu reinigen. Als sich die Göttin über den Grund dieser fremden Prozedur erkundigte, erklärte der Herr, dass Narada noch nicht eingeweiht sei. Diese Geschichte übermittelt die Bedeutung dessen, dass es da eine eigenartige, mysteriöse, innere Reinigung gibt, die durch die *mantra diksha* geschenkt wird, und welche ihm noch nicht zuteil geworden war. Derart ist die Ehre der Einweihung. Der Prozess der Einweihung verbindet dich direkt mit dem Göttlichen Wesen. Die Einweihung oder die *mantra diksha* steht an einem Ende dieser goldenen Kette, und der Herr oder die höchste transzendente *atma*-bezogene Erfahrung steht am anderen Ende.

Du weißt nun, was die Einweihung bedeutet. Die Einweihung versetzt dich in den Besitz eines direkten Mittels, durch das du das Großartigste und Höchste, das erlangt werden kann, erlangen kannst. Du erlangst alles, du weißt alles, und du erreichst alles, und es verbleibt nichts, das noch erreicht werden kann. Die Einweihung führt dich zum vollen Verständnis und der Erfahrung, dass du weder Geist noch Körper bist, dass du *sacchidananda atma*, voller Licht und voller höchster Glückseligkeit bist. Möge die Gnade und gütige Barmherzigkeit des Satguru Devas (Kriya Mulaguru Babaji), des sichtbaren Gottes, dir die höchste Frucht der Selbstverwirklichung schenken.

Anushthana ist die Praxis von religiöser Bescheidenheit. Es ist die Befolgung einer gewissen Disziplin, um ein gewisses Objekt oder Objekte der Begierde zu erhalten. Die Begierde oder das Objekt können selbst abschließende Befreiung sein. Sogar das ist eine Begierde, obwohl es sonst nicht in die Reihe der Begierden einbezogen ist. Derjenige, der *anushthana (Kriya)* ausübt, muss bis zum Ende des *anushthana* frei von weltlichen Engagements sein. Er muss komplett von einem Gedanken eingenommen sein, der sich auf die strenge Ausübung bezieht, die vom *Satguru Deva* vorgeschrieben wird. Solch eine Disziplin formt die Menschen, und bereitet sie vor für die Verwirklichung höherer Objekte ihrer Begierden und Ambitionen. Normalerweise ist die höchste Form des *Kriya (anushthana)* die selbstlose Verehrung Gottes, um Selbstreinigung und letzte Befreiung zu erlangen. Es gibt kein besseres *Kriya* als dieses. Andere *anushthanas,* die für geringfügige materielle Ziele ausgeübt werden, sind das Resultat der Unwissenheit und nicht spiritueller Natur.

Babaji's Kriya Yoga basiert auf Unterscheidung und hat als Ideal die Befreiung der Seele aus dem Kreis von Geburt und Tod. *Kriya* kann täglich ausgeübt werden, die Länge hängt von der Fähigkeit und Bevorzugung des Ausübenden ab. Selbst die Strenge der *sadhana* hängt von der Verfassung und der Gesundheit des Individuums ab. Absolute Notwendigkeiten des Körpers (dem Tempel) sind keine Hindernisse. Abnormes Verlangen ist gegen das *anushthana*. Das Zölibat, wahrheitsgetreues Sprechen und das Nicht-Verletzen sind absolute Notwendigkeiten, denn diese sind mentale Disziplinen. Jegliche Handlung, die gegen das Gefühl des Geistes ausgeführt wird, ist für die Strenge des *anushthanas* ableitend. Die Handlungen des Geistes sind allein seine Handlungen und nicht die des Körpers. Einer, der sich zu einer Sache hingezogen fühlt und etwas anderes tut, ist ein *mithyachari*. „Ihm wird die Frucht der *sadhana* nicht zukommen." Der Geist ist der Autor aller Handlungen. Der Körper ist nur das Instrument. Den Effekt zu unterdrücken, während die Ursache kraftvoll arbeitet, ist bei der Vernichtung der Ursache nicht hilfreich. Der Geist muss besänftigt werden, und dafür muss alle *sadhana* systematisch, auf die Art und Weise des Kriya, ausgeübt werden.

Ein grober Fehler

Zuerst wählt man ein *ishta mantra*. Das Objekt des *anushthana* sollte innerhalb der Grenzen des auserwählten *mantras* liegen, das heißt, man sollte nicht das *japa* für Hanuman tun, wenn man einen Sohn erwünscht. Man sollte nicht auf die Erfüllung dummer Wünsche hoffen, wenn man *anushthana* ausübt. Auch sollte man davon absehen, *anushthana* zu praktizieren, um andere Wesen zu zerstören oder sie zu verletzen. Dies wäre ein grober Fehler. Dies führt zur Vernichtung des Ausübenden, besonders wenn die Gegenpartei stärker als der Ausübende ist. Normalerweise sollte man eine verfeinerte spirituelle Sehnsucht anvisieren, wenn man irgendein *anushthana* praktiziert. Der *japa sadhaka* sollte mit seinem *anushthana* am frühen Morgen, zu *brahma muhurtha*, an einem Glück verheißenden Tag, beginnen. Bis zur Beendigung des täglichen *anushthana* sollte er die ganze Zeit *mauna* ausüben. Der Hauptteil des Tages sollte für *japa* verwendet werden. Der *sadhaka* sollte der Sonne und dem *devata* des *mantras*, welchen er für das *anushthana* gewählt hat, Gebete darbringen. Er sollte seine täglichen Gebete ausüben. Er sollte an einem sauberen Platz sitzen und in östliche oder nördliche Richtung schauen. Ein Kriya-Praktizierender sollte Richtung Norden schauen. Sein Geist muss sich auf die Gottheit des *mantras* konzentrieren. Man sollte sich stets an den Sinn des *anushthanas* erinnern. Es sollte volles *mauna* ausgeübt werden. Die Augen müssen geschlossen sein, die Sinne zurückgezogen. Es sollte keinen anderen Gedanken geben als der auf das Ziel vor ihm.

Der *sadhaka* sollte sich, solange das *Kriya* und der vorgeschriebene Zeitraum noch nicht abgeschlossen ist, nicht einmal seiner Frau nähern. Es sollte keine Gedanken über Frau, Kinder oder Grundbesitz geben während der Ausübung des *Kriya,* auch nicht während der Nachtruhe. Zusammengefasst ist *Kriya* die Ausübung von *japa* über einen anhaltenden Zeitraum hinweg, mit der Konzentration des Geistes, ohne jegliche Gedanken an die externe Welt. Alle *anushthanas* können auf der gleichen Linie ausgeübt werden, kleine Änderungen entsprechend der Notwendigkeit des Anlasses. Für eine weibliche *anushthatri* gibt es bezüglich der Ausübungen kleine Abweichungen in den Regeln.

Meditation wird nicht als ein *anushthana* gesehen. Es ist ein höherer Schritt, in dem das Wort *anushthana* seine Bedeutung verliert. *Anushthana* ist ein großartiges *tapas* oder Askese, und es sollte mit großer Ehrerbietung, Glaube und Fürsorge ausgeführt werden. Je länger das *Kriya*, desto größer die Kraft, die der *sadhaka* bekommt. Er wird ein *yogi* (Mystiker) und verfügt über Gesundheit, Reichtum, Wohlstand und Kraft. *Kriya* kann selbst in der Nacht ausgeübt werden. Die *Kriyas,* die zwischen 11 Uhr abends und 2 Uhr morgens ausgeübt werden, erzeugen schnelle Resultate und die Gnade des Satgurus. *Anushthana* ist ein Vorläufer zur Praktik des Kriya Yoga. Es diszipliniert den Geist und bereitet den Geist für die Meditation vor. Es ist ein strenges *tapasya*, welches, wenn es ohne weltliche Bitten ausgeführt wird, den *sadhaka* zum Höhepunkt spiritueller Erleuchtung führt.

Die Art der Wiederholung eines *mantras* geschieht mit Gefühl und auf eine ungewöhnliche Art, mit einer bestimmten Anzahl richtiger Befolgungen, bis eine festgesetzte Anzahl von *japa* erreicht ist, damit man einen beträchtlichen Gewinn aus dem *mantra* ziehen kann, und wird *purashcarana* genannt. Der Praktizierende muss gewisse Regeln und Regelungen bezüglich des *purashcarana* befolgen und muss perfekte Ernährungsrichtlinien im Einklang mit jenen Verfügungen einhalten. Das *mantra*, wenn es auf diese Art und Weise mental rezitiert wird, bringt dem *sadhaka* all das, was er sich innerhalb seiner Zuständigkeit erwünscht (vorausgesetzt es ist spirituell und für die Wohlfahrt der Menschheit).

Der *sadhaka* sollte sich entweder in Richtung Osten oder Norden setzen, während er sein *japa* ausführt. Während der Nacht muss er Richtung Norden schauen. *Padma, siddha, svastika, sukha* oder *vira asana* wird für das *japa* empfohlen. Als Sitzfläche wird vor allem Baumwollstoff, Seide, Rehfell oder Tigerfell empfohlen, welche *saubhagya, jñana* und frühe *siddhis* begünstigen. *Japa,* die im Sitzen auf einer *krishnajina* (die Haut einer bestimmten Art von Reh) ausgeführt wird, erbringt *jñana*. Tigerfell erbringt die Glückseligkeit des *moksha*. Wenn diese nicht verfügbar sind, ist eine *asana* Matte aus *kusha*-Gras ausreichend *(darbha asana)*.

Sphatika mala, tulsi mala oder *rudraksha mala* können für das Zählen während des *japas* verwendet werden, oder du richtest dich nach einer Uhr auf eine festgesetzte Zeit. Du brauchst dich nicht schämen wegen des Tragens einer *mala*. Sie sind nützlicher als die teuerste Halskette. Die *mala* sollte respektiert, verehrt und in aller Heiligkeit behütet werden. Nach Beenden des *japa* muss es an einem reinen und sauberen Ort aufbewahrt, oder um den Hals getragen werden, vorausgesetzt, du trägst sie dauernd, und der Satguru Deva hat genehmigt, dass du sie zu allen Zeiten tragen darfst. Ein fortgeschrittener Aspirant kann jede Art von *mala* benützen, er kann aber auch keinerlei *mala* benützen. Alles hängt davon ab, in welchem Zustand der Entwicklung man sich befindet.

Den Geist von allen weltlichen Objekten abwendend, eingetaucht in die innere Bedeutung des *mantras*, sollte man das *mantra* weder zu schnell, noch zu langsam wiederholen. In uralten Zeiten war der Geist der Menschen noch rein und kraftvoll, dadurch erhielten sie vom *akshara laksha japa* ihr *siddhi* oder das *sakshatkara* der Gottheit. Heutzutage aber haben die Menschen einen unreinen Geist, und dadurch können sie durch einmaliges *akshara laksha japa* nicht sofort den *darshan* der Göttlichkeit erwarten. Fernsehen und Dramen in Kinos und eine Vielzahl moderner Dinge blockieren den Geist der Menschen mit Unreinheiten, wodurch es ihnen nicht möglich ist, spürbaren Fortschritt zu machen. Darum müssen sie die *japa purashcarana* solange fortsetzen, bis sie *sakshatkara* erwerben. Im Fall einiger Personen müssen sogar etliche *purashcarana* ausgeübt werden, um vorbereitende Reinigung des Geistes zu erzielen. Danach bringt das ausgeführte *purashcarana* die erwünschte *sakshatkara*, oder die Verwirklichung der Gottheit. Wenn man herausfindet, dass selbst nach *purashcarana siddhi* des *mantras* wegen alter *samskaras* aus früheren Leben ein *darshan* nicht geschenkt wurde, sollte man sich nicht zurückziehen, sondern das *purashcarana* noch einmal wiederholen. Er sollte es immer wieder wiederholen, bis sein Geist komplett gereinigt ist, damit er zuallerletzt *siddhi* erwerben kann.

Man sollte daran denken, dass *japa*, das in der Zeit zwischen Sonnen- und Mondfinsternissen ausgeübt wird, gewaltigen Effekt erzeugt, und darum diese rare Gelegenheit nutzen. Sie sollte von niemandem verpasst werden, wann immer sie sich anbietet. Während der sechs Jahreszeiten eines Jahres (wie *vasanta* etc.), sollte man *japa* frühmorgens, vormittags, mittags, nachmittags, abends und mitternachts, ausüben. Der *sadhaka* sollte sich so setzen, dass er nicht beide Beine überkreuzt, und die Füße nicht mit den Händen berührt. Konzentration des Geistes auf das *mantra* und seine Bedeutung ist zu allen Zeiten absolut notwendig. *Japa* sollte dann nicht ausgeübt werden, wenn der *upasaka* durch andere Aktivitäten beschäftigt ist und sollte nicht murmeln oder das Gesicht mit irgendeinem Kleidungsstück verhüllen. Klarheit, Deutlichkeit und Gelassenheit des Geistes, Zufriedenheit und Leidenschaftslosigkeit gegenüber Sinnesobjekte, werden durch *mantra siddhi* angezogen, wenn das *purashcarana* ohne selbstsüchtige Wünsche oder dahinterstehende Motive ausgeübt worden ist. Der *sadhaka* wird überall einen Glanz erkennen, und sein Körper scheint durch Licht erhellt und von göttlicher Natur beseelt zu sein. Er wird seine Gottheit (Kriya Babaji) allein und überall sehen, was immer er sich wünscht (in der richtigen Richtung), wird ihm zu Füßen liegen. Der Aspirant sollte – und dies ist eine Regel – für kleine, selbstsüchtige Ziele kein *purashcarana* ausüben. *Sakama upasana* wird ihm kein spirituelles Wissen und Erfahrung oder innere Kraft verleihen. *Japa* sollte mit dem Bestreben nach dem Erlangen der Gnade Gottes und der Verwirklichung Gottes ausgeführt werden.

Es gibt nichts, was so großartig und edel ist wie das Erlangen des Gottesbewusstseins. Lass darum dein *mantra purashcarana* zum *nishkama* werden, frei von allen irdischen Wünschen. Wünsche dir nicht einmal den *Svarga loka* oder *moksha*. Liebe nur Gott, und bringe das *japa purashcarana* Seinen Lotosfüßen dar. Wenn Er (Kriya Babaji) zufrieden ist, verbleibt nichts, was du nicht erreichen kannst. Das beste *purashcarana* ist das, welches der Selbstreinigung und dem *Atma sakshatkara, brahma sakshatkara* oder der Verwirklichung Gottes dient.

Nebenbei sei hier darauf hingewiesen, dass Tulasi Das, Kabir, Mira Bai, Vilvamangala (Sur Das), Lord Gauranga (Chaitanya Maha Prabhu), Narasi Mehta aus Guzerat und diverse andere nur durch *japa* und tiefe Hingabe, *ananya bhakti*, Gott verwirklicht haben. Warum also nicht auch ihr (liebe Leser)? Warum werdet nicht ihr alle zu spirituellen Persönlichkeiten? Was einer erreicht hat, kann auch ein anderer erreichen. In diesem *kali yuga* kann man die Gottesverwirklichung in kurzer Zeit erlangen. Es ist die Gnade des Herrn. Man braucht jetzt keine jahrhundertelange, strenge Buße mehr tun. Du musst auch nicht mehr jahrelang auf einem Bein stehen, so wie dies Menschen vor langer Zeit getan haben. Durch *japa* und Babaji's Kriya Yoga kannst du Gott verwirklichen.

Ich möchte noch einmal darauf hinweisen, dass das *japa* eines jeden *mantras* einen gewaltigen Einfluss auf den Geist hat. Alle *shaktis* sind im Namen Gottes vereint. Es zwingt den Geist zur Innenschau *(antarmukha)*, wendet den Geist nach innen und siebt alle *vasanas* heraus. Ein *vasana* ist eine subtile Begierde. Es ist eine verborgene Tendenz. Das *japa* eines *mantras* reduziert die Kraft von *sankalpa*. Es schwächt den Geist ab. Der Geist wird fadengleich (zum Zustand von *tanumanasi*, zum dritten *bhumika* oder zum Zustand von *jñana*). Es erfüllt den Geist mit *sattva guna*, Frieden, Reinheit und Stärke. Es entwickelt Willenskraft.

Das göttliche Licht

Uttanapada war einer der Söhne des ersten Manu. *Uttanapada* bedeutet: mit erhobenem Fuß. Vielleicht bezieht sich dies auf den Zeitraum, in dem der *jiva*, der ein starkes spirituelles Element in sich verspürte, nicht materieller Herkunft nachjagte, sondern einen Fuß in Richtung *Mahar loka* hielt. Uttanapada hatte zwei Frauen, Suruchi (von gutem Anstand) und Suniti (von guter Moral). Uttama (der Beste) war der Sohn von Suruchi, und Dhruva (der Starre) war der Sohn von Suniti. Es war einmal, dass Dhurva Uttama auf dem Schoß seines Vaters sitzend fand und sich wünschte, selbst dort zu sitzen. Aus Angst vor Suruchi traute sich Uttanapada nicht einmal, seine Hand nach Dhurva auszustrecken, während selbst Suruchi diesen Jungen wegen seiner respektlosen Bestrebungen verhöhnte. Gequält durch die bitteren Worte seiner Stiefmutter, verließ Dhruva den Ort unverzüglich und begab sich direkt zu seiner Mutter und erzählte ihr von seiner Enttäuschung.

Suniti riet ihrem Sohn, der erst fünf Jahre alt war, *tapas* auszuüben. Dhruva verlor keine Zeit, verließ sein Heim, um *tapas* zu verrichten, entsprechend den Anregungen seiner Mutter. Unterwegs begegnete ihm Narada. „Du bist ein Kind, Dhruva, sagte der große Rishi. Wie ist es dir möglich, durch *tapas* das herauszufinden, was nur durch intensives Yoga, Konzentration und Befreiung von Leidenschaften erlangt werden kann, und über diverse Leben hindurch praktiziert werden muss? Lass derzeit ab von diesem Versuch, mein Junge. Versuche es, wenn Du alle Dinge dieser Welt genossen hast und alt geworden bist!" Dhruva aber stand fest zu seinem Entschluss, und er drängte Narada, er solle ihn lehren wie man meditiert. Narada weihte Dhruva in die Geheimnisse des *mantra „Aum namo bhagavate vasudevaya"* ein und sagte ihm, wie er über Bhagavan Vasudeva meditieren muss und bat ihn, die *tapas* in Mathura auszuüben, wo Bhagavan für alle Zeiten wohnt.

Dhruva verbrachte seine Tage in strenger Askese, auf einem Bein stehend und von der Luft lebend. Am Ende kontrollierte der Prinz seinen Atem, und mit tiefer Konzentration sah er das Göttliche Licht in seinem Herzen. Bhagavan zog das Licht aus dessen Herzen zurück und durch eine Unterbrechung des *samadhi*, sah Dhruva dasselbe Göttliche Licht außerhalb, vor sich stehen. Für kurze Zeit verließen ihn seine Worte. Endlich sprach Bhagavan zu ihm: „Oh Du, Junge der Kshatria! Ich kenne deinen Entschluss. Du sollst für immer Erfolg haben. Ich schenke Dir einen Ort, der immer erleuchtet ist und an dem das Nirvana konstant bleibt. Die Planeten und Sterne sind mit diesem Ort verbunden. Diejenigen, die ein *kalpa* lang leben, müssen letztlich sterben, dieser Ort aber wird niemals zerstört werden. Dharma, Agni, Kasyapa, Indra und die sieben *rishis* mit all den Lichtkörpern des Himmels, kreisen konstant um diesen Ort. Du sollst deinen Vater auf den Thron folgen und 36.000 Jahre lang regieren. Dein Bruder, Uttama, wird in einem Wald verschwinden. Deine Stiefmutter Suruchi, soll auf der Suche nach ihrem Sohn sterben. Der Ort, an den Du letztlich gehen wirst, ist mein eigener Wohnsitz, höher gelegen als der der *rishis,* und von dort gibt es keine Rückkehr mehr." Dhruva kehrte zu seinen Eltern zurück und wurde von seinem Vater auf den Thron gesetzt. Dhruva heiratete Brahmi, die Tochter von Sisumara und hatte zwei Söhne mit ihr, Kalpa und Vatsara. Mit Ila hatte er einen anderen Sohn, Utkala. Uttama wurde von einem machtvollen *yaksha* getötet, während er auf der Jagd war. Dhruva reiste nach Norden, um Rache an diesem *yaksha* für den Tod seines Bruders zu nehmen. In der Schlacht tötete er etliche Tausende der *yakshas* und *kinnaras*. Manu hatte Erbarmen mit ihnen und bat seinen Enkel, von diesem Kampf abzulassen. Dhruva beugte sich in Ehrerbietung vor Manu, und somit machte er Kubera, den König der *yakshas,* sehr zufrieden und wurde von ihm gesegnet. Nach sechsunddreißigtausend Jahren, kamen Sananda und Nanda, zwei Begleiter von Sri Maha Vishnu, und fuhren mit Dhruva in einem Triumphwagen zu dem ihm versprochenen Wohnsitz.

Zum Vishnu Loka

Hört nun, liebe Leser, dieser Geschichte von Ajamila zu, dem Sohn eines Brahmanen, der, obwohl er von einer Dienerin betört war, zum *Vishnu loka* reiste, indem er den Namen seines Sohnes rief, der gleich dem des Herrn von Vaikuntha war und lernte, dass selbst eine unbewusste Äußerung des Namen des Herrn, den Tod des Todes überbringen kann, und man nicht nur von Yama und seinen Abgesandten errettet werden kann, sondern auch von den Boten von Sri Maha Vishnu zum *Vishnu loka* gebracht werden kann. Ajamila war pflichtgemäß, moralisch, bescheiden, wahrheitsgetreu und regelmäßig in der Ausführung von vedischen Verfügungen. Eines Tages ging er in den Urwald, um Früchte, Blüten, Opferholz und *kursa* zu sammeln. Auf dem Rückweg sah er ein *sudra* in Begleitung einer Dienerin. Er versuchte angestrengt, seine Leidenschaft zu unterdrücken – aber ohne Erfolg, und so gab er sein ganzes Erbe aus, um ihre Liebe für sich zu gewinnen. Er gab selbst eine eigene Frau auf, um in Gesellschaft dieser Dienerin zu leben. Mit ihr bekam er diverse Söhne, und der Jüngste davon war Narayana. Ajamila verlor all seine guten Eigenschaften durch diese niedere Verbindung und vergaß seine tägliche Praktiken. Um für den Lebensunterhalt dieser Frau und ihrer Kinder zu sorgen, suchte er Zuflucht in allen Arten von grausamen und gesetzeswidrigen Handlungen. Unter seinen Söhnen war Narayana sein Liebling. Er streichelte ihn immerzu. Zuletzt nahte Ajamilas Ende. Selbst dann dachte er noch an seinen jüngsten Sohn, der in der Entfernung spielte. Drei grimmig aussehende Abgesandte von Yama erschienen mit einem Seil in der Hand. Erschreckt durch diesen Anblick rief Ajamila: „Narayana, Narayana." Augenblicklich erschienen die Boten von Sri Maha Vishnu. Die Diener von Vishnu unterbrachen die Diener von Yama mit einer gewaltigen Stimme, gerade dann, als sie das *jiva* aus dem Herzen von Ajamila entfernen wollten. „Wer seid ihr", verlangten die Diener von Yama, „sich in die gerechte Herrschaft von Yama einzumischen?" Die leuchtenden Boten von Vishnu lächelten nur und fragten: „Was ist *dharma*? Hält euer Lord Yama das Zepter der Bestrafung gegen alle, die ihr *karma* ausüben? Wird dort kein Unterschied gemacht?" Die astralen Boten antworteten: „Die Ausübung vedischer Verfügungen ist *dharma* und deren Missachtung ist *adharma*. In den früheren Tagen dieses Ajamila, respektierte er die Veden. Durch die Gesellschaft mit der Dienerin verlor er seine Brahmanenzugehörigkeit, gab die Veden auf und tat Dinge, die ein Brahmane nicht tun sollte. Gerechterweise kommt er nun zu Yama, um bestraft zu werden."

Die Boten von Vishnu drückten ihre Verwunderung über diese Worte aus: „Und ihr seid seine Diener, den man den König des Dharma nennt, und ihr wisst sonst nichts über die Veden? Dieser Ajamila, bewusst oder unbewusst, rief den Namen von Narayana an, und dies rettete ihn aus eurer Umklammerung. Wenn man (selbst) unbewusst eine kraftvolle Arznei einnimmt, hat sie dann keine Wirkung? Es spielt keine Rolle, ob Ajamila seinen jüngsten Sohn meinte oder den Herrn von Vaikuntha, denn die unleugbare Tatsache verbleibt, dass er nach Narayana rief. Deshalb müsst ihr euch zurückziehen!" Vor Staunen ergriffen, ließen die Diener von Yama von ihrer Gewalt über Ajamila ab. Sie gingen und beklagten sich bei ihrem Meister: „Es muss ein Gesetz und einen Herausgeber dieses Gesetzes geben. Sonst werden die einen bestraft und die anderen nicht. Warum sollte es diesen Unterschied geben? Wir kennen Dich als den einzig Ausführenden des Gesetzes für die Grausamen. Aber jetzt eben kamen die Diener von Vishnu und zerrten aus unseren Händen einen Übertreter der Veden!" „Es ist wahr, meine Söhne", antwortete Yama, „es gibt jemanden, der über mir steht, und das ist Sri Maha Vishnu. Seine Wege sind geheimnisvoll. Das gesamte Universum befindet sich in Ihm. Immer werden seine Diener seine Verehrer retten. Nur zwölf von uns kennen Sein Dharma, welches die Bhagavata und nichts anderes ist. Diese zwölf sind Brahma, Shiva, Sanat-Kumara, Narada, Kapila, Manu, Prahlada, Janaka, Bhishma, Bali, Suka und ich selbst."

Ajamila hörte diese Konversation zwischen den Boten von Yama und Vishnu. Er wurde von tiefster Reue gepackt, bezwang seine Anhaftungen, verließ sein Haus und ging nach Haridwar. Dort meditierte er über Vishnu mit konzentriertem Geist. Noch einmal erschienen die Diener von Vishnu und nahmen ihn in einem Triumphwagen mit nach Vaikunta.

AUM HARI AUM. AUM TAT SAT AUM.

AUM Shanti Shanti Shanti.

Kapitel VIII

Das große Geheimnis

Ein großer *guru,* der in einem Tempel am Ufer eines breiten Flusses lebte und Hunderte von Schülern von überall her hatte, rief alle auf, sich zu versammeln und sagte, er wolle sie vor seinem in Kürze bevorstehenden Tode noch einmal sehen. Die Lieblingsschüler des großen *gurus*, die immer bei ihm wohnten, wurden ängstlich und hielten sich nun ständig in seiner Nähe auf (tagsüber und nachts), denn sie dachten, er würde ihnen wenigstens noch das große Geheimnis enthüllen, das ihn so großartig gemacht hatte. Sie alle befürchteten, dass sie diese große Gelegenheit verpassen, und so erwarteten sie wachsam den Moment, in dem dieses Geheimnis offenbart werden würde. Denn obwohl ihr *guru* ihnen viele geheime *mantras* gelehrt hatte, hatten sie keine scheinbaren Kräfte erlangt und dachten deshalb, dass der *guru* es noch immer für sich behielt, das besondere *Kriya*, das ihn so großartig gemacht hatte. Von überall her trafen die Schüler ein und warteten in großer Erwartung.

Zwischenzeitlich kam auch von weither (von der Gegenseite des Flusses) ein einfacher Schüler. Der Fluss war hoch angestiegen und zu ungestüm, dass ihn selbst Boote nicht überqueren durften. Dieser einfache Schüler wollte aber nicht warten, aus Angst dass der *guru* zwischenzeitlich seine sterbliche Hülle abschütteln könnte. Er sollte nicht zögern, aber was konnte er tun? Er wusste, dass das *mantra,* das der *guru* lehrte, allmächtig war und befähigte, alles zu bewältigen. Dergleichen war der Glaube an seinen *Guru Deva*. Also sang er das *mantra* mit voller Überzeugung und Hingabe und ging buchstäblich über den Fluss. Alle Schüler, die dies sahen, waren von seinen Kräften überrascht und erkannten in ihm denjenigen, der vor langer Zeit zu ihrem *guru* gekommen und nach einem Tag wieder abgereist war, nachdem ihm der *Satguru* etwas gesagt hatte. Die Schüler entschieden, dass der *guru* ihm das geheimnisvolle *Kriya* gegeben hatte und eilten umgehend zu ihrem

Meister und fragten ihn streng, warum er sie getäuscht habe. Obwohl sie ihm jahrelang auf jede einfache Art gedient hatten – warum hatte er dieses Geheimnis einem Fremden übermittelt, der vor langer Zeit und nur für einen Tag gekommen war?

Mit einer Handbewegung und einem Lächeln winkte der *guru* ihnen zu, damit sie sich beruhigen und rief den einfachen Schüler in seine Nähe und forderte ihn auf, den andern Schülern zu sagen, was er ihn vor langer Zeit gelehrt hatte. Die aufgeregte Gruppe von Schülern war bestürzt und verwundert, als sie hörten, dass er den Namen des *gurus* aussprach und dazu „*satguru deva namaste satguru deva dayakaro satguru deva kshama*" mit großer Schwingung und intensiver Hingabe hinzufügte. „Schaut", sagte der *guru*, „daran glaubte er und dachte, ihm sei damit der Anhaltspunkt für alles gegeben worden. Damit wurde er für seine absolute Hingabe zum *guru* und für seinen festen Glauben an den *guru* belohnt. Ihr aber habt immer gezweifelt, dass das alles gewesen sei, und dass noch irgendetwas verborgen wäre, obwohl ich euch *mantras* von großer Kraft gegeben hatte. Dieser Zweifel lenkte eure Konzentration ab, und der Gedanke an das unbeschreiblich große Geheimnis verfolgte euren Geist. Ihr habt dauernd an die Unvollkommenheit des *mantras* gedacht. Die absichtslose und unbeachtete Konzentration hat euch alle zu unvollkommenen Wesen gemacht." Fremd und geheimnisvoll sind die Wege dieser *Satguru Devas*, fremder noch und unbegreiflicher als die geheime Vorsehung.

Lernen aus trockenem Buchtext

Es war einmal ein Milchmädchen, das einem *pandit*, der ein gelehrter Mann war und Vorträge über *harikatha kalakshepam* hielt und auch predigte, täglich Milch brachte. Das Milchmädchen musste einen kleinen Bach (Bach oder Fluss, nenne es, wie du willst) überqueren, um zum Hause des *pandits* zu gelangen. Eines Tages kam sie etwas verspätet, weil der Bach durch starke Regengüsse überschwemmt war. Der *pandit* fragte das Milchmädchen, warum sie sich an diesem Tag verspätet hatte. Das Milchmädchen antwortete, dass der Bach überschwemmt war, und sie warten musste, bis die Fluten sanken. Der *pandit* antwortete: „Tausende haben ohne Schwierigkeiten den Ozean überquert, indem sie nur den Namen von Bhagavan erwähnten. Hättest du nicht diesen winzigen Strom überqueren können?" Das Milchmädchen glaubte fest an die Worte des *pandits*. Von da an war sie transformiert. Sie, die bis dahin im Dunkeln getappt ist, sah plötzlich Licht!

Am nächsten Tag gab es wieder eine Überschwemmung. Das Milchmädchen erinnerte sich an die Worte des *pandits* und wiederholte aufrichtig, mit Gefühl und *bhava*, den heiligen Namen von Bhagavan und überquerte den überschwemmten Fluss. An diesem Tag fragte sie der *pandit*, wie sie so frühzeitig kommen konnte, trotz der hohen Fluten. Das Milchmädchen antwortete, ‚so kühl wie eine Gurke', dass sie seinem Rat gefolgt ist und den Namen von Bhagavan wiederholt und somit den Bach überquert hätte. Vor Überraschung war der *pandit* geschlagen. Auch er wollte diese Methode ausprobieren. Als er aber den überfluteten Bach überqueren wollte, fiel er hinein und ertrank beinahe. Denn der *pandit* besaß keinen Glauben. Sein Glaube war bloßes Lernen aus trockenen Buchtexten, darum war er nicht beschützt. Das Milchmädchen aber besaß wahren Glauben und wurde dadurch gerettet. Wiederhole darum den Name des Herrn (Kriya Babaji) voller Glaube und Hingabe. Durch die Wiederholung seines Namens wirst du immer beschützt sein.

Erinnere dich daran und erkenne, dass der religiöse Glaube die ursprüngliche Ursache im Aspiranten ist, die ihn dazu bewegt, *bhakti marga* zu folgen, um Gottesverwirklichung zu erlangen. Man sollte an sich selbst glauben, an seinen eigenen *guru* glauben, der uns in ein passendes *mantra* eingeweiht hat, und man sollte Glauben haben an den *ishta devata*, der von uns ausgesucht worden ist. Auf diesem Dreizack des Glaubens ruht die Erfüllung des Objektes des Aspiranten. Je mehr Glaube der *sadhaka* in seinen *guru* setzt, indem er seine Lehren ohne den kleinsten Zweifel praktiziert, desto geheimnisvoller hilft ihm Gottes unsichtbare Kraft in all seinen Handlungen, damit sie erfolgreich ihren Höhepunkt erreichen. Die Lobpreisung des Namens des *Satguru Devas* und das aufrichtige Singen oder die Erinnerung desselben, führt den *sadhaka* während seiner *sadhana* mit zuversichtlichem Erfolg auf jeder Stufe des Fortschritts zum allerhöchsten Ziel des Lebens.

Durch eine Veranschaulichung mag erklärt werden, dass nach dem Sieg über das zehnköpfige Monster Ravana und nach der Übergabe von Sita Devi, Lord Sri Rama mit Vibhishana (dem Bruder von Ravana) und einige Anhänger des Letzteren, nach Ayodhya zurückkehrten. Als die Krönung vorüber war, kehrten alle Geladenen und andere Würdenträger zurück zu ihren jeweiligen *janapada*. Vibhishana aber blieb noch einige Tage, entsprechend den Wünschen des Herrn. Nun kam die Frage auf, wie die Anhänger von Vibhishana nach Lanka zurückkreisen können, denn die berühmte Brücke *(sethu bandha)* war bereits demontiert. Für Vibhishana war dieses Problem leicht lösbar. Er erstand ein trockenes Blatt von einem *aswatha* Baum und schrieb den Namen von Sri Rama darauf, legte es sicher in den Knoten eines Stückchen Stoffs und gab es dann zu einem seiner Männer, indem er ihm sagte: „Halt dich an diesem Knoten fest und springe in den Ozean, der dir sichere Überquerung garantiert." Mit bedingungslosem Glauben stürzte er sich, mit dem Knoten in seiner Hand, in den Ozean und siehe – ein Göttliches Wunder geschah: das Wasser des Ozeans war nur noch knietief!" Der *rakshasa* konnte leicht durch das Wasser bis zum anderen Ufer waten. Als er sich aber in der Mitte des Ozeans befand, überkam ihn eine Art von Selbstüberzeugung, und Unglaube beraubte ihn vom Segen des Herrn. Er dachte: „Was mag sich wohl in diesem Knoten unseres Herrn befinden, das solche Wunder vollbringt?" Ihn überkam augenblickliche Wissbegierde, die ihn dazu trieb, den Knoten zu öffnen, um den Inhalt zu sehen. Als er das bloße trockene Blatt sah, lachte er und verspottete es. Dann sah er den Name von Sri Rama darauf geschrieben, worauf seine Geringschätzung so tief sank, dass er zweifelte: „Was? Kann dieser Name soviel Verwüstung im Ozean anrichten?" Aber sobald dieser Zweifel in seinen Geist eingedrungen war, raute sich die See auf, und eine plötzliche Schwemme von Wellen stürzte auf ihn herab, und so fand er ein nasses Grab.

Das oben Erwähnte ist nur eines der vielen Beispiele über die Wirksamkeit des Namens des Herrn für Gläubige, und das Gegenteil für Ungläubige und Zweifelnde. Lasst uns darum das *mahamantra* "*Sri Babaji, Jaya Babaji, Jaya Jaya Babaji*" aussprechen, fest daran haltend, mit standhaftem Glauben, überquere den Ozean des *samsara*. Der Glaube ist die grundlegende Ursache auf dem Pfad des *bhakti*. Es gibt kein *bhakti* ohne Glauben. *Shraddhavan labate jñanam*. Er, der glaubt, erlangt Weisheit, *samshayatma vinasyati*. Er, der im Geiste zweifelt, geht zugrunde. Der Glaube ist die besondere Macht des Bewusstseins. Wenn der Geist auf ein ungewöhnliches Objekt, Zustand, Umstand oder Vorstellung mit intensivem Glauben fixiert ist, wird man dadurch genau diese Sache erleben. Die größte Sache der Welt ist der Glaube. Ohne Glaube an die Gültigkeit einer Erfahrung, kann selbst die dualistische Vernunft nicht funktionieren. Der Mensch lebt vom Glauben. Wenn der Glaube in Richtung Gott führt, oder zu einem *Satguru Deva*, wird er zur Ursache für die Befreiung des Individuums.

Wenn Allopathie, Homöopathie, Chromopathie, Naturheilkunde und die ayurvedische Heilkunde versagen, und eine Krankheit nicht heilen können, kann dich nur noch die „Göttliche Namopathie" retten. Der Name des Herrn oder des *Satguru Devas* ist ein hervorragender und spezifischer Rettungsanker, ein unfehlbares Wundermittel und eine Heilung für alle Krankheiten. Es ist ein ideales oder erhabenes „hilf mir", bei Trübsinn und in der Verzweiflung, in der täglichen Schlacht oder dem Kampf um die Existenz. In diesem Namen liegt eine mysteriöse Kraft. Es liegt eine unerklärliche *shakti* im Namen von Kriya Babaji! Alle Göttlichen Kräfte liegen in diesem Namen versteckt. Es ist die Creme oder Quintessenz des *chyavana prasha*, *makaradhvaja*, *vasantha kusumakara* oder *svarna bhaspa* oder von Goldoxid. Es ist die geheimnisvolle, unbeschreibliche, göttliche Injektion des „Babajicillin" von 1952. Auch du selbst kannst diese Arznei des *„Om Kriya Babaji Nama Aum" nama japa* einnehmen, und damit jegliche Krankheit heilen. Du kannst diese wundersame Arznei auch Patienten verabreichen, in deinem Haus oder auch woanders. Sitze an der Seite des Patienten und wiederhole mit aufrichtiger Hingabe und Glauben (wie ein Kind) den Namen von Kriya Babaji, ebenso wie in *„Hari Aum"*, *„Sri Ram"*, *„Aum Nama Shivaya"* etc. Bete um Seine Barmherzigkeit und Gnade. Alle Leiden und Qualen werden zu einem Ende kommen. Führe dieses *nama japa* täglich für mindestens zwei Stunden, morgens und abends und für die Länge eines *mandalam* (achtundvierzig Tage) aus. Du wirst eine übernatürliche Wirkung erleben. Du musst vollen Glauben in Babaji's Name, Seine Gnade und Barmherzigkeit haben.

Der wahre Arzt ist *Bhagavan*. Lord Dhanvantri ist der Arzt der drei Welten (der die Wissenschaft der Ayurveda-Medizin darlegte), und er selbst hat verkündet: „Durch die Wiederholung der drei Namen Achyuta, Ananta und Govinda, werden alle Krankheiten geheilt, und dies ist meine entschiedene und ehrliche Verkündung." Für alle Behandlungen ist Lord Narayana der Wahre Arzt. Man kann beobachten, dass selbst die besten Ärzte einen sterbenden König nicht mehr heilen können. Du magst auch von vielen Beispielen gehört haben, in denen Patienten, die an den schlimmsten Arten von Krankheiten litten und auf wundersame Weise geheilt wurden, obwohl die fähigsten Ärzte und Chirurgen solche Fälle als hoffnungslos bezeichnet hatten. Dies ist ein klarer Beweis dafür, dass hinter solchen Heilungen die Göttliche Hand ihr Werk getan hat. Der Göttliche Name Kriya Babaji's kann die Krankheit der Wiedergeburten vernichten und dir *moksha*, Befreiung oder die Unsterblichkeit schenken. Die Tatsache kann nicht geleugnet oder versteckt werden, dass man durch die Äußerung des Göttlichen Namens von allen Sünden freigesprochen werden kann, und dass man die Erlösung erlangt, oder die Liebe zu Gott (beide sind so schwer erreichbar), dass es aber nur möglich ist, wenn der Namen mit Glaube und Verehrung ausgesprochen wird, und diese Praktik frei von irdischen Begierden ist.

Sri Rama wurde im Haus von Dasaratha geboren, und um das Leid und den Schmerz Seiner Schüler zu entfernen, ertrug der Herr selbst Leid und Schmerz, um sie dadurch mit Freude und Glückseligkeit zu erfüllen. Diejenigen, die Seinen Namen wiederholen (oder den von Babaji, der in dieser Angelegenheit Brahma, Vishnu, Maheshvara und Shakti zusammen ist) werden von allem Leid befreit. Sie werden, wie es schon immer war, zu Tempeln der Freude und der Glückseligkeit! Ehre sei Kriya Babaji, möge er für immer und ewig unter uns sein. Lord Rama rettete Ahalya, und während er sie an ihren Ehemann zurückgab, schenkte er ihr durch ihr bloßes Berühren Seiner Füße die Unsterblichkeit. Sein Name hat unzählige boshafte Personen von entartetem Intellekt (fast wurde ‚von entarteter Genialität' geschrieben) gerettet. Um Vishvamitra zu segnen, tötete Sri Rama die Tochter des Suketu, mit Namen Thataka. Aber das bloße Aussprechen Seines Namens hat zum Wohl der Schüler verholfen und unzählige ihrer boshaften Leidenschaften vernichtet, so, wie die Sonne die Dunkelheit verdrängt. Sri Rama hat durch Seine eigene Bemühung den Bogen von Lord Shiva zerbrochen, der Ruhm Seines Namens aber zerbricht alle Ängste vor dem *samsara*. Sri Rama reinigte den Urwald von Dandaka, sein Name aber hat von Unzähligen den Geist von ihren Unreinheiten gereinigt. Rama tötete eine Reihe von Dämonen, während Sein Name alle Sünden dieses *Kali* Zeitalters zerstört. Während Sri Rama dies gesegnete Shabari, Jatayu etc. rettete, hat Sein Name unzählige Männer und Frauen gerettet, die voller Gebrechen dieses *kali yugas* waren. Rama beschützte und gewährte Sugriva und Vibhishana Zuflucht, Sein Name aber hat unzählige arme Menschen gerettet.

Der Ruhm von Rama ist klar und deutlich aus den Veden zu ersehen, und über ihn sangen alle großen Menschen. Sri Rama versammelte die Affen und formte eine große Armee, um den Ozean zu überqueren. Er musste viele Qualen erleiden, aber durch die bloße Wiederholung Seines Namens trocknete der Ozean des *samsara* aus. In der Schlacht tötete Rama den Ravana und sein Gefolge. Danach kehrte er mit seiner Sri Sita Devi nach Ayodhya zurück und wurde zum Kaiser gekrönt. Seine Schüler aber töteten durch das bloße Wiederholen Seines Namens die mächtige Armee der Unwissenheit.

Eingetaucht im Ozean der Glückseligkeit, konnten sie sorglos weiterleben. Dies geschah einzig durch die Kraft des Namens. Der Name ist der Spender der Mächte, *siddhis*, *riddhis* etc. an diejenigen, die in der Lage sind, andere zu segnen, an Götter und Heilige. Lord Shiva erkannte den Ruhm des *Ram nama*, und erwählte diesen aus den Millionen von Liedern, die zur Ehre Gottes gesungen wurden. Er ist absolut Glück verheißend, obwohl seine Form nach außen hin Furcht erregend und Unheil verkündend erscheint.

Suka, *Sanaka* und andere mit großen Kräften des Yoga ausgestattete, vollendete Weise, genossen *brahmananda* (die Glückseligkeit des Allerhöchsten), alleinig durch die Macht des *nama*. Hari ist das Beliebteste der gesamten Schöpfung. Hari liebte Hara (Shiva). Narada liebte beide, Hari und Hara. Durch die Wiederholung des Namens, selbst aus großer Trauer und Kummer, wurde Prahlada zum liebsten aller Schüler von Lord Dhruva. Sri Hanuman (Anjaneya, Maruthi) wiederholte mit tiefster Hingabe den Namen des Herrn, und wurde zum Liebling von Sri Rama und Sri Sita Devi. Ajamila, Gajendra, Ganika etc. erlangten *moksha* durch die Wirksamkeit des Göttlichen Namens. Um eine prägnante Aufzeichnung von allen Schülern wiederzugeben, die durch die Wiederholung des Namen Gottes Exzellenz erzielten, würde dieses Buch Seite um Seite anschwellen (und würde unter den Lesern Stöhnen und Murren verursachen, darüber, dass unsere Veröffentlichungen kostspielig seien).

In diesem *kali yuga* ist Gottes Name (Babaji's Name) Erfüllung der Wünsche, *kalpataru*. Im Namen Gottes erlangte selbst Sri Tulasidas höchstes Ansehen. Er wurde zum „Auserwählten" des Herrn. Ramacharitamanas selbst ist der Ruhm des *Ram nama*. Nicht nur im *kali yuga*, sondern auch in allen Zeitaltern, zu allen Zeiten und in allen Welten, haben die Menschen durch die Wiederholung des Namen des Herrn den Ozean des *samsara* überquert und höchstes Ansehen erlangt. Im *kali yuga* ist das *nama japa* zur Befreiung besonders geeignet, genauso, wie die Meditation, Ausübung, Opferung und Anbetung des Herrn während der drei vorhergegangenen *yugas* geeignet waren, um *moksha* zu erlangen. In diesem besorgniserregenden *kali* Zeitalter, gibt es zur Befreiung kein anderes *sadhana*. *Ram nama* ist der Spender der Glückseligkeit und der Unsterblichkeit. Diese Welt hier kann man mit den eigenen Eltern vergleichen. Hier kann ein Schüler von Rama seinen Kreislauf von Geburt und Tod beenden. Diejenige, die tiefen Glauben an die unfehlbaren Früchte des *Ram nama* haben, und hier ein glückliches und friedvolles Leben führen, werden später die Unsterblichkeit erlangen. Möge Lord Sri Ramachandra uns alle segnen. *AUM Sri Rama, Jaya Rama, Jaya Jaya Rama.*

Japa Yoga ist der einfache Pfad zur Erlangung des Gottesbewusstseins. *Japa* ist die Wiederholung eines *mantras* oder des Namen Gottes. Es sollte mit *bhava* oder Gefühl wiederholt werden. Während du das *mantra* wiederholst, tritt das *bhava* von selbst ein. Am Anfang musst du dich nicht damit befassen. Es gibt drei Arten von *japa*. Das mentale, halblaute und das laute. Das mental *japa* ist kraftvoller. Wenn der Geist umherwandert, wiederhole das *mantra* laut. Sitze im Lotossitz, in *padma* oder in *siddha asana*. Benutze den Rosenkranz mit geschlossenen Augen. Laute Wiederholung verdrängt den Klang. Praktiziere abwechselnd stilles und lautes *japa*.

HARI AUM, „Sri Ram, Sita Ram", „Aum Namo Bhagavate Vasudevaya", „Aum Namo Narayanaya", „Aum Nama Shivaya", Gayatri, AUM und SOHAM sind allesamt gute *mantras*. Wähle irgendein *mantra*, das du magst, aber lass es dir von deinem *Satguru Deva* (oder Seinem Auserwählten) geben, wiederhole es regelmäßig 21.600-mal. Habe Glaube an diesen Namen. Auch mit dem Atem kannst du *japa* machen. Dies wird zum *ajapa-japa* von SOHAM. Wiederhole mental „SO" während der Einatmung, und „HAM" mit der Ausatmung.

Du kannst auch *ajapa-japa* mit *AUM*, Rama oder jedem anderen Namen machen, spalte es in zwei Teile, nehme *O* oder *RA* mit der Einatmung, *M* oder *MA* mit der Ausatmung.

Der Name reinigt das Herz. Der Name vernichtet die *vasana*, der Name verbrennt alle Sünden. Der Name schenkt dir *moksha*. Der Name lässt dir Wohlstand zukommen. Der Name entfernt Sorgen. Mach *japa* zu *brahmamuhurtha*. *Brahmamuhurtha* ist um 04.30 Uhr. Wenn du es um diese Zeit praktizierst, wirst du ungeheuerliche Wohltat empfangen. Kümmere dich nicht um ein Bad. Ein Bad mag gut sein (für die Hygiene). Wenn du nicht baden kannst, wasche dein Gesicht, deine Füße und Hände. Setze dich dann für das *japa* und zur Meditation. Praktiziere später die *asanas* und das *pranayama*. Verbringe keine halbe Stunde mit Zähneputzen. *Brahmamuhurtha* ist schnell vorüber! Wenn dich der Schlaf überkommt, steh auf, und mach das *japa* im Stehen. Oder du wiederholst es laut. Spritze kaltes Wasser ins Gesicht, oder singe den Namen von Babaji zehn Minuten lang mit halbgeschlossenen Augen, oder praktiziere *pranayama* und *asana*, oder geh ein paar Mal auf und ab, indem du den Namen singst oder setze dich im *vajrasana*. Beende deine Mahlzeit um 7 Uhr am Abend und nimm in der Nacht nur Milch und Früchte ein. Vermeide in der Nacht Reis essen, dann wirst du nicht unruhig schlafen.

Du kannst auch *japa* mit *dhyana* praktizieren. Das ist dann *japa sahita dhyana*. Meditiere über das Antlitz des Herrn, wenn du das *japa* auf ein *mantra* machst. Dies ist vorteilhafter. Im Feuer des *samsara* wirst du geröstet, das einzige Heilmittel ist *japa*. Die einzige Zuflucht ist der Name von Babaji.

Kann jemand ohne diesen Namen leben? „Oh Mensch, warum vergeudest du deine Zeit mit Klatsch? Im Alter wirst du es bereuen. In der Stunde des Todes wirst du weinen. Sammle jetzt eine reiche Ernte an *japa*. Argumentiere nicht, zweifle nicht. Hab volle Ehrfurcht und vollen Glauben an Babaji's Name. Sein Name ist Nektar, und das ist deine Stütze. Überquere dieses *samsara* mit dem Namen des Satguru Devas! Ram Das, Tukaram und Narsi Mehta, Jñana Deva, Nama Dey und Damaji praktizierten alle *japa* und erlangten die Gottesverwirklichung (engl. „God-realization"). Der Name ist dir ein Besitz. Der Name wird dir zum wahren Reichtum, wenn du ihn eintausend Mal wiederholst. In der spirituellen Bank von Babaji wirst du unendlich viel Reichtum anhäufen!" Ehre sei Kriya Babaji. Ehre sei *japa!* Ehre sei Gott. Ehre dem Satguru Deva. Ehre sei denen, die sich an den Namen halten und täglich Babaji's Namen (21.600-mal) wiederholen!

Fragen & Antworten

Leicht verständliche Mystik und Spiritualismus

V.T.N.: „Guru Deva, was ist der Unterschied zwischen *japa* und *dhyana*?"

Babaji: „*Japa* ist die Wiederholung des *mantras* eines *devata*. *Dhyana* ist die Meditation über Seine oder Ihre Gestalt und deren oder derer Eigenschaften. Es ist das Aufrechterhalten einer fortlaufenden Vorstellung von Gott."

V.T.N.: „Was bedeutet *japa sahita dhyana* und *japa rahita dhyana*?"

Babaji: „Der Aspirant wiederholt das *mantra*, und zur selben Zeit meditiert er über die Gestalt seines *ishta devata*. Ein Schüler *bhakta* von Krishna wiederholt das *mantra* ‚Aum namo bhagavate vasudevaya', und zur selben Zeit stellt er sich die Gestalt von Lord Sri Krishna vor. Dies ist *japa sahita dhyana*. Im *japa rahita dhyana* führt der Schüler sein *japa* für einige Zeit fort, zusammen mit der Meditation, und danach endet das *japa* von selbst, und er befindet sich nur noch in der Meditation."

V.T.N.: „Können wir allein mit *japa moksha* erlangen?"

Babaji: „Ja, mein Kind, ja. In einem *mantra* liegt eine mysteriöse Kraft, und diese *mantra shakti* bringt dich in die Meditation und in den *samadhi* und führt den Schüler auch von Antlitz zu Antlitz mit Gott!"

V.T.N.: „Soll ein fortgeschrittener Aspirant einen Rosenkranz benutzen?"

Babaji: „Für einen fortgeschrittenen Aspiranten ist dies nicht mehr notwendig. Wenn ihn aber der Schlaf überkommt, dann kann er zum Drehen der Perlen greifen, auch wenn der Geist vom *japa* müde geworden ist, kann er zur Entspannung zum Drehen der Perlen übergehen."

V.T.N.: „Welcher Zweck liegt in der ständigen Wiederholung des *mantras*?"

Babaji: „Es gibt Kraft. Es intensiviert die spirituellen *samskaras*."

V.T.N.: „Kann ich zwei oder drei *mantras* rezitieren?"

Babaji: „Du, mein Kind, musst gar nichts tun. Du musst nur mein Kind sein und meine Fackel in ferne Länder tragen, in alle Winkel der Erde. Für dich reicht es zu erkennen, dass du mein Kind bist. Für andere ist es besser, sich nur an ein *mantra* zu halten. Wenn du ein Schüler von Lord Sri Krishna bist, versuche Ihn zu sehen und nur Ihn, in Shiva, Durga, Gayatri etc. Alle Formen sind die des einen Gottes oder *Ishvara*. Anbetung von Krishna ist Anbetung von Rama und umgekehrt."

V.T.N.: „Wie verwendet man den Rosenkranz?"

Babaji: „Für das Drehen der Perlen darfst du nicht den Zeigefinger benützen. Du musst den Daumen und die Mitte des Ringfingers benützen. Wenn das Zählen einer *mala* um ist, dann beginne wieder von vorne. Überquere nicht den *meru*. Verdecke dein Haupt mit einem Handtuch, damit die *mala* nicht sichtbar ist."

V.T.N.: „Kann ich *japa* machen, während ich umhergehe?"

Babaji: „Ja. Du kannst es mental tun. Es gibt keine Einschränkung für das *japa*, wenn es mit *nishkamya bhava* getan wird, um die Gottesverwirklichung zu erlangen."

V.T.N.: „Was macht das *bhava* während der Wiederholung des *mantras*?"

Babaji: „In deinem *ishta devata* kannst du deinen Meister oder *Guru* oder Vater oder Freund oder Geliebten sehen. Du kannst irgendeinen *bhava* wählen, der am besten zu dir passt."

V.T.N.: „Nach wie vielen *purashcarana* werde ich Gott verwirklichen?"

Babaji: „Es ist nicht die Anzahl von *japa*, sondern die Reinheit, Konzentration, *bhava*, Gefühl und das auf einen Punkt ausgerichtet sein des Geistes, welches dem Aspiranten im Erlangen des Gottesbewusstseins hilft. Das *japa* soll nicht eilig verrichtet werden, so wie ein Bauunternehmer versucht, seine Arbeit eilig zu beenden. Du musst es mit *bhava*, Reinheit, den Geist auf einen Punkt ausgerichtet und mit entsprechender Hingabe tun."

V.T.N.: „Wie verbrennt das *japa* die alten und grausamen *samskaras*?"

Babaji: „Genauso wie das Feuer die Fähigkeit zu brennen hat, so besitzen auch die Namen Gottes die Fähigkeit, die Sünden und alte, grausame *samskaras* zu verbrennen."

V.T.N.: „Können wir durch *japa* die *indriyas* kontrollieren?"

Babaji: „Ja. *Japa* erfüllt den Geist mit *sattva*. Es zerstört *rajas* und die nach außen ziehenden Tendenzen des Geistes und die *indriyas*. Allmählich werden dann die *indriyas* zurückgezogen und kontrolliert."

V.T.N.: „Kann ein *grahastha* das *japa* von *shuddha pranava* verrichten?"

Babaji: „Ja, wenn er mit der vierfachen Disziplin des *sadhana chatushtayas* ausgerüstet ist, wenn er sich frei von *mala vikshepa* fühlt, und wenn er eine starke Neigung zur Jñana Yoga *sadhana* hat, kann er das *AUM* wiederholen."

V.T.N.: „Während ich *japa* über *AUM* mache, heißt das, dass ich durch das ständige Wiederholen nun eins mit dem Klang werden soll?"

Babaji: „Wenn du über *AUM* meditierst oder das *AUM* mental wiederholst, solltest du das *bhava* oder Gefühl haben: ‚Ich bin das alldurchdringende, reine *sacchidananda atma*'. Du musst nicht eins mit diesem Klang werden. Was erwartet wird, ist mit der Bedeutung des ‚Ich bin *Brahman*' zu fühlen."

V.T.N.: „Was ist die Bedeutung des *mantras* „*Aum namo bhagavate vasudevaya*"?"

Babaji: „Die Bedeutung ist: Niederwerfung vor Lord Krishna. *Vasudeva* bedeutet auch: ‚Alldurchdringende Intelligenz'."

V.T.N.: „Wie wohnt man gleichzeitig in der Gestalt von Lord Krishna und in Göttlichen Eigenschaften?"

Babaji: „Praktiziere zuerst mit offenen Augen. *Tratak* auf das Bild. Stelle es vor dich hin. Dann schließe deine Augen, und stelle dir das Bild vor. Meditiere danach über die Eigenschaften des Herrn, solche wie die des Allmächtigen, die des Allwissenden, die des Allgegenwärtigen, die Reinheit, die Perfektion etc."

V.T.N.: „Ich bin nicht in der Lage, das Mantra mental zu wiederholen. Ich muss meine Lippen öffnen. Mentales Wiederholen des Mantras nimmt für mich viel Zeit in Anspruch, selbst die Buchstaben werden nicht deutlich genug wiederholt. Bitte Satguru Deva, sage mir, warum ist dies so. Während ich *japa* und Meditation ausübe, kann ich meinen Geist nicht gleichzeitig auf Dich (Mein Herr) konzentrieren oder fixieren. Wenn ich meinen Geist auf Dich fixiere, vergesse ich die Wiederholung des *mantras* und die Perlen zu drehen. Wenn ich meinen Geist auf das Drehen der Perlen ausrichte, kann ich mich nicht auf Dich konzentrieren."

Babaji: „Ihr (wenn ich ‚ihr' sage, meine ich nicht dich'. Ich meine dann deine Leser) müsst mit lauter Rezitation des Mantras beginnen und danach praktiziert ihr *upamshu japa* (wispernd). Erst nach der Praktik des *upamshu japas*, wenigstens drei *mandalam* lang (einhundert und vierundvierzig Tage), wirst du in der Lage sein, mentales *japa* zu praktizieren. Mentales *japa* ist schwieriger. Erst wenn sich alle anderen Gedanken beruhigen, wird das mentale *japa* zur Freude. Wenn nicht, wird dein Geist über sinnliche Objekte nachdenken, und es wird dir nicht möglich sein, mentales *japa* auszuüben. Mentales *japa* und mentales Vorstellen der Gestalt des Herrn kann man nicht nebeneinander praktizieren. Du musst hier auf den Herrn schauen und mental das *mantra* wiederholen. Das Drehen der Perlen ist nur eine Hilfe zur Konzentration für Anfänger. Auch die *mala* treibt dich in Richtung Gott. Sie erinnert dich daran, das *japa* zu machen. Wenn du dann in mentalem *japa* gut gefestigt bist, ist das Drehen der Perlen nicht mehr nötigt. Bis dahin wirst du die Perlen drehen und dich auf das Bild des Herrn konzentrieren müssen. Mental brauchst du dir nichts vorstellen. Mentales *japa* bereitet deinen Geist auf die Meditation auf den Herrn vor. Wenn du in der Lage bist, dich auf den Herrn zu konzentrieren, ohne Angst zu haben, dass du von anderen Gedanken unterbrochen wirst, dann kannst du dies solange tun, wie es dir möglich ist. In dem Moment aber, indem du von anderen weltlichen Gedanken angegriffen wirst, musst du noch einmal mentales *japa* machen. Die Meditation kommt als Resultat langer, anhaltender, schwieriger Praxis. Dafür ist viel Geduld erforderlich. (Kurzum, du musst die Geduld durch Geduld ermüden). Anfänger werden gerne entmutigt, wenn sie nach ein paar Tagen Praxis immer noch nicht meditieren können."

V.T.N.: „Wenn eine Person *japa* eines *mantras* macht, ohne seine Bedeutung zu verstehen, oder in Eile, wird es irgendeine negative Aktion oder Reaktion auf diese Person ausüben?"

Babaji: „Du musst verstehen, mein Kind, und du musst es allen ganz klar machen (sowohl in deinen Aufzeichnungen wie auch in deinen Vorträgen oder selbst in einfachen Unterhaltungen), dass keine Göttliche Kraft einem

Schüler Schaden zufügen würde. Die Idee, aus Gottes Wut entstünden falsche Lehren, muss man komplett entfernen. Wenn man *japa* in Eile macht, oder ohne die Bedeutung zu verstehen, kann es keine negative Reaktion geben; der spirituelle Fortschritt aber wird dadurch verlangsamt, dass das *mantra* eilig und ohne *bhava* oder Glaube verrichtet worden ist. Selbst wenn irgendein *mantra* unbewusst wiederholt wird, oder in Eile und ohne *bhava*, oder ohne dass seine Bedeutung verstanden wird, erzeugt es (zweifellos) vorteilhafte Resultate, genauso, wie ein Feuer brennbare Objekte verbrennt, sobald diese in seine Nähe gebracht werden."

V.T.N.: „Satguru Deva, welche sind die Zeichen, die darauf deuten, dass das Mantra für den *sadhaka* wirklich von Nutzen ist?"

Babaji: „Der *sadhaka*, welcher Mantra Yoga praktiziert, wird die Gegenwart des Herrn zu allen Zeiten fühlen. Er wird die Göttliche Ekstase und die heilige Erregung in seinem Herzen fühlen. Er wird alle göttlichen Qualitäten besitzen. Er wird einen reinen Geist und ein reines Herz besitzen. Er wird entsetzt sein. Vor lauter Liebe, *prem,* wird er Tränen vergießen. Er wird mit dem Herrn eine heilige Kommunion haben."

V.T.N.: „Babaji, ist mentales *japa* kraftvoller als die Praktik des lauten Singens eines *mantras (Ucchadanam)?*"

Babaji: „Mein Kind, erinnere dich bitte daran, dass das Recht über *Ucchadanam* nur sehr wenigen Menschen geben wird, nur denen, die als Fackelträger des Meisters hinausgehen sollen. Außerdem ist mentales *japa* tatsächlich kraftvoller. Wenn mentales *japa* erfolgreich praktiziert wird, werden alle weltlichen, unzugehörigen Gedanken schnell fallengelassen. In *vaikhari* und *Upamshu japa* hat der Geist den Spielraum, seinen eigenen Weg zu finden. Die Zunge mag das *mantra* wiederholen, während der Geist mit anderen Gedanken beschäftigt sein kann. Mentales *japa* schließt die Wege, obwohl weltliche Gedanken versuchen werden, in den Geist einzudringen. In anderen Worten wird die Falltüre, durch die die Gedanken in die mentale Fabrik eintreten, dann geschlossen, wenn das *mantra* rezitiert wird. Der Geist ist erfüllt mit der Macht des *mantras*. Du musst aber wachsam sein und den Schlaf daran hindern, dass er den Geist überwältigt. Begierden, Schlaf und unterschiedliche Sinnesgedanken verhindern die erfolgreiche Ausführung des mentalen *japa*. Regelmäßige Praktik, aufrichtige Versuche, schlaflose Wachsamkeit und Ernsthaftigkeit können vollen Erfolg in mentales *japa* bringen."

V.T.N.: „Besitze ich ausreichende Kapazität, um durch ein Mantra erleuchtet zu werden?"

Babaji: „Ja, mein Kind, ja: sonst hätte ich dich nicht zu meinem Kind gemacht und würde dich nicht auswählen, um mein Evangelium zu verbreiten. Du besitzt den perfekten Glauben an mich und an das *mantra*. Du hast dich mir voll und ganz hingegeben, und darüberhinaus verändert sich dein auf Vertrauen beruhender Glaube nicht in bloßen Glauben. Es verbleibt immer der Perfekte Glaube. Höre nun, mein Kind, ein *mantra* ist erfüllt von unzähligen, göttlichen Kräften. Wiederhole es fortlaufend, und du wirst ausgestattet mit Kapazität, innerer, spiritueller Stärke und Willenskraft. Das *mantra chaitanya* wird durch andauernde Wiederholung erweckt. Du wirst Erleuchtung erfahren."

V.T.N.: „Worin liegt die Bedeutung des Gefühls *(bhava)*, wenn man das *japa* eines *mantras* praktiziert?"

Babaji: „Derjenige, der ein *mantra* wiederholt, sollte weder die Haltung eines Dieners *(dasya bhava)* hegen, noch die Haltung eines Schülers *(sishya bhava)* oder die Haltung eines Sohnes oder die eines Kindes *(putra bhava)*, während er *japa* macht; er kann aber das Gefühl eines Freundes *(mitra bhava)*, eines Sprösslings oder eines Ehegatten in Bezug auf den Herrn hegen! Er sollte auch das Gefühl oder die mentale Haltung haben, dass der Herr in seinem Herzen sitzt, dass vom Herrn *sattva* oder Reinheit auf ihn über fließt, dass das *mantra* sein Herz reinigt, Begierden, Verlangen und üble Gedanken zerstört, wenn er *japa* ausübt."

V.T.N.: „Aber Babaji ..."

Babaji: „Kein aber mehr. Genug für dieses Buch. Wenn die Menschen all das nachvollziehen, das darin enthalten ist, dann werden sie wahrhaftig in einem Land aus Milch und Honig leben. *AUM Shanti Shanti Shanti.*"

Das Einsilbige Mantra

Goswami Tulasi Das hat, in Bezug auf die Herrlichkeit des Göttlichen Namens, nichts unausgesprochen hinterlassen. Es gibt keinen Zweifel, dass alle geheimen Formeln, wie das *dvadashakshara mantra* (bestehend aus zwölf Buchstaben) und das *ashtakshara mantra* (bestehend aus acht Buchstaben), denen Trost bringen, die in den Netzen weltlicher Anhaftung verstrickt sind.

Lasst jedes Individuum von dem *mantra* abhängig sein, das ihm Frieden bringt. Für diejenigen jedoch, die keinen Frieden erkannt haben und nach ihm suchen, wirkt der Name von Sri Rama ganz gewiss Wunder. Man sagt, Gott besitze Eintausend Namen. Dies bedeutet, dass Seine Namen Unendlich sind und seine Ehre Unendlich ist. Das ist die Art, wie Gott beides, seine Namen und seine Ehre, transzendiert.

Die Unterstützung des Namens jedoch ist für Menschen absolut notwendig, solange sie an ihren Körper gebunden sind. Im gegenwärtigen Zeitalter können selbst unwissende und ungebildete Menschen Zuflucht in einsilbigen *mantras* finden. Wenn das Wort „Rama" ausgesprochen wird, bildet es einen einzelnen Klang, und wahrhaftig gesprochen, gibt es keinen Unterschied zwischen der heiligen Silbe AUM und RAM. Die Herrlichkeit des Göttlichen Namens kann nicht auf Argumentation und Intellekt gebaut werden. Man kann sie nur durch Ehrerbietung und Glaube erfahren. Wenn du einmal Geschmack und Ehrerbietung für den Göttlichen Namen entwickelt hast, dann benötigst du keinerlei Ausübung mehr deines Vermögens zur Argumentation oder jeder anderen Form spiritueller Disziplin. Alle Zweifel werden durch seinen Namen vertrieben. Auch das Herz wird durch seinen Namen gereinigt, nein, Gott Selbst wird durch den Namen realisiert.

Nimm den Namen von Hari und sage jeden Morgen und Abend ‚HARI AUM', und alle deine Sünden und Schmerzen werden verschwinden. Die Kräfte der Unwissenheit, die in deinem Herzen wirken, werden vertrieben, sobald du den Namen von Hari aussprichst. Wenn der Name Gottes bewusst, unbewusst oder selbst zufällig ausgesprochen wird, bringt er ganz sicher seine Belohnung, weltlicher und spiritueller Art. Eine Person, die sich mit Absicht in einen Fluss zum Baden begibt, ist in keinem Fall besser als ihr Freund, der von jemand anderem in den Fluss geschubst wird – was die reinigende Waschung anbelangt. Selbst ein Dritter, der auf einem zusammenklappbaren Bett liegt und auf den ein Eimer mit kaltem Wasser ausgeschüttet wird, erfährt eine Waschung. Ein Untertauchen in einem Teich von Nektar – egal welcher Art das Untertauchen ist – macht unsterblich. Dies passiert in beiden Fällen – für die Person, die nach reichlicher Verehrung untertaucht und für denjenigen, der widerwillig und gewaltsam in den Teich geschubst wurde. Der bewusste, unbewusste oder auf andere Art ausgesprochene Name Gottes wird seine Auswirkungen hervorbringen.

Früher bekamen die Menschen einfache Arten von Fieber, welche durch aus einfachen Zutaten hergestellte Säfte geheilt wurden. Jetzt aber, seit das Malariafieber den Alltag beherrscht, müssen auch die Heilmittel verstärkt werden. Zu früheren Zeiten führten die Menschen Opferriten, yogische Praktiken und asketische Bußen aus. In diesem Kali Zeitalter aber, hängt das Leben von der Nahrung ab, und der Geist des Menschen ist schwach geworden. Alle Arten weltlicher Krankheiten müssen darum durch das bloße Singen des Namens von Hari und der Konzentration auf einen Punkt ausgeheilt werden. Gesegnet sei die fromme Seele, die ununterbrochen den Nektar von Sri Ramas Namen trinkt, der aus dem Ozean der Veden zubereitet wurde. Sein Name entfernt die Unreinheiten des Eisernen Zeitalters (Kali Yuga), welches konstant auf der Zunge von Lord Shiva lebt, der das erhabene Heilmittel ist oder die unfehlbare Arznei, die die Krankheiten der weltlichen Existenz heilt und das Leben selbst ist für Mutter Janaki (Sri Sita Devi). Der Name *(Ram)* wird vom Herrn noch höhergestellt, weil die Aspekte von *aguna* und *saguna* des *Brahman* durch die Kraft des Namens ausprobiert und verwirklicht wurden.

Gesegnet ist der Sohn und gesegnet sind seine Eltern, die Sri Rama in allem sehen, was sie tun. Gesegnet ist der Ausgestoßene oder *chandala,* der Tag und Nacht und zu allen Zeiten, das *Ram nama* wiederholt. Welchen Nutzen erbringt die Geburt in hohe Kreise für jemanden, der *Ram nama* nicht wiederholt? Die höchste Spitze eines Berges gibt nur den Schlangen Schutz. Gesegnet sei das Zuckerrohr, das Korn und die Betelblätter, die in der Ebene gedeihen und allen Freude bereiten. Die beiden süßen und faszinierenden Buchstaben *RA* und *MA* sind wie zwei Augen des Alphabets und sind der ganze Lebensatem spiritueller Schüler. Sie sind für alle leicht einprägsam und strahlen Entzücken aus. In dieser Welt sind sie von Vorteil für uns, und in der anderen Welt erhalten sie uns am Leben. Sieg für *Ram nama,* der uns für immer segnet! Ehre sei dem *Ram nama,* welcher denjenigen, die ihn wiederholen, Unsterblichkeit, ewigen Frieden und unendliche Glückseligkeit zukommen lässt.

Lebe sechs Monate lang von Milch und zwei grünen Bananen, das Zölibat einhaltend, wiederhole das *Ram nama* dauernd, mit dem Geist auf einen Punkt konzentriert und in unerschütterlichem Glauben! So wirst du von Lord Sri Rama *darshan* erhalten, ebenso Befreiung und *siddhis – siddhis,* die du aber nicht anwenden sollst – und den Segen des Herrn.

Äußerst melodisch

Oh, wie verblüffend ist die Pervertiertheit irregeführter Menschen (die diesen Erdball bewohnen), denn sie erinnern sich nicht an den Namen von Sri Rama, welcher die Kraft hat, sie zu befreien (vom unaufhörlichen Kreislauf von Geburt und Tod). Das Aussprechen dieses Namens bedarf keinerlei Anstrengung, und für das Ohr klingt er äußerst melodisch. Trotzdem erinnern sich die Menschen nicht an ihn. Schade. *Mukti* (Befreiung von Geburt und Tod), das für uns sterbliche Menschen überaus schwierig zu erlangen ist, kann man durch das Aussprechen des Namens von Sri Rama absolut leicht erreichen. Gibt es irgendetwas, das zu tun wichtiger für den Menschen ist, als diesen Namen aller Namen, *nama* der *namas,* zu wiederholen?

Oh, Oberhaupt der Zweitgeborenen, *jaimini* – die Person, die den Namen von Sri Rama zum Zeitpunkt des Sterbens wiederholt, erlangt Erlösung, auch wenn er der schlimmste aller Sünder ist. Oh, Oberhaupt der Brahmanen, der Name von Sri Rama wendet alles Übel ab, erfüllt alle Wünsche und schenkt Erlösung. Alle Menschen, die Weisheit besitzen, nein, die nur einen Funken gesunden Menschenverstand besitzen, sollten sich darum dauernd an diesen Namen erinnern.

Wahrlich, ich sage euch (liebe und gute Leser), der Moment, der ohne Erinnerung an den Namen von Sri Rama vorübergeht, ist verloren. Weise, die die Wahrheit kennen, verkünden, dass nur die Zunge, die den Geschmack des nektargleichen Namens von Sri Rama genießt, den wahren Geschmackssinn besitzt. Ich verkünde feierlich, immer wieder (im Namen von keiner geringeren Person als von Kriya Mulaguru Babaji), dass eine Person, die sich mit der Erinnerung an den Namen von Rama befasst, keinen Kummer kennt. Diejenigen, die danach trachten, ihre angesammelten Sünden aus Millionen von Leben zu vernichten oder solche, die sich unermessliche Reichtümer dieser Welt erwünschen (in dieser und späteren Welten), sollten sich dauernd und hingebungsvoll an den Namen von Sri Rama erinnern, dem Spender der Glückseligkeit. Dieses ist Babaji's Tod des Todes (Kriya).

Obwohl dieses Zeitalter der Kali voller Laster ist, besitzt es doch eine große Tugend. Während dieses Zeitraums, und durch das bloße Singen des Göttlichen Namens, kann man Befreiung von der Versklavung und die Verwirklichung Gottes erhalten. Das, was durch Meditation im *satya yuga* erlangt wurde, und durch die Ausführung des Opfers im *treta yuga*, und durch persönlichen Dienst und der Anbetung Gottes im *dvapara yuga*, kann im *kali yuga* durch bloßes Singen von Sri Hari's Name erlangt werden. Erschrecke nicht über das riesige Feuer von Sünden, das vor dir lodert. Es wird durch den Regen der Wolke namens Govinda gelöscht werden.

Durch Anbetung und Meditation oder *japa* eines *mantras,* wird der Geist tatsächlich der Form des Objekts der Anbetung angepasst, und von Zeit zu Zeit durch die Reinheit des Objekts *(ishta devata),* welches den Geist beinhaltet, gereinigt. Durch andauernde Praxis *(abhyasa)* wird der Geist vom Objekt erfüllt, so, dass alles andere ausgeschlossen wird, und wird stetig in seiner Reinheit, sich nicht in Unreinheit verirrend. Solange der Geist existiert, muss er ein Objekt haben, und das Objekt der *sadhana* muss ihm einen reinen Geist schenken.

Japa oder die Wiederholung des *mantras* kann mit einem Menschen verglichen werden, der einen Schlafenden schüttelt, um ihn aufzuwecken. *Shabda*, der Klang, existiert nur da, wo es Bewegung, *spanda,* gibt. Wo es keine *spanda*, Schwingung, gibt, da gibt es keinen *shabda*. Wenn es *shabda* gibt, dann gibt es auch *spanda. Shabda* entspringt der Wurzel *shabda*-Geräusche zu erzeugen und bedeutet gewöhnlich: allgemeiner Klang, inklusive der der Stimme des Wortes, der Rede und der Sprache. Es ist der literarische Klang *varnatmaka shabda,* der eine Bedeutung hat, *artha*. Er kennzeichnet entweder ein Ding oder deutet auf die Eigenschaften und Verbindung von Dingen, oder es ist ein literarischer Klang und damit bloße *dhvani (dhvanyatmaka shabda),* wie der Klang einer eiligen Strömung, ein Donnerschlag und so weiter. Die erste Schwingung, die am Anfang der Schöpfung durch die Unruhe des Gleichgewichts *(vaishamyavastha)* entstand, war eine allgemeine Bewegung *(samanya spanda)* in der gesamten Masse von *prakriti*. Dies war der *pranavadhvani* oder der Klang des *AUM. AUM* ist nur die annähernde Darstellung oder die grobe Form des subtilen Klangs, welchen man in der Yoga Erfahrung hört.

Ein *bija-* oder Samen *mantra* ist, genauer gesagt, ein *mantra,* bestehend aus einem Buchstaben, wie *KAM*, welcher aus dem Buchstaben *KA* (in Sanskrit) mit dem *chandrabindu* verbunden ist, durch welchen alle *mantras* enden. Das *mantra* eines *devata* hat die Form dieses *devata*. Die rhythmischen Schwingungen dieses Klangs regulieren die unsteten Schwingungen der Hüllen des Anbetenden. Dieser wird dabei transformiert wird, aber ebenso durch die Kraft des Strebens *(sadhana shakti)* des Anbetenden, durch welche die Form des *devata*, der er ist, entspringt. Von den unterschiedlichen Arten der Buße in Form von Askese, scheint die andauernde Erinnerung an Krishna die beste zu sein. Das Singen seines Namens ist das beste Mittel der Auflösung unterschiedlicher Sünden, so wie das Feuer der beste Verflüssiger von Metallen ist. Die abscheulichsten Sünden der Menschen verschwinden dann, wenn man sich an den Herrn (Krishna, Rama, Hari, Parvati, Babaji oder an irgendeinen seiner unzähligen Namen) erinnert.

Die nachstehenden Anhaltspunkte mögen der Anbetung dienen: für die Anbetung von Rama, den Namen von Sri Raghunata. Er besteht aus RA, AA und MA. Deren Wurzeln sind das Feuer, die Sonne und der Mond. RA ist das *bija* des Feuers, AA ist das *bija* der Sonne, und MA ist das *bija* des Mondes. Dies ist der Lebensatem der Veden. Es ist formlos, unvergleichlich, und er ist das Lagerhaus der Tugenden. Diese Wurzeln RA, AA und MA symbolisieren Brahma (den Schöpfer), Vishnu (den Erhalter), und Shiva (den Vernichtenden) der Welt. Lord Shiva weiht die *jiva*, die in Kashi sterben mit dem *mahamrityunjaya mantra* ein. Lord Ganesha kennt die Herrlichkeit dieses Namens *(Ram)*. Durch die Herrlichkeit dieses Namens wird Vigneshvara als erster Gott bei jeder Zeremonie angebetet. Der Weise Valmiki kennt die Herrlichkeit des *Ram nama*. Und durch die umgekehrte Wiederholung dieses Namens wurde er gereinigt.

Parvati rezitierte zusammen mit Shiva den *Ram nama*, wissend, dass der *Ram nama* den eintausend Namen des Herrn gleich steht. Einmal erzählte Lord Shiva seiner Parvati von der Herrlichkeit des *Ram nama*. Diese beiden RA und MA ähneln dem Nara und Narayana. Sie beschützen die Welt im Allgemeinen und besonders die Schüler. Wenn du dich innerlich und äußerlich beleuchten möchtest, dann lege dieses Juwel des *Ram nama* an die Spitze deiner Zunge. Wenn du ein Licht eingeschaltet hast, leuchtet das Licht der Türe nach außen wie nach innen. Auch so reinigt das *Ram nama* den Geist und schenkt den Schülern Reinheit.

Die Aspiranten, die am Wissen um die Allerhöchste Wahrheit interessiert sind, welche nach *moksha* streben, können ihr Ziel durch die Wiederholung des *Ram nama* erlangen. Diejenigen, die sich die achtfachen Kräfte *(animadi aisvarya)* erwünschen, können diese durch ernsthafte Wiederholung des Namens des Herrn erhalten. Der geplagte Mensch wiederholt den Namen des Herrn und wird selbst von den schlimmsten Qualen befreit. Sri Rama inkarnierte von sich aus als Mensch, ertrug unbeschreibliche Qualen, um Seine Schüler (die *devas*) zu beglücken. Die Schüler aber, die Seinen Namen wiederholen, überqueren den Ozean des *samsara*. Die *Rishis* Shuka und Sanaka, vollendete Weise, genossen die Glückseligkeit von *brahmananda* durch die Kraft des Göttlichen Namens. Auch Narada kennt den Wert des *Namo*. Hari, Shiva und die gesamte Welt verehren ihn. Die Herrlichkeit Naradas ist die Herrlichkeit des Namen des Herrn.

Ein kraftvolles Gegenmittel

Drishti bedeutet Vision. Korrekte *drishti* transformiert Böses in Gut. Der jenige, der diese nützliche *sadhana* praktiziert, wird niemals mehr eine böse *drishti* haben. Er, der dies in seine tägliche Praxis einbaut, wird sich nie mehr über ein schlechtes Umfeld beklagen. Denn kein Mensch ist vollkommen schlecht. Ein jedermann hat den einen oder anderen guten Charakterzug. Versuche, das Gute in jedermann zu sehen. Entwickle eine Natur des Findens von Gutem. Dies wird ein kraftvolles Gegenmittel zur Angewohnheit des Fehlerfindens werden. Selbst ein erstklassiger Gauner ist ein schlafender Heiliger. Er kann zu einem Heiligen der Zukunft werden. Erinnere dich an diesen Punkt. Er ist kein Gauner auf Ewigkeit. Setze ihn in die Gesellschaft von Heiligen, und in einem Moment wird sich seine diebische Natur verändern. Hasse die Gaunerei, nicht aber den Gauner. Erinnere dich daran, dass im Drama der Welt Lord Narayana Selbst sowohl die Rolle eines Gauners und eines Diebes gespielt hat, wie auch die einer Frau, die ein leichtlebiges Leben führte. Dies ist Seine *lila* (Sport), *lokava tu to lila kaivalyam*. Die gesamte Vision wurde auf einmal verändert. Sofort steigt Hingabe aus unserem Herzen. Überall gibt es *Atma drishti*. Erkenne Narayana überall. Fühle Seine Gegenwart. „*Vasudeva sarvamiti*", Vasudeva ist das All (Bhagavad Gita, VII.19).

Für den Wissenschaftler ist eine Frau eine Anhäufung von Elektronen. Für einen Vaiseshika Philosophen des Gedankenguts von Karnataka, ist sie eine Ansammlung von Atomen, *paramonus, dryanus, trayanus* (zwei Atome, drei Atome). Für einen Tiger ist sie ein Objekt der Beute. Für einen leidenschaftlichen Ehemann ist sie ein Objekt des Genusses. Für ein weinendes Kind ist sie die liebevolle Mutter, die ihm Milch gibt. Für eine ausgewachsene *jñani* ist sie *sacchidananda atma*. Nur *Brahman* ist alles! Verändere die mentale Einstellung. Nur dann findest du den Himmel auf Erden.

Welchen irdischen Zweck erfüllt es, liebe Leser, wenn du die Upanishaden und die Vedanta Sutren liest, wenn du ein böses Auge und eine faule Zunge hast? *Deshabanda chittasya! Dharana*, Konzentration, heißt, den Geist auf einen ewigen oder einen inneren Punkt zu fixieren. Vielleicht gibt es da Konzentration, ohne dass der Geist auf etwas ruhen kann. Ein definierter

Zweck, Interesse und Aufmerksamkeit, bringt Erfolg in die Konzentration. Die Sinne entziehen dich der Konzentration, und beunruhigen Deinen Geist.

Wenn dein Geist ruhelos ist, kannst du keinerlei Fortschritte machen. Wenn die Strahlen des Geistes durch die Praxis zusammengeführt werden, konzentriert sich der Geist, und dadurch erhältst du von innen heraus *ananda*. Bringe die sprudelnden Gedanken zum Schweigen, und besänftige die Emotionen. Du musst Geduld, unnachgiebigen Willen, und unermüdliche Ausdauer haben. Deine Praxis muss absolut regelmäßig sein. Ansonsten werden Faulheit und widrige Kräfte dich von *lakshya* entfernen. Ein gut trainierter Geist kann entsprechend deines Willens auf jedes Objekt fixiert werden, entweder innerlich oder äußerlich, und alle andere Gedanken ausschließen. Jedermann besitzt die Fähigkeit, sich in irgendeine Richtung zu konzentrieren. Für den spirituellen Fortschritt aber muss die Konzentration in einem sehr hohen Maß entwickelt werden.

Konzentration sollte für das Gehirn keine Anstrengung sein. Auch solltest du mit deinem Geist nicht kämpfen oder ringen. Ein Mensch, dessen Geist voller Leidenschaft und jeder Art von irrationalen Wünschen ist, kann sich nicht einmal für eine Sekunde auf irgendein Objekt konzentrieren. Konzentration ohne Reinheit hat keinen Wert. Reinige zuerst den Geist durch *yama* und *niyama*. Zölibat, *pranayama*, das Verringern von Bedürfnissen und Aktivität, Verzicht auf Sinnesobjekte, die Einsamkeit und die Stille (vorzugsweise volle Stille, beginnend am Mittwoch nach Sonnenuntergang und endend nach der Morgen- oder Mittagsmahlzeit am Freitag), Disziplin der Sinne, Vernichtung der Gelüste, Geiz und Wut, erhöhen alle die Kraft der Konzentration.

Dies ist der Weg, auf dem man sich von weltlichem Elend und Drangsal befreien kann. Konzentration reinigt und beruhigt aufkommende Emotionen, stärkt den Gedankenfluss und bringt Klarheit in Ideen. Der Praktizierende kann durchdringende Einsicht entwickeln und kann jede Art von Arbeit mit größerer Effizienz ausführen. Der Praktizierende wird sich sehr guter Gesundheit und fröhlicher und mentaler Vision erfreuen.

Japa eines jeden *mantras* und *pranayama* machen den Geist stetig, entternen *vikshepa* und erhöhen die Kraft der Konzentration. Dies kann nur dann praktiziert werden, wenn du frei von allen Ablenkungen bist.

Konzentriere dich auf irgendetwas, das dir gut erscheint, oder auf irgendetwas, das der Geist am Liebsten mag. Der Geist sollte sich anfangs in der

Konzentration auf grobe Objekte trainieren, und danach kannst du dich erfolgreich auf subtile und abstrakte Ideen konzentrieren. Regelmäßigkeit in der Praxis ist von außerordentlicher Wichtigkeit. Die Konzentration auf grobe Formen, wie auf einen schwarzen Punkt an der Wand, die Flamme einer Kerze, ein heller Stern, der Mond, ein Bild von AUM, Shiva, Rama, Krishna, Devi oder auf irgendeinen *devata*, der dein *ishta* ist. Die Konzentration auf subtile Formen kann wie folgt sein: Setze dich vor das Bild deines *ishta devata* und schließe die Augen. Lege das mentale Bild deines *ishta devata* auf die Stelle zwischen den Augenbrauen oder in dein Herzen *(anahata chakra)*; konzentriere dich auf das *muladhara, ajña* oder irgendein inneres *chakra,* konzentriere dich auf Göttliche Qualitäten wie Liebe, Barmherzigkeit, oder auf irgendeine andere abstrakte Idee.

Falte deine Finger. Kämpfe niemals mit dem Geist. Bemühe dich nicht, mit Gewalt Konzentration herbeizuführen. Entspanne alle Muskeln und Nerven. Entspanne das Gehirn. Denke sanft an deinen *ishta devata*.

Wiederhole dein *guru mantra,* langsam und mit *bhava* und Bedeutung:

„*gurur brahma gurur vishnu gurur devo maheshvaraha gurur sakshat parambrahma tasmai sri kriya babaji gurave namaha.*"

Stille deinen sprudelnden Geist. Bringe deine Gedanken zum Schweigen. Wenn du über Lord Krishna meditierst, dann stelle zu Beginn sein Bild vor dich hin. Schaue es mit stetigem Blick an, ohne mit den Augenlidern zu zwinkern. Blicke zuerst auf seine Füße, dann auf die gelbe Seidenrobe, dann auf den Schmuck, der um seinen Hals hängt, dann auf sein Gesicht, auf seine Ohrringe, auf seine Krone, die auf seinem Haupt sitzt und mit Diamanten geschmückt ist, dann seine Armreifen, dann die Muschel, den Diskus, sein Zepter und die Lotosblüte. Gehe an diesem Punkt zurück zu seinen Füßen, und wiederhole diesen Prozess. Wiederhole dies immer wieder, eine halbe Stunde lang. Wenn es dich ermüdet, schaue stetig nur in sein Gesicht. Tue dies drei *mandalam* (144 Tage) lang. Verschließe dann deine Augen, und visualisiere das Bild mental, bringe deinen Geist zu den unterschiedlichen Stellen, so wie du dies vorher getan hast.

Während deiner Meditation kannst du Gottes Eigenschaften wie folgt miteinander verbinden: die Allmacht, das Allwissen, die Reinheit, die Vollständigkeit etc. Verhindere das Schütteln deines Körpers. Sei unbeweglich wie ein Fels. Kratze dich nicht. Nimm die richtige mentale Haltung ein, so wie sie dir von deinem *Satguru Deva* gelehrt worden ist. Hab *satsanga* mit Gott. Wenn du deinen Geist mit Gott alleine beschäftigst, wirst du in *nirvikalpa samadhi* aufgesaugt werden. Entwickle richtiges Denken, richtiges Fühlen, richtiges Handeln und richtiges Sprechen. Vernichte schlechte Qualitäten wie Wut, Begierde, Geiz, Egoismus, Hass etc. Diszipliniere die *indriyas*. Führe täglich zwei Stunden lang das Gelöbnis des Schweigens aus. Entwickle die Tugenden der Vergebung, der Barmherzigkeit, der Liebe, der Liebenswürdigkeit, der Geduld, der Beharrlichkeit, des Mutes, der Wahrheitsliebe, etc. Führe regelmäßig ein spirituelles Tagebuch, und halte dich an deine tägliche spirituelle Routine, egal, zu welchem Preis. Für Anfänger ist es von Vorteil, wenn sie ihr *ishta mantra* täglich eine Stunde lang niederschreiben.

AUM TAT SAT AUM. AUM HARI AUM. AUM Shanti Shanti Shanti.

Sri Babaji Jaya Babaji Jaya Jaya Babaji.

V.T. Neelakantan

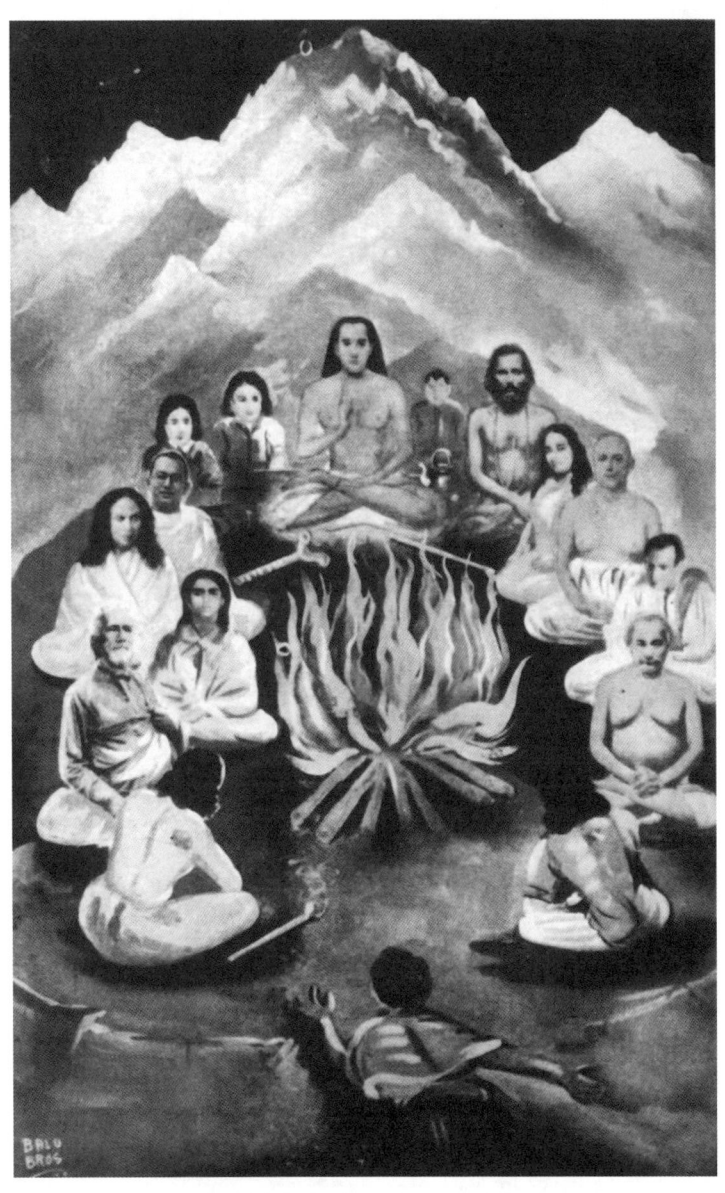

Babaji Nagaraj mit Seinen Jüngern

Gauri Shankar Pitam:
Ein Besuch in Babaji's Ashram

Im tamilischen Jahr gibt es zwölf Monate, davon nennt man in Südindien den zweiten Monat (Mai und Juni) *vaikasi* und in Nordindien *vaisakh*. Dieser Monat ist den Buddhisten der ganzen Welt heilig, denn Gautama, der Buddha, wurde und ist an ein und demselben Tag, *vaisakh purnima* (am Vollmondtag) geboren, erleuchtet und ins *mahanirvana* eingegangen.

Buddhi bezieht sich auf den Verstand, und *buddha* bedeutet: ein ‚erleuchteter Mann der Weisheit'. Gautama Buddha ist im 5. Jahrhundert v. C., in der Nähe der heutigen nepalesischen Grenze, als Prinz Siddhartha geboren, aber er verzichtete auf die Welt und königlichen Komfort, als er von vitalen Energien übersprudelte, die ihn zwangen, eine Lösung für die großen Probleme des menschlichen Leidens zu finden. Nach sechs Jahren strenger *sadhana* und der Zurückgezogenheit, erlangte er die Erleuchtung und fand eine Lösung für diese Probleme unter dem heiligen *asoka* Baum im heutigen Bodhgaya. Danach predigte er als Inkarnation des Friedens und der *ahimsa* (Gewaltlosigkeit) seine berühmten Evangelien der drei grundlegenden Wahrheiten vom Achtfachen Pfad, durch seine Schüler und auch selbst, bis ins reife Alter von ungefähr achtzig Jahren. Es wird berichtet, dass er bei mindestens drei verschiedenen Anlässen noch im letzten Moment seinen Tod verzögerte, um mit sich ringenden Seelen, die ihn um mystische Hilfe anflehten, zu helfen. Von seiner Pflicht befreit, erlangte er das *mahanirvana* (das heißt, er legte seine sterbliche Hülle ab), nachdem er viele menschliche Lampen (Schüler) erleuchtet hatte, die mit ihren Nachfolgern seit ungefähr fünfundzwanzig Jahrhunderten das Dunkel der Unwissenheit vertrieben. Laut einer geistigen Legende lebt Gautama Buddha bis zum heutigen Tag in seinem Astralkörper in erhabenen Bergen, fern der ihn heimsuchenden Menschheit. Dort befindet sich eine getrennte *Buddha loka* (Welt), wie die des Kailash, dem Vaikuntam, oder die des Christlichen Himmels.

Für Verehrer des Kriya mag es von Interesse sein zu wissen, dass Kriya Mulaguru Babaji Nagaraj, der die meiste Zeit umherwanderte, nun einen *ashram* gegründet hat, in dem er sich nun die meiste Zeit aufhält, umgeben von vierzehn auserwählten Schülern, in der Umgebung von Uttara Badrinath, dem zentralen Himalaya-Gebirge, in einiger Entfernung zu dem beliebten und bekannten Tempel von Badrinath. Dies ist die *Kriya loka*, welche auf keiner anderen Ebene der Existenz existiert als auf dieser physischen Erde, im heiligen Himalaya, dem mystischen Herz der Welt, die den Namen Gauri Shankar Pitam trägt. Niemand kann jemals diesen unzugängliche Ashram von Kriya Babaji betreten, es sei denn, man gewinnt seine Gnade; denn eine unbekannte Kraft hält alle Eindringlinge, die sich ihm bis zu einem Radius von einer Meile nähern, zu allen Zeiten fern.

Einem erfolgreichen Schüler wurde dieses rare Privileg gestattet, jenen Ashram zu mindestens zwei Anlässen zu besuchen, und dies geschah in der zweiten Hälfte des Oktobers 1953. Eines Nachmittags, als er sich in der Kriya Babaji Druckerei, Nr. 3, Dr. Alagappa Chettiar Road, Vepery, Madras 7 in Südindien etwas hingelegt hatte, wurde er ganz plötzlich gezwungen, seinen Körper in Madras zu verlassen, um in einen anderen Körper einzutreten, in welchem er sich ganz plötzlich stehend, in einer neuen und wunderschönen Umgebung befand. Er war also ganz plötzlich an einen rechteckigen Ort, im zentralen Himalaya-Gebirge mit seinen erhabenen schneebedeckten Bergspitzen, transferiert worden. Dort gab es senkrechte, felsige Wände, in welchen an allen vier Seiten Reihen zimmerähnlicher Höhlen lagen. Direkt vor der größten Höhle saßen vierzehn göttlich-menschliche Wesen im Kreis, die ihr Mittagsmahl einnahmen. Unterhalb befand sich ein *madam* (Gebäude) mit einer heiligen *Tulsi*-Pflanze, symmetrisch gewachsen, mit nach oben deutenden Zweigen und ungewöhnlich prächtigem Laub. Auf jeder Seite dieses *Tulsi madam* befanden sich zwei Hirsche. In einer Ecke neben der großen Höhle war ein Wasserfall, der zum Baden benützt wird und ein kleinerer in der gegenüber liegenden Ecke, der für Trinkwasser sorgte. Diese beiden Ströme fließen und vereinigen sich am unteren Ende und versickern dort in einem Tunnel.

Die große Höhle ist die des großen Meisters Kriya Babaji, der jetzt neben dem Neuankömmling stand. Er war ewig-jugendlich, mit langem, fließenden, lockigen Haar, bekleidet mit einem leicht rötlichen Tuch. Sein Körper war etwas schlaff, und die Farbe seiner Haut hatte einen zarten braunen Farbton. Der Besucher war jenseits jeder Beschreibung entzückt, als er bemerkte, dass die Gruppe einfache, sattvische Nahrung zu sich nahm, die aus zwei Koch-Bananen, doppelt gekochtem weißen Reis, braunem Zucker *(paluppu sarkarai)* und Milch bestand. Jedes Individuum hatte getrennte Kochutensilien und jeder kochte für sich selbst. Sie kippten ausreichend gekochten Reis in die jeweiligen Schalen, und gaben ihrem Bedarf entsprechend eine Handvoll Zucker hinzu und schütteten Milch darüber. Das Umrühren dieser Mischung wurde mit sauberen, hölzernen Löffeln getan, die nicht irgendwelche Zweige, sondern einfache, aber attraktiv gefertigte Formen hatten. So verlief das Schlemmen, und später berichtete der Schüler immer wieder und sehr erregt von all dem: „Es war so schön! So schön! Es war ein entzückender Anblick. Vielleicht können auch wir dieses Essen erwarten, wenn wir dorthin gehen dürfen. Es ist besser, wenn wir uns jetzt schon daran gewöhnen."

Die dominante Farbe der Kleidung, die sie trugen, war weiß und die Abwesenheit von ockerfarbenen Stoffen fiel besonders auf. Sie saßen auf Tierfellen von Reh, Tiger, und selbst denen von Löwen. Ihre Sprache war zunächst fremd, war aber tatsächlich Hindi und Englisch. Während der Mahlzeit unterhielten sie sich frei und ungezwungen miteinander, und alle waren glücklich und hatten lächelnde Gesichter. In der Gruppe befand sich Swami Pranabananda, und drei Personen hatten lange Bärte, die ihnen bis zum Bauchnabel reichten. Dort war ein Mädchen, etwa 9 oder 10 Jahre alt, die eine weiße Jacke mit Rock trug *(pavadai)*. Eine herausragendes Bild machte eine kräftige, in weiß gekleidete Dame aus dem Westen. Eine auffallende Person, die neben dem Satguru saß und die Zeremonienmeisterin war, ist Mataji Nagalakshmi, die Schwester (Cousine väterlicherseits) von Kriya Babaji. Sie war die wirkliche Leiterin des Ashrams *(pitam)* und von schlanker, schöner, heller Figur, größer gewachsen als der Meister. Von vorne betrachtet, erinnert ihr Gesicht an Kashi, den Lieblingsschüler von Paramahansa Yoganandaji, und von der Seite aus gesehen, erinnerte ihr langes und erhabenes Gesicht an die Lebenspartnerin von V.T.N. Sie trug einen weißen *sari* mit einer grünen Bordüre, darüber, und um ihren Hals geschlungen, trug sie eine eisblumige Schärpe.

Ein Mitglied dieser Gruppe hat eine interessante Vergangenheit. Er war ein Moslemherrscher und hatte sich dem Meister genähert, indem er ihm seine Infanterie, Kavallerie und die andern Zweige seiner Armee anbot. Satguru Kriya Babaji aber winkte ab, denn er verschmähte dieses Opfer. Danach bat er ihm seinen Reichtum an, wertvolle Kleidung etc., aber auch dies wurde abgelehnt. Letztlich kniete der Schüler vor den Füßen des Meisters nieder, und wurde akzeptiert! Bis zu diesem Tag lebt er als Mitglied dieser Schar in den himalayischen Bergen, was symbolisch ist für das große Ideal des Meisters, das der kompletten Selbstaufgabe und nicht der bloßen Übergabe von Reichtum entspricht. Dieser Ort war wie von Flutlichtern hell erleuchtet, man konnte aber weder die Sonne, den Mond, noch sonstige andere Lichtquellen erkennen, worauf sich das Kind danach erkundigte. Der Satguru antwortete: „All dies wirst du zum richtigen Zeitpunkt erfahren." Er deutete auf die Höhle, die neben seiner lag und sagte: „Diese ist für dich bestimmt." Der Besucher schaute kurz nach innen und erkannte eine geräumige, felsige Halle mit einem Hirschfell und den gewöhnlichen Utensilien, die zum Kochen, Trinken und Essen dienen. Mataji's Höhle war die erste einer anderen Reihe. Er hätte gerne die Höhle des Meister besichtigt, dies jetzt zu tun wurde ihm aber abgeraten, dagegen deutete der Satguru auf die Höhle, die auf der anderen Seite neben der seinigen lag und sagte: „Diese ist für ihn (den Sohn)."

„Wo ist er?", fragte der Freund. „Warte, warte. Die Mutter *(Mataji)* wird ihn zum rechten Zeitpunkt bringen." Der Besucher streckte seine Hand aus, um die feste Natur der felsigen Wand der Höhle zu berühren. „Wenn er hier wäre, würde er bestimmt eine Menge Schnappschüsse machen", überlegte das Kind. An diesem Punkt unterbrach ihn das Kind des Kindes, in seiner körperlichen Form in Madras, und winkte ihm zu, und damit endete die Transmigration dieser Seele abrupt. Halbherzig nahm das Familienoberhaupt seine Familienpflicht wieder auf, dachte aber ständig an das Paradies im zentralen Himalaya.

Durch die Gnade des Meisters wurde ihm vergönnt, am darauf folgenden Morgen ein zweites Mal und auf ähnliche Weise, zum Zeitpunkt des *brahma muhurtha,* Gauri Shankar Pitam zu besuchen, und so erhielt er die Gelegenheit, eine Vorstellung des dortigen Tagesablaufs zu bekommen. Alle Mitbewohner müssen ausdrücklich um 4 Uhr morgens aufstehen und werden von Mataji in einer Reihe zum großen Wasserfall zur Körperwäsche geführt. Danach folgt eine Stunde *sadhana,* und alles, was sie am Morgen zu sich nehmen dürfen, ist Milch. Zum Ashram gehören einige schöne weiße Kühe. Der Eingang zum *pitam* führt durch eine mysteriöse, felsige Plattenpforte (die sich auf dem Boden einer der Höhlen befindet), und die sich, wenn notwendig, automatisch öffnet und schließt, als ob sie an Scharnieren hinge. In der Nacht sind die Kühe im Freien angebunden, außerhalb der Hütte, und während des Tages weiden sie in weiter Entfernung des *pitam*, unter Aufsicht von Angehörigen und Hirten der Gebirgsstämme, deren Behausungen weiter als eine Meile entfernt liegen, und die die am nächsten gelegene Ansiedelung menschlicher Wesen ist; aber auch ihnen ist der Zutritt in den verbotenen Bereich untersagt. Die Wiesen um Gauri Shankar Pitam werden von der Gruppe zum Waschen und für ihre Toilette genutzt.

Mataji persönlich melkt die Kühe, und alle Ashram-Bewohner, auch der Meister, reihen sich mit ihren Schalen auf, in welche sie ihren Anteil der Milch empfangen, die sie ungekocht an Ort und Stelle trinken. An dieser Stelle muss der Leser darauf aufmerksam gemacht werden, dass unsere Welt die Welt der Krankheiten ist und die oben genannte Praktik nicht zur Nachahmung aufrufen soll, denn Kühe, die in normalen menschlichen Behausungen leben, tragen normalerweise Tuberkulosebakterien. Darum kann das Trinken solcher Milch (ohne sie gut aufzukochen und ohne Pasteurisierung, und ohne dass das Tier auf TB-Ansteckung geprüft worden ist) zur Verbreitung dieser schicksalhaften Krankheit führen. Die moderne Wissenschaft weist auf die ungesunde Angewohnheit des Trinkens roher Milch als einen der Hauptgründe des verbreiteten Vorhandenseins von TB im Menschen. Man sollte jedoch darauf hinweisen, dass wenn die Kuh in regelmäßigen Zeitabständen als frei von TB-Bakterien bestätigt wird, das Trinken von roher Milch absolut gut ist, denn durch das Aufkochen gehen einige Vitamine verloren, und die Milch wird dadurch weniger nahrhaft. Zweifelsfrei sind die Kühe von Gauri Shankar Pitam sehr gesunde Tiere und frei von TB.

Dieses Mal war Kriya Babaji der Vierte in der Reihe derer, die von Mataji Milch erhielten, und auch das Kind des Meisters erhielt etwas! über den Rest des Tagesablaufs wurde es vom Meister unterrichtet. Mittags wird das Mittagmahl, von dem bereits berichtet wurde, eingenommen; es ist die einzige reguläre Mahlzeit des Tages. Zwischen 12 Uhr mittags und 6 Uhr abends verfügt jeder Ashram-Bewohner über ausreichend Zeit, um seiner jeweiligen *sadhana* nachzugehen. Manchmal beraten sie sich auch mit dem Meister, oder er lässt sich zu sich kommen, um ihnen besondere Anweisungen zu geben. Um 6 Uhr abends trinken sie noch einmal Milch und versammeln sich etwa eine Stunde lang rund um das *homa* Feuer. Danach dürfen sie die Früchte untereinander aufteilen, die für das *homa* Feuer verwendet wurden.

Der Besucher wollte wissen, wie sie sich an die Zeit halten können. Der Meister sagte dazu ganz einfach: „Frag nicht nach all dem. Schau dir ganz einfach diesen Ort an und verstehe dich selbst." „Zu jeder *purnima* findet dort eine reguläre *puja* statt, und vor den Höhlen findet man die hierfür benötigten Blumen. Der Meister sitzt auf einem erhöhten Sitz, und nachdem die Blumen zu Seinen Lotosfüßen gelegt werden, betet jeder Schüler ausführlich zur Mutter des Ashrams." „Warum erzählst du ihm all diese Dinge Wort für Wort? Behalte einige Geheimnisse für dich", lachte der Meister. „Nein, Satguru Deva, nein. Ich werde mich ihm gegenüber nicht verräterisch verhalten", betonte das Kind. „Ja, du hast Recht. Ich habe nur einen Witz gemacht. Ihr beide sollt niemals verräterisch zueinander sein." „Wann gibst du ihm das Privileg, dich zu sehen?" „Während der nächsten Pilgerreise und seiner *sadhana,* wird er während der drei Tage in *peralam* immer wieder nach mir suchen müssen, bevor ihm genehmigt wird, all diese Dinge zu sehen."

So verläuft der Tagesablauf sorglos im Gauri Shankar Pitam des Meisters im Himalaya. Kriya Mulaguru beabsichtigte, noch zwei weitere Schüler aufzunehmen, zwei, die er als zwei Hälften bezeichnet und einen, den er als einen behandelt, und so erhöht sich die Anzahl auf sechzehn, inklusive seiner selbst. Später machte sich eine andere Schülerin der Gnade des herausragenden Yogi durch bloßes Opfer materiellen Reichtums für seine Sache verdienstvoll, und sie kann darum sicher sein, als Mitglied aufgenommen zu werden. Wenn alles nach dem gegenwärtigen Plan verläuft, werden noch drei auserwählte Schüler, denen aufgetragen wurde als drei in einem zu arbeiten, zusammen aufgenommen werden und die neue Schülerin mit fünf ihrer Helfer werden sicher auch als eine Einheit (sechs in einem) aufgenommen werden. Ohne den Meister erhöht sich dann die Anzahl auf sechzehn.

Abgesehen von diesem irdischen Paradies, sollten alle *Kriya sadhaka* erfahren, dass dieses *Kriyaloka* – Gauri Shankar Pitam – durch des Meisters Gnade im Innern und Äußern eines jeden Individuums existiert. Wenn nur jeder Kriya Bruder und jede Kriya Schwester es irgendwie erreicht, die Gnade des Satgurus durch *sadhana*, Hingabe und Opfergabe zu gewinnen, werden auch sie den erhabenen, mystischen Zustand des *samadarshan vijñana samadhi* oder der Universellen Vision erlangen, und durch diese verzückenden Erfahrungen der leuchtenden Glückseligkeit werden sie herausfinden und tatsächlich erkennen, dass *Kriyaloka* nicht nur im Himalaya existiert, sondern auch in ihren jeweiligen Herzen, und auch außerhalb und von dort das gesamte Universum umarmt. Es ist dieser mystische Gauri Shankar Pitam, der zur Erfüllung des Traums des Meisters führt, dass durch Sein Kriya, der

Balsam („des Meisterschlüssels") für alles menschliche Leiden, das Königreich Gottes auf Erden, gebracht wird.

„All diejenigen, die *maha samadhi* erlangen und ihre sterbliche Hülle abschütteln können, gehen nicht automatisch nach Gauri Shankar Pitam in den Himalaya. Nur diejenigen, die körperliche Unsterblichkeit *(amarathuva)* erreichen, werden hier einen Platz vorfinden. Weder hier noch irgendwo sonst, gibt es Platz für *guru dhuroki* [Verräter]." Dies ist die klare Aussage von Satguru Kriya Babaji an alle. Es bleibt die Hoffnung, dass jeder sein Leben den Lotosfüßen des Kriya Mulaguru und Seiner Sache widmet, und zum richtigen Zeitpunkt die göttliche Perfektion in der *Kriyaloka,* im Himalaya, erlangt.

Jai Mataji Nagalakshmi! Jai Kriya Babaji! Jai!

S.A.A. Ramaiah

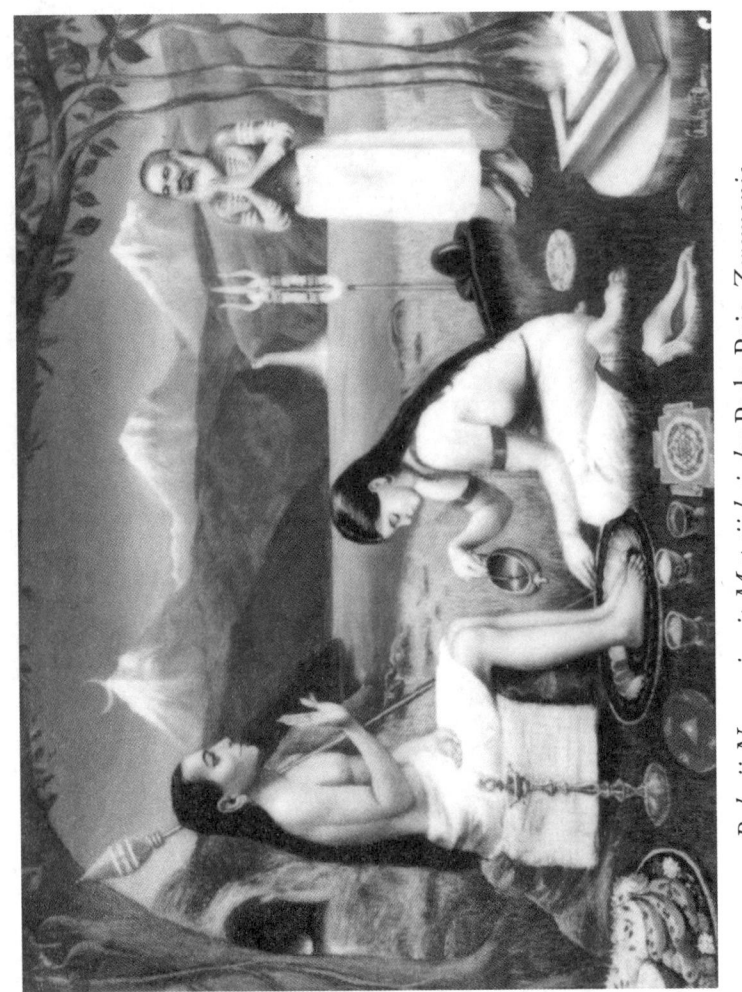

Babaji Nagaraj mit Mataji bei der Pada-Puja-Zeremonie

Glossar der Begriffe
in Sanskrit, Tamil und Urdu

A

ABISHEKAM. Ritual. „sprenkeln" oder weihen eines geheiligten Bildes oder *murti*, einer Statue, mit diversen Flüssigkeiten, um die Gottheit zu ermächtigen oder um sie ins materielle Reich heraufzubeschwören.

ABHYASA. Kontinuierliche Praxis.

ACHARYA. Lehrer. Lehrer, der einen Schüler in eine Lehre einweiht.

ADHIKARA. Kapazität. Etwas, das in der Macht der Natur des Menschen ihm durch seinen Charakterzug das Recht bestimmt, diesen oder jenen Weg des *Yoga* einzuschlagen. Ein *adhikarin* ist einer, dem das Recht gegeben ist, von einem Lehrer zu lernen, weil er sich zu einem spirituellen Pfad verpflichtet hat.

ADVAITA. Eine philosophische Tradition von Nicht-Dualismus, einer Realität jenseits jeglicher Unterscheidung.

ADYATMA. Bezieht sich auf das innerste Selbst oder der eigenen wesentlichen Natur.

AGUNA. Ohne Eigenschaften, unpersönlich.

AGNIHOTRA. Das tägliche Darbringen von Milch in das heilige Feuer; repräsentiert das innere Feueropfer.

AHIMSA. Nicht-Verletzen, Tugend der Gewaltlosigkeit.

AISHVARYA. Souveränität des Herrn. Eine Macht, durch welche Meisterschaft über die manifestierte und nicht manifestierte Welt erworben wird.

AKASHA. Ausstrahlung, wird auch als Raum oder Äther definiert.

AKARMA. Untätigkeit oder laut der Bhagavad Gita transzendente Tätigkeit.

AKSHARA. Unvergänglich oder das Absolute.

AKSHARA LAKSHA JAPA. Wiederholung von *Mantra*, hier auf eine Eigenschaft des Absoluten oder des Unveränderlichen bezogen.

AMSA. Ein Teil.

AMRITA. Nektar der Unsterblichkeit, der von Krankheit des Körpers befreit, indem er Erleuchtung bringt.

ANANTA. Unendlich.

ANGA. Glied.

ANTARYAM. Das transzendente Selbst als der innere Kontrolleur, der sich innerhalb der individuellen Psyche oder Seele befindet.

ANUSTHANA. Große und extreme Askese, welche ohne weltliche Leidenschaften ausgeübt werden muss, zum Erreichen spiritueller Größe. Religiöse Übung.

ANUSVARA. Der Nachklang in der Grammatik. Der nasale Klang, auf den ein Punkt über oder unter dem ‚m' hinweist.

APARIHARYA. Nicht zu vermeiden oder zu verlieren; obligatorisch, Pflicht; unvermeidlich, unabwendbar.

APPALAM. Pappadam; große, runde gebratene *dal* (Linsen/Kichererbsen)-Fladenbrote.

APSARA. Weibliche Gottheiten, Nymphenähnliche himmlische Wesen, die den Himmel bewohnen, jedoch das Wasser bevorzugen. Es deutet auf einen Raum zwischen Wasser und Wolken. *Apsara* sind die Ehefrauen der *gandharva*.

ARAMAITI. Zustand der Freundlichkeit.

ARANI. Anmachholz. Ein altertümliches Gerät zum Entzünden von Feuer. Es besteht aus zweierlei Stück Holz des *sami* Baumes. Das eine Stück

Holz bildet die Basis und liegt flach auf dem Boden und besitzt ein Loch an seiner Oberfläche. Das andere Teil ist zylindrisch und an einem Ende angespitzt, welches senkrecht in das Loch an der Oberfläche des anderen Stück Holzes gesteckt wird. Um das Feuer zu entzünden, muss das untere Holz mit den Füßen festgehalten werden und der zylindrische Stab muss mit beiden Handflächen schnell und gleichmäßig im Loch des unteren Holzstücks gedreht werden. Der Begriff *tapasya* weist auch darauf hin: man ist fixiert und wird regelmäßig gerieben, um somit das Feuer zur inneren Reinigung herzustellen.

ARTHA. Zweck; Reichtum.

ASHA. Hoffnung.

ASURA. Mächtige dämonische Wesen. Eine Urform der Trennung von Gut und Böse.

ATMA BHAVA. Liebe oder Ekstase des transzendenten Selbst.

ATMAJÑANA. Verwirklichung des Selbst.

ATMAN. Beides weist auf das egoistische Selbst und auf das transzendente Selbst.

ATMA SAKSHATKARA. Das Gefühl durch die Augen des Selbst, das Empfinden von Dingen im Zustand des *samadhi*. Dem Objekt gleich zu werden, es in sich selbst zu erfahren. Selbstverwirklichung.

AUSHADAM. Gebräu aus Kräutern, das in der Alchemie verwendet wird; angewandt, um veränderte Zustände des Bewusstseins zu erreichen; magische Kräuter.

AVADHUTA. Ein Asket, der seine weltlichen Zuneigungen und Verbindungen abgelegt hat, der seine weltlichen Gefühle oder Pflichten abgeschüttelt hat. Ein *avadhuta* kann perfektioniert *(paramahamsa)* oder unvollkommen *(parivrat)* sein. Sie bewegen sich in der Welt, indem sie die Früchte ihres gereiften Zustandes oder *karma* genießen, ohne Leidenschaft oder Fürsorge um ihren physischen Körper, ewig glückselig. Der *avadhuta* ist frei von Leid und Illusion und hat selbst den eigenen Körper befreit, denn dieser benötigt weder Nahrung noch Flüssigkeit.

AVATAR. Göttliche Manifestation oder Inkarnation.

AVIDYA. Unwissenheit. Falsche Vorstellung über die Realität. Einer der fünf Ursachen für Schmerz, welcher die Menschen an das endlose Rad der Wiedergeburt bindet.

AVYABHICHARIN. Unentwegte Hingabe.

AYASAM. Verrufen, ungebührend, beschämend.

B

BABAJI. „Baba" bedeutet Vater; in Indien wird damit häufig eine verehrte heilige Person oder ein lobgepriesener Lehrer angesprochen, „ji" ist eine Nachsilbe, durch die eine verehrte Person auf eine liebevolle und besonders geehrte Weise angesprochen wird.

BHAGAVAD GITA. „Song of the Lord"; „Das Lied des Herrn"; ein Dialog, der zwischen Lord Krishna und Arjuna auf dem Schlachtfeld von Kurukshetra (dem Feld der menschlichen Handlungen) geführt wurde, welcher sich als Episode des erzählenden Gedichts „Mahabharata" ereignet, und zum zentralsten Text der östlichen indischen Veda-Tradition neben den vier Veden wurde.

BHAGAVAN. Lord; Herr des Selbst; besitzt sechs Erfordernisse: alle Pracht, *dharma*, Ruhm, Weisheit, Wohlstand, Zurückgezogenheit.

BHAKTI. Hingabe; Einstellung der Hingabe und der Selbstaufgabe für den Herrn oder für das Göttliche und leitet Handlungen ab in Ritualen oder dem täglichen Leben. *Bhakta marga* ist der Pfad der Hingabe.

BHARAT MATA. Mutter Indien (auch *Bharata,* Indien).

BHAVA. Neigung, Natur, Gefühl, Sein, Voraussetzung. Die grundlegenden Gefühle oder Launen in der Verbindung mit dem Göttlichen im Bhakti Yoga.

BHIKKU. Ein buddhistischer Mönch.

BHUMIKA. Eine gewisse Stufe oder Grund oder Ebene, auf welcher ein *yogi* sein *sadhana* praktiziert.

BIJA. Same. Mystischer Laut, welcher mit den psycho-energetischen Zentren im Körper verbunden ist und die Qualitäten spezifischer Gottheiten repräsentiert.

GLOSSAR

BIJA AKSHARA. Unvergängliche Quintessenz eines *mantras* wie das *Om*.

BINDU. Ein Tropfen oder ein Punkt; verbunden mit tiefgreifenden metaphysischen Verbindungen, wie der unhörbare transzendente Klang. Es ist die Quintessenz eines *mantra*. Man betrachtet das *Om* als den Ursprung aller Manifestationen von Klang. Es kann die Energie des Samen kennzeichnen. In diesem Text bedeutet es auch „der Vertreiber des Leides."

BRAHMAN. Der Absolute; Universelle Göttliche Kraft. All dies ist Brahman.

BRAHMA CHINTAN. Gedanken (Meditation) auf Brahma.

BRAHMAKARA VRITTI. Brahman (Gottes Willen) wird zum unter-bewussten Auslöser der Gedanken und Handlungen.

BRAHMARANTHRAM. Brahmische Öffnung, ein nirvanisches *chakra*.

BRAHMAVARTA. Heiliges Land.

BHUKTI. Vergnügen, essen, einnehmen von Nahrung.

C

CHAKRA. Rad, Kreis. *Chakren* sind psycho-energetische Zentren des subtilen Körpers, die oft in der dynamischen Form eines Rades visualisiert werden. Manchmal bringt man sie mit den ganglionischen Nervenzentren (Nervengeflechte des physischen Nervensystems) in Verbindung. Dies aber ist in den Schriften, die uns berichten, dass die *Chakren* im physischen Körper nicht gefunden werden, sondern nur im subtilen Körper, nicht bestätigt. *Chakren* werden mit den klar erkennbaren Zuständen des Bewusstseins in Verbindung gebracht. Es gibt sechs Hauptzentren, die wir durchdringen müssen, um das siebte an der Krone des Kopfes zu erreichen, um unsere physische Existenz zu überschreiten.

CHANDRABINDU. Höchste konzentrierte, bewusste Kraft; der Punkt des Bewusstseins, welches alle *mantren* beendet. Es ist eine Form von nasalem Atmen, das niemals die Lippen erreicht. Es ist *nada* und *bindu*. Der *nada*, der innere Klang des *mantra*, wird durch einen Halbmond repräsentiert und der *bindu* als ein Punkt über dem Halbmond, so wie in der heiligen Silbe *Om* dargestellt.

CHARANA. Eine Rasse von Wesen, die sich auch auf den Fuß einer Göttlichen Persönlichkeit oder einer normalen Person beziehen kann.

CHATURVANGA. Die vier menschlichen Anliegen oder Absichten oder Ziele, denen die Menschen ihr menschliches Leben widmen sollen; sie werden auch *purusha artha* genannt.

CHAYA. Dieses Wort hat verschiedene Bedeutungen. Es wird mit Schatten spenden, oder einem Schatten, oder reflektiertes Abbild, oder negative Helligkeit definiert. Es kann auch Schönheit oder Grazie bedeuten und sich auf die Gatten der Sonne beziehen und auf die Mutter des Saturn.

CHELA. Schüler oder Jünger.

CHIT. Bewusstsein oder Erkenntnis. Wird auch *cit* oder *cid* buchstabiert.

CHITTA. Geist, Verstand oder Bewusstsein, Gedächtnis. Außerhalb des klassischen Yoga, *chitta* wird generell für den Geist eingesetzt; klassischer Yoga bezeichnet mit *chitta* den Besitz einer Anzahl innerer Prozesse, vor allem die Kapazität der Aufmerksamkeit; Patanjali sagt uns in seinen Yoga Sutras, dass das *chitta* unterbewusste Aktivatoren beinhaltet, welche die Schwankungen *(vritti)* des Geistes verursachen.

CHIT SHAKTI. Die Kraft des Bewusstseins; bezieht sich auf das transzendente Selbst, das die Inhalte des Geistes wahrnimmt, ohne an diesem mentalen Prozess beteiligt zu sein.

CHITTA SIDDHI. Die vollen Kräfte und die Perfektion des *chitta*.

CHOLI. Eine kurze Bluse, die zu einem *sari* getragen wird.

CHUMANTAR. Eine Anziehungskraft; die Fähigkeit unsichtbar zu werden (wie unter einem Zauber).

CHAITANYA. Bewusstsein von Intelligenz; transzendentes Bewusstsein; die Essenz des Selbst.

D

DAKSHINA DESA. Ein Ort, passend für die Durchführung höherer *sadhana* Praktiken.

DARSHAN. Die Vision oder der Anblick des Herrn, verbunden mit sowohl buchstäblichem als auch metaphorischen Bedeutungen. Visionen von perfektionierten Wesen im hellen Licht an der Spitze der Schädeldecke.

DESA. Ort für die innere und äußere Konzentration.

DEVA. „Gott" oder Göttlich.

DIVYA SHAKTI. Göttliche Kraft des Bewusstseins.

DIVYA VIBHUTI. Göttliche Kraft; Energien und die Großartigkeit Göttlichen Wissens, die Liebe, Freude, Kraft des Seins; eine Kraft im Menschen, verkörperlichte Macht der Welt oder ein menschlicher Führer.

DHARMA. Die richtige Tugend in allen Handlungen erhalten; Rechtschaffenheit und moralische Ordnung.

DHOTI. Ein einfaches Stück Tuch, das Hindumänner tragen, um ihren Unterkörper und die Beine zu bedecken.

DHYANA. Meditation oder Betrachtung.

DUKHA NIRODHA. Die Reinigung von Leiden.

E

EKAGRATA. Auf einen Punkt gerichtet sein.

G

GANGA SNANAM. Erinnerung an den Fluss Ganges.

GANDHRVA. Himmlischer Musiker; Herr der Unterhaltung.

GHI. Geklärte Butter, findet beim Feueropfer, aber auch beim Essen Verwendung.

GITA. Lied. Hier Kurzform für *Bhagavad Gita*.

GOLOKA. Welt der Liebe, Schönheit und Glückseligkeit, voller spiritueller Ausstrahlung, der Himmel ewiger Schönheit und Glückseligkeit. Die Welt der *gopi*.

GOPI. Die Schäferin oder Kuhhirtin, welche tiefe Leidenschaft für Krishna empfand. Es beschreibt die notwendige Leidenschaft für den Bhakti Yoga.

GUNA. Qualität oder Bestandteil der Natur, welcher sich auf die drei Kräfte der *rajas* – Handlung, *tamas* – Trägheit, *sattva* – Reinheit, Gleichmut, Balance, bezieht, welche die manifestierte Welt ausmachen.

GRAHASTHA. Familienmitglied. Eine Stufe im Leben.

GRIHA LAKSHMI. Ein Familienmitglied, das sich offensichtlich mehr um Schönheit und Reichtum kümmert.

GURU. Lehrer; besonders ein „spiritueller Lehrer", Führer; „Der Vernichter der Dunkelheit" auch „Der Gewichtige", *Mulaguru* bedeutet ursprünglicher Guru, damit ist der eigene anfängliche Guru (*mula* bedeutet: Wurzel) gemeint. *Satguru* bedeutet „Der vollständig Erleuchtete, der für uns die Mutter, der Vater oder Gott selbst ist".

GURU MUKHA. Der Guru ist der Urheber von Handlungen, der Anfang oder die Einführung stammt von einem Guru.

GURU PARAMPARA. Erbfolge der Gurus, die eine ununterbrochene Linie der Abstammung bilden.

H

HIRANYAGARBHA. Spiritueller Körper. Der goldene Fötus von Brahman; ein goldenes Ei, in welchem der Selbstexistierende Brahman geboren wurde.

HIRANAYA LOKA. Die Sphäre, in die man nach dem Tod des physischen Körpers übergeht. Der *jiva* verlässt seinen Körper durch die Krone des Kopfes und vermischt sich mit Brahman in goldenes Licht.

I

INDRIYA. Eine der elf Sinnesfähigkeiten; die fünf kognitiven Sinnesorgane: Die Augen, die Ohren, die Nase, die Zunge und die Haut; sind die strebenden Sinne: Die Stimme, Hände, Füße, Anus und Genitalien und *manas* sind der niedrigere Verstand.

ISHTA DEVATA. Die Gottheit, die man für die Anbetung auswählt.

J

JAGGERY. Roher Zucker.

JAGAT. Wert, Universum; Andeutung einer immerwährenden und radikalen Bewegung; der Ausdruck von *vishva*.

JAGRAT. Der normale Wachzustand der Erkenntnis, mit Bewusstsein, aber ein enger Fokus.

JANANPADA. Geburtsort.

JAPA. Wiederholung eines *mantras* oder dem Namen des Herrn.

JAYANTI. Die Feier des Geburtstages eines Weisen oder eines *siddha*.

JIBBA. Die Zunge; die Zunge der Flammen eines Feuers.

JIVA / JIVATMAN. Das einzigartige Selbst, die Psyche, im Gegensatz zum transzendierten Selbst. Das Göttliche, das sich als einzigartiges Selbst manifestiert hat

JÑANA. Die Weisheit oder das Wissen, beides ist begrifflich und höchstes intuitives Wissen.

K

KAIVALYA. Absolute Freiheit oder Einsamkeit, durch die Existenz im Selbst.

KALA. Zeit oder Tod, denn die Zeit verschlingt alle Existenz.

KALA. Die sechsundneunzig *tattvas* oder Existenzkategorien, Wahrheiten, Naturprinzipien.

KALI YUGA. Das gegenwärtige dunkle Zeitalter von spirituellem Verfall.

KALPA. In der Kosmologie ist dies ein voller Tag im Leben des Schöpfers; ein *maha yuga* beinhaltet über 4 Billionen menschliche Jahre, die eine Nacht und einen Tag umfassen. Während der Nacht gibt es eine Auflösung, welche ein Spiegelbild der Vertiefung darstellt.

KALPATARU. Ein wunscherfüllender Baum.

KAMA. Generelle Leidenschaft, besonders sexueller Vergnügen.

KHADI. Von Hand gewobene Baumwolle.

KIRTAN. Das Leiern und Singen von Liedern zur Anbetung einer besonderen Gottheit.

KOHINUR. aus dem Urdu, bedeutet ‚Berg des Lichts', bezieht sich wahrscheinlich auf den mystischen Koh-i-noor Diamanten.

KRIYA. Handlung. Das Wort *Kriya* spricht diverse Aspekte von Handlung des Systems des Yoga an. Hier bedeutet es „Handlung mit Bewusstsein" (die Wurzel „*kri*" bedeutet Handlung, „*ya*" symbolisiert Bewusstsein).

KRIYA YOGA. Kriya Yoga bezieht sich auf das von Babaji entwickelte System, welches erstmalig in den 1860er Jahren an Babaji´s Schüler Lahiri Mahasaya, einem Familienmitglied, weitergereicht wurde und nicht nur an freiwillig Zurückgezogene. In der Bhagavad Gita und im Yogasystem wird auch der Karma Yoga als Kriya Yoga bezeichnet.

KRIYABAN. Schüler des Kriya Yoga.

KSHATRIYA. Ein Mitglied des zweiten der vier Orden; dem Orden der Handlung, der Herrscher, Krieger, Führer, Administrator; ein symbolisches Ideal; das Göttliche als Kraft im Menschen.

KUMKUMAM. Oder *kurkuma*. Rotes Pulver des Safran *(Crocus sativa)* verwendet bei der *puja* und um den *tilak* anzubringen, den Punkt zwischen den Augenbrauen, der dazu dienen soll, das *ajña chakra* zu erwecken.

KUNDALINI. Göttliche Kraft; unser menschliches Potenzial, unsere potenzielle psycho-spirituelle Energie, die individualisierte kosmische Energie. Symbolisiert durch eine aufgerollte Schlange, am unteren Ende des Rückrats sitzend, ihre Öffnung am Durchgang zum Absoluten. Wenn die *kundalini* einmal erweckt ist, steigt sie zu den diversen Energie-Zentren *(chakra)*, die sich in der Wirbelsäule befinden, empor, um die Krone an der Schädeldecke zu erreichen, wo die Vereinigung mit dem Bewusstsein den Zustand der Glückseligkeit des *samadhi* erzeugt.

KUTIR. Ein kleines Haus oder eine Hütte; das Haus eines zurückgezogenen *Yogis*. Es wird immer wieder empfohlen, dass das *kutir* eines *Yogi* keine Fenster besitzen soll und nur eine kleine Türe.

L

LALITA SAHASRANAMAVALI. Die 1008 Namen der *Lalitha*; *Lalitha* ist eine Form der Göttlichen Mutter (*Durga*).

M

MADA. Erheiterung; Stolz; der Wein des *soma*; repräsentiert den Rausch der Glückseligkeit; die repräsentative Gottheit der Schönheit.

MADHURIYA BHAKTI. Liebenswürdigkeit der Hingabe.

MAHASAYA. Bedeutsamer *rishi,* ein Seher.

MAHAVAKYA. Bedeutsame Redewendung, Deklaration der ultimativen Wahrheit. Bekannt sind ‚Du bist Das', (*tattvamasi*) und ‚Ich bin das Absolute' (*aham brahma asmi*).

MAHESHVARA. Der Allmächtige Herr.

MALA. Rosenkranz, gefertigt aus unterschiedlichen Materialien, verwendet für die Wiederholung der *mantras*, besteht gewöhnlich aus 108 Perlen/ Samen.

MALA. Unreinheiten, die die Seele durch Unwissenheit verbindet.

MANDALA. Hier bezieht es sich auf einen Zeitraum von 48 Tagen.

MANU. Der Vater der Menschheit; der Denker, das mentale Wesen.

MANAM NIDIDHYASAM. Reflektion, welche durch die Betrachtung oder Meditation gefestigt ist, worin der Geist absorbiert wird, in seinem Objekt verweilend.

MANTRA. MANI MANTRA. Mystische Formel eines heiligen Klangs oder Silben. Auch Schutz des Geistes. *Mani* bedeutet Juwel; in *mani mantra* bezieht es sich auf den Göttlichen Ursprung.

MARGA. Der Pfad oder der Weg.

MATRA. Eine Maßeinheit, mit der man die Dauer des Atems oder die Menge, Größe, Ausdauer, Anzahl oder Zeiteinheit misst, eine metrische Einheit; die Zeiteinheit, die notwendig ist, um einen kurzen Vokal auszusprechen; eine musikalische Zeiteinheit.

MAUNA. Schweigen. Sich fern von Rede halten; eine mentale Askese.

MATA. Mutter.

MATHA. Kloster; Einsiedelei.

MAYA. Die Illusion der manifestierten Welt oder relativer Existenz, denn sie ist nicht Absolute Realität. Die kreative Kraft der Natur. Das Spiel des Universums.

MOKSHA. Befreiung, in der der Geist alle Dualität transzendiert, jenseits von Zeit und Raum.

N

NADA BINDU. *Nada* ist der innere, unangeschlagene Klang; die erste Ausstrahlung eines *bija mantra*, die zweite ist *bindu*. Beide existieren in allen *bija mantra*, geschrieben mit *bindu* oben und unten mit *nada*. Dies ist das *chandra bindu*. Das *nada* ist die Kraft, welche sich im *bindu* entwickelt, welches der konzentrierte bewusste Punkt ist.

NAGA. Die Rasse der Schlangendämonen, welche das Wasser bewohnen. *Naga* haben ein menschliches Gesicht und die unteren Extremitäten einer Schlange.

NAIVEDYAM. Opfergaben in Form von Esswaren, die einer Gottheit oder einem Götterbild dargebracht werden. Dies ist nicht *prasadam*. *Naivedyam* wird nach dem Opfer zum *prasadam*.

NAMA RUPA. Der Name und die Form, welche die phänomenale Welt durch mentale Ausdrucksform beschreibt. Die Ultimative Realität ist namenlos und formlos, darum ist das, welches Namen und Form hat, nicht die Realität.

NAMA SMARANA. Erinnerung (Wiederholung) an den Namen des Herrn.

NAMASKAR. Begrüßung; ehrerbietende Ansprache.

NAMASTE. Ich verneige mich vor dem Herrn in mir.

NAMI. Der Herr.

NATANA. Tanz.

GLOSSAR 617

NEELAKANTAN. oder *Nilakanta.* Einer der Namen von *Shiva*, der bedeutet: „der mit dem blauen Rachen". Außerdem der Name eines der Berge im Himalaya bei Badrinath, in der Nähe von Babaji's Ashram Gauri Shankar Pitam.

NIMITTA. Grund, Zeichen, Omen, Motiv.

NIRAKARADHYAN. Meditation auf den formlosen *Brahman.*

NIRGUNA BRAHMAN. Ohne Qualität; unqualifiziert. Ultimative Realität; Formloses Absolute.

NIRVANA. Ausgelöscht; beendet; Stillstand aller Leidenschaften; letztendliche Befreiung von der Materie und Wiedervereinigung mit dem Erhabenen Geist. Gelassenheit und Ruhe und Befreiung von der Strömung des Seins.

NIRVIKALPA SAMADHI. Formlose Ekstase. Dieser Zustand des *samadhi* der kognitiven Versenkung löst alle unterbewussten Eigenschaften und führt zur Befreiung von jeder Anhaftung.

NISHKAMA. Frei von Leidenschaften.

NIYAMA. Einhaltungen und Selbstbeherrschung, notwendig für die Praktiken des *Ashtanga Yoga*, inklusive Reinheit, Zufriedenheit, Askese, Selbststudium und Hingabe zum Herrn.

P

PADMASANA. Lotos-Haltung.

PARAMATMAN. Das Erhabene Selbst; jenseits aller Eigenschaften. Wird nicht geboren, stirbt nicht.

PARAMSATYAM. Erhabene Wahrheit; ultimative Wahrheit.

PARANMUKTA. Erhabene befreite Seele; einer, der den höchsten Zustand der Befreiung erlangt hat.

PATHALA. Die sieben Unterwelten.

PAYASAM. Ein süßes Dessert aus Weizennudeln, Milch, Zucker, Cashewnüssen und Rosinen gefertigtes Dessert.

PRAJÑA. Einsicht. Einblick in Weisheit im Intellekt, oder das Wissen, das zur Befreiung führt.

PRAKRITI. Natur oder Schöpfung; das Gesehene.

PRANA. Erste Energieeinheit; Der Lebensatem; Der Atem kosmischer Energie.

PRANAVA. Die heilige Silbe *Om*, welche beim Rezitieren mit einem nasalen *HUM* ausgesprochen und betrachtet werden soll.

PRARABDHA. Das *karma,* mit dem man geboren wird, welches unvermeidlich ist; das eigene Schicksal.

PUJA. Rituelle Anbetung, normalerweise täglich, für die auserwählte Gottheit.

PUJARI. Ein Priester, der religiöse Feierlichkeiten oder Gebetsrituale ausführt.

PANDIT. Ein Gelehrter brahmanischer Weisheiten.

PUNYAM. Die Frucht der eigenen Handlungen; Verdienst, der moralisch gut ist oder ‚dharmisch' unter Einhaltung der kosmischen Ordnung.

PURASCHARNA. Die rituelle Formel der *mantra*-Wiederholung, inklusive dem Wissen um die Aufmerksamkeit auf das, was gesagt wird; das begleitende Gefühl der Heiligkeit des *mantras*; die Anzahl der Wiederholungen, die für die Aktivierung notwendig ist. Ein vorbereitendes Ritual.

PURNA JÑANI. Die Erhaltung der Ganzen Weisheit. Besitz von Vollständigem Wissen. Bezeichnung für den Absoluten.

PURUSHA. Das transzendente Selbst, der Erhabene Geist oder das *Atman*; der Zeuge, der Seher.

PURUSHA SUKA. Siehe *purusharta.*

PURUSHARTA. Die vier menschlichen Grundbedürfnisse oder Bestimmungen oder Ziele menschlichen Lebens: *artha*, Reichtum, Sicherheit; *kama*, Vergnügen oder Sinnesbefriedigung; *dharma*, Tugend oder Sinnerfülltes Leben; *moksha*, Befreiung vom Leiden.

R

RAJA YOGA. Königlicher Yoga. Ein besonderes System von Yoga, welches die „höheren" mentalen Praktiken, Meditation, Betrachtung, *samadhi*, inklusive der grundlegenden physiologischen Ebenen, hervorhebt.

RAJAS. Eines der drei *gunas: rajas, tamas, sattva,* oder Eigenschaften der Natur; die Art der Handlung, Leidenschaft und Begierde, Anstrengung und Bemühung.

RAKSHA. Ein Riese, die Macht der Dunkelheit, ein feindseliges Wesen auf der entscheidenden Ebene.

RISHI. Ein Seher, ein heiliger Yogi, siehe *vaidhya*.

RUDRAKSHA. Ein bevorzugter Samen, der für die *japa mala* verwendet wird. Es sind getrocknete Beeren des *Elaeocarpus Ganitrus* Baumes, genannt das „Auge von Rudra".

RUPIEN. Name der indischen Währung.

S

SACCHIDANANDA. Existenz, Bewusstsein, Seligkeit; *sat, chit, ananda,* die drei Aspekte des Formlosen Absoluten.

SADHAKA. Ein spirituell Praktizierender, von denen es vier verschiedene Arten gibt, vom sanften Praktizierenden zum überaus leidenschaftlich Praktizierenden.

SADHANA. Disziplin; yogische Praxis, welche spirituellen Fortschritt zur Folge hat, ein Mittel der Praxis um die Verwirklichung auf dem spirituellen Pfad zu erlangen, in allem, was du tust, erinnere dich, wer du bist und in allem, was du tust, lass das los, was du nicht bist.

SADHU. Eine Yoga *Sadhana* ausübende Person; auch eine soziale Rolle, ohne Yoga Praxis.

SAGUNA. Persönlich; ohne Eigenschaften.

SAGUNA BRAHMAN. Der eingegrenzte Absolute; Realität zusammengesetzt aus den drei Eigenschaften der Natur.

SAHAJA SAMADHI. Spontane Ekstase. Verwirklichung, welche ständig und ununterbrochen andauert, selbst wenn man nebenher mit äußerlichen Aktivitäten beschäftigt ist. Innere Realisierung entwickelt sich im Körper, so dass der Yogi bei voller und permanenter Erleuchtung in beiden Welten lebt. Er ist ein in seinem Körper lebender und gleichzeitig befreiter *jivanmukta*.

SAHASRARA. Die tausendblättrige Lotosblüte, das höchste Bewusstseinszentrum an der Krone des Schädels.

SAKAMA UPASANA. Anbetung, um Wünsche herbeizuführen.

SAKSHATKARA. Yogische Empfindung im Zustand des *samadhi*. Wenn der Yogi sich mit dem Objekt der Empfindung identifiziert.

SAKSHI BHAVA. Der Zustand, in dem man zum Zeugen wird.

SAMNYASIN. Oder *sannyasin*. Jemand, der ein Leben der Zurückgezogenheit führt, ein einfaches Leben; Verzicht auf die Früchte seiner Handlungen.

SAMSARA. Bewegung im Zyklus der Welt; das gewöhnliche Leben der Unwissenheit.

SAMSARA SARPA. Die zyklische Bewegung der phänomenalen Welt, schleichend und kriechend wie das einer Schlange; es mag mit ungünstigen Planeten, oder dem Kreis von Geburt und Wiedergeburt verglichen werden.

SAMSKARA. Eindrücke, fixe Ideen und gewohnheitsmäßige Reaktionen, die sich in der eigenen Vergangenheit gebildet haben.

SANATANA. Immerwährend; ohne Anfang und Ende.

SANGAH. Eine Gesellschaft; buchstäblich ein Ort, an dem Flüsse ineinander fließen.

SANJIVI. Wiederherstellung des Lebens.

SANKIRTAN. Gruppensingen von hingebungsvollen Versen, als Anbetung für eine auserwählte Gottheit.

SARVAKARMANI. Alle Arten von Tätigkeiten.

SASHTI. Lob, Lobrede; eventuell auch ein Beiname für Durga in ihrer Form der Katyayani, eine der 16 Göttlichen Mütter.

GLOSSAR

SAT UPADESHA. Dies ist ein Begriff, der sich auf das Empfangen der höchsten Weisung bezieht, buchstäblich bedeutet dies, in der Nähe zu sitzen.

SATGURU. Spiritueller Lehrer, eine göttliche Persönlichkeit, die uns erweckt, und unser *sadhana* auf unserem Pfad in das Selbst führt.

SAT PURUSA. Das reine Göttliche Selbst; der Herr.

SATSANGA. In Gesellschaft der Wahrheit; der Gesellschaft von Heiligen und Weisen, in Verbindung mit guter Gesellschaft.

SATTVA. Eine der drei Eigenschaften der Natur, die auf Reinheit, Ausgewogenheit, Selbstvertrauen und Friede deutet. *Sattva* ist die Kraft des Gleichgewichts, des Einklangs und des Lichts.

SATYA YUGA. Das goldene Zeitalter. Es wurde gesagt, dass zu jenem Zeitpunkt der menschliche Verstand alles begreifen wird, selbst den Herrn, den Erhabensten Geist.

SATYAGRAHA. Auf die Wahrheit beharren; dies ist der Begriff des gewaltlosen Widerstands, der von Mahatma Gandhi unterstützt wurde.

SATYAM. Die Wahrheit; Das, welches von nichts anderem abhängig ist.

SAUBHAGYA. Wohl, Glück; Wohlstand, Erfolg, Fülle; Fröhlichkeit.

SHABDA. Klang.

SHASTRA. Heiliges Lehrbuch. Irgendeine systematische Wissenschaft; Moral und gesellschaftlicher Kodex; Die Wissenschaft und Kunst der richtigen Erkenntnis, richtigen Tätigkeit und dem richtigem Lebensunterhalt.

SHAKTI. Energie, Gewalt, Stärke, Willenskraft, Kraft; das Selbstexistierende, die Selbstbewusste Macht *Shivas*, der Herr, der sich durch den Wandel der Natur ausdrückt. *Shakti* ist Dynamik, die kreative Energie des Universums, die aktiven Prinzipien, die in der Welt tätig sind.

SHAT CHAKRA BIDA. Das Durchstechen der sechs *adhara*, die psychoenergetischen Zentren; durch das Erwachen steigt die *kundalini* zur *sahasrara*, dem Kronen-*chakra* empor

SHIVOHAM. „Ich bin Shiva." Das höchste Bewusstsein, durch welches man *moksha*, die Befreiung, erlangt.

SHRADDHA. Glaube, Vertrauen.

SHRUTI. Offenbarung. Die Heilige Literatur des Hinduismus; man spricht von ihrem göttlichen Ursprung; Heilige Schriften, deren Inhalt den *rishis* und Weisen im höchsten Zustand des Bewusstseins offenbart wurde.

SIDDHANTA. Die Lehren der Doktrinen wurden von den Erfahrungen verwirklichter Meister oder perfekten Wesen unterstützt.

SIDDHA. In tamil auch *Siddhar*. Perfekte Wesen. Ein spiritueller Meister, ein Erleuchteter, der übersinnliche und abnormale Kräfte besitzt, genannt *siddhi*.

SLOKA. Vers.

SRI. Ein Ehrentitel, der dem Namen einer respektierten und ehrenwerten Person hinzugefügt wird.

SRI VIDYA. Gesegnetes Wissen. Das Allerheiligste *mantra* der tantrischen Tradition der *Shakti* Anbetung in Südindien. Sie manifestiert sich tatsächlich als die erwachte *kundalini shakti*

SUNYA. Leere. Das Nichts, welches Alles ist.

SUSHUPTI. Yogische Ruhe.

SVADHARMA. Das Gesetz des eigenen Selbst; das eigene Gesetz der Handlung und der Wesensart. Die Wahrheit der eigenen, inneren Bewegung.

SVAPNA. Der Traumzustand; ein Bewusstsein, das sich parallel auf der subtil vitalen und mentalen Ebene befindet.

SVARAJA. Nationale Freiheit, Unabhängigkeit.

SVARGA LOKA. Himmel.

SVARUPA. Die Form des Selbst, der Wahrheit, des Wesentlichen.

T

TANTRIKA. Ein Praktizierender des *tantra* – die heilige Lehre des Shaktismus und Shaivismus. Diese Lehren beinhalten Methoden, die das Erwachen der *kundalini shakti* stimulieren und sie durch unterschiedliche psychoenergetische Energiezentren führt, um sie letztlich mit dem Erhabenen Wesen an der Krone des Schädels zu verschmelzen.

TAMAS. Eine der drei Eigenschaften der Natur; *tamas* ist das Prinzip der Trägheit oder der Dunkelheit, welches sich in Schlaf, Langeweile, Angst, Verwirrung, Trauer, Verzweiflung und Hunger widerspiegelt.

TAMASHA. Show; Schauspiel; Vergnügen.

TAMBOURA. Ein Musikinstrument; eine nicht verzierte Laute, eintönig eingesetzt.

TAPASYA. Bemühung, Energie, Askese des persönlichen Willens, asketische Disziplin; Konzentration des Willens und der Energie auf die Kontrolle des Mentalen, Vitalen und Physischen zur Transformation für eine höhere Bestimmung.

TAPOVANAM. Ein heiliger Ort der Selbstdisziplin und Energie, an dem die Seele zu einem höheren Ziel geführt wird.

TATTVA KALA. Das Sein; ein Aspekt des Daseins; ein Teil des Seins oder der Realität; ein fundamentales kosmisches Prinzip.

TATTVAMASI. Einer der *mahavaky*; bedeutet „Du bist Das."

TEJAS. Das Licht und die Hitze der Energie, der Kraft der Seele.

THANDAVAM. Natarajas Tanz, welcher sich im Spiel der Welt widerspiegelt.

TRIGUNATITA. Transzendenz von allen drei *gunas*, der Eigenschaften der Natur, *rajas, tamas* und *sattva*.

TULSI. Die Samen des heiligen Basilikumbusches, dem *tulsi*; sie werden für die *japa mala* verwendet und stehen in Verbindung mit der Anbetung von Krishna und Mataji.

TURIYA. Der vierte Zustand der Existenz, ein transzendenter Zustand, jenseits des wachen, träumenden und schlafenden Zustandes.

U

UPASANA. Anbetung, Hingabe; Erwartung.

UPAVASAM. Eine rasche Praktik des Fastens, ein Weg der Selbstdisziplin.

URDHVARETA ATMAN. Urdhvareta ist das esoterische Motiv für *brahmacharya*, wobei der Samen nach oben geleitet und in vitale Energie verwandelt wird, um die höheren Zentren zu ernähren und Verwirklichung zu erzielen. Das Selbst wird durch das Selbst erhöht.

UTSAVAM. Ein Fest.

V

VAIDHYA. Ein *rishi*, ein gelehrter Mensch, ein Gelehrter; in Verbindung mit den Veden.

VAIDHYARYBAPARIHARA. Die Pflicht gegenüber einem *rishi*.

VAIKUNTA. Der Himmel von Gott Vishnu.

VAIRAGYA. Ohne Begierde, weist hin auf Verzicht oder die Kontrolle über das Selbst.

VAISYA. Ein wirtschaftlicher Mensch, Erzeuger und reicher Mensch, ein Kaufmann, Kunsthandwerker, Landwirt; das göttlich Produktive, die Vergnügen des Menschen.

VASANA. Eine Leidenschaft; eine Vorstellung oder ein mentales Gefühl, das aus dem passiven Gedächtnis emporsteigt.

VAYU. Der Gott des Windes, der vedische Meister des Lebens, der Anreger des Lebensatems, die dynamische Energie des *prana*.

VEDA. Der Name altertümlichster indischer heiliger Literatur, vierteilig: Rig-Veda, Atharva-Veda, Yajur-Veda, Sama-Veda. Veda bedeutet Wissen; das Wissen um das Göttliche. Man sagt, dass das Wissen der Veden in Form von Offenbarungen den Sehern *(rishi)* übermittelt wurde, welche sie niederschrieben. Sie beinhalten das Wissen um die Wissenschaften, die Gesellschaft, das Leben und die Traditionen, z.B. über die Politik, die Geschichte, die Geographie, Physik, Medizin und die Gesundheit *(Ayurveda)*, Vedische Astrologie *(jyotish)* und die Astronomie, die vedische Religion und Philosophie, siehe *Vedanta*.

VEDANTA. Das Ende der *Veden.* Ein System der Philosophie, die auf den *Upanishaden* fundiert und welche den Gipfel der Veden bildet. Die vedantischen Lehren bilden die Eine Realität.

GLOSSAR

VICHARA. Intellektuelle Widerspiegelung von Gedanken des Geistes und der Untersuchung.

VIDYADHARA. Eine Klasse von Halbgöttern oder von halbgöttlichen Wesen.

VIKSHEPA. Ablenkung (im Yoga-Sutra, I.30); ein Synonym für Hindernis, das das eigene Bewusstsein von der Aufgabe, sich auf den spirituellen Fortschritt zu fokussieren, ablenkt, oder von dem, das die Wirklichkeit ist.

VIKSHEPA SHAKTI. Die Kraft der Ablenkung.

VIRAT. Die universelle Seele; das Selbst, das zu allen Formen und Dingen wird, der Geist des externen Universums.

VIRAT SVARUPA. Die wahre Form des Selbst.

VIROCHANA. Dieses Wort wurde mit Feuer, der Sonne, dem Mond definiert und ist auch der Name des Sohnes von *Prahlada*, der, als er in ein großes und vernichtendes Feuer geworfen wurde, durch die Wiederholung des Namens des Herrn 'Ram' die Erlösung erlangte.

VISHVA. Der Geist des externen Universums, das sich mit *jagat* zum Ausdruck bringt.

VIVEKA. Diskriminierung, Wahrnehmung.

VYAVAHARA. Praktische Verbindung; praktisches Leben; die empirische Realität der Dinge.

VRIKSHA. Ein Baum.

VRITTI. Wirbel, der für die Veränderungen oder Schwankungen des Bewusstseins steht. Die fünf Veränderungen sind laut Patanjali die Anschaffung wahren Wissens, falscher Vorstellungen, Konzeptualisierung, Gedächtnis und Schlaf.

Y

YAJÑA. Opferritual; inneres Opfer.

YAMA. Zurückhaltung beim achtfachen Pfad des *Ashtanga Yoga*, welche das Nicht verletzen, Nicht stehlen, die Wahrhaftigkeit, die Keuschheit und die Gierlosigkeit beinhalten.

YOGA. Die wissenschaftliche Kunst der Vereinigung mit der Wahrheit Gottes. Altertümliche östlich-indische Philosophie und Psychologie, eine Interpretation des Lebens, das zu gesundem, harmonischem Leben und zur Selbstverwirklichung führt.

YUKTI. Vereinigung; Schlussfolgerung, Grund, Reihe von Argumenten.

Aktivitäten von Babaji's Kriya Yoga:

- Einweihungen in *Babaji's Kriya Yoga*, Vorträge und weiterführende Seminare;
- Kriya Hatha Yoga Lehrer Training;
- Förderverein *Babaji's Kriya Yoga e.V.* und Netzwerk im deutschsprachigen Raum;
- persönliche Retreats in Ashrams von *Babaji's Kriya Yoga* in Kanada, Indien und Sri Lanka;
- Pilgerreisen nach Süd-Indien und in den Himalaya.

Wenn Sie sich für Babaji's Kriya Yoga interessieren,

besuchen Sie unsere Webseite *www.babaji.de*
oder wenden Sie sich an unser Büro unter der Telefonnummer
0049-(0)163-775-6286.

Veröffentlichungen von Kriya Yoga & Publications:

Thematischer Schwerpunkt sind die Tradition und die Praxis des Kriya Yoga sowie die Tradition der Siddhas und des Saiva-Siddhanta. Hierzu zählen unter anderem einzigartige, bisher unveröffentlichte Werke der alt-indischen Siddhas. Das Angebot umfasst Bücher in deutscher und in englischer Sprache, Audio-CDs, DVDs, Bilder und andere Yoga-Artikel.

Wenn Sie weitere Informationen wünschen,

besuchen Sie den Online-Shop unserer Webseite *www.babaji.de*,
schreiben Sie eine E-Mail an *vertrieb@babaji.de*
oder senden Sie uns die beigefügte Antwortkarte ausgefüllt zu.

Weitere Titel zum Thema „Kriya Yoga"

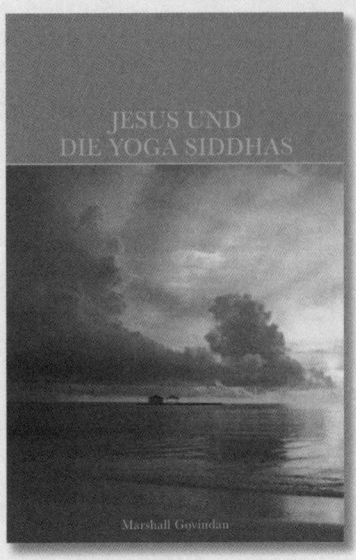

Marshall Govindan
Jesus und die Yoga Siddhas
ISBN 978-1-895383-43-0
erschienen bei Babajis Kriya Yoga Publications

Es ist bemerkenswert, dass die Lehren, die Jesus durch seine Aussprüche und Gleichnisse vermittelte, exakte Parallelen zu den Lehren der *Yoga Siddhas,* der erleuchteten Meister Indiens, aufweisen.

Für Menschen, die diese Lehren und die in ihnen verborgene Weisheit für ihr eigenes Leben fruchtbar machen wollen, hat Marshall Govindan sein neues Werk „Jesus und die Yoga Siddhas" geschrieben.

- Es zeigt, wie die ursprünglichen Lehren Jesu, die in seinen Sprüchen und Gleichnissen enthalten sind, verdeckt wurden, als das Christentum damit begann, sich über Dogmen und Glaubensbekenntnisse zu definieren.

- Es untersucht die Frage „Wer war Jesus?" anhand jener Jesus-Worte, die von den modernen kritischen Gelehrten der höchsten Authentizitätsstufe zugeordnet wurden.

- Ebenso werden die Fragen „Wo ist das Reich Gottes?" und „Wie kann man in dieses Reich gelangen?" auf der Grundlage der vermutlich authentischen Worte Jesu vertieft.

- Und nicht zuletzt geht es um die Frage: „Weshalb stehen die Lehren Jesu in einem solchen Gegensatz zu den normalen Neigungen der menschlichen Natur?"

Weitere Titel zum Thema „Kriya Yoga"

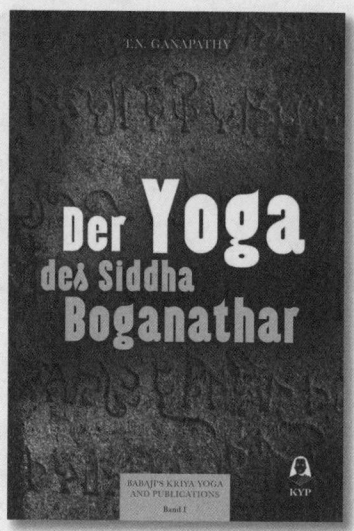

T. N. Ganapathy
Der Yoga des Siddha Boganathar
ISBN 978-1-895383-35-5
erschienen bei Babajis Kriya Yoga Publications

Das vorliegende Werk ist eine Biografie Boganathars, die hervorsticht allein durch seine eigenen Aufzeichnungen, um eine Verzerrung durch mündlich überlieferte Legenden zu vermeiden. Dr. Ganapathy weist den Leser in die außergewöhnliche Herausforderung ein, die esoterische Poesie von Boganathar und den Siddhas in ihrer mystischen Zwielichtsprache zu erfassen.

Das Herzstück dieses Buches ist eine Übersetzung mit Kommentaren zu fünfundsiebzig ausgewählten Gedichten, die für ernsthaft Studierende der Religionsgeschichte und insbesondere des Yoga und des Tantra aufschlussreich sind. Durch Meditation über diese Verse wird der Leser große Inspirationen erlangen.

Dieser Band beinhaltet eine wortgetreue Übersetzung mit alternativen Bedeutungen, eine wörtliche Wiedergabe und eine interpretierende Übersetzung. Dies trägt zur Balance zwischen notwendiger Präzision der Übersetzung und dem inhaltlichen Verständnis bei und ermöglicht somit eine tiefgründige meditative Annäherung an die verschiedenen Bedeutungsebenen eines jeden Verses.

Der „Yoga des Siddha Boganathar" von T.N. Ganapathy Ph.D. ist die erste Veröffentlichung aus einer Reihe von Publikationen, die vom *Yoga Siddha Research Project* mit Unterstützung von *Babaji's Kriya Yoga Order of Acharyas* (Kanada, USA und Indien) und *Yoga Research and Education Center*, USA, herausgegeben wird.

Weitere Titel zum Thema „Kriya Yoga"

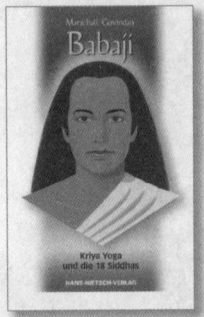

Marshall Govindan
Babaji – Kriya Yoga und die 18 Siddhas
ISBN 978-3-929475-32-4
erschienen im Hans-Nietsch-Verlag

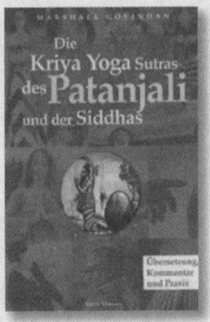

Marshall Govindan
Die Kriya Sutras des Patanjali und der Siddhas
ISBN 978-3-935001-00-7
im Yoga Verlag erschienen

Die erste zuverlässige Biografie von Babaji, dem unsterblichen Meister, von dessen Existenz die Öffentlichkeit zum ersten Mal durch Yoganandas „Autobiographie eines Yogi" erfuhr.

Babaji ist ein spiritueller Meister, der seit vielen Jahrhunderten in jugendlicher Gestalt verborgen im Hochgebirge des Himalaya in der Nähe von Badrinath lebt. Sein Körper ist seit seinem 16. Lebensjahr, als er vor vielen Jahrhunderten den höchsten Zustand der Erleuchtung und der göttlichen Transformation erreichte, nicht gealtert. Dies folgte seiner Einweihung in die wissenschaftliche Kunst des *Kriya Yoga* durch zwei unsterbliche Meister, die Siddhas Agastyar und Boganathar, die zu der „18 Siddha Tradition" gehören, welche berühmt ist bei den Tamil sprechenden Menschen Südindiens. Nur wenige bekommen Babaji je zu Gesicht, doch er ist vielen spirituellen Suchern aus der „Autobiographie eines Yogi" von Paramahansa Yogananda bekannt. Marshall Govindan, selbst Schüler von Babaji, erzählt nun die Geschichte von Babajis Leben und Selbst-Verwirklichung und beschreibt die berühmten Siddha-Meister Südindiens, die den *Kriya Yoga* und die Wissenschaft der Unsterblichkeit entwickelten und an Babaji weitergaben.

Der Yoga-Klassiker von Patanjali zum ersten Mal mit Übungen für jedes Sutra zum tieferen Verständnis

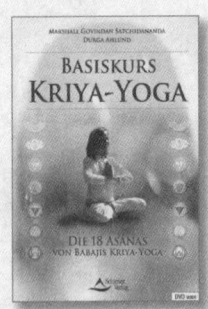

Marshall Govindan Satchidananda & Durga Ahlund
Basiskurs Kriya-Yoga
ISBN 3-89767-268-5
DVD, 120 Min., Schirner Verlag

Diese einzigartige Lehr-DVD mit Booklet vermittelt nicht nur sorgfältige und detaillierte Anweisungen zur technischen Ausführung der Haltungen, sondern auch zu den höheren Bewusstseinszuständen, welche durch die Übungen erweckt werden.

Erlerne die 18 Kriya-Hatha-Yoga-Haltungen, die eigens vom großen Yogi Babaji Nagaraj entwickelt wurden, und erlange Bewusstheit darüber, was Bewusstsein ist.